A ENERGIA DA VIDA

TONY ROBBINS
DR. PETER DIAMANDIS E DR. ROBERT HARIRI, PH.D.

A ENERGIA DA VIDA
COMO AS NOVAS DESCOBERTAS DA CIÊNCIA PODEM TRANSFORMAR NOSSO MODO DE PENSAR A SAÚDE

Tradução
Eduardo Rieche

1ª edição

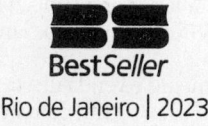

Rio de Janeiro | 2023

TÍTULO ORIGINAL
Life Force: How New Breakthroughs in Precision Medicine Can Transform The Quality of Your Life & Those You Love

TRADUÇÃO
Eduardo Rieche

CIP-BRASIL. CATALOGAÇÃO NA PUBLICAÇÃO
SINDICATO NACIONAL DOS EDITORES DE LIVROS, RJ

R545e   Robbins, Tony
          A energia da vida : como as novas descobertas da ciência podem transformar nosso modo de pensar a saúde / Tony Robbins ; tradução Eduardo Rieche. - 1. ed. - Rio de Janeiro : BestSeller, 2023.

          Tradução de: Life force
          ISBN 978-65-5712-297-6

          1. Qualidade de vida - Obras populares. 2. Vitalidade. 3. Inovações médicas. 4. Técnicas de autoajuda. I. Rieche, Eduardo. II. Título.

23-85864   CDD: 158.1
                      CDU: 159.923.2

Gabriela Faray Ferreira Lopes - Bibliotecária - CRB-7/6643

Texto revisado segundo o novo Acordo Ortográfico da Língua Portuguesa.

Copyright © 2022 by Anthony Robbins
Copyright da tradução © 2023 by Editora Best Seller Ltda.

Publicado em acordo com a editora original, Simon & Schuster, Inc.

Todos os direitos reservados. Proibida a reprodução, no todo ou em parte, sem autorização prévia por escrito da editora, sejam quais forem os meios empregados.

Direitos exclusivos de publicação em língua portuguesa para o Brasil adquiridos pela
Editora Best Seller Ltda.
Rua Argentina, 171, parte, São Cristóvão
Rio de Janeiro, RJ – 20921-380
que se reserva a propriedade literária desta tradução.

Impresso no Brasil

ISBN 978-65-5712-297-6

Seja um leitor preferencial Record.
Cadastre-se e receba informações sobre nossos lançamentos e nossas promoções.

Atendimento e venda direta ao leitor:
sac@record.com.br

"Este livro é dedicado às almas que nunca vão se contentar em ser menos do que podem ser, fazer, compartilhar e doar ao longo de suas vidas. Mais importante ainda, é dedicado ao maior presente que Deus colocou na minha vida: minha esposa há 22 anos, a minha Sage, aos meus filhos, aos meus netos e à família ampliada que escolhi. Me faltam palavras para agradecer a cada um de vocês."
— Tony Robbins

"Ao meu pai, Harry P. Diamandis, um querido e conceituado médico que chegou aos 89 anos, e à minha incrível mãe, Tula Diamandis, que, aos 86 anos, continua firme! Que ela chegue aos 100 anos!"
— Peter H. Diamandis

"Gostaria de dedicar este livro à minha família — Alex, Jack, Haley e Maggie —, com a esperança de que o nosso incessante trabalho possa acrescentar anos saudáveis, até mesmo décadas, à vida daqueles que valorizam os nossos esforços."
— Dr. Robert Hariri

AVISO LEGAL

Esta obra contém as opiniões e as ideias do(s) seu(s) autor(es), cujo propósito é fornecer material útil e informativo sobre os assuntos nela abordados. Ela é comercializada sob o entendimento de que os autores e a editora não estão envolvidos na prestação de serviços médicos, de saúde ou de qualquer outro tipo de serviço profissional personalizado. Antes de adotar quaisquer sugestões deste livro ou de fazer inferências a partir de seu conteúdo, o leitor deve consultar um médico, profissional de saúde ou outro profissional capacitado. Este livro também não pretende servir de base para qualquer decisão financeira, recomendar um investimento específico nem sugerir a venda ou a aquisição de quaisquer títulos.

Ao longo deste livro, os autores podem fazer referência a várias empresas e entidades nas quais tenham interesses financeiros, e tais interesses serão assinalados sempre que essas entidades forem mencionadas pela primeira vez.

Os autores e a editora, especificamente, se isentam de toda responsabilidade por qualquer dano, perda ou risco, de ordem pessoal ou não, que possam ocorrer como consequência, direta ou indireta, do uso e da aplicação de quaisquer conteúdos deste livro.

CONSELHO CONSULTIVO DESTE LIVRO

Gostaríamos de agradecer aos 11 membros do nosso Conselho Consultivo pelo apoio que deram a este livro. Todos são líderes em suas áreas, e somos gratos a eles por toda a colaboração recebida.

- **Dr. Dean Ornish** — presidente e fundador do Preventive Medicine Research Institute; professor de aulas práticas na Faculdade de Medicina da Universidade da Califórnia, em São Francisco; autor de *Reversing Heart Disease* e *UnDo It!*
- **Dr. David Sinclair, ph.D.** — professor de genética na Faculdade de Medicina em Harvard; codiretor do Paul F. Glenn Center for Biology of Aging Research da Universidade Harvard; autor do livro *Tempo de vida: Por que envelhecemos — e por que não precisamos*
- **Dr. George Church, ph.D.** — professor de genética na Faculdade de Medicina em Harvard; professor de ciências e tecnologia da saúde em Harvard e no MIT; membro fundador do Instituto Wyss de Engenharia Inspirada na Biologia
- **Dr. Deepak Srivastava** — presidente do Gladstone Institutes; professor do Departamento de Pediatria e do Departamento de Bioquímica e Biofísica da Faculdade de Medicina da Universidade da Califórnia, em São Francisco
- **Dr. Eric Verdin** — presidente e diretor executivo do Instituto Buck; professor associado da Faculdade de Medicina da Universidade da Califórnia, em São Francisco; membro da Associação Americana para o Avanço da Ciência
- **Dra. Jennifer Garrison** — professora assistente do Instituto Buck e fundadora do Global Consortium for Reproductive Longevity and Equality; professora assistente de farmacologia molecular na Faculdade de Medicina da Universidade da Califórnia, em São Francisco

- **Dra. Carolyn DeLucia, membra do American College of Obstetricians and Gynecologists** — exerce as atividades na área de obstetrícia e ginecologia há mais de 30 anos; é especialista em terapia alternativa. Pioneira em tratamentos não invasivos e inovadores de bem-estar sexual
- **Dr. Rudy Tanzi, ph.D.** — professor de neurologia na Universidade Harvard; diretor da Unidade de Pesquisa em Genética e Envelhecimento do Hospital-Geral de Massachusetts; vice-presidente do Departamento de Neurologia e codiretor do McCance Center for Brain Health
- **Dra. Rhonda Patrick, ph.D.** — cientista e educadora com obras publicadas; criadora do FoundMyFitness. Suas áreas de especialização incluem pesquisas sobre envelhecimento (realizadas no Instituto Salk), o papel da genética e da epigenética no estado de saúde, benefícios da exposição do corpo a estressores horméticos e a importância da atenção plena, do sono e da redução do estresse
- **Dr. Hector Lopez** — cofundador da JUVN3 Holdings, LLC; sócio-fundador e diretor clínico executivo da Supplement Safety Solutions, LLC, e do Center for Applied Health Sciences, LLC; diretor executivo da Ortho-Nutra e da NutriMed Solutions
- **Dr. Matthew Walker, ph.D.** — professor de neurociência na Universidade da Califórnia, em Berkeley; cientista do sono no Google; autor de *Por que nós dormimos: A nova ciência do sono e do sonho*

SUMÁRIO

Prefácio à edição brasileira, por Tiago Brunet — 13
Prefácio — 15
Introdução, por Ray Kurzweil — 19

SEÇÃO 1: A REVOLUÇÃO DA FORÇA VITAL

Capítulo 1 Força vital: a nossa maior dádiva — 25
Capítulo 2 O poder das células-tronco — 65
Capítulo 3 O poder do diagnóstico: descobertas que podem salvar sua vida — 99
Capítulo 4 Fazendo o tempo regredir: o envelhecimento será curável em breve? — 128

SEÇÃO 2: HERÓIS DA REVOLUÇÃO DA MEDICINA REGENERATIVA

Capítulo 5 O milagre da regeneração de órgãos — 159
Capítulo 6 A poderosa célula CAR-T: uma cura inovadora para a leucemia — 189
Capítulo 7 Cirurgia cerebral sem incisão: o impacto do ultrassom focalizado — 208
Capítulo 8 Terapia genética e tecnologia CRISPR: a cura das doenças — 222
Capítulo 9 A maravilhosa via de sinalização Wnt: a fonte definitiva da juventude? — 242

SEÇÃO 3: O QUE VOCÊ PODE FAZER AGORA

Capítulo 10 A farmácia de vitalidade definitiva — 265
Capítulo 11 A vida sem dor — 296

Capítulo 12 Estilo de vida e a dieta da longevidade   327
Capítulo 13 O poder do sono: o terceiro pilar da saúde   362
Capítulo 14 Força, condicionamento físico e rendimento:
             um guia rápido para resultados máximos   378
Capítulo 15 Beleza: como melhorar a saúde visível
             e a vitalidade   409
Capítulo 16 A saúde feminina: o ciclo da vida   433

SEÇÃO 4: ENFRENTANDO AS DOENÇAS MAIS FATAIS

Capítulo 17 Como consertar um coração partido   455
Capítulo 18 Cérebro: tratando acidentes vasculares cerebrais   476
Capítulo 19 Os novos tratamentos contra o câncer   497
Capítulo 20 Inflamações e doenças autoimunes   531
Capítulo 21 Diabetes e obesidade: uma dupla ameaça   556
Capítulo 22 A doença de Alzheimer   583

SEÇÃO 5: LONGEVIDADE, MENTALIZAÇÃO E REALIZAÇÃO

Capítulo 23 A longevidade e o poder das tecnologias exponenciais 617
Capítulo 24 Criando uma qualidade de vida extraordinária:
             o poder da mente   649
Capítulo 25 O poder da decisão: a dádiva de viver em um
             estado de beleza   680

Notas   707
Plano de ação em 7 etapas para resultados duradouros   738
Autorização para o uso de imagens   745
Agradecimentos   747

PREFÁCIO
À EDIÇÃO BRASILEIRA

Seu celular é um item indispensável nos dias de hoje, não?

Certa vez, em meio a uma das negociações mais importantes da minha vida, a bateria do meu acabou. Eu estava em uma promissora troca de mensagens quando o apagão aconteceu.

Lembro-me de ter ficado com muita raiva, afinal de contas, na noite anterior, coloquei o celular para carregar. Só que... não verifiquei se realmente estava carregando. Conclusão: saí para um dia importante com apenas 35% de bateria. O que aconteceu embaralhou um pouco a negociação, pois a outra parte achou que eu não estava respondendo por estratégia.

Nesse dia, me dei conta de algo sublime: sem energia o importante falha. Sem bateria, o seu propósito apaga.

Uma frase atribuída ao jovem pregador britânico do século XVII Robert Murray M'Cheyne (1813-1843) causou um profundo impacto em mim: "Deus me deu um cavalo e uma mensagem. Não cuidei do cavalo e matei a mensagem."

Em uma época em que as cartas chegavam a cavalo, um pregador espalhava a mensagem atravessando longas distâncias sobre as costas desse animal. Aos 29 anos, debilitado por uma doença fatal, Robert admitiu que, se tivesse cuidado mais da saúde, ficaria mais tempo na terra entregando a própria mensagem.

Na teologia e na espiritualidade, a alma é mais importante do que o corpo, porém, no decorrer dos anos e no auge da maturidade, concluímos que o corpo é o transporte da alma. E quem não cuida do corpo maltrata o próprio espírito.

Neste livro, Tony Robbins se une aos especialistas Dr. Diamandis e Dr. Hariri para abrir os olhos da humanidade aos avanços da ciência. O objetivo é claro: proteger a nossa existência.

Medicina regenerativa é o futuro?

Câncer, doenças cardíacas e diabetes podem ser curados nos próximos anos?

A ciência já tem tecnologia suficiente para ampliar nossa expectativa de vida na terra?

Quanto de você depende da sua saúde?

Se seu corpo fosse mais forte e resistente, você lucraria em que outras áreas?

Essas são perguntas que serão respondidas neste manual de saúde e energia vital.

O que me impressionou neste livro é que Robbins, aos 62 anos, já tendo vencido um tumor no cérebro e sendo o maior treinador de pessoas do mundo, está no auge da saúde física e mental. Agora, junto com grandes mentes da medicina, ele resolveu nos ensinar o caminho da longevidade e nos incita a questionar os médicos e assumir o cargo de CEO da nossa saúde.

Acredito que, assim como a vida espiritual e a emocional definem o nosso destino, a saúde física é o relógio que determina a hora que nossa bateria vai terminar.

Abrace o conhecimento que está nestas páginas e cuide você mesmo daquilo que ninguém pode fazer por você.

Tiago Brunet,
teólogo, escritor e palestrante internacional

PREFÁCIO

Parabéns por ter escolhido este livro! Estamos animados com a ideia de conduzi-lo por uma jornada de descobertas científicas. Muitas delas você pode começar a colocar em prática hoje mesmo, para melhorar a qualidade da sua vida imediatamente — e, quem sabe, possa também aumentá-la. Aqui está apenas uma amostra do que você aprenderá nas próximas páginas:

GANHO DE ENERGIA PURA, FORÇA E RENDIMENTO MÁXIMO

- Você vai aumentar imediatamente a sua energia recorrendo a um poderoso composto natural, produzido pelo seu corpo, que energiza em nível celular.
- Descubra os quatro ingredientes de vitalidade que um professor de genética de renome mundial vem usando para reverter sua idade metabólica em 20 anos.
- Ganhe força e massa muscular, acelere o seu metabolismo e aumente a sua densidade óssea em até 14% com um treino cientificamente comprovado de 10 minutos (e apenas uma vez por semana!).
- Conheça o terceiro pilar da saúde — uma das coisas mais simples que você pode fazer para aumentar a concentração diária, melhorar o humor e experimentar maior vitalidade, sem usar cafeína nem outros estimulantes.
- Prepare o seu corpo para o rendimento máximo, usando os dispositivos e aparelhos portáteis mais recentes que fornecem dados personalizados de condicionamento físico, sono e recuperação, 24 horas por dia, 7 dias por semana.

ACELERAÇÃO DA CURA, DA REGENERAÇÃO E DA LONGEVIDADE (SEM CIRURGIA)

- Células-tronco ajudaram pessoas a voltar a usar os braços e as pernas após acidentes vasculares cerebrais ou lesões na medula espinhal, a recuperar-se de lesões como rompimento de ligamentos e crianças com leucemia a entrar no estágio de remissão.
- Uma nova terapia genética que conseguiu restaurar a visão com apenas duas injeções.
- Uma nova injeção está salvando centenas de vidas ao ajudar quem sofre de ansiedade e/ou transtorno de estresse pós-traumático (TEPT).
- Três novos avanços científicos potentes e eficazes para eliminar a dor nas costas.
- Uma cirurgia cerebral sem incisão que usa ultrassom para aliviar de modo significativo e em poucos minutos os sintomas da doença de Parkinson. Ela está sendo testada para bloquear o padrão de dependência no cérebro.
- Uma molécula inovadora capaz de eliminar a osteoartrite, desenvolvendo uma cartilagem nova e intacta em 12 meses, com apenas uma injeção.
- Tecnologias exponenciais como a inteligência artificial, a tecnologia CRISPR (sigla, em inglês, para Conjunto de Repetições Palindrômicas Curtas Regularmente Espaçadas) e a terapia genética estão sendo usadas para desvendar o mistério do envelhecimento e as formas de retardá-lo, interrompê-lo e até, talvez, revertê-lo.

PERDA DE PESO DE FORMA SAUDÁVEL E MEDICAMENTOS INOVADORES ANTIENVELHECIMENTO

- Duas soluções aprovadas pela Agência de Controle de Alimentos e Medicamentos (FDA, na sigla em inglês) que ajudam a reduzir o apetite, uma das quais resultou em uma perda média de peso de cerca de 10kg.

- Tratamentos capilares acessíveis e econômicos que podem aumentar o crescimento, o brilho e o volume em até 60%, sem produtos químicos agressivos ou efeitos colaterais desconfortáveis.
- Novos medicamentos antienvelhecimento especialmente personalizados para a sua pele, levando em consideração o seu DNA, estilo de vida e fatores ambientais, para que sua pele fique brilhante, independentemente da idade.
- Uma maneira de eliminar a gordura de forma definitiva, com uma tecnologia não invasiva que ajuda a perder gordura e a firmar a pele (sem cirurgia nem cicatrizes).
- O elemento essencial que o seu corpo produz naturalmente, que pode equivaler a um botox sem seringas, além de lhe dar um novo cabelo.

NOVAS FORMAS DE ENFRENTAR OS GRANDES ASSASSINOS

- **Câncer:** as mais promissoras alternativas à quimioterapia e à radioterapia e um revolucionário exame de sangue que pode detectar mais de 50 tipos de câncer antes que os sintomas apareçam.
- **Doenças cardíacas:** um novo teste aplicado por inteligência artificial aprovado pela FDA capaz de prever doenças cardíacas com cinco a dez anos de antecedência e fornecer orientações para ajudar a preveni-las.
- **Diabetes:** um medicamento extremamente barato que trata com segurança e ajuda a prevenir o diabetes do tipo 2. Além disso, pode protegê-lo contra o câncer, doenças cardíacas e doença de Alzheimer.
- **Doença de Alzheimer:** uma empresa usa a tecnologia CRISPR de edição de genes para aliviar alguns sintomas, como ansiedade e depressão.
- **Acidentes vasculares cerebrais (AVCs):** óculos de realidade virtual, sensores de alta tecnologia e videogames melhoram a destreza e a mobilidade das vítimas de AVCs.

E muito mais.

INTRODUÇÃO

Tenho uma lista bem pequena de pessoas a quem, quase sempre, atenderei quando me fizerem um pedido. Tony Robbins e Peter Diamandis estão no topo dessa lista. Por isso, quando perguntaram se eu poderia escrever a Introdução deste livro, não hesitei. Tony, Peter e eu compartilhamos a crença de que o poder das ideias humanas pode mudar o mundo, incluído o aumento do nosso tempo de vida. **Independentemente dos dilemas que enfrentamos — problemas de negócios, problemas de saúde, dificuldades de relacionamento, os grandes desafios sociais e culturais do nosso tempo —, haverá sempre algo que nos ajudará a superá-los.** Podemos — e devemos — encontrar esse algo, essa ideia. E quando a encontrarmos, precisamos implementá-la. **A energia da vida vai ajudá-lo a encontrar as respostas. Nele, foram reunidos os mais importantes inovadores, as invenções e as tecnologias que estão transformando a saúde e a medicina de hoje.** Estamos prestes a alcançar profundos avanços médicos, à medida que a inteligência artificial começa a desvendar os mistérios dos nossos corpos e do nosso cérebro. **No entanto, muitos profissionais de saúde convencionais ainda estão presos ao velho paradigma e não se atualizam. Isso significa que cada um de nós deve assumir os próprios cuidados de saúde.** Tive alguma experiência com isso. Deixe-me explicar.

O meu pai teve um infarto quando eu tinha 15 anos e morreu aos 58 anos de doença cardíaca, em 1970, quando eu estava com 22 anos. Eu achava que conseguiria resolver os problemas que apareciam e percebi que corria grandes riscos de ter herdado do meu pai os genes que causariam doenças cardíacas, de modo que coloquei esse desafio na minha lista de tarefas a longo prazo. Em 1983, quando eu estava com 35 anos, **fui diagnosticado com diabetes tipo 2. O tratamento convencional agravou a doença** (como eu ganhei peso, o diabetes piorou) e, então, decidi que a hora de transformar meus problemas pessoais em prioridade na minha lista de tarefas. **Mergulhei na literatura médica, criei uma abordagem própria que envolvia nutrição, estilo de vida e suplementos e, <u>por fim, em 1988, consegui eliminar todos os indícios de diabetes</u>.** Escrevi um livro relatando a experiência, *The 10% Solution for a Health Life* [A solução de 10% para uma vida saudável], que se tornou um best-seller, e, desde então, escrevi mais dois premiados livros de saúde, *Fantastic Voyage* [Viagem fantástica] (2004) e *TRANSCEND: Nine Steps to Living Well Forever* [Transcendência: 9 passos para o bem-estar eterno] (2009).

Enquanto passava por essa revelação sobre a minha saúde, trabalhei em duas invenções: o primeiro teclado capaz de reproduzir com precisão os sons de um piano de cauda e outros instrumentos orquestrais e o primeiro sistema de reconhecimento de fala com amplo vocabulário, para uso comercial. Um descendente dessa tecnologia de reconhecimento de voz é a Siri, da Apple. Como inventor, percebi que a chave do sucesso era o *timing*. A maioria das invenções e dos inventores fracassa não por seus aparelhos não funcionarem, mas pelo *timing* estar equivocado. Assim, no início da década de 1980, eu era um fervoroso estudioso das tendências tecnológicas, acompanhando a capacidade e o desempenho de preços da computação, e descobri que a tecnologia estava avançando exponencialmente. Era uma ideia radical na época, porque virava a nossa intuição — o pensamento linear — de cabeça para baixo.

Foi por volta de 1995 que comecei a ver esse crescimento exponencial da tecnologia aplicada ao **Projeto Genoma**, que havia sido lançado em 1990. **Depois de sete anos e meio de projeto, 1% do Genoma tinha sido coletado, e os primeiros críticos começaram a dizer que seriam necessários 700 anos para o projeto ser concluído. A minha resposta foi que o projeto estava dentro do cronograma, e faltavam apenas sete duplicações para que aquele 1% chegasse a 100%.** E, de fato, o projeto continuou a ser duplicado a cada ano, tendo sido concluído sete anos depois. Desde o término do Projeto Genoma, a taxa de progresso exponencial vem sendo mantida. **A decodificação daquele primeiro genoma custou mais de US$ 2,7 bilhões. Em 2022, custava menos de US$ 600.** E todos os outros aspectos do que chamamos de biotecnologia — compreender o genoma, modelá-lo, simulá-lo e, o mais importante, reprogramá-lo — vêm progredindo exponencialmente.

Temos a capacidade de prevenir, tratar e, em breve, curar doenças por meio da biotecnologia, guiados por inteligência artificial. Estamos começando a reprogramar a nossa biologia, da mesma forma que reprogramamos os nossos computadores. Tomemos, por exemplo, a vacina "turbinada" contra a gripe, criada por pesquisadores da Universidade de Flinders, na Austrália. Eles usaram um simulador biológico para criar trilhões de compostos químicos e, em seguida, outro simulador para observar quais compostos poderiam servir como drogas imunológicas contra a doença. Com isso, chegaram a uma vacina teoricamente ideal contra a gripe, que está em fase de testes.

As aplicações de biotecnologia clínica que temos deixarão de ser esparsas e se tornarão corriqueiras até o fim da década de 2020. **Nos últimos três anos, atingimos um ponto de inflexão no poder computacional da inteligência artificial para simular, testar e resolver rapidamente problemas bioquímicos.** Desde 2012, a quantidade de computação dedicada ao treinamento dos melhores modelos de computador vem dobrando a cada 3 meses. **Trata-se de um aumento de 300 mil vezes nos últimos nove anos,** que abriu as portas para que a inteligência artificial encontre soluções médicas em uma fração do tempo usado pelos seres humanos. Mais cedo ou mais tarde, a nossa confiança nessas simulações conduzidas por I.A. aumentará. Aceitaremos os resultados como suficientes, sem passarmos meses fazendo ensaios clínicos em humanos. Em breve, seremos capazes de simular trilhões de soluções possíveis para todos os problemas de saúde e testá-los integralmente em horas ou dias.

Isso nos levará à década de 2030, quando nanorrobôs médicos — computadores do tamanho de células sanguíneas — entrarão nos nossos corpos e combaterão as doenças do lado de dentro do nosso sistema nervoso, viajando pelos vasos capilares até nosso cérebro, onde fornecerão comunicação sem fio entre o nosso neocórtex e a nuvem. Ideias e inovações não serão mais limitadas pelo tamanho de nosso crânio. Elas estarão livres para crescer exponencialmente na nuvem, expandindo a nossa inteligência em um bilhão de vezes. Mas estou me adiantando.

O meu argumento é que devemos fazer tudo o que pudermos para sermos o mais saudáveis possível e pelo maior tempo possível, a fim de nos beneficiarmos da fusão entre a inteligência artificial e a medicina, que se aproxima rapidamente. Este é o momento certo para usar ao máximo os conhecimentos médicos mais recentes, de modo a eliminar os riscos de doenças e a retardar drasticamente o processo de envelhecimento.

As ferramentas para melhorar e prolongar a nossa vida já estão nas nossas mãos. Só precisamos de coragem para questionar suposições ultrapassadas que limitam a nossa capacidade de usá-las. Tony e Peter vivem de acordo com essa filosofia e escreveram este livro para que você também possa fazer o mesmo.

Ray Kurzweil*

---

* Ray Kurzweil é um dos principais inventores, pensadores e futurólogos do mundo, com uma experiência de 30 anos de previsões precisas. Kurzweil foi apontado como um dos mais notáveis empresários pela revista Inc., que o descreveu como "o herdeiro legítimo de Thomas Edison". Ele foi premiado com a Medalha Nacional de Tecnologia e Inovação por conquistas pioneiras e inovadoras na ciência da computação, como reconhecimento de voz, que superaram muitas barreiras e melhoraram a vida de pessoas com deficiência, bem como a de todos nós.

SEÇÃO 1

A REVOLUÇÃO DA FORÇA VITAL

Prepare-se para uma jornada que vai responder a algumas das perguntas mais importantes de nossa vida. Você vai se tornar o diretor executivo da sua saúde. Saiba **como as células-tronco estão liderando a revolução da medicina regenerativa**, descubra o que há de mais moderno em **ferramentas de diagnóstico — preventivas, preditivas e personalizadas, capazes, literalmente, de salvar a sua vida ou a vida de alguém que você ama** — e os quatro ingredientes da **vitalidade** que o Dr. David Sinclair, ph.D., geneticista de Harvard e especialista em longevidade, tem utilizado para reverter sua idade metabólica em 20 anos!

CAPÍTULO 1
FORÇA VITAL: A NOSSA MAIOR DÁDIVA

Conecte-se ao poder supremo e essencial da sua força vital

"Uma pessoa saudável tem mil desejos, mas uma pessoa doente tem apenas um."
— PROVÉRBIO INDIANO

Atravessei a Praça de São Pedro, passando pela imensa cúpula do Vaticano, maravilhado com a grandiosidade e a beleza desse magnífico cenário. Ao subir a escadaria de mármore branco do Salão do Vaticano, notei que todos olharam na mesma direção. Segui os olhares e vi um homem mais velho, com um sorriso benevolente e uma expressão humilde, caminhando em direção a mim. Olhei dentro dos olhos dele enquanto trocávamos um aperto de mãos... e então percebi que era o papa.

Viajei ao Vaticano para um encontro histórico com algumas das maiores mentes científicas do mundo. Elas se reuniram para participar de uma conferência organizada pelo próprio papa Francisco. Fui convidado para fazer o discurso de encerramento, em uma sala repleta de pioneiros da medicina regenerativa — uma das grandes honras da minha vida.

Durante três dias fascinantes, ouvimos uma série de brilhantes cientistas, médicos e empresários da área de saúde. Eles falaram, com entusiasmo e paixão, sobre o desenvolvimento de soluções para combater doenças mortais e distúrbios médicos devastadores. Compartilharam revelações espantosas sobre métodos inovadores para restaurar o corpo nos níveis celular e molecular — terapias capazes de revigorar músculos, articulações e vasos sanguíneos, reparar órgãos danificados, vencer doenças que antes pareciam incuráveis. **Fomos tomados por tratamentos com células-tronco e terapia genética, entre outros, que ampliam a capacidade natural do corpo de se reparar e se renovar.** Como você logo descobrirá, muitos desses avanços são tão impressionantes que até mesmo uma pessoa não religiosa os descreveria como milagrosos!

Como líder espiritual de 1,3 bilhão de católicos em todo o mundo, o papa Francisco desejava cultivar esses milagres científicos para o bem de toda a humanidade. Em seu discurso de boas-vindas, ele nos contou como estava feliz por ter conseguido reunir todos nós, oriundos "de diferentes culturas, sociedades e religiões" para servir à nossa missão comum de ajudar "aqueles que sofrem" e trocar conhecimentos "para o bem de todos".

O fato de o próprio papa liderar esse evento histórico nos mostra quanto a medicina regenerativa avançou e o enorme potencial que essas abordagens pioneiras têm para eliminar o sofrimento, restaurar a nossa saúde e melhorar o nosso bem-estar.

Em Roma, ficamos na primeira fila para acompanhar, em primeira mão, o impacto dessas incríveis inovações. **Conhecemos um jovem de 15 anos que tinha menos de uma chance em três de sobreviver à leucemia — e, mais de dez anos depois, gozava de perfeita saúde, graças a um novo tratamento com células-tronco.** Ouvimos falar de pessoas com câncer avançado, que haviam esgotado as opções de tratamento com quimioterapia e radioterapia, e foram enviadas para morrer em casa. Apesar disso, elas não desistiram e experimentaram alguns dos novos e espantosos tratamentos sobre os quais você lerá aqui — e, dois anos depois, não apenas tinham sobrevivido, como também estavam melhorando!

Escrevi este livro para ajudá-lo a entender o motivo de toda essa empolgação. Quero lhe dar o poder de aproveitar ao máximo essa revolução em diagnósticos, biotecnologia e medicina regenerativa. Tudo isso já mudou a minha vida de inúmeras maneiras, as quais eu nunca teria imaginado. Está transformando por completo os cuidados de saúde. Promete expandir a nossa força e a nossa vitalidade e, potencialmente, o tempo que podemos viver. Quero que você seja um dos primeiros a se beneficiar dessas descobertas científicas, pois sei, por experiência própria, como elas podem melhorar de forma drástica a qualidade da sua vida. Na verdade, o conhecimento prático compartilhado nestas páginas pode salvar a sua vida — ou a vida de alguém que você ama.

O objetivo deste livro é fornecer as informações mais recentes sobre as surpreendentes ferramentas e terapias que JÁ ESTÃO disponíveis, e outras que poderão ser aprovadas em breve pela Agência de Controle de Alimentos e Medicamentos (FDA, na sigla em inglês) dos Estados Unidos.* **Essas inovações permitirão que você resolva muitos dos desafios mais comuns sobre sua saúde, antes que eles saiam do controle. Imagine ser capaz de detectar o câncer no estágio zero, quando ele é extremamente tratável e curável. Não seria inestimável conhecer os fatores de risco genéticos e algumas das ferramentas disponíveis capazes de diminuir ou de impedir que esses riscos se tornem realidade? Pense na importância de mudar o seu estilo de vida para evitar problemas degenerativos, como doenças cardíacas e diabetes. Você sabia que uma empresa está na fase 3 de ensaios clínicos para testar uma cura para a artrite, ajudando a regenerar a cartilagem nova, permitindo às pessoas voltar a ter um joelho de adolescente? Muitos desses avanços são tão extraordinários que parece que só vão surgir daqui a 20 ou 30 anos. Na verdade, <u>muitos deles estão acontecendo nesse exato momento!</u>**

A velocidade da revolução biotecnológica e dos cuidados de saúde está *acelerando* de forma geométrica por dois motivos. O primeiro é um afluxo massivo de capital. Embora a covid-19 tenha trazido devastação para muitos, também serviu como um grande estímulo para investimentos. Apesar da pandemia, houve mais capital de risco investido em 2020 — incluído um recorde de US$ 80 bilhões apenas em startups de cuidados de saúde — do que em qualquer outro momento da história. Há mais dólares do que nunca investidos para impulsionar inovações médicas e biotecnológicas cada vez mais audaciosas, fazendo com que elas saiam dos laboratórios de pesquisa e cheguem ao mercado.

---

* Para estarem disponíveis no Brasil, devem ser aprovadas também pela Anvisa. *[N da E.]*

O segundo motivo é que a biologia faz parte do campo da tecnologia da informação, o que significa que o campo da medicina está ficando melhor e mais barato a uma velocidade alucinante.

Graças à tecnologia, todas as fases do tratamento médico estão sendo reinventadas. Na linha de frente, sensores e redes estão aprimorando os diagnósticos médicos. Na fase intermediária, a robótica e a impressão 3-D causam grande impacto nos procedimentos médicos tradicionais. Na retaguarda, a inteligência artificial e a genômica, a medicina celular, as terapias genéticas e a edição de genes estão transformando os medicamentos.

Em seu conjunto, a biotecnologia está reconfigurando os cuidados das doenças, transformando-os em autênticos cuidados de saúde. A medicina que conhecemos, na qual o mesmo tratamento é prescrito para todos está se transformando em um modelo totalmente novo: uma medicina voltada para o futuro, proativa, personalizada e de precisão.

Não são apenas os cuidados de saúde que estão sendo completamente transformados por essa progressão geométrica da tecnologia — os custos também estão despencando, assim como em outras áreas da vida cotidiana. Por exemplo: esquecemos quanto um telefone celular costumava custar. De fato, na década de 1980, tive o primeiro modelo comercializado pela Motorola, que me custou US$ 3.995 — o equivalente, hoje, a mais de US$ 10 mil.[1] Tinha mais de 30cm de comprimento e pesava quase 1kg! A bateria levava 6 horas para carregar, e não rendia mais do que 30 minutos de conversa. Hoje, pode-se obter o mais recente iPhone da Apple na maioria dos contratos com operadoras de celular — e o aparelho tem cem vezes mais capacidade computacional do que o computador que levou os astronautas da *Apollo* 11 à Lua.

Ou então pense no seguinte: o seu computador funciona à base de microchips — eles são o cérebro da máquina. O primeiro microchip continha 4 mil transistores que custavam U$ 1 cada. Hoje, os microchips de última geração contêm mais de 6 *trilhões* de transistores e custam uma fração infinitesimal de centavos. **Eles são 6.500 vezes mais rápidos e 4,2 milhões de vezes mais baratos!**

O nosso acesso à informação, à educação e ao entretenimento também se expandiu exponencialmente. Todos os dias, **carrega-se no YouTube o equivalente a 82 anos de novos vídeos**, incluídos cursos inteiros de quase todas as universidades do mundo.

Qual é a relação entre essas tendências e os cuidados de saúde? Bem, considere o seguinte: menos de **25 anos atrás, era preciso mais de uma década, ao custo de US$ 2,7 bilhões, para se ler um genoma humano completo**, o conjunto total de instruções genéticas para o crescimento e o desenvolvimento de uma pessoa. **Atualmente, isso custa menos de US$ 600 — e pode ser feito da noite para o dia.**[2]

Hoje, já dispomos de tecnologia para "editar" um genoma, de modo a curar a anemia falciforme e algumas formas de cegueira congênita. As células-tronco são capazes de regenerar pulmões antes considerados irremediavelmente danificados. Outros medicamentos "vivos" — usando células T aprimoradas ou células exterminadoras naturais (NK, na sigla em inglês) — **podem dar uma carga extra ao nosso sistema imunológico**. Atualmente, existem suplementos de qualidade farmacêutica e venda livre que podem restaurar ou aumentar a nossa energia e o nosso ânimo, para alcançar a melhor qualidade de vida possível.

Posso contar com você? Está pronto para se juntar a mim nesta aventura? Na verdade, as inovações que acabei de mencionar são apenas uma pequena amostra do que você encontrará nos próximos capítulos!

Contudo, antes de prosseguirmos nas maravilhas da medicina regenerativa, antes de compartilharmos mais sobre essas fórmulas que mudam e salvam vidas, preciso lhe contar uma história. Antes de mais nada, preciso explicar o que me levou ao Vaticano — o que aconteceu na minha vida para fazer com que eu repensasse tudo aquilo que achava que sabia sobre saúde e cuidados de saúde. Afinal, se alguém tivesse me dito, dez anos atrás, que um dia eu estaria naquele encontro, eu teria dado uma gargalhada!

No entanto, como foi que eu, entre todas as pessoas, me tornei um arauto desses avanços inovadores na medicina celular e molecular? Como aprendi que os nossos corpos podem se autorregenerar e se autocurar, a ponto de a ficção científica estar se transformando em um fato científico?

Em resumo, como estou prestes a discorrer sobre todos esses notáveis avanços tecnológicos — avanços que, estou convencido, podem ajudar você e os seus entes queridos a viver uma vida muito mais saudável, mais longa, mais vibrante, mais enérgica e mais alegre?

DA DOR AO PODER

"Não me julgue pelos meus sucessos, julgue-me por quantas vezes fracassei e tentei de novo."

— NELSON MANDELA

Como todos nós, cheguei aonde estou hoje por causa de uma série de decisões. Algumas foram conscientes e deliberadas. No entanto, ao olhar para trás, não tenho dúvidas de atribuir à graça divina os momentos em que fui guiado até a resposta certa, quando circunstâncias desafiadoras reformularam as minhas crenças básicas e me estimularam a aproveitar uma oportunidade que mudou tudo. Tenho certeza de que você já passou por momentos assim. Momentos em que algo terrível aconteceu, algo muito doloroso, e depois você se dá conta de que ele o ajudou a crescer. Fez com que você se importasse mais; produziu um nível diferente de motivação que o ajudou a melhorar a qualidade da sua vida ou a vida daqueles que você ama. Muitas dessas experiências dolorosas me prepararam para escrever este livro. Todos os momentos mais sombrios e difíceis me trouxeram às percepções que vou compartilhar neste livro — percepções que podem melhorar a sua saúde, ampliar a sua felicidade e a sua vitalidade. Que podem fazer a vida realmente valer a pena.

Tudo começou com a dádiva de crescer em um ambiente hostil. Não me interpretem mal. Havia muito amor na minha família. Apesar disso, a minha criação também foi repleta de violência, caos, insegurança e medo. A minha mãe era maravilhosa de muitas maneiras, mas ela enfrentava o vício do álcool e de medicamentos controlados. Muitas vezes, ficávamos sem dinheiro para comprar comida ou roupas. Eu ficava desesperado buscando respostas, desesperado para encontrar qualquer coisa que pudesse aliviar o meu sofrimento.

Jamais gostei de ver os outros sofrerem. Foi por isso que passei mais de quatro décadas e meia da minha vida trabalhando para ajudar milhões de pessoas a descobrir as estratégias mais eficazes para sair de onde estão e chegar aonde realmente desejam estar. Para alcançar o que sonharam e muito mais — para viver uma vida plena de significados e realizações. Sou obcecado em ajudar as pessoas a se livrar da dor e a se empoderar. Entretanto, quando eu estava começando, não tinha um modelo de sucesso ou de conquista. Então, o que eu poderia fazer? Onde eu poderia buscar conhecimento e inspiração?

Eu recorri aos livros — o meu grande refúgio. Descobri que poderia adentrar o mundo da filosofia lendo os ensaios de Ralph Waldo Emerson. Eu poderia adentrar o mundo da psicologia lendo *O homem em busca de um sentido*, de Viktor Frankl. Então, fiz um curso de leitura dinâmica e estabeleci a meta de ler um livro por dia. Como você deve ter imaginado, isso acabou se revelando um pouco exagerado! Contudo, eu estava com tanta fome de conhecimento que li mais de 700 livros em sete anos. Corria ao encontro dos livros em uma busca insaciável para aprender a respeito de tudo e de todas as coisas que pudessem me ajudar! No ensino médio, eu era conhecido como o Sr. Solução. Se alguém tivesse uma pergunta, eu tinha uma resposta.

Aos 17 anos, eu já me sustentava trabalhando como zelador e me deparei com o meu primeiro momento de graça. Conheci Jim Rohn. Renomado palestrante de desenvolvimento pessoal e filósofo de negócios, Jim foi o homem que me ajudou a ver o seguinte: para que as coisas mudassem, *eu* precisava mudar. Para que a minha vida melhorasse, *eu* tinha de melhorar. Lamentar o meu passado não me levaria a um futuro melhor. Reclamar das circunstâncias, então estressantes para mim, não ajudaria em nada. Também não adiantava ficar esperando que a minha sorte mudasse.

O que Jim me ensinou foi que se você deseja ter sucesso em alguma coisa — **seja montar um negócio lucrativo, seja construir um sólido portfólio de investimentos, seja criar um estilo de vida saudável que o alimente com energia ilimitada —, precisa estudar os casos de pessoas que já alcançaram o resultado que você almeja. Em outras palavras, o sucesso deixa rastros. Se uma pessoa sustenta o sucesso em qualquer** meta de longo prazo — seja a perda de peso, seja o desenvolvimento de um negócio, seja a manutenção de um relacionamento —, então a sorte não tem nada a ver com isso. Ela está fazendo algo diferente de você. Portanto, você precisa entender exatamente o *que* as pessoas estão fazendo de diferente e *como* elas dominaram as habilidades que você precisará adquirir para replicar o sucesso delas.

Jim fez com que eu começasse a focar nas *poucas pessoas que fazem algo* na vida, e não nas muitas que apenas falam. Comecei a apreciar o valor dos modelos, aquelas pessoas especiais que podem nos ajudar a identificar uma abordagem *comprovada*, em vez de gastar toda a nossa energia em tentativa e erro. Se já existe uma via expressa pavimentada que conduz ao poder, por que não segui-la?

Contudo, lembre-se: eu era o Sr. Solução! Então, continuei lendo vorazmente, continuei analisando as pessoas mais bem-sucedidas em todas as áreas que queria dominar, continuei aplicando as estratégias testadas pelo tempo. Não demorou muito e eu já tinha reunido respostas suficientes para me tornar um instrutor. Comecei com sessões individuais e fui evoluindo para pequenos seminários e, em seguida, grupos de várias centenas de pessoas. Logo depois, já estava trabalhando com medalhistas de ouro olímpicos, empresários bilionários e alguns dos maiores artistas do mundo. Eu havia encontrado a minha vocação.

Passei a ter uma vida linda. Tive a oportunidade de compartilhar as ideias e estratégias que aprendi e de ajudar outras pessoas a se conectar com sua força interior, coragem e propósito. E, o mais importante, descobrir como obter resultados cada vez mais rápidos e satisfatórios. Entretanto, a verdade é que, naquela época, eu era uma pessoa diferente do que sou hoje. Naqueles primeiros anos da minha carreira, eu ainda não sabia como lidar com a parte medrosa do nosso cérebro arcaico e sua reação de lutar ou fugir, que mora dentro de cada um de nós. Imagino que você também já tenha passado por isso — aqueles momentos em que a insegurança ganha terreno, estimulando a sua mente a inventar cenários de desastres absurdos, que lhe renderiam uma fortuna se você escrevesse roteiro para filmes! Eu mesmo tinha uma terrível sensação de mau presságio sobre o meu futuro.

Racionalmente, eu conseguia perceber que a minha carreira não havia deslanchado por acaso. Eu vinha trabalhando 18 ou 20 horas por dia na minha missão para servir. Não obstante, um pensamento horroroso não parava de se insinuar no meu cérebro: *E se o motivo pelo qual eu obtivera sucesso tão rapidamente fosse o fato de estar destinado a morrer jovem?* Depois que me permiti refletir sobre esses medos irracionais, a minha mente continuou concebendo mais e mais medos. É o que tenho ensinado às pessoas há anos: *onde há foco, a energia flui*. Então, é melhor você direcionar o foco!

Esse pressentimento, porém, era uma loucura! Não era apenas a minha ansiedade a respeito de uma morte prematura. Eu me preocupava de ter uma morte trágica, lenta e agonizante. Em vez de ser atropelado por um caminhão e morrer na hora, eu me imaginava sendo corroído pela dor por anos, devido a um câncer. Cheguei a ter pesadelos com isso. Até que, certo dia, os meus pesadelos ganharam vida e um diagnóstico de câncer virou, de verdade, o meu mundo de cabeça para baixo.

Mas não fui eu quem recebeu o diagnóstico.

A minha namorada na época, Liz, um dia entrou no meu apartamento, chorando descontroladamente. "A minha mãe está com câncer", disse ela. "Os médicos acham que ela só tem mais dois meses de vida."

Parecia que eu tinha levado um soco no estômago. Fiquei sem fôlego. Eu gostava muito da mãe dela, Ginny, e não conseguia acreditar. "Como isso é possível?", perguntei, lutando para conter as lágrimas.

Ginny tinha ido ao médico por causa de um sinal que havia aparecido nas costas dela, logo abaixo do ombro. E aquele sinal era um tumor — e descobriu que tinha outro no útero. Além disso, os médicos avisaram que o câncer já havia progredido de forma irreversível. Tudo o que restava a ela era solucionar os problemas e enfrentar bravamente a perspectiva de morrer aos 40 e poucos anos.

Fiquei muito abalado. Eu era incapaz de aceitar a dor, o sofrimento ou a derrota sem buscar uma solução. Sabia que milhares de pessoas haviam sobrevivido depois de ouvir o diagnóstico de um câncer incurável, e que muitas delas se submeteram a tratamentos alternativos. E se aquelas histórias de sucesso tivessem deixado pistas que poderiam ajudar Ginny?

Então, comecei a ler tudo sobre o assunto. Achei o livro de um ortodontista do Kansas que superou um câncer no pâncreas e atribuiu tal êxito a um programa nutricional que, aparentemente, tinha desintoxicado o organismo dele. Ao mesmo tempo, ele revitalizou o corpo com enzimas pancreáticas concentradas. Era uma abordagem controversa, e eu não a recomendaria, pois existem opções melhores. Mas, na época, Ginny não tinha nada a perder, nenhuma alternativa era promissora. Por isso, ela acolheu essa abordagem experimental com a firme convicção de que aquilo a salvaria.

Em apenas alguns dias, por mais incrível que pareça, ela começou a se sentir melhor. Depois de algumas semanas, a sensação de melhora aumentou. Depois de dois meses e meio, o médico que a acompanhava ficou espantado com a melhoria radical. Ele acabou convencendo-a a se submeter a uma cirurgia exploratória, para que ele pudesse observar o que estava acontecendo. Quando a abriram, descobriram que o tumor que era do tamanho de um punho, havia encolhido para o tamanho de uma unha. O médico ficou fascinado. Ginny explicou o que estava fazendo, mas ele não pareceu interessado, sem acreditar que a dieta e a mentalidade dela pudessem ter um efeito tão profundo. "Você não está entendendo", disse o médico em tom paternalista. "Isso é apenas uma melhora de sintomas espontânea."

Fico feliz em dizer que Ginny está viva e bem, com cerca de 80 anos — mais de quatro décadas se passaram desde que lhe disseram que tinha apenas dois meses de vida!

Essa experiência me transformou para sempre. Até hoje, não consigo explicar o que a curou. No entanto, posso dizer o seguinte: **a recuperação de Ginny fortaleceu a minha convicção de que, mesmo nas situações mais difíceis, quase sempre há uma resposta.** E me ensinou que precisamos buscar essas respostas com a mente aberta e curiosa, nunca aceitando que os "especialistas" *devem* ter razão sem nunca questioná-los. Claro, há ocasiões em que o tratamento padrão, tradicional, pode ser a melhor abordagem. **Contudo, todos nós temos de pensar por nós mesmos e fazer os esforços necessários. Não podemos terceirizar a supervisão da nossa saúde para mais ninguém, independentemente de quantos diplomas estejam pendurados na parede de seus consultórios. Não podemos acreditar que os outros tenham todas as soluções.** Da mesma forma, não podemos seguir cegamente o exemplo da pessoa média. Por que *faríamos* isso, já que a pessoa média não é saudável?

Observar como a vida de Ginny foi virada do avesso por causa do câncer — e depois voltou a se endireitar — me mostrou uma simples verdade: **nada é mais importante do que a nossa saúde**. Como você pode imaginar, isso me convenceu de que cuidar do meu corpo tinha de ser uma prioridade. Algumas pessoas se comportam como se o trabalho ou o dinheiro fossem mais importantes do que a saúde. Pense nisso: existem bilionários que foram diagnosticados com uma doença crônica dolorosa ou terminal que desistiriam de tudo para recuperar o bem-estar físico.

Como discutiremos com mais detalhes, as nossas escolhas de estilo de vida — em especial a nutrição, os exercícios físicos, o sono e a mentalidade — desempenham papéis importantes no aprimoramento da nossa saúde. Mudanças pequenas e simples nessas áreas podem ter uma enorme influência na nossa qualidade de vida e no nosso nível de energia no dia a dia. Por isso, decidi apostar todas as minhas fichas na adoção de um estilo de vida saudável que ajudasse a maximizar a minha força, a minha vitalidade e a minha capacidade de me desenvolver, de compartilhar e de viver a vida de forma plena.

Comecei a fazer exercícios físicos com afinco. Tornei-me vegano em uma época em que isso não era moda nos Estados Unidos — a terra dos bifes gigantes, das costelas grelhadas, dos cheeseburgers e do frango frito! Você não se surpreenderá com o fato de eu beirar os extremos, certo? Tinha dias que eu não conseguia nem andar de tanta dor nas costas. Mas ganhei muitos músculos e fiquei cheio de energia. Sentia, pela primeira vez, que havia me conectado com o meu poder, com a minha essência, com a minha força vital.

O SEU CORPO É ESPETACULAR

"Precisamos estar dispostos a nos livrar da vida que planejamos para poder viver a vida que nos espera. Precisamos nos desfazer da pele velha para uma nova nascer."

—JOSEPH CAMPBELL

Quando nos sentimos bem, com nosso corpo funcionando sem problemas, não pensamos na nossa saúde. Contudo, se pararmos por um instante, podemos ver que o corpo humano é uma máquina complexa, sofisticada e impressionante.

- O nosso corpo consiste em cerca de 30 trilhões de células — e produz, em média, 300 milhões por minuto.
- O número de células bacterianas no nosso intestino é de quase 39 trilhões, muito mais do que as células que temos no corpo.
- Nosso cérebro contém cerca de 100 bilhões de neurônios, o mesmo número de estrelas que existe na Via Láctea![3]
- E o olho humano? Bem, ele é composto por mais de 2 milhões de partes móveis.
- Os ossos da coxa são mais fortes do que concreto.
- A pele elimina, aproximadamente, 40 mil células por minuto, ou 50 milhões por dia, e as substitui por células saudáveis sem precisarmos fazer nada.
- Os glóbulos vermelhos podem percorrer todo o nosso corpo em menos de 20 segundos.
- Dispostos em sequência, os vasos sanguíneos se estenderiam por mais de 96 mil quilômetros, ou mais de duas voltas ao redor da Terra.
- As informações passam pelas sinapses do cérebro a cerca de 430km/h, mais rápido do que o recorde de velocidade no autódromo de Indianápolis.

Recebemos esse incrível equipamento sem pagar nada — o que talvez explique por que muitas pessoas não cuidam dele tão bem! Eu estava determinado a aproveitar ao máximo o que me foi dado. Eu *precisava* estar no meu máximo. A minha missão, ajudar os outros a atingir novos patamares, assim o exigia.

À medida que fui expandindo a minha atividade pelo mundo, passei a viajar incessantemente. Em um ano normal, visito mais de cem cidades, em até 16 países diferentes. No palco, preciso atrair a atenção de 10 mil a 15 mil pessoas — ou até 35 mil, em um estádio —, dia após dia, de quatro a sete dias consecutivos, durante meus seminários. Fora do palco, atuo como instrutor de vencedores como Serena Williams e Conor McGregor e de equipes como os Golden State Warriors, campeões da NBA, e os Washington Capitals, vencedores da Taça Stanley da NHL. Esses atletas fenomenais esperam que eu — assim como eles — opere no limite do que é humanamente possível. Acho que não teriam me escutado se eu passasse os dias esparramado no sofá, me empanturrando de biscoitos, doces ou salgados! Por isso, transformei o meu corpo em um veículo de alto rendimento, com energia ilimitada.

Para ajudar as pessoas a criar grandes oportunidades de progresso, precisamos, em primeiro lugar, de energia — e em quantidade extraordinária. Ninguém é capaz de tomar as medidas necessárias para romper limites ou medos sem um nível máximo de força e vitalidade. O meu trabalho consiste em fazer com que isso continue a acontecer, mergulhando literalmente na multidão, subindo as escadarias dos estádios e mantendo milhares de participantes engajados de 12 a 14 horas por dia — dia após dia, noite após noite. E uma grande parte disso é a energia que geramos juntos. Se você já participou de algum dos meus eventos, sabe do que estou falando. É uma energia desenfreada. É a energia que explode dentro de nós e ao nosso redor e pulsa na nossa mente e no nosso corpo. É como estar *sem amarras*, quando é possível fazer qualquer coisa acontecer. Ela nos lança para um estado de espírito elevado, um lugar onde estamos liberados para viver, amar e atuar em um nível novo. *Isso* é o que leva à transformação.

Para conseguir isso, me imponho demandas insanas, para que meu corpo gere a energia que impulsiona tais mudanças profundas. Na verdade, há alguns anos, uma organização chamada **Instituto de Desempenho e Ciências Aplicadas** começou a medir o funcionamento do meu corpo durante esses eventos. Eles amarraram um dispositivo de US$ 65 mil em mim e rastrearam tudo, desde a variabilidade da minha frequência cardíaca até a quantidade de ácido láctico que era acumulada em meus músculos. Testaram o meu sangue e a minha saliva de hora em hora para medir níveis hormonais ao longo do dia. Depois de nove horas de uso, o dispositivo pifou, e eu continuei por mais três horas! Eles não conseguiram acreditar no que viram e resolveram me testar em outros quatro eventos diferentes — e os resultados foram sempre os mesmos. Eles verificaram, por exemplo, que eu saltava mais de mil vezes por dia — um feito e tanto, segundo os pesquisadores. **Eu peso 128kg e, cada vez que aterrisso, a força do meu peso corporal é multiplicada por quatro. Isso significa mais de meia tonelada de tensão em cada salto, mil vezes por dia, o que equivale a meio milhão de quilos de tensão em um único dia. Eu queimava diariamente 11.300kcal — o equivalente a disputar duas partidas e meia de basquete da NBA em um dia, ou a correr três maratonas (ver imagem 1 do encarte).**

E eu repetia aquilo tudo no dia *seguinte*. E no outro, e no outro...

Não estou tentando impressionar ninguém. O meu objetivo é mostrar como é fundamental, para mim, manter o corpo em perfeitas condições. É a razão pela qual me tornei um *biohacker* em tempo integral.* É por isso que estou sempre à procura de novas ferramentas para fortalecer e aumentar a minha energia, a minha vitalidade e a minha resistência.

Caso você esteja se perguntando, também não desacelerei com o passar do tempo. Aos 62 anos, não conta apenas o fato de eu me *sentir* mais forte. Consigo correr mais rápido e levantar mais peso do que quando tinha 25 anos. Tudo isso graças a um treinamento bem elaborado, à tecnologia de ponta, a uma alimentação saudável e ao poder da medicina regenerativa.

Mais uma vez, não estou dizendo isso para me gabar. Apenas quero que saiba que você também pode obter esses resultados. **O meu objetivo com este livro é ajudá-lo a libertar a energia pura, vibrante e turbinada que existe em você. Quer ganhar um presente melhor do que otimizar a sua vitalidade e a sua força, fazendo com que elas perdurem, e até aumentem, com o passar dos anos? Você não aceitaria reverter o padrão habitual — o que a maioria das pessoas aceita — de declínio constante (ou abrupto)?**

Mas não quero passar a impressão errada. Também não estou imune a problemas. Longe disso! Passei por períodos em que a minha vida esteve em risco, quando as minhas crenças foram testadas mais do que nunca.

---

* O *biohacker* é o hacker da própria biologia — isto é, alguém que usa a alimentação, os exercícios físicos, a tecnologia ou substâncias para melhorar o próprio corpo e a própria mente. *[N. do T.]*

Uma dessas provas de fogo aconteceu quando eu tinha 31 anos, época em que estava dando treinamento a algumas das pessoas mais influentes do planeta e me sentia no topo do mundo. Um dia, com a intenção de renovar a licença de piloto de helicóptero, consultei um médico para um exame físico de rotina. Eu estava tão em forma e tão focado na minha saúde que não me ocorreu que poderia estar doente. Entretanto, alguns dias depois, cheguei em casa tarde da noite e encontrei um bilhete do meu assistente colado na minha porta. "O seu médico está atrás de você. Pediu que você ligasse — é uma emergência." Infelizmente, já passava da meia-noite, então deixei uma mensagem na caixa postal dele.

O que a sua mente faz em uma situação assim? Bem, a minha foi direto para: *Ah, meu Deus, depois de tudo o que fiz para me manter saudável... Será que estou com câncer? Eu me alimento muito bem e treino igual a um louco. Será que foram os produtos químicos? Será que as viagens de avião me expuseram a um excesso de radiação?* Quando se fica inseguro, a mente perde o norte. Decidi que seria melhor deixar esses pensamentos passarem e responder à realidade conforme ela se apresentasse. Naquela fase da minha vida, eu já tinha desenvolvido uma crença fundamental na importância de uma mente corajosa. Eu lidaria com o que quer que fosse.

No dia seguinte, tomado por um sentimento de pavor que não sentia havia anos, telefonei para o médico com o propósito de descobrir o que havia de errado. "Você precisa passar por uma cirurgia urgente", avisou ele, "porque está com um tumor no cérebro".

Fiquei chocado e perplexo. Como ele saberia *disso* a partir de um exame físico de rotina?

O médico, um sujeito rude que teria sido reprovado na escola de etiqueta, me contou que havia feito alguns exames de sangue adicionais, pois percebeu uma quantidade anormal de hormônio do crescimento (eu tinha quase 2m de altura, não era preciso ser Sherlock Holmes para deduzir isso). Contudo, ele se aprofundou um pouco mais. Suspeitava que o meu surto de crescimento na adolescência, quando cresci 25cm em um ano, era resultado de um tumor na glândula pituitária, na base do cérebro. E explicou que aquilo era uma bomba-relógio dentro da minha cabeça.

No dia seguinte, eu iria ao sul da França, com o objetivo de ministrar um dos meus seminários Date with Destiny [Encontro com o Destino]. O médico queria que eu cancelasse o evento e me submetesse a uma cirurgia de emergência. Ele não me conhecia mesmo. Era óbvio que eu procuraria uma segunda opinião e não decidiria movido pelo medo, cancelando um evento no último minuto e decepcionando milhares de pessoas! Sendo assim, fui à França, dei o seminário e depois passei alguns dias tentando relaxar em Portofino, na Itália. Não funcionou. O meu velho medo de morrer continuou me perseguindo. *Então, seria assim que eu morreria? Ainda tão jovem?*

Passei anos treinando e condicionando a minha mente e o meu corpo até chegar a uma sensação consistente de força e segurança. Era a única maneira de me preparar para a ação. E, do nada, eu estava sendo jogado de volta à terrível insegurança da minha infância, quando nada parecia estável.

Eu não sabia se viveria ou morreria, e precisava encarar a situação. Então, peguei um voo de volta para casa e passei por um exame cerebral. Lembro-me de sair da máquina de ressonância magnética, olhar para a expressão sombria no rosto do técnico de laboratório e constatar, naquele momento, que ele tinha visto algo. O médico analisou o exame e confirmou o tumor na hipófise. A glândula estava fora de controle, liberando enormes quantidades de hormônio do crescimento no meu corpo e causando uma doença chamada gigantismo. O tumor tinha encolhido um pouco, e o médico não sabia explicar como ou por quê. Mas ainda era grande o suficiente para me instigar a fazer uma cirurgia imediatamente. Caso contrário, poderia levar a uma desastrosa superprodução de hormônios e desencadear uma insuficiência cardíaca ou outro desfecho fatal.

Havia apenas um problema. Supondo que eu *sobrevivesse* à operação, existia uma grande probabilidade de o meu sistema endócrino ser arruinado, privando-me da energia que me possibilitava realizar o propósito da minha vida. Isso era inaceitável para mim. Eu precisava de uma segunda opinião. Mas o tal médico era uma daquelas pessoas que ficam furiosas com quem lhes desafia a autoridade. Ele se recusou a me recomendar outro especialista.

Todavia, com o triunfo de Ginny, eu já havia aprendido que ninguém tem o monopólio da sabedoria médica. Eu não poderia colocar a minha vida nas mãos de um único médico sem ir atrás de outras opções. Encontrei um endocrinologista de renome mundial em Boston, que refez o exame. Nunca esquecerei sua bondade e sua compaixão — o oposto do primeiro médico. Ele me tranquilizou, dizendo que a cirurgia seria muito arriscada e poderia não ser tão necessária assim.

Em vez disso, sugeriu que eu viajasse à Suíça duas vezes por ano para receber injeções de um medicamento em fase experimental que impediria o crescimento do tumor e reduziria o risco de problemas cardíacos. Óbvio que perguntei sobre os efeitos colaterais. "Bem, para ser honesto, vai acarretar uma grave perda de energia", respondeu.

"Não posso fazer isso. É impossível cumprir meu propósito de vida se não tiver energia. O outro médico disse que eu precisava da cirurgia e você está me dizendo para experimentar um remédio."

"Tony, você tem razão. O açougueiro quer abater. O padeiro, assar. O cirurgião, cortar. E eu sou um endocrinologista, então quero lhe dar um remédio. É o seguinte: só teremos certeza se você tomar o remédio."

"Mas também não podemos ter certeza sobre todos os efeitos colaterais dele. Não tenho problema no coração e parece que tenho essa enfermidade desde a adolescência. E se eu não fizer nada?"

"Bem, se você fizer exames regularmente, acho que é uma opção", ponderou o médico.

Nos três meses seguintes, conversei com outros seis médicos. Um deles apresentou um argumento convincente para que eu não fizesse nada além de exames regulares para acompanhar a minha situação. Embora ele concordasse que os níveis de hormônio do crescimento estivessem muito altos, chamou a atenção para algo que todos pareciam ignorar: aquele tumor não havia causado nenhum efeito negativo. Pelo contrário, afirmou ele, era bem provável que o alto reservatório daquele hormônio tivesse aumentado a capacidade do meu corpo de se recuperar do estresse imposto pelo meu trabalho.

"Você recebeu uma dádiva", comentou o médico. "Conheço fisiculturistas que precisariam gastar US$ 1.200 por mês para conseguir o que você recebe de graça!"

No fim, segui o conselho dele e decidi recusar a cirurgia *e* os medicamentos. Como essa história terminou? Essa decisão pode ter salvado a minha vida. Seis meses depois, a Agência de Controle de Alimentos e Medicamentos dos Estados Unidos (FDA, na sigla em inglês) proibiu o uso do medicamento que me foi recomendado depois que estudos revelaram que ele causava câncer. E, três décadas depois, embora ainda esteja na base do meu cérebro, o tumor ainda não me causou problemas. Ele não me impediu de viver a mais abençoada e mágica das vidas que eu poderia desejar.

Todos aqueles médicos eram bem-intencionados. Todos queriam me transmitir a *certeza* de que eu ficaria bem com o que me ofereciam. **Contudo, a certeza tem um preço** quando tentamos procurá-la fora de nós mesmos. E, naquele momento, eu estava começando a entender que o único e verdadeiro poder da certeza está dentro de nós. Eu tinha de tomar uma decisão. **Se eu não sofria nenhum efeito nocivo, por que viver com medo?** Em última análise, a nossa saúde reside na capacidade de tomar decisões inteligentes, desenvolver bons hábitos e ter uma mentalidade forte. Lembre-se: as emoções podem dominar o corpo físico. Um estudo mostrou que um acesso de raiva de cinco minutos pode prejudicar o sistema imunológico por até cinco horas.[4] Sendo assim, aprender a controlar a própria mente é essencial para uma qualidade de vida extraordinária e quantidades extraordinárias de energia. Nos dois últimos capítulos deste livro, exploraremos mais a fundo o poder da mentalidade e as estratégias para controlá-la.

Depois de algum tempo, percebi que não valia mais a pena ficar ansioso. Decidi que não viveria mais com medo, nem me limitaria por causa de uma ameaça invisível dentro da minha cabeça. Claro, ainda faço exames com regularidade para me certificar de que o tumor não cresceu e de que o meu coração está funcionando perfeitamente, mas, enquanto isso, nada me impedirá de viver de forma plena e sem medo até o dia da minha morte.

GERENCIE A SUA SAÚDE

"Não tenha a mente tão aberta a ponto de o seu cérebro cair."

— G. K. CHESTERTON

Lidar com um tumor cerebral reforçou a minha crença inabalável de que devemos assumir a responsabilidade pelas decisões mais importantes da nossa vida. **Um dos princípios centrais que sustentam este livro é que precisamos agir como se fôssemos o gerente da nossa saúde.** Não podemos deixar que outra pessoa determine o nosso destino, por mais que ela nos conheça e por mais atenciosa que seja. **Os especialistas devem ser os nossos instrutores, não nossos comandantes.** Quando se trata da sua família, da sua fé, das suas finanças ou da sua saúde, só você pode tomar as decisões essenciais. Porque, no fim, é você quem terá de conviver com as consequências das suas decisões.

Em termos práticos, o que isso significa? **Significa tomar para si a tarefa de se informar sobre o que funciona, para que você possa tomar decisões inteligentes, informadas e independentes sobre como proteger e melhorar o seu bem-estar físico.** Significa manter *uma considerável dose de ceticismo saudável sobre tudo o que se ouve ou lê*, pois algumas informações serão equivocadas ou prejudiciais — ou, até mesmo, fatais. E significa **buscar uma segunda opinião antes de tomar qualquer decisão médica importante**, já que até mesmo os melhores médicos cometem erros — assim como você e eu, que podemos cometer erros em nossas áreas de especialização. **Como procurar uma segunda opinião? Obviamente, não se trata de uma escolha aleatória. Você precisa de especialistas qualificados, que tenham um histórico comprovado na resolução do seu problema específico.**

Não estou pedindo que você aceite apenas a *minha* palavra quando afirmo que a opinião de um especialista não é suficiente. Um estudo publicado em 2017 analisou os registros clínicos de 286 pacientes encaminhados à Clínica Mayo pelos profissionais que cuidavam da saúde deles, para ouvir uma segunda opinião.[5] O relatório constatou que o diagnóstico final era "distintamente diferente" do diagnóstico original em 21% das vezes. Sim, a segunda opinião contradizia a primeira opinião em mais de um em cada cinco casos! Além disso, em cada dois pacientes de um total de três, o diagnóstico final era considerado "mais bem definido/aperfeiçoado" do que o primeiro. A primeira e a segunda opinião só coincidiam em apenas 12% de todos os 286 casos![6]

Gostaria de explicar uma coisa: não pretendo minar a sua fé na profissão médica. Pela minha experiência, os médicos estão entre as pessoas mais dedicadas, conscienciosas e honradas que já conheci. O que poderia ser mais admirável do que dedicar a vida a ajudar e a curar os outros? No entanto, esse último estudo confirma uma lição que aprendi quando todos os melhores especialistas que consultei discordaram sobre a maneira de lidar com o meu tumor: "Os médicos podem ser sinceros e estar sinceramente errados."

Como isso é possível? Para começar, nosso corpo é infinitamente complexo, e os dados clínicos podem ser interpretados de muitas maneiras diferentes. Os médicos também são desafiados pelo fato de o tempo não parar. Muito do que eles aprenderam na faculdade ficou ultrapassado pelo dilúvio interminável de novas pesquisas, tecnologias e opções de tratamento.

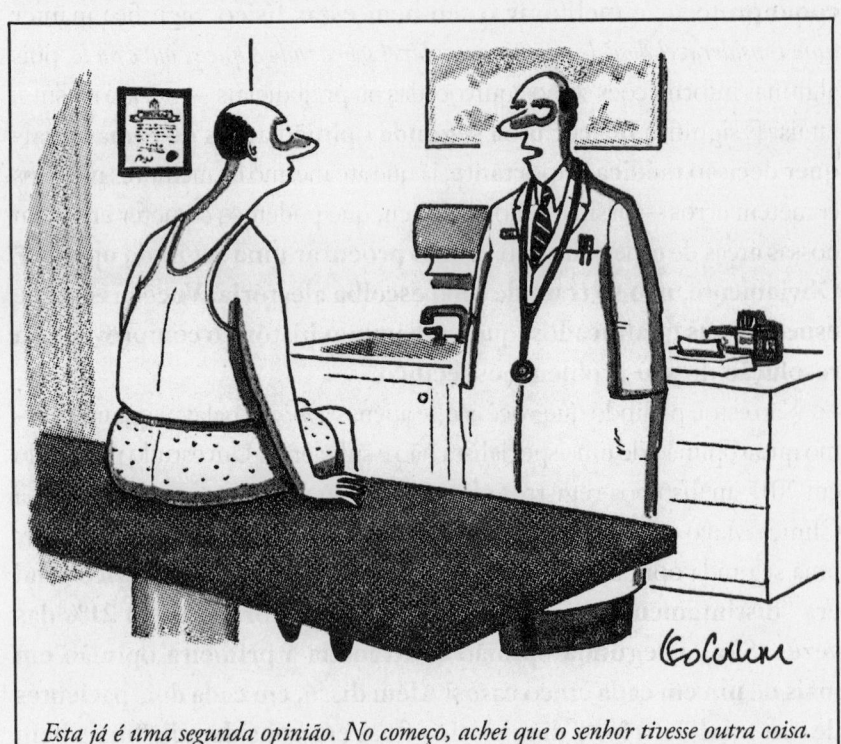

Esta *já* é uma segunda opinião. No começo, achei que o senhor tivesse outra coisa.

Em 2017, a Faculdade de Medicina em Harvard informou que a duração média do conhecimento médico variava entre 18 e 24 meses — e previu que estaria reduzida a 73 dias, no momento em que você estiver lendo isso! Isso significa que mais da metade de tudo o que um médico tiver aprendido na faculdade já não será mais válido após esse período entre 18 e 24 meses! Uau! Imagine como deve ser difícil acompanhar todas essas mudanças em meio à constante pressão de cuidar dos pacientes e das emergências?

Talvez uma simples metáfora o ajude a avaliar o que os médicos passam. Imagine que você é um médico, uma pessoa dedicada a salvar vidas, com habilidade e empatia. Você está caminhando à beira de um rio e, de repente, ouve alguém gritando! Você vê que uma pessoa está se afogando e, então, sem pensar na própria segurança, mergulha no rio caudaloso. Você agarra a pessoa que está se afogando, nada e a puxa para a margem do rio. Freneticamente, faz uma respiração boca a boca até a pessoa voltar a respirar — você acabou de salvar uma vida! Logo depois, você ouve outras duas pessoas gritando em meio às águas revoltas. Você está cansado, mas pula e salva as duas. E, assim que você termina de reanimar a segunda, ouve mais quatro pessoas gritando...

Essa é a situação dos médicos hoje em dia. Eles estão tão ocupados salvando pessoas que não têm tempo nem energia para nadar rio acima e ver quem está jogando todas aquelas pessoas na água!

Atul Gawande, cirurgião do Brigham and Women's Hospital, professor da Faculdade de Medicina em Harvard e vencedor da "bolsa para gênios" MacArthur, escreve sobre as dificuldades do exercício da medicina em seu livro *Complications: A Surgeon's Notes on an Imperfect Science* [Complicações: notas de um cirurgião sobre uma ciência imperfeita]. Gawande é sincero e reconhece que todos os médicos, inclusive os cirurgiões mais respeitados, cometem "erros terríveis". **"Desejamos que a medicina seja um campo ordenado de conhecimento e procedimentos. Mas não é. É uma ciência imperfeita, um empreendimento de conhecimento em constante mudança, informações incertas, indivíduos falíveis e, ao mesmo tempo, vidas em risco. Sim, há ciência no que fazemos, mas também há hábito, intuição e, às vezes, meras suposições."**

"Nas últimas duas décadas, a indústria farmacêutica se afastou muito de seu objetivo original e nobre de descobrir e produzir novos medicamentos úteis. Agora [é] basicamente uma máquina de marketing para vender novos medicamentos de benefícios duvidosos."

— MARCIA ANGELL, médica e autora norte-americana, 2004, primeira mulher a se tornar editora-chefe do *New England Journal of Medicine*

Por fim, há mais uma razão pela qual precisamos estar bem informados e ser criteriosos sobre os cuidados de saúde. Certamente, você já leu as notícias relatando que a indústria farmacêutica tem problemas. Existem muitos profissionais excelentes trabalhando em empresas farmacêuticas, e eles vêm desenvolvendo medicamentos que salvam inúmeras vidas. Então, por favor, não chegue à conclusão equivocada de que sou contra medicamentos — muito pelo contrário. Este livro está repleto de algumas das maiores inovações médicas disponíveis atualmente. Ainda assim, não podemos ignorar o fato de que os produtos farmacêuticos constituem um negócio lucrativo, ligado a uma boa dose de escândalos. As pesquisas, o desenvolvimento e a comercialização de um medicamento bem-sucedido podem custar mais de US$ 1 bilhão. Não é surpresa alguma que haja pessoas menos escrupulosas mentindo e manipulando para ganhar dinheiro à custa de pacientes como você e eu.

Um dos mais notórios escândalos de saúde dos últimos anos envolve a Purdue Pharma, que se autoproclamava "pioneira no desenvolvimento de medicamentos para reduzir a dor, uma das principais causas do sofrimento humano". Parece bastante nobre, não é? Contudo, na realidade, a Purdue obtete enormes lucros com a comercialização agressiva do OxyContin, um analgésico viciante que contribuiu para a epidemia de opioides nos Estados Unidos. **A Purdue enganou os médicos sobre as informações de segurança do remédio, alegando falsamente que menos de 1% dos pacientes que tomavam a droga se tornavam dependentes.**[7] De acordo com os Centros de Controle e Prevenção de Doenças (CDC, na sigla em inglês), entre 1999 e 2019 **quase meio milhão de norte-americanos morreu devido à superdosagem de opioides.** Só em 2020, mais de 93 mil pessoas morreram, o que constitui um recorde.[8]

Como se pode imaginar, os médicos que prescreveram esses medicamentos estavam seguindo as orientações das empresas farmacêuticas. Vale ressaltar: os médicos não têm tempo para estudar cada medicamento que chega ao mercado. E você consegue imaginá-los tentando aliviar a dor dos pacientes e descobrindo que as recomendações feitas por eles estavam baseadas em informações erradas — e que isso levou alguns daqueles pacientes ao vício ou, até mesmo, à morte? Enquanto isso, **a Purdue aceitou, recentemente, um acordo, o pagamento de US$ 8,3 bilhões, acabando com uma série de processos criminais e civis, uma ínfima fração do custo da epidemia de opioides na economia norte-americana, avaliado em vários trilhões de dólares, sem mencionar as vidas que foram destruídas.**[9] Para piorar as coisas, a família Sackler, proprietária da empresa, aceitou também o acordo de falência, de US$ 4,5 bilhões, em troca de uma imunidade judicial vitalícia — **mas somente depois de terem obtido mais de US$ 12 bilhões de lucro com o OxyContin.**[10] Em julho de 2021, a Johnson & Johnson — um nome conhecido em todos os lares, há gerações — e três dos maiores distribuidores de medicamentos — nomes igualmente familiares — concordaram em pagar US$ 26 bilhões, depois que vários estados norte-americanos ameaçaram processá-los por minimizar a dependência de opioides.[11]

Muitas outras "grandes empresas farmacêuticas" têm se envolvido em controvérsias jurídicas. **A Pfizer concordou em pagar um valor recorde de US$ 2,3 bilhões para encerrar as acusações federais de comercialização ilegal e perigosa de quatro medicamentos diferentes.**[12] Denunciantes afirmaram que a Questcor Pharmaceuticals e a Mallinckrodt, a empresa que a adquiriu, **subornaram médicos para que inflacionassem as vendas de um medicamento que combatia convulsões em crianças. Ao longo de 19 anos, o preço desse medicamento subiu quase 97.000% — uma ampola passou de US$ 40 para US$ 39 mil.** Se isso lhe parece justo, tente pedir aos seus clientes que aceitem um aumento de preço parecido — ou, se você é um funcionário, peça ao seu chefe um aumento nessa porcentagem.

O escândalo do OxyContin pode ser o exemplo mais extremo de uma empresa farmacêutica que coloca seus interesses financeiros à frente da segurança dos clientes. Mas, na realidade, toda a indústria farmacêutica nos incentiva a comprar medicamentos que podem ou não ser adequados para nós. É por isso que somos bombardeados com tantos anúncios de medicamentos controlados quando ligamos a TV. Apenas para lhe dar uma noção do dinheiro gasto para esse fim, considere o seguinte: **nos Estados Unidos, somente em 2019, mais de meio bilhão de dólares foram gastos em publicidade para o Humira, um medicamento muito popular usado para tratar artrite reumatoide e outras doenças inflamatórias.**[13]

Não sei quanto a você, mas sempre me divirto com a aparência saudável e bonita de todos os que aparecem nesses anúncios de medicamentos controlados na TV. Eles estão sempre explodindo de alegria, dançando, girando um bambolê na cintura, ou dando um carro novo e brilhante para a filha! A vida não poderia ser melhor... até o fim do anúncio, quando ouvimos uma longa lista de potenciais efeitos colaterais, e aí descobrimos que a nossa bexiga pode explodir, que podemos parar de respirar, ou que podemos desenvolver mais um par de braços!

Não quero parecer cínico, mas, quando se trata da nossa saúde, há tanta em coisa em jogo que não podemos nos dar ao luxo de ser consumidores ingênuos que aceitam, sem questionar, tudo o que nos é vendido ou recomendado. Seria o mesmo que comprar uma casa com base na retórica poética de um corretor de imóveis — sem sequer visitar o local ou pagar a alguém para fazer uma inspeção.

Precisamos ser cuidadosos antes de tomar medidas extremas, seja ela um medicamento com efeitos colaterais potencialmente graves, seja uma cirurgia de alto risco. Em alguns casos, vale a pena considerar opções menos agressivas ou menos invasivas. **Como você verá em breve, uma das virtudes da medicina regenerativa é ser fundamentalmente diferente das terapias convencionais nas quais a maioria das pessoas confia. A medicina regenerativa não trata apenas os sintomas. O objetivo dela é reverter ou curar o problema subjacente.**

Talvez eu nunca tivesse aprendido sobre o poder da medicina de precisão ou sobre muitas das inovações regenerativas que constituem o cerne deste livro, se não fosse um terrível acidente que ameaçou destruir meu modo de vida quando eu tinha 54 anos. Devo admitir que, na época, me comportava mais como um garoto de 14 anos — e resolvi descer uma montanha no Vale do Sol, em Idaho, com a minha prancha de snowboard. Tudo deu errado, e caí com uma força avassaladora, que destroçou um dos meus ombros.

Depois de fazer exames, soube que rompi o manguito rotator, o conjunto de tendões e músculos que ligam o braço ao ombro. Ao longo dos anos, já lidei com muitos tipos de dor. No entanto, aquela doeu tanto que eu não sabia o que fazer comigo mesmo. Em uma escala de um a dez, atribuiria àquela dor uma pontuação de 9,9! Meus nervos ficaram em frangalhos. Até mesmo respirar me causava dor. Nas duas noites seguintes, dormi um total de duas horas.

Eu me consultei com três especialistas que aconselharam cirurgia. Mas o processo de recuperação seria lento e árduo, e eu poderia ficar afastado por seis meses, ou até mais, se as coisas não corressem bem. Além disso, o prognóstico a longo prazo não era bom. Eu poderia ser operado e me comprometer com meses de reabilitação intensiva, apenas para que o meu já enfraquecido ombro se rompesse novamente. Os médicos também avisaram que o meu braço poderia ficar paralisado, eu não conseguiria levantá-lo acima do ombro. Como eu poderia subir num palco e energizar dezenas de milhares de pessoas com o braço pendendo, paralisado? Seria o mesmo que ver um pugilista com um dos braços amarrado às costas!

Deveria haver uma resposta melhor, e eu só tinha de procurar bastante. Então, comecei a pesquisar todas as soluções concebíveis. Alguns dias depois, conheci um cirurgião ortopédico que me disse que a cirurgia não era a melhor abordagem. E que havia um dispositivo o qual poderia me aliviar imediatamente da dor e me ajudar a me recuperar. Dentro de 24 horas, alguém já estava me tratando com um daqueles dispositivos. A minha dor foi reduzida de 9,9 para cerca de 5, o que significava que, pelo menos, eu poderia pensar de forma coerente e, enfim, dormir. No capítulo "Viver sem dor", falarei mais sobre essa **tecnologia do campo eletromagnético pulsado (PEMF, na sigla em inglês). Inúmeros estudos confirmaram que ele pode acelerar a cicatrização dos ossos em até 50%.**[14] Estou confiante de que, se você estiver lesionado, com fortes dores e precisando de algum alívio poderoso, a PEMF também pode ser uma bela solução.

Contudo, embora a minha dor tivesse se tornado administrável, eu ainda não era o mesmo. Poderia estar no palco a todo o vapor e, de repente, ficar com o braço dormente. Ou estar no meio do dia, tudo parecendo bem, quando uma dor me atingia como se fosse uma britadeira. Eu *existia*, mas não *vivia*. E mal sabia que a minha crise de saúde estava prestes a piorar.

Procurei outro médico, que me examinou e deu um veredicto devastador. **"A vida como você a conheceu acabou", disse, olhando nos meus olhos. Em seguida, me mostrou uma imagem da minha coluna e explicou: "Você tem estenose espinhal grave, um estreitamento anormal do espaço dentro do canal espinhal."**

Não me surpreendi porque vinha sentindo fortes dores nas costas há quase uma década. O médico, porém, alertou que a minha situação era tão severa que mais uma pancada no corpo poderia me deixar tetraplégico. Cair novamente da minha prancha de snowboard — ou dar um salto mais pesado no palco — poderia ter consequências catastróficas. Até mesmo corridas estavam fora de questão.

Depois de décadas suportando exigências físicas implacáveis, parecia que o meu corpo estava começando a desmoronar. A minha vida sempre foi definida pela energia e pela mente, pelo impulso constante de servir às pessoas e me apresentar diante delas no auge das minhas habilidades. Mas naquele momento parecia que todo o edifício poderia desabar a qualquer momento.

Não sei se você já passou por uma experiência como essa — um momento em que a sua vitalidade ficou ameaçada, que a sua energia começou a se esvair e você começou a contemplar a possibilidade de um declínio contínuo. Se isso já lhe aconteceu, então você pode imaginar a incerteza e o medo que senti. No entanto, eu não iria me render e aceitar a ideia de que os danos eram irreversíveis. Recusei-me a acreditar que o meu destino estivesse selado. Então, fiz o que sempre fiz. Continuei procurando por respostas.

O MILAGRE DO REJUVENESCIMENTO

"Devemos sempre mudar, renovar, rejuvenescer; caso contrário, endurecemos."
—JOHANN WOLFGANG VON GOETHE

Por sorte, fui me aconselhar com uma das pessoas mais inteligentes, conhecedoras da tecnologia e visionárias que conheço: o meu querido amigo Peter Diamandis. Quando era criança, Peter sonhava em se tornar astronauta. Os pais, porém, queriam que ele fosse médico. Por isso, depois de se formar no Instituto de Tecnologia de Massachusetts (MIT) com dupla graduação em genética molecular e engenharia aeroespacial, ele obteve o mestrado em medicina em Harvard.

Contudo, no fim, Peter acabou desbravando o próprio caminho, desenvolvendo uma ampla gama de especializações profundas e amplas. Entre muitas de suas realizações, ele é o fundador e o presidente executivo da Fundação XPRIZE, que cria concursos que inspiram inovadores a realizar descobertas nas áreas da saúde, da inteligência artificial, do espaço e do meio ambiente. Seu primeiro XPRIZE, o Ansari, foi bem-sucedido na redução do risco e do custo de idas ao espaço, incentivando a criação de uma espaçonave tripulada confiável, reutilizável e com financiamento privado, o que viabilizou a viagem espacial privada. Depois, a tecnologia foi licenciada por Sir Richard Branson para fundar a Virgin Galactic e dar origem a uma nova indústria. Peter Diamandis seguiu em frente e fundou, ou cofundou, mais 24 empresas. Ele foi cofundador de um fundo de capital de risco que investe em negócios pioneiros nas áreas da saúde e da longevidade. Ele também escreveu três livros que se tornaram best-sellers, e a revista *Fortune* o considerou um dos "50 maiores líderes do mundo". Qual é o fio condutor das paixões de Peter? A convicção de que podemos usar a tecnologia para construir um mundo melhor, mais saudável e com mais abundância.

Levando-se em conta a experiência única do meu amigo, não haveria ninguém melhor do que ele para me orientar sobre as soluções médicas mais avançadas disponíveis — as tecnologias de ponta que, inicialmente, só estão acessíveis ao círculo relativamente restrito das pessoas que são verdadeiramente conhecedoras. E Peter opera no epicentro desse círculo. E não é apenas pelo fato de ele ser um gênio que conhece os últimos avanços tecnológicos na totalidade. Muitos dos maiores inovadores do mundo são atraídos pelo seu carisma, entusiasmo e otimismo.

Quando lhe pedi uma orientação, Peter me desaconselhou a fazer a cirurgia apressadamente, ainda que muitos médicos tivessem afirmado que seria a minha única opção viável. **Em vez disso, ele sugeriu a terapia com células-tronco. Mais especificamente, me aconselhou a procurar seu caro amigo, o Dr. Bob Hariri.** A princípio, fiquei surpreso porque me lembrava de ter ouvido dizerem que Bob era neurocirurgião.

"Ele é", respondeu Peter. **"Mas também é um dos maiores especialistas do mundo em células-tronco. Não há ninguém melhor do que ele."**

Eu não sabia disso na época, mas era como querer aprender mais sobre basquete e ouvir: "Por que você não vai conhecer o meu amigo LeBron James? Ele pode lhe mostrar como se joga."

Só para ilustrar, rapidamente: o Dr. Bob Hariri, ph.D., é uma grande estrela da neurocirurgia e também um cientista biomédico de renome mundial que foi pioneiro no uso de células-tronco para tratar uma ampla gama de doenças potencialmente fatais. Bob é uma lenda na área da ciência regenerativa, pois foi o primeiro a derivar células-tronco curativas excepcionalmente potentes da placenta humana — um avanço revolucionário sobre o qual falaremos mais no próximo capítulo. Bob detém mais de 170 patentes emitidas e pendentes para suas descobertas. E ele também é um empreendedor em série, presidente e diretor executivo da Celularity Inc., uma empresa de biotecnologia em estágio clínico, líder das últimas evoluções na medicina celular.

Bob conversou comigo sobre as células-tronco e explicou que elas não eram todas iguais. Naquela época, o mercado de terapias com células-tronco era como o Velho Oeste, com muitos tratamentos duvidosos promovidos por pessoas perigosamente desqualificadas. Bob me instruiu sobre o que evitar e onde procurar o melhor tratamento.

"Você precisa das células-tronco mais fortes, mais jovens e mais poderosas", disse ele. "Com 10 dias de vida, que contenham a força da vida."

Algumas semanas depois, me submeti à primeira sessão de tratamento com células-tronco. Contarei a história completa mais adiante, pois gostaria que você entendesse exatamente o que essas terapias regenerativas envolvem e como elas podem ajudar. Por ora, vou direto ao ponto: **Peter** e Bob me colocaram em um caminho de recuperação que era diferente de tudo o que eu poderia ter imaginado. O ombro lesionado se recuperou por completo em questão de dias — sem cirurgia. O meu braço não ficou paralisado. É como se eu nunca tivesse sofrido aquele acidente com a prancha de snowboard.

Aconteceu, ainda, uma coisa mais surpreendente — algo que eu não teria acreditado se não tivesse acontecido comigo. Acordei alguns dias depois da primeira sessão e percebi que a dor nas costas, minha companheira por 14 anos, havia desaparecido. Era um milagre.

E é por isso, meu amigo, que estou escrevendo este livro. A cura do meu corpo foi o que me trouxe até ele. Nos últimos anos, embarquei em uma jornada de mudança de vida. Ao longo do caminho, experimentei, em primeira mão, como esse admirável mundo novo de tecnologias regenerativas está alterando radicalmente a nossa compreensão do que é possível em termos de saúde, energia, força e longevidade.

A minha recuperação teve início com essa terapia com células-tronco. Mas percebi que essa revolução tecnológica é muito mais ampla. Quero compartilhar o que aprendi sobre as muitas ferramentas de transformação que já estão disponíveis para fazer retroceder a sua idade metabólica, rejuvenescer o seu corpo e promover a reconexão com a sua força vital. Posso prometer o seguinte: quando você se comprometer a usar essas ferramentas e descobrir o impacto que elas têm sobre a sua saúde e o seu bem-estar, a sua vida nunca mais será a mesma.

A minha experiência pessoal de rejuvenescimento foi o que me levou ao Vaticano. Foi o que me fez conhecer o papa, a conviver com os principais cientistas regenerativos do mundo. Dito isso, não sou cientista nem médico. Ao contrário do Dr. Bob Hariri, não passei décadas em um laboratório de pesquisa. Nem sei se eles fazem jalecos grandes o suficiente para caber em um cara do meu tamanho! Por isso, quando pensei em escrever este livro, pedi a Bob e a Peter que se juntassem a mim. Sinto-me honrado por terem aceitado dividir comigo a autoria e por compartilhar inigualável experiência de ambos.

Nós três somos abençoados por estarmos em uma fase das respectivas vidas em que o nosso objetivo principal é servir ao próximo. **Com isso em mente, doaremos 100% dos lucros deste livro para fazer a diferença na vida das pessoas. Primeiro, vamos doar 20 milhões de refeições para a Feeding America, uma das organizações mais eficazes que conheço para ajudar os mais necessitados. Na verdade, doei todos os lucros dos meus últimos três livros, além de fazer doações adicionais para impulsionar o Desafio do Bilhão de Refeições. Com mais de 850 milhões de refeições distribuídas até o momento, já estamos adiantados em relação à meta de fornecer 1 bilhão de refeições até 2025. O restante do lucro dos autores deste livro será doado para apoiar alguns dos maiores líderes em pesquisas médicas. Queremos apoiar as principais mentes do mundo no combate ao câncer, às doenças cardíacas, à doença de Alzheimer e muitas outras.** E queremos promover pesquisas de ponta que foram conduzidas por alguns dos notáveis cientistas que você conhecerá nos próximos capítulos. **Ficamos entusiasmados em poder contribuir para que seus esforços salvem milhões de vidas. Quero que saiba que, enquanto você lê este livro procurando respostas para melhorar a sua vida, estará contribuindo não apenas para a pesquisa médica, mas também para alimentar os mais necessitados nesses tempos difíceis.**

Para escrever este livro, também nos baseamos muitíssimo na orientação de vários especialistas reconhecidos mundialmente, que se tornaram integrantes do nosso **Conselho Consultivo para a Energia da Vida**. Eles nos ajudaram a encontrar os cientistas, médicos, inventores e empreendedores que escolhemos destacar.

Os nossos consultores — para mencionar apenas alguns — incluem:

- **Dr. Dean Ornish**, professor de aulas práticas de medicina na Universidade da Califórnia, em São Francisco, e presidente e fundador do Preventive Medicine Research Institute, instituição sem fins lucrativos.
- **Dr. David Sinclair, ph.D.**, professor de genética na Faculdade de Medicina em Harvard e codiretor do Paul F. Glenn Center for Biology of Aging Research, em Harvard.

- **Dr. George Church, ph.D.**, lendário geneticista, engenheiro molecular e professor de genética na Faculdade de Medicina em Harvard.
- **Dr. Deepak Srivastava**, presidente do Gladstone Institutes e diretor do Roddenberry Sten Cell Center, da mesma instituição.
- **Dr. Eric Verdin**, presidente e diretor executivo do Instituto Buck para Pesquisa sobre o Envelhecimento.
- **Dra. Jennifer Garrison, ph.D.**, professora assistente do Instituto Buck e fundadora do Global Consortium for Reproductive Longevity and Equality.
- **Dra. Carolyn DeLucia**, médica obstetra e ginecologista há mais de 30 anos e especialista em terapia alternativa. Pioneira em tratamentos não invasivos e inovadores de bem-estar sexual.
- **Dr. Rudy Tanzi, ph.D.**, professor de neurologia na Universidade Harvard; diretor da Unidade de Pesquisa em Genética e Envelhecimento do Hospital-Geral de Massachusetts; vice-presidente de neurologia e codiretor do McCance Center for Brain Health.
- **Dra. Rhonda Patrick, ph.D.**, cientista e educadora com obras publicadas, criadora do FoundMyFitness. Suas áreas de especialização incluem pesquisas sobre envelhecimento (realizadas no Instituto Salk), o papel da genética e da epigenética na saúde, benefícios da exposição do corpo a estressores horméticos e a importância da atenção plena, da redução do estresse e do sono.
- **Dr. Hector Lopez**, sócio-fundador e diretor clínico executivo da Supplement Safety Solutions, LLC, e do Center for Applied Health Sciences.
- **Dr. Matthew Walker, ph.D.**, professor de neurociência na Universidade da Califórnia, em Berkeley, e uma das maiores autoridades mundiais em sono.

Em uma reunião com alguns membros desse ilustre grupo, brincamos dizendo que se somássemos seus QIs, o total seria mais de 1 milhão! Nos capítulos seguintes, eles serão mencionados várias vezes, por serem nomes importantes no mundo da medicina regenerativa.

Mas o argumento que desejo enfatizar é que o material deste livro não se baseia em opiniões minhas. Não sou eu quem dá as respostas, porque não sou o especialista aqui. **O meu papel é prestar um serviço, agindo como o seu mecanismo de pesquisa inteligente. Vou ajudá-lo a eliminar todo o ruído e apresentá-lo aos agentes mais importantes, aos principais conhecedores — aos inovadores que, efetivamente, estão criando os avanços que você precisa conhecer.** Tenha certeza de que eles o orientarão na direção de algumas das soluções mais eficazes para a sua saúde.

É mais ou menos o mesmo papel que desempenhei em ***Dinheiro: Domine este jogo*, o livro que escrevi sobre investimentos.** Não sou nenhum guru no assunto, mas tenho a sorte de ter acesso a alguns dos maiores investidores da história. Sendo assim, entrevistei mais de 50 gigantes da área, entre os quais multibilionários como **Ray Dalio, Warren Buffett, Paul Tudor Jones** e **Carl Icahn.** Compartilhei as percepções mais importantes de cada um deles, distribuindo-as em sete passos simples para alcançar a liberdade financeira. Como já disse, o sucesso deixa rastros.

Desta vez, levarei você comigo para conhecer os mestres de um jogo muito diferente: a revolução no tempo de vida ativa saudável. Muitos dos nomes citados poderão lhe soar desconhecidos. Contudo, mais uma vez, repito: eles são os melhores dos melhores. **Com a ajuda deles, vou apresentar as ferramentas, tecnologias e estratégias mais eficazes para restaurar a sua energia e otimizar a sua saúde.**

Muitas dessas soluções já estão disponíveis, o que significa que você pode usar imediatamente as informações que estamos prestes a compartilhar. Mas o campo da ciência regenerativa está avançando de forma tão rápida que também destacaremos alguns dos avanços mais importantes que estão por vir, incluindo terapias transformadoras que, provavelmente, estarão disponíveis dentro de um, dois ou três anos. De fato, neste livro, vou levá-lo em uma jornada para conhecer alguns dos maiores especialistas do mundo e apresentar os nomes de mais de 195 empresas que estão na vanguarda dessas soluções inovadoras. Acredito tanto em várias dessas inovações que fiz investimentos pessoais em 28 delas. Quero que você esteja ciente de que nem Peter nem eu pretendemos fornecer — nem estamos fornecendo — consultoria de investimentos. Além disso, quase todas essas empresas são privadas, não são negociadas publicamente de nenhuma maneira nem estão abertas para investimento do público em geral. Algumas dessas inovações, que já se encontram na fase de testes clínicos em seres humanos, são tão surpreendentes que poderíamos imaginar que estivessem a décadas de distância. Na realidade, elas estarão conosco em um piscar de olhos.

Antecipando algumas delas...

- Imagine uma injeção de células-tronco capaz de curar um coração danificado estimulando a geração de novas células do músculo cardíaco e o crescimento de novos vasos sanguíneos.
- Imagine uma injeção capaz de acelerar seu sistema imunológico, levando-o a dissolver tumores sólidos e a combater cânceres considerados incuráveis, ou prevenir as doenças de Alzheimer ou de Parkinson.
- Imagine impressoras 3-D capazes de criar um suprimento ilimitado de novos rins, tão necessários para pacientes à espera de transplante, a partir das células-tronco desses mesmos pacientes, garantindo, assim, que não haja rejeição.
- Imagine uma loção tópica capaz de estimular o couro cabeludo e fazer crescer novos fios de cabelo — sem os habituais efeitos colaterais negativos.
- Imagine uma injeção única capaz de curar a osteoartrite e fazer crescer uma cartilagem nova e intacta nos joelhos ou nas costas.
- Imagine uma pistola de pulverização de células-tronco capaz de curar queimaduras que necessitam de enxerto de pele, em questão de dias ou semanas, em vez de meses ou anos.[15]

Essas são apenas algumas das inovações que impressionam o mundo e já estão disponíveis ou se encontram em uma fase avançada de ensaios clínicos. Estou empolgado em apresentá-las a você. E prometo uma experiência de deslumbramento e empolgação!

A ESTRADA À FRENTE

"Quando me liberto daquilo que sou, transformo-me no que posso ser."
— LAO TSÉ

Gostaria de saber: o que o levou a escolher este livro? Vou tentar adivinhar:

- Você está se sentindo ótimo e quer continuar assim por muitos anos. É **alguém que aproveita ao máximo todas as oportunidades inovadoras para manter a energia "lá em cima"**, escapar de doenças evitáveis e fortalecer o sistema imunológico.
- Você é um atleta em busca de novas formas de melhorar o rendimento e quer seguir os passos de pessoas como **Tiger Woods, Rafael Nadal e Cristiano Ronaldo.** Todos esses campeões usaram a medicina regenerativa para se recuperar de lesões sem passar por cirurgias e para retornar ao rendimento máximo em semanas, e não em meses.
- Você é uma pessoa que ocupa o primeiro escalão na sua área? Se dedicou muito e construiu uma vida cujo valor você reconhece, mas ultimamente vem **se sentindo cansado ou esgotado e quer reaver a energia, recuperar o entusiasmo e alcançar novos patamares.**
- Você, como eu, estava andando alegremente por aí a toda a velocidade, sentindo-se fantástico — **até que, de repente, tropeçou, literalmente, e caiu. Você precisa do que a ciência mais moderna tem a lhe oferecer, da solução menos invasiva com as melhores chances de obter um bom resultado.**
- Há **pessoas que buscam a longevidade,** mas não querem mais anos de vida. Desejam uma **qualidade de vida extraordinária.**
- Você está procurando estender o seu tempo de vida ativa saudável, conhecer o que há de novo na ciência que, conforme acreditam alguns especialistas, poderá acrescentar décadas saudáveis à sua vida, talvez a ponto de algum dia, no futuro, os 100 anos se transformarem nos novos 60.

Se você se encaixa em alguma dessas categorias — talvez em mais de uma —, então fique tranquilo: este é o livro certo. Seja qual for a sua idade, seja qual for a fase da vida em que você se encontre, seja qual for a sua condição física, encontrará uma infinidade de soluções práticas que o ajudarão a chegar aonde quiser.

Você já deve ter reparado que **este é um livro grande. Mas espero que continue lendo, porque ele também é um livro de respostas para alguns dos maiores desafios da vida. O nosso objetivo é ajudá-lo a alcançar os seus objetivos pessoais mais ambiciosos — e superar os obstáculos que possam surgir na nossa vida.** A propósito, talvez você não saiba, mas as estatísticas mostram que menos de 10% das pessoas vão além do primeiro capítulo da maioria dos livros! Só o fato de você ter escolhido um livro desse tamanho e desse escopo diz muito sobre o seu compromisso consigo mesmo. É óbvio que eu gostaria que você o lesse até o fim. Ele contém informações valiosas que se aplicam a praticamente todos os aspectos da sua saúde e da sua vitalidade. O fato de já ter lido até aqui me diz que você avançará na leitura, e por isso sou grato — e sei que você também ficará grato! **Entretanto, para ajudá-lo a navegar por estas páginas, gostaria de fazer uma rápida visita guiada pela estrada à sua frente.** *A energia da vida* **está dividido em cinco seções:**

SEÇÃO 1: A REVOLUÇÃO DA FORÇA VITAL

Esta seção explora as inúmeras maneiras pelas quais é possível produzir mais energia no seu corpo e curar-se mais rapidamente. Descobrimos por que envelhecemos e por que os cientistas estão começando a considerar que talvez não precisemos disso. Depois deste capítulo introdutório, mergulhamos **na matéria-prima da vida, as células-tronco humanas**, uma terapia fundamental para o rejuvenescimento. Em seguida, damos uma olhada nas **mais recentes ferramentas de diagnóstico preventivas, preditivas e personalizadas que, literalmente, podem salvar a sua vida**, sem exageros. Ao ler, você verá que é verdade. **Não perca este capítulo!** Também mostramos como **testes simples para identificar o seu perfil hormonal** podem ajudá-lo a mapear o caminho para a regeneração — **produzindo mais energia, força e motivação do que nunca.** A seção é concluída com uma nova perspectiva de um dos mais respeitados especialistas mundiais em longevidade sobre a causa essencial do envelhecimento — e como podemos seguir as orientações dele para **desacelerar e, até mesmo, fazer o tempo retroceder nas nossas idades biológicas.** O mecanismo básico estabelece os alicerces para muitas das fenomenais ferramentas e terapias dos capítulos subsequentes.

SEÇÃO 2: HERÓIS DA REVOLUÇÃO DA MEDICINA REGENERATIVA

Analisamos a fundo algumas tecnologias que desafiam as convenções e estão mudando a medicina tal como a conhecemos, entre elas um fantástico conjunto de ferramentas que parece não ter equivalência em nada já conhecido. Apresentamos a vocês os heróis deste livro, os inovadores destemidos que estão levando a medicina regenerativa das bancadas dos laboratórios até os pacientes. São pessoas como Martine Rothblatt, que criou toda uma nova indústria de substituição de órgãos depois que a filha desenvolveu uma rara doença pulmonar terminal; o Dr. Carl June, que liderou o processo com células CAR-T, os medicamentos vivos que inverteram a situação em cânceres no sangue e na medula óssea, sem quimioterapia nem radioterapia; e a equipe da Biosplice, que está decifrando a pedra de Rosetta da comunicação entre as células e parece estar prestes a encontrar uma cura para a osteoartrite. No Capítulo 5, mostramos como a tecnologia de impressão 3-D usando células-tronco já ajudou centenas de pacientes, com bexigas e enxertos de pele feitos por máquinas — e, em breve, isso poderá resultar em nenhuma morte a mais na fila de espera, enquanto se aguarda por um transplante de coração ou de rim. E, no **Capítulo 8, exploramos como as terapias genéticas e as técnicas de edição genética estão reparando corações danificados, restaurando visões geneticamente prejudicadas, eliminando a ansiedade relacionada à doença de Alzheimer — e com potencial para bloquear o processo de envelhecimento.**

Algumas dessas terapias inovadoras já se encontram disponíveis, outras ainda estão passando pelo **processo intensivo de aprovação pela FDA, da fase 1 (É seguro?) à fase 2 (É eficaz?) e à fase 3 (É eficaz em larga escala, e é melhor do que o que já existe?).**[16] Mas você não precisa esperar pelos futuros avanços para agir. Eis aqui um exemplo: **uma terapia ambulatorial não invasiva que usa ultrassom para aliviar o tremor incontrolável da doença de Parkinson em poucas horas...** e parece que pode haver uma solução real para a dependência de opioides.

SEÇÃO 3: O QUE VOCÊ PODE FAZER AGORA

Aqui compartilhamos uma série de ferramentas pragmáticas para expandir a sua energia física e emocional. No Capítulo 10, apresentamos suplementos rejuvenescedores amplamente disponíveis, com excelentes perfis de segurança. Eles variam de "interruptores de genes" naturais, como os peptídeos, a uma pílula barata aprovada pela FDA que, segundo alguns cientistas, pode proteger contra câncer e doenças cardíacas. Também falamos sobre alguns **elementos básicos para o bem-estar de uma pessoa: nutrição, jejum, sono e exercícios físicos.** Indicamos os nossos dispositivos e aparelhos portáteis favoritos, que você poderá usar para ajustar os seus hábitos, monitorar o seu progresso e avaliar o que funciona melhor para o seu corpo. **Mais importante ainda: apresentamos as ferramentas que se mostraram capazes de produzir os resultados mais poderosos no menor período de tempo.**

Para irmos direto aos fundamentos básicos, **apresentamos uma variedade de dietas — e, mais do que isso, seus princípios subjacentes — que, segundo a ciência vem demonstrando, podem aumentar a sua vitalidade, melhorar a sua saúde e aumentar a sua longevidade.** Mostraremos como **uma boa noite de sono afeta tudo, desde os níveis de testosterona até a regulação do açúcar no sangue.** Discutimos a importância da massa muscular na saúde como um todo. Revelamos quais rotinas de exercícios podem lhe trazer o melhor retorno para aprimorar o rendimento, incluído um treino semanal de **10 minutos para aumentar a sua força e a sua mobilidade (e você, de fato, vai se divertir!).**

Vamos explicar como rejuvenescer a sua aparência por meio da regeneração celular e outras tecnologias relacionadas à beleza, de modo que você possa parecer tão jovem e vibrante quanto se sente, independentemente da idade biológica. E contamos com o auxílio de duas especialistas para desvendar as complexidades da saúde feminina e nos ajudar a entender os fatores mais decisivos para a qualidade de vida das mulheres.

SEÇÃO 4: ENFRENTANDO AS DOENÇAS MAIS FATAIS

Aqui, abordamos as maiores ameaças à saúde que a maioria das pessoas enfrenta e apresentamos as melhores ferramentas de prevenção e tratamentos alternativos. Esses desafios à saúde incluem:

1. Doenças cardíacas
2. Acidente vascular cerebral
3. Câncer
4. A dor crônica resultante de inflamações e doenças autoimunes
5. Obesidade e diabetes
6. Doença de Alzheimer e declínio cognitivo

Essa seção expande o que foi explicado nos capítulos anteriores, explorando como os últimos avanços em terapia genética, tecnologia de células-tronco, transplantes de órgãos e outras ferramentas estão ajudando pessoas que sofrem com a ação desses assassinos em massa. Novamente, você pode optar por não ler todos os capítulos da Seção 4 sobre doenças. Sinta-se à vontade para escolher o que lhe parece ser mais importante.

SEÇÃO 5: LONGEVIDADE, MENTALIDADE E REALIZAÇÃO

Nesta última seção, você vai descobrir que o nosso conceito de idade — a noção do que significa ser "velho" ou "de meia-idade" — está prestes a mudar para sempre. Apresentamos as tecnologias em rápida evolução, como inteligência artificial, sensores, redes, CRISPR e terapia genética, que estão permitindo uma revolução na longevidade. Vamos entender por que muitos dos mais respeitados cientistas do mundo acreditam que os 80 anos podem se tornar os novos 50 e, em breve, os 100 anos serão os novos 60. Imagine o que significará para você "viver jovem" à medida que envelhece, mantendo ou, até mesmo, aumentando a vitalidade em uma fase da vida em que o declínio era a única opção?

Com base no conhecimento das muitas tecnologias diferentes que estão surgindo, Peter Diamandis espera viver muito além dos 100 anos, e eu não apostaria no contrário! Ainda assim, todos nós sabemos que viver mais pode ser uma faca de dois gumes. Para quem está doente, sofrendo e infeliz, a ideia de prolongar a vida por várias décadas pode parecer mais um castigo do que um prêmio. **A maior dádiva é a capacidade de rejuvenescer o nosso corpo — permanecermos ativos, produtivos, funcionais, realizados, livres de dor e cheios de energia, avançando pelos 70, 80, 90 anos e além.** Em outras palavras, o que eu busco — e o que eu desejo para você — não é apenas quantidade de vida, mas também qualidade de vida. Quero mais do que uma longa expectativa de vida; quero também um longo período de vida saudável.

Qual é o segredo para isso? Embora o bem-estar físico não tenha preço, nada importa mais do que o poder da nossa mente e das nossas emoções para curar todas as facetas do nosso ser. Os dois últimos capítulos mostram o incrível poder dos placebos, como a mente pode curar o nosso corpo e a decisão mais importantes que podemos tomar para mudar nossa vida para melhor.

Por favor, faça o que achar melhor, mas tente ler estes dois capítulos finais. Talvez eles sejam alguns dos mais importantes em todo o livro. Por quê? Porque independentemente do que fizermos com o nosso corpo, se não administrarmos a nossa mente e as nossas emoções, nunca teremos a qualidade de vida que desejamos e merecemos. Eles mostram o poder da mente para curar e dão orientações de como viver em um estado de beleza que eleva a sua mente, o seu corpo e o seu espírito, permitindo que você se conecte mais poderosamente do que nunca com a sua força vital. Ao se libertar do medo, você estará livre para viver mais, amar mais, realizar mais e compartilhar mais — para experimentar, em um nível mais elevado, o espantoso milagre de estar vivo.

Então, por que não reservar um momento agora mesmo para criar uma estratégia? Defina uma meta para si mesmo. Talvez você decida ler um capítulo por dia, ou dois em uma semana, o que significa que terá concluído este livro em 12 semanas. Ou, se você for apaixonado pelo assunto como eu, talvez consiga terminar o livro em um fim de semana prolongado. O que posso lhe prometer é que, no fim dessa jornada, você ficará sabendo não apenas sobre as últimas descobertas e tecnologias para aumentar a sua força, a sua vitalidade e o seu poder, mas também como combater as doenças e, efetivamente, prevenir-se. Além disso, daqui em diante, todos os capítulos contêm um pequeno resumo logo no início, para que você saiba o que esperar e quais promessas lhe estão reservadas.

Esta lhe parece uma estrada na qual vale a pena caminhar? Prometo que será uma experiência de deslumbramento e inspiração, pois juntos descobriremos algumas das ferramentas mais poderosas para transformar a nossa vida. Que comece a viagem...

CAPÍTULO 2
O PODER DAS CÉLULAS-TRONCO

Aproveitando o poder reparador da natureza

"A revolução da medicina regenerativa está batendo na nossa porta. Tal qual o ferro e o aço para a Revolução Industrial, tal qual o microchip para a revolução tecnológica, as células-tronco serão a força motriz desta próxima revolução."

— CADE HILDRETH, fundador da BioInformant,
empresa de pesquisas sobre células-tronco

Neste capítulo, vamos falar sobre **os elementos básicos da constituição de todos os tecidos e órgãos do corpo: as células-tronco.** Compartilhamos os impressionantes resultados clínicos que estão surgindo, e são nada menos do que espetaculares.

- Atletas como **Tiger Woods, Rafael Nadal e Cristiano Ronaldo** usaram células-tronco para **se recuperar** de rompimentos de ligamentos e dores degenerativas nas costas — **sem cirurgia e em semanas, em vez de meses.**[1]
- Cinco pacientes com degeneração macular relacionada à idade — um problema progressivo que, comumente, leva à cegueira — **estabilizaram a visão.**[2]
- Um jovem na Califórnia **recuperou o movimento das mãos e dos braços** depois de ficar paralisado do pescoço para baixo após um acidente de carro — e agora ele planeja voltar a andar.[3]

- **Um menino de 4 anos**, contrariando a baixa probabilidade de êxito, venceu a leucemia com a ajuda de células-tronco doadas pela irmã recém-nascida.
- **Uma adolescente se livrou de uma vida inteira de sofrimentos causados pela anemia falciforme.**
- **Uma mulher de 26 anos que estava imobilizada pela esclerose múltipla agora frequenta as pistas de esqui nas montanhas!**

Ao todo, mais de 1 milhão de pessoas viram suas vidas serem transformadas — ou, até mesmo, salvas — pelas células-tronco.[4] Este capítulo é especial para mim, porque sou uma dessas pessoas. Me acompanhe para descobrir mais sobre esses incríveis avanços. O que você vai descobrir também pode mudar a sua vida.

"No início, existe a célula-tronco; é a origem da vida de um organismo."

— DR. STEWART SELL, imunologista que há 50 anos estuda a ligação entre as células-tronco e o câncer

Eu ainda estava sentindo uma dor lancinante devido ao rompimento do manguito rotator quando consultei pela primeira vez o Dr. Bob Hariri, neurocirurgião-cientista-empreendedor, um dos pioneiros na biologia das células-tronco. Por alguma razão, imaginei um sujeito magro, mais velho e meio calvo, vestido com um jaleco. Bob era o melhor naquilo que fazia, e presumi que seria uma pessoa reservada e talvez até um pouco arrogante. Eu me enganei! Encontrei um cara musculoso e carismático, com uma cabeleira e uma atitude inacreditavelmente empática e humilde. Sem rodeios, Bob fez um resumo de sua formação profissional, e imediatamente percebi que seríamos grandes amigos. Fazia duas décadas que ele travava uma luta para levar ao mercado de massa dos Estados Unidos as melhores e mais seguras terapias com células-tronco — para transformar os cuidados reativos da doença em cuidados de saúde proativos e de precisão. O Dr. Hariri é um daqueles raros indivíduos que decidiram mudar o mundo. E o melhor de tudo: ele tem a inteligência, o conhecimento, a experiência e a tenacidade para chegar lá.

Sei que você já ouviu falar da dádiva preciosa que são as células-tronco. Elas têm dois superpoderes únicos. Ao contrário das outras células, elas conseguem se dividir e se renovar por toda a vida. Além do mais, como se fossem uma pequena chave-mestra, são capazes de se tornar qualquer tipo de célula de que o nosso corpo precise. Elas conseguem reparar ou substituir tecidos mais específicos da pele, dos ossos, dos músculos, do sangue, das retinas, do fígado, do coração e do cérebro. **Podem, também, fortalecer o nosso sistema imunológico, o que ajuda a nos manter saudáveis e fortes.**[5]

Em poucas palavras, elas são a caixinha de ferramentas do nosso corpo. Fornecem a matéria-prima — os sinais moleculares e os fatores de crescimento — que nos permite evitar doenças, nos recuperar de lesões e viver as nossas vidas com uma energia ideal e um rendimento máximo.

Antes de conversar com o Dr. Hariri, fiz o meu dever de casa. **Eu sabia que a FDA havia supervisionado o uso de células-tronco em mais de 80 doenças do sangue e do sistema imunológico, entre elas leucemias e linfomas. Eu sabia que mais de 1 milhão de pessoas em todo o mundo haviam se submetido a transplantes de células-tronco e se livrado de suas doenças, com taxas de sobrevida superiores a 90%.** Outras centenas de milhares participaram, com segurança, de ensaios clínicos para doenças autoimunes, doenças de Alzheimer e de Parkinson e muitos outros problemas crônicos.

Soube de casos em que pessoas com problemas nas articulações estavam satisfeitas com o sucesso dos tratamentos de "uso não contemplado na bula", realizados com células-tronco. Encontrei estudos os quais sugeriam que os benefícios eram reais. **No entanto, quando consultei três especialistas diferentes para lidar com a dor que eu estava sentindo no ombro, tudo o que ouvi foi um coro de opiniões negativas.**

"Não temos comprovações dos tratamentos com células-tronco", disseram. O uso delas para o problema que me afligia não tinha sido aprovado, insistiram. "Não vale a pena correr o risco", afirmou um deles. "Você tem uma doença séria e precisa de cirurgia agora mesmo, não de promessas fantasiosas!"

Talvez você já tenha ouvido comentários semelhantes dos seus médicos. É o que acontece com os pacientes que começam a procurar alternativas para o "tratamento padrão" oficial. Escutei aqueles especialistas, que eram inteligentes e talentosos e, tenho certeza, queriam o melhor para mim. Mas não consegui evitar a incômoda intuição de que a solução para o meu caso não estaria em uma mesa de cirurgia. **Em um ano normal, costumo subir ao palco em 115 cidades de 12 a 16 países, em alguns deles várias vezes. Eu levo meus compromissos a sério. Meses de recuperação de uma cirurgia não iria funcionar para mim.**

Para obter a ajuda de que precisava, viajei até outro país — para um lugar onde o meu corpo pudesse se curar com algum estímulo natural. Devo admitir que tratamentos com células-tronco nos Estados Unidos não chamavam muito minha atenção. Lá, as clínicas extraem células *autólogas* (uma palavra difícil para designar as células do nosso próprio corpo) do tecido adiposo (gordura) ou da medula óssea do próprio paciente. Trata-se de um procedimento doloroso e invasivo — e, o que é pior, os resultados não são confiáveis. Na melhor das hipóteses, eu estaria colocando as minhas velhas células-tronco para trabalhar novamente, rezando e esperando que elas cumprissem sua tarefa. Depois de semanas de investigação, acreditei ter chegado a um beco sem saída. Eu estava muito mal, com dores e desanimado — até que conheci o Dr. Bob Hariri.

Indo direto ao ponto, Bob me disse que células-tronco autólogas extraídas da gordura tinham significativas limitações clínicas. **Como ele explicou, os nossos tecidos e órgãos passam por um processo contínuo de renovação e substituição, um processo conduzido naturalmente pelas células-tronco. Aqui está o problema: desde o momento em que nascemos, o nosso reservatório de células-tronco começa a secar. É um processo chamado "exaustão das células-tronco", e acredita-se que seja uma das principais causas do envelhecimento. À medida que envelhecemos, algumas das nossas células-tronco vão se desgastando. A maioria delas continua existindo, mas perde a capacidade de reparar ou substituir os tecidos danificados.**

Quando chegamos aos 25 ou 30 anos, a taxa de deterioração começa a acelerar. Aos 80 anos, talvez não tenhamos mais do que um

milésimo do que tínhamos quando crianças — e as poucas que nos restam mal funcionam. Os nossos corpos — essas afinadas máquinas de regeneração natural — começam a enfrentar problemas que já não conseguem mais resolver.

Bob é um talentoso comunicador, e me explicou tudo em detalhes:

"Imagine o seu corpo como se ele fosse uma bela mansão. Quando foi construída, **tinha uma grande equipe de manutenção e reparação que sabia exatamente o que fazer quando algo dava errado. Eles consertavam os vazamentos nos canos ou nos curtos-circuitos na parte elétrica antes que os probleminhas se transformassem em problemões.** E nem era preciso pedir. E aí os anos passam. **Os integrantes da equipe vão morrendo, ou ficaram exaustos, ou estão senis. Eles não conseguem mais dar conta dos buracos no telhado ou da umidade no quarto principal.** Pior ainda, os materiais de que precisam para os reparos começam a acabar e os que sobraram não são tão bons quanto os originais. **Em algum momento, a mansão desmorona.**"

Naquela época, eu tinha 56 anos e entendi o ponto de vista de Bob: as minhas células-tronco residentes, que já estavam envelhecidas, talvez não fossem suficientes para curar o meu ombro. Em um mundo perfeito, disse Bob, convocaríamos a cavalaria da **fonte mais abundante de células-tronco novas: a placenta, logo após um nascimento saudável.**

A placenta é o órgão que protege os fetos dos danos e lhes fornece o oxigênio, os nutrientes e os fatores de crescimento de que precisam para se desenvolverem — ou o que Peter chama de "a impressora 3-D da própria natureza, que fabrica o bebê".

"Os seres humanos estão no auge biológico quando nascem e, a partir daí, tudo piora", afirma Bob.

Se forem congeladas na idade zero, as células da placenta estarão em ótimas condições. O DNA não está corrompido por vírus nem raios ultravioleta, não está contaminado por álcool nem tabaco, nem pela radiação cósmica que penetra nos aviões a grandes altitudes. Elas estão o mais próximo possível do que se considera um bem natural puro. O melhor de tudo é que elas provêm da placenta natural de um recém-nascido saudável, o que as torna abundantes e livres de questões éticas quanto ao uso.

Durante sua formação em cirurgia na Universidade Cornell, Bob ficou intrigado com uma cirurgia fetal intrauterina em um paciente que ainda não havia nascido e apresentava espinha bífida, uma doença em que a coluna vertebral não fecha completamente, danificando a medula espinhal e levando a defeitos congênitos incapacitantes. O cirurgião abriu o útero da grávida, retirou o feto, suturou as costas para proteger a coluna e o devolveu ao útero. Meses depois, após o nascimento, o Dr. Hariri ficou perplexo ao se deparar com um bebê vibrante, *sem o menor traço de cicatriz*. Era como se a cirurgia nunca tivesse acontecido. E Bob se deu conta: *se pudéssemos aproveitar esse poder regenerativo, poderíamos, literalmente, ser capazes de nos reconstruir.*

Você sabia que a nossa espécie tem esse potencial ainda não explorado? Em um artigo escrito em parceria com o padrinho das células-tronco, Arnold Caplan, da Case Western Reserve University, **Bob observou que os bebês e, até mesmo, algumas crianças pequenas são capazes de regenerar as pontas dos dedos amputadas, desde que a ferida não tenha sido suturada. Eles canalizam sua "salamandra interna" para regenerar o tecido perdido!**

E que tal um bônus? **A placenta também atua como um sistema de defesa para proteger o feto em desenvolvimento de uma ampla gama de ameaças. O órgão contém células imunológicas anticancerígenas turbinadas... o que talvez seja uma das grandes razões para praticamente não se ter notícia de mães grávidas com câncer transmitindo a doença para seus bebês.**

Você já se convenceu? Eu me convenci com facilidade. Entretanto, foi aí que Bob me deu a má notícia: apesar do histórico aparentemente seguro e eficaz nos lugares em que o uso já era permitido, as células derivadas da placenta ainda não haviam sido aprovadas como terapia ortopédica nos Estados Unidos. Ele explicou que recai sobre a FDA a enorme responsabilidade de orientar e garantir o uso seguro dessas terapias, e ainda havia muito trabalho a ser feito. **A minha cura parecia tão perto e tão longe. Foi frustrante.**

Para a minha sorte, Bob é sagaz, consegue resolver problemas brincando. Ele conhecia uma clínica no Panamá que tinha permissão para tratar pacientes com o que há de melhor nas células da placenta: células-tronco de alta qualidade provenientes de cordões umbilicais.*

"**Não é tecido fetal**, não tem nada a ver com isso", enfatizou.

Durante décadas, contou ele, **os cordões umbilicais e as placentas dos bebês eram descartados após o nascimento — embora fossem "muito mais poderosos do que as nossas células-tronco envelhecidas"**. Bob compartilhou comigo várias histórias de pacientes com uma infinidade de resultados consideravelmente positivos após o tratamento com essas células-tronco puras.

Fiz, então, a pergunta óbvia: quanto custava? Entrei em contato com a clínica do Panamá e descobri que os tratamentos poderiam variar de US$ 10 mil até US$ 25 mil. Muitas vezes, joelhos, tornozelos ou cotovelos poderiam ser tratados por apenas US$ 5 mil, mas o meu manguito rotador era mais complicado.

Embora eu confiasse em Bob, fiquei em choque com os valores.

"Até US$ 25 mil? Você só pode estar brincando!"

Entretanto, como Bob fez questão de me lembrar, a cirurgia de ombro pode custar esse valor ou mais, e isso sem levar em conta as despesas com meses de reabilitação e tempo de recuperação. E, mesmo depois da cirurgia, não havia garantia de voltar a ser como antes de me machucar.

Ainda assim, hesitei. Naquele instante, eu não tinha como saber que esse tratamento seria a maior pechincha da minha vida. Na época, a nevralgia era quase insuportável. Se eu movesse o ombro um pouquinho no ângulo errado, era como se tivesse levado um choque elétrico. Era algo que, literalmente, me sufocava, de tão intensa que era a dor. A minha carreira estava em jogo. Eu não poderia cometer nenhum erro. Por que eu deveria ouvir Bob e ir para a América Central, quando todos aqueles especialistas renomados estavam me orientando na direção oposta?

---

* Tratamentos envolvendo células-tronco embrionárias ou placentárias ainda não aprovados pela Anvisa (Agência Nacional de Segurança Sanitária). *[N. da E.]*

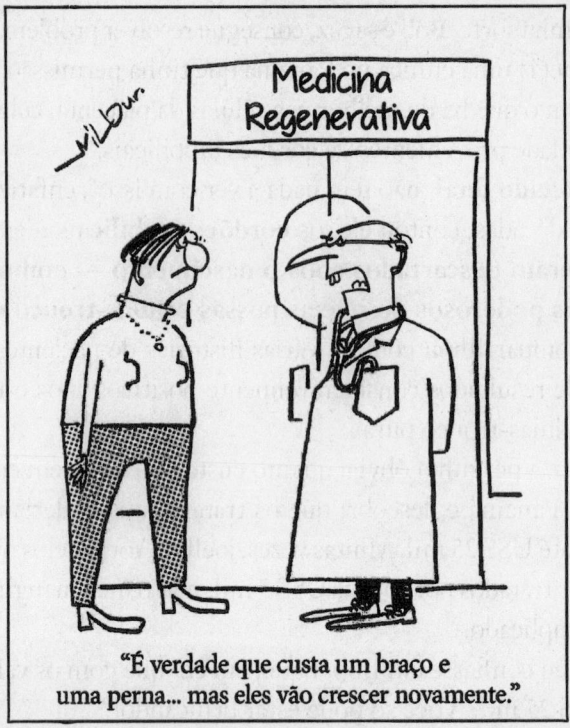

"É verdade que custa um braço e uma perna... mas eles vão crescer novamente."

Fiz, então, o que costumo fazer nessas situações. **Eu avalio a relação risco-recompensa.** Se as células-tronco não funcionassem, qual seria a pior hipótese? Eu ainda poderia fazer a cirurgia. Contudo, se as células-tronco funcionassem, eu conseguiria me livrar da dor e ter um ombro funcional, com um tempo de recuperação muito menor. Então, por que não dar uma chance? **Não sei qual é a sua opinião, mas se eu tiver de escolher entre uma agulha e uma faca, vou sempre escolher a agulha!**

Acima de tudo, eu confiava em Bob, que veio do bairro operário do Queens e encontrou sua vocação como um dos maiores cientistas e neurocirurgiões do mundo, um inovador incomparável na área da microcirurgia e também o pai da medicina regenerativa. **Ele desafiou a sabedoria convencional com o objetivo de encontrar um caminho alternativo para o rejuvenescimento. Um caminho que não foi construído com produtos químicos tóxicos, mas com células vivas, os elementos originais da vida.**

Ao longo dos anos, o Dr. Hariri salvou inúmeras vidas. Apesar disso, a história de como ele chegou aonde está hoje é uma saga fascinante. Mostra como qualquer um de nós pode encontrar as respostas para as nossas vidas se permanecermos fiéis ao que nos motiva — no caso de Bob, o desejo irresistível de ajudar as pessoas, de curar-lhes as dores e de transformar o campo da medicina regenerativa.

O PODER DO SANGUE JOVEM

A gloriosa obsessão de Bob pelo poder das células-tronco começou no início dos anos 1980, quase quatro décadas atrás, quando ele era aluno do programa de pós-graduação da Universidade Cornell, em Nova York. Ele queria que o assunto de sua dissertação fosse algo que pudesse fazer uma diferença no mundo. **Então, se concentrou em uma das principais causas de doenças cardíacas e infartos, o maior assassino do mundo:** o espessamento das artérias, conhecido como **aterosclerose**.

De acordo com o pensamento convencional da época, a aterosclerose era causada por problemas metabólicos como hipertensão e colesterol. Mas Bob suspeitava que, em vez disso, ela poderia ser causada por uma inflamação relacionada à idade. Depois de aprender algumas técnicas de microcirurgia, ele fez algo histórico, que mudaria a forma como compreendemos as células-tronco: basicamente retirou vasos sanguíneos microscópicos de camundongos jovens e os colocou em camundongos mais velhos, e vice-versa.

O que aconteceu foi surpreendente. Primeiro, os ratos mais velhos pareciam ter ficado mais jovens. Os pelos ficaram mais grossos e escuros. Os músculos ficaram mais fortes. Eles passavam por labirintos com muito mais rapidez. Enquanto isso, o oposto aconteceu com os ratos jovens. Eles pareciam mais letárgicos, desceram ladeira abaixo — começaram a se degradar.

Bob queria verificar se haveria **fatores no "sangue jovem"** que pudessem **ajudar os animais mais velhos no processo de cura**. Para isso, ele fez uma incisão no tecido transplantado de ambos os grupos a fim de avaliar a rapidez com que o dano seria reparado.

Mais uma vez, algo surpreendente foi observado. Os tecidos lesionados dos camundongos mais velhos cicatrizaram rapidamente no interior dos mais jovens — a um ritmo milagroso. Na verdade, eles se curaram ainda *mais rapidamente* do que os vasos sanguíneos jovens colocados nos ratos mais velhos. **Bob tinha acabado de fazer uma descoberta extraordinária. Ele havia realizado uma façanha de rejuvenescimento que muitos julgavam impossível.**

Embora ainda fossem necessários anos e anos até que Bob e seus colegas demonstrassem que nossas células-tronco se esgotam e enfraquecem com a idade, a semente estava plantada. **A inflamação, constatou Bob, era "o lento ponteiro dos segundos no relógio do envelhecimento.** Ele está sempre dando voltas, acrescentando mais tempo na nossa conta. O estado inflamatório causa a disseminação dos fatores que erodem os órgãos e tecidos, o que danifica o reservatório de células-tronco".

Daquele ponto em diante, afirmou Bob, a tese dele "passou a ser a de que o envelhecimento, na verdade, era um problema de células--tronco". Além disso, os experimentos com camundongos mostraram que é possível fazer retroceder o tempo dentro de um organismo — o tempo, então, também poderia ser subtraído, e não apenas adicionado. As células-tronco têm o poder de reduzir as inflamações, curar tecidos, restaurar órgãos e trazer de volta a funcionalidade juvenil. A conclusão? Que o envelhecimento é algo reversível!

Foi aí que Bob percebeu que as células-tronco, inevitavelmente, se tornariam uma tecnologia de saúde inovadora em uma ampla gama de doenças. Tudo o que faltava, segundo ele, era um produto "que um médico pudesse prescrever como se fosse um medicamento ou qualquer outro tipo de terapia". Mas ele também sabia que aquela área jamais floresceria se continuasse dependendo de células-tronco embrionárias ou fetais. E pensou: *deve existir uma ratoeira melhor.*

O PODER DA PLACENTA

"A placenta é um depósito de abastecimento para as células-tronco."

—DR. BOB HARIRI

Alguns anos depois, ele a encontrou. Um dia, Bob saiu apressado do trabalho para acompanhar o ultrassom do primeiro trimestre da filha Alex e percebeu que ela era do tamanho de um amendoim — perfeitamente normal. **O que o surpreendeu foi a placenta. Parecia gigantesca — muito maior do que ele esperava e desproporcional ao tamanho do feto.** Assim como todos os ex-estudantes de medicina, Bob aprendeu que a placenta era uma área vascular compartilhada entre a mãe e o feto em desenvolvimento, uma densa coleção de vasos sanguíneos destinados a transportar nutrientes vitais e oxigênio — nem mais, nem menos. No entanto, se fosse só isso, ele se perguntava, a placenta não deveria se desenvolver em sincronia com o feto que ela nutria? **Que possível razão poderia haver para a placenta crescer tanto e de forma tão precoce?**

Há grandes probabilidades de Bob não ter sido o primeiro médico-cientista a notar essa questão, mas foi, provavelmente, o primeiro a investigá-la de modo obsessivo — e a entender o valor biológico da placenta. Ele teorizou que tais órgãos foram ignorados porque "têm uma aparência horrivelmente estranha e ensanguentada. Talvez o fato de eu ser um traumatologista, o que me tornou pouco impressionável, tenha tornado mais fácil para mim valorizá-los".

Antes de se tornar médico, Bob havia se graduado em engenharia. Os engenheiros sabem que a forma acompanha a função. Portanto, **a placenta tinha de ser mais do que uma área de compartilhamento. Bob conjecturava que, de alguma forma, ela deveria administrar o desenvolvimento, controlando a taxa de crescimento do bebê.** Contudo, se fosse assim, por qual motivo? E como?

O cérebro de engenheiro dele continuou remoendo o problema. Um dia, ele recolheu uma placenta de uma lixeira médica e a levou de volta para seu laboratório. "As pessoas acharam que eu estava doido." Quando ele a perfundiu com fluido e começou a dissecá-la, "não parecia uma área vascular compartilhada. **Parecia um biorreator.** É um órgão muito lobular, com áreas densas de tecidos e um grande número de células, e essas células ficam se dividindo, se propagando e se diferenciando — e **ficam passando da corrente sanguínea da placenta para a corrente sanguínea do feto".**

Foi quando "me ocorreu", disse, "que, talvez, **a placenta fosse um depósito de abastecimento para as células-tronco fetais**. E fiquei chocado pelo fato de as pessoas a jogarem fora".

O resto é história. **Bob deixou a Universidade Cornell e fundou o Lifebank USA, que usava tecnologia patenteada para coletar, testar e preservar o sangue do cordão umbilical e as células-tronco da placenta em refrigeradores resfriados por nitrogênio.** O serviço era oferecido aos novos pais que desejavam guardar as células-tronco de seus recém-nascidos, preservando o DNA original e íntegro do bebê e as células-tronco pluripotentes. Qual era o objetivo disso? No futuro, elas poderiam ser usadas para regenerar órgãos ou reparar danos. Seria como uma conta de investimentos!

Nas duas décadas seguintes, Bob se dedicou à ciência das células-tronco. Sua equipe de pesquisa — conduzida pelo Dr. Xiaokui Zhang, ph.D., da prestigiada Universidade Rockefeller, e pelo Dr. Qian Ye, ph.D., do Memorial Sloan Kettering — confirmou que a placenta fabricava um grande número de células-tronco pluripotentes, ou seja, células capazes de "virar" qualquer tecido ou órgão: pele ou cérebro, coração ou ossos, pulmões, pâncreas ou bexiga. Já as células-tronco do cordão umbilical — extraídas do sangue do cordão umbilical — conseguem se diferençar apenas em diferentes tipos de célula sanguínea.

Em seu estado indiferenciado, **as células pluripotentes da placenta contêm um conjunto completo de informações que estão alojadas no nosso DNA — e em condições prontas para o uso, como se fosse o disco de instalação de um programa de computador antigo.**

Bob explicou que "a gente usava o disco de instalação, não é mesmo? Instalávamos o software e guardávamos o disco. Protegíamos o disco para o caso de precisarmos dele no futuro. E **se o software do computador apresentasse algum defeito, a gente o apagava e o reinstalava. E ficava tudo novo de novo**".

"Com as células-tronco placentárias, eu faria o mesmo: **proteger o software biológico presente no DNA submetendo-o ao congelamento profundo. Então, quando alguém precisasse, seria só pegar suas células-tronco, com seu genoma completo e íntegro, a matriz de todas as suas proteínas e enzimas, e assim por diante. Essa era a minha teoria."

Depois que os bebês nascem e a placenta é descartada, não há como recuperar aquelas células-tronco irretocáveis, os nossos discos de instalação perfeitos. Bob nunca esquecerá um casal que foi convencido pelo médico a não preservar o sangue do cordão umbilical do primeiro filho. Quando o segundo filho deles desenvolveu leucemia e precisou de um transplante de células-tronco, o casal voltou a procurá-lo, em lágrimas. A cura pode ter escapado pelos dedos deles.

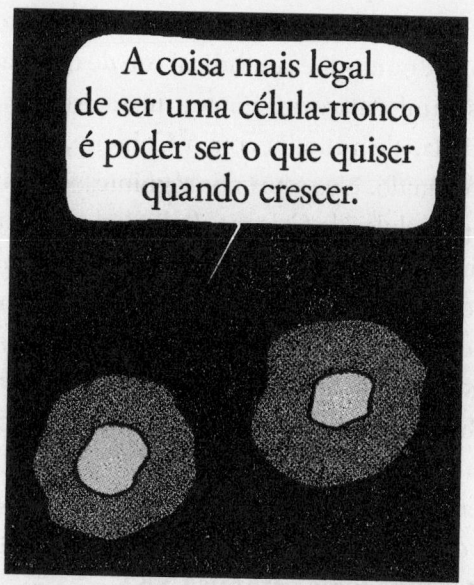

Peter Diamandis guardou as placentas dos filhos gêmeos no Lifebank USA. Eu fiz o mesmo com a da minha filhinha. E investimos nessa organização para que isso se torne a norma. Como diz Bob, "a ciência está sempre evoluindo, com enormes aplicações possíveis. Se o seu bebê nascesse com um par extra de pulmões ou de rins, você os jogaria fora?".

Ao contrário das células-tronco autólogas do nosso próprio tecido adiposo ou da medula óssea, o uso de células-tronco placentárias envolve risco zero e nenhum desconforto para os doadores. Elas podem ser padronizadas e disponibilizadas em curto prazo, como qualquer medicamento de pronta entrega. Despesas com base em serviços, itens que tornam o preço de outras terapias tão exorbitantes, são eliminadas. E, uma vez que os produtos com células-tronco forem fabricados em larga escala, eles se tornarão acessíveis em todas as áreas.

Com cerca de 140 milhões de nascimentos por ano em todo o mundo, as células-tronco derivadas da placenta poderiam inaugurar um futuro em que a medicina regenerativa e a medicina de precisão sejam democratizadas. Elas poderiam ser disponibilizadas a todos, independentemente do patrimônio ou da renda. Uma única placenta fornece mais de 100 mil doses terapêuticas, um número exponencialmente maior do que os cordões umbilicais ou de qualquer outra fonte.

Bob reuniu essas informações e montou uma startup chamada Anthrogenesis. Em seguida, ele a fundiu com a **Celgene**, a maior empresa de biotecnologia do mundo. Nos sete anos seguintes, enquanto comandava a divisão de terapia celular da Celgene, Bob foi desvendando mais coisas sobre o potencial da medicina celular **para tratar diabetes, doença de Crohn, feridas e queimaduras na pele e até os tumores sólidos malignos que exasperavam as mentes mais talentosas da ciência! Em 2017, Bob se uniu ao Dr. Peter Diamandis para abrir uma nova empresa, a Celularity. Eu também investi nessa empresa, que hoje é uma empresa de capital aberto na NASDAQ. Essa "biorrefinaria" está estabelecendo o padrão para uma variedade de terapias prontas para o uso, das células-tronco pluripotentes às células T modificadas e às células exterminadoras naturais (NK).**

Bob contou como "a Celularity já está começando a mudar o panorama, tratando leucemias e outros cânceres de sangue com células exterminadoras naturais derivadas da placenta". Assim que a aprovação da FDA sair, a empresa será capaz de fornecer milhões de tratamentos para uma miríade de tipos de câncer. **Que reviravolta louca para a placenta, sair da lixeira médica para se tornar ouro líquido curativo!**

Quanto às células-tronco embrionárias, Bob as considera inadequadas para aplicações clínicas mais amplas. Questões éticas à parte, **ele acredita que as células placentárias são infinitamente superiores quando se trata de desenvolver medicamentos.** "Muitos óvulos fertilizados podem chegar a se tornar um embrião em estágio de blastocisto, mas não ser bons o suficiente para passar por uma gravidez completa. **Quando se examinam de perto as linhagens de células-tronco embrionárias, um número muito grande — até 80% — apresenta grosseiras anormalidades cromossômicas. Normalmente, esses defeitos impediriam que uma gravidez chegasse até o fim, que é o que acontece quando a mulher tem uma menstruação 'atrasada'.** Para o controle de qualidade das células-tronco embrionárias, isso já é um pesadelo. Eu diria que **as células-tronco placentárias de um recém-nascido saudável vêm com um selo de garantia 'Aprovado pela Mãe Natureza'.**"

Dez anos depois de começar a trabalhar com células-tronco derivadas da placenta, Bob encontrou sua demonstração de viabilidade de uma nova plataforma de desenvolvimento de terapias regenerativas. **Quentin Murray, um menino de 4 anos de Nova Orleans, havia sido diagnosticado com leucemia linfoblástica aguda.** Como a medula óssea estava saturando o sistema do menino com glóbulos brancos imaturos, **as chances de ele sobreviver eram menos de 30%.**

Por sorte, a mãe de Quentin estava grávida de 5 meses do segundo filho, uma menina. Quando Jory nasceu, os médicos enviaram uma amostra do sangue dela para a Celgene analisar. **A esperança de Bob era tratar Quentin com uma abordagem dupla: "As células sanguíneas do cordão umbilical reconstituiriam a medula óssea e as células placentárias aumentariam a potência das células sanguíneas do cordão umbilical, podendo levar a um possível efeito antitumoral."**

Todos ficaram na expectativa. A probabilidade de haver uma correspondência entre o sangue do cordão umbilical de irmãos de sexos opostos era de cerca de 25% — "um lance de dados genético", afirmou Bob. Dessa vez funcionou. A placenta e o sangue do cordão umbilical de Jory foram enviados à Lifebank USA para criopreservação. **Em março de 2008, depois de a FDA ter aprovado o procedimento como um "uso compassivo" especial, Quentin se tornou o primeiro paciente dos Estados Unidos a receber um transplante formado por sangue do cordão umbilical e células placentárias.**

O jovem paciente se recuperou de forma impressionante. Na verdade, o progresso de Quentin foi tão rápido que o hospital lhe deu alta uma semana antes do que seria o habitual em transplantados que recebem sangue do cordão umbilical. Dez anos depois, ele compartilhou sua experiência na conferência do Vaticano. Foi uma das histórias mais comoventes e poderosas compartilhadas naquela semana.

Hoje, ainda em remissão, Quentin é um adolescente ativo que adora tocar trombone e jogar videogame. Sua irmãzinha, Jory, recebe os louros por tudo o que ele faz. Afinal, ele não estaria vivo sem ela — e sem as células-tronco que ela lhe deu!

O MOTOR REGENERATIVO NATURAL DAS CÉLULAS-TRONCO

No primeiro dia no Panamá, recebi a primeira infusão intravenosa de células-tronco, com meia hora de duração e sem dor, e três injeções no manguito rotador, e me senti bem. Após o segundo dia, tive o que costuma se chamar de "**resposta da citocina**". Senti calafrios e tremores, mas não tive medo. Me explicaram que era algo normal. "O seu corpo está se curando, apenas descanse." Os tremores passaram depois de cerca de 20 minutos. **Na manhã seguinte, antes da sessão final, acordei e algo milagroso aconteceu. Eu me levantei e, pela primeira vez em 14 anos, não sentia nada! Nenhuma dor. Nenhuma rigidez na coluna, nenhuma fisgada no ombro repentinamente flexível... Nem mesmo uma pontada!**

Depois de tantos anos de sofrimento provocado por uma estenose espinhal, eu estava firme, sem nenhum resquício de dor nas costas. Eu me sentia maleável e livre, melhor do que em décadas. **Você conhece a expressão eu me sentia uma pessoa totalmente nova? Sem exagero, essa pessoa nova era eu.**

Seis anos depois, o meu ombro continua perfeito, com amplitude total de movimentos. Não tenho nenhum cuidado especial com ele;

para ser sincero, nem penso nisso. Escolhi o caminho menos óbvio e nunca me arrependi. **O meu corpo se curou com as criadoras da pura força vital da natureza: as células-tronco.**

Quando voltei para casa, ninguém acreditou, nem mesmo o meu treinador. "Como você conseguiu curar esse ombro assim tão depressa, sem cirurgia?", quis saber. "É impressionante!"

Não muito tempo depois, encontrei um querido amigo meu, empresário e produtor de cinema que também havia rompido o manguito rotador. Comentei sobre o poder das células-tronco e ele ficou intrigado. Mas ele consultou alguns dos melhores cirurgiões de Los Angeles, daqueles que tratam atletas famosos, e ouviu o que os meus especialistas tinham me dito: "As células-tronco não funcionarão — é um sonho."

O meu amigo, então, acabou se submetendo a uma cirurgia. Fiquei triste e frustrado ao vê-lo suportar aquela experiência dolorosa e todo o tempo gasto posteriormente com a reabilitação. Desde então, tenho tido mais sorte para persuadir outras pessoas a buscar uma segunda opinião e experimentar um tratamento com células-tronco. E tenho ficado encantado em testemunhar que, também para elas, a cura foi milagrosa.

No meu caso, ainda recebi um bônus inesperado do tratamento. Trabalhei por quase um ano com o Dr. **Tim Royer, ph.D., um dos principais neuropsicólogos do mundo, consultado pelas mais importantes equipes da NFL antes de escolherem o próximo** *quarterback* **a ser contratado.** Ele mede a capacidade cerebral dos atletas no momento atual e projeta aonde eles poderiam chegar caso a capacidade deles seja aprimorada. **Ele me ajudou a maximizar a minha capacidade de permanecer focado, de modo a obter o máximo desempenho nas minhas apresentações, nos negócios e na vida.**

O Dr. Royer tem arquivado um histórico das minhas ondas cerebrais, medidas por meio de eletroencefalogramas (EEG). Quando regressei do Panamá, ele me testou novamente e comentou: "Isso é uma loucura! O seu cérebro é capaz de fazer coisas que venho tentando estimulá-lo a fazer há meses — e tudo isso de forma instantânea e fácil! O que foi que você fez?"

Contei-lhe sobre a minha experiência, e ele comentou: "Preciso me informar mais sobre isso." Então ligou para o Dr. Hariri e disse: "Preciso falar com você sobre o Tony. Não sei o que ele está fazendo, mas o rendimento quantitativo dele melhorou *drasticamente*. O cérebro parece 20 anos mais jovem!"

Para encurtar a história, a medicina regenerativa mudou a minha vida — e, talvez, também possa mudar a sua. A minha experiência não é incomum. Dezenas de atletas de renome mundial — entre os quais **Tiger Woods, Rafael Nadal, Alex Rodriguez** e o falecido **Kobe Bryant** — recorreram às células-tronco para aliviar dores e lesões que ameaçavam acabar com suas respectivas carreiras.

A lenda do golfe Jack Nicklaus, atormentado por dores crônicas nas costas desde a adolescência, escolheu fazer um tratamento com células-tronco na Alemanha, em vez de uma cirurgia de fusão espinhal. Ele se apresentou na conferência do Vaticano, sobre a qual comentei no Capítulo 1, e relatou que o tratamento havia corrido tão bem que decidiu submeter um de seus ombros lesionados a um novo tratamento. "Agora consigo jogar tênis e golfe sem sentir dor", disse, parecendo feliz para um homem de 78 anos. "Eu me tornei um adepto." Já ouvi relatos semelhantes de pessoas que correm diariamente, adeptos de academias de ginástica e jogadores de basquete amadores — pessoas iguais a você!

Depois da milagrosa experiência de cura e das mudanças surpreendentes na minha coluna e no meu ombro, fiquei obcecado em mostrar a todos o que as células-tronco são capazes de fazer. Mas eu sabia que ainda estava faltando uma coisa fundamental: elas precisavam estar amplamente disponíveis. Por isso, perguntei a Bob: "Como você vai divulgar isso tudo para o público em geral, a fim de que as pessoas possam ter acesso a essas tecnologias incríveis?"

Alguns meses depois, Bob voltou com uma resposta. Ele tinha imaginado um lugar onde poderíamos trabalhar com todos os tipos de pessoa, procurando entender a necessidade de cada uma delas e atendê-las: atletas e *biohackers* focados no rendimento, pessoas comuns em busca de mais energia, ou qualquer pessoa que estivesse procurando evitar um grande problema de saúde — ou, então, tentando encontrar opções não tradicionais de tratamento, caso o problema já tivesse surgido. Ele e Peter decidiram formar uma nova empresa, chamada **Fountain Life. Eles conjugaram avançadas ferramentas de diagnóstico (ressonância magnética, tomografia computadorizada, análise genômica) com as ferramentas terapêuticas de última geração da Celularity, sob a liderança do Dr. William Kapp, um renomado cirurgião ortopédico com mestrados em imunologia e em genética. O Dr. Kapp tem uma paixão extraordinária por curar pessoas e uma rara capacidade de atacar a verdadeira causa de qualquer problema.** (Algumas pessoas chamam isso de *senso comum*, mas sabemos muito bem que é tudo, menos comum!) **Depois de construir nove hospitais do zero, ele decidiu que havia encerrado o ciclo dos cuidados das doenças, e estava pronto para se dedicar a cuidados de saúde mais proativos, preventivos e personalizados.**

Os sócios pediram que eu me juntasse à equipe como cofundador. O nosso novo empreendimento já abriu seis outros centros nos Estados Unidos e está a caminho de, até o fim de 2023, expandir para nove unidades nos Estados Unidos e três no exterior.

Pense na Fountain Life como o seu treinador pessoal de saúde, capaz de identificar os tratamentos mais avançados e eficazes disponíveis atualmente e de encaminhá-los para seus associados. Embora você ainda seja o gerente da sua saúde, a Fountain Life pode ajudá-lo a maximizar a sua força, a sua energia e a sua qualidade de vida. **Os centros de condicionamento físico exclusivos da empresa incluem um treino de meia hora, patenteado e orientado por inteligência artificial, para ajudá-lo a construir massa muscular, um componente essencial da vitalidade e da extensão da vida ativa saudável. Os clientes da Fountain Life variam de empresários bilionários, equipes de futebol americano, como o Pittsburgh Steelers, a donas de casa.**

Você não mora perto de uma das nossas unidades? Tenho boas notícias: não é preciso esperar para se juntar à revolução da medicina regenerativa. Criamos um novo aplicativo — o *FountainOS* — que é capaz de avaliar o seu verdadeiro estado de saúde, obter acesso a uma série de diagnósticos orientados por inteligência artificial e ajudar a orientar a sua jornada para uma vida ativa saudável. O seu médico pode, inclusive, usar o aplicativo com a finalidade de coordenar alguns dos exames mais avançados para o seu caso. Você descobrirá mais a respeito disso no Capítulo 3. **Enquanto isso, é possível baixar o aplicativo gratuito FountainOS no site, em inglês, www.LifeForce.com, ou pegar o seu celular e escanear o QR Code abaixo.**

Por que me envolvi com a Fountain Life? Por ter experimentado, pessoalmente, os benefícios do diagnóstico avançado e da terapia celular e querer compartilhá-los com as pessoas. Além disso, por querer permanecer na vanguarda para o meu próprio bem e também para o bem da minha família. Acima de tudo, por comungar da visão dos meus cofundadores de que era preciso ampliar a difusão dessas terapias maravilhosas e torná-las acessíveis a milhões de pessoas.

Peter, Bob, Bill Kapp e eu temos a missão de democratizar a medicina regenerativa e torná-la amplamente disponível. Estamos aumentando o impacto de muitos tratamentos inovadores, bem como o de células-tronco alogênicas — uma palavra difícil que, basicamente, significa que provêm de outra pessoa, e não de si mesmo. Com o tempo, queremos encontrar uma maneira de reduzir em 90%, ou mais, o custo de tratamentos e medicamentos celulares prontos para

o uso e de qualidade farmacêutica. Isso significaria reduzir o custo de um tratamento de um caso típico de osteoartrite para US$ 2 mil ou US$ 3 mil.

Tudo se resumiu ao lindo e audacioso sonho de Bob e ao fato de eu querer participar desse sonho. Ele imagina um mundo em que todos seremos capazes de recarregar o nosso motor regenerativo natural para administrar e conter as causas de mortes prematuras e de doenças crônicas. **Ele deseja que os atletas possam ter um rendimento de alto nível e que as pessoas comuns tenham um nível de energia e uma qualidade de vida extraordinários.**

É uma visão ambiciosa, sem dúvida, e também uma característica que adoro em Bob, Peter e Bill, o que mais me faz sentir vivo. Nós nos dedicamos inteiramente a tudo o que fazemos (além de tudo, todos somos pilotos. Anos atrás, Bob e Peter fundaram a Rocket Racing League, o primeiro uso civil do mundo de aviões personalizados impulsionados por foguete — apenas por diversão!). **Em qualquer viagem que exija navegação rigorosa e aceleração rápida, quero os três ao meu lado.**

Além disso, adoro conviver com gênios. Na minha experiência, há algo de contagiante quando se está perto de pessoas tão brilhantes. Proximidade é poder!

Portanto, antes de mergulhar no quadro geral das células-tronco e da enorme promessa que a acompanha, gostaria que você soubesse diretamente o que o Dr. Bob Hariri tem a dizer. Bob, é a sua vez!

* * *

Obrigado, Tony! Quero contextualizar a história que Tony acabou de compartilhar com você. Tony Robbins é um atleta radical. Com 2 metros de altura e 128kg, **ele se submete a demandas fisiológicas sem precedentes para um jovem de 20 ou 30 anos, quanto mais para alguém de 62. Não se pode limitar uma potência física que, ao subir no palco, faz coisas que outros seres humanos nem sequer cogitam.**

Quando Tony rompeu o manguito rotador e foi diagnosticado com estenose espinhal, eu sabia que as probabilidades de as terapias convencionais para doenças articulares degenerativas o ajudarem a retornar ao nível que o estilo de vida dele exigia eram remotas. **E sejamos realistas: depois de substituir uma articulação, não se pode voltar atrás. É irreversível. Então, para Tony, a terapia com células-tronco acabou se revelando uma escolha razoável.** Se ela falhasse, ele sempre poderia recorrer à cirurgia.

Mas ela não falhou, e agora tínhamos uma das vozes mais confiáveis do mundo expondo-se a riscos para aprender como as células-tronco funcionavam. Considerando-se que Tony experimentou os resultados no próprio corpo, ele podia falar com propriedade. Ele dedicou tempo e esforço como poucos para compreender o terreno dominado por especialistas.

Quando fundei a Celularity, ela foi o produto de duas décadas de esforços para desenvolver medicamentos celulares e fornecê-los com qualidade e acessibilidade, em larga escala, para uma ampla gama de aplicações clínicas. Isso incluía as **doenças autoimunes, uma das dez principais causas de morte das mulheres jovens e de meia-idade.**[6]

Na imunoterapia contra o câncer, o nosso desejo é "atrapalhar os disruptores". O nosso objetivo é fazer com que as terapias milionárias de hoje em dia se tornem acessíveis e sejam incluídas nos seguros de saúde de pessoas com recursos medianos. Dentro dos próximos dez anos, ou menos, imagino que a terapia celular não custará mais do que os atuais medicamentos biológicos para doenças inflamatórias ou cânceres — e com uma segurança e uma eficácia muito maiores.

Na virada do último século, olhamos para a lixeira de resíduos médicos e começamos a isolar células-tronco únicas de placentas descartadas após o parto. Chegou o momento de dar o próximo passo, para que as pessoas reconheçam a terapia celular como uma opção prática para seus problemas de saúde. Esse é o desafio que temos pela frente.

Tony, Peter e eu, junto com o nosso sócio, o Dr. William Kapp, vemos o futuro da medicina celular como praticamente ilimitado, desde a cura do câncer até a reparação das lesões nas articulações, no coração ou no cérebro. Já sabemos quanto essas ferramentas são poderosas. As pessoas estão começando a considerá-las tratamentos seguros. **Nós quatro temos pressa, pois existe um imperativo moral para acelerar essas inovações e colocá-las à disposição de todos** (além disso, não estamos ficando mais jovens!). Espero que tenhamos a chance de auxiliar você, ou alguém que você ama, a evitar um problema sério ou estar presente no momento em que mais precisar de ajuda. Obrigado.

* * *

Obrigado, Bob!

Agora, gostaria de lhe fazer uma pergunta simples: já aconteceu de você comprar um carro ou uma roupa e, de repente, começar a vê-los em todos os lugares? Quando damos importância a algo, uma parte do nosso cérebro se torna hiperperceptiva e começa a identificar esse algo onde quer que ele surja. Depois que comecei a acompanhar os avanços das células-tronco na mídia e nas revistas médicas, parecia que havia uma novidade a cada mês. Percebi que **as células-tronco são a espinha dorsal da revolução da medicina regenerativa nos dias de hoje, a essência dos milagres cotidianos.** Para obter a sua atenção, reunimos apenas alguns dos muitos acontecimentos fascinantes que estão transformando a medicina. Eis aqui oito exemplos que vão surpreendê-lo:

1. Em Stanford, os pesquisadores ficaram surpresos quando sete vítimas de AVCs apresentaram uma radical melhora na função motora após a injeção de células-tronco diretamente no cérebro. Mais surpreendente ainda, **todas elas foram tratadas mais de 6 meses após terem sofrido os AVCs, um estágio em que, em geral, os danos são considerados permanentes. Um homem de 71 anos em cadeira de rodas até voltou a andar. Em outro caso, mais de dois anos após o AVC, uma mulher de 39 anos melhorou tanto que recuperou a autoconfiança para se casar com o namorado — e engravidar!**

2. Depois que o carro de Kris Boisen, de 20 anos, derrapou e bateu em um poste telefônico, ele ficou paralisado do pescoço para baixo. Kris teve o que eles chamam de lesão medular crônica e total, ou seja, uma perda completa tanto da sensação quanto da função muscular. Em seguida, ele resolveu participar de um teste de longo prazo com células-tronco, no

Centro de Neurorrestauração da Universidade do Sul da Califórnia. **Em duas semanas, ele tinha recuperado a sensibilidade e a força nos braços e nas mãos.** Três meses depois, estava usando o smartphone, tomando café da manhã sozinho, abraçando os pais e até mesmo fazendo exercícios com pesos. Ele afirma: antes do tratamento, "**eu estava apenas existindo. Agora consigo viver**". Seu próximo objetivo é voltar a andar, o que não é assim tão absurdo de se imaginar. **Em um estudo da Universidade Rutgers, 15 de 20 pacientes com lesões semelhantes conseguiam caminhar 10m após o tratamento com células-tronco do cordão umbilical e fisioterapia intensiva.**

3. Li sobre **Jennifer Molson**, de apenas 26 anos, que perdeu a sensibilidade do peito para baixo devido a um caso progressivo de esclerose múltipla. Depois de ingressar em um ensaio experimental em Ottawa, Canadá, **ela recebeu um transplante de células-tronco da medula óssea, associado a sessões de quimioterapia**. Hoje, ela está esquiando e andando de caiaque como uma campeã! Setenta por cento dos participantes do estudo estabilizaram suas condições de saúde, sem nenhuma deterioração. Eles são os primeiros pacientes com esclerose múltipla a encontrar um tratamento eficaz, sem precisar recorrer às drogas convencionais. "Tive uma segunda chance na vida", afirma Jennifer.

4. Enquanto isso, **em Londres, as células-tronco de um doador resistente ao vírus do HIV foram implantadas em um homem com o vírus e com linfoma de Hodgkin. Ambas as doenças entraram em remissão.** Ele se tornou a segunda pessoa a "vencer" o HIV com a medicina celular. Embora as terapias antirretrovirais sejam eficazes, as células-tronco podem apontar o caminho para a primeira cura real.

5. Depois que um cardiologista de 57 anos sofreu um grave acidente vascular cerebral hemorrágico, que lhe paralisou todo o lado direito do corpo, a FDA concedeu à equipe de Bob Hariri, na Celularity, uma permissão especial para tratá-lo com células-tronco placentárias. O

homem ficava sentado por uma hora com a família, assistindo à TV e se divertindo, mal percebendo a infusão intravenosa. **Menos de três semanas depois, conseguiu ficar de pé sozinho. Ele recuperou mais de 50% da função do braço direito. Depois de mais alguns tratamentos, estava forte o suficiente para voltar ao trabalho. Foi a terapia celular ou uma recuperação natural? Ainda não sabemos ao certo. "Mas o que é indiscutível", disse Bob, "é que o tratamento foi bem tolerado e abriu as portas para estudos em andamento".**

6. O Dr. Chadwick C. Prodromos é cirurgião ortopédico formado pela Universidade de Princeton, com especialização na Johns Hopkins University e na Universidade Harvard, internacionalmente conhecido por seu trabalho pioneiro na reconstrução do ligamento cruzado anterior e editor do manual sobre o assunto para cirurgiões ortopédicos. A paixão por preservar, em vez de substituir as articulações, o levou a se tornar um líder mundial no uso de células-tronco como forma de evitar as próteses articulares em casos de osteoartrite. Devido às limitações da FDA, ele abriu um centro em Antígua e Barbuda, pois o primeiro-ministro do país, Gaston Browne, declarou que seu objetivo é transformar o belo destino na capital mundial das células-tronco. Lá, ele pode usar cultivos celulares e evitar as próteses articulares nos pacientes com artrite mais grave, sem nunca usar a destrutiva cortisona e suspendendo todos os medicamentos analgésicos e anti-inflamatórios. Considerando-se que mais de 1 milhão de cirurgias de próteses articulares são realizadas anualmente nos Estados Unidos, as implicações para a saúde pública são impressionantes.

7. Pesquisadores da Universidade de Osaka, no Japão, estão cultivando pedaços de pele adulta para produzir células-tronco pluripotentes induzidas, capazes de crescer em partes do globo ocular humano, da retina ao cristalino. A equipe tratou uma mulher que quase perdeu a visão devido a uma lesão na córnea, a camada transparente na parte externa do olho. O dano era considerado "permanente". Um mês depois, a visão da mulher se tornou significativamente mais límpida.

8. E, finalmente, eis aqui uma história que me levou às lágrimas. **Helen Obando**, uma jovem de 16 anos de Massachusetts, sofreu durante toda a vida de **anemia falciforme, uma doença hereditária do sangue que causa dores terríveis, além de desencadear doenças cardíacas e acidentes vasculares em crianças em torno dos 3 anos.** Por muito tempo, os médicos não dispunham de nada que se aproximasse de uma cura. **Porém, após receber uma infusão de células-tronco dela própria geneticamente modificadas, a medula óssea de Helen começou a produzir glóbulos vermelhos com formato normal. Nos meses que se seguiram, os sintomas que apresentava foram desaparecendo. Ela ingressou no grupo de dança da escola, a grande paixão de sua vida. Seis meses depois, quando foi fazer o exame de controle no Hospital Infantil de Boston, a contagem de hemoglobina estava quase normal. O flagelo das células falciformes havia desaparecido.** Eis aqui o que encontrei na página de Helen no Facebook: **"Este ano foi um dos mais difíceis para mim."** Mas, continuava ela, iria **"começar uma nova vida e vivê-la da melhor forma possível"**. Qual exemplo seria melhor do que esse?

Uma pistola de pulverização de células-tronco é capaz de curar queimaduras graves no maior órgão do corpo: a pele. A pistola regenerativa da ReCell funciona, essencialmente, como uma pistola de pintura — a diferença é que ela borrifa a área da pele lesionada com as nossas próprias células da pele. Com cicatrizes mínimas e um risco de infecção igualmente ínfimo, esse procedimento se tornou uma alternativa experimental aos enxertos de pele em casos de queimaduras de segundo grau, e também tem potencial para tratar queimaduras de terceiro grau — as mais graves.[7] (Ver a imagem 2 do encarte para constatar a diferença!)

Eu poderia lhe contar dezenas dessas histórias, mas a amostra continuaria sendo ínfima. Existem milhares de ensaios clínicos em andamento com células-tronco — para as doenças de Parkinson e de Alzheimer, doenças cardíacas e hepáticas, diabetes tipo 2 e tipo 1. Se algo no seu corpo está "avariado", existe uma grande probabilidade de que algum cientista, em algum lugar, acredite que as células-tronco sejam capazes de corrigir o problema.

Paul Root Wolpe é bioeticista da Universidade Emory, uma pessoa cujo trabalho é ser cético. Ele nunca hesita em criticar o que chama de "fetichização do progresso", a adoração inquestionável de alguma ideia nova e brilhante. No entanto, recentemente, até mesmo Wolpe tuitou que **a pesquisa com células-tronco "está mudando de fase e começando a oferecer os tipos de cura que seus defensores imaginaram".**

Parece uma situação em que todo mundo ganha, não é? As células-tronco, os exossomas e outras terapias celulares poderiam ser a via expressa para um futuro mais saudável para a humanidade? O que vem retardando o progresso desses produtos terapêuticos fenomenais é o impasse que, muitas vezes, delonga a aprovação da FDA. Não me interpretem mal — a tarefa das agências reguladoras é difícil. Células vivas dinâmicas são muito diferentes dos produtos farmacêuticos tradicionais. A FDA é cercada por ferramentas e diretrizes obsoletas. Ela também está no fio da navalha entre proteger a população e promover a inovação. E tenho certeza de que ficou preocupada com manchetes como estas:

"DEPOIMENTOS DO YOUTUBE ATRAEM PACIENTES
PARA OBSCURAS CLÍNICAS DE CÉLULAS-TRONCO" — *WIRED*

"TRATAMENTOS COM CÉLULAS-TRONCO PROLIFERAM, COM
POUCAS EVIDÊNCIAS DE QUE FUNCIONEM" — *NEW YORK TIMES*

"AQUELES QUE LUCRAM COM O TECIDO DO PARTO"
— *NEW YORKER*

Todos nós sabemos que, às vezes, a imprensa pode exagerar na negatividade. Mas não estou aqui para atirar no mensageiro. O fato é que a indústria de células-tronco tem tido alguns problemas reais. Mais de mil clínicas parcamente regulamentadas se estabeleceram nos Estados Unidos, e Deus sabe quantas mais no exterior — **é como se fosse o Velho Oeste**. Algumas são operações legítimas, gerenciadas por profissionais médicos experientes e que fazem o possível para seguir os padrões básicos de protocolos e higiene. Contudo, algumas dessas instalações podem apresentar falhas no acompanhamento do paciente, no controle de qualidade e na padronização dose a dose. Até mesmo as melhores dentre elas podem, por vezes, prometer demais e entregar resultados de menos.

Existem, no entanto, coisas piores — *muito* piores. Há algumas instituições desonestas que operam *praticamente* nos limites estabelecidos pela FDA, ou que não os respeitam e esperam não ser apanhadas. Elas prometem curar, por exemplo, demência, autismo ou paralisia cerebral. Garantem que farão cegos enxergar e portadores de deficiência física andarão — tudo isso sem pesquisas adequadas nem um histórico de resultados que demonstrem a veracidade de tais "curas". Muitas vezes, dizem aos pacientes que eles estão sendo recrutados para um importante "estudo" de pesquisa, sabendo que muitos desses pacientes estão tão desesperados que até pagariam para participar.

Há lugares em que técnicos mal treinados preparam um ensopado de células, muitas vezes retiradas da gordura abdominal do paciente, e as reinjetam, às vezes em um ambiente que talvez nem esteja esterilizado. Você não iria querer que o pediatra do seu filho fabricasse a própria penicilina, certo? No entanto, muitos donos de clínicas de células-tronco estão fazendo praticamente isso, e ainda pedem que confiemos neles.

Na maioria dessas situações, o desfecho não é trágico. A conta bancária do paciente é a única coisa que sofre, com cobranças de US$ 5 mil, US$ 30 mil ou US$ 50 mil por um procedimento malsucedido que, logo de início, quase não teria chance de prosperar. **Todavia, em alguns poucos casos que ganharam bastante notoriedade, o resultado pode ser um pesadelo. Em San Diego, Califórnia, uma clínica misturou células-tronco com vacina contra a varíola para testar um tratamento perigoso e não comprovado contra o câncer. Na Flórida, três idosas com degeneração macular ficaram cegas após receberem injeções de células-tronco derivadas de tecido adiposo, em ambos os olhos ao mesmo tempo, em uma violação grosseira do protocolo cirúrgico.** Além disso, estudos pré-clínicos em camundongos têm relacionado células-tronco embrionárias humanas a tumores benignos chamados *teratomas*.

São coisas assustadoras, sem dúvida. Segundo Bob, do alto de suas décadas de experiência clínica: "A medicina celular é segura e bem tolerada quando está em conformidade com as Boas Práticas de Fabricação Atuais (cGMP, na sigla em inglês) da FDA e quando é administrada como um IND (sigla em inglês para Novo Medicamento sob Investigação) aprovado." E acrescenta: "**Em comparação com medicamentos químicos e agentes biológicos tradicionais, a medicina celular tem um excelente histórico de segurança, tanto em laboratório quanto na aplicação clínica.**"

O desastre na Flórida foi um caso flagrante de negligência. Depois de injetar células fabricadas de forma inadequada, com controle de qualidade abaixo do padrão, acredita-se que um contaminante químico acabou danificando as retinas daquelas mulheres — toda uma cadeia de consequências não intencionais. Entretanto, como salienta Bob, embora seja teoricamente possível que as células-tronco provoquem o crescimento do tecido errado no lugar errado, esses casos são *extremamente* raros — e quaisquer riscos podem ser minimizados com a aplicação de rigorosos padrões clínicos e controles de qualidade.

Não é preciso acreditar em mim para saber disso. Bob comenta que **a FDA impõe às empresas testes e padrões de qualidade bastante rígidos. Não há absolutamente nenhum dado que sugira que as células-tronco da placenta ou da medula óssea sejam uma "fonte de ignição" para reações malignas.** "As células-tronco saudáveis de origem segura não parecem aumentar o risco de câncer", afirma Bob. "**Na verdade, acreditamos que a terapia com células-tronco pode fortalecer o nosso sistema imunológico e diminuir esse risco.**"

Por que as células-tronco são tão seguras? A resposta resumida é que elas não permanecem no corpo por muito tempo. O tratamento não é uma espécie de passe de mágica aplicado uma única vez e que perdura pela vida inteira. Embora eu não tenha tido problemas no ombro desde o tratamento que realizei no Panamá, reconheço os reforços energéticos propiciados pelas células-tronco — e a capacidade aprimorada do meu corpo para rejuvenescer. Então, me concedi o benefício de ajustes regulares, uma simples infusão de células-tronco uma ou duas vezes por ano.

Graças à pesquisa de cientistas inovadores como o Dr. Bob Hariri e o Dr. Arnold Caplan, sabemos que a maioria das células-tronco importadas desaparece do corpo em poucos dias, deixando para trás uma pequena reserva por, no máximo, alguns meses. O maior impacto se dá pela secreção de esquadrões de moléculas sinalizadoras que energizam as células que já possuímos. Essas moléculas bioativas são o ingrediente secreto das células-tronco. Elas bloqueiam a morte prematura das células e do tecido cicatricial. Elas estimulam o crescimento de novos vasos sanguíneos e ajudam a normalizar nossa resposta autoimune. Resumindo? As secreções das células-tronco regeneram nossas células "velhas", levando-as a um estado de mais juventude e melhor funcionamento.

E, como observou o Dr. Caplan, as células-tronco alogênicas — células-tronco saudáveis retiradas de um doador — "foram introduzidas em uma quantidade entre 30 mil e 50 mil pessoas em todo o mundo, e não sabemos de nenhum acontecimento adverso". Isso parece bom, não é? Sem dúvida, foi o suficiente para mim, e o tratamento acabou mudando a minha vida.

No entanto, sejamos sinceros: nada é de graça na medicina. É como se fosse o mercado de ações, em que os operadores mais bem-sucedidos são os que buscam uma relação **risco-recompensa assimétrica. Eles querem o menor risco possível com o maior potencial de vantagem.** É exatamente assim que você deveria pesar as suas decisões sobre qualquer coisa que aprender com qualquer especialista em qualquer lugar do mundo, incluído o que for lido neste livro. É uma parte essencial da nossa jornada para aumentar a qualidade de vida e estender a vida ativa saudável. Como a FDA observa, **"todos os tratamentos médicos têm benefícios e riscos"**.[8] Essa é outra maneira de dizer que nenhum tratamento é isento de riscos.

A cirurgia de coluna é um caso dramático. Em um estudo de dados do Departamento de Indenizações aos Trabalhadores do estado de Ohio, mais de 700 pacientes foram diagnosticados com hérnia de disco ou doenças semelhantes. **Do grupo submetido à cirurgia de fusão espinhal, apenas 26% melhoraram o suficiente para poder voltar ao trabalho — em comparação com 67% que melhoraram o suficiente sem precisar da cirurgia.**[9]

Acredite ou não, a aspirina apresenta muitos riscos, desde reações alérgicas a sangramento gastrointestinal e AVCs.[10] O mesmo acontece com os descongestionantes vendidos sem receita médica. E é melhor não perguntar a opinião de Bob ou de outros médicos-cientistas sobre as estatinas.

Até muito recentemente, o campo das células-tronco estava polarizado entre dois modelos falhos. Instituições de elite, como a Universidade Stanford, conduziam ensaios clínicos sofisticados, com apenas algumas dezenas de participantes e despesas por paciente chegando a seis dígitos. Isso é ótimo para a ciência pura, mas é um modelo de negócios insustentável. No outro extremo, estavam as clínicas de células-tronco de bairro, cujo interesse no acompanhamento do paciente praticamente termina no momento em que ele passa o cartão de crédito. Quando as pessoas prometem muito e entregam pouco, a última coisa que pretendem fazer é falar sobre a própria performance. **Quer saber qual é a verdadeira tragédia da indústria das células-tronco? São todas as informações perdidas de literalmente milhões de pacientes de células-tronco, os chamados "turistas", que passam pelas portas giratórias dessas clínicas, pessoas das quais nunca mais se tem notícia.**

Com uma oportunidade tão grande de ajudar tantas pessoas, a Fountain Life propôs-se a criar, a partir do zero, um padrão inquestionável para a otimização do prolongamento da vida livre de doenças graves. A nossa missão está assentada em três pilares:

- <u>O primeiro é o diagnóstico.</u> Ao utilizar a tecnologia mais recente, você verá o que está se passando dentro do seu corpo enquanto qualquer problema ainda for administrável, antes de se tornar um grande desafio (veremos mais sobre isso no próximo capítulo).
- <u>O segundo pilar tem a ver com o rendimento.</u> Seja você um atleta profissional, seja um obcecado por exercícios físicos diários, seja um lutador de fim de semana, a Fountain Life pode encaminhá-lo para um planejamento prático, a fim de que você atinja o seu melhor nível, tanto física quanto mentalmente, e com o máximo de vitalidade!

- **O terceiro pilar é o que há de mais moderno em tratamentos regenerativos, personalizados para o seu diagnóstico e as suas metas de rendimento, e como eles se encaixam.** Isso inclui o acesso a terapias com células-tronco, suplementação de precursores da coenzima NAD+, tratamentos hormonais, exossomas placentários* e muito mais.

Um dos objetivos transformacionais da empresa é levar a medicina regenerativa, também conhecida como medicina de precisão, para o grande público. Como isso será possível? O nosso plano é coletar dados sobre terapias com células-tronco em um estudo feito com um Novo Medicamento sob Investigação, um IND, aprovado pela FDA. Recolheremos dados para análise e validação junto a um Conselho de Revisão Institucional (IRB, na sigla em inglês) para submissão à FDA, como parte do processo de aprovação de novas terapias biológicas.

O momento é propício. Por meio da Lei de Curas do Século XXI, a FDA está empenhada em acelerar a aprovação das terapias celulares sérias, determinada a acelerar os prazos de aprovação de medicamentos para doenças graves ou potencialmente fatais: fibrose cística, distrofia muscular de Duchenne, doença de Lou Gehrig e muitas outras. Peter, Bob, o Dr. Kapp e eu estamos entusiasmados a fazer tudo o que for possível para que esta nova era aconteça — e acelerar a trajetória da medicina regenerativa para todos os que dela precisarem.

SE VOCÊ QUISER ENCONTRAR UM TESOURO, VAI PRECISAR DE UM MAPA

"Temos de levar as células-tronco do laboratório até a farmácia, e de lá até a mesa de cabeceira."

— ARNOLD CAPLAN, ícone da ciência das células-tronco

---

* Os exossomas são compostos de minúsculas vesículas extracelulares que fornecem fatores de crescimento e outras moléculas rejuvenescedoras das células-tronco para os tecidos circundantes que mais precisam deles. Você ficará sabendo mais sobre eles nos Capítulos 10 e 11.

Peter Diamandis prevê que, até o fim desta década, os tratamentos com células-tronco custarão "menos do que o preço atual de um laptop". No caso de intervenções relativamente pequenas para joelhos e cotovelos, os preços já estão caindo para esse patamar. Chegará o momento em que esses tratamentos estarão disponíveis no consultório do seu médico particular, com a maior parte do preço coberta por seguro privado ou público. Se isso lhe parece improvável, considere a história do vírus do HIV. Não faz muito tempo, testar positivo para esse vírus equivalia a uma sentença de morte. **Hoje, é rotineiramente tratada como uma doença crônica — uma evolução que salvou milhões de vidas.**

Trinta anos depois de a vida de Bob ter mudado de rumo depois de acompanhar o ultrassom da filha, ele ainda alimenta grandes sonhos. Bob está convencido de que estamos "prestes a dominar o poder da célula viva para tratar todas as principais causas de mortalidade: doenças degenerativas, câncer, doenças autoimunes".

Ele nunca me deu uma pista errada, e não tenho dúvida de que estamos no limiar de uma nova e emocionante era da medicina regenerativa. Mas uma coisa me incomodava. Como as pessoas no mundo — pessoas como *você*, leitoras deste livro — poderiam tirar o máximo proveito dessas terapias capazes de melhorar a vida? Como elas poderiam descobrir aquilo de que precisavam — e quando precisavam? E qual seria a melhor forma de se proteger da devastação do envelhecimento?

Bob e Peter deixaram claro para mim que o primeiro passo para evitar um problema de saúde grave é o diagnóstico precoce e a prevenção. Na verdade, segundo Bob, os especialistas dizem que vale a pena começar os tratamentos com células-tronco *antes* da chegada de uma crise — digamos, aos 45 ou 50 anos. **É preciso matar o monstro quando ele ainda está pequeno, sem esperar até que se transforme em um Godzilla. Foi por isso que, há alguns anos, investi com Peter e Bob em uma empresa chamada Human Longevity Inc. (HLI), onde meus amigos haviam se associado ao biotecnologista Craig Venter para avançar no campo dos diagnósticos médicos, e foi por isso também que investi na Celularity Inc.**

No próximo capítulo, mostraremos alguns testes que você mesmo pode fazer — não apenas para obter o melhor rendimento, mas também **para detectar precocemente sinais de alerta de doenças cardíacas, câncer e doença de Alzheimer. Também orientaremos sobre o que fazer para melhorar a qualidade da sua saúde, verificando os metais tóxicos acumulados no ambiente em que você vive. Esses venenos podem afetar memória, clareza mental e nível geral de energia. Mais importante ainda, vamos compartilhar como otimizar os seus hormônios. À medida que avançamos para a casa dos 40 e 50 anos, às vezes até mesmo dos 30 anos, é possível observar quedas significativas na nossa vitalidade, na nossa força física e nos nossos impulsos sexuais. A boa notícia é que essas quedas são reversíveis.**

Todos nós sabemos que, para encontrar um tesouro, é preciso ter um mapa. Para chegar aonde você quer, primeiro é preciso saber onde você está. E, quando se trata da sua saúde, é preciso obter os melhores dados possíveis para saber onde você se encontra e para onde está indo — e o que é preciso mudar se não gostar das respostas. **As tecnologias inovadoras que iremos compartilhar podem levar a tratamentos precoces que salvam vidas, ou (bata na madeira) propiciar-lhe uma tranquilidade inestimável. No próximo capítulo, vamos saber mais sobre elas e como diagnósticos precoces e prevenção poderão livrá-lo de alguns dos maiores medos relacionados à saúde e mostrar-lhe as necessidades exatas do seu corpo, de modo a expandir a sua saúde, a sua vitalidade e a sua força. Vamos conhecer o poder do diagnóstico.**

CAPÍTULO 3

O PODER DO DIAGNÓSTICO: DESCOBERTAS QUE PODEM SALVAR SUA VIDA

Avanços na área dos exames podem ajudar a detectar doenças mais cedo, o que leva ao tratamento precoce e a resultados muito melhores

"Se não pode ser medido, então não pode ser melhorado."
— PETER DRUCKER

Quando se embarca em uma viagem, é bom ter um guia. É preciso saber o ponto de partida, para onde se está indo e como chegar ao destino. É preciso ter um mapa. É preciso estabelecer onde o sujeito se encontra e onde ele quer estar. Seja uma viagem para um lugar real, seja uma viagem de melhoria da saúde e da vitalidade, conhecer o ponto de partida é essencial para atingir os objetivos. Você passa horas deitado no sofá e quer correr uma maratona? Você deseja mais energia para se dedicar por completo ao seu trabalho? Você é uma mãe que faz malabarismos para levar o filho à escola e ir trabalhar, e precisa de mais vigor para dar conta de tudo? Ou é um atleta profissional que deseja passar para o próximo nível? Conhecer o seu ponto de partida o ajudará a chegar aonde deseja.

Neste capítulo, vou compartilhar **cinco exames** essenciais para ajudar na avaliação do seu estado de saúde. Os três primeiros estão relacionados aos mais temidos e terríveis assassinos da nossa sociedade: **doenças car-**

díacas, câncer e doença de Alzheimer. Os outros dois podem ajudá-lo a atingir a vitalidade máxima em qualquer idade, esteja você com 30 e poucos anos ou chegando aos 80, auxiliando o seu corpo a eliminar as toxinas oriundas de metais pesados e os seus hormônios a maximizar a sua capacidade, em vez de diminuir de ritmo.

Como seres humanos, somos programados para ser otimistas em relação ao estado do nosso corpo. Presumimos que somos relativamente saudáveis, que os 30 trilhões de células no nosso corpo estão se comportando como deveriam, que os nossos órgãos, tecidos, hormônios e sinais neurais estão cumprindo a tarefa essencial de nos manter vivos e bem. No entanto, todos nós já ouvimos alguma história de algum amigo que parecia bem-disposto e em forma, mas que faleceu devido a um AVC enquanto jogava tênis, ou que foi parar no pronto-socorro com dor de estômago e acabou descobrindo que tinha um câncer em estágio avançado.

Então, como garantir que estamos na melhor forma física para podermos viver a nossa vida ao máximo? Como garantir que não há nada de errado com o nosso corpo que exija uma atenção imediata? E, se houver, como podemos receber um alerta precoce e, assim, termos as melhores chances de resolver a questão?

A maioria das pessoas acredita que o exame físico anual é capaz de detectar qualquer problema. Entretanto, aqui está o desafio: por mais bem treinados e mais competentes que sejam os médicos, o exame físico que eles realizam não foi concebido para se aprofundar e detectar problemas complexos. **Com todo o respeito, dar umas batidinhas no joelho, espiar os ouvidos e escutar as batidas do coração constituem uma prática iniciada em 1920... Certamente, é melhor do que nada, mas é mais ou menos a mesma coisa que optar por um antigo modelo de computador, que pesava 23kg, em vez de um elegante MacBook Air atual, que pesa pouco mais de 1kg e tem velocidade de processamento ultrarrápida. É como escolher dirigir um Modelo T da Ford quando há um Bugatti ali na esquina, com a chave na ignição e tudo.** Estou empolgado para lhe contar o que poderíamos classificar como o equivalente médico do MacBook Air ou do Bugatti — alguma nova e extraordinária tecnologia de diagnóstico, alguns testes revolucionários que estão transformando a nossa capacidade de preservar a saúde e a vitalidade.

Se você for o tipo de pessoa que tem medo de descobrir o que pode estar acontecendo no seu corpo, continue lendo! Talvez mude de ideia ao saber sobre as novas e poderosas ferramentas de diagnóstico. Esses diagnósticos podem ajudá-lo a entender o que está acontecendo com precisão dentro do seu corpo e alertá-lo no tocante a quaisquer problemas com antecedência suficiente para que você possa tomar medidas rápidas e decisivas enquanto os problemas ainda são pequenos e fáceis de resolver. Pense nessas ferramentas de diagnóstico como a luz no painel de verificação do motor. Você vai descobrir sobre elas neste livro muito antes de encontrá-las na maioria dos consultórios médicos.

Como posso ter tanta certeza? Bem, um relatório de 2003 do Institute of Medicine, em Washington, D.C., estimava que o intervalo entre a descoberta de uma doença e a adoção de um tratamento poderia demorar, em média, 17 anos! Não temos tempo para isso. Se há uma coisa que quero lhe transmitir neste livro é que **o conhecimento, de fato, é poder quando se trata da sua saúde. Detectar problemas médicos nas fases iniciais significa que eles serão mais fáceis de serem tratados e que, muitas vezes, o problema poderá ser eliminado.**

Por isso, vamos dar uma olhada rápida nos principais exames de diagnóstico que já estão disponíveis para detectar precocemente as doenças e buscar curas quando elas são mais tratáveis. Para entender a importância desses exames, vamos analisar brevemente as estatísticas dos três grandes assassinos — doenças cardíacas, câncer e doença de Alzheimer.

- Até setembro de 2021, 4,55 milhões de pessoas em todo o mundo tinham morrido de covid-19. Mas **o trágico número de mortos nessa pandemia se enfraquece quando comparado ao das doenças cardiovasculares. Na verdade, a cada ano, 18 milhões de pessoas sucumbem a elas.** Hoje, porém, uma combinação de inteligência artificial e tecnologia de imagem pode ajudar

- a determinar quem corre mais riscos anos antes da potencial ocorrência de um infarto ou de um AVC, e — o mais importante — mostrar o que é possível fazer para evitá-los.
- O câncer é outro inimigo, causando 9,5 milhões de mortes por ano no mundo inteiro. É uma doença tão comum que a previsão é de que quase 40% dos norte-americanos recebam um diagnóstico em algum momento da vida. No entanto, existe um novo e poderoso exame de sangue capaz de detectar mais de 50 tipos diferentes de câncer nos estágios iniciais, quando eles são mais fáceis de serem tratados.
- A doença de Alzheimer pode ser a mais temida de todas — e por boas razões. Um em cada três idosos morre com o diagnóstico dessa doença, ou outro tipo de demência. Hoje, contudo, a inteligência artificial já é capaz de determinar se o cérebro apresenta sinais de Alzheimer — ou se está livre da doença. E o diagnóstico precoce é o primeiro passo para o desenvolvimento de um conjunto de tratamentos que discutiremos no Capítulo 22.

Os exames mencionados ajudam a detectar doenças, mas também é importante manter as coisas em perfeito funcionamento, medindo os níveis de rendimento da mesma forma que usamos os indicadores no painel de um carro para ter uma noção de como o motor está funcionando. O tanque está cheio? As pastilhas do freio estão em boas condições? Da mesma forma, existem **dois elementos que impactam a nossa qualidade de vida, mas não são medidos de forma rotineira: os níveis de hormônios e de metais pesados.** Níveis hormonais abaixo do ideal representam a maior causa solucionável de baixo rendimento, falta de energia e, inclusive, confusão mental. Os metais pesados podem se acumular silenciosamente em níveis tóxicos no corpo e produzir um impacto semelhante. Apesar disso, exames de sangue rápidos e fáceis podem ajudá-lo a descobrir a sua situação e o que precisa ser feito para reconduzir o seu corpo à condição máxima.

- **O equilíbrio hormonal é fundamental se você pretende manter os níveis ideais de energia e vitalidade sexual.** À medida que envelhecemos, os níveis hormonais vão diminuindo, mas você sabia que a testosterona e o estrogênio são essenciais para a saúde do coração? Sim, eles mantêm as artérias limpas. **Embora pensemos na terapia de reposição hormonal (TRH) como a única solução para a queda desses níveis — especialmente no caso das mulheres que passam pela menopausa —, a ciência moderna está descobrindo que a otimização hormonal também é capaz de ajudar a resolver problemas antes que eles saiam do controle. Vou dar um exemplo.** Considere que os níveis ideais de testosterona de um homem podem variar de 250ng/dl (nanogramas por decilitro) a cerca de 1.000ng/dl. **Aqui está o problema: ninguém lhe dirá para procurar reposição hormonal se você estiver um pouco acima do nível básico de 250ng/dl, mas alguns homens se sentem cansados, apáticos e perdem a motivação se os níveis não estiverem entre 700ng/dl e 900ng/dl, ou mais.**
- **Testes para medir os níveis hormonais e o impacto que causam na sua vida são essenciais para manter não apenas a força, como também os níveis máximos nos rendimentos mental e físico.**
- Além disso, considere o fato de que o nosso ambiente, incluída a comida que comemos, está repleto de metais tóxicos, como cádmio, chumbo e mercúrio. Pensei, por exemplo, que estava fazendo a coisa certa comendo muito peixe, uma forma saudável de proteína, mas não tinha ideia de que meus peixes prediletos — atum e peixe-espada — estavam cheios de mercúrio.
- **Somente depois de começar a me esquecer de algumas coisas e a me sentir exausto foi que resolvi fazer um simples exame de sangue, o qual revelou que eu tinha um nível escandalosamente alto de envenenamento por mercúrio. A maioria das pessoas nem sequer cogita que uma concentração tão alta de metais pode causar falta de energia, problemas gastrointestinais e confusão mental. No entanto, esse nível ameaçador é muito mais comum do que se imagina. Na verdade, quando sugiro**

que as pessoas façam o exame, quase um terço delas acaba revelando que já conviveu com algum tipo de acúmulo de metal tóxico. Quero que você conheça **este exame, que pode alertá-lo sobre concentrações perigosas de metais no seu corpo. E, o mais importante, mostrar-lhe o que fazer para se desintoxicar e restaurar a sua vitalidade natural.**

Esses **novos testes de diagnóstico disponíveis significam que você não precisa ficar esperando que a doença se manifeste nem que o rendimento diminua. Você pode ser proativo.** Existem dois tipos de pessoa neste mundo: as que querem se munir de informações e as que acham o conhecimento assustador.

Devo admitir: eu costumava ficar na segunda categoria. E se eles encontrarem uma bobagem qualquer e reagirem de forma exagerada, transformando um grão de areia em uma montanha? Contudo, à medida que fui me instruindo e me tornando consciente da importância da detecção precoce, acabei descobrindo problemas que teriam sido muito mais fáceis de abordar se eu tivesse sabido da existência antes. **Eu me tornei um guerreiro da informação. Sinto que quanto mais eu sei, mais bem preparado fico para tomar as melhores decisões com base em evidências concretas, não em especulações.**

É vital buscar instrução e informações. Fingir que nada está acontecendo não é a resposta. **Ignorar um problema, ou nem sequer tomar conhecimento dele, não significa que ele não exista. Pergunte a si mesmo: você prefere ser informado sobre um problema desde o início, quando o tratamento é eficaz, fácil e barato? Ou muito mais tarde, quando há poucas opções de tratamentos eficazes?** Você tem o poder de assumir as rédeas e evitar ou diminuir o impacto dessas doenças, ao mesmo tempo que aumenta a sua vida ativa saudável. Como? Mantendo-se curioso e informado!

Nos próximos capítulos, você vai conhecer a revolução das células-tronco, os tratamentos de ultrassom, os órgãos impressos em 3-D e as terapias genéticas capazes de curar doenças hereditárias. Essas inovações e muitas outras são incrivelmente empolgantes. Mas, antes de chegarmos lá, **você precisa ter uma compreensão básica da sua saúde. E esses novos testes de diagnóstico são projetados para lhe fornecer exatamente isto: clareza e verdade sobre os seus valores basais normais e como eles podem ser melhorados.** Estamos falando da essência da qualidade de vida — vitalidade, energia, entusiasmo e a capacidade de aproveitar a vida a partir dos 30 anos.

Felizmente, esses novos diagnósticos são fáceis de acessar e relativamente baratos quando comparados com os custos e as inconveniências decorrentes de se detectar uma doença depois que ela já progrediu de modo significativo. Se há uma coisa indiscutível quando se trata da sua saúde, é que **a ignorância não é uma bênção. A ignorância é sofrimento. A ignorância é doença. E pode levar a procedimentos desnecessários e evitáveis, e até à morte.** Sendo assim, você está preparado para descobrir as ferramentas mais recentes disponíveis a fim de se proteger, ajudar a maximizar o seu potencial e aproveitar ao máximo a vida? Vamos começar com as maneiras pelas quais você pode enfrentar o assassino número um: as doenças cardíacas.

DETECTANDO AS DOENÇAS CARDÍACAS

"Um grama de prevenção vale um quilo de cura."
— BENJAMIN FRANKLIN

Quando eu estava nos estágios finais da escrita deste livro, recebi um telefonema do Dr. Bill Kapp, diretor executivo da Fountain Life, a extraordinária empresa de diagnósticos e rendimento que fundei com meus coautores, Peter e Bob. **Bill, cirurgião ortopédico com mestrado em imunologia e genética, tem a missão de remodelar a medicina, para que ela deixe de prestar "cuidados da doença" e passe a oferecer "cuidados de saúde", sendo proativo e detectando as doenças antes que elas se espalhem.** Ele estava animado para me contar sobre **um dos maiores avanços em doenças cardiovasculares dos últimos tempos:** o uso de inteligência artificial para fazer um escaneamento do coração e **diferençar as placas seguras das perigosas. Se existir algum infarto**

iminente no seu futuro daqui a 3, 5 ou 10 anos, esta nova abordagem guiada por inteligência artificial para a angiotomografia computadorizada coronariana, chamada Cleerly, é capaz de detectar os sinais de alerta, de modo que você possa agir para evitá-los. A Fountain Life é uma das primeiras organizações a ter acesso a essa tecnologia incrível, e o Dr. Kapp estava muito entusiasmado. "Tony, você precisa vir fazer esse exame", disse.

Sou a favor da prevenção como segredo para a longevidade. Assim que o Dr. Kapp me contou sobre esse novo exame, pensei no meu sogro. Ele é um dos seres humanos mais trabalhadores que se possa imaginar, um empresário autodidata — que esteve envolvido na indústria madeireira a vida toda — e um homem de uma integridade ímpar. Entretanto, quando começou a se aproximar dos 80 anos, notei que algo havia mudado. A atitude e a energia dele mudaram. Ele teve alguns problemas de saúde, o que não é surpreendente na idade que tem, e está preocupado com um possível infarto ou AVC. **Tal como acontece com tantas pessoas à medida que envelhecem, o medo e a insegurança também se fizeram presentes. Sei disso porque quando fiz 60 anos, pensei sobre a minha mortalidade, me perguntando: Quantos anos ainda me restam?**

Fomos juntos experimentar aquela tecnologia. **Quando chegamos à unidade da Fountain Life na Flórida, o Dr. Kapp nos mostrou tabelas e gráficos que ilustravam como a inteligência artificial é capaz de pegar uma tomografia computadorizada regular e amplificá-la, para que se possa olhar através de cada artéria e distinguir entre as placas solidificadas de colesterol, que são estáveis, com pouca probabilidade de ruptura e, portanto, placas seguras, e as placas não solidificadas, ou moles, e instáveis, que podem significar más notícias.** Obtém-se uma pontuação que indica o grau em que você está, para que possamos saber quais mudanças devem ser feitas em termos de dieta, exercícios físicos e medicamentos, a fim de diminuir o risco de doenças cardíacas. **É impressionante: a ciência cardiovascular nunca teve um teste tão preciso.**

Nós dois estamos em uma idade em que, provavelmente, teremos algumas placas moles, mas ter conhecimento da extensão nos permite tirar proveito de estratégias para removê-las e fortalecer nosso coração mais do que nunca. No fim das contas, **o meu sogro lenhador saiu de lá sem um resquício de placa. Quando olhou para os exames de imagem e foi informado pelo médico de que havia apenas uma pequena quantidade de placa mole, facilmente reversível, ele mudou.** Dizer que recuperou o entusiasmo é clichê, mas foi o que vi acontecer. Os meus resultados também foram ótimos. Na verdade, estou em melhor forma do que há três anos, algo que descobri depois que o Dr. Kapp comparou a minha tomografia computadorizada atual com as anteriores, que também passaram pela análise da inteligência artificial. **Essa tecnologia é incrível! É o segredo para otimizar a nossa saúde e o nosso bem-estar.**

Essa abordagem reformulou a mentalidade do meu sogro — e a minha também. **Para nós, foi revigorante constatar esses ótimos resultados, e isso nos deu a confiança de que deveríamos continuar com a nossa dieta e as nossas práticas de condicionamento físico atuais, sem a necessidade de intervenções médicas.** Mas havia um bônus. Meu sogro havia começado a ter sérios problemas no quadril, e, quando se está com dor o tempo todo, você se sente velho. Felizmente, a Fountain Life não realiza apenas uma bateria de testes de diagnóstico. Lá também há algumas das terapias regenerativas e de revitalização mais avançadas disponíveis. Uma delas é um procedimento com duração de 10 minutos, que abordaremos com mais detalhes no Capítulo 11, "Viver sem dor". Consiste em usar a ultrassonografia para identificar tecido conjuntivo endurecido e nervos comprimidos e, em seguida, aplicar algumas injeções de solução salina e matriz placentária — o mais recente e mais avançado material biológico isolado da placenta —, que agem nesses nervos, liberando-os e rejuvenescendo os tecidos moles do corpo. Depois de apenas 10 minutos, meu sogro estava andando sem problemas!

Nunca me esquecerei de quando entrei no avião naquela noite, meu sogro me olhando e dizendo: "Sabe, Tony, essas pessoas me mostraram que é possível. Estou me movimentando de forma diferente, sem cirurgia, e o meu coração está em ótima forma. Não sei se aceito viver até os 110 ou 120 anos, mas poderia viver até os 100. São mais 20 anos! Isso é o tempo que você está casado com a minha filha. É como se fosse outra vida!"

A alegria que senti ao vê-lo vislumbrar um futuro promissor mais uma vez, independentemente de quanto tempo ainda viveria, e saber que ele teria uma qualidade de vida melhor foi gratificante. **Esse futuro promissor, e a energia que veio com a certeza e a serenidade de cuidar da saúde, foi o motivo de eu escrever este capítulo.**

Peter Diamandis menciona uma sensação semelhante depois de passar por sua bateria anual de exames de diagnóstico, os mesmos testes descritos neste capítulo — e os mesmos testes que também estão acessíveis a você. **"Chamo esse processo de 'fazer o meu upload digital'"**, diz ele. "É incrível! Você obtém mais de 150 gigabytes de dados médicos analisados por inteligência artificial e interpretados por um médico. **Não fico me perguntando como o meu corpo está — eu sei exatamente como ele está. Se houver um desafio, posso lidar com ele na mesma hora.** No meu exame mais recente, descobri que estava com a melhor saúde dos últimos cinco anos, e isso era comprovado! Fiquei eufórico e me senti dono de mim."

O exame de angiotomografia ao qual **eu e meu sogro nos submetemos é capaz de revelar, com anos de antecedência, a probabilidade de um infarto e, mais importante ainda, o que fazer neste exato momento para evitar que isso aconteça.** Graças à inteligência artificial, podemos identificar os problemas na fase inicial e lidar com eles antes que aumentem e se tornem intransponíveis. E, como veremos mais adiante, **as doenças cardíacas estão se tornando cada vez mais tratáveis. No entanto, lembre-se de que as terapias são mais eficazes quando implantadas precocemente!**

Um dos maiores benefícios da utilização desses escaneamentos criados por uma empresa chamada Cleerly, com sede em Nova York, é que a tecnologia sofisticada que ela utiliza decifra as imagens cerebrais e as torna muito mais precisas e úteis. **Ela consegue distinguir as placas seguras das perigosas antes da ocorrência de um infarto.** Não é incomum que médicos que fazem o possível para decifrar uma tomografia computadorizada tradicional tenham dificuldades de perceber a diferença. De fato, **em 2019 o diretor executivo e fundador da Cleerly, o cardiologista James Min, publicou dados com a revelação de que dois terços dos pacientes enviados para um procedimento de cateterismo invasivo para medir o fluxo sanguíneo nem sequer tinham doenças cardíacas!**[1] **A Cleerly reduz o número de procedimentos cardíacos desnecessários — determinando, inclusive, se eles são necessários.**

Se eu tivesse feito esse exame antes, os médicos teriam conseguido distinguir as minhas placas duras e moles e eu teria obtido as respostas três anos antes, e com muito menos preocupação! Sou grato ao meu médico pessoal, o Dr. G., de Nova York, que se especializou em doenças cardiovasculares e trouxe essa tecnologia para a nossa equipe. Além disso, a aplicação de inteligência artificial à angiotomografia computadorizada coronariana fornece resultados em apenas alguns minutos, em comparação com a análise manual, que pode levar horas.

Outra coisa muito boa é que essa tecnologia não é voltada para especialistas. Ao contrário, destina-se a médicos de cuidados primários, como forma de ajudá-los a interpretar melhor as imagens, permitindo-lhes orientar os pacientes no caminho para uma saúde melhor, sem precisar recomendá-los a especialistas.

Foi exatamente isso que aconteceu com um paciente da Fountain Life, um acionista imobiliário de quase 60 anos que parecia ser a perfeita imagem da saúde. Ele tinha conseguido perder mais de 13kg, baixado a pressão arterial e o colesterol, feito melhores escolhas em termos alimentares e estabilizado os níveis hormonais. Com o tempo, se tornou um novo homem. Ele se exercitava todos os dias e se alimentava bem. **Mas, quando foi contratar um seguro de vida, os indicadores de cálcio dele na casa dos 1.000 funcionaram como uma gigante capa vermelha tremulando na frente de um touro. A companhia de seguros recusou-lhe a proposta.**

Sabe o que aconteceu depois? **O exame com a Cleerly mostrou que a seguradora estava errada. O paciente não tinha sinais de lesões moles e instáveis que representassem perigo.** A Fountain Life escreveu uma carta à companhia de seguros na qual explicava que a análise feita proporcionava uma nova maneira de observar as doenças cardíacas, que é muito mais precisa e exata. Bem, todos nós sabemos que as seguradoras não gostam nem um pouco de mudar de ideia, mas, nesse caso, foi o que fizeram. **O homem conseguiu o seguro de vida e a seguradora foi apresentada a uma maneira completamente nova e muito mais precisa de avaliar a saúde do coração. Entretanto, mais importante do que isso, o paciente se viu livre do medo e da insegurança de conjecturar quando poderia ter um infarto.** Na verdade, isso o transformou e o impressionou tanto que ele se tornou um financiador da Fountain Life, investindo US$ 1 milhão na empresa.

Basicamente, foi o que aconteceu com meu sogro. Ele tinha sido informado por outros médicos de que talvez precisasse ser submetido a exames invasivos, que talvez tivesse de colocar algumas próteses, mas a Cleerly descobriu que a maior parte das placas dele estavam estáveis e não havia nada com que se preocupar. Placas estáveis não provocam infartos. A pequena quantidade instável poderia ser convertida em placas estáveis com a ajuda de alguns medicamentos mais atuais. **Meu sogro estava preocupado com o próprio coração há meses, mas os resultados inequívocos que teve lhe deram um novo sopro de vida. E isso também pode acontecer com você e os seus entes queridos.**

Se deseja fazer esse exame, saiba que essa ferramenta e outras tecnologias sofisticadas já estão sendo disponibilizadas. Estamos compartilhando exemplos da Fountain Life para cada um desses exames porque sei que eles estão disponíveis na empresa, mas não quero passar a impressão de que não se pode encontrá-los em outro lugar. E qual é a limitação? Somente os médicos que estão na vanguarda conhecerão esses exames. Novamente, alguns deles podem ser feitos na sua casa, ou podem ser prescritos pelo seu médico. Então, mesmo que você não more perto de um dos nossos centros, poderá acessar essas ferramentas graças ao nosso aplicativo, FountainOs, que ajudará você ou o seu médico a buscar informações com facilidade, em questão de minutos.

DIAGNOSTICANDO PRECOCEMENTE O CÂNCER

"A conscientização é fundamental. Na falta de informações, nenhum de nós sabe o que está acontecendo e o que pode colocar a nossa saúde em risco."
— ERIN BROCKOVICH

O simples fato de dizer a palavra "câncer" causa medo em muitas pessoas.

Em 2020, a Sociedade Americana do Câncer previu que a doença ceifaria a vida de mais de 600 mil pessoas. São 1.600 pessoas por dia só nos Estados Unidos. A boa notícia? Na verdade, as mortes por câncer estão caindo. De fato, de 2014 a 2018, as taxas gerais de mortalidade por câncer ao ano diminuíram cerca de 2,1% para mulheres e 2,3% para homens. Desde 1991, quando as mortes por câncer atingiram o pico, cerca de 3 milhões de mortes foram evitadas.[2] Notícias igualmente boas vêm da ampla variedade de tratamentos, sobre os quais você lerá nos Capítulos 8 e 19. Como você já sabe, a primeira coisa que se pode fazer para combater e sobreviver ao câncer é descobri-lo logo no início.

Portanto, as coisas já estavam indo na direção certa antes mesmo do revolucionário exame da empresa GRAIL, o Galleri, aparecer.* No Capítulo 19, voltado para essa doença específica, **contarei todos os detalhes da fantástica história que comprova o desenvolvimento desse exame de sangue revolucionário, capaz de identificar o câncer em estágios iniciais, muito antes de os sintomas aparecerem e que o desconforto faça o paciente procurar um médico. Basta dizer que o Galleri tem um único objetivo: remodelar o panorama do diagnóstico de câncer.** Esse exame entrou em cena na primavera de 2021. Antes dele, era possível rastrear apenas alguns tipos de câncer, como câncer de mama, cólon, colo do útero, próstata e pulmão, sendo **possível detectar apenas 20% dos cânceres, o que significa que 4 de 5 casos não eram detectados até que começassem a causar problemas!** O exame da GRAIL tem o potencial para reformular o campo de diagnóstico de câncer.

---

* Exame ainda em fase de testes. Indisponível no Brasil. *[N. da. E.]*

Embora possa pesquisar mais de 50 tipos diferentes de câncer com um simples exame de sangue, o Galleri não é perfeito. Ele não consegue detectar todos os tipos de câncer, especialmente o cerebral e o renal. Então é aí que entra a ressonância magnética de corpo inteiro. A ressonância magnética é um exame poderoso de imagem que usa ímãs, e não radiação, para formar imagens de alta resolução do interior do corpo, imagens capazes de encontrar tumores cancerígenos precocemente, onde quer que estejam. **Juntos, o Galleri e a ressonância magnética de corpo inteiro conseguem detectar um amplo espectro de cânceres em estágios bem iniciais. Sabe o que isso significa, não sabe? A detecção precoce significa tratamento precoce, tratamentos menos invasivos e melhores taxas de sobrevida em geral.**

Reflita sobre esta estatística impressionante fornecida pelo Dr. Bill Kapp: usando as modernas ferramentas de diagnóstico descritas neste capítulo, cerca de 14% dos indivíduos testados descobrirão que têm uma doença potencialmente acionável, o que significa que **1 em cada 7 pessoas que andam pelas ruas está acometida de uma doença grave da qual não tem conhecimento, mas tal doença poderia ser diagnosticada e tratada com as ferramentas certas!**

Alguns clínicos-gerais podem questionar a sensatez de submeter as pessoas a tantos exames. "Se você continuar procurando", poderiam argumentar, "vai encontrar alguma coisa". Mas essa é a ideia! "Estamos todos envelhecendo, e estamos todos nos desgastando", afirma o Dr. Kapp. **"A nossa missão é mantê-lo saudável, e encontrar alguma coisa antes que essa coisa o alcance."**

Em outras palavras, usar uma tecnologia como a ressonância magnética de corpo inteiro para detectar o câncer ou outros problemas, como aneurismas, é o ápice da medicina preventiva. É o melhor exame médico de rotina. Eis por que isso é tão importante, especialmente no que se refere ao câncer: **quando detectado no estágio 4, o estágio mais avançado, a perspectiva é muito sombria. Compare isso em descobrir a doença no estágio 1, o estágio inicial, quando as taxas de sobrevida são extraordinariamente mais altas.** De fato, a detecção precoce do câncer foi alvo de um estudo em grande escala, com mais de 100 mil pacientes.

Esse estudo concluiu que há 89% de chances de sobrevivência na detecção em estágio inicial, em comparação com 21% na detecção em estágio avançado.[3] Basicamente, as chances de uma recuperação completa no estágio 1 são muito, muito maiores do que no estágio 4. Portanto, é fácil perceber como as chances de recuperação realmente dependem da detecção precoce.

Para ilustrar como isso pode ser revolucionário, **gostaria de compartilhar uma história sobre um homem de 60 anos que foi procurar a Fountain Life por insistência da esposa, que tinha ouvido falar sobre os diagnósticos avançados oferecidos aos associados da clínica.** Esse homem, que trabalha na indústria de tecnologia, tinha acabado de realizar um exame físico. Ele tentou se esquivar dos apelos da esposa e disse: "Estou bem. Estou ótimo. O meu médico diz que estou saudável. Não preciso de mais exames." No entanto, ela não desistiu — e hoje ele a agradece por isso.

Para fazê-la feliz, **esse homem se submeteu, a contragosto, a uma investigação completa oferecida pela empresa. Uma ressonância magnética de corpo inteiro revelou algo chocante: câncer de bexiga em estágio 1.** O médico dele não havia feito nada de errado, não negligenciou nada. Na verdade, **aquele câncer de bexiga em estágio inicial não teria sido detectado por nenhum outro meio além da ressonância magnética, que não é um procedimento operacional padrão em um exame físico anual.** Considere que o exame de urina desse homem tinha dado negativo e não havia sangue nela. Essencialmente, não havia razão para suspeitar que um câncer estivesse crescendo dentro dele. **Entretanto, por ter dado ouvidos à esposa, ele descobriu o problema cedo e partiu para o tratamento.**

Ora, o tratamento para o câncer de bexiga pode ser brutal — se o câncer penetrar na parede da bexiga, muitas vezes será imperativo remover a bexiga inteira do paciente, que precisará usar, pelo resto da vida, uma bolsa coletora na qual a urina se acumula. **Mas o câncer de bexiga em estágio inicial pode ser tratado com um procedimento ambulatorial. E foi isso que aconteceu.** "Ele se curou completamente e vem apenas para acompanhamento de rotina", diz o Dr. Kapp.

O que é único nessa situação é que o médico desse homem era um médico exclusivo, exatamente o tipo de médico dedicado ao atendimento personalizado, de quem se esperaria que procedesse ao tipo de investigação profunda que revelaria aquele problema. **No entanto, a ressonância magnética não costuma fazer parte dos clássicos cuidados de bem-estar personalizados — nem da maioria dos outros cuidados preventivos.** "O cara acha que está recebendo o melhor dos atendimentos", diz o Dr. Kapp. "Mas continuo dizendo às pessoas: 'Ser atendido por um médico exclusivo é ótimo, mas geralmente significa que você estará no primeiro lugar da fila para o atendimento tradicional.'"

De acordo com o Instituto Nacional do Câncer norte-americano, há 89% de chances de sobrevivência na detecção em estágio inicial, em comparação com 21% de chances de sobrevivência na detecção em estágio avançado.

A mais pura verdade é que os cuidados tradicionais não são os mais avançados. Eles não se valem rotineiramente das mais recentes e mais significativas inovações. Todos nós merecemos o melhor. **Todos nós merecemos a tecnologia mais inovadora para detectar o câncer em estágio inicial, para que possamos levar uma vida melhor, mais longa e mais saudável.** Se você quiser fazer esse exame, existem muitos centros de ressonância magnética de corpo inteiro em todo o mundo.

DETECTANDO PRECOCEMENTE A DOENÇA DE ALZHEIMER E A DEMÊNCIA

"A demência é a doença que mais tememos, mais do que as doenças cardíacas ou o câncer."
— DR. DAVID PERLMUTTER, neurologista e autor de cinco livros que chegaram à lista dos mais vendidos segundo o *New York Times*

Tenho um dado inacreditável para compartilhar acerca do envelhecimento e da demência: em algum momento da história, você acreditaria que 6 milhões de norte-americanos convivem com a doença de Alzheimer ou com algum comprometimento cognitivo leve, que poderia ser um precursor da doença? As mortes provocadas pela doença de Alzheimer aumentaram 145% entre 2000 e 2019, mesmo quando as mortes causadas por doenças cardíacas diminuíram 7%. Os Institutos Nacionais de Saúde estimam que, à medida que a população for envelhecendo, os números mais do que dobrarão até 2060, chegando a 15 milhões.[4]

As doenças cardíacas e os AVCs são assustadores. O câncer é assustador. E a doença de Alzheimer? Essa pode ser a mais assustadora de todas as doenças do fim da vida, porque rouba as nossas memórias, as nossas conexões com os entes queridos e com nós mesmos, além da nossa independência. Qualquer um que tenha amado alguém com doença de Alzheimer ou demência sabe como o fim pode ser brutal e desumano.

O Dr. Kapp já havia constatado o medo que a doença de Alzheimer provoca nas pessoas, incluído um de seus amigos, um advogado talentoso que, na casa dos 50 anos, era um jogador de golfe semiprofissional que avaliava campos de golfe para uma popular revista sobre o esporte. Os pais dele também eram atletas. Ele cresceu praticando esportes e se mantendo ativo, assim como os pais. **À medida que foram envelhecendo, ambos os pais desenvolveram a doença de Alzheimer e foram colocados no mesmo centro de acolhimento para pacientes com a doença. O amigo do Dr. Kapp temia ter um destino igual.**

Ao longo de uma década, o homem observou o declínio dos pais e testemunhou a morte deles, uma após a outra, perturbado com o destino que ambos tiveram. Ele tinha medo de acabar na mesma situação e, mais à frente, se tornar um fardo para a família. **Em vez de ficar conjecturando sobre o que o futuro lhe reservava, ele decidiu fazer uso da tecnologia disponível para realizar um sofisticado mapeamento por inteligência artificial de uma imagem de ressonância magnética do cérebro. Essa tecnologia, de uma empresa chamada Combinostics, usa a inteligência artificial para analisar o tecido cerebral.** Ela mede 132 áreas do cérebro e aplica a inteligência artificial para determinar se a pessoa apresenta sinais de um cérebro com doença de Alzheimer ou de um cérebro pré-doença de Alzheimer, bem como a doença de Parkinson. Ao mesmo tempo, também é capaz de medir o volume de várias partes do cérebro, se elas estão aumentando ou diminuindo, e se a pessoa tem alguma doença vascular cerebral. **Todas essas informações juntas fornecem uma visão aprofundada do cérebro, revelando anormalidades ou padrões de doenças que indicam vários tipos de declínio neurológico, entre eles a demência e a doença de Alzheimer.**

O paciente do Dr. Kapp estava tão preocupado que, além do exame da Combinostics, também fez o teste genético para avaliar se ele era geneticamente suscetível à doença de Alzheimer. Ele estava muito nervoso, como se pode imaginar, mas assim que o Dr. Kapp lhe entregou todos os resultados, ele ficou muito feliz. **Para sorte dele, testou negativo em todas as medições. Imediatamente, foi como se um peso enorme lhe tivesse sido retirado dos ombros. Ele foi corajoso o suficiente para tirar proveito das incríveis ferramentas tecnológicas disponíveis para detectar doenças em estágios iniciais.**

Você deve estar se perguntando: e se o exame fornecer evidências de que a pessoa pode, de fato, desenvolver a doença de Alzheimer? **Como veremos no Capítulo 22, o que era uma doença que significava morte certa, agora conta com uma série de impressionantes terapias na fase 3 de ensaios clínicos, bem como tratamentos recentemente aprovados que parecem retardar de modo significativo o avanço da doença.** Correndo o risco de eu soar como um disco arranhado: quanto mais cedo o tratamento for iniciado, melhor ele funcionará, e por mais tempo a pessoa permanecerá livre de sintomas.

Gostaria de contar outra história, sobre uma mulher abastada na casa dos 70 anos, casada com um ex-diretor executivo de uma grande empresa de serviços financeiros. Os familiares estavam preparando a transferência dela para uma casa de repouso destinada a pacientes com doença de Alzheimer, quando ouviram falar da tecnologia Combinostics e decidiram que não custava nada fazer o exame, apenas para confirmar o diagnóstico. **Bem, as imagens cerebrais interpretadas pela inteligência artificial mostraram que ela apresentava 50 lesões na substância branca do** cérebro. Embora isso fosse preocupante, não era doença de Alzheimer, e sim doença de Lyme! Sim, você leu certo: ela estava com uma doença tratável transmitida por carrapatos. Aquela mulher vinha de uma pequena cidade da região nordeste dos Estados Unidos, conhecida por ter carrapatos, mas nunca fez o teste para a doença de Lyme. **Ela recebeu antibióticos por 30 dias e se recuperou.** Ter acesso à mais avançada tecnologia a manteve afastada de uma casa de repouso, e isso mudou a trajetória da vida dessa mulher. Foi como um renascimento.

O advogado cujos pais haviam morrido devido à doença de Alzheimer experimentou uma sensação semelhante. Como ele comemorou? Bem, logo após obter os resultados, ele foi participar de uma prova de triatlon muito conhecida, o Ironman. "Não é que ele estivesse em má forma antes, mas vamos dizer que agora ele está com um sopro de vida renovado, pois sabe que a probabilidade de vir a morrer da doença de Alzheimer é extremamente baixa, se é que existe", disse o Dr. Kapp. O novo objetivo desse homem? Otimizar sua saúde em todas as fases.

Peter, Bob e eu compartilhamos esse objetivo, e foi por isso que escrevemos este livro. E acreditamos que todo mundo deveria pensar assim.

O PODER DOS EXAMES DE SANGUE

"Tudo na vida [...] precisa ter equilíbrio."

— DONNA KARAN

Uma das ferramentas mais valiosas no atual arsenal de diagnósticos é a ampla variedade de modernos exames de sangue disponíveis em empresas como a Quest Diagnostics e a Labcorp. Essas empresas desenvolveram meios precisos e de baixo custo para analisar e descrever mais de 50 biomarcadores sanguíneos diferentes com a finalidade de ajudar na avaliação do funcionamento do seu corpo. O que esses exames de sangue analisam? Tudo, desde os seus níveis de nutrientes vitamínicos, os seus marcadores de insulina e glicose e o seu colesterol até marcadores inflamatórios, níveis hormonais e se há metais pesados no seu organismo.

Vamos falar primeiro sobre os hormônios. É um fato da vida: conforme envelhecemos, os nossos níveis hormonais tendem a flutuar e a diminuir. Normalmente, entre os 40 e os 50 anos — às vezes, um pouco antes, aos 30 e poucos anos — a quantidade de hormônios que percorrem o nosso corpo começa a escassear. Em alguns indivíduos, os níveis decaem rapidamente e, em outros, esse processo tem início aos 35 anos. Isso é importante, pois os hormônios são os principais impulsionadores de energia, vitalidade, força, beleza, poder e foco. Quando eles despencam, essas características vão junto. Você aprenderá mais sobre isso no próximo capítulo, mas é importante entender que o corpo humano não foi projetado para viver além dos 40 anos — na verdade, faz apenas **dois séculos, a expectativa de vida típica era de apenas 35 anos!** De um ponto de vista evolutivo, após ter se reproduzido e tido filhos, você não seria mais necessário. Depois dessa idade, não importaria se você continuasse por aí ou não. Como a evolução humana é bem lenta, ela não conseguiu manter os hormônios em níveis de rendimento máximo para aqueles que hoje avançam até os 60, 70, 80 anos, e além.

Um dos aspectos mais negligenciados de um exame de saúde físico tradicional é o perfil hormonal de uma pessoa. Dedica-se mais atenção ao nível de açúcar no sangue, ao colesterol, à hemoglobina e à função renal do que àquela que, talvez, seja a parte mais crucial do perfil de saúde de qualquer pessoa: os hormônios sexuais. **Eles são os mensageiros que regulam a saúde sexual e desempenham um papel primordial em muitas funções fisiológicas, incluídas a regulação do açúcar no sangue, as inflamações, o estado neurológico, a saúde cardíaca, a saúde muscular e o metabolismo ósseo.**

Não é segredo que para muitas pessoas a saúde geral começa a diminuir por volta dos 50 anos, correspondendo ao declínio hormonal em ambos os sexos. É claro que, devido à menopausa, as mulheres experimentam esse declínio ainda mais rapidamente do que os homens. No Capítulo 10, vamos nos aprofundar no que se convencionou chamar de terapia de reposição hormonal, mas que um dos nossos consultores, o Dr. Hector Lopez, chama de terapia de otimização hormonal, uma abordagem mais holística do quadro clínico completo do paciente. Os hormônios podem ter impactos tão grandes que esses exames simples deveriam ser realizados a cada seis meses por aqueles que se encontram na faixa etária afetada. Lembre-se: o equilíbrio hormonal ideal é fundamental para uma vida saudável!

Não precisamos aceitar o declínio dos níveis hormonais como um fato da vida! **Os hormônios podem ser suplementados em níveis ideais com resultados transformadores. No caso dos homens, a testosterona é o fator mais importante para a saúde e o bem-estar.** Ela não apenas rege as características masculinas tradicionais, como também é um importante hormônio neurorregulador. Consideremos, por exemplo, um dos pacientes do Dr. Kapp — um homem de 35 anos com histórico de traumatismo cranioencefálico que vinha ganhando peso, passando por uma depressão profunda e parecendo não conseguir se manter em nenhum emprego. Vários médicos já lhe haviam dado o diagnóstico de depressão, mas os antidepressivos prescritos surtiam pouco efeito. Ele estava no fim da linha e prestes a se divorciar. **A testagem dos hormônios revelou que o nível de testosterona desse homem estava em 97, quando deveria estar em 700! Com a reposição hormonal, ele não precisou mais dos antidepressivos, parou de perder peso, conseguiu um emprego estável e o casamento foi revitalizado.**

As mulheres têm necessidades hormonais próprias, sendo **o estrogênio o hormônio mais importante. É ele que — junto com a progesterona — lhes confere as características femininas tradicionais.** Para sorte das mulheres, obstetras e ginecologistas dão mais atenção à saúde hormonal, de modo que a avaliam com mais frequência. E ainda devemos levar em conta **a menopausa.**

Veja este caso: uma senhora de 70 anos queria atualizar alguns exames. Quando entrou na menopausa, aos 40 e tantos anos, o ginecologista sugeriu que ela não fizesse reposição hormonal devido ao risco de câncer de mama. Infelizmente, a **angiotomografia computadorizada coronariana, combinada à interpretação da inteligência artificial, revelou uma grave doença arterial coronariana, com muitas placas instáveis. O Dr. Kapp enfatizou que isso poderia ter sido evitado se ela tivesse recebido hormônios bioidênticos 20 anos antes.** Compartilho tudo isso não para assustá-lo, mas para instruí-lo. Com as informações certas, você se sentirá capacitado para fazer as perguntas certas, podendo, então, acessar os testes hormonais certos e otimizar a sua saúde — e a sua vida.

A saúde das mulheres é tão importante, e existem tantos mitos decorrentes de estudos ultrapassados, que dedicamos um capítulo inteiro na Seção 3 para esse tema, com duas médicas extraordinariamente respeitadas — a **Dra. Jennifer Garrison, ph.D.**, e a **Dra. Carolyn DeLucia**.

Sei que são muitas informações para absorver, mas o ponto principal é que você pode prevenir que doenças criem raízes no seu corpo e maximizar a sua saúde e a sua vitalidade por meio de uma série de testes que estimulam tanto a vida ativa saudável quanto a expectativa de vida. **No próximo capítulo, você conhecerá os cientistas que estão de fato revertendo o processo de envelhecimento, retardando-o com o objetivo de interrompê-lo.** Vamos apresentá-lo a um extraordinário cientista de Harvard que está decifrando o código do envelhecimento, bem como a outros pesquisadores que entendem que a idade é apenas um número, uma construção social que não precisa definir um indivíduo. Ao contrário, com energia, vitalidade e força renovadas, diremos como *você* poderá definir a própria idade.

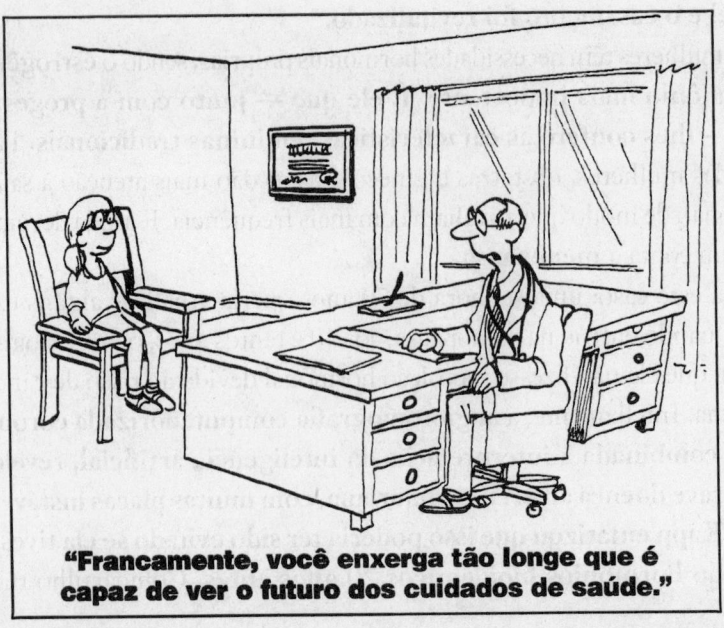

"Francamente, você enxerga tão longe que é capaz de ver o futuro dos cuidados de saúde."

Testes hormonais

Se você sentir que perdeu parte da motivação ou do entusiasmo, ou que não tem mais toda a energia que costumava ter poucos anos atrás, talvez seja culpa dos hormônios. A boa notícia é que é fácil descobrir isso por meio de exames de sangue simples.

Homens e mulheres têm muitos hormônios idênticos, embora em proporções diferentes. Alcançar o equilíbrio hormonal adequado pode ajudar a otimizar a sua saúde, e por isso é fundamental procurar um médico que conheça bem o tratamento da regulação hormonal. Certifique-se de que o seu médico use apenas hormônios bioidênticos cuidadosamente selecionados para tratamento e monitore a sua saúde quanto a possíveis efeitos colaterais.

- Uma avaliação básica da saúde hormonal masculina deve incluir: testosterona total, testosterona livre, di-hidrotestosterona (DHT), estradiol (E2), globulina de ligação de hormônio sexual (SHBG) e desidroepiandrosterona (DHEA).
- Uma avaliação básica da saúde hormonal feminina deve incluir: estradiol (E2), progesterona, testosterona, testosterona livre, SHBG e DHEA, no mínimo. Também seria útil avaliar outros metabólitos de estrogênio.

São exames sanguíneos simples. Hoje em dia, há laboratórios que oferecem serviços para a retirada de amostras em domicílio.

A importância do exame de metais pesados

Já que estamos falando de exames, também gostaria de encorajá-lo a fazer testes para metais pesados, devido a uma experiência surpreendente que tive há alguns anos. Eu tinha rompido o manguito rotador do ombro direito e feito uma série de exames, entre os quais um exame de sangue para detectar metais tóxicos. Quando os resultados chegaram, o médico me ligou e **me informou que meu organismo estava com níveis tão altos de mercúrio que eu corria o risco de sofrer uma parada cardíaca.** "Sr. Robbins, o mercúrio é medido em uma escala de 0 a 5", disse ele. "Se o índice for 3, 4 ou 5, a pessoa está em perigo, e é preciso retirar o metal do seu sistema nervoso. O máximo que já medi em um ser humano foi 75. Você está com 123."

Eu fiquei estupefato. **O médico perguntou se eu tinha reparado em alguns sintomas, como perda de memória nos últimos tempos.** "Sim, tem acontecido durante as minhas palestras", respondi. Eu nem tinha contado isso para minha esposa, pois não queria preocupá-la. O médico comentou: **"Muitas pessoas são diagnosticadas erroneamente com demência, quando, na verdade, trata-se de envenenamento por mercúrio."** Em seguida, ele perguntou se eu também vinha sentindo um cansaço incomum. Eu respondi: "Acho que nunca me senti tão exausto na minha vida. Achei que fosse apenas por causa da minha agenda maluca." Bem, **a exaustão é outro sintoma de envenenamento por mercúrio, que perturba as mitocôndrias das nossas células e faz com que nos sintamos esgotados.**

Como isso aconteceu? Eu seguia uma dieta com muito afinco. Comer, para mim, é um ato de me abastecer, não de me ocupar. Por isso ingeria, todos os dias, muito peixe e fartas saladas. **Atum e peixe-espada eram os meus favoritos, e eu os comia quase todos os dias. O que eu não sabia é que o atum e o peixe-espada têm uma expectativa de vida bastante alta e consomem muitos peixes menores, de modo que acumulam níveis excepcionalmente altos de mercúrio. Então, consumi-los era me envenenar.** Também descobri que, geneticamente, não tenho uma boa metilação, ou seja, o meu corpo não "conserta" o meu DNA nem regula os meus hormônios com facilidade, o que agravou o problema. **Por que estou contando isso? Porque é muito importante que você faça um teste de metais tóxicos. É só fazer um exame de sangue com esse pedido específico.** A empresa que detectou o meu envenenamento por mercúrio chama-se **Quicksilver Scientific.** Felizmente, seu fundador e diretor executivo, o **Dr. Christopher Shade, ph.D.**, me fez seguir um protocolo que aos poucos desintoxicou o meu corpo. **Se eu não tivesse feito esse teste e reduzido a intoxicação, não estaria vivo hoje. Cerca de uma em cada três pessoas que recomendo fazer esse exame** apresenta algum tipo de acúmulo de metal tóxico. Você precisa retirá-lo do organismo. Então, siga o meu conselho e faça esse exame de sangue simples.

Repito: sei que tudo isso pode parecer um pouco assustador, mas todos esses testes — a angiotomografia computadorizada coronariana, a ressonância magnética e o exame da GRAIL para câncer e os exames de sangue para metais e hormônios — já estão disponíveis, apesar de ainda não serem muito acessíveis. O teste de metais e o teste hormonal podem ser feitos na sua casa, é só contratar um bom laboratório para ir ao seu encontro e realizar a coleta. Se estiver preocupado apenas com doenças cardíacas, pode fazer apenas a angiotomografia. É algo que não lhe tomará muito tempo, mas pode mudar a sua qualidade de vida, ou até mesmo te salvar.

UM BÔNUS RÁPIDO: MAIS CINCO EXAMES SIMPLES QUE PODEM TER UM IMPACTO SIGNIFICATIVO NA SUA VIDA

A medicina de precisão criou um conjunto novo de recursos de diagnóstico capazes de alterar de forma radical o rumo da sua saúde. **Gostaria de compartilhar cinco exames adicionais que faço regularmente na empresa Fountain Life. Todos eles, juntos, levam 10 minutos do meu tempo. Alguns, como já disse, podem ser feitos em casa — basta enviá-los para análise.**

1. A <u>densidade óssea</u> é extremamente importante para a saúde e o bem-estar a longo prazo. Hoje, uma em cada duas mulheres com mais de 50 anos fratura um osso devido à osteoporose. Existe um teste simples e não invasivo que mede a densidade mineral óssea, a força óssea, a porcentagem de gordura corporal total e a massa muscular magra, fornecendo os dados necessários para determinar se é recomendado iniciar o tratamento da osteoporose. **Muitos atletas fazem esse teste, e eu também já fiz. Leva apenas 3 minutos, com um mínimo de radiação envolvida.** Chamado de absorciometria de raios-x de dupla

energia (**DEXA**, na sigla em inglês), ele mede a densidade óssea e faz um escaneamento metabólico. É o teste mais avançado para medir a osteoporose.

2. <u>O poder da análise do DNA.</u> **A análise completa do DNA, que sequencia o seu genoma e analisa os resultados pelos algoritmos de inteligência artificial adequados,** pode fornecer informações sobre riscos genéticos para muitos problemas de saúde e o seu status de portador, que se refere a características que podem ser transmitidas às gerações futuras. Depois de passar um simples cotonete no interior da sua boca para coletar o material genético, podem-se descobrir com antecedência quais reações você terá a certos medicamentos, entender se tem uma propensão maior ou menor a certos tipos de câncer ou outras doenças, além de obter informações sobre as suas características físicas e coisas como intolerância alimentar, que podem ajudar a orientar as decisões de estilo de vida. Atualmente existem empresas que agregam todas as mais recentes descobertas e correlações genômicas, e podem **enviar a você (e ao seu médico) um informativo caso surja uma novidade a respeito de um gene que você carrega. Isso não é incrível?**

3. <u>Análise do microbioma.</u> **Talvez você já saiba que existem mais microrganismos (o seu microbioma) vivendo no seu corpo do que células.** O mais recente avanço no mapeamento do microbioma é uma ferramenta clínica inovadora que mede o DNA da microbiota gastrointestinal a partir de uma única amostra de fezes, usando tecnologia de ponta. Saber o que está acontecendo dentro do seu trato gastrointestinal é inestimável. **Se estiver passando por problemas intestinais ou sofrendo com falta de energia, é muito provável que o seu microbioma tenha uma parcela de responsabilidade nisso. Essa análise informa o que está acontecendo e fornece soluções.**

4. <u>Análise da pele para a saúde vital.</u> **A análise da imagem facial usa inteligência artificial** para avaliar a saúde e a idade da sua pele. As imagens de computador também permitem que

especialistas simulem os efeitos que os danos causados pelo sol e pelo envelhecimento terão na aparência da sua pele até você completar 80 anos. Esses resultados ajudam no desenvolvimento de um plano personalizado de rejuvenescimento e antienvelhecimento da pele para tratar e prevenir os danos futuros, oferecido na Fountain Life. No Capítulo 15, sobre beleza, você encontrará muitas dessas soluções.

5. <u>**Qual é a sua verdadeira idade?**</u> Como você descobrirá mais para a frente neste livro, **temos uma idade cronológica e uma idade metabólica.** Alguns envelhecem mais depressa do que a idade cronológica e outros, mais lentamente. Você não gostaria de saber como está? Esse exame simples é o biomarcador mais importante para uma vida ativa saudável e maior expectativa de vida. Ele mede os marcadores epigenéticos no DNA para determinar a efetiva idade biológica, além de fornecer um conjunto completo de métricas relacionadas ao envelhecimento, incluídos medições do comprimento dos telômeros (pequenas tampas protetoras nas extremidades dos cromossomos) e o ritmo atual de envelhecimento. **Fiz esse teste no ano passado, com a idade cronológica de 61 anos, mas o meu corpo tinha apenas 51 anos — muito animador!**

ENTÃO, QUAIS SÃO OS PRÓXIMOS PASSOS?

Espero ter deixado você tão empolgado quanto eu com o poder dessas novas tecnologias que nos ajudam a antecipar desafios, a experimentar a paz de espírito e a maximizar a nossa energia física e o nosso potencial. Vale lembrar que **esses testes podem ser pedidos pelo seu médico por conta própria ou por meio do nosso aplicativo.** Nós o projetamos para que qualquer um possa acessar 90% das mesmas tecnologias oferecidas em uma unidade da Fountain Life — mesmo que não more perto de uma.

No entanto, se você tiver a sorte de morar perto de uma unidade da Fountain Life, nós o convidamos a passar por lá e conferir. E se você mora em San Diego ou São Francisco, talvez queira visitar a nossa organização gêmea, a Health Nucleus, que faz parte da Human Longevity Inc. (HLI). Ela foi cofundada por Peter e Bob, ao lado de Craig Venter, pioneiro da genômica. Sou cliente deles, e também investidor. Nela, é possível acessar muitas das mesmas tecnologias.

Na verdade, hoje em dia existem tantas ferramentas digitais projetadas para ajudá-lo a otimizar a sua saúde que você pode fazer quase tudo da sua casa. Atualmente, existe de tudo, desde um dispositivo do tamanho de um cartão de crédito chamado UHealth, capaz de medir a sua frequência cardíaca, até o Tyto, um kit de exames e aplicativo portátil, do tamanho da palma da mão, que permite realizar o próprio exame médico guiado, passível de ser visualizado remotamente pelo seu médico, em tempo real. Está com dor de garganta? A câmera do Tyto consegue observar a parte posterior da sua garganta. No fim do livro, na seção de referências, você poderá se informar sobre essas tecnologias e muito mais.

A nossa meta, neste livro, é lhe apresentar as ferramentas para que você possa gerenciar a sua saúde, com o apoio de especialistas, profissionais de saúde e nutricionistas. O objetivo real é fazer com que a pessoa comum tenha acesso a mais informações sobre sua saúde do que um médico tradicional que nunca o viu antes.

Uma das maiores vantagens é poder contar com uma fotografia contínua da sua saúde, com o registro de todo o seu histórico e dos seus progressos. É bom poder comparar a sua idade metabólica com a cronológica. Usamos, inclusive, a tecnologia de marcha esportiva para detectar alterações no seu caminhar que podem indicar problemas neurológicos, entre eles concussão, doenças de Parkinson e de Alzheimer — e isso tudo com você dando apenas dez passos para a frente e dez para trás com o seu celular!

Portanto, vamos seguir em frente e descobrir todas as maneiras pelas quais você pode reduzir o risco de doenças crônicas e estender o seu período de vida ativa saudável.

O que você precisa fazer? Uma simples coleta para exames de sangue lhe informará sobre doenças cardíacas, câncer e doença de Alzheimer — e talvez até possa aumentar a sua energia, a sua disposição e a sua vitalidade por meio da otimização hormonal.

Espero que este capítulo tenha feito você perceber quanto a tecnologia avançou e o tenha convencido a não esperar até que um problema apareça. Enquanto eu terminava de escrever este capítulo, a minha esposa, que foi a Los Angeles visitar uma querida amiga nossa e apresentar nossa filha de 4 meses, me ligou. Chegando ao fim da visita, ela teve a intuição de que algo estava diferente. Quando pressionada, nossa amiga revelou que seu amado esposo, com quem estava casada havia 40 anos, tinha sido diagnosticado com um tumor cerebral. Os médicos deram a ele apenas seis meses de vida. Nós dois choramos, porque amamos muito esse casal. É por esse motivo que escrevi este livro. Mais uma vez, tenha isso em mente: **a prevenção e o enfrentamento antecipado de um desafio são tudo!**

Lembre-se: muitos de nós estamos tentando viver tão plenamente que aceleramos sem verificar o estado do nosso motor. Contudo, até os pilotos de corrida dispõem de todos os tipos de medidor para informá-los sobre o que está se passando dentro do motor.

Por favor, dê a si mesmo e a quem você ama o presente de saber o que está acontecendo embaixo do capô. Pela última vez, como um lembrete ridiculamente repetitivo: os problemas são fáceis de resolver se você descobri-los ainda no começo! Não espere até que se tornem um desafio tão grande que acabem anulando a sua capacidade de agir.

O próximo capítulo fala sobre uma doença que cada um de nós, independentemente do condicionamento físico, da força ou da saúde, terá de enfrentar. É o que os cientistas estão chamando, agora, de "a doença do envelhecimento". Acredite ou não, hoje existe uma nova esperança de que possamos viver mais e melhor — por isso, vamos ver como um cientista da longevidade, da Universidade Harvard, está começando a fazer a nossa idade metabólica retroceder...

CAPÍTULO 4

FAZENDO O TEMPO REGREDIR: O ENVELHECIMENTO SERÁ CURÁVEL EM BREVE?

A incrível história do poder do epigenoma, das sirtuínas e das mitocôndrias

"E se pudéssemos permanecer jovens por mais tempo? Não apenas por mais anos, mas por décadas. E se esses anos finais não parecessem tão diferentes do que [...] os anos anteriores? E se, salvando a nós mesmos, também pudéssemos salvar o mundo?"

— DAVID SINCLAIR, autor de *Tempo de vida: Por que envelhecemos — e por que não precisamos*

Pela primeira vez na história da humanidade, os cientistas estão decifrando o código para entender por que envelhecemos e o que pode ser feito a respeito disso. **Neste capítulo, você ficará sabendo:**

1. O que um dos principais especialistas em longevidade, da Universidade Harvard, faz para aumentar sua energia e conseguir que sua idade metabólica seja 20 anos mais jovem do que sua idade cronológica.
2. O que se entende por "teoria da informação do envelhecimento", e como ela apresenta a possibilidade de retardar, interromper ou, até mesmo, reverter o processo de envelhecimento.

3. Por que o seu DNA, o seu genoma, NÃO é o seu destino, e como o seu epigenoma pode ser modificado para evitar doenças degenerativas e mudar a qualidade da sua vida.
4. O papel das mitocôndrias, a usina de força das células, que fornecem altos níveis de *energia celular* para potencializar o corpo, a mente e a psique.
5. A intrincada dança dos genes da sirtuína, que servem tanto para reparar o DNA quanto para regular o genoma, e que podem ser o segredo para a reversão da idade.
6. Como uma descoberta recente abalou o campo da longevidade, demonstrando que um tratamento de terapia genética em camundongos foi capaz de "fazer o tempo regredir" — restaurando sua visão e regenerando seu nervo óptico.

As pessoas costumam dizer que a idade é apenas um número — mas, para David Sinclair, são dois números. Ele tem 53 anos, quase 33. Se isso parece confuso, preste atenção, pois a explicação poderá mudar a sua vida, ou, pelo menos, as expectativas para a sua *vida ativa saudável* — o número de anos em que você permanece saudável, ativo e inteiramente funcional neste planeta.

O **Dr. David Sinclair, ph.D.**, é uma das maiores autoridades mundiais em rejuvenescimento. Ele é professor titular de genética na Faculdade de Medicina em Harvard. Supervisiona dois laboratórios de última geração sobre os mecanismos biológicos do envelhecimento, um em Harvard e outro na terra natal dele, a Austrália. Fundou quase uma dúzia de startups de biotecnologia, escreveu um dos livros mais vendidos segundo a lista do *New York Times* e patenteou 35 invenções. É o presidente da Life Biosciences, a base central de operações de um conjunto de empresas de pesquisa e desenvolvimento de medicamentos que estão engajadas no combate corpo a corpo contra o envelhecimento, em todas as frentes. Caso você ainda não esteja impressionado, **ele entrou para a lista da revista *Time* das "100 pessoas mais influentes" do mundo.**

Extraordinário, não acha? No entanto, alguns anos atrás, quando Peter Diamandis comentou, pela primeira vez, que eu *precisava* conhecer um "líder no campo da longevidade", admito que não fiquei muito animado.

"Espere um segundo, Peter", respondi. "**Não preciso viver para sempre. Que impacto isso teria na minha vida agora?** O que me interessa é aumentar a energia, a força, a flexibilidade e a vitalidade — a nossa qualidade de vida hoje, não apenas em algum momento no futuro."

Mas Peter insistiu. Ele me contou sobre a grande descoberta de Sinclair, um estudo inovador para fazer o nosso relógio biológico retroceder. **E me explicou a incrível "teoria da informação do envelhecimento", concebida pelo cientista.** De acordo com Sinclair, **quase todas as doenças crônicas ou degenerativas — aquelas que sequestram a nossa energia e degradam a nossa saúde — não estão embutidas nos nossos genes.** Na realidade, **elas são o resultado de uma "informação" ruim, que faz com que os nossos genes sejam "ligados" ou "desligados" nas horas erradas ou nos lugares errados do corpo. É como se fosse um código corrompido em um disco rígido de computador, só que em nível molecular.**

Desde 1995, quando ingressou no laboratório de vanguarda do Instituto de Tecnologia de Massachusetts (MIT), dirigido por Leonard Guarente, e foi um dos descobridores de uma causa do envelhecimento em células de levedura, Sinclair se propôs a investigar o enigma de por que declinamos fisicamente com o tempo. *Tempo de vida*, seu primeiro livro, foi o ponto culminante de décadas dando dois passos para a frente e um para trás, de intermináveis experimentos com minhocas, moscas, camundongos e macacos.

E qual foi o resultado de toda essa incansável pesquisa? Sinclair concluiu que os nove "traços distintivos" clássicos do envelhecimento — do esgotamento das células-tronco ao emaranhado de proteínas e à degradação do metabolismo — não eram, na realidade, as *causas* do processo. **Ao contrário, eles eram o resultado de danos ao DNA e da regulação inadequada dos genes. Ele encontrou o mesmo mecanismo operando "em todos os organismos do Universo", desde leveduras e bactérias até o *Homo sapiens*: "Envelhecer é uma perda de informação." Essa é outra maneira de dizer que o envelhecimento é entropia, uma medida de desordem de um sistema.** É como se um programa de computador danificasse as linhas de código e tivesse esquecido onde está localizado esse código! A capacidade das células de fazer o que deveriam fazer não é suficiente.

Posso resumir tudo isso? As escolhas ambientais e de estilo de vida realmente importam — ainda mais do que as pessoas pensavam.

David Sinclair é um oposicionista de carteirinha, um mestre da inovação. Ele é **um pensador verdadeiramente original, a criatura mais rara da face da Terra.** Ele intensificou seu compromisso com três ideias revolucionárias.

- **Princípio nº 1: O envelhecimento é uma doença, o que significa que não é inevitável — nem aceitável.**
- **Princípio nº 2: O envelhecimento é uma doença única com muitas manifestações, desde doenças cardíacas até câncer, diabetes e distúrbios autoimunes.**
- **Princípio nº 3: O envelhecimento é tratável e, até mesmo, reversível.**

Reserve um momento para digerir essas três frases. Pense sobre as implicações que elas trazem. Considere a potencial recompensa quando o Vale do Silício começou a injetar dezenas de bilhões de dólares e incontáveis petabytes de inteligência artificial para enfrentar as doenças degenerativas e restaurar a nossa força vital. É bom ressaltar que nem todos os cientistas concordam com Sinclair em todos os pontos. Ele está trabalhando em uma área muito recente, em que os argumentos são apaixonados e o consenso ainda está emergindo. Mas se a **teoria da informação** que ele defende estiver no caminho certo (e vários intelectuais da categoria Nobel acreditam que está), as percepções que compartilharemos neste capítulo poderiam mudar *tudo* na nossa vida. **Elas poderiam abrir as portas para um novo você. Para que haja saúde, vitalidade e força em praticamente qualquer idade!**

Fico orgulhoso de ter David Sinclair no conselho consultivo deste livro. Sinto-me privilegiado por apoiar sua incrível, transformadora e pragmática pesquisa, destinada a elevar a qualidade de vida dos seres humanos em todo o planeta. E tenho a honra de apresentá-lo a você neste capítulo. Continue lendo e prepare-se para ficar surpreendido, encorajado e inspirado!

A RECEITA DE REJUVENESCIMENTO DE DAVID SINCLAIR

Como se pode imaginar, a quantidade de assuntos com os quais Sinclair tem de se preocupar é suficiente para levar dois ou três seres humanos normais à exaustão. Contudo, a energia dinâmica que ele possui é brilhante, dominante, inesgotável. Ele tem rosto de menino, intelecto vivaz e senso de humor travesso. Em um sentido muito real, ele é a personificação da juventude. Como assim? **Bem, a idade cronológica de Sinclair — aquela que está na certidão de nascimento dele — é 53 anos. No entanto, a idade biológica — a dos biomarcadores sanguíneos que revelam a verdade — é cerca de duas décadas mais jovem. E, para que fique registrado, é a nossa idade biológica que importa. É o número que melhor prevê as perspectivas de vivermos mais 30 ou 50 anos vibrantes, ou além disso.*** A ciência mostra que nem todos envelhecemos no mesmo ritmo. Observe o meu amigo **Tom Brady**, um homem que acabou de ganhar seu sétimo Super Bowl na tenra idade de 43 anos. Tom tem mais vitórias no Super Bowl do que qualquer time da NFL! Para ter esse tipo de rendimento máximo em qualquer competição da qual participe, seja nos negócios, seja na vida, continue a leitura.

Mas como Sinclair fez isso? Como ele colocou em prática esse sofisticado truque de se tornar tão saudável quanto uma pessoa normal com quase 20 anos a menos? Ele teve sorte e ganhou na loteria genética? Ou há algo que ele sabe e *faz* que nós precisamos entender, para seguirmos o exemplo?

Como ficou comprovado, Sinclair aproveitou o vasto conhecimento da ciência da longevidade adquirido para fazer algumas mudanças em seu

---

* Abordaremos isso com mais detalhes mais adiante neste capítulo, mas a idade metabólica de Sinclair foi calculada por um método semelhante ao padrão-ouro do "relógio epigenético" desenvolvido por Steve Horvath, geneticista da Universidade da Califórnia.

estilo de vida. Em primeiro lugar, ele escolhe bem os alimentos. Regula com cuidado o consumo de carne vermelha e evita quase completamente o açúcar. Em segundo lugar, ele se limita a uma refeição por dia (jantar) — uma restrição calórica que muitos consideram um dos movimentos mais perspicazes e saudáveis que se pode fazer. Em terceiro lugar, ele modera a ingestão de álcool. Quarto, ele se esforça para dormir oito horas por noite. Quinto, ele se exercita pelo menos três dias por semana.

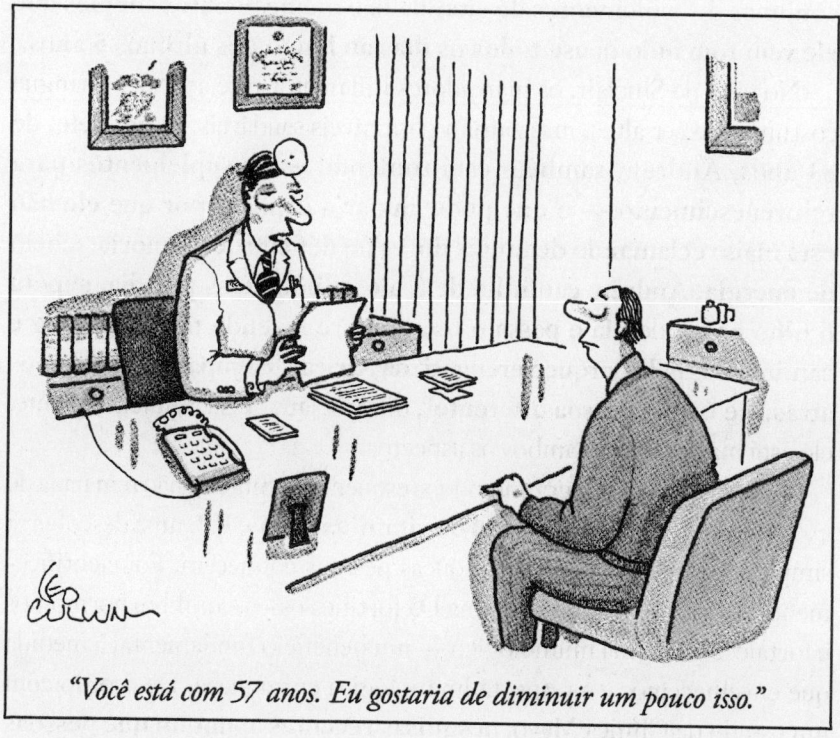

"Você está com 57 anos. Eu gostaria de diminuir um pouco isso."

Como discutiremos na Seção 3, as mudanças de estilo de vida que podem afetar a sua vida, **movimentos simples como os que acabei de citar, têm um impacto enorme na sua saúde, na sua energia, no seu vigor e na sua longevidade.** O melhor de tudo é que são fáceis de compreender — e de replicar. Você não precisa ser um guru da longevidade, ligado à Universidade Harvard, para decidir que, provavelmente, não é muito sensato se empanturrar de açúcar!

A verdade é que o estilo de vida de Sinclair é saudável, mas não tão excepcional assim. Embora acredite muito nos benefícios dos exercícios físicos, ele admite que não é um assíduo frequentador de academias de ginástica. Além do mais, não foi abençoado com genes fabulosos. A árvore genealógica dele tem muitos casos de diabetes e um número elevado de casos de invalidez e mortes precoces.

Então, qual é o segredo? Pelo menos em parte, é um pequeno conjunto de suplementos de vitalidade e medicamentos simples que ele vem tomando quase todos os dias ao longo dos últimos 5 anos.

No caso de Sinclair, os marcadores inflamatórios e açúcar no sangue costumavam ser altos, mas caíram para níveis saudáveis. **O pai dele, de 83 anos, Andrew, também está tomando esses suplementos para rejuvenescimento — o que pode ajudar a explicar por que ele não está mais reclamando de tantas dores ou déficits de memória. Cheio de energia, Andrew caminha de 5 a 6 quilômetros por dia, supera o filho na academia e passa o tempo livre fazendo montanhismo e caminhadas pelo parque Serengeti, na África. "Comparado a dez anos atrás, ele é uma pessoa diferente"**, diz Sinclair. "Física e mentalmente, ele está mais ativo em ambos os aspectos."

Caso você esteja se perguntando, o esquema de Sinclair não tem nada de exótico. **Ele toma um coquetel de vitaminas, D3 e K2,** uma descoberta simples e transformadora que poucas pessoas conhecem. Foi cientificamente comprovado que a vitamina D3 fortifica ossos, equilibra hormônios e fortalece o sistema imunológico — um benefício fundamental à medida que envelhecemos e a resposta imunológica enfraquece. De acordo com um estudo da Clínica Mayo, **pesquisas recentes apontam que pessoas com deficiências de vitamina D tiveram maior probabilidade de testar positivo para o vírus da covid-19 — e de sofrer insuficiência respiratória aguda ou morte após serem infectadas.**[1] Na Escócia, o governo chegou a ponto de fornecer suplementos gratuitos de vitamina D para populações vulneráveis que estavam isoladas em ambientes fechados, com pouca exposição à luz solar.

Enquanto isso, a **vitamina K2** evita que placas de cálcio obstruam as nossas artérias, uma das principais causas de infarto (e, se você quiser detectar doenças cardíacas assintomáticas *antes* que elas causem um problema maior e tiver lido o capítulo anterior, sabe que é só fazer uma angiotomografia computadorizada coronariana com dados interpretados por uma inteligência artificial).

Além disso, Sinclair coloca 1g de **resveratrol** no iogurte matinal (para absorção máxima) — trata-se de um potente antioxidante, encontrado em uvas e vinho tinto, capaz de proteger o nosso cérebro e o nosso coração. Como você deve saber, o resveratrol esteve na moda por um tempo, até que alguns estudos mostraram que consumi-lo sem gorduras reduzia sua absorção em cinco a dez vezes. Segundo Sinclair, o consumo com iogurte (ou outra fonte de gordura) é fundamental. Ele toma 1g de **metformina, um tratamento barato e de primeira linha para diabetes tipo 2 que pode ter um impacto de longo alcance — mesmo que você não seja diabético.** Sinclair acredita que, **ao aumentar a sensibilidade à insulina e, assim, diminuir a glicose no sangue**, essa droga milagrosa seja uma mina de ouro. **Falaremos mais sobre a metformina no Capítulo 10 e sobre um estudo recente o qual indica que ela pode proteger contra tudo, desde câncer a doenças cardíacas e demência.**[2]

Por último, mas não menos importante, Sinclair toma 1g de um suplemento de venda livre chamado NMN (mononucleotídeo de nicotinamida), sobre o qual voltaremos a falar em breve e com mais detalhes no Capítulo 10. Produzido naturalmente pelo corpo, esse composto é convertido em uma molécula chamada **NAD+, que desempenha papel central na regulação e na energização das nossas células. O problema é que produzimos cada vez menos NAD+ à medida que envelhecemos** — e é aí que entra a suplementação com NMN. Se você pesquisar no Google ou na Amazon, encontrará mais de dez marcas diferentes vendendo o que afirmam ser NMN, com preços variando de US$ 24 a US$ 95 por 60 comprimidos. O desafio é que muitos desses suplementos não contêm NMN verdadeiro quando testados em laboratório. E, em muitos casos, o conteúdo dessa molécula não possui uma forma estável, podendo se deteriorar em menos de 60 dias. No Capítulo 10, compartilharemos, para sua avaliação, as opções que consideramos seguras. É possível comprar algo similar on-line por

US$ 50 mensais.[3] Tenha cuidado, procure saber de quem você compra. Sinclair está apostando em estudos preliminares que afirmam que os comprimidos são seguros. Além do pai, seu irmão também toma — e os cachorros da família também.

Contudo, antes de você sacar o seu cartão de crédito, gostaria de adicionar uma ressalva. Vários precursores de NAD+ proporcionaram resultados notáveis para a saúde dos animais. Apesar disso, ainda não podemos ter certeza dos benefícios — ou riscos — para os seres humanos. O próprio Sinclair adverte que nenhuma molécula mágica é capaz de resolver todos os nossos males. E ele sabe, melhor do que quase todos nós, que evidências empíricas não substituem ensaios clínicos rigorosos, controlados e duplos-cegos.

Ainda assim... De acordo com alguns dos cientistas mais respeitados do mundo, as recompensas podem ser surpreendentes. Se a hipótese de Sinclair se confirmar, os suplementos que ele escolheu — ou algo parecido — podem, realmente, retardar a devastação causada pelo tempo e mudar o curso da história humana. Podemos parar de envelhecer logo no começo ou, até mesmo, recuperar a energia que considerávamos natural aos 20 e poucos anos. As implicações são épicas. Como Sinclair escreveu em seu livro, *Tempo de vida*: **"E se não tivéssemos de nos preocupar com o tempo? E se eu lhe dissesse que em breve — muito em breve, na verdade — não nos preocuparemos?"**

É uma proposta radical, sem dúvida. Entenderei se você achar difícil de engolir, sem trocadilhos. Mas, como você logo descobrirá, o futuro pintado em *Tempo de vida* não é uma fantasia improvável. **Estamos nos aproximando, rapidamente, de um ponto de inflexão no conhecimento e na tecnologia. Estamos à beira de alcançar grandes avanços que podem expandir de maneira drástica a nossa energia e estender a nossa vida ativa saudável e a nossa expectativa de vida.** A ciência está chegando — **em muitos casos, ela já é uma realidade prática neste exato momento.** O coquetel de suplementos para rejuvenescimento montado por Sinclair é apenas uma dentre uma infinidade de tecnologias com enorme potencial para nos impulsionar a um novo e brilhante mundo de vidas mais longas, mais saudáveis, mais dinâmicas e mais produtivas.

KLOTHO: A ENZIMA QUE PODE AUMENTAR A EXPECTATIVA DE VIDA

Eis aqui outro potente rejuvenescedor vindo ao seu encontro: uma enzima produzida naturalmente pelo nosso corpo chamada klotho. De acordo com a Klotho Therapeutics, uma empresa com sede em San Diego, níveis mais altos de klotho podem estar ligados a taxas de sobrevida admiravelmente mais altas em pessoas mais velhas.[4] Embora os dados pré-clínicos em animais não sejam uma garantia, o que sabemos até agora é intrigante. **Quando essa enzima foi "eliminada" em um camundongo, a vida útil do animal foi reduzida em 80%. Mas quando ela foi manipulada para ser "ativada" em um nível superior, o camundongo viveu 30% mais do que os camundongos normais... Um bônus de longevidade equivalente a mais de 20 anos humanos.** E, como essa mesma proteína pode ser encontrada em todo o reino animal, os cientistas acreditam que há motivos para acreditar que os seres humanos também se beneficiarão dela.

Como nos explicou Jim Plante, diretor executivo e fundador da Klotho Therapeutics, a história da klotho é muito parecida com a história da NAD+. **À medida que o nosso corpo envelhece, desenvolvemos deficiências dessas moléculas.** A empresa dele desenvolveu uma pílula de pequenas moléculas que promete "desbloquear" essa enzima, restaurando as "informações" para os níveis da juventude e interrompendo doenças degenerativas logo no início. O primeiro ensaio clínico em seres humanos terá como foco as doenças agudas dos rins, onde as concentrações de klotho são mais altas. Mais adiante, também planejam combater o câncer, as doenças cardíacas, o diabetes e a fragilidade. **E, considerando-se que essa proteína consegue atravessar a barreira hematoencefálica, também estão otimistas quanto a isso poder ajudar a prevenir a demência. Já há consenso de que uma quantidade saudável de klotho está associada a um maior volume cerebral e ao aprimoramento da memória e de outras funções cognitivas.**[5]

Antes de voltarmos à NAD+, quero discutir algo mais fundamental. Vamos nos concentrar, por um momento, no que os cientistas gostam de chamar de **"primeiros princípios"**, os preceitos que podem nos orientar a resolver os enigmas mais básicos da existência. Se a qualidade da nossa vida e o estado da nossa saúde são definidos pela nossa energia, pela nossa vitalidade ou força vital... **então, o que poderia ser mais fundamental do que esta pergunta básica: O que gera a energia do nosso corpo? O que alimenta os 30 trilhões de células do nosso corpo? Ainda mais importante: Como e por que perdemos energia ao longo do tempo? Por que tantos jovens são vítimas de doenças geralmente associadas a idosos, como diabetes, câncer e doenças cardíacas? E como podemos restaurar essa energia e sustentá-la ao longo de uma vida longa e exuberante, até uma velhice madura e ativa?**

Eis aqui uma pista: as respostas mais potentes podem ser encontradas nos menores elementos da vida.

CONHEÇA AS SUAS MITOCÔNDRIAS: OS SEUS GERADORES DE ENERGIA

"O que os indianos chamam de prana e os chineses chamam de ch'i, *os cristãos chamam de graça ou Espírito Santo e os secularistas talvez chamem de vitalidade ou força vital [...] Todas as células do seu corpo devem contar com um novo suprimento de energia a cada dia para prosperar."*

— CAROLINE MYSS, *Why People Don't Heal and How They Can*

Há algum tempo, compreendi que **a nossa qualidade de vida é determinada pelas nossas emoções**. Se você tem US$ 1 bilhão e sente raiva o tempo todo, a sua vida é a raiva. Se tem filhos lindos e fica preocupado o tempo todo, a sua vida é a preocupação. **As emoções não existem de forma isolada. Elas são fortemente influenciadas pela sua fisiologia e sua energia. Uma energia baixa tende a provocar emoções negativas.** Como você se sente depois de uma ou duas noites maldormidas? É um estado de energia baixa. O lado bom é que uma energia elevada desperta emoções *positivas*. Pense em como você se sente quando está descansado e calmo — muito mais esperançoso e confiante, certo?

Aqui está o cerne da questão: a sua energia é determinada pelo universo que está dentro de você — os seus 30 trilhões de células vivas, as unidades fundamentais de todos os tecidos, de todos os órgãos e de todos os sistemas que compõem o seu corpo. Ligando os pontos, <u>a nossa qualidade de vida é a qualidade de vida das nossas células</u> — este é o verdadeiro teste de fogo. **Quando as nossas células estão saudáveis e fortes, estamos plenamente vivos.** Quando as nossas células estão em equilíbrio, ou o que os cientistas chamam de *homeostase*, a nossa vida emocional também estará equilibrada. E, como você verá, **precisamos de altos níveis de energia celular para prosperar no corpo, na mente e na psique.**

Todos nós conhecemos pessoas que parecem ter metabolismos "rápidos" ou "lentos". Na verdade, nosso corpo é movido por *múltiplas* vias metabólicas. Ao transformar um produto químico em outro, essas vias regulam tudo, desde os nossos hormônios até o nosso ciclo de sono e o nosso sistema imunológico. Contudo, o metabolismo em que a maioria de nós pensa primeiro — e o mais importante para este capítulo — **é o metabolismo da glicose, as reações químicas que convertem carboidratos e açúcares em energia. Isso acontece dentro das nossas mitocôndrias, os minúsculos altos-fornos existentes dentro de cada célula que nos mantêm funcionando ao longo dos dias. Eles nada mais são do que os nossos geradores!** Peter Diamandis tem filhos gêmeos de 10 anos. Eles transbordam bom humor — são turbinados! As mitocôndrias de ambos disparam a todo o vapor, o tempo todo. **Como observou um estudo financiado pelos Institutos Nacionais de Saúde, "talvez nenhuma estrutura [mitocôndria] esteja tão íntima e simultaneamente conectada tanto à energia dos jovens quanto ao declínio dos idosos".**[6]

As mitocôndrias são responsáveis pelo combustível que abastece cada célula do nosso corpo. Elas vivem no citoplasma, o líquido entre a membrana exterior de uma célula e seu núcleo. **O maior trabalho que elas têm é importar nutrientes, fracioná-los e transformá-los em moléculas complexas chamadas ATP, as baterias das células.**

Precisamos de ATPs para flexionar um músculo, para sentir calor ou frio, para digerir nutrientes, para eliminar resíduos como dióxido de carbono — basicamente, para que o nosso corpo faça qualquer coisa! Quanto mais alto o animal estiver na escala evolutiva, de mais energia — e, portanto, mais ATPs — ele precisará para sobreviver. Se as mitocôndrias estiverem inativas, não haverá ATPs — e sem eles não há vida! A nossa espécie pode durar três semanas sem comida. Podemos passar três dias, ou um pouco mais, sem água. Entretanto, bastam apenas três minutos sem oxigênio para danificar o nosso cérebro — pois ele é necessário para "queimar" a glicose nas mitocôndrias e produzir ATPs (outro fato "engraçado": o cianeto é extremamente letal porque atinge as mitocôndrias, impedindo-as de usar o oxigênio ou fabricar ATPs. Uma pequena quantidade — menos de uma gota — é capaz de matar um ser humano de tamanho médio em 30 segundos!).

Para David Sinclair, as mitocôndrias são o "código Da Vinci" das células, o lugar onde os segredos da vida, da vitalidade, da decadência e da morte provavelmente serão encontrados, se conseguirmos decifrá-los. Na pesquisa ainda em andamento realizada pela equipe de Sinclair sobre o que impulsiona a vida ativa saudável e a longevidade, "procuramos adotar uma posição imparcial", afirma ele. "Perguntamos às células e aos animais o que é importante no envelhecimento, e continuamos a ser reconduzidos para as mitocôndrias."

IDADE: A CAUSA PRIMORDIAL DE TODAS AS DOENÇAS

"A velhice não é uma batalha, é um massacre."

— PHILIP ROTH, lendário romancista norte-americano

Quer tenhamos 20, 40, quer 60 anos, estamos envelhecendo a cada momento, a cada dia. E não somos só você e eu. À medida que as pessoas vivem cada vez mais, o mundo inteiro vai envelhecendo — e a tendência está se acelerando. Em 1800, a expectativa média de vida no mundo era de apenas 30 anos. Em 2019, graças a antibióticos, vacinas e melhores condições de higiene, além de uma queda acentuada na mortalidade infantil, a média mundial aumentou para 73 anos — e muito mais do que isso em nações ocidentais como os Estados Unidos, com modernos sistemas de saneamento.

Em 2050, o segmento da população mundial com mais de 60 anos (o meu grupo) será quase o dobro do que é hoje — mais de 2 bilhões de pessoas, quase uma em cada cinco no mundo. Felizmente, posso afirmar que a nossa vida mais longa também será mais ativa, mais dinâmica e muito *mais saudável* do que nunca se nos alinharmos a muitos dos princípios que serão compartilhados pelos especialistas nas páginas a seguir.

Mesmo com uma recente queda estatística devido a superdosagens de opioides, suicídios e problemas crônicos de fígado (que se agravaram com o isolamento social da covid-19), **hoje a pessoa comum nos Estados Unidos vive até os 79 anos. Quando chegamos aos 65 anos, as estatísticas mostram que podemos esperar viver, em média, outros 19 anos. Uma pessoa saudável de 80 anos, livre de doenças terminais, tem boas chances de durar mais uma década ou até mais, passando dos 90 anos.**

No entanto, embora a nossa quantidade de vida tenha aumentado significativamente, a nossa qualidade coletiva de vida está — no momento — estacionada. Embora tenhamos feito enormes avanços em relação às infecções virais e bacterianas, mais de 1,7 milhão de norte-americanos morrem por ano devido a doenças crônicas. **Em linhas gerais, mais de duas de cada três mortes são provocadas por doenças cardíacas, câncer, acidente vascular cerebral, doença pulmonar obstrutiva crônica, diabetes e doença de Alzheimer. Abordaremos todos eles — e os mais recentes tratamentos inovadores e ferramentas de prevenção — na Seção 4 deste livro.**

Eis uma pergunta: Qual é o maior fator de risco para esses problemas devastadores? Fumar? Exagerar nos drinques? Pedir um refrigerante com uma porção dupla de batatas fritas do McDonald's?

A resposta é: nenhuma das opções anteriores.

De longe, o maior fator de risco é o envelhecimento. De acordo com Sinclair, enquanto fumar aumenta em cinco vezes o risco de câncer, envelhecer aumenta em 500 vezes (quando se pensa sobre isso, faz sentido. Quantas crianças de 12 anos você conhece com artérias endurecidas ou câncer de pulmão?). **O envelhecimento, em si, é a mãe de praticamente todas as doenças — incluída a maioria das doenças infecciosas.** Embora as casas de repouso nos Estados Unidos tenham relatado apenas 4% dos casos de coronavírus (em meados de 2021), elas foram responsáveis por 31% do total de mortes.[7] De acordo com os Centros de Controle e Prevenção de Doenças (CDCP, na sigla em inglês), **o grupo demográfico de 85 anos ou mais apresentava 630 vezes mais risco de morrer de covid-19 do que as pessoas na faixa dos 20 anos**, muitas das quais portavam o vírus de forma assintomática. Qual o motivo dessa enorme diferença? Os idosos apresentavam problemas de saúde subjacentes letais, como doenças cardíacas ou diabetes, ou o que os médicos chamam de "comorbidades".

Hoje, o número de cientistas de alto nível que concorda com Sinclair neste ponto é cada vez maior, embora a comunidade médica ainda esteja tentando se atualizar. Em 2018, a Organização Mundial da Saúde (OMS) finalmente incluiu "doenças relacionadas ao envelhecimento" em seu Manual Internacional de Doenças, um passo relutante na direção certa. E repare bem: o Instituto Nacional de Envelhecimento — o único centro de pesquisa federal dos Estados Unidos para cuidados preventivos de saúde, em vez de cuidados reativos da doença — recebe apenas 7,5% do financiamento total dos Institutos Nacionais de Saúde.[8]

"Se investíssemos tanto dinheiro no envelhecimento quanto nas doenças", argumenta Sinclair, "já teríamos muitos medicamentos [aprovados]". Saberemos que fizemos progressos, continua ele, quando os medicamentos antienvelhecimento forem prescritos tão livremente quanto as estatinas o são hoje em dia.

ENTÃO, O QUE É ENVELHECER?

*"Sem energia, a vida se extinguiria instantaneamente e
o tecido celular entraria em colapso."*

— ALBERT SZENT-GYÖRGYI, bioquímico ganhador do prêmio Nobel

Mas o que queremos dizer, exatamente, com "envelhecimento"? Ao que parece, cabelos grisalhos, esquecimento, catarata e perda auditiva são apenas os óbvios desdobramentos subsequentes. A síndrome do envelhecimento, em si mesma, se enraíza cedo, por volta dos 20 anos, e opera de forma invisível por muito tempo. É como o tubarão assassino do filme de Steven Spielberg, deslizando silenciosamente sob a superfície — até que, um dia, ele ataca.

Por volta da meia-idade, as nossas células ficam maiores e mais gordurosas, as membranas se tornam menos permeáveis, dificultando a entrada de oxigênio ou a saída de resíduos. Elas se dividem mais lentamente, afinando os nossos minúsculos vasos sanguíneos e encolhendo os nossos músculos. Ficam também mais rígidas, e isso é sinônimo de más notícias para as nossas articulações, circulação e vias aéreas.

Assim como o osso do joelho se conecta ao osso da coxa, **as alterações nos tecidos levam a alterações nos órgãos — especialmente no coração, nos pulmões e nos rins, que, gradualmente, vão perdendo funcionalidade.** No início, podemos não perceber que ultrapassamos o limiar superior — como um edifício comercial bem construído, os nossos órgãos são projetados com uma reserva espetacular. **Um coração de 20 anos é capaz de bombear dez vezes mais sangue do que o corpo precisa. Contudo, quando chegamos aos 30 anos, começamos a perder parte dessa reserva a cada ano.**[9] (Há uma razão pela qual as pessoas param de correr atrás dos filhos na meia-idade!) **Os níveis de hormônios e células-tronco também despencam entre as idades de 30 e 40 anos. Por quê? Porque a evolução não nos programou para viver além dos 35 anos.** Depois de procriarmos e garantirmos a sobrevivência da espécie, o nosso trabalho é considerado concluído. E quais são os resultados mais comuns? Todas as características temidas do envelhecimento, desde as doenças crônicas e a demência até as "síndromes geriátricas", como fragilidade e quedas.

O envelhecimento também é um problema extremamente complexo, com inúmeros elementos móveis. Portanto, é uma tarefa difícil explorar todas as particularidades. Ele "não é apenas uma coisa que está dando errado", diz o **Dr. Leonard Guarente, ph.D.**, pioneiro da pesquisa sobre longevidade e quem deu a Sinclair a oportunidade de se iniciar nessa área. "São muitas coisas que estão dando errado ao mesmo tempo [e] se reforçam mutuamente em seu declínio." **Ou, como Tad Friend observou, de forma memorável, na** *New Yorker***: "Resolver a questão do envelhecimento não é apenas decifrar o mistério de quem matou, mas quem matou, onde foi cometido o crime e qual a motivação."**

Pois bem. **O livro que você tem em mãos trata de soluções reais e comprovadas que podem ser usadas agora, assim como ferramentas que logo estarão disponíveis.** Existem alguns detetives científicos bastante inteligentes caçando pistas, chegando cada vez mais perto da fonte dos nossos problemas físicos. Nem é preciso dizer que David Sinclair é um dos melhores investigadores do mundo. Ele apresentou uma hipótese ousada, provocativa e elegante ao mesmo tempo:. Ele **está convencido de que o envelhecimento resulta de informações perdidas ou distorcidas e acredita que a fonte dos nossos problemas na velhice consiste em uma falha na comunicação e na regulação celulares** — nem mais, nem menos.

O nosso código genético é uma façanha milagrosa. **A nossa "informação" original é um livro de instruções que transforma um romance microscópico entre esperma e óvulo em um recém-nascido de 3,5kg, com bilhões de células — tudo isso no intervalo de nove meses! Esse manual, o nosso genoma, orienta as células-tronco geneticamente idênticas a se metamorfosear em células nervosas, cardíacas, células musculares ou epiteliais.** Na maioria dos casos, o resultado é bom. Todos os sistemas de um bebê *funcionam*, como se fosse um carro novinho em folha ainda na garantia.

Porém, com o tempo, coisas ruins vão acontecendo. **Somos bombardeados por radiação, estresse e toxinas ambientais. Sofremos com dietas pobres e a insuficiência de exercícios físicos.** Nossos condicionamentos físico e emocional passam a ser negligenciados. Há uma razão pela qual a taxa de câncer nos Estados Unidos permanece insistentemente alta, apesar de tudo o que já aprendemos sobre prevenção... Ou pela qual o diabetes infantil continua aumentando a cada ano.

Esta é a nossa promessa: podemos ficar livres das doenças praticamente a vida inteira. Podemos escrever um novo fim para as nossas histórias biológicas — e um novo meio também.

Se a teoria de Sinclair estiver correta, e formos capazes de reinicializar o nosso genoma e reverter essas instruções principais para o estado primitivo, talvez não esteja tão distante o tempo que manteremos a juventude por toda a vida! Vamos parar de ficar "mais velhos" em todos os sentidos. **Biologicamente falando, vamos melhorar. Ficaremos mais vigorosos e poderosos. Mais incansáveis e enérgicos. Mais robustos e vivos!**

O CÁLICE SAGRADO

"O que temos aqui... é uma falha de comunicação."

— CAPTAIN, diretor da prisão em *Rebeldia indomável* (1967)

Vamos começar com um pouco de contextualização. Há **três palavras** que eu gostaria de ajudá-lo a entender. Elas parecem um tanto científicas, mas facilitam bastante na compreensão do processo de envelhecimento e, mais importante ainda, na mudança do nível de energia que você continua vivenciando. São elas: **genoma, epigenoma e sirtuínas.**

O que é um genoma? Cada célula do nosso corpo tem um conjunto idêntico de instruções, com 3,2 bilhões de letras da mãe e 3,2 bilhões de letras do pai. **Essas letras compõem o DNA e são conhecidas como genoma.** Ele codifica cerca de 30 mil proteínas, que são as enzimas e os elementos básicos da vida. **As proteínas codificadas no seu nascimento são as mesmas de quando você está com 80 anos!**

Portanto, se é verdade que o seu genoma não muda, por que você não é mais o mesmo de quando tinha 20 anos?

É aí que entra o seu epigenoma. O seu epigenoma (em que o prefixo "epi" significa *acima*) é o software celular que controla o seu DNA, o seu genoma. Ele diz a cada célula quais genes devem ser ativados e quais devem ser desativados. É assim que células com DNA idêntico acabam exercendo funções muito diferentes, o motivo pelo qual uma célula se torna um músculo e outra forma um neurônio. **Enquanto o seu genoma se assemelha às teclas de um piano, com cada uma produzindo uma nota, o seu epigenoma é como se fosse o pianista que decide quais teclas devem ser tocadas em que momento exato durante um concerto.** Biologicamente, o epigenoma é constituído por compostos químicos e proteínas que se ligam ao DNA e orientam quais dos seus 30 mil genes serão ativados ou desativados ao longo da vida.

Quando se trata da nossa vida ativa saudável, da expectativa de vida, e de como o nosso corpo e a nossa mente funcionam a cada dia, os genes e o DNA não são o nosso destino. O epigenoma, que controla a expressão gênica, é o principal mecanismo que decide o nosso destino. Gostaria de enfatizar isso, pois muitas pessoas se deixam hipnotizar e acabam acreditando no oposto: *os nossos genes não são o nosso destino.* Não fui eu que afirmou isso. Veja o que David Sinclair nos disse: **"Se observarmos os estudos com gêmeos, em milhares de pessoas, chegaremos à conclusão de que apenas 20% da nossa saúde na velhice e da nossa expectativa de vida são determinados geneticamente, o que é uma coisa impressionante."**

A que correspondem os outros 80%? *Ao epigenoma.* Entre biólogos e geneticistas, a questão já está acima de qualquer discussão: **o joystick epigenético que controla como o genoma funciona é mais poderoso do que o próprio código genético em si.** É importante ressaltar que foram identificados vários fatores de estilo de vida que, acredita-se, modificam poderosamente os padrões epigenéticos, como dieta, obesidade, atividade física, tabagismo, consumo de álcool, poluentes ambientais, estresse psicológico e trabalho em turnos noturnos.

Até aqui, falamos sobre como **o envelhecimento é a desregulação do epigenoma — a ativação ou desativação dos genes errados à medida que envelhecemos.** Os erros no nosso epigenoma se acumulam ao longo da vida. No decorrer dos anos, conforme vamos envelhecendo, o nosso DNA celular é constantemente desafiado por fatores indutores de danos, como fumo, radiação e toxinas no ambiente. **É aqui que as sirtuínas, o terceiro ingrediente das causas do envelhecimento, desempenham papel importante.**

As sirtuínas são um conjunto de sete enzimas reguladoras que têm duas funções diferentes e concomitantes nas células. Primeiro, elas **regulam o epigenoma, "ligando os genes certos na hora certa e na célula certa, aumentando a atividade mitocondrial, reduzindo as inflamações e protegendo os telômeros".** E, segundo, **orientam a reparação do DNA.**

À medida que envelhecemos, a necessidade de reparação do DNA aumenta devido aos danos acumulados. Faz sentido, certo? Aos 20 anos, só tivemos uma pequena exposição a toxinas ambientais, mas, aos 60, tivemos uma exposição três vezes maior e, pelo fato de os danos ao DNA se acumularem, a necessidade de reparação está sempre aumentando. Por esse motivo, as nossas sirtuínas ficam sobrecarregadas, respondendo freneticamente a um alarme de incêndio após outro. À medida que vão se tornando mais escassas, elas se distraem de sua primeira tarefa essencial, regular o epigenoma, decidindo quais genes devem ser ativados e quais devem ser desativados.

Qual é o duplo golpe disso? Conforme envelhecemos e acumulamos mais e mais danos ao DNA, a nossa capacidade de ir reparando simultaneamente esses danos se torna cada vez mais desafiadora. **O nosso corpo fica desregulado — desde as células individuais até sistemas orgânicos inteiros.** O ruído epigenético se acumula. Os genes que não necessitam de ativação são constantemente ativados, e vice-versa. **É um caos epigenético!**

Em poucas palavras, essa é a dinâmica do envelhecimento em nível molecular: a tensão entre a regulação e a reparação dos genes, e como pagamos o preço quando as nossas sirtuínas ficam sobrecarregadas.

Isso nos leva a outra questão importante, cuja resposta é capaz de combater a doença do envelhecimento humano: **Como podemos reavivar e potencializar as nossas sirtuínas?**

Como ajudar as sirtuínas? Resposta? Com a NAD+

Graças, em grande parte, a Sinclair, hoje sabemos que as nossas sirtuínas não podem fazer quase nada — incluído consertar o nosso DNA — sem uma grande ajuda da NAD+, uma molécula fundamental para alimentar todo o sistema de sirtuínas. <u>Portanto, é preocupante saber que perdemos cerca de metade da nossa NAD+ aos 50 anos... justamente na época em que precisamos, mais do que nunca, funcionar com eficiência máxima.</u> À medida que envelhecemos, as nossas sirtuínas têm cada vez mais trabalho a fazer e não dispõem de combustível NAD+ suficiente para realizá-lo!

Isso lhe parece uma história deprimente? Na verdade, é o oposto. Primeiro, como veremos no Capítulo 10, há algo que você pode fazer para ajudar as sirtuínas e aumentar os seus níveis de NAD+. Segundo, se você me acompanhou até aqui, deve estar extasiado com essa recente mudança no pensamento científico. Porque, ao contrário das mutações no nosso genoma, o envelhecimento epigenético é previsível, reproduzível — e, com base em ensaios clínicos recentes, possivelmente reversível.

Pense bem: sem exageros, Sinclair está falando sobre o Cálice Sagrado — a fonte da juventude! **Quando descobrirmos como reverter o nosso epigenoma até uma etapa anterior, tudo mudará.** Doenças "incuráveis" — do diabetes à doença de Parkinson e à degeneração macular — passarão a ser *defeitos* no processo de envelhecimento, em vez de características incorporadas nele. Elas poderão ser corrigidas ou, até mesmo, evitadas. Assim que decifrarmos esse código, a humanidade se libertará das doenças relacionadas à idade. "Imagine que surja um tratamento para doenças cardíacas", diz Sinclair, "mas, como efeito colateral, também estaríamos protegidos contra a doença de Alzheimer, o câncer e a fragilidade".

Bem, vamos parar por um momento e fazer um balanço da situação. Porque, tenho de admitir, fizemos você mergulhar nas profundezas dessa piscina científica. É muita coisa para digerir de uma só vez. Por isso, respire fundo. Estique os braços e as pernas. Pegue alguns biscoitos com recheio (não, melhor não). E agora que você está se sentindo revigorado, gostaria de lhe contar o que tudo isso significa. É tão importante quanto simples e direto. Aqui, em resumo, está a grande mensagem deste capítulo:

O envelhecimento não está inscrito no nosso programa biológico. Ao contrário da morte e dos impostos, não é algo inevitável.

E se você quiser mais evidências, vou apresentá-lo a alguns dos nossos amigos de quatro patas.

NMN E CAMUNDONGOS MUSCULOSOS

Hoje em dia, aceita-se que o encolhimento e a morte dos microcapilares, os nossos menores vasos sanguíneos, são um aspecto primário do envelhecimento. À medida que o fluxo sanguíneo diminui, os tecidos e os órgãos passam a receber menos oxigênio. Produtos residuais se acumulam. As feridas cicatrizam mais lentamente. Perdemos massa óssea (osteoporose) e, acima de tudo, massa muscular. **Isso ajuda a explicar por que a maioria das pessoas atinge o auge do rendimento físico na casa dos 20 anos e por que os atletas profissionais, de modo geral, são forçados a se aposentar por volta dos 40 anos.**

Sabemos que a prática regular de exercícios físicos pode ajudar a evitar essa decadência. **Os músculos submetidos a exercícios liberam proteínas estimulantes do crescimento, que instruem as nossas células endoteliais (as células que revestem os vasos sanguíneos) a formar novos capilares.** Contudo, sem sirtuínas ativas suficientes por perto, diz Sinclair, "é como se aquelas células tivessem ficado surdas aos sinais enviados pelos músculos".[10] Mais uma vez, informações essenciais se perdem.

Em sua tentativa de melhor entender o que estava acontecendo, Sinclair conduziu um experimento notável. **Sua equipe na Universidade Harvard administrou NMN (mononucleotídeo de nicotinamida), a molécula precursora que é convertida em NAD+ dentro das nossas células, em camundongos de 20 meses de idade (equivalente a um ser humano com uns 70 anos). E sabe o que aconteceu? Os animais se revitalizaram. Eles formaram vasos sanguíneos novos e mais densamente interligados. As mitocôndrias também se reavivaram. E, com mais fluxo sanguíneo e oxigênio, os músculos dos camundongos ficaram maiores e mais fortes.** A transformação foi incrível. Ao fim de dois meses, os animais revitalizados estavam correndo distâncias 60%

maiores do que os de um grupo de controle que não tinha sido tratado. Eles se tornaram tão vigorosos quanto camundongos com a metade da idade deles. Sob todos os parâmetros importantes, eles eram jovens de novo! É por isso que Sinclair e seu pai ingerem 1g de NMN todas as manhãs, como suplemento alimentar.

UM ESTIMULADOR DE NAD+ ESTÁ SENDO TESTADO PELAS FORÇAS ESPECIAIS NORTE-AMERICANAS

Quando se trata de aumentar a NAD+, talvez surja uma novidade nos próximos dois ou três anos, e ela atende pelo codinome de MIB-626. A MIB-626 é uma molécula patenteada e fabricada sinteticamente semelhante, mas não idêntica, ao NMN. Ela está sendo desenvolvida e testada por uma empresa chamada Metrobiotech, na qual Peter e eu investimos. Historicamente, quando medido, o NMN conseguiu aumentar intracelularmente os níveis de NAD+ em, no máximo, 40%, mas estudos recentes em seres humanos mostram que 14 dias de administração da MIB-626 são suficientes para aumentar os níveis de NAD+ de 200% a 300%!

"Descobrimos uma maneira de reverter o envelhecimento vascular aumentando a presença de moléculas naturais no corpo que são responsáveis pelo incremento da resposta fisiológica aos exercícios físicos", afirmou David Sinclair, pesquisador sênior do estudo.

Na avaliação em camundongos, os pesquisadores administraram 400mg/kg diários de NMN em camundongos de 20 meses de idade, comparável aos 70 anos em seres humanos. Após dois meses, os **camundongos tinham aumentado o fluxo sanguíneo muscular e melhorado o rendimento físico e a resistência, e tinham se tornado tão fisicamente bem condicionados e fortes quanto os camundongos jovens.** Um camundongo adolescente consegue correr cerca de 1km em linha reta em uma esteira. Se administrarmos esse composto por 30 dias em um camundongo adulto (equivalente à faixa etária de 70 anos), ele será capaz de correr entre 2km e 3km.

> Em vez de apostar no ramo dos suplementos (em que ensaios clínicos não são exigidos pela FDA), a Metrobiotech vem buscando aprovações da FDA, e está na fase 1 e na fase 2 dos primeiros ensaios clínicos usando a MIB-626 para uma ampla gama de indicações, variando do aumento da resistência muscular e da neurogeração até o tratamento de insuficiência renal relacionada à covid-19 e, inclusive, insuficiência cardíaca.
>
> O mais interessante, talvez, é que, segundo informações extraoficiais obtidas em julho de 2021, o Comando de Operações Especiais dos Estados Unidos (Socom, na sigla em inglês) "concluiu estudos pré-clínicos de segurança e dosagem, em antecipação a testes de desempenho complementares" usando a molécula MIB-626 da Metrobiotech. "Se os estudos pré-clínicos e os ensaios clínicos se confirmarem, os benefícios resultantes incluirão aprimoramento do rendimento humano, como maior resistência e mais rapidez na recuperação de lesões", afirmou Timothy A. Hawkins, comandante da Marinha e porta-voz do Socom.
>
> Se tudo correr bem com os ensaios clínicos, espera-se que a MIB-626 obtenha a aprovação da FDA como novo medicamento, podendo estar disponível para todos até o fim de 2023.

MÁQUINA DO TEMPO EPIGENÉTICA

"O nosso estudo mostra que o envelhecimento talvez não precise prosseguir em uma única direção. [...] Com uma modulação cuidadosa, ele pode ser revertido."

—JUAN CARLOS IZPISUA BELMONTE,
biólogo pioneiro de células-tronco, do Instituto Salk

Atualmente, Sinclair está muito entusiasmado com o potencial da reprogramação celular para alterar o nosso epigenoma e nos manter saudáveis por mais tempo. Em 2006, um pesquisador japonês chamado Shinya Yamanaka fez uma descoberta de enorme reverberação, merecedora do prêmio **Nobel**, que viria a alterar o rumo da medicina e da biologia humana. Yamanaka demonstrou que um conjunto de quatro genes poderia transformar células adultas comuns em células-tronco com idade zero. **Essas células-tronco manipuladas — conhecidas pelos cientistas como células-tronco pluripotentes induzidas — tinham a capacidade mágica de reparar ou substituir tecidos lesionados em qualquer parte do corpo.** Fazendo as células retrocederem no tempo, décadas de arranhões epigenéticos poderiam ser apagadas.

Dez anos depois, Juan Carlos Izpisua Belmonte, do Instituto Salk, ativou todos os quatro "fatores de Yamanaka" em camundongos prematuramente envelhecidos. A primeira abordagem de Belmonte teve resultados espetaculares, mas alguns dos camundongos morreram. Ele, então, fez modificações e promoveu, com sucesso, o "rejuvenescimento molecular" das células dos roedores. Isso mesmo. **<u>Izpisua Belmonte conseguiu a surpreendente façanha de revigorar as mitocôndrias minguantes dos animais — e, assim, aumentar a expectativa de vida dos camundongos em 30%.</u>**[11] "Foi um experimento maluco", diz Sinclair, "e ele deve receber um Nobel por isso". Na verdade, Sinclair está convencido de que esse trabalho acabará se transformando em um dos grandes trabalhos científicos do século XXI.

Em 2019, o laboratório de Sinclair na Universidade Harvard, com base no trabalho de Izpisua Belmonte e em todo o campo das sirtuínas, **ativou três dos quatro fatores de Yamanaka em camundongos que haviam ficado cegos por glaucoma relacionado à idade. Em mamíferos adultos, as células do sistema nervoso central — que inclui o nervo óptico — não se regeneram.** Nunca houve uma maneira de recuperar a visão depois do glaucoma... mas talvez agora haja. Os camundongos da REVIVER (sigla, em inglês, para RecuperAção da Informação por Reprogramação Epigenética), de Sinclair, tiveram a visão restaurada, constituindo <u>"o primeiro tratamento para reverter a perda de visão devido ao glaucoma".</u>[12] E, melhor ainda, nenhum dos camundongos morreu.

Em seguida, a equipe de Sinclair passou para o teste decisivo de sua teoria da informação do envelhecimento. Usando o padrão-ouro **"relógio epigenético", inventado por **Steve Horvath, da Universidade da Califórnia, em Los Angeles**, eles mediram uma alteração química chamada "metilação" em todo o genoma do camundongo. **Horvath compara a metilação à ferrugem em um automóvel: quanto mais você a tem, mais velho fica biologicamente e, de forma muito provável, menos anos lhe restam.**

E o que foi que Sinclair descobriu? Depois que os três fatores de Yamanaka foram ativados, os camundongos da REVIVER apresentaram *menos* metilação. <u>**Eles ficaram realmente mais jovens e conseguiram enxergar de verdade — o glaucoma havia desaparecido!**</u> **A desmetilação fez com que os velhos neurônios se comportassem como células nervosas jovens e bem-dispostas.** Sinclair ligou para Horvath e disse: "Adivinhe só, Steve — o seu relógio não é apenas um relógio. Ele realmente controla o tempo!" (Se você estiver curioso para saber o seu nível de metilação e a sua idade biológica epigenética, em breve a equipe de Sinclair comercializará um exame baseado em um cotonete bucal rápido e indolor. Ele promete que a resposta sairá em apenas alguns dias, a um custo de apenas 1 dólar.)

Tantas terapias promissoras falharam e caíram no abismo existente entre estudos em animais e ensaios clínicos em seres humanos. Mesmo assim, os resultados da REVIVER entusiasmaram o mundo acadêmico. Talvez *consigamos* fazer com que o nosso epigenoma retorne ao estado da juventude. Se isso acontecer, as implicações serão fantásticas! **Uma vez que tenhamos conseguido reprogramar com segurança a nossa idade biológica e fazê-la retroceder, o que nos impedirá de recolocar os pacientes no ponto anterior a um AVC, a uma lesão na coluna, ou à formação de sua primeira célula cancerígena pancreática?** "O corpo sararia", diz Sinclair, "como se fosse extremamente jovem, voltando, até mesmo, ao estágio neonatal". Tudo o que precisamos fazer é embarcar na máquina do tempo epigenética!

> *"Combater o envelhecimento não é um gesto egoísta. É, provavelmente, o gesto mais generoso que eu poderia oferecer ao planeta."*
> — DAVID SINCLAIR

Embora o caminho para um epigenoma saudável e mitocôndrias fortificadas possa ser pavimentado por suplementos como o NMN, o estilo de vida também cumpre papel importante. Quanto mais velhos ficamos, mais importantes os nossos hábitos pessoais se tornam. Como discutiremos em capítulos posteriores, a restrição calórica — uma condição mimetizada pela NAD+ — é uma peça essencial do quebra-cabeça. Assim como a prática regular de exercícios físicos.

"É por isso que, hoje em dia, eu me preocupo com a minha saúde", diz Sinclair. "Pensei que poderíamos influenciá-la apenas superficialmente, mas não. **Realmente, temos a longevidade em nossas mãos.**" Espero que você leve isso a sério, pois poderá ser a lição mais importante deste livro.

Sinclair afirma que a última coisa que ele gostaria de fazer "é manter as pessoas adoentadas por mais tempo". O objetivo dele não é apenas ajudá-las a viver até a casa dos 90 anos, mas também fazê-las chegar lá mantendo o dinamismo e a integridade, prontas para entrar em ação. Isso é o que queremos dizer com expandir o nosso período de vida ativa saudável — continuar nos sentindo jovens até os nossos últimos dias! Em ensaios pré-clínicos, relata Sinclair, camundongos que recebem NMN (o precursor da NAD+) "só irão contrair doenças cardíacas, câncer e doença de Alzheimer algumas vezes 20% mais tarde. E isso representa uma juventude 20% mais longa, não apenas uma vida 20% mais longa".

Quando camundongos bastante velhos *são* acometidos por uma doença crônica, o sofrimento não dura muito tempo. Pelo contrário, eles morrem abruptamente. Essas descobertas estão em sintonia com a pesquisa de Nir Barzilai, principal consultor médico da Life Biosciences. Em um estudo realizado com 700 pessoas que completaram 100 anos, ele descobriu um fenômeno inesperado: "No fim da vida, elas ficam doentes por um período muito curto."[13]

Um "dividendo da longevidade" implica internações hospitalares cada vez mais curtas e despesas médicas muito menores. **De acordo com os Centros de Controle de Doenças (CDCs, na sigla em inglês), em seus dois últimos anos de vida os centenários representam apenas um terço das despesas com cuidados de saúde das pessoas que mor-**

rem mais jovens.[14] Se pudéssemos adiar o típico surgimento das doenças crônicas — digamos, dos 60 aos 90 anos —, só **os Estados Unidos economizariam bilhões de dólares por ano.**[15] **E, o mais importante de tudo, milhões e milhões de pessoas levariam vidas mais saudáveis, felizes e socialmente mais úteis.**

No início da carreira, quando David Sinclair se apresentava como "um rebelde da ciência", o entusiasmo dele exasperava a comunidade acadêmica. Ainda hoje, como nos conta, sua equipe continua trabalhando "na contramão, porque aqui pensamos os problemas de forma diferente. O que costumamos descobrir é contraintuitivo. E, às vezes, demoramos anos para chegarmos às respostas para questões que estamos levantando".

Talvez você já tenha ouvido falar da importante perspectiva sobre **os três estágios de todas as verdades.** Veja como funciona:

1. **Primeiro, elas são ridicularizadas.**
2. **Depois, elas são rejeitadas ferozmente.**
3. **E então, finalmente, elas são aceitas como óbvias.**

Na próxima seção deste livro, você conhecerá uma série de cientistas geniais que fizeram progressos extraordinários seguindo esses três passos. Na verdade, talvez você comece a ler estes capítulos e se torne mais um dos muitos que duvidam. *De jeito nenhum*, talvez diga a si mesmo. Ou: *Como isso pode ser possível?* Entretanto, gostaria de encorajá-lo a manter o foco e continuar lendo. Porque os resultados são reais.

De várias maneiras, Sinclair tem muito em comum com o nosso primeiro grupo de heróis. Todos nós já ouvimos falar de pessoas que morrem na fila de espera dos transplantes de órgãos. No entanto, não é preciso ser assim, e isso graças a esses cientistas pioneiros. Vamos nos concentrar em uma ciência inovadora que pode até parecer ficção científica, mas que está sendo praticada com sucesso neste exato momento: a regeneração de novos órgãos de substituição.

Vire a página agora — e aperte o cinto de segurança!

SEÇÃO 2

HERÓIS DA REVOLUÇÃO DA MEDICINA REGENERATIVA

Conheça cinco das ferramentas mais poderosas para a cura, a transformação e a regeneração do corpo humano, e ouça as histórias inspiradoras dos heróis que as criaram. Essas ferramentas e descobertas são a base de muitos tratamentos que você conhecerá neste livro, entre elas...

- O milagre da regeneração de órgãos.
- A poderosa célula CAR-T: uma cura revolucionária para a leucemia.
- Cirurgia cerebral sem incisão: o impacto do ultrassom focalizado para curar os sintomas da doença de Parkinson e, até mesmo, a dependência de opioides.
- Terapia genética e o poder da tecnologia CRISPR: uma cura potencial para qualquer doença.
- A maravilhosa via de sinalização Wnt: a fonte definitiva da juventude? Saiba mais sobre uma molécula inovadora, atualmente na fase 3 de ensaios clínicos, com potencial para regenerar todos os seus tendões em menos de 12 meses, eliminando a osteoartrite. Conheça também algumas das mais novas alternativas às tradicionais quimioterapia, radioterapia e cirurgia para o tratamento do câncer.

CAPÍTULO 5

O MILAGRE DA REGENERAÇÃO DE ÓRGÃOS

"Se mantemos automóveis, aviões e edifícios funcionando para sempre com manutenção contínua e um estoque ilimitado de peças, por que não podemos criar um suprimento ilimitado de órgãos transplantáveis para fazer com que as pessoas vivam indefinidamente?"

— MARTINE ROTHBLATT, criadora da rádio SiriusXM
e diretora executiva da United Therapeutics

A próxima década será conhecida por muitos avanços impressionantes na área da saúde, mas poucos serão mais surpreendentes ou impactantes do que este: em breve, cada um de nós poderá ter acesso a um conjunto de órgãos de reserva. Hoje, o tempo de espera para um transplante pode ser de meses ou até anos — o que, para muitos, pode ser tarde demais. E se as pessoas não precisassem esperar que alguém morresse para conseguir um coração ou um fígado saudável? Neste capítulo, você ficará sabendo como cinco cientistas e empreendedores brilhantes estão enfrentando esse desafio gigantesco neste exato momento. Aqui estão apenas alguns dos extraordinários avanços obtidos:

- Pulmões "mortos" e danificados podem ser restaurados e preservados em boas condições por até 22 horas, tempo suficiente para serem enviados e transplantados — com uma taxa de sucesso de 100%.
- Outra plataforma baseada em células-tronco — a dos órgãos impressos em 3-D, uma tecnologia que existe há duas décadas — está

avançando rapidamente, da pele até órgãos sólidos, como coração, rins e pulmões. A recompensa final, projetada para ocorrer antes do fim da década de 2020, será uma oferta ilimitada de transplantes por demanda, seguros e acessíveis, com a disponibilização do produto acabado no prazo de um mês após a solicitação ser efetuada.

- Porcos geneticamente modificados e "humanizados" podem fornecer órgãos prontos para uso e em quantidade mais do que suficiente para todos os que estão aguardando nas filas de transplantes — sem risco de contaminação viral ou de uma rejeição imunológica. É possível até que esses órgãos transplantados venham a ser mais fortes e mais resistentes do que os nossos órgãos originais!
- Outra plataforma de regeneração de órgãos está construindo do zero pulmões, combinando um arcabouço de colágeno de porco com as células-tronco do futuro receptor. Com a correspondência perfeita de DNA entre o paciente e o tecido regenerado, não há risco de rejeição — e não há necessidade de medicamentos imunossupressores pelo resto da vida.
- Os nossos gânglios linfáticos podem ser transformados em biorreatores, destinados a fabricar "pequenos órgãos" para auxiliar os órgãos originais doentes ou substituí-los.
- "Rins ciborgues" por demanda — arcabouços sintéticos infundidos com células-tronco — podem produzir urina normal, e a testagem em pacientes humanos está programada para acontecer até o fim de 2023.
- Além disso, você conhecerá os princípios que guiaram esses cientistas inspiradores a fazer progressos em áreas em que a tarefa parecia impossível. Durante a leitura, observe os padrões utilizados para conceber esses avanços, pois as crenças e as ações desses cientistas podem lhe servir de modelo para enfrentar os desafios ou alcançar objetivos que, inicialmente, poderiam parecer impossíveis.

Sei que tudo isso parece ficção científica, mas o Dr. Anthony Atala, da Universidade Wake Forest, usa células-tronco para cultivar bexi-

gas humanas impressas em 3-D há quase vinte anos, e hoje existem pessoas cujas vidas foram salvas e transformadas por esse trabalho.[1] A maior parte do que você lerá neste capítulo deve chegar ao público até 2025. Então, vamos começar a jornada...

De todas as pessoas brilhantes que ultrapassaram essa barreira, uma delas se destaca: **Martine Rothblatt, presidente, diretora executiva e fundadora da United Therapeutics.** A qualidade e a amplitude do pensamento de Martine, a agudeza da curiosidade, a paixão pela execução — **ela, simplesmente, está num nível diferente de qualquer outra pessoa.** Ela se tornou minha amiga e é amiga íntima de Peter Diamandis há mais de trinta anos. Recentemente, quando Peter e eu conversamos com ela, o que descobri me deixou maravilhado. Continue lendo, e aposto que você também ficará assim.

A United Therapeutics está revolucionando essa área, oferecendo uma infinidade de opções para transplantes de órgãos em situações de vida ou morte. Para qualquer outra pessoa, isso, por si só, já seria a admirável obra de toda uma vida. Mas, para Martine, é apenas a mais recente de uma longa série de missões que desafiam as probabilidades. Anos atrás, ela imaginou uma maneira de conectar o mundo inteiro com o que havia de melhor em notícias e músicas, não importando onde os ouvintes estivessem. O resultado? Uma rádio por satélite, hoje conhecida como **SiriusXM**. Em seguida, como advogada sem formação farmacêutica, Martine liderou a descoberta de medicamentos "órfãos", para salvar a vida da filha e de milhares de outras pessoas com doenças terminais. Ela é escritora, advogada, piloto de helicóptero e ativista ambiental. **Tem cérebro de engenheira e alma de filósofa — e o que poderia ser mais bonito do que isso?** Depois de viver a primeira metade da vida como homem, Martine se tornou a diretora executiva mais bem paga dos Estados Unidos e a primeira diretora executiva abertamente transgênero de uma empresa pública. Parafraseando o título de um antigo episódio de *Jornada nas Estrelas*, ela vai aonde ninguém jamais foi.

Gostaria de compartilhar um pouco a incrível história pessoal de Martine... E depois explicarei melhor os avanços que ela vem promovendo no campo dos transplantes de órgãos. E por que conhecer mais sobre ela? Eis o motivo: há momentos em que todos nós enfrentamos desafios aparentemente intransponíveis. A maioria de nós aceita esses desafios como parte da vida e faz o possível para administrar os problemas ou o sofrimento. **Contudo, há pessoas que criam soluções e as apresentam ao mundo, de modo a ajudar os outros. Martine é uma dessas pessoas.** Ao ler as próximas páginas, peço que você pense nos princípios adotados por ela para abordar e resolver problemas muito difíceis. Porque, como já foi observado, esses mesmos princípios funcionarão em qualquer área da sua vida — incluída sua saúde.

Você não precisa se limitar à minha opinião. A *Forbes* **colocou Martine em sua lista das "100 maiores mentes de negócios vivas", ao lado de Bezos, Buffett e Bono.** A revista *Inc.* exultou: "Ela está arrebentando, em todos os lugares!"[2] Ou, como disse o lendário futurólogo Ray Kurzweil, quanto à transformação de sonhos em realidade, Martine tem "um histórico perfeito".[3]

É extremamente raro encontrar alguém tão consistentemente inspirador em uma gama tão ampla de atividades humanas. Quando encontro uma pessoa assim, tenho vontade de descobrir o que a motiva. **Eis duas coisas que posso dizer sobre Martine. Primeiro, ela não conhece o medo** — muito menos o de estar errada. **"Quem não comete erros está cometendo o maior erro"**, diz ela, "porque fica parado, sem fazer nada". **Segundo, ela é uma obsessiva em série. E todo mundo adora quando Martine fica obcecada, porque isso significa que a vida neste planeta está prestes a mudar para melhor.** Como ela me disse no Vaticano: "Os maiores problemas do mundo são as maiores oportunidades."

Voltando ao tempo em que Martine ainda era Martin Rothblatt, ela já era a imperadora dos projetos "moonshots",* as missões visionárias — ou o que Peter Diamandis chama de "propósitos transformadores". Desde muito jovem, ela percebeu que não era uma insanidade acreditar ser

---

* O termo "moonshot" ("viagem à Lua", em tradução livre) é usado para designar projetos de tecnologia que, basicamente, pretendem resolver um problema de grande envergadura, usando soluções radicais e tecnologias inovadoras. Tendem a ser custosos e de longo prazo. [N. do T.]

possível fazer algo que nunca havia sido feito antes. Como eu sempre falei, **se procuramos novas respostas, precisamos fazer novas perguntas** — e fazê-las com a certeza de que elas *precisam* ser respondidas. Martine incorpora esse princípio à risca. A cada um de seus passos, foi rechaçada pelos "especialistas". No entanto, ela nos mostra que independentemente do que alguém nos diga, ou de quantos obstáculos sejam colocados no nosso caminho, é preciso **continuar até chegar ao nosso destino. Vamos a toda a velocidade. Eliminamos a dúvida. E não vacilamos.**

Mais do que qualquer pessoa que já conheci, Martine rejeita o que eu chamo de "a tirania do como". Quando a maioria das pessoas tem um sonho ou um objetivo, elas se mostram empolgadas até começarem a se perguntar *como* vão alcançá-lo. Pelo fato de ainda não saberem *como*, ficam sem motivação. Perdem a sensação de certeza que as inovações exigem. Em pouco tempo, param de tentar e desistem. Mas Martine nunca se deixa desanimar pela logística. **Quando algo importante está em jogo, ela decide que encontrará a solução,** mesmo que todos os detalhes de engenharia e de logística ainda não estejam equacionados. Isso também faz sentido para você? Espero que sim. Porque, independentemente da sua ambição, é esse tipo de determinação e persistência absoluta que alimenta o sucesso.

Com o que Martine está obcecada no momento? O que a motiva a cada momento que passa? **Um mundo de "órgãos por demanda", em que ninguém mais precisará morrer por falta de um pulmão, fígado, rim ou coração em perfeito estado.** A certeza de Martine nunca esmorece. "Persistência é onipotência", afirma ela. **"Se você não desistir, você será bem-sucedido."**

A regeneração de órgãos é um campo fascinante — é, literalmente, ficção científica virando realidade. Mas antes de mergulharmos nisso, quero contar um pouco mais sobre a pessoa cuja determinação inabalável está fazendo isso acontecer.

"A verdade e a tecnologia triunfarão sobre as bobagens e a burocracia."
— RENE ANSELMO, fundador da PanAmSat, a primeira empresa privada internacional de comunicações por satélite nos Estados Unidos

Martine cresceu se deliciando com a ficção científica de Arthur C. Clarke, o padrinho das comunicações via satélite. Na década de 1970, como jovem aventureira de 19 anos e em recesso da faculdade, ela viajou para as Ilhas Seychelles, na costa leste da África, onde a Nasa havia instalado uma estação de rastreamento para missões espaciais de grande alcance. Depois de escalar uma montanha para dar uma olhada na gigantesca parabólica, ela teve uma verdadeira epifania: "Foi como se tivéssemos entrado no futuro."[4] Dali em diante, ela "iria para a cama todas as noites dizendo que, mesmo que fosse a última coisa que eu fizesse em toda a minha vida, eu conectaria o mundo com satélites".

Avancemos alguns anos. Martine se formou em direito e fez um MBA na Universidade da Califórnia, com foco em direito espacial e finanças. Ela se juntou a Gerard K. O'Neill, o visionário professor de física da Universidade de Princeton, como diretora executiva da Geostar, um sistema de rastreamento veicular — uma versão inicial do atual GPS. A grande ideia de Martine era que os mesmos sinais que rastreavam caminhões e aviões também poderiam transmitir sons. Ela havia passado horas em estradas procurando, em vão, por uma estação de jazz no rádio. Ou — ainda mais frustrante — perdia o sinal em uma área deserta, assim que um de seus artistas favoritos entrava no ar. Então lhe ocorreu algo: será que os satélites não poderiam ser usados para transmitir rádio? Será que os ouvintes de todo o mundo não poderiam ter acesso a centenas de canais com um som cristalino — de qualquer lugar em que se avistasse o céu? Será que as pessoas em Omaha ou Reno não deveriam ter acesso à mesma programação que consideramos normal em Nova York, Washington ou São Francisco?

Martine é uma engenheira em sua essência. "Se não for possível fabricar ou construir, não vai me interessar tanto assim", diz ela, que fez os cálculos e tinha certeza de que poderia funcionar. À medida que os satélites iam ficando maiores e mais potentes, eles seriam capazes de transmitir um sinal para "uma pequena placa lisa embutida no teto de um automóvel".[5] **Essa foi a gênese da rádio via satélite Sirius, hoje denominada SiriusXM. Na nossa entrevista, Martine deixou claro como aquela meta atendia a seus três critérios para uma legítima missão visionária:**

1. O objetivo — neste caso, um serviço global de rádio via satélite — poderia ser alcançado dentro de uma década;
2. Tinha o potencial para transformar a sociedade: "A minha ideia era transmitir dezenas de canais de conteúdo que as pessoas não conseguiriam obter de outra maneira em todas as cidades da América do Norte — estendendo em dez vezes o raio de abrangência!";
3. Era algo que "99% da população, provavelmente, achava ser impossível".

Não foi fácil — nunca é, quando se está fazendo algo original. Martine esbarrava com incrédulos o tempo todo. Primeiro, os especialistas insistiram que os sinais de rádio por satélite nunca alcançariam uma pequena antena planar, a mais de 32 mil quilômetros da superfície da Terra[6] — não se tivessem de atravessar árvores ou contornar edifícios altos (lembre-se: isso foi antes dos telefones celulares ou da internet comercial). Depois, os céticos passaram a dizer que a Comissão Federal de Comunicações (FCC, na sigla em inglês) nunca atribuiria suas valiosas frequências a um sistema de satélite não comprovado (isso incluía a Associação Nacional de Radiodifusores dos Estados Unidos, o lobby do rádio terrestre. Eles estavam apavorados com a concorrência e queriam monopolizar as frequências para seus furgões eletrônicos que coletavam e retransmitiam notícias). A Sirius, porém, era a melhor em termos de tecnologia. Em 1997, sete anos após Martine ter fundado a empresa, ela recebeu a licença da FCC. Ainda assim, os pessimistas não sossegaram. **Não havia mercado para rádios por assinatura, argumentavam. Quem pagaria por músicas, notícias e esportes quando poderia ouvir rádios AM ou FM de graça?**

Mas, como se viu, *várias* pessoas estavam dispostas a pagar, especialmente depois que Howard Stern levou o programa dele para a rádio. **Hoje, a SiriusXM conta com mais de 30 milhões de assinantes.**[7] Em um dos meus seminários Business Mastery [Dominando os Negócios], Martine me contou que conheceu centenas de pessoas de todas as classes sociais, de todos os cantos do país, disseram que a invenção dela "as ajuda a seguir em frente todos os dias". Ela foi abraçada por mulheres nos lugares mais remotos, por conseguirem se conectar a uma mídia acolhedora, com entrevistas e uma variedade de gêneros musicais. Graças ao trabalho educativo distribuído via satélite, sua tecnologia pioneira permitiu que jovens na Índia fossem aceitos nas melhores universidades (ela expandiu a SiriusXM para a África e a Ásia com o auxílio de empresas associadas e de satélites adicionais). Martine sempre fica satisfeita ao ouvir essas histórias. Contudo, o sucesso da SiriusXM não a surpreendeu, porque ela sabia que uma missão visionária é capaz de gerar muita energia e entusiasmo. Como ela me disse: **"É possível construir a realidade que se deseja quando se tem um propósito transformador. Você sabe que vai ganhar antes de ganhar de fato."**

"A beleza da mente humana é que ela é como um computador quântico. Ela é capaz de absorver uma quantidade de informações e depois, de repente, em um ápice, produzir uma solução."

— MARTINE ROTHBLATT

A Sirius ainda estava decolando quando sua criadora deu início a outra transformação — de caráter pessoal. Porque Martine ainda não era Martine. Ela ainda era Martin Rothblatt, embora há muito se sentisse em conflito com a sua identificação como homem. Ela havia reprimido o lado feminino: "Eu era suscetível demais e não queria ser ridicularizada, importunada, ou perder todos os meus amigos." Apenas Bina, esposa e alma gêmea, sabia a verdade. Antes de mudar de nome e de sexo, Martine consultou cada um dos quatro filhos. Ela deu a cada um deles um poder de veto: se um dissesse "não", ela não faria a transição. Todos apoiaram a escolha do pai; Jenesis, de apenas 7 anos, foi direto ao ponto: **"Eu amo o meu pai e ela me ama."**

Foi nessa época que Martine e Bina perceberam que algo estava acontecendo com a filha caçula. Em uma viagem de esqui em família para Telluride, no Colorado, **a energia de Jenesis despencou e os lábios**

dela foram ficando azuis. Ao chegar em casa, ela teve de ser carregada escada acima até o quarto. Eles consultaram um médico após outro, mas ninguém soube dizer o que havia de errado. No Centro Médico Nacional Infantil, em Washington, D.C., eles descobriram que Jenesis tinha uma doença rara e perigosa: hipertensão arterial pulmonar. Um estreitamento das artérias dos pulmões restringia o fluxo sanguíneo e forçava o coração a bombear muito mais. O corpo não recebia o oxigênio de que precisava. **Nos anos seguintes, afirmaram os médicos, o músculo cardíaco iria enfraquecer e deixaria de funcionar.**

Martine jamais esquecerá aquele dia: "Eu disse ao médico: 'Deve haver uma cura.'" Não havia cura. "'Tem que haver um tratamento.'" Não havia, pelo menos nenhum que fosse seguro e confiável. O médico-chefe, um especialista no auge da profissão, lhes disse: "Todas as crianças que conheci com essa doença morreram." Jenesis estava com 10 anos e poderia viver ainda mais três; cinco, se tivesse sorte. O nome dela foi acrescentado à lista de espera para transplantes de pulmão. No entanto, havia tão poucos órgãos disponíveis, especialmente para crianças, que as chances pareciam quase nulas.

Martine ficou arrasada — mas não se sentiu derrotada. Porque esse foi o dia em que ela pôs em movimento a próxima missão visionária, com o intuito de salvar a filha. Ela já conhecia o atributo mais importante para qualquer empreendedor de sucesso: imersão total e obsessão exclusiva. Ela aprendeu "a mexer no foco da lente, de modo que todo o resto vai virando um borrão, e nos concentramos apenas naquilo que precisamos fazer. **Eu precisava salvar Jenesis. Nada mais importava**".

Martine deixou o cargo de diretora executiva da Sirius. Colocou de lado a ambição e a grande conquista de toda uma vida, optando por algo mais urgente. Vendeu uma parte das ações da Sirius, estabeleceu uma fundação e patrocinou dez importantes médicos para encontrar uma cura para a hipertensão pulmonar. Seis meses depois, nenhum deles havia saído do lugar. Jenesis vinha desmaiando, passando mais noites no hospital do que em casa. Martine perdeu a paciência. *Precisava* haver uma solução, e ela mesma a encontraria. **Temos sorte de viver em uma época em** que qualquer um pode se tornar um especialista em quase qualquer assunto, desde que saiba ler e esteja disposto a se esforçar. Martine decidiu se tornar uma especialista em hipertensão pulmonar. "Era o equivalente intelectual", diz ela, "à mãe que levanta um Volkswagen para salvar o filho preso debaixo de uma roda".

Com Jenesis a tiracolo, Martine caminhou até as bibliotecas do Centro Médico Nacional Infantil e dos Institutos Nacionais de Saúde. Leu livros de biologia, fisiologia, anatomia, bioquímica — um após outro. Quanto mais aprendia, mais confiante ficava de que encontraria, de alguma forma, uma maneira de tratar aquela doença intratável.

> **"Temos sorte de viver em uma época em que qualquer um pode se tornar um especialista em quase qualquer assunto, desde que saiba ler e esteja disposto a se esforçar."**

Mais uma vez, os céticos surgiram. **Os profissionais mais renomados sempre faziam questão de lembrar que Martine não possuía formação na área. Se houvesse mesmo um medicamento eficaz, os *verdadeiros* cientistas já não o teriam encontrado?** E, mesmo que ela esbarrasse em alguma coisa, a hipertensão pulmonar era tão rara que ninguém investiria nisso. De onde viriam os lucros? Quem transformaria uma solução científica em um produto comercial?

Felizmente, **Martine é adepta de uma teoria que não a deixou desistir:** *quando se faz algo grande e ousado, são necessários 99 nãos até se chegar a um sim.* **E é preciso acolher e abraçar esses nãos, pois cada um deles nos coloca mais perto desse** *sim*. Como ela costuma dizer, "se você acredita no que faz, só precisa ser persistente". Depois de meses vasculhando, ela encontrou ouro em um local improvável: um obscuro periódico publicou um artigo a respeito de um medicamento desenvolvido para tratar a insuficiência cardíaca. O medicamento foi um fracasso total. **Apesar disso, apresentou um efeito colateral intrigante: reduziu a pressão sanguínea apenas entre o coração e os pulmões — e isso era exatamente o que Martine estava procurando.** Ela foi até a desenvolvedora, a Glaxo Wellcome (hoje GlaxoSmithKline), e pediu para comprar aquela misteriosa molécula. Bateram a porta na cara dela três vezes. O medicamento havia sido testado exclusivamente para insuficiência cardíaca congestiva, e a Glaxo não achava que funcionaria para hipertensão pulmonar. Além disso, eles não estavam interessados em licenciar um medicamento ineficaz para uma pessoa que não era cientista. Por fim, restava-lhes apenas uma pequena quantidade do medicamento, com o prazo de validade expirado. Um tratamento que, possivelmente, salvaria a vida de Jenesis estava abandonado em um refrigerador, e era ali que ele ficaria.

Em suma, uma enxurrada de nãos. E foi aí que outra das frases favoritas de Martine veio a calhar: *"Identifique os corredores de indiferença e explore-os como nunca."* Ela precisava de credenciais? Está bem, seriam providenciadas. Martine recrutou uma equipe de médicos para se proteger dos ataques e foi vencendo a Glaxo pelo cansaço. Eles concordaram em licenciar os direitos mundiais do medicamento por US$ 25 mil e mais 10% de qualquer receita gerada, presumindo que ela chegaria a zero. Quando o negócio foi fechado, eles entregaram a Martine uma pequena quantidade de pó em uma bolsa de plástico com fecho hermético e uma receita patenteada que deixou perplexas as primeiras dezenas de químicos consultados. Mas, como você já sabe, Martine não aceita um não como resposta. Ela encontrou um farmacologista aposentado, James Crow, que acreditou que poderia fazer aquilo funcionar. Em 1996, menos de dois anos após o diagnóstico de Jenesis, eles fundaram a United Therapeutics. Seis anos depois, quando Martine estava obtendo o doutorado em ética médica, **a FDA aprovou um medicamento da empresa, que age como um sintético da molécula prostaciclina, com o qual provava "que todos os pessimistas estavam errados", diz ela. A missão visionária se concretizou.**

O remédio não era um medicamento perfeito: tinha uma meia-vida curta. Os pacientes precisavam usar uma volumosa bomba de infusão o tempo todo, mas **muitos deles sobreviveram, inclusive a filha de Martine.** Posteriormente, a United Therapeutics desenvolveu uma versão inalável e depois uma pílula. **Hoje, Jenesis tem 36 anos e vive uma vida plena como diretora digital e de telepresença da United Therapeutics.**

Enquanto isso, o "pó sem valor" licenciado por Martine no valor de US$ 25 mil gera, hoje, mais de US$ 1,5 bilhão ao ano em receita. Ensaios clínicos provaram que ele reduz a morbidade e a mortalidade por hipertensão pulmonar. Em suma, ele mudou radicalmente as expectativas em relação a essa temida doença. Antes de a United Therapeutics disponibilizar esse medicamento revolucionário, havia 2 mil pessoas com hipertensão pulmonar nos Estados Unidos — e a taxa de mortalidade era altíssima. Hoje, com o remédio, mais de 50 mil pessoas estão com a doença sob controle e a grande maioria desfruta uma vida normal. **Se elas não têm recursos para comprar o medicamento, a United Therapeutics o fornece gratuitamente.** Como diz Martine, "é um estádio inteiro de pessoas que estão vivendo — e não morrendo — com hipertensão pulmonar. Pessoas bonitas que conseguiram ter filhos, concorrer ao cargo de prefeito, se tornar campeãs de snowboard — é só escolher".

Uma história com final feliz, certo? Podemos dizer que sim — exceto pelo fato de Martine não considerar esse ponto sendo final. O conjunto de medicamentos da United Therapeutics retardou a progressão da hipertensão pulmonar, mas não a deteve. Para alguns, como Jenesis, os resultados foram excepcionais; para outros, incluindo alguns dos amigos íntimos da filha de Martine, houve apenas um breve alívio antes do fim. Ainda hoje, 3 mil norte-americanos morrem de hipertensão pulmonar todos os anos. Para eles — e para qualquer pessoa com outras doenças pulmonares em estágio terminal, como enfisema ou doença pulmonar obstrutiva crônica —, não existe cura farmacêutica.

Mas existe uma solução. Bastava apenas outra missão visionária.

PULMÕES SUBSTITUTOS

"O nosso medo mais profundo não é o de sermos inadequados. O nosso maior medo é saber que somos poderosos além do que podemos imaginar. [...] Você se fazer de pequeno não ajuda o mundo. [...] E, conforme nos libertamos desse medo, a nossa presença, automaticamente, liberta os outros."

— MARIANNE WILLIAMSON

Hoje, 1 milhão de pessoas nos Estados Unidos tem um órgão com uma doença em estágio terminal. Mais de 100 mil estão em listas de espera para transplantes, principalmente de rins e coração, e milhares morrem a cada ano antes que seus nomes avancem na lista. À medida que a humanidade aumenta a expectativa de vida e os carros ficam mais seguros, reduzindo o número de doadores de órgãos após acidentes de trânsito, a escassez vai se tornando ainda mais aguda. Mesmo havendo seis em cada dez adultos norte-americanos registrados como doadores de órgãos, a demanda supera em muito a oferta. Isso é especialmente tenebroso para pessoas com doença pulmonar em estágio terminal, que ceifa 250 mil vidas a cada ano. **Em 2019, foram realizados 2.714 transplantes de pulmão.**[8] **As chances de uma pessoa que precisava de um pulmão conseguir o transplante eram de apenas 1%.**

Essa taxa não fazia sentido para Martine. Ela lançou o desafio em uma palestra TED de 2015: **se mantemos automóveis, aviões e edifícios funcionando para sempre com manutenção contínua e um estoque ilimitado de peças, "por que não podemos criar um suprimento ilimitado de órgãos transplantáveis para fazer com que as pessoas vivam indefinidamente?".** Afinal, não destruímos o nosso automóvel quando um pneu estoura. Não derrubamos a nossa casa quando precisamos de um telhado novo. Se bilhões de pessoas fabricam órgãos naturalmente "desde tempos imemoriais, para não mencionar todos os animais do reino animal, então por que não fazemos isso?". O conceito de órgãos sintéticos não violava nenhuma lei conhecida da física. Em sua origem, pensava Martine, era apenas mais um problema de engenharia.

Os pulmões são estruturas anatômicas frágeis e complexas. Quando doadores registrados morrem, a grande maioria dos pulmões é descartada por conter doença infecciosa ou degenerativa. Entre os poucos que restam, 80% ficam cheios de muco e outros fluidos, arruinados pelo processo da morte. Assim como as placentas resgatadas por Bob Hariri, essas preciosidades eram descartadas no lixo!

Mas Martine tinha uma estratégia para aumentar a quantidade de pulmões saudáveis disponíveis para transplante. Com base no trabalho do

Dr. Shaf Keshavjee, cirurgião do Hospital-Geral de Toronto, a United Therapeutics estabeleceu a primeira unidade centralizada de restauração pulmonar do mundo em Silver Spring, Maryland. **Eles começaram a resgatar órgãos que não foram selecionados para transplante por causa das más condições. Em seguida, injetavam soluções especiais para reanimá-los sob uma cúpula de vidro que agia como um "corpo" artificial, onde poderiam durar até 22 horas.** Fluidos tóxicos e bactérias eram eliminados. Rupturas eram reparadas. Quando um pulmão já estava estabilizado, um broncoscópio enviava um vídeo em tempo real para cirurgiões em todos os cantos dos Estados Unidos.

Se o órgão atendesse aos padrões pedidos, era embalado a baixa temperatura e enviado para transplante. **Segundo Martine, em todos os casos os pacientes tiveram alta no hospital.** "Eu conheci essas pessoas", contou. "Elas são tão gratas. Me mostram as garagens cheias de cilindros de oxigênio e dizem: 'Não precisamos mais disso.'"

Essa técnica — "perfusão pulmonar *ex vivo*", ou PPEV — já havia sido tentada antes, mas nunca na escala da United Therapeutics e da sua subsidiária Lung Bioengineering PBC.* Até o momento, o centro localizado em Maryland, uma segunda filial da United Therapeutics na Clínica Mayo em Jacksonville, na Flórida, e unidades semelhantes em outros lugares salvaram centenas de pacientes. **Uma delas é Heather Leverington, cinco vezes campeã universitária de arremesso de peso nos Estados Unidos. Em 2010, após um surto de lúpus, ela começou a precisar de cilindros de oxigênio no dia a dia.** Dois anos depois, em um voo para a Espanha com o marido, ela desmaiou. O diagnóstico: hipertensão pulmonar. "O caso dela era muito, muito agressivo, e os nossos medicamentos não deram conta", disse Martine. "Eles não conseguiram retardar a doença." Apesar de Heather ainda ter 30 anos, as perspectivas pareciam sombrias.

Em 2016, prestes a perder as esperanças, Heather recebeu uma ligação de um hospital de Pittsburgh. **Ela estaria disposta a participar de um**

---

* Tratamento ainda em fase de estudos no Brasil. [N. da E.]

ensaio clínico da United Therapeutics e tentar um transplante com pulmões PPEV? Eles não precisaram perguntar duas vezes. A equipe da United Therapeutics revitalizou, então, um par de pulmões compatível de um doador de 28 anos, e a cirurgia de Heather, com 12 horas de duração, foi um sucesso retumbante. Um ano depois, ela ganhou a medalha de ouro no arremesso de peso nos Jogos Norte-Americanos para Transplantados. Logo depois, ela engravidou e deu à luz um bebê saudável, o que, de modo geral, não é possível para pessoas com hipertensão pulmonar. Ela estava curada da doença.

XENOTRANSPLANTE: ÓRGÃOS PRONTOS PARA O USO

"Nunca duvide que um pequeno grupo de pessoas conscientes e engajadas possa mudar o mundo. Afinal, foram sempre eles que mudaram o mundo."

— MARGARET MEAD

Um dos grandes obstáculos para qualquer missão visionária é que os seres humanos não estão programados para objetivos de longo prazo. **Martine faz sua mágica acontecer transformando as "viagens à Lua" em uma série de "viagens à Terra": marcos tangíveis, práticos e individualizados, passíveis de serem alcançados em um ano ou mais.** Ela decupa as coisas. "Depois, vou empilhando com cuidado esses subprojetos de um ano", diz ela, "e, ao fim de dez anos, temos algo que parece um milagre". Dentro da lógica da missão visionária de criar um suprimento ilimitado de órgãos transplantáveis, o PPEV foi sua primeira "viagem à Terra", mas, de forma, alguma seu ato final. Quanto mais desafiadora uma tecnologia, diz Martine, "mais cuidado é necessário para cobrir as apostas". **É como diversificar um portfólio de patrimônio entre várias classes de ativos: para ficar mais seguro, é melhor distribuir os ovos em mais de uma cesta.**

A United Therapeutics colocou equipes especializadas para trabalhar em pelo menos quatro plataformas diferentes de regeneração de órgãos.

Esses grupos competem uns com os outros e, ao mesmo tempo, cooperam para o objetivo maior. Uma das frustrações com a técnica PPEV é que os órgãos nem sempre chegam aos pacientes a tempo — depois de um grave acidente de carro, por exemplo, ou quando um soldado norte-americano em um campo de batalha pisa em uma mina terrestre. O processo se baseia em mortes súbitas e prematuras de outras pessoas. Para dizer o mínimo, não é confiável. **E Martine se perguntou se seria possível construir uma linha de órgãos prontos para o uso, disponíveis em uma hora.**

Uma das soluções pode estar nos porcos, por meio de um "xenotransplante" interespécies.* Os órgãos de um porco adulto são próximos do tamanho e da forma de seus equivalentes humanos (talvez os dos chimpanzés estejam ainda mais próximos, mas são uma espécie protegida). **No caso das válvulas cardíacas, em que um ajuste perfeito é muito importante, doadores suínos (porcos) já são usados para pacientes humanos. Os norte-americanos comem cerca de 130 milhões de porcos por ano. Apenas 1% desse total seria mais do que suficiente para atender a toda a demanda do país por órgãos de substituição.** No entanto, há um problema: uma rejeição violenta e hiperaguda. Poucas horas — quando não minutos — após um xenotransplante, os órgãos do porco "provocam uma forte e destrutiva resposta imune no sistema dos seres humanos — algo que não acontece quando o órgão é de outra pessoa".[9]

Para Martine, parecia uma oportunidade fantástica: será que a engenharia genética não poderia eliminar as proteínas suínas que desencadeavam a rejeição? Será que não daria para "humanizar" o porco? Ela se associou a Craig Venter, o mestre do sequenciamento genômico, para investir em pesquisas sobre edição de genomas suínos com a tecnologia **CRISPR**, uma tecnologia relativamente nova, mas comprovada — a revista *Time* a considerou, "de longe, o conjunto mais preciso de ferramentas moleculares para cortar, colar, copiar e mover os genes"[10] (você vai conhecer mais sobre a tecnologia CRISPR e terapia genética

---

* Tratamento ainda em fase de estudos no Brasil. *[N. da E.]*

no Capítulo 9). A dupla descobriu que um "porco com dez genes" — um animal com apenas dez genes problemáticos eliminados ou substituídos por DNA humano — poderia solucionar a questão. Como Martine afirmou na apresentação TED, não havia nada de transcendente nisso. **Era "pura engenharia", pensando em um gene de cada vez, não muito diferente da abordagem passo a passo que fizera no lançamento de um satélite de comunicações.**

Os porcos são modificados em uma subsidiária da United Therapeutics com sede na Virgínia chamada Revivicor, um desdobramento da empresa britânica que produziu a ovelha Dolly, o primeiro clone de um mamífero. Em 2017, a empresa de Martine concordou em financiar programas universitários de xenotransplante de coração, rins e pulmões de porcos. Em pouco tempo, ensaios pré-clínicos mostravam que os receptores babuínos começaram a estabelecer recordes de sobrevida; em 2018, na Universidade de Munique, eles estavam durando mais de seis meses.[11] A aprovação da FDA para testes em seres humanos talvez não esteja tão longe. Na Universidade do Alabama em Birmingham, pesquisadores esperam transplantar rins de porcos em humanos adultos e coração de porcos em recém-nascidos com dificuldades cardíacas para ganhar um pouco mais de tempo até que os órgãos humanos estejam disponíveis.[12] "Temos um Chevrolet", afirma Devin Eckhoff, ex-diretor do inovador programa da Universidade do Alabama. "Talvez até tenhamos um BMW agora. Devemos esperar por uma Ferrari? Há momentos em que você só quer fazer um test drive."[13] **Martine pretende iniciar os ensaios clínicos com os xenocorações até 2025. Ela está confiante de que os transplantes de órgãos suínos para pacientes humanos serão uma realidade aprovada pela FDA antes do fim da década de 2020: "A maioria das pessoas achava isso impossível, mas agora estão percebendo que é inevitável."[14]**

Se você estiver se perguntando a respeito da velocidade com que isso pode acontecer, vou lhe dar uma pista. Enquanto fazia as edições finais deste capítulo, recebi um e-mail de Martine, intitulado "Tony, conforme prometido em seu evento "Dominando os Negócios" em Palm Beach!", com um link para duas reportagens. Uma da ABC

News e outra do *New York Times*, com as últimas notícias sobre a primeira vez em que um rim suíno foi transplantado para um ser humano sem desencadear rejeição — nem imediata nem no dia seguinte. O procedimento foi realizado no Centro de Saúde Langone, da Universidade de Nova York, fruto do trabalho de Martine desenvolvido pela United Therapeutics. Esse experimento derrubou mais um obstáculo no caminho do déficit de transplantes de órgãos, e os pesquisadores já estão pensando em implicações em outros sistemas de órgãos, como pele e válvulas cardíacas.[15]

Graças ao trabalho da eGenesis, uma ambiciosa startup derivada do **laboratório do lendário geneticista George Church, ph.D., da Universidade Harvard, e consultor deste livro,** a aprovação da FDA não parece mais uma possibilidade tão remota assim. O cofundador da empresa, Luhan Yang, descobriu uma maneira de fazer 62 edições genéticas simultâneas no genoma do porco — o suficiente para remover todos os vírus que normalmente residem no genoma e poderiam infectar as pessoas após um transplante. **Recentemente, a empresa testou seus órgãos de porco livres de vírus em primatas no Hospital-Geral de Massachusetts, com resultados impressionantes.** Os primatas sobreviveram por nove meses após o transplante, com uma chance de chegar a mais de um ano. Outros cientistas renomados estão atacando o problema em outras frentes. **No Instituto Salk, na Califórnia, sob a orientação de Juan Carlos Izpisua Belmonte, pesquisadores trabalham para cultivar órgãos humanos dentro de porcos, por meio de células-tronco humanas.** De acordo com James Markmann, diretor de cirurgias de transplante do Hospital-Geral de Massachusetts, **"todos já perceberam que chegamos a um ponto de inflexão".**[16] Como observou a revista *The Atlantic*:

> Os transplantes rotineiros de porcos para seres humanos podem, realmente, transformar a área da saúde para além do simples fato de aumentar a quantidade de órgãos disponíveis. Os órgãos deixariam de ser um produto do acaso — a morte inesperada de alguém jovem e saudável — para se tornar o produto de um processo de fabricação padronizado. [...]

Os transplantes deixariam de ser cirurgias de emergência, exigindo aviões para transportar os órgãos e equipes cirúrgicas se deslocando apressadas a qualquer momento. Os órgãos dos porcos podem ser coletados de acordo com um cronograma e as cirurgias, planejadas para horários marcados. Um paciente que dá entrada com insuficiência renal poderia receber um rim no dia seguinte — eliminando a necessidade dos grandes centros de diálise. Os leitos de UTIs hospitalares não serão mais ocupados por pacientes que aguardam um transplante de coração.

Assim como Martine, a empresa do Dr. Church, a eGenesis, também está trabalhando para solucionar a crise da escassez de órgãos usando órgãos suínos modificados. Inicialmente, a eGenesis está se concentrando nos rins e nas células das ilhotas pancreáticas, embora o coração, os pulmões e o fígado não fiquem muito atrás. Mas o Dr. Church está preparado para levar essa revolução um passo adiante. **"Queremos criar *órgãos aprimorados*, que sejam *melhores do que os que temos no corpo*", diz. Ele imagina órgãos que consigam afastar infecções bacterianas ou virais — ou a deterioração do envelhecimento. "Talvez algumas pessoas possam ter problemas com esse tipo de 'engenharia' humana. Mas se isso significa ter pulmões tão fortes quanto os de Michael Phelps, ou um coração como o de Usain Bolt, por que não?"**

"Estamos chegando ao nosso objetivo fazendo com que os porcos fiquem mais semelhantes aos seres humanos do ponto de vista molecular, tornando-os imunotolerantes e eliminando os retrovírus [internos] de seus corpos", afirma Church. "Nós os chamamos de Porcos 3.0, e já produzimos 2 mil desses animais para testes pré-clínicos de transplantes de órgãos em primatas. Até agora, os primatas receptores estão sobrevivendo mais de 300 dias no Hospital-Geral de Massachusetts. Espero que não demore muito para mudarmos dos primatas para os ensaios clínicos em humanos."

Embora Martine compartilhe o crescente entusiasmo com os xenotransplantes, ela também vem se empenhando em realizar testes pré-clínicos. E com opções paralelas. Ela salienta que, mesmo após ser humanizado, um órgão de porco pode provocar, a longo prazo, os mesmos problemas de rejeição que os transplantes entre pessoas. Em outras palavras, os receptores precisariam continuar a usar medicamentos imunossupressores pelo resto da vida. Além de alguns efeitos colaterais desagradáveis, esses medicamentos podem ser a porta de entrada para infecções ou câncer. Em situações de estágios terminais não emergenciais, em que os pacientes têm um ano ou mais para encontrar um órgão substituto capaz de lhes salvar a vida, **a United Therapeutics está trabalhando em uma terceira plataforma: construir órgãos a partir do zero, por meio do uso das células-tronco do próprio paciente para a regeneração de tecidos.**

Entenda como funciona. Eles começam com os pulmões de um porco doador e removem todas as células vivas. O que sobra é o arcabouço estrutural, um arcabouço de colágeno, o elemento de proteína básico da maioria dos tecidos e órgãos humanos. **A beleza do colágeno, independentemente da própria origem, é que ele não é reativo — ele não provoca resposta imune nem rejeição. Em seguida, o arcabouço é *re*celularizado com bilhões de células humanas semelhantes às do pulmão, ou células-tronco pluripotentes induzidas do próprio receptor, das quais você deve se lembrar do Capítulo 2** (as células da pele adulta são reprogramadas para mimetizar uma célula-tronco embrionária; em seguida, seguem as instruções para se transformar em algum tipo de tecido necessário).

Ou, como explica Martine, **"podemos fazê-la retroceder no tempo para se tornar uma célula-tronco e, em seguida, fazê-la avançar para se tornar, especificamente, uma célula cardíaca, ou uma célula alveolar para o pulmão". Considerando-se que o órgão substituto corresponderia ao DNA do receptor, nenhum imunossupressor seria necessário.** Da última vez em que verificamos, **a linha de montagem da United Therapeutics produzia 500 arcabouços humanizados de pulmão por ano.**

Essa abordagem com as células-tronco é um grande passo em direção à medicina regenerativa personalizada. Contudo, no panorama geral de Martine, é apenas mais uma "viagem à Terra". A maior de suas missões visionárias envolve órgãos "por demanda" que serão customizados do início ao fim. Facilmente escalável, a tecnologia tornará obsoletos os transplantes convencionais.

ÓRGÃOS IMPRESSOS EM 3-D

"Quando se é um criador, é preciso criar até alcançar o limite, e depois é preciso recriar até melhorar, até ficar impecável. E, quando se vê, já há milhões de coisas produzidas."

— MARTINE ROTHBLATT

As primeiras próteses impressas em 3-D foram lançadas em 2010.* Desde então, os cientistas criaram pele bioimpressa em 3-D para vítimas de queimaduras. Criaram retinas funcionais, a parte dos nossos olhos que capta todas as informações visuais. Fabricaram ouvidos biônicos capazes de captar sons fora do alcance da audição humana normal. No Instituto Wake Forest de Medicina Regenerativa, o Dr. Anthony Atala, engenheiro e pesquisador pioneiro de tecidos, tem usado células-tronco há quase vinte anos para imprimir bexigas humanas em 3-D e salvar vidas.[17] Atualmente, ele lidera pesquisas para bioimprimir tecidos e órgãos complexos, de cartilagem a rins.[18] Tudo é feito com máquinas não muito diferentes da impressora a jato de tinta do nosso escritório doméstico, exceto pelo fato de que são do tamanho de uma geladeira. Embora Atala e outros já tenham feito trabalhos semelhantes, como a mão humana, os tecidos e órgãos bioimpressos em 3-D são um grande salto em termos de acessibilidade, consistência e precisão (ver imagem 3 do encarte).

A fronteira final para a bioimpressão 3-D, o mais difícil de todos os desafios, são órgãos como coração, rins, fígado e pulmões. Eles têm densas concentrações de células (240 bilhões, apenas no fígado), enorme complexidade estrutural e altíssimas exigências de suprimento de

---

* Tratamento em fase de pesquisa no Brasil. *[N. da E.]*

oxigênio e sangue. **Em geral, o prazo para essa conquista é estimado em décadas. E Martine, como sempre, está com pressa. Em parceria com a empresa líder mundial em impressão 3-D, a 3D Systems, a United Therapeutics está buscando a aprovação da FDA até 2028.**

Os órgãos bioimpressos da United Therapeutics começam com um arcabouço derivado de folhas de tabaco, geneticamente modificadas para se assemelharem a colágeno humano. Não há nenhum produto animal envolvido. **A impressora deposita uma "biotinta" de células-tronco pluripotentes induzidas, camada por camada, com um gel transportador que permite a elas se espalhar e crescer** (de alguma forma, cada célula sabe exatamente para onde ir). Como disse Pedro Mendoza, diretor de bioimpressão da 3D Systems, à *MIT Technology Review*: "Quando observamos a complexidade do pulmão, construída pela natureza desde a concepção até o nascimento, não existe nenhuma maneira de copiá-lo usando uma máquina ou um molde. A impressão 3-D é a única forma que temos de criar essa geometria."[19]

A tecnologia é um trabalho ainda em andamento. **No momento, a bioimpressora consegue lidar com detalhes anatômicos de até 6 micrômetros, cerca de um quarto da espessura de um fio de cabelo humano, ou o tamanho dos menores vasos sanguíneos do pulmão.** Isso é um enorme avanço, mas o pulmão contém outras estruturas de 1 micrômetro, ou até menos. Além disso, tem 23 ramos descendentes, e, até agora, a impressora da United Therapeutics já conseguiu criar 16. Apesar disso, Martine não tem dúvida de que vão conseguir. "Tratamos a engenharia com uma abordagem disciplinada. **Todos os anos, dobramos o número de ramos." Uma vez que os problemas relativos ao "como" estejam resolvidos, um pulmão ou um coração instantâneo poderão surgir mais rapidamente do que se imagina — 48 horas para imprimir o arcabouço e menos de um mês para o produto acabado. E a beleza dos órgãos bioimpressos, aponta Martine, é que eles podem ser customizados para pessoas de todas as idades, tamanhos e formas** — "Se for uma criança pequena, ou até mesmo um recém-nascido, poderemos imprimir um pulmão na medida exata."

Talvez você possa pensar que se trata de uma ousadia, capaz de coroar uma carreira. Mas Martine vê o mundo através de lentes mais amplas do que a maioria de nós. Como ela afirmou a uma plateia de empreendedores no meu evento em Palm Beach: **"Independentemente de quanto fizermos de bom para salvar a vida das pessoas, não vai adiantar muita coisa se todo o planeta estiver adoecido por causa do superaquecimento e da poluição em excesso."** A aviação contribui com até 5% para o aquecimento global, e esse número está aumentando. Em uma única semana, a United Therapeutics pode precisar de oito viagens em um Learjet para providenciar quatro transplantes PPEV. À medida que o negócio foi prosperando e produzindo milhares de órgãos manufaturados, Martine percebeu que ele se tornaria ambientalmente insustentável. **Então, ela alterou sua declaração de missão visionária: "Criar um suprimento ilimitado de órgãos transplantáveis *e entregá-los utilizando aeronaves neutras em emissão de carbono*."** A ideia é usar uma frota composta por aeronaves elétricas verticais, ou EVAs (na sigla em inglês), híbridos de helicóptero e avião que voam com energia elétrica limpa. Isso pareceu futurista demais até para mim. Assim como Martine, também sou piloto de helicóptero licenciado e achei que nada disso poderia acontecer tão cedo.

Eu estava errado.

Martine montou outra equipe especializada e iniciou uma colaboração com a Tier 1 Engineering, localizada no sul da Califórnia. **Em menos de 12 meses, com menos de US$ 2 milhões, eles criaram o primeiro helicóptero elétrico do mundo! Em 2017, o Robinson R44, adaptado pela United Therapeutics, estabeleceu um recorde mundial do Guinness como o voo mais longo, de maior altitude e com mais peso de uma aeronave eVTOL (sigla, em inglês, para decolagem e aterrissagem vertical elétrica).**

A empresa de Martine está firmando parcerias para construir mil dessas maravilhosas "Asas da Vida" movidas a bateria. Elas usarão placas de recarga rápida nos hospitais dos Estados Unidos. Além de um pequeno rastro de carbono, as EVAs produzirão menos de um décimo do ruído de um helicóptero padrão. Por enquanto, elas ainda são pilotadas, mas o plano de longo prazo, sujeito à aprovação da Administração Federal de Aviação, é o lançamento de EVAs autônomas, com alcance de 400 quilômetros. **Embora isso pareça absurdo, Martine assinala que a tecnologia já existe.** De fato, suas EVAs de tecnologia beta voam mais de 185 quilômetros por dia em testes de voo sobre a Nova Inglaterra. E, em setembro de 2021, quando este livro estava prestes a ser impresso, aconteceu o voo de validação de conceito, usando um pequeno drone multicóptero para transferir os pulmões de um doador do Hospital Toronto Western para o Hospital-Geral de Toronto.

Em setembro de 2018, no dia do equinócio de outono, Martine batizou de Unisphere a recém-reconstruída sede da United Therapeutics, com 13 mil m², em Maryland. **Abastecida, aquecida e resfriada por tecnologias sustentáveis, principalmente solar e geotérmica, é o maior edifício com pegada de carbono zero do mundo.** "Fiz todas as contas", diz Martine. "Eu sabia que era possível." Uma das convidadas era uma jovem com um interesse especial na empresa. Um mês antes, ela havia conquistado duas medalhas de ouro e uma de prata nos Jogos Panamericanos para Transplantados — apenas dois anos após ter passado por um transplante duplo de pulmão PPEV. "Fiquei toda arrepiada", contou Heather Leverington. "Foi meio surreal, ver onde tudo aconteceu, e pensar que uma parte de mim já tinha estado lá."[20]

O que há pela frente para Martine? Eis aqui mais uma coisa incrível sobre ela: não importa quão ocupada e entusiasmada ela esteja, sempre está pensando em uma ou duas missões visionárias. Ultimamente, tem ficado intrigada com a ideia de replicar digitalmente a forma de vida humana para testar novos medicamentos em alta velocidade. Praticando o que prega, a United Therapeutics estabeleceu o CLIMB: Laboratório Computacional para Biologia Molecular. **Se hoje são necessários dez anos para concluir um típico ensaio clínico, "o nosso objetivo é fazer dez ensaios clínicos em um único dia", diz Martine.** "Com acesso a um enorme banco de dados genômico, poderíamos testar uma versão digital de uma molécula em milhões de genomas humanos em um único dia — e obter um perfil de segurança muito melhor do que jamais poderíamos obter em um ensaio clínico com alguns milhares de pessoas."

A julgar pelo histórico de Martine, não é uma questão de saber *se* o CLIMB atingirá seu audacioso objetivo. É apenas uma questão de *quando*.

LYGENESIS — SEQUESTRANDO LINFONODOS PARA FABRICAR ÓRGÃOS*

"Estamos usando o sistema linfático natural do organismo, que evoluiu para nos ajudar a combater as infecções, e estamos potencializando toda essa brilhante biologia para desenvolver órgãos ectópicos [fora do lugar]."

— MICHAEL HUFFORD, cofundador e diretor executivo da LyGenesis

Embora Martine Rothblatt, George Church e Anthony Atala tenham conquistado, justificadamente, muitas das manchetes, precisamos falar sobre mais três heroicos empreendimentos cuja promessa extraordinária é disponibilizar uma geração de órgãos de substituição ao longo desta década.

Vamos começar com uma startup chamada **LyGenesis**. Ela tem origem na Universidade de Pittsburgh, onde o **Dr. Eric Lagasse, ph.D.**, fundador e diretor científico da empresa, aprendeu ao longo de uma década como reaproveitar os linfonodos do próprio paciente. Ele descobriu que eles têm a capacidade de agir como miniversões de órgãos para auxiliar ou substituir um órgão doente.

O corpo humano contém cerca de 600 linfonodos, também conhecidos como gânglios linfáticos. O que é um linfonodo? É um pequeno órgão do nosso sistema linfático que fabrica células T e combate infecções, capturando bactérias ou vírus. Eles precisam ficar maiores para produzir mais células imunológicas, por isso podem inchar quando ficamos resfriados.

A grande ideia de Eric Lagasse era transformar linfonodos em biorreatores. Se as células do fígado forem injetadas ou implantadas em um linfonodo, elas se multiplicarão, passando a realizar a função de um fígado humano — ou seja, ser capaz de filtrar toxinas do sangue, salvando vidas.

---

* Tratamento indisponível no Brasil. *[N. da E.]*

Como o diretor executivo da LyGenesis, Michael Hufford, nos explicou, **a empresa está entrando na fase 2 de um ensaio clínico humano para testes em pacientes com doença hepática em estágio terminal.** O processo começa com um ultrassom para enxertar um punhado de células hepáticas de doadores em alguns dos linfonodos do paciente. Dentro de algumas semanas, os gânglios começam a agir como filtros, realizando, com o tempo, essa função como se fossem pequenos fígados.*

A LyGenesis tem como alvo três grupos de pacientes. Em pessoas com falência parcial de órgãos, os linfonodos com as células transplantadas e o fígado original uniriam forças em um acordo permanente de compartilhamento de tarefas. Os pacientes mais próximos da falência total ganhariam tempo com os linfonodos até que os transplantes fossem realizados. Um grupo menor, principalmente de crianças, precisaria de apenas uma pequena quantidade de massa hepática doadora para corrigir uma deficiência enzimática congênita.[21]

"A beleza dessa plataforma é que ela é de baixo risco e de baixo custo", explica Hufford. "Testes em animais não mostraram efeitos adversos graves. **Ela também é supereficiente: um único órgão doador pode fornecer células para até 75 pacientes. Ela traz esperança para milhares de pacientes.**" No momento, nove em cada dez pessoas com doença hepática estão doentes demais até mesmo para entrar na lista de transplantes. No entanto, a maioria delas é capaz de lidar com um procedimento ambulatorial de 30 minutos que requer apenas uma leve sedação.

Quais serão os próximos passos da LyGenesis? Eles estão na fase de testes com linfonodos de outros animais, visando a que funcionem como **pâncreas e rim.** Do ponto de vista da vida ativa saudável, o que consideramos mais empolgante é fazê-los funcionar como o timo, que poderia nos tornar biologicamente jovens de novo ao promover a reinicialização do nosso envelhecido sistema imunológico.

---

* Tratamento em fase de testes, indisponível no Brasil. [N. da E.]

FABRICANDO RINS

Há, ainda, a **IVIVA Medical**, que pretende desenvolver rins artificiais — de longe, o órgão de maior demanda — como solução para a doença renal em estágio terminal (**DRET**), uma enfermidade que aflige mais de 500 mil pacientes nos Estados Unidos. Embora muitos recorram à diálise de longo prazo, o único tratamento definitivo é um transplante de rim. Para lidar com a escassez de doadores de órgãos, a IVIVA está potencializando a convergência entre a engenharia de tecidos, a fabricação 3-D e a biologia de células-tronco.* A empresa foi fundada pelo Dr. Harald Ott, cirurgião torácico do Hospital-Geral de Massachusetts, mais conhecido pelo trabalho desenvolvido na regeneração total de órgãos.

Há algum tempo, o Dr. Ott aperfeiçoou um método para extrair as células de um órgão de um cadáver e, em seguida, infundir o arcabouço restante com células-tronco progenitoras frescas, capazes de se diferençar em uma variedade de órgãos. Até o momento, essa tecnologia já foi aplicada com sucesso à **regeneração de** coração, fígado, pulmão, rim e pâncreas. Contudo, **para as pessoas** que precisam desesperadamente de um transplante, a **única grande desvantagem** é o tempo — a demora em encontrar um órgão **bem preservado de** um doador recém-falecido e a espera para que as células-tronco façam sua mágica. O Dr. Ott criou a IVIVA para remover o **primeiro desses gargalos**, projetando um dispositivo para fabricar um **arcabouço. A ideia é** as células-tronco aderirem ao arcabouço sintético e **criarem uma espécie de rim ciborgue**. À medida que o sangue fluir por essa **máquina meio biológica, meio tecnológica**, a urina seria produzida normalmente. Hoje, a IVIVA é presidida por Brock Reeve, chefe do Instituto de Células-Tronco da Universidade Harvard, e prevê-se um ensaio clínico em seres humanos sendo realizado em 2023. Peter e eu nos tornamos investidores na empresa, por meio da BOLD Capital Partners.

---

* Tratamento indisponível no Brasil. *[N. da E.]*

DEAN KAMEN E O INSTITUTO DE PRODUÇÃO REGENERATIVA AVANÇADA

Nosso herói final na regeneração de órgãos é o lendário inventor e engenheiro **Dean Kamen**. Antes de descrever o trabalho, seria interessante entender a amplitude das realizações de Kamen. Talvez ele seja mais conhecido como o fundador da competição global de robótica do ensino médio, denominada FIRST (Para Inspiração e Reconhecimento da Ciência e Tecnologia, na sigla em inglês), o criador da iBOT (uma cadeira de rodas futurista), do Segway e da primeira bomba de infusão portátil. Kamen detém mais de mil patentes e foi premiado com a Medalha Nacional de Tecnologia pelo então presidente Bill Clinton.

Nos últimos dias do governo Obama, Kamen foi chamado à Casa Branca e desafiado. Na reunião, ele se recorda de o funcionário sênior ter lhe dito: "Há um trabalho incrível sendo realizado em centenas de laboratórios nos Estados Unidos. **Temos potencial para cultivar células pancreáticas, neurônios, células cardíacas e muito mais, mas ninguém está integrando tudo isso. Queremos financiar uma organização que reúna toda essa ciência para criar uma indústria e produzir órgãos humanos para transplante em larga escala.**"

O desafio veio acompanhado de uma **doação de US$ 80 milhões** do Departamento de Defesa dos Estados Unidos e um prazo de **cinco anos** para que ele apresentasse algo que funcionasse. O primeiro passo de Kamen foi montar uma organização sem fins lucrativos para ajudá-lo a levar essa tecnologia inovadora da placa de Petri até a fábrica. Ele a batizou de **Instituto de Produção Regenerativa Avançada (ARMI,** na sigla em inglês). E qual era a missão? Construir uma infraestrutura industrial "capaz de produzir órgãos humanos para transplante, a partir do zero, no menor tempo possível".*

Hoje, o ARMI tem mais de 170 organizações associadas, desde as melhores faculdades de medicina e empresas farmacêuticas até operações de sistemas de controle de fabricação industrial.

---

* Tratamento indisponível no Brasil. *[N. da E.]*

Pouco antes de a covid-19 atingir os Estados Unidos, Kamen e seus engenheiros concluíram o primeiro protótipo da máquina, com 6m de comprimento. Veja como Dean descreve a primeira demonstração: **"Em uma das extremidades do sistema, colocamos uma ampola de células-tronco pluripotentes induzidas congeladas (iPSCs) e não voltamos a manuseá-la nos 22 dias seguintes. Ao fim de três semanas, na outra extremidade do sistema selado apareceu um segmento de osso e de ligamento recém-crescido, com quase 8cm de comprimento."** O tecido produzido era de qualidade suficiente para reparar um tornozelo ou um joelho verdadeiro. Contudo, os segmentos de ossos e ligamentos são apenas uma amostra do que é possível fazer.

E até onde Dean pretende ir com o sistema ARMI? O próximo passo, diz ele, **"é passar das iPSCs para um coração pediátrico em miniatura, funcional e pulsante, em apenas 40 dias". Eles serão dimensionados para possíveis transplantes em bebês e crianças pequenas.** Recentemente, esse trabalho ganhou um impulso significativo **quando a Dra. Doris Anita Taylor, ph.D.**, destacada pesquisadora da área de medicina regenerativa de corações substitutos, anunciou que iria transferir todo o seu laboratório de Houston, Texas, para as instalações do ARMI em Nova Hampshire (você conhecerá melhor o incrível trabalho sobre "corações fantasmas" no Capítulo 17). O atual objetivo do ARMI é fazer com que corações pediátricos em pleno funcionamento estejam disponíveis para testes clínicos até 2024.

Assim como Martine Rothblatt, Dean Kamen tem um histórico espetacular de tornar possível o impossível. Por isso, quando ele afirma que "ainda nesta década será possível construir órgãos humanos para transplante a partir do zero", eu acredito.

Mal consigo imaginar algo mais emocionante do que existir um conjunto de órgãos para transplante, já prontos e à espera do momento em que partes do nosso corpo se desgastarem. Entretanto, por mais empolgante que seja esse futuro próximo, no próximo capítulo você conhecerá um dos maiores especialistas do mundo em imunoterapia, uma área que emprega a engenharia genética para fortalecer nossas frágeis células T e transformá-las em torpedos com sensibilidade térmica capazes de destruir tumores. Ele é um homem que perdeu praticamente tudo — recursos financeiros, a equipe, a pessoa que ele mais amava no mundo —, mas, de alguma forma, encontrou coragem e resiliência para não perder o rumo. Eu me inspiro no exemplo dele e acho que você terá a mesma sensação.

Gostaria de compartilhar os bastidores dessa incrível descoberta do cientista e herói que liderou a tarefa de transformá-la em realidade! **Vamos conhecer a poderosa célula CAR-T.**

CAPÍTULO 6

A PODEROSA CÉLULA CAR-T: UMA CURA INOVADORA PARA A LEUCEMIA

"Em vez de lutar contra o câncer de fora para dentro, estamos nos interessando cada vez mais no contrário."
— ILANA YURKIEWICZ, oncologista da Universidade Stanford

De todas as doenças que gostaríamos de evitar, com a possível exceção da doença de Alzheimer, a palavra que começa com C, provavelmente, é a mais temida. *Câncer.* Depois de décadas, conseguimos apenas um modesto progresso. Você sabia que todos nós, ao longo da vida, estamos acumulando mutações que levam a células pré-cancerosas? Conforme somos expostos a fatores como toxinas, luz do sol, fumo passivo e dietas não saudáveis, as mutações pré-cancerosas vão se acumulando em nossas células. Quando somos jovens e saudáveis, o nosso sistema imunológico destrói essas células e seu DNA danificado antes que qualquer dano seja causado. Contudo, à medida que envelhecemos, o nosso sistema imunológico enfraquece, podendo ficar sobrecarregado — algo conhecido como **exaustão do sistema imunológico** — e se tornando incapaz de detectar os sinais iniciais do câncer. É nesse momento, então, que as células pré-cancerosas continuam crescendo e se dividindo, até se tornarem malignas. É aí que o problema começa.

Eu já lhe contei que tinha muito medo de desenvolver essa doença quando criança. Ela surgiu várias vezes em conhecidos ao longo da minha vida — a mãe de uma antiga namorada, um estimado membro da minha equipe, um parceiro de negócios, a esposa do presidente da minha empresa dedicada à educação. Em todos os casos, eu os vi definhar de modo lento mas irreversível — e, acima de tudo, doloroso.

Se você já esteve próximo de alguém diagnosticado com leucemia, por exemplo, então entende como esses pacientes são agredidos duas vezes — primeiro pela doença, depois pelos tratamentos. Às vezes, é difícil dizer o que é mais devastador. Embora a quimioterapia e a radioterapia possam salvar vidas, também causam graves efeitos colaterais — danos ao coração, ao fígado, aos nervos, e até cânceres subsequentes, que aparecem anos depois.[1] **Então, depois de perder três amigos para a abordagem do "tratamento padrão", percebi que precisávamos de novas alternativas para o século XXI.**

Uma de minhas queridas amigas, **Siri Lindley**, foi diagnosticada com uma forma rara de leucemia e apenas 10% de chances de sobrevivência. **Ela conseguiu.** Por quê? Primeiro, ela teve acesso a um tratamento inovador em combinação com células-tronco. Segundo, Siri é uma alma única, e sempre teve a mentalidade de que não seria derrotada. **Trata-se de uma mulher que resolveu se tornar a número 1 no triatlo — e nem sabia nadar na época! Ela demonstrou uma incrível força de vontade para se tornar campeã mundial de triatlo.** E usou essa mesma determinação para combater a leucemia. **Hoje, um ano depois, apesar do prognóstico médico de apenas 10% de chance de sobrevida, Siri está livre do câncer, e já fez a primeira corrida de 10km pós-câncer!**

Por isso, vamos falar sobre **como podemos usar as novas tecnologias contra os cânceres de sangue e sobre tratamentos promissores que estão prontos para serem adotados!** No fim deste livro, falaremos mais sobre como a mentalidade da pessoa afeta sua bioquímica e sua saúde. Contudo, se você ou alguém próximo já teve essa doença, a leitura deste capítulo é obrigatória. Vamos começar com a história do herói que concebeu uma das inovações mais promissoras, o Dr. Carl June. Você está prestes a descobrir:

- Como a imunoterapia estimula o nosso sistema imunológico natural, com medicamentos feitos a partir de células imunoló-

gicas vivas, em contraste com medicamentos químicos — uma alternativa bem-vinda à quimioterapia e a outras intervenções anticancerígenas tradicionais.
- Como Carl June superou uma tragédia pessoal e legiões de céticos para inventar o que pode vir a ser, verdadeiramente, uma cura original para alguns dos cânceres de sangue mais comuns e mortais.
- Como, por meio da estimulação natural do nosso sistema imunológico, conseguiremos prevenir e, possivelmente, curar alguns dos cânceres mais temidos.

O PRIMEIRO PACIENTE TRATADO COM A CÉLULA CAR-T

"A minha carreira tem sido imprevisível."[2]
— DR. CARL JUNE

No verão de 2010, o **Dr. Carl June** estava desesperado. Duas semanas antes, ele e seus colegas da Universidade da Pensilvânia **utilizaram um tratamento nunca experimentado antes em um paciente com câncer: infusões de glóbulos brancos do próprio paciente, mas com um diferencial.** O laboratório de June na Filadélfia havia **reprogramado geneticamente aquelas células T, transformando-as em uma tropa de ataque antitumoral guiada com precisão — ou, se preferir, um conjunto de mísseis de cruzeiro em nível celular.***

Se tudo corresse bem, aquele paciente — considerado terminal — encontraria uma tábua de salvação. **Além disso, o experimento poderia revolucionar o tratamento contra o câncer —** June acreditava que pudesse, de fato, salvar inúmeras pessoas com essa doença no sangue e na medula óssea em níveis mais graves, pessoas para as quais tudo o mais havia falhado.

As **cél**ulas imunes alteradas se mostravam invencíveis em uma placa de Petri. Curas milagrosas em camundongos já vinham sendo contabilizadas. Entretanto, o paciente zero de June, um agente penitenciário aposentado

---

* Tratamento aprovado pela Anvisa e já disponível no Brasil. *[N. da E.]*

de Nova Jersey chamado **Bill Ludwig**, não estava indo tão bem. Pouco depois da terceira — e última — infusão para tratar leucemia linfocítica crônica (LLC), Ludwig apresentou febre baixa e sua pressão arterial despencou. Nos três dias seguintes, ele piorou cada vez mais. Parecia a soma de todos os vírus da gripe: calafrios violentos, suores, náuseas, diarreia. A temperatura corporal subiu para 40°C (as enfermeiras jogaram fora os termômetros — eles deveriam estar quebrados, certo?). Embora o paciente exibisse todas as marcas de infecção aguda, exames e culturas deram negativo — sem vírus e sem bactérias. No entanto, ele continuava se mostrando mais doente e mais fraco. Os rins começaram a falhar. O coração e os pulmões estavam à beira da falência.

Com o decorrer do tempo, June percebeu que Ludwig estava manifestando uma intensa resposta inflamatória sistêmica. **A crise foi desencadeada pelo que, inicialmente, parecia uma coisa boa: um massacre das células leucêmicas do paciente pelo sistema imunológico do próprio. À medida que as células T imunes entram em combate mortal, elas inundam o corpo com substâncias químicas inflamatórias chamadas *citocinas*. O dano colateral era a prova de que o tratamento de Ludwig estava funcionando — era uma *particularidade*, não um defeito.** Hoje, esse efeito colateral "no alvo" tem um nome: *síndrome de liberação de citocina*. Em casos graves, como o de Ludwig, ele é chamado de "tempestade de citocina", um distúrbio potencialmente letal que se tornou muito conhecido na pandemia de covid-19. Mas, na época, admite June, a equipe "nem sabia o que era aquilo".

Ludwig achava que o câncer iria matá-lo, mas parecia que o ensaio clínico de June ganharia essa corrida. Certa noite, a crise chegou ao auge, depois que a esposa do paciente, Darla, já tinha ido para casa. "Você precisa voltar", avisou o médico por telefone. "Bill não verá o dia nascer."

"É apenas uma questão de tempo até que o tratamento baseado em células substitua a quimioterapia de alta dosagem tradicional para praticamente todos os cânceres de sangue."[3]

— CARL JUNE

Na ciência médica, assim como em qualquer área da vida, existem poucas e preciosas ideias verdadeiramente novas na face da Terra. No entanto, **a terapia com células CAR-T é original.** É um híbrido audacioso de *terapia genética*, **em que cientistas editam o DNA de uma célula para remover um defeito ou inserir um gene benéfico, e** *imunoterapia*, **que cura aumentando as próprias defesas naturais do paciente** — o intrincado sistema imunológico que nos protege contra doenças. **Trata-se do que há de mais moderno em medicina personalizada.** As células T são um "medicamento vivo" criado a partir dos próprios tecidos do paciente e, sem dúvida, o tratamento de câncer mais complexo já inventado.

E eis uma coisa inquestionável: **o tratamento não seria tão avançado quanto é hoje sem o destemido compromisso e a rebelde criatividade de Carl June.**

June é o tipo de cientista que se envolve emocionalmente com os pacientes. Contudo, no caso de Bill Ludwig, havia muito mais coisas em jogo do que o destino de um sujeito de 65 anos. **Hoje, conhecemos Carl June como um astro da medicina celular, uma das "100 pessoas mais influentes do mundo", segundo a revista** *Time*. Não faz tanto tempo assim que a imunoterapia era marginalizada na ciência do câncer. Assim como **o Dr. Michel Sadelain, do Memorial Sloan Kettering, e outros pioneiros das células CAR-T,** June foi rechaçado pela comunidade médica e ignorado pelo setor privado. Ele se viu obrigado a depender de pequenas organizações sem fins lucrativos para obter financiamento. Na esteira do massacre do mercado de ações de 2008, tais fundações ainda não haviam se recuperado do doloroso golpe em seus recursos financeiros. Elas fizeram cortes nos investimentos. O poço estava secando.

O setor ainda estava se recuperando da morte de Jesse Gelsinger uma década antes, em um experimento realizado em outro laboratório da Universidade da Pensilvânia. Jovem vigoroso de 18 anos formado no ensino médio e com uma rara doença metabólica genética, Gelsinger teve morte cerebral declarada quatro dias após um tratamento de transferência de genes. A FDA sinalizou irregularidades no procedimento, e o governo e a universidade selaram um acordo para o pagamento de mais de US$ 1 milhão. O *Washington Post* classificou o episódio como "o mais recente de uma série de contratempos para uma abordagem promissora que, até agora, não conseguiu cumprir a promessa de proporcionar uma primeira cura".[4] **O ensaio clínico não tinha nada a ver com as células CAR-T, mas impediu por um longuíssimo tempo qualquer coisa desenvolvida nas bancadas dos laboratórios de engenharia genética de chegar aos leitos dos pacientes.**

Em 2009, June e seus colegas publicaram dados pré-clínicos sobre camundongos de laboratório que demonstraram as promessas do tratamento contra o câncer com as células CAR-T. A FDA deu a autorização para testá-lo em pacientes humanos. No entanto, os ensaios clínicos custam caro. O Instituto Nacional do Câncer nos Estados Unidos, uma divisão dos Institutos Nacionais de Saúde, recusou três pedidos de financiamento. Eles consideravam as células CAR-T uma busca vã, um sonho impossível.

"Eles afirmaram: 'A imunoterapia contra o câncer não funciona há um século'", lembrou June. "E era verdade." Em 1891, um cirurgião de Nova York chamado William Coley injetou a bactéria estreptococo em um paciente com câncer inoperável, na tentativa de acelerar o sistema imunológico do sujeito e fazer com que o tumor encolhesse. **O método funcionou na primeira vez, mas não em outros pacientes. Com o tempo, a abordagem imunológica do câncer deu lugar à quimioterapia e à radioterapia de alta frequência.** Após a tragédia de Jesse Gelsinger, o conceito como um todo deixava os investidores ariscos. **"Ninguém da grande indústria farmacêutica aceitaria aquilo", comentou June. "Eles disseram que aquilo jamais poderia ser comercializado."** Do ponto de vista do marketing, não ajudava muito o fato de June usar uma forma do vírus HIV para introduzir o novo código genético nas células imunológicas do paciente. Era um HIV esterilizado e inofensivo, mas *mesmo assim...*

June ficou frustrado. Ele tinha uma ferramenta radical nas mãos e estava certo de que ela poderia funcionar, mas ninguém parecia escutá-lo. Houve dias em que ele se viu tentado a abandonar as células CAR-T. Talvez pudesse procurar outras maneiras de cultivar células imunológicas em tubos de ensaio e em roedores — pesquisas que levariam muitos anos para ajudar pacientes reais, se é que alguma vez ajudariam. "É muito mais fácil obter financiamento para a ciência básica."

Todavia, sempre que ele se sentia a ponto de desistir, lembrava-se da esposa, Cindy, diagnosticada com câncer de ovário em 1996. Ele criou uma vacina para ajudá-la, mas os efeitos não perduraram. Sabia que uma empresa chamada **Medarex** estava desenvolvendo o **ipilimumab, um anticorpo monoclonal que impede as células cancerígenas de reprimir os ataques imunológicos** (era uma versão inicial da terapia de "bloqueio de checkpoint imunológico", inventada pelo prêmio Nobel Jim Allison, como veremos no Capítulo 19). June tentou, em vão, disponibilizar o medicamento para Cindy em "uso compassivo", um derradeiro programa para terapias ainda não aprovadas pela FDA. **Cindy morreu em 2001, aos 46 anos, deixando o marido e três filhos.** Dez anos depois, quando o ipilimumab finalmente foi aprovado, **June confidenciou que sua tragédia pessoal lhe deu "um ímpeto para fazer algo acontecer clinicamente,** o que é muito mais difícil do que a pesquisa em camundongos". E, assim, ele continuou se esforçando para encontrar uma maneira de mobilizar células imunes vivas para combater o câncer. Era uma questão pessoal.

No momento em que Bill Ludwig bateu na porta do professor June, **o laboratório dele estava praticamente sem recursos. No ano anterior, June demitira a maior parte da equipe, um ponto baixo em sua notável carreira. Restou-lhe apenas US$ 1 milhão, o último, da Aliança para Terapia Genética contra o Câncer, uma pequena organização filantrópica. Ele tinha planejado realizar ensaios clínicos em 14 indivíduos, mas tinha condições de pagar apenas três — apenas três chances de mostrar ao mundo que as células de mísseis guiados poderiam funcionar.** Depois de recebê-las, o paciente zero estava em apuros. **Se o pior acontecesse, talvez o ensaio clínico tivesse de ser abandonado. June sabia que, provavelmente, não teria outra chance. A obra da vida dele estava por um fio,** que parecia se desgastar a cada ínfimo aumento da galopante febre de Ludwig.

Se June estava desesperado, ele não estava sozinho. Bill Ludwig, o paciente com câncer, sabia que a terapia celular não comprovada daquele cientista era a última e melhor esperança que ele tinha.

"Pode funcionar ou não. Mas é a única coisa que me resta."
— BILL LUDWIG

A LLC é a leucemia mais comum em adultos. **Ela confunde as células B do corpo, os glóbulos brancos que produzem anticorpos que capturam substâncias estranhas e as encaminham à destruição.** Quando colonizados pelo câncer, esses guardas de segurança celular começam a descuidar do trabalho e a se multiplicar de forma descontrolada. Elas se infiltram na corrente sanguínea e na medula óssea, removendo glóbulos vermelhos, glóbulos brancos saudáveis e as plaquetas de que precisamos para a coagulação do sangue. Quando a leucemia não é controlada, os pacientes podem morrer de hemorragia interna ou de infecções desenfreadas.

De modo geral, a quimioterapia resolve o problema da LLC: a taxa de sobrevida de 5 anos excede os 80%. **Bill Ludwig já havia passado por vários esquemas de quimioterapia, além de um ensaio clínico nos Institutos Nacionais de Saúde que quase o matou. Nada funcionou.** Os médicos chamam esses pacientes de "refratários", ou não responsivos, e, no caso da LLC, o prognóstico é sombrio. **Restava a Ludwig uma última opção sancionada pela FDA: um transplante de medula óssea, em que as células-tronco de um doador são solicitadas a fazer suas maravilhas. Transplantes de medula são procedimentos de alto risco. Quando Ludwig descobriu que havia 50% de probabilidade de as células importadas atacarem seus órgãos, matando-o, desistiu. As chances não eram boas o suficiente.**

No entanto, quando soube do ensaio clínico que o Dr. June estava fazendo com as células CAR-T, ele não hesitou. Já tinha ouvido falar muito bem do Penn Medicine, o hospital em que June trabalhava, uma instituição de ensino que reunia médicos de nível internacional. **Naquele momento, com a contagem anormal de glóbulos brancos muito alta e subindo, ele percebeu que tinha pouco a perder.**

O PODER DAS CÉLULAS T

As células T são a infantaria do sistema imunológico, a linha essencial de defesa contra os invasores. De suas bases no sangue ou nos linfonodos, as células T "auxiliares" coreografam a nossa resposta imune. As células T "exterminadoras" detectam e debelam infecções — ou, potencialmente, tumores. Algumas delas são equipadas com uma memória de invasões prévias, um sistema de alerta que é transmitido adiante quando elas se dividem. É assim que as vacinas contra o sarampo ou a catapora nos protegem por toda a vida. Elas sensibilizam o sistema imunológico para atacar o mesmo micróbio, caso ele reapareça.

Ao longo de bilhões de anos de evolução, as células T foram treinadas para procurar e destruir qualquer corpo estranho (*patógeno*) que possa ser tóxico para o nosso organismo. No topo da lista estão as células com DNA ou RNA diferente, como vírus ou bactérias. **Uma das razões pelas quais as curas do câncer são tão fugidias é que as células tumorais passam despercebidas pelo radar, como se fossem uma invasão de mortos-vivos.** Elas se parecem muito com as células normais, pelo menos do ponto de vista de uma grande variedade de células T (afinal, tirando algumas mutações, elas compartilham o mesmo DNA do paciente). **Para vencer as células cancerígenas de forma confiável, as células T precisam farejá-las — reconhecer as proteínas de assinatura, ou *antígenos* — de modo previsível. Elas precisam de um dispositivo superpoderoso, uma maneira de desmascarar as células tumorais — algo como óculos de visão noturna infravermelha, só que em escala molecular.**

Algumas semanas antes da primeira infusão de Bill Ludwig, o laboratório de June extraiu-lhe o sangue, separou suas células T e as misturou com o vírus desativado do HIV, um procedimento que o próprio June aprimorou para garantir a segurança. O HIV, então, faz o que faz de melhor, de acordo com a natureza dele: penetrar as células imunológicas humanas. **Contudo, em vez de atacar o sistema imunológico de Ludwig, aqueles vírus específicos estavam programados para ajudá-lo a se defender.** Assim que encontrassem o genoma de uma célula T, eles conseguiriam entrar nelas com facilidade e descarregar sua preciosa carga. Tratava-se de um fragmento de DNA personalizado, o conjunto de instruções para produzir proteínas capazes de detectar marcadores de superfície em células cancerígenas específicas — no caso, as células de leucemia de Ludwig.

O "CAR" nas células CAR-T significa *R*eceptor *Q*uimérico de *A*ntígeno, nas iniciais em inglês. É uma homenagem a *Quimera*, o monstro de três cabeças da mitologia grega que cospe fogo: parte leão, parte cabra, parte serpente. **As células CAR-T são em parte cães de caça, em parte garras com mandíbulas e em parte assassinas profissionais, tudo em um pacote miniaturizado.** A parte geneticamente manipulada, os "receptores", são antenas moleculares extremamente sensíveis. Depois que as células modificadas foram infundidas de volta no corpo de Ludwig, elas inverteram o jogo. Os marcadores das células B malignas se destacaram como bandeiras fincadas na limusine de um diplomata. As células CAR-T se ligaram a elas como um velcro e se mantiveram firmes, como anticorpos turbinados. À medida que as células T se acoplavam, exterminavam com eficácia seus alvos. **June chama, orgulhosamente, suas células CAR-T de "assassinas em série".** *Uma única célula imune fortificada é capaz de exterminar mais de mil células tumorais.*

Ludwig quase morreu após o procedimento, quando suas células T aprimoradas destruíram 3kg de tumor em questão de semanas!

Uma vez iniciada a batalha, a guerra pode ser muito rápida. **Ludwig quase morreu após o procedimento, quando suas células T aprimoradas *destruíram* 3kg de tumor em questão de semanas! Quando as células cancerígenas mortas se acumulam mais rápido do que os rins são capazes de eliminá-las, o resultado pode ser uma mistura letal de potássio, fósforo e ácido úrico**, entre outros ingredientes desagradáveis.

Contudo, Ludwig se estabilizou. Fluidos e esteroides intravenosos refrearam seu descontrolado sistema imunológico. A tempestade de citocina se encaminhou para o mar e se desfez. Depois de quatro dias no hospital, o paciente de June voltou para casa com a esposa, Darla.

Um mês após o tratamento, o oncologista de Ludwig solicitou uma biópsia. Estava tudo limpo! Ele não tinha leucemia detectável na medula óssea nem uma única célula B ruim. *Nada. Nadica de nada!* Os indicadores eram tão improváveis que o oncologista teve certeza de que os técnicos tinham cometido algum erro. Três dias depois, ele pediu uma segunda biópsia.

E ela também voltou limpa.

Os exames de sangue subsequentes trouxeram outras notícias boas. As células T geneticamente alteradas haviam se integrado à medula óssea de Ludwig e ainda por cima estavam proliferando — tal como lebres. **Do ponto de vista genético, Ludwig era, literalmente, um novo homem!** Em uma exceção à regra usual, as células CAR-T pareciam funcionar ainda melhor em pessoas do que em camundongos.

Animado, June repetiu o procedimento com os outros dois indivíduos. Assim como Ludwig, eles eram considerados causas perdidas. Um deles também apresentou remissão total, da mesma forma que Ludwig. O outro apresentou uma melhora significativa. Sucesso!

Quantitativamente falando, não foi um ensaio clínico. Muito embora o laboratório de June estivesse à beira da falência, **ele tinha realizado uma autêntica descoberta médica: a primeira terapia baseada em genes para derrotar o câncer em seres humanos.** Ele se encontrou com o outro pesquisador-chefe do estudo, David Porter, para tomar um café, e ambos decidiram dobrar a aposta. Eles escreveriam um artigo acadêmico sobre o ensaio clínico com Ludwig, um único paciente, com breves menções aos outros dois. Os cientistas sabiam que estariam desrespeitando as convenções. A comunidade de pesquisadores do câncer tende a ver esses dados escassos com suspeita — e a considerar exibicionista qualquer pessoa suficientemente presunçosa que chegue a ponto de descrevê-los.

Um mês após o tratamento, o oncologista de Ludwig solicitou uma biópsia. Estava tudo limpo! Ele não tinha leucemia detectável na medula óssea nem uma única célula B ruim. *Nada. Nadica de nada!*

Mas não daquela vez. **O artigo da equipe de June, publicado em 2011 no prestigioso *New England Journal of Medicine*, foi uma sensação.** É possível perceber isso em alguns breves trechos. Linguagem árida à parte, quase é possível imaginar os autores dando uma merecida volta olímpica. **Os que haviam duvidado deles ficaram em silêncio.** Ah, o doce sabor da vingança!

Dez meses depois do tratamento, a remissão se mantinha. [...] **Pelo menos seis meses após a infusão, as células geneticamente modificadas continuavam presentes em níveis elevados na medula óssea.** [...] Não esperávamos que a dosagem baixa de células T do Receptor Quimérico de Antígeno que infundimos resultasse em uma resposta antitumoral clinicamente evidente. [...]

Ao contrário da terapia mediada por anticorpos, as células T modificadas pelo Receptor Quimérico de Antígeno têm o potencial para se replicar *in vivo* [dentro do corpo], **e a manutenção a longo prazo pode levar ao controle sustentado do tumor.**

A "persistência" das células CAR-T, a capacidade que elas têm de viver indefinidamente, era algo com que nem mesmo June se atrevera a sonhar. De acordo com o formulário de consentimento do ensaio clínico, esperava-se que as células modificadas durassem, no máximo, seis semanas. Uma série de dados mostrou que os pacientes tendem a rejeitar medicamentos biológicos que contenham moléculas de outras espécies. Considerando-se que as células CAR-T fornecidas a Ludwig continham uma pequeníssima parte de um anticorpo de camundongo, June tinha presumido que aquelas células estavam com os dias contados. "Eu estava errado", disse ele, dando uma risada. **"Foi como dois homens armados se encontrando no Velho Oeste. Basicamente, as células CAR-T dispararam primeiro e mataram as células"** que deveriam rejeitá-las. "Isso ocorre em cerca de 75% dos pacientes", acrescentou. "Cerca de 25% rejeitam as células CAR-T. É um exemplo de tolerância imunológica adquirida, e foi algo inesperado."

O TRATAMENTO MILAGROSO DE EMILY, DE 5 ANOS

"O Dr. June é o meu herói. Ele salvou a minha família!"
— EMILY WHITEHEAD

Em 2010, quando tinha 5 anos, Emily Whitehead foi diagnosticada com leucemia linfoide aguda, ou LLA. Considerado pelos médicos o "melhor" câncer infantil, tem uma taxa de cura de até 90%. Entretanto, assim como Ludwig, Emily era uma paciente "refratária", que não conseguia ser ajudada pelos tratamentos convencionais. **Ela havia suportado dois ciclos brutais de quimioterapia. O sistema imunológico dela estava em frangalhos. Além disso, desenvolvera uma doença necrosante nas pernas e esteve perto de tê-las amputadas. E, então, o câncer voltou.**

Em fevereiro de 2012, com as células de leucemia dobrando a cada dia, a condição de Emily era sofrível. Ela estava muito fraca para ser submetida a um transplante de medula. **Acreditando que o fim estava próximo, seu oncologista recomendou cuidados paliativos e dissuadiu a família de inscrevê-la no ensaio clínico de June para LLA, no Hospital Infantil da Filadélfia. A intenção do médico era positiva — ele queria poupar Emily de mais sofrimento e outras decepções. Mas seus pais não estavam dispostos a desistir — nem Emily.** Então, acamparam na casa de uma tia perto do hospital e se prepararam para a jornada mais assustadora que teriam na vida. **A filha, de cabelos desgrenhados e banguela, seria a primeira paciente pediátrica do mundo a se submeter à terapia com células CAR-T.**

Assim como Ludwig, Emily não teve nenhum problema com a infusão em si. Ela se distraiu com um picolé enquanto as células imunológicas potencializadas entravam em sua corrente sanguínea. Contudo, duas noites depois, a temperatura dela disparou. A pressão arterial despencou. **Emily apresentou insuficiência respiratória — um caso típico de tempestade de citocina. O nível de interleucina-6, o maior inimigo de pacientes com células CAR-T, chegou a quase mil vezes acima do normal. Um médico disse ao pai da menina que as chances de ela sobreviver àquela noite eram de uma em mil.**

A UTI pediátrica colocou Emily em um respirador e a induziu ao coma. June conferiu os resultados do laboratório e sabia o que eles significavam. **"Achávamos que ela ia morrer"**, disse ele. "Escrevi um e-mail para o reitor da universidade, dizendo que a primeira criança a ser submetida ao tratamento estava prestes a morrer. Eu temia que o ensaio clínico tivesse chegado ao fim." Outros hospitais que estavam realizando ensaios semelhantes poderiam ser pressionados a tomar a mesma decisão. **Era impossível calcular qual seria o impacto disso no desenvolvimento da terapia com células CAR-T, e por quanto tempo ela teria de ser adiada.**

Antes de enviar o e-mail, June teve uma ideia. A filha dele tinha artrite reumatoide juvenil, uma doença autoimune. Recentemente, ela havia sido auxiliada pelo tocilizumabe, um medicamento "biológico" que funciona como um anticorpo — e bloqueia a interleucina-6 (mais recentemente, o medicamento ajudou alguns pacientes a superar a inflamação ligada à covid-19).[5] Era apenas um palpite, mas June resolveu segui-lo. A sorte estava com eles: o Hospital Infantil tinha tocilizumabe à disposição. **Emily recebeu a primeira dose às 20 horas... e saiu de sua espiral mortal. Ela emergiu do coma de duas semanas no dia do aniversário de 7 anos, toda sorridente. Ninguém ali conseguia se lembrar de uma criança tão adoentada melhorando tão rápido.**

Oito dias depois, June ficou satisfeito — embora não surpreso — ao ler o laudo da biópsia. Emily parecia estar livre do câncer. Seis meses depois, os exames confirmaram que não havia uma única célula leucêmica na medula óssea da menina. Àquela altura, ela havia voltado para a escola, para o futebol e para os passeios com o cachorro — para a vida normal de uma garotinha. Como ela contou à revista *Time*: "Eu era uma criança divertida e cheia de energia. Aí fiquei dois anos internada em um hospital tratando o câncer, mas não estava dando certo pra mim... **O Dr. June salvou a minha vida e teve um grande impacto na minha família. Sem ele, eu não estaria aqui hoje escrevendo isso — e os meus pais e eu não estaríamos ajudando outras crianças a se tratar contra o câncer."**

O PRÓXIMO PASSO

"É difícil descrever alguém que basicamente salvou a sua vida. Ele perdeu a pessoa que amava, deu a volta por cima e, anos depois, me salvou."

— BILL LUDWIG

À medida que a mídia divulgava a história de Emily ao redor do mundo, ela se tornava a garota-propaganda da terapia com células CAR-T. O bombástico artigo de June já havia chamado a atenção da Novartis, a gigante farmacêutica com sede na Suíça. A empresa estava na iminência de perder a proteção de patente do Gleevec, o medicamento quimioterápico que era seu cavalo de batalha — o que abriria um rombo de US$ 3 bilhões na contabilidade do grupo. "Eles estavam contra a parede", afirmou June. Tudo que ele precisava era de uma empresa disposta a assumir riscos, e a tinha encontrado.

A Novartis registrou a terapia com as células CAR-T do Dr. June, incluindo os métodos de produção e as dosagens. **Em 2014, para acelerar o desenvolvimento, a FDA classificou as células CAR-T como "terapia inovadora".** Em 2015, trabalhando com os pesquisadores da equipe do Dr. June e o Hospital Infantil na Filadélfia, **a Novartis lançou o *Eliana*, um estudo de fase 2 com 79 crianças e adultos jovens com leucemia linfoblástica aguda.** O participante médio chegava ao estudo com um total de três quimioterapias ou transplantes de medula óssea malsucedidos. Era um grupo com resultados sombrios. **Dois anos depois, os resultados foram os seguintes: 83% dos indivíduos apresentaram remissão completa — "remissão precoce, profunda e duradoura",** afirmou o Dr. Stephan Grupp, diretor do Programa de Imunoterapia do Câncer do Hospital Infantil. "Nunca vimos nada parecido antes, e acredito que essa terapia possa se tornar o novo padrão de tratamento para essa população de pacientes."

A FDA deu seu aval. Em 30 de agosto de 2017, após uma votação unânime de um exultante comitê consultivo ("potencialmente, é uma mudança de paradigma"), a agência aprovou as células T modificadas do Dr. June para o tratamento da LLA — pela primeira vez na história, uma terapia de transferência de genes baseada em células era aprovada pela instituição. O nome comercial da Novartis é **Kymriah**, um jogo de palavras com "quimera". Em 2018, a FDA aprovou o uso para tratamento de vários tipos de linfoma não-Hodgkin (ele se juntou ao **Yescarta**, um produto similar da Kite Pharma). Com base em alguns promissores ensaios clínicos, talvez não falte muito para que a LLC, a leucemia que deu origem ao principal estudo-piloto de June, seja adicionada à lista de alvos.

Somadas, as terapias de células CAR-T aprovadas podem ser encontradas, atualmente, em mais de cem hospitais nos Estados Unidos.

No momento da publicação deste livro, Bill Ludwig está com 75 anos, absorto em viagens e passatempos, apaixonado pela jovem netinha, que talvez nunca tivesse conhecido.[6] Emily Whitehead tem 16 anos e, recentemente, fez sua primeira corrida de 5km, arrecadando mais de US$ 5 mil para a luta contra o câncer infantil. Ela tem um caso leve de asma, resultado da experiência de quase morte, mas se recusa a deixar que isso a impeça de continuar acelerando: "Gostei de ver a linha de chegada, e corri para cruzá-la." Desde que Emily desbravou um caminho com as células CAR-T, mais de 500 crianças já foram tratadas em 11 países, a grande maioria com sucesso.

> Somadas, as terapias de células CAR-T aprovadas podem ser encontradas, atualmente, em mais de cem hospitais nos Estados Unidos.

Quase uma década depois de seus decisivos ensaios clínicos, Emily e Bill ainda apresentavam células CAR-T patrulhando a corrente sanguínea, atentas às traiçoeiras células B e prontas para serem mobilizadas a qualquer momento — uma vacina viva (pelo fato de as células CAR-T também matarem as células B saudáveis, os pacientes recebem infusões regulares de imunoglobulina, um soro de anticorpos agrupados, a fim de manter o sistema imunológico em boas condições).

Os tumores malignos são bestas imprevisíveis, e a maioria dos médicos evita a palavra "cura". Eles se resguardam com "sobrevida livre de doenças" ou "livre do câncer". **Ainda assim, dos jovens que passaram pelo ensaio clínico *Eliana*, da Novartis, June acredita que "a maioria, provavelmente, está curada".**

Carl June é o nosso herói da ciência do câncer porque perseverou. Por mais sombrias que fossem as circunstâncias, ele nunca perdeu a convicção nem o senso de urgência. Ele enfrentou contratempos no laboratório e na clínica, alguns deles francamente apavorantes. **Lutou contra a complexa indústria do câncer, avessa ao risco.** Por muitos anos, foi uma voz solitária no deserto da imunoterapia. Mas manteve a fé. **Sua arrojada busca deu esperança a milhares de pacientes — pessoas que não tinham a quem recorrer.**

Na primavera de 2018, quando participei da conferência Unite to Cure, do Vaticano, **a noite ficou emocionante quando o ícone do rock Peter Gabriel dedicou a apresentação às pessoas que prestavam assistência a Meabh, sua esposa de 47 anos, na luta contra uma forma agressiva de linfoma não Hodgkin.** Era a primeira vez que ele falava publicamente sobre a doença de Meabh — os tumores do tamanho de um melão, a quimioterapia fracassada — e sobre como as células CAR-T a haviam deixado "notavelmente bem" mais uma vez. **Raras pessoas da plateia conseguiram conter as lágrimas quando ele agradeceu aos cientistas ali reunidos por salvarem "a mulher que eu amo".**

Peter também falou sobre a necessidade de disponibilizar esse tratamento para pessoas com poucos recursos. **A medicina celular individualizada é cara, mesmo quando envolve um tratamento único.** O preço de tabela do Kymriah é de US$ 475 mil, praticamente o custo de um transplante de rim. A boa notícia: **em 2019, dois anos após a aprovação da FDA, o serviço de saúde do governo norte-americano apresentou um plano de cobertura para a terapia com células CAR-T.** Algumas seguradoras privadas também estão engajadas nisso. June prevê que **é apenas uma questão de tempo até que a terapia baseada em células substitua a quimioterapia de alta dosagem como tratamento de primeira linha para quase todos os cânceres de sangue.**[7] E, como diz Caron Jacobson, diretor do programa de terapia celular do Instituto do Câncer Dana-Farber, nada disso poderia ter acontecido "sem a sabedoria, a criatividade e a visão do Dr. June".[8]

Não estou aqui para afirmar que a terapia com células CAR-T é uma panaceia irrefutável. Os riscos não são desprezíveis. Alguns pacientes faleceram devido a um edema cerebral, ou seja, um inchaço do cérebro. Mais comuns são os efeitos colaterais neurológicos "fora do alvo", desde dor de cabeça e confusão até delírio e convulsões — geralmente temporários, mas que, em alguns casos, se tornam problemas de longo prazo.

Embora o tratamento tenha se mostrado muito bem-sucedido no combate à leucemia pediátrica de Emily Whitehead, nem todos os pacientes prosperam. **Para pacientes submetidos ao tratamento com células CAR-T, como em qualquer outra terapia contra o câncer, o elemento incômodo é o potencial de recaída. De acordo com dados de pesquisa, enquanto uma maioria saudável de pacientes portadores do mesmo tipo de leucemia de Emily é responsiva e permanece sem sintomas por anos, existe o risco de o câncer voltar de um a cada três casos, ou mais. Por que isso acontece?** Uma teoria é que as células tumorais seriam capazes de se reproduzir com mais resistência às células CAR-T, suprimindo os marcadores moleculares (assim como as baratas, os cânceres são excelentes em se adaptar para sobreviver). Sem esses marcadores, as células T modificadas começam a fluir sem rumo pelo sangue, praticamente cegas às células B malignas. Outra possibilidade é que alguns pacientes não possuem um número suficiente de células T "com memória", aquelas que preparam o sistema imunológico para identificar as células B nocivas (a Novartis reembolsa integralmente os pacientes que, ao fim de um mês, não apresentem qualquer reação à terapia).

Apesar de serem eficazes contra cânceres no sangue, como as leucemias, as células CAR-T ainda não provaram ser de grande ajuda contra tumores sólidos, que representam 90% das mortes por câncer nos Estados Unidos: câncer de pulmão, mama, cólon e próstata, entre outros órgãos. Nos tumores sólidos, os alvos das células T estão menos acessíveis, pois ficam escondidos nas células problemáticas. Mesmo quando as células CAR-T chegam lá, elas se deparam com um ambiente hostil, com pouco oxigênio e excesso de acidez, o que pode enfraquecê-las ou destruí-las antes que consigam realizar o trabalho. **Para esses tipos de câncer, existem novas terapias inovadoras que estão à altura do desafio. Voltaremos ao assunto no Capítulo 19.**

Carl June é destemido. Ele e outros cientistas estão testando as células CAR-T em câncer ósseo, melanoma, sarcoma e glioblastoma. No momento, há mais de 600 ensaios clínicos[9] **em andamento com células CAR-T — todos eles herdeiros espirituais dos primeiros experimentos de alto nível realizados pelo Dr. June.** O trabalho promete avançar rapidamente, acredita June — e as células CAR-T podem ser apenas o começo. "As células T são somente uma parte do sistema imunológico", diz ele. "No futuro, acompanharemos a fabricação de células exterminadoras naturais, células dendríticas, células-tronco..."

"No campo da imuno-oncologia", conclui June, "estamos no fim do começo. Finalmente, temos um conjunto de ferramentas que nos permitirá falar sobre a cura do câncer". Espero que esta história sobre o poder das células CAR-T fique registrada no seu cérebro. Se algum conhecido, ou até você mesmo, for diagnosticado com leucemia, retorne a este capítulo, bem como ao Capítulo 19, para avaliar alguns recursos adicionais. Isso pode salvar a vida dessa pessoa.

Agora, vamos descobrir algo que pode soar como ficção científica, mas que já foi usado para tratar mais de 5 mil pacientes que sofrem de doença de Parkinson e tremores essenciais — a cirurgia cerebral sem incisão e a exploração do poder do ultrassom focalizado.

CAPÍTULO 7

CIRURGIA CEREBRAL SEM INCISÃO: O IMPACTO DO ULTRASSOM FOCALIZADO

"Estou me sentindo uma nova pessoa. Recuperei a minha independência. [...] Posso fazer tudo e qualquer coisa que eu queira fazer de novo."[1]

— KIMBERLY SPLETTER, paciente com doença de Parkinson

Neste capítulo, você irá conhecer uma ferramenta inovadora para a cirurgia cerebral *sem incisão*. Parece ficção científica, mas não é.

- **Como mais de 5 mil pacientes com doença de Parkinson e tremores essenciais em todo o mundo encontraram alívio significativo com a terapia de ultrassom focalizado.**
- **Como a terapia atóxica foi aprovada pela FDA para tratar o tecido da próstata.**[2]
- **Uma forma de destruir miomas uterinos,** uma fonte de dor e sangramento menstrual excessivo para milhões de mulheres[3] — sem prejudicar os órgãos adjacentes.
- **Alívio comprovado da dor em casos de tumor ósseo metastático** em que a radioterapia não é uma opção. Ao destruir o tecido nervoso na camada externa do osso, consegue-se aliviar o sofrimento dos pacientes e reduzir a necessidade de medicamentos que confundem o cérebro.
- **Ensaios clínicos ainda em andamento, a serem apresentados à FDA,** que usam uma abordagem semelhante para levar ao

cérebro quimioterapias e novos medicamentos de ponta, que, de outra forma, seriam bloqueados por uma barreira cerebral evolutiva. Se os estudos derem certo, os médicos terão uma nova ferramenta para combater cânceres cerebrais letais, depressão e até a baleia-branca das doenças do sistema nervoso central: a doença de Alzheimer.

- **Um promissor ensaio clínico preliminar para apaziguar uma estrutura no cérebro ligada à ansiedade e ao vício.**[4] Um dos objetivos é impedir as superdosagens de opioides, que mataram quase 70 mil pessoas nos Estados Unidos em 2020.[5]

UM TRATAMENTO COMPROVADO PARA A DOENÇA DE PARKINSON

Quando Kimberly Spletter foi informada, aos 40 e poucos anos de idade, que tinha doença de Parkinson, ficou surpresa — e arrasada. Ela já havia visto pacientes mais velhos diagnosticados com a doença que não conseguiam mais andar, "então achei que perderia toda a minha mobilidade".[6]

Mais tarde, os medos de Kimberly se concretizaram. **Depois de alguns anos, ela foi perdendo a habilidade de correr, andar de bicicleta, caminhar. Os dedos dos pés se retorciam espasmodicamente. A perna esquerda dava chutes no ar, como se tivesse vontade própria.** Quando ela tentava cruzar as pernas para fazer o movimento parar, a perna esquerda estendia e travava. A dor era intensa. **Kimberly estava tomando pelo menos 15 comprimidos por dia, e as coisas só pioravam.** Ela havia sido uma pessoa ativa e atlética antes, mas estava com **dificuldades para se vestir sozinha.**[7] Ela chegou ao fundo do poço em uma festa de casamento, quando "meu pai me convidou para dançar — e eu não conseguia me levantar da cadeira, porque estava com cãibra nas costas e nos pés. Sempre quis dançar com o meu pai e não consegui". Kimberly estava começando a viver seu pior pesadelo: ficar confinada a uma cadeira de rodas. A situação parecia desalentadora... até ela ouvir falar de uma nova fronteira, não invasiva, para o tratamento de distúrbios do cérebro.

De acordo com a Fundação Parkinson, quase 1 milhão de pessoas vive com essa doença e mais 60 mil são diagnosticadas a cada ano apenas nos Estados Unidos. É uma doença cerebral cruel, que ataca principalmente o sistema motor, causada pela perda de neurônios que fabricam dopamina, um mensageiro químico natural que controla os movimentos dos nossos músculos e ajuda a regular os padrões de sono, a memória, o apetite, o humor e o autocontrole. Quando não produzimos dopamina suficiente, estamos diante de um problema difícil e complexo.

Não há cura para o Parkinson, cujos sinais incluem rigidez, movimentos lentos e espasmódicos e — em pelo menos um em cada quatro pacientes — tremores e agitações incontroláveis. As opções de tratamento são limitadas. A terapia de primeira linha, a levodopa, obteve a aprovação da FDA em 1970, o que já é um indicativo da falta de progressos médicos no último meio século. Os pesquisadores com quem conversamos dizem que a levodopa é, na melhor das hipóteses, um medicamento defeituoso e que, muitas vezes, causa agitações e movimentos involuntários anormais. E, se isso já não fosse desanimador o suficiente, os benefícios antitremores tendem a desaparecer com o tempo. Na verdade, para cerca de metade dos pacientes o medicamento não funciona.

Até muito recentemente, a única alternativa admitida era a **estimulação cerebral profunda**, que talvez não pareça tão ruim assim, até que se descubra como essa estimulação é executada. **Os cirurgiões fazem um furo no crânio do paciente para implantar um eletrodo, que se conecta a um gerador parecido com um marca-passo implantado no peito. As complicações variam de infecções a hemorragias cerebrais — digamos, apenas, que a cirurgia cerebral não é para todos.** Assim como muitas pessoas, Kimberly esperava por algo que pudesse ajudá-la, mas sem efeitos colaterais tão assustadores.

Finalmente, ela descobriu o **ultrassom focalizado**, que age com ondas sonoras de alta energia guiadas com precisão por ressonância magnética. Ela se inscreveu em um ensaio clínico destinado a avaliar se essa tecnologia poderia ser aplicada ao tratamento dos sintomas motores da doença de Parkinson. Após duas décadas de pesquisa, desenvolvimento e experiência clínica feitos por uma **empresa israelense de dispositivos médicos** chamada Insightec, a FDA aprovou, em 2016, o uso do ultrassom focalizado para o tratamento de tremores essenciais; em 2019, viria a aprovação para o tratamento do tremor dominante associado à doença de Parkinson.* Na grande maioria dos pacientes, o ultrassom focalizado ajudou a aliviar esses sintomas — sem incisões, sem anestesia geral, praticamente nenhum risco de infecção e com um mínimo de dor.

Os cirurgiões estão trocando os bisturis por um teclado e um mouse. **Os resultados são instantâneos. Os pacientes voltam para casa, geralmente no mesmo dia, sem nem pisar em uma sala de cirurgia.** Eles até conseguem enviar mensagens de texto e cortar a própria comida... ou de voltar a pintar ou tocar violão. **Eles estão reconquistando suas vidas com um único procedimento ambulatorial de duas a três horas de duração!**

Se esse impressionante sucesso fosse tudo o que a equipe da Insightec tivesse para mostrar, ela já teria conquistado um lugar neste livro e em outros mais. Qual é o ponto principal? Se a Insightec conseguir sustentar a recente série de vitórias que obteve, milhões de casos "perdidos" deixarão de ser insolúveis.

ACESSANDO A ORIGEM DO PROBLEMA COM O ULTRASSOM DE PRECISÃO

"O ultrassom focalizado é uma tecnologia revolucionária que nos permite executar uma neurocirurgia funcional sem nenhum dos riscos [...] envolvidos no implante de eletrodos ou acessórios."[8]

— DR. REES COSGROVE, pioneiro do ultrassom focalizado e diretor do serviço de epilepsia e neurocirurgia funcional do Hospital Brigham and Women's, em Boston

Alguns dias antes do tratamento, Kimberly realizou uma tomografia computadorizada para medir a espessura e a densidade de seu crânio e confirmar se estava apta a se submeter àquele tratamento. No dia do procedimento, ela chegou ao Centro Médico da Universidade de Maryland

---

* Tratamento aprovado pela Anvisa, ainda indisponível no Brasil. *[N. da E.]*

em uma cadeira de rodas e teve a cabeça raspada — com a tecnologia existente no momento, os cabelos podem diluir ou desviar as ondas sonoras (a Insightec já está trabalhando em uma nova abordagem que não exigirá mais isso). Em seguida, encaixaram na cabeça dela um capacete transdutor, em formato de auréola, orçado em US$ 1 milhão. Depois de deslizar a paciente para dentro de um scanner de ressonância magnética, o cirurgião aplicou a primeira de uma série de "sonicações", ou o que Kimberly chamou de "choques" — mais de mil ondas sonoras que convergiam para um ponto bem específico no interior do cérebro. **É a mesma tecnologia básica usada para obtenção de imagens durante a gravidez, mas muito mais focalizada e potente.** Imagine uma lupa que concentra a energia do sol para acender uma fogueira — a diferença é que, em vez da luz do sol, estamos falando de feixes de energia acústica.

O dispositivo da Insightec direcionou as ondas sonoras para uma estrutura defeituosa no cérebro de Kimberly, o tálamo — responsável pelo controle motor. À medida que o cirurgião intensificava gradualmente a potência do ultrassom, o tecido "corrompido" era aquecido a cerca de 54°C. Essa é a temperatura mínima necessária para interromper os circuitos que causam os movimentos e tremores involuntários.

Já faz duas ou três décadas que os cientistas isolaram a origem do tremor associado à doença de Parkinson. **"Sempre soubemos que o problema era esse"**, diz o Dr. Arjun Desai, diretor de inovação estratégica da Insightec. **"Mas nunca tivemos uma maneira elegante de chegar lá sem abrir a cabeça do paciente nem aplicar radioterapia."** O dispositivo revolucionário, desenvolvido por alguns dos mesmos cientistas que criaram o sistema de defesa aérea Iron Dome de Israel, **é capaz de enviar ondas sonoras para alvos do tamanho da ponta de um lápis.** "O mais importante avanço tecnológico", conta Desai, "é devido a essa capacidade de atingir uma pequena região submilimétrica, evitando, assim, áreas do cérebro que controlam a fala e outras funções". É a última palavra em medicina personalizada e de precisão!

Após cada um dos choques, seguidos de uma rodada de testes neurológicos, Kimberly podia se sentir "cada vez mais forte". Ela relatou uma sensação de calor e um pouco de náusea, mas nada além disso.

Os tremores e a dor estavam regredindo em tempo real. Após o 14º choque, seu neurologista, o Dr. Paul Fishman, lhe perguntou: "Se você pudesse parar onde está agora, consideraria seu tratamento bem-sucedido?"

Kimberly respondeu: "Com certeza."

E o neurologista emendou: "Então, terminamos!" O diretor do ensaio clínico pediu a ela que se levantasse e andasse. "E eu pensei: **eu consigo andar**", lembra Kimberly. "**Eu sabia que conseguia.**" Ela se levantou. Segurando levemente a mão do diretor, mais por segurança do que por apoio físico, atravessou a sala devagar, mas sem hesitar. Em pouco tempo, estava andando normalmente; a confusão causada pela doença de Parkinson havia sumido.

Dois anos depois, Kimberly concluía uma pedalada de 80 quilômetros ao longo da costa do Maine, durante uma atividade de arrecadação de fundos em apoio à Fundação Michael J. Fox. Três vezes por semana, ela tomava conta do neto de 3 anos — e, mais impressionante ainda, acompanhava o ritmo da criança. **A não ser por algumas leves dores de cabeça e pequenos movimentos involuntários no lado direito não tratado, ela permaneceu praticamente assintomática por dois anos.** Depois disso, infelizmente, alguns dos sintomas da doença começaram a reaparecer. **Mas, como disse Kimberly, o ultrassom focalizado "me deu um novo sopro de vida, e aproveito isso todos os dias".**[9]

De acordo com um ensaio clínico, **três meses após o procedimento os pacientes apresentavam, em média, uma melhoria de 62% no "registro de tremores".** Os efeitos colaterais relacionados ao tratamento foram, em sua maioria, leves e temporários; o mais comum era dormência e formigamento. Com base nas descobertas clínicas dos últimos dois anos, **o Dr. Desai estima que até 80% dos pacientes apresentam alívio "substancial" dos tremores.**

Não podemos nos esquecer de que a doença de Parkinson é progressiva e degenerativa, logo, o ultrassom focalizado não pode curá-la. Ele não trata problemas de fala, distúrbios de humor ou declínios cognitivos relacionados à doença. E, como a terapia é muito recente, ainda não há garantias de que os tremores ou os sintomas motores não retornem anos depois. **Entretanto, para os quase 680 mil pacientes que sofrem com a doença, o ultrassom focalizado pode fazer o tempo regredir e restaurar funções essenciais.** Além de aliviar os tremores, o mesmo tratamento é capaz de atingir outra parte do cérebro responsável pelos movimentos lentos e rígidos, dois outros sintomas comuns da doença. De acordo com o Dr. Desai, o recurso já vem sendo usado comercialmente por médicos no Japão. O impacto potencial é monumental.

TRATANDO OS TREMORES ESSENCIAIS

Cerca de duas décadas antes, Karl Wiedamann, engenheiro aposentado da Flórida e nadador competitivo sênior de nível internacional, detentor de três recordes mundiais na respectiva faixa etária, começou a ter problemas para preencher cheques. A caligrafia, fluida, se tornou sinuosa. Depois, ele notou um tremor na mão enquanto servia-se da xícara de café matinal. Então, foi a um neurologista, que o submeteu a diversos exames para descartar doenças como Parkinson, esclerose múltipla ou algum trauma cerebral não detectado. A boa notícia, disse o médico, era que Wiedamann não tinha nenhuma dessas doenças. A notícia não muito boa era que ele estava com um distúrbio chamado tremor essencial. E, provavelmente, iria piorar.

O tremor essencial é o mais comum de todos os distúrbios do movimento e afeta cerca de 10 milhões de pessoas nos Estados Unidos. O ex-presidente Bill Clinton tem esse problema. A falecida Katharine Hepburn também tinha. No entanto, de alguma forma, ele tende a ser negligenciado em termos de conscientização pública e financiamento para pesquisas. Muitos profissionais de saúde o consideram uma "síndrome" — uma coleção de sintomas sobrepostos —, em vez de uma doença. Alguns até o chamam de "tremor benigno" — mas não há nada de benigno no impacto que causa na vida cotidiana de uma pessoa. O tremor essencial pode transformar as tarefas mais básicas em obstáculos intransponíveis. **Embora seja mais comum e tipicamente mais grave em pessoas mais velhas, atinge também jovens e os que estão na meia-idade. Pode**

atrapalhar carreiras e constranger, isolar e deprimir. Para um nadador competitivo como Karl Wiedamann, o tremor essencial ameaçava roubar a vida que ele tanto amava. "Precisava fazer alguma coisa", disse ele. "Então, fui em busca de respostas."[10]

Durante algum tempo, Karl controlou os tremores com um medicamento vendido sob prescrição médica chamado primidona, um anticonvulsivante que não interferiria no treinamento intensivo de natação. A primidona, no entanto, acabou interagindo com outro medicamento e teve de ser suspensa. Os tremores pioraram. Atividades simples, antes corriqueiras — abotoar a camisa, amarrar os cadarços —, tornaram-se frustrações diárias para Karl. Tomar sopa era uma tarefa fadada ao fracasso. Assim que a estimulação cerebral profunda surgiu, Karl foi averiguar. Quando soube da perfuração no crânio, agradeceu e voltou atrás — ele decidiu esperar por algo menos invasivo. Até que chegou o triste dia em que Karl desistiu da natação competitiva, porque temia cair dos blocos de partida antes de a prova começar. O futuro parecia desanimador.

Em 2016, depois que o ultrassom focalizado obteve a aprovação da FDA para o tratamento do tremor essencial, Karl entrou em contato com o Dr. Travis Tierney, neurocirurgião que, na época, trabalhava no Grupo Médico Sperling, em Delray Beach, na Flórida **(um dos 35 centros médicos dos Estados Unidos — incluindo a Clínica Mayo, a Universidade Stanford e o Penn Medicine — que colaboram com a Insightec, disponibilizando essa extraordinária inovação).** Da mesma forma que Kimberly, Karl foi submetido a uma série de choques de ondas sonoras guiadas por ressonância magnética para queimar uma pequena parte do tálamo. "O que o cirurgião faz é uma dança muito delicada", disse ele. "Ele está procurando um ponto no cérebro que é mais ou menos do tamanho de uma ervilha — sem precisar entrar fisicamente no crânio."[11] Após cada sonicação, Karl era solicitado a traçar uma espiral em um bloco de papel. Ao fim de três horas, o desenho melhorou; já não eram mais rabiscos irregulares, mas uma curva suave e fluida. **Segundos após a conclusão do tratamento, ele conseguiu escrever o próprio nome de forma legível pela primeira vez em 15 anos.**

Hoje, Karl está de volta à piscina, treinando ao máximo para estabelecer novos recordes mundiais no nado peito na faixa etária de 80 a 84 anos. Ele consegue abotoar a camisa sem pensar no que está fazendo e servir uma taça de vinho sem derramar uma gota. Amigos que testemunharam as antigas dificuldades de Karl ficaram surpresos. Ninguém afirmaria que ele tinha tremor essencial — bem, não haveria como saber. O ultrassom focalizado, diz ele, "me devolveu a vida".

O caso de Karl é espetacular, mas não excepcional. De acordo com o Dr. Desai, mais de 5 mil pacientes com doença de Parkinson e tremores essenciais em todo o mundo encontraram alívio significativo com essa terapia de ultrassom.

Dados de ensaios clínicos mostram que os tremores de um paciente médio melhoraram 69% após um ano do procedimento, 75% após dois anos e 76% após três anos. Como explica Desai, "essas pessoas melhoram com o tempo. O cérebro delas começa a funcionar novamente, como costumava acontecer — é a neuroplasticidade. As pessoas seguem melhorando porque estão novamente em ação". Os números mais recentes mostram melhorias duradouras por pelo menos cinco anos.

De acordo com o protocolo aprovado pela FDA, os pacientes recebem o tratamento no lado do cérebro que controla a mão dominante — o lado esquerdo no caso dos destros, por exemplo. Há um estudo da Insightec, ainda em andamento, para tratar também o outro lado, respeitando um intervalo de pelo menos nove meses entre um tratamento e outro, para que o cérebro se recupere. Os primeiros relatos são promissores. Os pacientes estão obtendo o mesmo impacto positivo na segunda rodada no lado oposto.

Quer outra boa notícia? <u>Hoje em dia, o ultrassom focalizado é coberto pelo serviço público de saúde nos Estados Unidos e pelos planos Aetna e Blue Cross Blue Shield em mais de 30 estados norte-americanos.</u> Dada a eficácia comprovada do tratamento e o retorno financeiro, espera-se que outras seguradoras privadas sigam o exemplo. Isso faz todo o sentido: essa tecnologia melhora a qualidade de vida dos pacientes e reduz o custo dos cuidados.

O PODER DO ULTRASSOM FOCALIZADO E SEU IMPACTO NOS CÂNCERES CEREBRAIS

"Descobrimos que podemos atravessar com segurança a barreira hematoencefálica. É rápido, reversível, e não observamos grandes efeitos adversos."

— DR. NIR LIPSMAN, diretor do Centro de Neuromodulação de Harquail, Centro de Ciências da Saúde de Sunnybrook, em Toronto

Em 2018, Paul Hudspith, engenheiro e violoncelista de Toronto, acordou no meio da noite com a pior dor de cabeça de sua vida. Como o Tylenol não ajudava, ele foi para o hospital mais perto de onde morava. Os médicos descobriram um grande tumor e uma hemorragia no lado direito do cérebro dele. Após a cirurgia, deram a Paul e à esposa a terrível notícia: ele tinha glioblastoma, um câncer cerebral hiperagressivo e incurável. A cirurgia e a radioterapia poderiam retardar o crescimento do tumor, mas era quase impossível remover todas as células cancerígenas. O tempo de sobrevida típico variava de 12 a 18 meses após o diagnóstico.

"Eu estava sem saída", lembra Paul.[12] A mente dele se deixava invadir por pensamentos sombrios. Ele veria os dois filhos se formando? Viveria para ser avô? E quanto a todos os planos que havia feito com a esposa, Francine? **Paul sabia que as probabilidades não estavam a seu favor por causa da barreira hematoencefálica, uma densa camada de células no interior dos minúsculos vasos sanguíneos que revestem o cérebro.** Ela existia para proteger o cérebro humano de infecções provenientes da corrente sanguínea — e é muito bem-sucedida nisso.

O problema é que ela também impede que as pequenas e grandes moléculas de medicamentos façam seu trabalho (moléculas superdimensionadas, como a nova geração de anticorpos monoclonais, têm ainda menos chances de ultrapassar a barreira). **No caso dos glioblastomas, o padrão de tratamento de primeira linha é a radioterapia associada a um medicamento quimioterápico chamado temozolomida, que pode retardar o crescimento e a disseminação das células cancerígenas.** Contudo, em condições normais, conforme observou o Dr. Graeme

Woodworth, neurocirurgião da Faculdade de Medicina da Universidade de Maryland, "a quimioterapia consegue penetrar um pouco, mas não muito". A eficácia do medicamento é severamente prejudicada. **Como resultado, apenas 10% dos pacientes com glioblastoma sobrevivem por mais de cinco anos.**[13]

É nesse ponto que entra a tecnologia da Insightec. Em vez de usar o ultrassom focalizado para gerar calor, os médicos combinam ondas sonoras de baixa frequência com uma injeção que envia bolhas microscópicas para a corrente sanguínea. Quando a energia acústica pulsa através do capacete, ela faz com que as bolhas vibrem e comecem a se movimentar. **O alvoroço molecular afasta as células umas das outras, criando uma abertura temporária na barreira hematoencefálica.** A brecha dura de 6 a 12 horas, tempo suficiente para infundir o medicamento desejado. De acordo com o Dr. Desai, a hipótese é que **o ultrassom focalizado seja capaz de aumentar várias vezes a quantidade de temozolomida efetivamente inoculada em um tumor.**

Paul Hudspith foi um dos primeiros pacientes a se inscrever na fase 2 de um estudo clínico da técnica no Centro de Ciências da Saúde de Sunnybrook, em Toronto. Como afirmou o neurocirurgião de Paul, Dr. Nir Lipsman: "Há algo de especial naqueles que se voluntariam para serem os primeiros em qualquer tipo de **ensaio** em fase inicial. Eles têm um tipo de espírito pioneiro, mas também **são altruístas e abnegados**." Ou, como disse outro membro do quarteto de cordas do qual Paul participa: "Ele sempre pensa nas outras pessoas primeiro."

Paul passou pelo procedimento com louvor. Ele repetiu o processo de ultrassom focalizado combinado às sessões subsequentes de quimioterapia. Nos três anos que se seguiram à operação inicial, **ele superou todas as probabilidades. Os exames cerebrais vinham limpos, e ele estava trabalhando, tocando violoncelo e vivendo a vida.** Para ajudar a arrecadar fundos para o Centro de Ciências Cerebrais Garry Hurvitz, em Sunnybrook, Paul conversou com outros potenciais participantes de ensaios clínicos e compartilhou sua jornada. Ele nunca parou de pensar nos outros.

Infelizmente, em agosto de 2021, Paul perdeu a batalha contra o glioblastoma. Ainda assim, nos preciosos anos após o tratamento com ultrassom focalizado, ele garantiu bons momentos com os familiares e amigos. E fez da descoberta científica uma parte do seu legado. Para homenageá-lo, sua família pediu que as doações em memória dele fossem destinadas à pesquisa de ultrassom focalizado para o tratamento do glioblastoma.

Embora ainda estejamos nos primórdios dessa tecnologia, pode acontecer que a temozolomida — e outros medicamentos — se revele mais eficaz do que se acredita. Por exemplo: existe um anticorpo monoclonal chamado herceptina que se revelou eficaz no tratamento de uma classe de câncer de mama primário. No entanto, quando as pacientes desenvolvem metástases cerebrais desses cânceres, a herceptina falha. Será que o ultrassom focalizado e as microbolhas poderiam fazer a diferença?

Enquanto isso, a Insightec já colaborou mais de 300 vezes com vários centros médicos para romper a barreira hematoencefálica em mais de 100 pacientes de ensaios clínicos — sem grandes acontecimentos que colocassem a segurança em risco. **A empresa planeja submeter essa técnica à FDA, com o intuito de ajudar a derrubar os entraves contra o tratamento do câncer cerebral, da doença de Parkinson e da doença de Alzheimer.***

Quanto à doença de Alzheimer, o problema é mais global do que local. E o alvo também é diferente. A Insightec vem se concentrando no hipocampo, a sede da memória. **O fascinante é que a placa associada à demência parece se quebrar e diminuir sempre que a barreira hematoencefálica é enfraquecida — mesmo sem recorrer a um medicamento para combater a doença** (como veremos no Capítulo 22, há praticamente um cemitério de medicamentos fracassados, e os cientistas ainda não chegaram a um acordo sobre a causa básica dessa doença). O Dr. Desai sugere que **o simples fato de desbloquear a barreira "permite mais acesso ao sistema imunológico para que entre, reconheça a placa e a destrua"**. Quando a Insightec obtiver permissão para destravar

---

* Tratamento ainda indisponível no Brasil. [*N. da E.*]

toda a barreira, o Dr. Desai imagina um futuro em que os pacientes com doença de Alzheimer possam fazer todos os meses, ou de dois em dois meses, o tratamento com ultrassom como se fosse um "corte de cabelo", "para manter reduzida e estável a presença de placas e impedir a progressão grave da doença".

Mas a missão suprema da empresa israelense não é um paciente estabilizado, e sim uma cura definitiva — para tipos de câncer, doença de Alzheimer, doença de Parkinson, esclerose lateral amiotrófica (ELA), depressão e qualquer outro distúrbio cerebral. À medida que o ultrassom focalizado for ganhando aceitação como uma tecnologia segura e confiável, ele se tornará um inestimável campo de testes como veículo de administração de medicamentos que não conseguiam cumprir a contento seu papel, ou de outros que ainda estejam sendo desenvolvidos. O plano, diz o Dr. Desai, é levar tais medicamentos "aos lugares certos, na hora certa, de uma forma realmente significativa. Pense nisso como o Uber para uma terapia medicamentosa dentro do cérebro".

Por fim, a última fronteira da Insightec é a dependência de opioides. Eles descobriram que uma parte do cérebro contribui para a ansiedade e o vício — e que se acendia quando exposta às drogas. Um ensaio clínico usando ultrassom de baixa frequência foi iniciado pelo Instituto de Neurociências Rockefeller, da Universidade de West Virginia.[14] **O primeiro participante foi um homem de 39 anos, com um longo histórico de abuso de substâncias do tipo opioides controlados, além de heroína.** Os pesquisadores colocaram essa droga diante do homem e constataram, por meio de ressonância magnética, que parte do cérebro dele se ativava. Em seguida, eles aplicaram ondas de ultrassom focalizado no núcleo accumbens, uma estrutura-chave do cérebro envolvida no mecanismo do vício e da ansiedade. O homem passou por todo o procedimento de maneira segura e bem-sucedida, e ficou comprovado que aquela parte do cérebro associada à dependência já não se ativava mais ao ver a droga. Embora as evidências ainda sejam circunstanciais, os resultados preliminares têm sido promissores e, por esse motivo, o Instituto de Neurociências Rockefeller continua a investir nesse estudo.

Portanto, agora você já sabe que existe uma forma de se fazer cirurgia no cérebro sem incisão. Imagine o que o futuro irá nos trazer! O próximo capítulo mergulha em algumas soluções incríveis que, na realidade, são capazes não apenas de tratar, mas também de eliminar doenças. Tenho certeza de que você já ouviu falar sobre o poder da tecnologia CRISPR e da terapia genética. Então, vamos dar o próximo passo para entender como a nossa vida está prestes a mudar e como a cura pode se tornar permanente.

CAPÍTULO 8

TERAPIA GENÉTICA E TECNOLOGIA CRISPR: A CURA DAS DOENÇAS

Essas descobertas estão mudando a maneira como tratamos — e curamos — as doenças

"O poder de controlar o futuro genético da nossa espécie é impressionante e aterrorizante. Decidir como lidar com isso pode ser o maior desafio que já enfrentamos. Eu espero, acredito, que estejamos à altura da tarefa."
— DRA. JENNIFER DOUDNA, ph.D., inventora da tecnologia CRISPR
e ganhadora do prêmio Nobel de Química em 2020

Tenho certeza de que muitos já ouviram falar dos milagres da terapia genética. Alguns até podem ficar confusos. Mas se há uma coisa que eu gostaria que você entendesse é que **a terapia genética é, literalmente, uma chance de eliminar a doença; não apenas tratá-la, mas curá-la.** Mostraremos que ela já está sendo usada, fazendo a diferença em nossa vida.

Veremos também alguns exemplos impressionantes de como o potencial da terapia e da edição genética está sendo aproveitado para criar tratamentos mais eficazes.

Por exemplo:

- Você imaginaria poder curar a cegueira congênita do seu filho com uma mera injeção de tecnologia CRISPR no fundo do olho? Pois bem, isso já é possível.

- Imagine usar a terapia genética para reprogramar células cardíacas danificadas (cicatrizes) e convertê-las em células cardíacas saudáveis.
- Você verá como cientistas restauraram a visão de um cantor adolescente do *America's Got Talent* usando a CRISPR, ajudando-o a superar o distúrbio genético hereditário.
- Você lerá sobre uma empresa que está aplicando a tecnologia de edição genética CRISPR para aliviar sintomas da doença de Alzheimer, como ansiedade e depressão — e sobre um pesquisador que a usa para tentar bloquear o processo de envelhecimento.
- Você conhecerá o que os cientistas estão chamando de gene da sorte, por reduzir o risco da doença de Alzheimer e poder aumentar a longevidade.

Antes, porém, gostaria de contar uma breve história que o meu coautor Peter e seu parceiro de trabalho, Steven Kotler, abordaram no livro que lançaram, *O futuro é mais rápido do que você pensa*. A história é um poderoso relato do milagre da terapia genética e da capacidade que ela tem de curar o que antes equivalia a uma sentença de morte.

Os anos 1970 foram bons para John Travolta. Embora já tivesse se destacado em um papel coadjuvante em 1972, ele chamou mesmo a atenção do público em 1975, com a atuação na série de TV *Bem-vindo de volta, Kotter*. Em 1976, sua interpretação em *O menino da bolha de plástico*, filme feito para a TV e vencedor de quatro prêmios Emmy, o consolidou como uma verdadeira estrela.

O filme era baseado na vida de David Vetter, um menino do Texas que sofria de imunodeficiência combinada grave ligada ao cromossomo X, uma doença genética que destrói o sistema imunológico. Conviver com essa doença exige que se viva dentro de uma bolha, uma atmosfera independente que assegure proteção contra todo e qualquer germe. Tudo o que entra na bolha — água, comida, roupa — precisa ser esterilizado antes. Para quem tem essa doença, o simples ato de respirar o ar normal pode ser fatal.

Cerca de quatro anos antes de Travolta passar pela experiência de entrar na bolha, um artigo publicado na revista *Science* alegara que uma nova forma de tratamento poderia representar uma promessa para pacientes com imunodeficiência combinada grave e outras doenças genéticas. Conhecida como terapia genética, a ideia era incomum, mas pertinente. **As doenças genéticas são causadas por mutações no DNA, o genoma, o código da vida — por isso, a solução seria encontrar uma maneira de substituir aquele DNA ruim por um DNA bom, ou, em termos computacionais, depurar o sistema.**

Mas como colocar o DNA bom no lugar certo?

Era o momento de os vírus entrarem em ação. Esses parasitas microscópicos sobrevivem ao se ligar a células vivas. Vencida essa etapa, eles injetam o próprio material genético no núcleo, fazendo com que o hospedeiro replique o DNA do vírus — como se fosse uma linha de montagem desvirtuada. A terapia genética pega carona nesse processo, retirando a parte causadora da doença do código de um vírus e substituindo-a por um DNA bom. **Quando o vírus injeta esse DNA na célula hospedeira, primeiro os sintomas da doença desaparecem; depois, a própria doença é curada.**

Embora a promessa da terapia genética seja enorme, não foi fácil traduzi-la em termos científicos. Demorou quase duas décadas para que os primeiros tratamentos chegassem, e foi aí que o problema começou. Em 1999, um jovem de 18 anos chamado Jesse Gelsinger, portador de um distúrbio metabólico raro, participou de um ensaio clínico de terapia genética na Universidade da Pensilvânia. A doença de Gelsinger não era fatal. A combinação de uma dieta extremamente restritiva e 32 comprimidos diários mantinha os sintomas sob controle. Mas o ensaio tinha o potencial de curá-lo, motivo pelo qual ele se inscreveu. Quatro dias após receber a injeção inicial, Gelsinger não estava curado. Ele estava morto. O primeiro registro de morte ligado à terapia genética.

Vieram outros percalços. Não muito tempo depois, na França, em outro ensaio clínico de terapia genética, dessa vez destinado a tratar a doença do menino da bolha, duas das dez crianças envolvidas no estudo desenvolveram câncer. Imediatamente, a FDA suspendeu todos os ensaios até segunda ordem. Em 2001, a queda das empresas pontocom foi o golpe final, já que o dinheiro da florescente internet vinha alimentando startups de terapia genética. Era o fundo do poço da pior fase possível, e muitos se convenceram de que não haveria escapatória.

Contudo, a escapatória veio — na forma de mais ciência.

Embora a terapia genética tenha desaparecido do radar, as pesquisas continuaram. E foram ainda mais longe. Então, em 18 de abril de 2019, ela voltou à tona com um anúncio impressionante: **a doença do menino da bolha tinha sido curada. Dez bebês que nasceram com a anomalia — ou seja, tecnicamente, sem sistema imunológico — foram tratados e curados. Não é que os sintomas tivessem melhorado. <u>Não é que a doença tivesse se tornado administrável. O fato é que eles tinham sido curados.</u> Antes do tratamento, eles não tinham sistema imunológico; após o tratamento, passaram a ter. A doença não existia mais. Os genes que faltavam no DNA deles foram habilmente reinseridos nas respectivas medulas ósseas.**

A biotecnologia tem a ver com o uso da biologia como tecnologia. Tem a ver com a transformação dos componentes fundamentais da vida — os nossos genes, as nossas proteínas, as nossas células — em ferramentas para moldar e melhorar a vida. Em um sentido muito real, **essa história se inicia com o próprio corpo humano, que é uma coleção de 30 trilhões de células, cujo funcionamento determina a nossa saúde. Cada uma dessas células contém 3,2 bilhões de letras provenientes da mãe e 3,2 bilhões de letras provenientes do pai — este é o seu DNA, o seu genoma, o software que codifica "você". É a cor do seu cabelo, a cor dos olhos, a altura, uma parte significativa da sua personalidade, sua propensão a doenças, sua expectativa de vida, e assim por diante.**

Até recentemente, era difícil "interpretar" essas letras e ainda mais difícil entender o papel delas. O **Projeto Genoma Humano** foi uma iniciativa de pesquisa lançada em 1990, com o objetivo de sequenciar — ou identificar — todas as unidades químicas que compõem o modelo genético necessário para construir um ser humano. Levou 13 anos para ser concluído, e é uma das maiores conquistas da humanidade.

Na época, a meta parecia quase impossível, e alguns céticos previram que os custos iriam disparar, subindo de forma quase incontrolável para centenas de bilhões de dólares. No entanto, conhecedores da Lei de Moore, sabemos que o progresso tecnológico é como uma força imparável da natureza. No Vale do Silício, uma verdade incontestável é que a capacidade da tecnologia tende a dobrar a cada 18 meses, enquanto o preço cai pela metade.

Uma das poucas pessoas que previram com segurança que a sequência genômica poderia ser alcançada foi o meu querido amigo **Ray Kurzweil**, um dos maiores engenheiros e inventores deste século. Sabendo como a tecnologia exacerba seu poder ao mesmo tempo que reduz os custos, Ray não apenas reconheceu que seria possível sequenciar todo o genoma em menos de 13 anos, como também previu o cronograma e o preço, estimando que chegaria a US$ 2,7 bilhões.

No entanto, após sete anos e meio de intensas pesquisas científicas, a equipe internacional tinha conseguido sequenciar apenas 1%. Os céticos apontaram o fracasso do estudo e disseram que, naquele ritmo, ele levaria 700 anos para ser concluído. **Mesmo assim, Ray Kurzweil sabia que a equipe estava no caminho certo.**

Como? Isso porque 1% está a apenas sete graus de duplicação de 100% — e o índice vinha dobrando a cada ano. **Efetivamente, menos de seis anos depois, alcançamos esse feito, tanto em termos de orçamento quanto de prazo!** "Não costumamos raciocinar em termos exponenciais. Mas foi o que aconteceu: o crescimento exponencial continuou ocorrendo desde o fim do Projeto Genoma", afirmou Kurzweil.

Desde então, o preço despencou, superando em três vezes o prognóstico da Lei de Moore. **Hoje, o que demorava 13 anos e custava US$ 2,7 bilhões pode ser executado em poucos dias e custa menos de mil dólares.** É uma queda de preço tão impressionante que é quase como comprar um Tesla Model X por um centavo! De fato, para daqui a alguns anos, empresas como a Illumina estão prometendo fazer a mesma coisa em uma hora, e por meros US$ 100.

Por que é importante ter um sequenciamento genômico mais barato e mais rápido? Porque ele nos fornece um mapa de como as células funcionam, de modo que possamos projetar intervenções melhores. Estamos falando de um divisor de águas na área de cuidados da saúde. Explicando melhor, existem algumas maneiras principais de "consertar" uma célula. A terapia genética *substitui* o DNA defeituoso ou ausente das células; as técnicas de edição genética, como a CRISPR, permitem que o DNA defeituoso dessas células seja *reparado*; e as terapias com células-tronco *substituem as células com DNA defeituoso* por células com DNA saudável. Graças aos nossos mapas cada vez mais precisos, todas essas intervenções estão chegando ao mercado neste momento.

A maior novidade dos últimos anos é a CRISPR-Cas9, que se tornou a nossa principal arma na luta contra as doenças genéticas. A descoberta e a aplicação dessa tecnologia renderam a Jennifer Doudna e Emmanuelle Charpentier o prêmio Nobel de Química em 2020. "O prêmio deste ano tem a ver com reescrever o código da vida", declarou Goran Hansson, secretário-geral da Academia Real de Ciências da Suécia, ao fazer o anúncio do prêmio. Considerando o amplo potencial da CRISPR, foi praticamente um eufemismo.

Tecnicamente, trata-se de uma ferramenta de engenharia que nos permite segmentar locais precisos no código genético e, depois, editá-los. Queremos remover a cadeia de DNA que produz a distrofia muscular? Simples. Basta segmentar esse ponto no genoma, liberar a CRISPR-Cas9 e recortar, recortar, recortar — problema resolvido. Uma maneira de pensar nisso é como se fosse o equivalente genético de um programa confiável de processamento de texto. A CRISPR permite que seus usuários cortem um trecho do DNA e, em seguida, desativem a sequência afetada ou a substituam por uma nova.

Neste ponto, você deve estar se fazendo a mesma pergunta que eu: qual é a diferença exata entre a edição de genes CRISPR e a terapia genética? Parecem muito similares, não é? Eis o ponto essencial para distingui-las. Enquanto a edição de genes pelo método CRISPR corrige um erro de ortografia no genoma existente, reparando o erro do gene original, a terapia genética injeta uma cópia nova de um gene inteiro no núcleo da célula. Em algumas doenças, nas quais o gene correto nem sequer existia, a terapia genética insere o que não estava presente. Em outros casos, onde há uma cópia incorreta, a terapia genética pode adicionar uma correta, o que ajuda a neutralizar a doença.

Na verdade, neste exato momento, mais de 2.500 ensaios clínicos de terapia genética foram aprovados, estão em andamento ou já foram concluídos.

Outro ponto importante é que a CRISPR usa uma proteína de edição descoberta em bactérias chamada CRISPR-Cas9 (a propósito, existem muitas proteínas Cas diferentes, a Cas9 é apenas a mais famosa), para encontrar o erro no DNA e fazer a edição. A terapia genética, por sua vez, usa um vírus especialmente modificado como "vetor" para transportar o gene novo e saudável até as células-alvo. Os vírus agem como veículos de entrega biológica, levando uma cópia correta do gene para os núcleos das células defeituosas. Parece complexo, mas o fascínio exercido pela terapia genética pode ser explicado de forma muito simples: É UM PROCEDIMENTO ÚNICO QUE CURA A DOENÇA, E NÃO UMA TERAPIA QUE PRECISA SER REPETIDA PARA O RESTO DA VIDA. Uma solução rápida, e não uma vida inteira tomando pílulas ou injeções intermináveis. Uma cura, e não um curativo. Um curativo pode amenizar o sofrimento. E uma cura? Uma cura é capaz de remodelar a vida de uma pessoa.

Não desejo que essas histórias apenas o surpreendam. Quero que elas lhe encham de esperança. E sabe qual é a melhor parte? Intervenções genéticas como essas não são possibilidades distantes e inimagináveis. Na verdade, neste exato momento, mais de 2.500 ensaios clínicos de terapia genética foram aprovados, estão em andamento ou já foram concluídos. Nos próximos anos, essas tecnologias genômicas transformadoras podem mudar ou salvar nossa vida.

CURANDO A CEGUEIRA COM A TERAPIA GENÉTICA

"I once was lost but now I am found./ Was blind but now I see."

— Versos da música "Amazing Grace"

O Dr. Peter Marks é o diretor do Centro de Avaliação e Pesquisa Biológica da FDA. É um trabalho extremamente importante supervisionar o ramo da agência responsável pela aprovação de novos medicamentos, incluindo terapias genéticas e vacinas para ameaças como a covid-19. **Até o fim de 2020, apenas duas terapias genéticas haviam conquistado a aprovação da FDA. Contudo, mais de mil requerimentos ativos de medicamentos em investigação para terapias genéticas estavam pendentes na agência — um indício de que essa tecnologia atingiu um significativo ponto de inflexão.** Em breve, haverá terapias genéticas para dezenas de doenças.

"No primeiro semestre de 2020, mesmo durante a covid-19, estávamos nos encaminhando para receber tantos — ou mais — requerimentos de terapia genética quanto recebemos em 2019", afirma Marks. "A terapia genética é a tendência do futuro."

Em última análise, Marks espera que a revolução da terapia genética abranja todos os tipos de doença — por exemplo, a doença de Alzheimer, vários tipos de câncer e até o colesterol elevado. Mas, por enquanto, o alvo principal são as doenças raras. Quando falamos sobre doenças raras, alguém poderia supor que são distúrbios obscuros que afetam apenas um pequeno grupo de pessoas. **Você sabe quantas pessoas são portadoras de uma doença rara? Resposta: 7 mil doenças raras afetam até 30 milhões de norte-americanos. Isso significa que quase um em cada dez deles é afetado por uma doença "rara".**[1]

A maioria dessas doenças tem um componente genético. **Além disso, menos de 10% contam com um tratamento aprovado pela FDA.** Essa combinação — muitas pessoas doentes, poucas opções de tratamento — indica que a categoria de doenças raras é propícia para intervenções inovadoras que envolvam a terapia e a edição genética. **Basicamente, a Zolgensma, a segunda terapia genética aprovada nos Estados Unidos, cura a atrofia muscular espinhal. **A primeira, a Luxturna, está transformando a noite em dia, restaurando a visão de pessoas com cegueira hereditária.*** Para explicar por que estou tão empolgado com esses avanços médicos, gostaria de contar uma história.

Em 2017, quando **Christian Guardino tinha 16 anos, apareceu no** *America's Got Talent*. Ele arrebatou o público e os jurados com uma versão comovente de "Make It Rain", de Ed Sheeran. A apresentação deixou Simon Cowell extasiado, o que é um feito e tanto! Outro jurado, Howie Mandel, ficou tão impressionado que concedeu o "Botão de Ouro" a Guardino, enviando-o automaticamente para a fase seguinte. Do palco, Guardino não conseguia acreditar no que estava vendo, ao pousar os olhos nos jurados famosos e no público em êxtase. Ele lembra: **"Como fui deficiente visual por muito tempo, poder ver aqueles quatro jurados sentados ali, assistindo a minha apresentação, foi incrível."**

A mãe de Guardino adora contar a história de como descobriu que o filho tinha talento musical. Um dia, quando o menino tinha apenas alguns meses de idade, ela solfejou algumas escalas enquanto ele salpicava água para fora da banheira. O menino respondeu de volta com uma afinação perfeita, levando-a a ligar para a mãe e perguntar: "Isso é normal?" Mas, naquela mesma época, a família foi atingida por uma notícia angustiante: **Guardino foi diagnosticado com amaurose congênita de Leber (LCA), uma rara doença ocular causada por mutações genéticas hereditárias.**

Nos anos posteriores ao diagnóstico, a quantidade de vezes que ele bateu ou esbarrou em coisas foi aumentando. Chocou-se contra uma caixa de correio enquanto jogava futebol. Precisou levar pontos depois de bater na mesa da cozinha. Ele não as tinha enxergado. **Com o tempo, a visão foi escurecendo, as sombras ganhando espaço, e ele se voltou para a música como um mecanismo de enfrentamento. Talvez ele não fosse capaz de ver, mas, pelo menos, seria capaz de cantar.**

Então, em 2012, Guardino ficou sabendo que alguns pesquisadores estavam desenvolvendo uma terapia genética. **Ele se alistou em um ensaio**

---

* Zolgensma e Luxturna, entre outros tipos de terapia genética, já possuem aprovação da Anvisa. *[N. da E.]*

clínico e recebeu uma injeção de Luxturna em cada olho, com uma semana de intervalo. "Eles introduzem um gene em um vírus seguro, e esse vírus ajuda o gene a encontrar o lugar certo que deve ocupar dentro de mim", resume Guardino, fornecendo uma descrição simples e precisa de como funciona a terapia genética. Isso foi em junho de 2013.

No dia seguinte à primeira injeção, ele tirou o tapa-olho e olhou para o chão. Para sua surpresa, enxergou desenhos de diamantes em um tapete que, até então, lhe parecia não ter padrão algum. "Foi muito louco", lembra ele. Desde então, ele já viu inúmeras paisagens incríveis. A Lua. As estrelas. Fogos de artifício estourando no céu noturno. "Funcionou", diz Guardino. "Cara, funcionou!"

Depois de receber o Botão de Ouro no *America's Got Talent*, Guardino estava se retirando do palco quando Simon Cowell o deteve. Um produtor do programa tinha lhe contado a história do rapaz. "Uau", disse Cowell. "Você não deixou que a sua deficiência o impedisse de continuar. Ela não define quem você é." Para Guardino, aquela interação foi um dos pontos altos de toda a inesquecível experiência. "Sempre achei que a LCA me *definiria*. Mas, naquela noite, isso não aconteceu. Simon ouviu a minha voz e gostou de mim mesmo sem saber da minha história. Isso fez com que eu me sentisse incrível comigo mesmo."

Guardino acabou sendo eliminado nas semifinais, mas aparições no programa o ajudaram a lançar vários compactos e a se apresentar em todo o país. Ele ainda fica nervoso antes dos shows, mas nada que se compare à pressão que sentiu antes da apresentação mais importante até hoje: testemunhar perante um comitê consultivo da FDA sobre a necessidade de aprovação do Luxturna. **Ele se lembra de ter dito ao comitê de cientistas: "Ou é isso ou ficamos cegos."** Em 2017, a FDA votou unanimemente pela aprovação, o que transformou o Luxturna na primeira terapia genética a receber o aval da agência.

A HEROÍNA QUE ENCONTROU A CURA PARA A CEGUEIRA

"Não havia roteiro a seguir. Estávamos fazendo tudo por nossa conta."
— DRA. KATHERINE HIGH, ex-presidente da Spark Therapeutics

Uma pessoa que se juntou a Guardino naquele dia histórico foi uma cientista pioneira chamada **Dra. Katherine High**, a grande responsável por Guardino enxergar o padrão de diamantes no tapete e a Lua. **"A ciência mudará para sempre por causa do que Kathy fez"**, afirmou Guardino, com a voz embargada de emoção. **"Ela mudou a minha vida."**

Para a Dra. High, ajudar as pessoas a alcançar os respectivos objetivos é um chamado vitalício. **"Pessoas nascidas com graves defeitos genéticos não têm a mesma chance do que as outras"**, diz ela. **"Se pudermos consertar isso e criar condições de igualdade, elas terão a chance de ser quem deveriam ser."**

As ambições científicas de High começaram cedo. Quando ela estava com 10 anos, ganhou do Papai Noel um conjunto de química com instruções de como realizar mais de 100 experimentos. Ela passava horas misturando e combinando componentes ao lado do pai, que sonhava alto com relação à filha. Isso foi no início dos anos 1960, quando não era comum uma mulher ingressar na área de ciências e, muito menos, destacar-se e ser reconhecida. O pai queria que ela estudasse no MIT, se tornasse engenheira aeronáutica e trabalhasse para a Nasa. Ela escolheu um caminho diferente até a glória científica, graduando-se em química na Universidade Harvard e, depois, matriculando-se na Faculdade de Medicina da Universidade da Carolina do Norte (UNC), em Chapel Hill.

Depois de receber uma bolsa em hematologia na Universidade de Yale, a Dra. High voltou para a UNC e passou a pesquisar a base molecular da hemofilia. A UNC tinha uma colônia de cães hemofílicos, e ela tentou usar a terapia genética para corrigir a anomalia dos genes caninos. Aqueles primeiros esforços falharam, mas ela continuou focada em hemofilia no Hospital Infantil da Filadélfia.

Em 1999, a Dra. High publicou um artigo que fez história, no qual demonstrava que sua equipe havia conseguido curar a hemofilia em um modelo canino, usando terapia genética dependente de vetores — vírus que carregavam o gene corrigido até o local do genoma com defeito.[2] Esses vírus foram fabricados por uma empresa de biotecnologia da Califórnia que faliu na década de 1990, junto com quase todas as outras startups de terapia genética. Naquela época, a ciência parecia promissora, mas ainda não era o momento certo. Aquela tecnologia parecia ficção científica — remotamente plausível, mas um tanto improvável!

Entretanto, por acaso, a Dra. High parece uma pessoa disposta a desistir? De maneira nenhuma! Ela solicitou ao diretor executivo do Hospital Infantil, o mais prestigiado dos Estados Unidos, que a produção de vetores fosse implantada, a fim de que ela pudesse continuar a pesquisa. **"Achei que ele iria negar o pedido, porque ninguém acreditava que a terapia genética pudesse funcionar"**, diz High. **"Mas, para minha grande e eterna surpresa, ele concordou — com uma condição: 'Você não pode gastar todo esse dinheiro apenas com hemofilia. Também precisa trabalhar com *outras* doenças que afetam as crianças.'"**

Por sorte, a Dra. High era amiga de outra cientista, a **Dra. Jean Bennett**, que também trabalhava com cães. **A Dra. Bennett, que estava pesquisando uma forma rara de cegueira hereditária, dispunha de dados indicando que uma terapia genética específica havia curado a visão dos cães.** Isso levantava uma questão intrigante. **Será que aquela pesquisa poderia avançar, de modo a ajudar os seres humanos com determinadas formas de cegueira hereditária?** Em 2005, High e Bennett se uniram. Em 2007, elas lançaram um ensaio clínico. Em 2012, passaram para a fase 3 de testes. Em 2013, **formaram a Spark Therapeutics**, com o objetivo de comercializar essa terapia — um gene que codifica uma enzima encontrada apenas nas células da parte interna do olho.

Um tanto relutantemente, High se tornou a presidente e a chefe de P&D da Spark, deixando "o melhor emprego do mundo" na academia para transformar aquela missão visionária em realidade. "Se eu mesma não estivesse disposta a participar, não teria conseguido recrutar as pessoas que recrutei", diz ela. "Tinha passado grande parte da minha carreira acadêmica tentando impulsionar a terapia genética, e este foi o momento em que tive de dizer: '*Se é necessário, então eu faço isso.*'"

Tem sido uma estrada longa e sinuosa desde aqueles primeiros dias trabalhando com cães hemofílicos. **Mas a persistência da Dra. High foi espetacularmente recompensada. O prêmio ao fim do caminho foi o Luxturna, um produto de terapia genética que é usado para tratar pacientes com uma doença hereditária na retina, causada por** mutações em ambas as cópias do gene RPE65. Quando esse gene não funciona de forma adequada, os resultados podem variar desde a perda progressiva da visão até a cegueira total. Alguns bebês são diagnosticados quando os pais percebem que eles não estão rastreando os objetos com os olhos; outros são diagnosticados mais tarde, durante a infância. Em torno dos 12 anos, a maioria das crianças com essa doença precisa ser encaminhada para aulas de braile.

Você consegue imaginar ser um pai e descobrir que uma única injeção em cada um dos olhos pode curar a cegueira do seu filho? Isso é quase bíblico. Após as injeções, as células da retina de cada olho passam a produzir RPE65, o qual permite que o ciclo visual funcione corretamente. *Eu pergunto: O que poderia ser mais milagroso do que isso?*

A Dra. High, uma das grandes pioneiras da terapia genética, espera que, com o passar dos anos, venham mais aprovações. "Na Spark, o nosso ditado era *'Não seguimos pegadas. Nós criamos o caminho'*. Não havia nenhum roteiro a seguir. Estávamos fazendo tudo por nossa conta", diz ela. "Como é mesmo aquela máxima? 'Nada se cria, tudo se transforma.' Todo produto se baseia em um produto que veio antes."

NUNCA HOUVE UM TEMPO MELHOR DO QUE ESTE PARA ESTAR VIVO

Doug Ingram, diretor executivo da Sarepta Therapeutics, uma empresa líder em terapia genética para doenças raras, fala muito bem quando diz: "A hora é agora. Temos uma oportunidade que, historicamente, não foi possível ao longo de toda a história humana — usar as ferramentas da terapia genética e, consequentemente, da edição genética para, no mínimo, criar uma vida melhor e talvez salvar e transformar várias vidas. [...] Estamos tentando liderar uma revolução, trazendo o amanhã para hoje, levando a terapia genética para pacientes que precisam dela agora."

Aqui está o ponto principal: **se você, ou alguém que você conheça, for um dos 30 milhões de norte-americanos que vivem com uma doença genética rara, nunca houve um momento melhor do que** este para se ter a esperança de que um tratamento — ou, melhor ainda, uma cura — se aproxime. Graças à edição e à terapia genética, doenças que não contavam com nenhum tratamento disponível estão dando um enorme passo adiante. Lembre-se: mais de 2.500 ensaios clínicos de terapia genética foram aprovados, estão em andamento ou já foram concluídos. Não pense que não há solução; conecte-se com o grupo de interesse específico associado à sua doença e pergunte se estão trabalhando em ensaios clínicos usando a CRISPR ou a terapia genética para aliviar os sintomas. Antes que você perceba, veremos o dia em que todas as doenças genéticas poderão ser tratadas.

COMO A TERAPIA GENÉTICA PODE CONSERTAR UM CORAÇÃO PARTIDO

"As nossas células mantêm as informações digitais da juventude mesmo quando envelhecemos. Para ficarmos jovens novamente, só precisamos de um pouco de polimento para remover os arranhões."

— DAVID SINCLAIR, autor de *Tempo de vida: Por que envelhecemos —
e por que não precisamos*

Quero destacar o brilhante trabalho do **Dr. Deepak Srivastava, cardiologista que preside o Gladstone Institutes**, uma organização de pesquisa biomédica na vanguarda da revolução em medicina regenerativa. Srivastava — membro do nosso conselho consultivo — compartilhou conosco informações sobre como ele vem usando a terapia genética para reparar danos cardíacos.*

Ele explica que **"o coração está repleto de células chamadas fibroblastos**, que enviam sinais importantes para manter o músculo cardíaco e **produzem tecido cicatricial quando o órgão é lesionado"**. Quando ativadas em situações de estresse, essas células fibroblásticas produzem colágeno em excesso, e isso tem um impacto negativo. **Mas e se pudéssemos controlar o destino dessas células, reprogramando-as para que**

---

* Tratamento indisponível, que ainda está em fase de estudos laboratoriais nos Estados Unidos. *[N. da E.]*

pudessem desempenhar uma função *diferente* no coração? Por mais incrível que pareça, "foi isso o que conseguimos fazer", diz **Srivastava**. Em experimentos com camundongos, Srivastava usou a terapia genética para inserir uma combinação de genes nas células fibroblásticas do coração, após os animais terem sofrido um infarto. **Uma única injeção desses genes foi suficiente para mudar o destino das células fibroblásticas, transformando-as em células cardíacas pulsantes. Peter se refere a essa abordagem como uma verdadeira alquimia celular. Isso mesmo! Srivastava conseguiu criar músculos em um coração debilitado, convencendo as células fibroblásticas já presentes a mudar de emprego!** "O que estamos fazendo é a reprogramação do destino de uma célula", afirma ele.

Tenho certeza de que você consegue perceber como as implicações desse procedimento são fascinantes. Já que os cientistas descobriram como "controlar o destino das células", não é difícil imaginar o uso dessa mesma abordagem para reparar os danos teciduais causados pela ação de quaisquer agentes, desde doenças cerebrais até doenças hepáticas.

Para Srivastava, **essa pesquisa assumiu um novo significado quando o pai dele faleceu após muitos anos vivendo com** "um coração danificado que o prejudicou seriamente. [...] Tudo o que fazemos é com um grande senso de urgência, pois há pessoas por aí que estão esperando e morrendo. Penso nisso todos os dias — em como precisamos fazer tudo o que pudermos para ir mais rápido. Não fomos rápidos o suficiente para ajudar o meu pai". Contudo, ele espera conseguir para ajudar pessoas como você e eu, nossos pais e nossos filhos.

A boa notícia é que o Gladstone Institutes continua criando empresas para desenvolver essas tecnologias regenerativas, com a intenção de que **elas este**jam disponíveis nos próximos anos. Uma dessas startups biofarmacêuticas, a **Tenaya Therapeutics, vem trabalhando em terapias curativas para doenças cardíacas — a principal causa de mortes no mundo. Entre outras coisas, a Tenaya — que abriu o capital no verão de 2021 — está tentando reprogramar os fibroblastos para que eles possam substituir as células cardíacas mortas e restaurar a função cardíaca em pacientes que sofreram infarto.**

O MILAGRE DA CRISPR: EDITAR OS ERROS DO NOSSO DNA

"Quanto mais conhecimento temos, mais percebemos que há muito a conhecer."
—JENNIFER DOUDNA, inventora da tecnologia CRISPR
e ganhadora do prêmio Nobel de Química em 2020

O objetivo de redefinir a raça humana já está bem encaminhado, graças a Jennifer Doudna, Emmanuelle Charpentier e à descoberta da CRISPR-Cas9, o mecanismo de edição de genes que resultou no prêmio Nobel em 2020.

Lembre-se: enquanto a terapia genética envolve inserir um gene novo, ausente ou corrigido no interior das células, a edição genética feita com CRISPR envolve editar um gene já existente, reparando a letra incorreta (ou as letras incorretas) que causa a doença genética. **Em outras palavras, essa ferramenta é usada para editar o nosso genoma.** Em uma palestra TED de 2015, Doudna explicou que a técnica é "análoga à maneira como usamos um programa de processamento de texto para corrigir um erro de digitação em um documento". Mas, neste caso, estamos falando de mudar o nosso código genético.

Doudna cresceu no Havaí, onde a beleza natural das ilhas inspirou seu interesse pela biologia. O pai, professor de literatura norte-americana, adorava ler sobre ciência. Quando a filha estava na sexta série, ele lhe deu um livro sobre a descoberta da estrutura de dupla-hélice do DNA. Inspirada a seguir uma carreira científica no Pomona College, ela estava matriculada no curso de química geral quando começou a repensar suas escolhas e a se perguntar se não deveria mudar de área e se formar em francês. Temos de agradecer à professora de francês de Doudna por encorajá-la a continuar em química e, posteriormente, ajudar a desenvolver a CRISPR, que revolucionou o campo da genética!

Não satisfeita com o próprio pioneirismo na seara da edição genética, Doudna ajudou a fazê-la avançar ainda mais ao ajudar a fundar a **Mammoth Biosciences**, uma empresa dedicada a despertar o potencial da próxima geração de tecnologias, voltadas para a descoberta de novas proteínas. Podemos chamá-la de CRISPR 2.0.

<u>Sabe o que é interessante sobre essas novas versões da CRISPR? Elas não estão sendo projetadas dentro de um laboratório. Elas estão sendo descobertas na natureza.</u> Para pessoas leigas como eu, todo esse processo pode parecer um pouco intimidador. No entanto, a conclusão é simples: o fato de que um número cada vez maior dessas novas proteínas associadas à CRISPR esteja sendo identificado é maravilhoso, pois significa que, agora, existem mais opções para realizar uma edição genética minuciosamente segmentada e fazer várias edições ao mesmo tempo. Isso é uma ótima notícia para a medicina de precisão.

O futuro é ilimitado, pois as bactérias e suas proteínas estão em todas as partes. **Na verdade, já existe outra versão ainda mais precisa da CRISPR-Cas9, chamada Prime Editing, que evita alguns dos resultados menos desejáveis. "Em princípio, essa nova versão poderia corrigir cerca de 89% das variantes genéticas conhecidas por estarem associadas a doenças humanas", declara o *Journal of the American Medical Association*.**[3] Essa é uma afirmação e tanto, não é mesmo? **Para cada lado que olhamos, há um enorme passo à frente a ser dado.**

Nesse meio-tempo, enquanto continua a acumular um portfólio de diferentes versões da CRISPR, a Mammoth avalia também onde aplicá-las e como aprimorá-las. **Uma das últimas novidades é ter conseguido injetar a CRISPR diretamente na corrente sanguínea e direcioná-la para o fígado a fim de curar a amiloidose, uma doença que causa dor e fadiga, além de perturbar o sistema nervoso.**

Mas esses brilhantes cientistas estão se esforçando para chegar ainda mais longe. Em breve, talvez possam otimizar as linhas celulares para que os medicamentos possam chegar ao mercado mais rapidamente. Alguns estão começando a focar em doenças, como fibrose cística e anemia falciforme, causadas por um erro em um único gene. **É incrível pensar que essas ferramentas existentes na natureza podem ser aplicadas de múltiplas maneiras capazes de salvar vidas.**

"Estamos explorando o potencial da CRISPR para lidar com todos os tipos de diagnóstico e terapia, desvendando novas proteínas", diz o diretor executivo e cofundador da Mammoth, **Trevor Martin**. "Poderíamos ficar sentados, tentando projetar tudo a partir do zero. Contudo, em vez de fazer isso, o que estamos dizendo é: 'Vamos nos valer de bilhões de anos de evolução e potencializar a diversidade da vida.'"

Como ficou constatado, a CRISPR não apenas *edita* o genoma, como também pode ser usada para *detectar* o DNA. A Mammoth está aplicando a CRISPR para que atue como um detetive de DNA, capaz de farejar fragmentos de DNA que possam indicar infecções virais, câncer ou genes defeituosos. Em 2018, ela foi usada, pela primeira vez, para detectar duas cepas de papilomavírus humano (HPV, na sigla em inglês). E, atualmente, **já foi expandida para uso na detecção de infecções bacterianas, câncer, resistência a antibióticos e outras infecções virais, como a covid-19.** Um exame separado, com a utilização de uma versão diferente da CRISPR, pode diagnosticar velozmente os vírus da zika e da dengue. E não é só isso! Esses exames também são *rápidos*: levam apenas *20 minutos*.*

Gostaria que você entendesse o potencial dessa tecnologia. **A CRISPR representou um avanço científico para a edição genética. E vai revolucionar os testes de diagnóstico.** Em breve, o mundo conhecerá testes de diagnóstico rápidos e confiáveis, fáceis de usar no conforto da sua casa.

O GENE DA SORTE

Agora, preciso que você preste muita atenção por um minuto, pois estou prestes a apresentar-lhe o chamado gene da sorte, que reduz drasticamente o risco da doença de Alzheimer, mas cuja explicação é um tanto técnica.

Sabe-se bem que de 10% a 15% das pessoas que carregam o **alelo ApoE4** (ou uma versão) do **gene ApoE** correm um *risco muito maior* de desenvolver a doença de Alzheimer. **E sabe o que é interessante?** <u>O alelo ApoE2 — que é a versão mais rara do gene, presente em apenas 7%</u>

---

* No Brasil, testes aprovados pela Anvisa e já disponibilizados pelo Ministério da Saúde utilizam a detecção de anticorpos liberados anteriormente pelo vírus da zika e identificam a doença em 20 minutos. [N. da E.]

da população — está associado a *um risco muito menor* dos declínios característicos da doença de Alzheimer, isso sem falar da maior longevidade. Gostaria de me candidatar para receber essa versão! No **Instituto Buck para o Envelhecimento**, no condado de Marin, Califórnia, a **Dra. Lisa Ellerby** está usando a CRISPR para investigar o misterioso papel neuroprotetor que o ApoE2 desempenha no envelhecimento e nas doenças. Eu gosto de chamá-lo de gene da sorte, porque, se você for sortudo por possuí-lo, terá ganhado o maior dos prêmios genéticos e terá mais proteção do que as pessoas que não o possuem.

Você sabia que as mulheres correm mais riscos de desenvolver a doença de Alzheimer do que os homens? A Dra. Ellerby espera que sua pesquisa esclareça por que isso acontece. Ela também está usando a terapia genética para inserir o gene ApoE2 em camundongos idosos e verificar se sua manifestação ou algum tratamento relacionado é capaz de aumentar o tempo de vida ativa saudável.[4] **Se pudéssemos descobrir uma maneira de fazer o mesmo com os seres humanos, permitindo que acessássemos os benefícios mágicos desse gene da sorte, seria um verdadeiro milagre.**

Como vimos neste capítulo, a terapia genética e a tecnologia CRISPR são ferramentas extraordinárias para curar doenças. Entretanto, para um dos nossos consultores — **George Church, um dos fundadores da genômica — a terapia genética é uma ferramenta para curar a única doença que afeta a todos, em todos os lugares: o envelhecimento.** "A ideia da terapia genética era que, diante de alguém com uma doença genética rara causada pela ausência de uma determinada proteína, fôssemos capazes, simplesmente, de colocar a tal proteína de volta. Mas o problema é que o corpo identifica essa proteína como estranha, e há um risco de que ela seja rejeitada." **Por sua vez, a estratégia de Church de usar a terapia genética para reverter o envelhecimento envolve inserir proteínas** *já existentes*. A quantidade delas apenas foi diminuindo com o tempo. "Só estamos abrindo a torneira dos genes que já se encontram no nosso genoma."

Isso dá apenas uma ideia da ousada ambição do Dr. Church. Qual é o objetivo final? Um elixir preventivo para reverter o envelheci-

mento. Recentemente, conversei com ele pelo Zoom sobre esse assunto e encerrei a conversa dizendo: "Obrigado pelo tempo que você dedicou à nossa conversa. E obrigado por sua obra." Sabe como ele me respondeu? Ele disse: **"Tony, deixe para me agradecer quando você estiver com 150 anos!"**

Vamos conhecer agora a heroica história da equipe que está preparando o terreno para a cura de doenças por meio de uma via poderosa. Prepare-se para conhecer a maravilhosa via de sinalização WNT.

CAPÍTULO 9

A MARAVILHOSA VIA DE SINALIZAÇÃO WNT: A FONTE DEFINITIVA DA JUVENTUDE?

Ao redefinir os sinais enviados para as nossas células-tronco, pequenas moléculas podem renovar o equilíbrio natural do nosso corpo — e deter doenças degenerativas

"Estamos lembrando ao corpo como ele era quando saudável."
— OSMAN KIBAR

No segundo dia da conferência Unite to Cure, realizada no Vaticano, em um moderno salão onde o papa costuma cumprimentar os bispos do mundo inteiro, ouvimos uma sumidade da ciência médica após outra. Havia especialistas mundiais que lideravam a revolução dos alimentos vegetais, os testes genéticos de última geração e a "farmácia do futuro" com células-tronco. Então, um homem bem-educado e de ar professoral subiu ao palco. Usando óculos com armação de arame, uma gravata azul com um nó frouxo e um sorriso tímido, ele falava tão baixinho que era preciso se inclinar para a frente se quiséssemos ouvi-lo. Foi pouco antes do almoço, quando a atenção das pessoas tende a fraquejar, e tratava-se de um orador um pouco difícil de acompanhar. Ele não era famoso nem tinha perfis com muitos seguidores nas redes sociais. **Contudo, ao longo dos 22 minutos seguintes, a plateia ficou nas mãos de Osman Kibar — o fundador e presidente executivo de uma startup extraordinária chamada Biosplice.**

Em breve, entraremos nos detalhes da inovadora empresa de Osman e dos aspectos científicos que, acredita-se, mudarão a face da medicina. Mas, primeiro, gostaria de compartilhar a parte da **"demonstração" contida na apresentação de Osman**. Ele começou exibindo **radiografias de joelhos de animais e seres humanos antes e depois da aplicação de uma única injeção criada por sua empresa, que fez crescer uma cartilagem nova para curar a artrite óssea**. Não era necessário fazer muito esforço para enxergar os resultados, uma vez que a melhoria era visível. Em seguida, ele nos mostrou imagens de "antes" e "depois" do cólon de um animal, onde agressivas massas púrpuras de tumor desapareceram após o tratamento com uma pílula, também criada por sua empresa.

Os slides seguintes usavam gráficos para delinear o progresso de oito diferentes tumores humanos implantados em animais. **Durante três curtas semanas, em um grupo de controle não tratado, os tumores cresceram como ervas daninhas. Em todos os casos, porém, assegurou Osman, a terapia da Biosplice havia sido "capaz de reverter o crescimento tumoral e eliminá-lo, tanto os tumores primários quanto os metastáticos".** Isso é um *grande* feito, pois as metástases, as malignidades "secundárias" que podem surgir em qualquer parte do corpo, são as mais traiçoeiras — e as mais perigosas.

No entanto, não parava por aí. A Biosplice também tinha desenvolvido **um inalador que estava curando pulmões devastados por fibrose pulmonar, que, em geral, é considerada intratável. E estava elaborando um comprimido contra a doença de Alzheimer, com um impacto até então impressionante na reversão de danos ao tecido cerebral em animais. Na frente ortopédica, a empresa estava testando uma loção para reparar tendões rompidos. Outra loção estava se mostrando bastante promissora para tratar a *alopecia androgênica*, a conhecida calvície**, que atinge homens e mulheres. Osman escolheu termos muito modestos para as descobertas da sua empresa: **talvez a Biosplice tivesse encontrado uma forma de reparar quase todos os tecidos e órgãos do corpo humano — e de nos tornar funcionalmente jovens de novo.**

A plateia do Vaticano não era nem um pouco ingênua, e, a princípio, dava para sentir o ceticismo pairando no ar. Observei fileiras de pessoas com os braços cruzados e de olhos revirados — ninguém tinha ouvido nada parecido antes. Contudo, no fim da apresentação de Osman, ele já havia conquistado, definitivamente, a atenção de todos. Muitos dos ouvintes, em sua maioria de meia-idade, passaram a demonstrar grande interesse, especialmente quando ele falou a palavra calvície!

Eu estava sentado ao lado de amigos que, por acaso, eram três das mais inteligentes mentes científicas do mundo: meu coautor, Peter Diamandis; o Dr. Sanjay Gupta, principal correspondente da CNN para assuntos médicos; e o Dr. Mehmet Oz, apresentador de TV vencedor do Emmy e professor de cirurgia no Hospital Presbiteriano de Nova York, Columbia. Eles começaram a murmurar entre si, em uma mistura de deslumbre e incredulidade — *Isso parece loucura... Será que é real?* Apenas um mês antes, a Comissão de Valores Mobiliários dos Estados Unidos havia processado os principais executivos da Theranos, uma empresa de diagnósticos avaliada em US$ 9 bilhões, sob a acusação de fraude. Foi um escândalo mundial, e serviu de alerta. Max Gomez, correspondente da CBS para assuntos médicos e moderador da palestra de Osman, expressou as suspeitas gerais: "Se algo parece bom demais para ser verdade, então não é." Se a Biosplice já havia, de fato, decifrado o código da regeneração, por que não havia mais dados sobre isso?

E Osman explicou desta forma: nos primeiros oito anos de existência da empresa (quando ela ainda se chamava Samumed), ele e os colegas "operaram em modo secreto". Para evitar a atenção da concorrência, mantiveram em segredo os dados e os progressos alcançados — sendo uma empresa privada, eles tinham esse direito. Por volta de 2016, quando a equipe executiva decidiu que as patentes já estavam suficientemente à frente da concorrência, começaram a revelar mais detalhes sobre os estudos em animais e em seres humanos. Segundo Osman, ao contrário da falsa máquina de testes de diagnóstico com apenas algumas gotas de sangue promovida pela Theranos, os ensaios terapêuticos executados pela Biosplice se enquadravam nos rígidos requisitos dos relatórios da FDA.

A essa altura, você já deve saber que, para dizer o mínimo, sou uma pessoa curiosa. Eu precisava saber mais e, por isso, fui visitar Osman na sede da Biosplice, em San Diego, toda construída com aço e vidro, e cujo estacionamento é pontilhado por palmeiras. Descobri que a **Biosplice havia registrado avanços contra oito doenças muito comuns: artrose, tumores sólidos, tumores "líquidos" (como leucemias), doença de Alzheimer, tendinite, doença degenerativa do disco, fibrose pulmonar e alopecia androgênica.**

Os resultados pareciam milagrosos. A Biosplice tinha, simplesmente, encontrado uma maneira de **potencializar os poderes naturais do nosso corpo para se autorrenovar. Hoje, a Biosplice já apresentou suas descobertas em inúmeros encontros científicos e em dezenas de periódicos revisados por pares. Se seus ensaios clínicos forem comprovados (e não há garantia de que sejam), a terapia vencedora contra alguns dos tipos de câncer mais resistentes não será a quimioterapia, nem a radioterapia, nem a cirurgia. Acredite ou não, será uma pílula de uma única administração diária, com efeitos colaterais mínimos. O que é realmente empolgante é que esse possível medicamento é apenas uma das várias terapias radicais em fase de elaboração** pela empresa de Osman.

Desde 2008, ele, Cevdet Samikoglu (a quem Osman passou o bastão da direção executiva, em 2021) e um grupo de prodígios turcos vêm trabal**hando sem parar, mal conseguindo respirar. A medicina inovadora é um trabalho árduo. Quando se quer mudar o mundo, em geral isso implica dar dois passos à frente e um atrás.** A Biosplice deseja combater doenças que a medicina tradicional considera incuráveis ou, até mesmo, intratáveis, da artrite à doença de Alzheimer. Quando a ciência entra por um território desconhecido, como Osman pode atestar, inevitavelmente haverá passos equivocados e reveses ocasionais. Mas o fato é que **qualquer uma dessas ousadas terapias poderia se tornar uma tábua de salvação para milhões de pessoas. Juntas, elas poderiam reescrever os nossos livros de medicina. Elas têm o poder de mudar a forma como pensamos as doenças e — acima de tudo — a saúde e a cura.**

Reconhecendo o excelente histórico de segurança da empresa, os reguladores federais lhes concederam o aval para oito estudos clínicos humanos cuidadosamente administrados. Sob a política de "uso compassivo" da FDA, um programa que permite o uso de medicamentos não aprovados quando nada mais parece funcionar, milhares de indivíduos foram tratados com o que Osman chama de "receita secreta" da Biosplice (em breve, compartilharemos os ingredientes).

Embora ainda estejamos no início da maioria desses ensaios clínicos, pelo menos um conjunto de resultados de fase 3 — pelas medidas emblemáticas para curar efetivamente a artrose — poderá ser lançado a qualquer momento. **Se a próxima rodada de dados atender às expectativas da Biosplice, e uma única injeção no joelho puder oferecer alívio a longo prazo para a dor crônica, um tratamento aprovado pela FDA poderá chegar ao mercado norte-americano antes de 2024. Imagine o que você sentiria podendo regenerar a sua cartilagem desgastada e caminhar ou correr sem sentir uma fisgada. Imagine-se novamente flexível, poderoso e novinho em folha — por um custo abaixo de US$ 5 mil por joelho (e, então, imagine como você se sentiria com ombros ou quadris novos, as próximas articulações na lista de alvos da empresa).**

Ao escrever este livro, meus coautores e eu encontramos uma infinidade de surpreendentes soluções para estender a vida ativa saudável, e eis o que precisamos lhe dizer: **as moléculas exclusivas da Biosplice estão demonstrando o poder da medicina regenerativa de forma mais impressionante do que qualquer outra coisa que já vimos. Elas mostram potencial para causar um impacto extraordinário na humanidade.** Contudo, não se limite a acreditar na minha palavra. **A revista *Forbes* colocou Osman na capa e o nomeou um dos "30 agentes globais de mudança", ao lado de Jeff Bezos, Mark Zuckerberg e Elon Musk.**

Algumas pessoas experientes no mundo financeiro estão apostando suas fichas na Biosplice. **Em abril de 2021, a empresa anunciou US$ 120 milhões em um novo financiamento de capital próprio,**[1] além do mais de meio bilhão de dólares (US$ 650 milhões) que arrecadou sob a bandeira da Samumed.² Esses investidores acreditam que a Biosplice é muito mais do que a visão de um homem inteligente. Acredito nisso também, e foi por isso que investi na empresa. Com efeito, o investidor de capital de risco Finian Tan, um dos primeiros apoiadores do Baidu (o Google da China), acredita que o impacto da descoberta patenteada pela empresa poderia rivalizar com a descoberta dos antibióticos, feita por Alexander Fleming, em 1928.³ Isso parece um pouco excessivo? Um tantinho exagerado? Eu também teria pensado assim... até ouvir a apresentação de Osman no Vaticano.

> *"As nossas pequenas moléculas conseguem se comunicar com qualquer célula-tronco progenitora em qualquer tecido do corpo e ativá-las para seguir qualquer linhagem, [...] restaurando a saúde de qualquer tecido."*
> — OSMAN KIBAR, na conferência Unite to Cure, realizada no Vaticano

Traduzindo para os que, como eu, não são cientistas, a essência dessa fala foi: **desde o dia em que nascemos até a hora em que morremos, a nossa vida depende das células descendentes das células-tronco embrionárias.** Elas são denominadas células-tronco progenitoras, descendentes das células-tronco que irão se diferençar para criar tipos específicos de células e reparar todos os sistemas do nosso corpo. Uma família de células progenitoras reabastece o nosso sangue e a nossa medula óssea. Outra corrige danos ao nosso sistema nervoso central, uma descoberta recente que trouxe uma nova esperança a pessoas com lesões na medula espinhal, doença de Parkinson ou esclerose múltipla. Uma terceira, a família epitelial, mantém a nossa pele flexível e os nossos folículos pilosos ativos. Uma quarta, as nossas células-tronco *mesenquimais*, é responsável por músculos, ossos, cartilagens, ligamentos e tendões — como o manguito rotador que eu rompi. Essas células vivas são um componente central da vida dentro de cada um de nós.

E como a Biosplice se encaixa nesse panorama? Conforme Osman explicou no Vaticano, **a empresa dele havia decifrado como utilizar e mobilizar algo chamado via de sinalização Wnt, uma espécie de** circuito de retransmissão feito de **genes e proteínas.** O nosso corpo tem muitas vias bioquímicas, e cada uma delas é uma sequência de ações e reações químicas dentro das nossas células. Mas a **Wnt é especial. Ela envia sinais para as nossas células-tronco progenitoras, instruindo-as a produzir tipos específicos de tecido — "quando, quanto e quando parar",** nas palavras de Osman. Ela tem uma grande influência sobre como as nossas células *se diferenciam*, *proliferam* ou se multiplicam. Então, qual é a importância da Wnt? Digamos que ela é a base para toda a vida animal. É "a principal via de desenvolvimento do corpo", diz Osman.

Na nossa juventude, até mais ou menos os 20 anos de idade, o sinal da via Wnt é transmitido como se fosse um link da plataforma Zoom, com uma excelente banda larga e sem invasões de hackers. Presumindo que tenhamos uma saúde boa e normal, as nossas células-tronco progenitoras nos fornecem o que precisamos, quando e onde precisamos, nem mais nem menos. **Todavia, à medida que envelhecemos, começamos a pagar o preço por viver no século XXI. Escolhas de estilo de vida, toxinas ambientais e "arranhões" epigenéticos vão se somando. Os nossos sinais Wnt ficam distorcidos:** eles saem do alcance e são engolidos pelas interferências. A comunicação é interrompida dentro das células e também entre elas. **Acabamos tendo algumas coisas de mais e outras de menos, e a nossa saúde é abalada.**

No entanto, se pudéssemos recuperar os sinais celulares claros e oportunos da juventude, ou o que David Sinclair chama de "a nossa informação perdida", poderíamos reencarnar o nosso eu ideal — o nosso eu com 20 anos. A grande inovação da Biosplice é levar a via Wnt de volta à origem. Suas pequenas moléculas têm como alvo células-tronco específicas, que serão "invadidas" e, na sequência, ampliadas ou reduzidas — pense no regulador de intensidade que controla o abajur. Quando ajustadas para cima, as células cansadas e esgotadas presentes em articulações, pulmões ou couro cabeludo entram em erupção, em um frenesi de rejuvenescimento. Quando ajustadas para baixo, as células ósseas superabundantes, por exemplo — a principal causa da artrose —, recuam e deixam espaço para mais cartilagem. O ajuste para baixo também afeta as células-tronco tumorais malignas, e elas param de se multiplicar descontroladamente. A ordem supera o caos. A homeostase é restaurada. A criação e a destruição celular retornam ao equilíbrio natural e saudável.

O capital de risco não está apostando na Biosplice às cegas. **Osman e sua equipe compilaram um histórico de vitórias em todas as áreas às quais se dedicaram, do mundo financeiro às pesquisas científicas de laboratório.** Na verdade, Osman é um gênio da matemática, algo que o ajudou na fase de análise para resolver alguns desafios bioquímicos. Ele chegou a ganhar o Campeonato Europeu de Matemática quando era aluno do primeiro ano do ensino médio. Pouco antes de formar a empresa, participou pela primeira vez de um torneio de pôquer, apenas por diversão, e ganhou com facilidade. Um ano depois, terminou em segundo lugar na Série Mundial de Pôquer, em Las Vegas, e levou para casa US$ 420 mil. Depois, entrou em mais um torneio, venceu novamente e desistiu — segundo contou, ele não gostou do "efeito ressaca" mental. O que ele faz para se divertir agora? Ele lê livros didáticos de matemática avançada, além de praticar meditação em prol do próprio equilíbrio pessoal.[4]

A essa altura, enquanto a Biosplice continua a colher os frutos dos primeiros sucessos, até mesmo os cínicos profissionais andam à volta. Existe, porém, um grupo que, antes de mais nada, nunca duvidou de Osman: as pessoas que o conhecem melhor.

"Eu o conheço desde que tínhamos 11 anos de idade, e ele é o cara mais inteligente que existe. Se alguém vai fazer alguma coisa para mudar o mundo, minha aposta é ele."

— CEVDET SAMIKOGLU, sucessor de Osman Kibar no cargo de diretor executivo da Biosplice

Osman Kibar nasceu e foi criado na costa turca do mar Egeu. Aos 11 anos, em um exame nacional de alto nível que envolveu 1,5 milhão de alunos, ele ficou entre os cem primeiros do 1% melhor — isso lhe permitiu ingressar no Robert College, uma escola secundária de elite em Istambul, administrada por norte-americanos. Depois do triunfo no Campeonato Europeu de Matemática, "eu praticamente escolhi as faculdades em que quis estudar", disse ele. Apaixonado pelo clima mediterrâneo da Califórnia (antes do recente surto de incêndios florestais), ele escolheu o Pomona College e o Instituto de Tecnologia da Califórnia para um programa especial de dupla graduação em economia matemática e engenharia elétrica — cursos básicos, de fácil aprovação, não é mesmo? Em seguida, ele foi para a Universidade da Califórnia, em San Diego, para fazer o doutorado em biofotônica, um campo futurista que une tecnologias de luz e medicina. Antes mesmo de terminar a pós-graduação, Osman fundou a empresa de diagnósticos Genoptix. Quatro anos depois da abertura de capital, ela foi comprada pela gigante farmacêutica Novartis por US$ 470 milhões.

Animado com a perspectiva de fomentar mais inovações biotecnológicas, Osman se associou à Pequot Capital, uma empresa de fundo de capital privado em Wall Street. Um mês depois, o 11 de Setembro derrubou o mercado de ações e fez os investidores correrem para se proteger. As negociações de alto risco e de altos ganhos às quais Osman estava se dedicando foram abandonadas. "Certa manhã, acordei e tinha me transformado em um banqueiro de investimentos", contou ele. "Não tinha mais nada a ver com tecnologia." Ele retornou para San Diego, onde, pelo menos, o sol era quente.

Em um projeto que mudaria a trajetória de sua carreira e, ao mesmo tempo, talvez um pouco da medicina do século XXI, a gigante farmacêutica Pfizer propôs uma audaciosa parceria: uma derradeira tentativa de incubadora. Eles vinham trabalhando naquela via de sinalização molecular que poderia mudar *tudo*, afirmaram — mas havia um pequeno problema. Desde 1982, quando a via Wnt foi revelada, ninguém conseguira descobrir como manipulá-la com segurança e eficácia. Os cientistas sabiam que a causa de muitas doenças era uma sinalização Wnt desregulada — não havia dúvidas quanto a isso. "O que eles não conseguiam encontrar", afirma Osman, "era uma maneira de fazê-la voltar a operar de forma saudável". Os esforços anteriores haviam falhado, perdendo-se no caminho. Tecido saudável ficou comprometido. "Fazer os ajustes é fácil", comenta Osman — ou, pelo menos, é fácil para ele. "O desafio é fazê-los com segurança."⁵ **Isso remonta a um princípio atribuído ao médico grego Hipócrates: "Primeiro, não fazer mal."**

A Biosplice foi fundada em 2008, como uma incubadora da Pfizer chamada Samumed, antes de Osman se afastar e vencer por conta própria. Ele semeou seu sucesso seguinte em um cenário improvável: um jogo de basquete com alguns de seus antigos e geniais colegas do Robert College, os melhores e os mais brilhantes. Por fim, convenceu três deles a se juntar à startup que fundara. O primeiro a aderir, como diretor financeiro, foi Cevdet Samikoglu, detentor de um MBA pela Universidade Harvard que tinha deixado uma marca no Goldman Sachs, o poderoso banco de investimentos de Wall Street, e depois no fundo de cobertura Greywolf Capital, de enorme sucesso. Em seguida, chegou o director jurídico, Arman Oruc, cofundador da Simpson Thacher & Bartlett, em Washington, D.C., um dos escritórios de advocacia de maior prestígio dos Estados Unidos. Quando Yusuf Yazici, um reumatologista de renome internacional da Universidade de Nova York, soube o que estava acontecendo, mandou uma mensagem para Cevdet: **"Você precisa me colocar nisso. Osman descobriu a pílula de Deus!"** Ele assumiu como diretor médico. Todos esses três velhos amigos aceitaram receber muito menos do que estavam acostumados a ganhar, sem direito a bônus de admissão. Por quê? Porque confiavam em Osman e acreditavam que ele estava prestes a fazer algo muito importante. O time dos sonhos turco estava completo... e o sonho logo se tornaria realidade.

A Biosplice prosperou onde outros fracassaram, fazendo duas coisas melhor do que ninguém. Primeiro, identificou os alvos biológicos — as proteínas de sinalização — capazes de isolar uma via Wnt fora de controle. Em seguida, projetou quimicamente uma linha de moléculas únicas para acionar os alvos e fazê-los entrar em ação. Em alguns casos — como a perda de cabelo ou a medula espinhal danificada —, o objetivo era estimular as células-tronco que estavam adormecidas. Entretanto, em casos de regeneração *excessiva*, como o câncer ou a doença de Alzheimer, o objetivo era "dizer ao tecido: 'Relaxe, acalme-se, você precisa fazer menos do que está fazendo'", disse Osman. "É por isso que a chamamos de medicina *restauradora*."

Quando um antigo mecanismo evolutivo é ajustado, vale a pena tomar cuidado com as consequências indesejadas. A última coisa que gostaríamos de fazer seria superestimular as células do fígado a ponto de gerar um tumor, ou fibrosar um pulmão. **E qual é o ponto ideal? Curar o tecido doente, deixando as células normais em paz.** A beleza da via Wnt é que ela afeta apenas as células subdesenvolvidas. As células-tronco progenitoras (repetindo: as células que nos fornecem o que precisamos, quando e onde precisamos) estão sintonizadas 24 horas por dia, 7 dias por semana, na frequência Wnt. Mas as células adultas diferenciadas não vêm equipadas com um receptor e, portanto, nunca recebem o sinal. **Isso explica como as moléculas patenteadas da Biosplice atingiram um perfil de segurança tão notável até o momento. É por isso que conseguem lançar uma ofensiva contra as doenças sem os danos colaterais de muitos medicamentos tradicionais. Elas conseguem regular a intensidade da lâmpada sem alterar o volume da TV ou o calor do radiador.**

A cereja do bolo é que as moléculas não sobrevivem por muito tempo. Muitas têm uma meia-vida medida em dias ou horas. Quando os nossos níveis de Wnt voltam a se equilibrar, explicou Osman, as moléculas passam o bastão para as células-tronco progenitoras com as quais nascemos: "Elas sabem o que fazer. É o que elas têm feito a vida toda. Elas se deixam estimular, e esta é uma reação em cadeia." **Embora esses medicamentos sejam incrivelmente complexos de produzir, eles têm uma função bastante simples: lembrar o nosso corpo de fazer aquilo que é da natureza dele.**

Todos os estudos da Biosplice em andamento têm em comum uma característica fundamental, *surpreendente*. Nas dosagens que a empresa planeja comercializar, **nenhuma de suas terapias de pequenas moléculas causou efeitos colaterais prejudiciais significativos. Elas ajustam os alvos e param por aí.** Sempre que se deparam com um tecido saudável, salientou Osman, elas "passam ao largo inofensivamente e depois, com o tempo, acabam indo embora". Tal como o Cavaleiro Solitário, elas lutam contra os bandidos e depois fogem da cidade.

"Pouco importa quem vai encontrar a cura para a artrose. Mas quem a encontrar poderá se tornar a maior empresa do mundo."

— FINIAN TAN, investidor de capital de risco

Há alguns anos, a Biosplice publicou um estudo sobre o tratamento que desenvolveu para a artrose, uma doença dolorosa e debilitante que afeta 30 milhões de pessoas apenas nos Estados Unidos. Dos 61 pacientes que receberam uma injeção única no joelho, todos apresentaram melhoria visível 24 semanas depois — menos dor, maior mobilidade. O mais admirável, porém, é que tinham conseguido produzir, em média, quase 2mm de cartilagem nova. "Isso foi o que mais impressionou a FDA — os dados de raios X", contou Osman. "Na verdade, conseguimos demonstrar esse vínculo causal entre a dor e a funcionalidade, e a modificação provocada pela doença. Logicamente, esperávamos por isso, mas é uma coisa muito boa poder mostrar os resultados à FDA."[6]

Ao sinalizar uma proteína chamada beta-catenina, a molécula da Biosplice — chamada Lorecivivint — também reduziu as inflamações e conteve a degradação da cartilagem existente. **"Esperamos de 6 a 12 meses para que as células-tronco mesenquimais sejam recrutadas"**, disse Osman. **"Elas se multiplicam e se diferenciam, e conseguimos regenerar uma nova cartilagem. A saúde de toda a articulação volta ao normal."** A Lorecivivint dá oportunidades iguais a todos; os octogenários do estudo melhoraram tanto quanto qualquer outra pessoa. **"Independentemente da idade do paciente, quando as células-tronco são acionadas, elas se regeneram"**, afirmou Osman. Quando os sinais da via Wnt voltam a se ajustar, "não há diferença entre a capacidade regenerativa de uma pessoa de 40, de 60 ou de 80 anos".

Você tem dor crônica nas articulações? Alguém de quem você gosta sofre com isso? Em caso afirmativo, você sabe quanta coisa está em jogo no sucesso dessa startup. Não há nenhum medicamento no mercado hoje — nenhum — que possa deter a artrose, muito menos revertê-la. Tradicionalmente, restam aos pacientes duas opções nem um pouco interessantes. Eles podem medicar os sintomas com analgésicos ou anti-inflamatórios, que não contribuem em nada para retardar o progresso da doença e ainda trazem sérias desvantagens por si sós — dos danos ao fígado à dependência —, ou podem optar por suportar a dor e as despesas médicas, além dos longos meses de recuperação após uma cirurgia de prótese do joelho, ou de outra articulação qualquer.

Comparada com essas abordagens, a alternativa da Biosplice — uma injeção — parece muito atraente. A empresa destaca que, pelo medicamento ser aplicado no "local", os efeitos colaterais serão nulos. A molécula irá se ligar à superfície do osso, reunir as células-tronco mesenquimais da vizinhança e as estimular a serem produtivas, a se multiplicar. **Ao longo dos seis meses seguintes, o medicamento será excretado pelo sistema linfático. Ele nunca entra na corrente sanguínea.**

Além de tudo, **a nova cartilagem impulsionada pela via Wnt concorre com "a de um adolescente", diz Osman, uma vez que sairá da fábrica de células-tronco.** As células progenitoras precisam apenas de um alerta para lembrar o que faziam quando ainda não tínhamos idade suficiente para votar. "A pessoa pode correr, pular, fazer a atividade que quiser." Mais ou menos três anos depois, quando os benefícios passarem e a cartilagem se desgastar, outra injeção poderá ser aplicada.

Se isso estiver parecendo uma história em quadrinhos, devo dizer que concordo! Mas testemunhei pessoalmente o impacto gerado nesses pacientes e me surpreendi. Certa tarde, eu estava conversando com Osman e lhe perguntei sobre as novas aplicações de suas terapias exclusivas. Ele me levou até seu computador e disse: "Dê uma olhada nisso." Ele mostrou um vídeo de ratos adultos cujas colunas vertebrais tinham sido destruídas. Nenhum deles conseguia mexer as patas.

Os pesquisadores da Biosplice injetaram o Lorecivivint na coluna de metade dos ratos. Seis meses depois, o grupo de controle não tratado ainda continuava definhando, enquanto os ratos que receberam a injeção tinham regenerado as respectivas medulas espinhais, que, nas palavras de Osman, eram "mais jovens e mais fortes" em nível celular do que a que eles tinham quando jovens. Esses ratos restaurados corriam dentro de um labirinto. Eu, literalmente, não

conseguia acreditar no que via. Os resultados foram tão contundentes que a Biosplice lançou um ensaio clínico para a doença degenerativa do disco.[7]

Embora os testes em animais devam ser encarados com cautela, nesse caso parecem ser um motivo justificado de otimismo. Por quê? Porque muitos estudos em animais não passam para a fase de serem testados em humanos. No entanto, a via Wnt é "bem conservada", como dizem os cientistas. **Ela permaneceu intacta e inalterada por centenas de milhões de anos de evolução. O mecanismo de sinalização dessa via é basicamente idêntico em moscas-das-frutas, camundongos, cachorros, macacos e seres humanos. Se a terapia proposta funcionar em um roedor, como disse Osman, "acreditamos que" funcione em pessoas.**

Além disso, há outra molécula da Biosplice que maximiza a via Wnt para curar tendões de Aquiles danificados, manguitos rotadores lesionados ou cotovelos de tenista. Apresentada em uma loção tópica, ela também está passando por testes clínicos em seres humanos. Depois de ser aprovada em um teste de segurança de fase 1, **Osman não resistiu e acabou se tornando uma cobaia. Ele tinha machucado tanto o joelho jogando futebol — torceu-o, virando-o de um lado para o outro — que, por seis meses, teve de se sentar com a perna esticada. Quatro dias após aplicar a loção, "a dor passou", contou. Menos de uma semana depois, ele já estava de volta. Eu faço o alerta para o fato de que todos esses relatos são circunstanciais, e o que realmente importa é o que os ensaios clínicos finais da FDA, em fase 2 e em fase 3, nos mostrarão. No entanto, é óbvio que a Biosplice está em uma via de descobertas que podem transformar a qualidade da nossa vida.**

> *"Não estamos visando apenas a sinais e sintomas. Estamos permitindo, realmente, que o paciente deixe de ser um paciente."*
> — OSMAN KIBAR

Osman e sua equipe estimam que uma via de sinalização Wnt hiperativa — resultado de uma mutação genética – seja responsável por até 40% dos cânceres humanos. **As porcentagens são mais altas para tumores** mais agressivos e de crescimento mais rápido: 93% dos cânceres colorretais, 90% dos cânceres de fígado, dois de cada três cânceres pancreáticos, 50% dos cânceres de mama.[8] As terapias da Biosplice, que estão no início da fase 1 dos ensaios clínicos, reduziriam esses tipos de tumor, bloqueando a proliferação de células cancerígenas. "Células tumorais que não conseguem se multiplicar cometem suicídio após três ou quatro dias", explica Osman. "Em três semanas, há um declínio exponencial."

Ao contrário da artrose, o câncer é um problema sistêmico. As metástases são imprevisíveis e desafiadoras. Em tumores cerebrais agressivos, por exemplo, as cirurgias estão fora de questão. Por quê? Porque, como já mencionamos, as quimioterapias convencionais são praticamente inúteis, pois não ultrapassam a barreira hematoencefálica, uma estrutura fronteiriça de células especializadas projetada para conter infecções.[9] **A Biosplice descobriu uma maneira de atravessar essa barricada e permanecer biologicamente em atividade dentro do cérebro (como prova, a molécula moduladora Wnt aparece no líquido cefalorraquidiano dos animais testados). Conclusão? Essa terapia talvez tenha o potencial para tratar doenças que, hoje, são consideradas sentenças de morte.**[10]

Mais recentemente, quando visitei Osman, ele mal conseguia conter a empolgação — à maneira dele, calma e discreta — diante de uma nova descoberta. Tudo começou com um pequeno grupo de enzimas, chamadas *quinases*, que regulam quase todos os principais processos biológicos. Quando a via Wnt está desordenada, as células-tronco do corpo se assemelham a fábricas com interruptores defeituosos. Elas geram quinases inúteis ou, até mesmo, nocivas.

Após anos pesquisando algumas famílias cruciais de quinases, a **Biosplice conseguiu ter uma compreensão ainda mais profunda da ciência regenerativa —** *por que e como* **seus medicamentos conseguem manipular a via Wnt**. O mecanismo é denominado *splicing alternativo*. É como as células-tronco transcrevem o DNA para RNA mensageiro (ou mRNA), que, por sua vez, determina quais proteínas serão fabricadas e no que as células se transformarão (isso também explica o novo nome da empresa). A maioria das transcrições de DNA para mRNA é programada, mas uma minoria significativa está sujeita a mutações, que são a fonte de proteínas nocivas e de uma via de sinalização Wnt defeituosa. Como nos explicou o diretor executivo Cevdet Samikoglu: "Obtemos um mRNA aberrante, ou muito de um mRNA de que não precisamos, ou muito pouco de um mRNA de que precisamos." As moléculas da Biosplice não são capazes de impedir que as mutações aconteçam, mas conseguem silenciar as proteínas nocivas antes que elas causem danos.

Embora outras empresas biofarmacêuticas também tenham definido como meta esse mecanismo, a abordagem da Biosplice tem "aplicabilidade muito mais ampla", acrescentou Cevdet. Os compostos da empresa são "seletivos" ao focar em um ramo específico de uma árvore genealógica das quinases, **"mas quando aquele ramo é ampliado percebe-se que eles estão atingindo todo o restante". O rifle se torna uma espingarda.** A plataforma da empresa é promissora no combate a doenças complexas causadas por múltiplas mutações, como câncer, em que mais de um disjuntor pode estar precisando de reparo. Ao mesmo tempo, essa seletividade das moléculas limita os efeitos colaterais adversos, como os problemas gastrointestinais que surgem com os tratamentos usuais de combate ao câncer.

A meta da Biosplice para a próxima geração de terapias é atacar diferentes tumores com precisão. Os mais acessíveis são também os mais comuns: câncer de próstata, mama, pulmão, ovário, útero e cólon (o câncer de pâncreas, um problema ainda mais complicado, será abordado oportunamente). As moléculas personalizadas da empresa darão às células-tronco mais relevantes "um empurrãozinho na direção certa", diz Osman. "Quando a composição correta de proteínas é gerada, a célula fica novamente saudável."

Como se pode ver, a Biosplice está longe de ficar satisfeita. Quase todas as principais causas de morte e invalidez estão na mira da empresa. Seus cientistas pretendem restaurar o músculo cardíaco danificado pós-infarto por meio de uma endoprótese especial para gerar uma molécula que estimula a via Wnt. A ideia é que as células progenitoras cardíacas possam se banhar nesse elixir e regenerar o tecido lesionado. **Além disso, acreditam ser possível sintetizar um comprimido que**

contenha uma molécula que possa reavivar os neurônios devastados pela doença de Alzheimer.

Olhando ainda mais para o futuro, Osman e Cevdet estão confiantes de que encontrarão uma maneira de despertar as células-tronco adormecidas para influenciar ou curar a doença de Parkinson, a ELA e talvez, até, a degeneração macular. Outros alvos seriam as lesões cerebrais traumáticas, a perda auditiva e dezenas de "doenças órfãs" que afligem centenas de milhares de pessoas, mas ainda carecem de um mercado terapêutico. Eles têm uma "biblioteca" com mais de 50 mil pequenas moléculas capazes de realizar ajustes na via Wnt. Usados em diferentes combinações, esses medicamentos teriam potencial para tratar um número ilimitado de doenças.

Em outras palavras, os ensaios clínicos realizados até o momento pela empresa são apenas uma gota no oceano. Articulações desgastadas, retinas esmaecidas, tumores agressivos, sistemas imunológicos ensandecidos — todos são alvos legítimos dessa abordagem revolucionária. **"Não conseguimos encontrar nenhum tecido que não seja renovável"**, diz **Osman.** Isso não é empolgante? Quando ouço falar desses últimos avanços, as transformações reservadas para um futuro nem tão distante assim, só posso me perguntar como a equipe da Biosplice consegue dormir à noite.

E, antes que eu me esqueça, gostaria de atualizá-lo sobre a alopecia androgênica. Estudos em andamento na Turquia constataram que **uma molécula da Biosplice em forma de loção aumenta a contagem de folículos pilosos — e sem efeitos colaterais, como a disfunção sexual, que alguns homens relatam com a finasterida (Propecia). Nas imagens que vi, os pacientes passaram a ter menos áreas calvas.** Embora a terapia possa demorar um pouco para vencer as disparidades regulatórias entre a Europa e os Estados Unidos, trata-se apenas de uma questão de tempo.

E que tal um bônus? As mesmas células-tronco progenitoras "dérmicas" que fazem crescer cabelo também ajudam a resgatar a pele envelhecida.

"Dizemos que a nossa plataforma é uma fonte da juventude, peça a peça."
— OSMAN KIBAR

A Biosplice tem uma visão ampla, mas dividida em duas partes. Por enquanto, a empresa está buscando investigar uma doença de cada vez, diz Osman, usando sua caixa de ferramentas Wnt para "restaurar a saúde de pacientes aos poucos e, assim, melhorar a qualidade de vida e a longevidade". O próximo passo é ainda mais ambicioso: fazer a nossa idade biológica regredir. Tornar nossos corpos envelhecidos flexíveis, maleáveis e livres de dor. Osman não se contenta com o conceito de "antienvelhecimento". A Biosplice tem tudo a ver com *"des-envelhecimento"*, diz ele. "Definimos a saúde não apenas como a ausência de doenças, mas como a nossa saúde ideal quando éramos mais jovens." Ele considera a via Wnt uma ferramenta básica (ainda que não a única) não apenas para deter ou retardar o processo de envelhecimento, "mas, na verdade, para revertê-lo. Acreditamos que vamos fazer com que todos fiquem mais jovens".

É nesse assunto que o potencial da Biosplice cresce quase além da imaginação. Assim que o Lorecivivint receber o aval da FDA como medicamento prescrito para a artrose (está na fase 3 dos ensaios clínicos, e se tudo correr bem será aprovado), os médicos poderão prescrevê-lo legal e eticamente para qualquer uso "não contemplado na bula" que acharem adequado. "A população que pode se beneficiar de mais cartilagem é dez vezes maior do que a população que sofre de artrose", observou Osman. "A partir dos 40 anos começamos a perder cartilagem, quer tenhamos artrose, quer não. A mesma coisa acontece com os tendões. Eu não pulo na mesma altura que pulava quando tinha 20 anos." Ele prevê o dia em que a Biosplice comercializará "regeneradores de cartilagem" e "reparadores de tendões" para pessoas saudáveis de meia-idade. "Basta colocar algumas gotas em cada articulação", diz ele, e ficaremos praticamente novos.[11]

Lembre-se: não há garantia de que tudo isso dará certo. A abordagem mais avançada é a fase 3 dos ensaios clínicos. Se, de fato, tiverem êxito, você poderá receber apenas uma injeção que fará a sua cartilagem crescer novamente em menos de 12 meses, como se fosse nova! Se, por algum motivo, essa formulação não for aprovada, eis uma coisa da qual você pode ter certeza — Osman e a equipe da Biosplice não descansarão até encontrarem a formulação exata.

Assim como Peter Diamandis, Osman acredita que a nossa espécie tem a capacidade de viver muito além do limite histórico de 120 anos. Como ele me disse naquele dia em San Diego: "Se você gasta os pneus do seu carro, você os substitui. Em teoria, seria possível substituir todas as peças do carro indefinidamente. Depois de um tempo, não sobrará nada do original, mas ele ainda será o seu carro." **Ao reequilibrar a via de sinalização Wnt, a Biosplice planeja fazer o mesmo pelo nosso corpo — e não daqui a cem anos, em algum futuro distante, mas antes do que possamos imaginar. Com o tempo, pode sobrar pouco dos seus tecidos originais. E ainda será você. Você rejuvenescido até chegar ao seu eu com 20 anos — você restaurado.**

Novamente, não há garantia de sucesso nesses empreendimentos, mas, como se pode perceber a partir de todos os heróis mencionados nesta seção, o nível de determinação e de comprometimento para encontrar respostas já está mudando a nossa compreensão da capacidade de cura do corpo humano e fornecendo alternativas para alguns dos nossos maiores desafios de saúde.

Sendo assim, vamos recapitular!

Você conheceu o milagre da regeneração e da criação de órgãos, o poder da terapia genética e da tecnologia CRISPR para curar doenças na origem, e como a cirurgia cerebral sem incisão está transformando pacientes com doença de Parkinson e tremores essenciais, atravessando a barreira hematoencefálica para ajudar a tratar o câncer, e se mostrando promissora inclusive no combate à dependência e à ansiedade. Você também aprendeu sobre a poderosa célula CAR-T e sobre o poder da maravilhosa via de sinalização Wnt.

Então, para onde vamos agora? Vamos falar sobre as coisas muito específicas que você pode fazer neste exato momento para melhorar a sua qualidade de vida, mesmo que não esteja enfrentando nenhum desafio significativo. Ao passarmos para a Seção 3, vamos apresentar no...

- **Capítulo 10:** o poder de hormônios, peptídeos e alguns dos nutracêuticos de grau farmacêutico mais impactantes que irão criar grandes mudanças na saúde e no rendimento.
- **Capítulo 11:** como se libertar da dor física sem medicamentos.
- **Capítulo 12:** ferramentas que não custam nada e podem ajudar na prevenção de doenças e a restaurar o seu corpo até os níveis mais elevados.
- **Capítulo 13:** parece básico, e era algo que eu não compreendia até recentemente. Saiba como a otimização desse que é um dos pilares da saúde pode mudar drasticamente a sua vida.
- **Capítulo 14:** vamos ensinar um **guia rápido para transformar a sua força e o seu rendimento e aumentar sua massa muscular**, que são fatores importantes quando se trata de envelhecer e prevenir doenças.
- **Capítulo 15: mostraremos como melhorar a sua aparência** e revelaremos as principais inovações oferecidas pela ciência nessa área.
- **Capítulo 16: finalmente, destacaremos a saúde das mulheres,** para que possamos dissipar os mitos e fornecer soluções de empoderamento, de modo que elas tenham vidas plenas, saudáveis e vibrantes.

Portanto, vamos avançar para a Seção 3 e conhecer as últimas descobertas e tecnologias que estão disponíveis AGORA, e como elas podem melhorar a sua vida!

SEÇÃO 3

O QUE VOCÊ PODE FAZER AGORA

Descubra as melhores ferramentas da atualidade para maximizar a energia, otimizar os hormônios e transformar a sua vitalidade e a sua força, incluindo:

- O poder dos peptídeos, hormônios e nutracêuticos essenciais.
- **As mais poderosas ferramentas disponíveis para eliminar a dor** de uma vez por todas, sem cirurgia nem medicamentos, atacando a fonte em vez de tratar apenas os sintomas.
- Descubra como **algumas escolhas de estilo de vida de "baixo risco" podem, literalmente, acrescentar 12 anos ou mais à sua vida.**
- Descubra o terceiro pilar da saúde, o sono, e como aumentar o foco diário, melhorar o humor e desfrutar mais vitalidade, sem cafeína ou outros estimulantes.
- Ferramentas e técnicas simples para **aumentar a força e a massa muscular, acelerar o metabolismo e aumentar a densidade óssea em até 14%.**
- As mais recentes **descobertas antienvelhecimento na área da beleza** para ajudá-lo a parecer e a se sentir o melhor possível.
- Descubra os mais recentes avanços e **soluções** de empoderamento, **para** que as **mulheres** tenham uma vida plena, saudável e vibrante.

CAPÍTULO 10

A FARMÁCIA DE VITALIDADE DEFINITIVA

O poder de peptídeos, metformina, hormônios, NAD+ e nutracêuticos essenciais

"Todos querem viver para sempre, mas ninguém quer envelhecer."
—JONATHAN SWIFT

Tem sido uma jornada e tanto até agora, não concorda? Reunimos depoimentos em primeira mão dos nossos heróis científicos sobre algumas das descobertas regenerativas mais ousadas que já são utilizadas em algumas clínicas (a maioria nos Estados Unidos) e outras em fase de elaboração e em ensaios clínicos. Antes do fim da década de 2020, médicos e pesquisadores que entrevistamos estão convencidos de que a face da medicina cotidiana será transformada — o modo como envelhecemos e como nos curamos.

Você aceitaria uma breve, porém importante, digressão? **Vamos nos concentrar em alguns medicamentos que aumentam a vitalidade e estendem a vida ativa saudável, que podem ser encontrados no mercado** *agora*, **acessíveis a qualquer pessoa preparada e disposta a agir.** Este capítulo não está interessado em lhe dar conselhos médicos. Antes de começar a usar qualquer uma dessas terapias, é sempre importante e adequado buscar a orientação e a supervisão de um médico especialista.

A sua farmácia de vitalidade definitiva contém uma variedade de opções para atrasar a sua idade metabólica e fazê-lo se sentir mais vibrante e mais vivo. Estamos falando de medidas concretas que você pode pôr em prática agora para recuperar a energia e a funcionalidade sem dores da juventude – e, até mesmo, a aparência.

Peter e eu estávamos empenhados em encontrar um especialista em nutracêuticos — alguém que tivéssemos a certeza de que reuniria abrangentes conhecimentos clínicos, regulatórios e sobre ingredientes. E tivemos a sorte de conhecer o **Dr. Hector Lopez,** a quem confiamos as nossas listas de suplementos.

Hector tem uma formação médica diversificada — em medicina esportiva, bioquímica nutricional e medicina integrativa e regenerativa — e está interessado em pesquisas científicas sobre suplementos e alimentos dietéticos. A profunda experiência dele abrange uma década como médico-cientista e, nos últimos 15 anos, já fora da medicina, como líder em inovação de ingredientes, pesquisa clínica, regulamentação/segurança e, mais recentemente, tecnologias de produtos naturais orientadas por máquinas de inteligência artificial.

Você se preocupa se um suplemento pode não ser seguro ou puro? Nós também, e foi por isso que procuramos o Dr. Lopez. Ele é um importante formador de opinião em **segurança e regulamentação, além de cofundador de empresas que promoveram pesquisas clínicas na área de suplementos, e também de uma importante empresa de conformidade regulatória. Além disso, tem experiência em descobrir, desenvolver, licenciar e comercializar novos compostos bioativos.** Pense em suplementos dietéticos, ingredientes alimentares, bebidas e produtos naturais. Ele supervisiona a garantia de segurança desses ingredientes. **No que concerne a mim, ele me proporcionou uma vantagem injusta para navegar no oceano bastante complexo, e às vezes confuso, da propaganda em torno dos suplementos e do bem-estar.**

Para se ter uma amostra do que está reservado neste capítulo, eis aqui as terapias e os medicamentos mais promissores que **você conhecerá e que têm o potencial para mudar a sua vida para melhor:**

1. Você já ouviu falar de peptídeos (moléculas bioativas que constroem massa muscular magra e revitalizam o desejo e a atividade sexual em homens e mulheres? Eles são modelados a partir de miniproteínas encontradas em alimentos comuns — e o perfil de segurança é excelente.

2. Você conhecerá **um medicamento muito prescrito e barato que trata e previne o diabetes com segurança — e que, segundo os especialistas, poderia protegê-lo do câncer, de doenças cardíacas e da doença de Alzheimer.**

3. Exploraremos como a restauração dos seus hormônios a um nível ideal pode revitalizá-lo e economizar anos da sua idade biológica.

4. Você está ciente de que os **suplementos dietéticos** disponíveis **estão demonstrando benefícios tangíveis para a longevidade celular, a vida ativa saudável e um estilo de vida com rendimento máximo —** tanto dentro quanto fora das academias? Muitos deles são usados por atletas de alto rendimento — e há toda uma ciência promissora sobre os benefícios cruzados em um envelhecimento saudável e vital para todos nós.

Como você verá, **algumas dessas ferramentas são vendidas como suplementos sem prescrição médica quando não precisam de autorização dos órgãos reguladores. Outros, classificados como medicamentos, possuem essa autorização e precisam apenas de uma receita médica.**

Como Peter e eu estamos sempre buscando o que há de mais avançado, toda vez que encontramos um estudo de ponta telefonamos para o Dr. Lopez, que possui uma profunda experiência em inovação de ingredientes, segurança de suplementos, garantia de qualidade e pesquisa clínica. Foi assim que ele se tornou líder no desenvolvimento de nutracêuticos inovadores e de última geração. Peter e eu usamos os que ele criou em nossa dieta, e não ingerimos nada sem a avaliação dele. Por essa razão, pedimos que nos aconselhasse neste capítulo para garantir as melhores descobertas cientificamente sólidas nas áreas de energia, força e longevidade.

Vamos mergulhar no que consideramos as cinco principais áreas terapêuticas nas quais você pode se concentrar para aumentar a sua energia e a sua vitalidade.

1. Peptídeos
2. Metformina
3. Terapia de otimização hormonal
4. Precursores de NAD+
5. Nutracêuticos essenciais

De acordo com os cientistas, a maioria das intervenções acima parece ter poucos ou quase nenhum efeito colateral grave. Vamos esclarecer o que a ciência nos mostra, para que você possa embasar as suas decisões. Embora nunca afirmemos que existe um tratamento isento de riscos, você poderá chegar à conclusão de que alguns apresentam uma tentadora relação *risco/benefício assimétrico*. Em outras palavras, algumas dessas intervenções envolvem baixíssimo risco e apresentam um benefício potencialmente elevado. É o segredo que todos os grandes investidores usam para ganhar dinheiro — e, dispondo de todos os fatos, é possível usar o mesmo princípio para encontrar orientação no sentido de conseguir mais força, mais vitalidade e mais saúde do que poderíamos imaginar.

Vamos detalhar as vantagens e as desvantagens para ajudá-lo a se decidir depois de explorar essas opções com os seus médicos. Isso parece razoável, não? Então vamos ver o que alguns dos avanços mais recentes nos oferecem hoje!

TERAPÊUTICA Nº 1: PEPTÍDEOS — POUCAS PROTEÍNAS, GRANDES IMPACTOS

Na década de 1960, no auge da corrida armamentista da Guerra Fria, a União Soviética se viu em apuros. Para acompanhar o ritmo dos Estados Unidos, os soviéticos estavam fazendo de tudo para expandir o programa nuclear. Mas não conseguiram impedir que os reatores vazassem — um grande problema para os submarinos militares. Os marinheiros morriam como moscas, vítimas de câncer terminal. Em 1973, os generais convocaram um jovem médico e gerontologista chamado Vladimir Khavinson para encontrar uma solução.[1]

A equipe de pesquisa dele se concentrou nas miniproteínas chamadas peptídeos, as cadeias curtas de aminoácidos que ajudam

a regular a divisão celular e a expressão gênica. Elas também são uma parte expressiva do nosso conjunto de reparação para todos os tecidos e órgãos do corpo. Como moléculas sinalizadoras, os peptídeos se ligam a receptores de proteínas na superfície de uma célula, como se fossem chaves em fechaduras. Os cientistas soviéticos desenvolveram maneiras de isolar, extrair e purificar esses fragmentos de proteína. **Em seguida, eles os injetaram nos marinheiros em situação de risco, o que reduziu o número de mortes. De repente, parecia que o sistema imunológico daqueles pacientes tinha melhorado muito — e isso não aconteceu por acaso. Anos depois, após o desastre na usina nuclear de Chernobyl, os residentes locais que receberam tratamentos com peptídeos apresentaram taxas de câncer muito mais baixas.**[2]

Absorvemos os peptídeos — até certo ponto — a partir de carnes e proteínas vegetais (feijão, trigo, aveia) presentes na nossa dieta. **No entanto, conforme o estoque de peptídeos do nosso corpo diminui com a idade, isso pode levar a uma perda de funcionalidade e a um sistema imunológico enfraquecido e vulnerável.**

<u>**Mais de 80 peptídeos foram aprovados pela FDA**[3] **para tratar uma ou mais doenças.**</u>* Dezenas mais estão em fase de elaboração regulatória. **Ao contrário das drogas químicas, os peptídeos preservam os circuitos naturais de resposta do corpo e restauram a nossa homeostase, o nosso estado natural de equilíbrio. Se você levar uma vida saudável, eles podem ajudá-lo a alcançar e a sustentar a sua boa forma física. Se estiver doente, há uma boa chance de que possam ajudá-lo a melhorar — eles são aceitos como terapia de baixo risco para diabetes, câncer e doenças cardiovasculares.** O uso em doenças neurodegenerativas, como a doença de Alzheimer, está sendo estudado. Talvez o mais empolgante seja o fato de os peptídeos estarem emergindo como ferramenta valiosa contra doenças autoimunes e inflamações descontroladas, a raiz de todas as doenças degenerativas.

Nos últimos cinco anos, o **Dr. Mitchell Fleisher, médico de família especializado em medicina regenerativa, prescreveu peptídeos para**

---

* Alguns dos medicamentos citados aqui já são comercializados no Brasil. Consulte um médico antes de iniciar qualquer tratamento. *[N. da E.]*

dezenas de pacientes na Virgínia e teve bons resultados. Alguns meses antes da nossa conversa, um deles, um caminhoneiro de 48 anos, havia sofrido um grave acidente de trânsito. O impacto tinha descontrolado sua resposta inflamatória e provocado uma recidiva de sua esclerose múltipla — uma doença autoimune que ataca o sistema nervoso.

"Quando veio me procurar, ele usava uma bengala e arrastava o pé direito", disse Mitchell. O homem estava letárgico, fraco, dolorido, e viver parecia difícil. "Ele não conseguia dirigir nem trabalhar em seu jardim. Ele passava a maior parte do tempo no sofá da sala." Embora o paciente tivesse pânico de agulhas, Mitchell o convenceu a experimentar um coquetel de três peptídeos comumente usados: **timosina alfa-1, timosina beta-4 e BPC-157. Seis semanas depois, o homem entrou andando na recepção, com um grande sorriso no rosto — e segurando a bengala bem acima da cabeça.** "Se continuar assim, doutor", disse ele, "vou acabar fazendo uma dança irlandesa!".

Sei que parece exagero, mas o corpo tem uma incrível capacidade de cura quando fornecemos os principais ingredientes de que ele precisa. Foi por isso que a FDA aprovou mais de 100 peptídeos. O impacto deles pode ser decisivo.

Para evitar a sensação e a aparência trazidas pela idade, milhões de pessoas se voltaram para o mercado de suplementos de peptídeos para fins de fisiculturismo, melhoria do rendimento (tanto atlético quanto sexual) e rejuvenescimento da pele. Como armas na guerra contra o envelhecimento, os peptídeos têm um enorme potencial. Em 2019, o mercado global dessas microproteínas havia crescido para US$ 70 bilhões.[4]

Administrados adequadamente, os peptídeos são tão seguros quanto se esperaria das substâncias naturais. Como as moléculas que os compõe são, na maioria, menores do que proteínas biológicas ou medicamentos de anticorpos, é menos provável que acionem alarmes do sistema imunológico e provoquem inflamações. **E, pelo fato de atingirem os alvos de forma mais seletiva do que os medicamentos químicos, explica o Dr. Hector, os efeitos colaterais adversos graves são raros.** Depois que a sinalização é concluída, afirma Horst Kessler, do Instituto de Estudos Avançados da

Universidade Técnica de Munique, os peptídeos **"podem ser reciclados pelo corpo — sem acúmulo, sem desintoxicação complicada"**.[5]

Considerando-se que a maioria dos peptídeos seria decomposta pelas nossas enzimas gastrointestinais, precisaria ser injetado no tecido adiposo logo abaixo da pele, geralmente na parte inferior do abdômen ou no antebraço, com minúsculas agulhas de insulina ultrafinas (semelhantes às autoaplicáveis usadas por diabéticos). Avanços recentes, como seringas pré-preenchidas, de dosagem automática e à prova de falhas, tornariam essas injeções simples e fáceis de manusear. Uma nova geração de variantes de peptídeos sintetizados pode ser administrada com menos frequência — uma vez por semana, digamos, em vez de diariamente. Hoje em dia, há mais peptídeos disponíveis, tanto por via oral quanto na forma de spray nasal ou de cremes tópicos.

Ao mesmo tempo, precisamos fazer duas ressalvas. Para começar, você precisará procurar uma fonte confiável. O mercado negro não é indicado, constituindo-se em um campo minado on-line. De acordo com uma estimativa, quatro de cada cinco peptídeos vendidos na internet "são adulterados ou falsificados".[6] Qual a melhor forma de proceder? Se você mora nos Estados Unidos, pode escolher uma *farmácia de manipulação* acostumada a aviar receitas personalizadas, emitidas por médicos licenciados ou profissionais prestadores de cuidados de saúde, em um ambiente sanitário regulamentado. Contando com profissionais licenciados, essas instalações atendem a rígidos padrões federais para ingredientes de grau farmacêutico e processamento com controle de qualidade.

Depois, você precisará encontrar o médico certo. Os peptídeos são *pleiotrópicos*, o que significa que têm múltiplos efeitos, e você precisará de alguém com experiência para supervisionar o uso. As doses variam de paciente para paciente. A automedicação é uma péssima ideia. **As superdosagens podem anular os benefícios de um peptídeo — em termos de impacto, *mais*, na verdade, pode ser *menos*.** E, às vezes, pode até ser perigoso se for exagerado. **Se necessário, a International Peptide Society pode encaminhá-lo a um profissional médico certificado nos Estados Unidos. Uma boa farmácia de manipulação deveria ser capaz de fazer o mesmo.**

Um último aviso: **embora afirme que os peptídeos "desempenham um papel significativo por serem medicamentos necessários para o público",**[7] a FDA tem regras para essas terapias vitais — e elas estão em constante mudança. Muitos peptídeos ainda estão em processo de aprovação, de modo que é necessário consultar o seu médico ou a sua farmácia, nos Estados Unidos, sobre o status regulatório e a disponibilidade de tais produtos. Entretanto, para quem estiver curioso sobre esses intrigantes impulsionadores da vida ativa saudável, gostaríamos de oferecer um conjunto de informações iniciais. No meu caso, descobri um grande valor nos peptídeos.

Como os nomes dos peptídeos são muito técnicos e difíceis de pronunciar, vamos dividi-los em categorias e fornecer rápidos resumos, como base para pesquisas adicionais feitas por você e o seu profissional de medicina regenerativa.

1. PARA REDUZIR O APETITE, PROMOVER A PERDA DE GORDURA E REEQUILIBRAR O METABOLISMO

- O peptídeo <u>semaglutida e outros agonistas do peptídeo-1 semelhante ao glucagon</u> foram aprovados em ensaios clínicos conduzidos por mais de quatro anos, com os **indivíduos perdendo sistematicamente 15% do peso corporal — ou 13,6kg para alguém que pese 91kg.** Em geral bem tolerados, com um excelente perfil de segurança, os GLP-1s podem ser decisivos quando combinados com uma dieta saudável, exercícios físicos e outras mudanças no estilo de vida. Efeitos colaterais ocasionais: náusea, diarreia e flatulência. Pode não ser adequado para indivíduos com histórico de tumores na glândula tireoide.
- <u>O MOTS-c e a humanina</u> são derivados das mitocôndrias, as fontes de energia das nossas células. Entre outras coisas, eles podem revitalizar o nosso metabolismo de carboidratos e gorduras. Essa categoria de peptídeos mitocondriais é uma fonte potencial de inovações futuras para a longevidade, a saúde e o rendimento máximo!

2. PARA FORTALECER O SISTEMA IMUNOLÓGICO E COMBATER O DECLÍNIO RELACIONADO À IDADE

- **O peptídeo timosina alfa-1**: À medida que envelhecemos, a nossa glândula timo gradualmente se transforma em tecido adiposo e para de produzir os sólidos batalhões de células T que combatem infecções ou eliminam as nocivas células cancerígenas. **De acordo com o Dr. Lopez, se tivéssemos de escolher um único peptídeo para ajudar a lidar com o envelhecimento imunológico, a timosina alfa-1 poderia ser a nossa opção.**
- **O TA-1** provou ter capacidade para estimular o sistema imunológico por meio de estudos em animais e em seres humanos. Também acumulou dados promissores no combate a doenças hepáticas e renais e artrite reumatoide. É aprovado pela **FDA para melanoma maligno, hepatite B e hepatite C. Seu histórico de segurança é excelente.** E, como um potente anti-inflamatório e antioxidante,[8] pode ajudar a evitar, antes de mais nada, que as pessoas adoeçam.

3. PARA AUMENTAR A ESTIMULAÇÃO E A SATISFAÇÃO SEXUAL DE MULHERES E HOMENS

- O peptídeo **PT-141 (bremelanotida)** liga-se a receptores no cérebro que, segundo se acredita, são um "centro" do sistema nervoso central para a estimulação sexual e a libido. Também foi testado em ensaios clínicos como **spray intranasal, e é aprovado pela FDA para o transtorno do desejo sexual hipoativo (DSH, na sigla em inglês) em mulheres na pré-menopausa.** Não é recomendado para pessoas com hipertensão descontrolada ou doença cardíaca.

4. PARA TRATAR O SISTEMA GASTROINTESTINAL, LIGAMENTOS, TENDÕES E PELE

- O peptídeo **BPC-157** pode promover uma recuperação mais rápida de rompimentos de ligamentos e lesões do tendão do manguito rotador. Como já mencionamos, <u>mostrou excelentes resultados no tratamento de problemas gastrointestinais debilitantes</u>. Descobri isso depois da minha luta contra o envenenamento por mercúrio, que causa danos terríveis ao corpo. O BPC-157 foi um dos medicamentos que tomei para ajudar a reconstituir o meu intestino, e foi extraordinariamente eficaz.

5. PARA AUMENTAR A MASSA MUSCULAR, FORTALECER OS OSSOS, REVITALIZAR A PELE E RESTAURAR O METABOLISMO DA JUVENTUDE

- Os peptídeos <u>sermorelina</u> e <u>tesamorelina</u> imitam a ação do hormônio liberador do hormônio do crescimento (GHRH, na sigla em inglês), uma incubadora para o desenvolvimento de novos medicamentos. Os GHRHs estimulam a glândula pituitária a secretar o hormônio do crescimento natural. Eles são **muito mais baratos do que o hormônio de crescimento humano sintético (HGH**, na sigla em inglês) — e, ao contrário deste, podem ser prescritos legalmente para utilização não contemplada na bula. Qual é a desvantagem? Se você faz uso do hormônio do crescimento ou desses peptídeos, deve estar ciente de que eles elevam os níveis do fator de crescimento semelhante à insulina tipo 1, que alguns estudos apontam como tendo uma "modesta" associação com o risco de câncer.[9] Portanto, é fundamental que seu médico faça um acompanhamento para determinar quais são as melhores opções, com base nos sintomas, nos exames de sangue e em um cuidadoso monitoramento.

6. PARA REAVIVAR A PELE E RESTAURAR O CABELO

- O peptídeo <u>GHK-Cu</u> é uma espuma de aplicação tópica que pode ser usada diariamente para apagar linhas de expressão e **rugas finas**. Ele neutraliza o envelhecimento cosmético, ao mesmo tempo que **aumenta a síntese de colágeno em até 70%**.[10]

De acordo com o Dr. William Seeds, presidente da International Peptide Society, **também estimula a cicatrização de feridas e o "surpreendente" crescimento de cabelo.**[11]

- <u>Melanotan I</u> escurece a nossa pele, estimulando a produção do pigmento melanina. **Tem a aprovação da FDA para o tratamento de lesões na pele em pessoas com intolerância à luz e pode ajudar as que têm problemas com a toxicidade do mofo. Oferece benefícios estéticos para todos, ao mesmo tempo que protege contra a radiação ultravioleta prejudicial.** Ele também traz alguns **benefícios colaterais** potenciais intrigantes: **redução do apetite, maior metabolismo da gordura e aumento do apetite sexual.**

Poderíamos continuar indefinidamente, pois existem inúmeros peptídeos em uso ou em fase de elaboração, para quase todos os sistemas orgânicos e tecidos do corpo, da cabeça aos pés. **Acredito, sem dúvida, que eles mereçam a sua consideração, quer você esteja procurando regenerar o seu corpo, prevenir ou se recuperar de lesões, otimizar o seu metabolismo, melhorar o seu rendimento, ou rejuvenescer o seu sistema imunológico.** A tabela na página seguinte é um resumo rápido para ajudá-lo a avaliar (juntamente com o seu especialista em medicina regenerativa) quais peptídeos podem ser adequados para o seu caso. Incluímos os seis mencionados acima, bem como outros quatro adicionais. Para cada um, indicamos o nome, os benefícios, para que serve e como é administrado.

Peptídeo / Molécula	Categoria / Benefícios	Forma de administração	Local de ação
Semaglutida	Perda de peso; regulação de insulina/glicose	Injeção (subcutânea)	Tem como alvos o pâncreas, o fígado, o músculo e a gordura
PT-141 (bremelanotida)	Saúde sexual	Spray intranasal ou injeção (subcutânea)	Aciona partes do cérebro que, acredita-se, são um "centro" para a estimulação sexual e a libido; receptores de melanocortina

Peptídeo / Molécula	Categoria / Benefícios	Forma de administração	Local de ação
BPC-157	Regenerativo; remodelação tecidual	Oral ou injeção (subcutânea)	Ativa fatores de crescimento; ativa os receptores da FAK-paxilina e do hormônio do crescimento; atua em fibroblastos e tenócitos
Timosina alfa-1	Imunomodulação	Injeção (subcutânea)	Timo: projetada para células T, células B e maturação dendrítica
Sermorelina; tesamorelina	Mobiliza a gordura corporal armazenada para servir como combustível; melhora a massa muscular: taxa de gordura e composição corporal; recuperação do exercício físico; revitaliza a pele	Injeção (subcutânea)	Otimiza o IGF-1; estimula a síntese e a liberação de GH pela hipófise
GHK-Cu	Pele, cabelo e regenerativo; remodelador	Creme tópico ou injeção (subcutânea)	Anti-inflamatório; promove a matriz extracelular; síntese de colágeno
Ipamorelina	Mobiliza a gordura corporal armazenada para servir como combustível; melhora a massa muscular: taxa de gordura e composição corporal; recuperação mais rápida do exercício físico; revitaliza a pele	Injeção (subcutânea)	Otimiza o IGF-1; promove a secreção do nosso GH; ativa o receptor de grelina; estimula a síntese e a liberação de GH pela hipófise
MK-677 (novo medicamento sob estudo)	Mobiliza a gordura corporal armazenada para servir como combustível; melhora a massa muscular: taxa de gordura e composição corporal; recuperação mais rápida do exercício físico; revitaliza a pele	Oral	Otimiza o IGF-1; promove a secreção do nosso GH; ativa o receptor de grelina; estimula a síntese e a liberação de GH pela hipófise
MOTS-c / Humanina	Metabolismo energético; capacidade de trabalho físico	Injeção (subcutânea)	Peptídeos mitocondriais; ativa o fígado, os músculos esqueléticos e o cérebro; ativa os receptores alfa-MSH

Peptídeo / Molécula	Categoria / Benefícios	Forma de administração	Local de ação
Melanotan I	Estética / cosméticos para pele e cabelo; efeitos fora do alvo para diminuir o apetite e melhorar o metabolismo	Oral	

TERAPÊUTICA Nº 2: METFORMINA — O MEDICAMENTO MILAGROSO DE BAIXO RISCO

"A metformina já pode ter salvado mais pessoas da morte por câncer do que qualquer outro medicamento na história."[12]

— LEWIS CANTLEY, diretor do Meyer Cancer Center, da Weill Cornell Medical College

Vejamos agora outro medicamento incrível, que o nosso amigo Dr. David Sinclair e milhões de outras pessoas utilizam todos os dias... a metformina. Tratamento de primeira linha aprovado pela FDA para diabetes tipo 2, **ela é muito popular no campo da longevidade.** Meus coautores, Bob Hariri e Peter Diamandis, a usam há anos, assim como o futurólogo Ray Kurzweil e o empresário de biotecnologia Ned David. E também o vencedor do prêmio Nobel James Watson, famoso pela descoberta da dupla-hélice do DNA, que, certa vez, chegou a afirmar que a metformina pode ser a "nossa única pista real" contra o câncer. **Quando, há pouco tempo, em um fórum antienvelhecimento com 300 participantes, alguém perguntou ao público quem estava usando esse medicamento para prolongar a vida ativa saudável, metade da plateia levantou a mão. Como diz David Sinclair, a metformina "pode funcionar no próprio envelhecimento em si".**[13]

Medicamento genérico modelado a partir de uma planta chamada lilás francesa, a metformina apresenta, há mais de 60 anos, um histórico de segurança incomparável. É utilizada fora da indicação contemplada na bula para tratar pré-diabetes e outros problemas endócrinos, cardiovasculares e metabólicos.

Como funciona a metformina? Tal como o jejum intermitente e exercícios físicos intensivos, ela estressa as mitocôndrias. Coloca o corpo no modo de exaustão e reparo. Com um mecanismo de três vertentes, que envolvem o fígado, o intestino e as células musculares, ela reduz o açúcar no sangue, um fator determinante para o antienvelhecimento. A beleza da metformina, ao contrário da insulina ou de outros medicamentos para diabetes, é que ela não leva o corpo à hipoglicemia (baixo nível de açúcar no sangue), uma doença perigosa. Se o seu nível estiver saudável logo de início, a metformina o manterá assim.

Pelo fato de a metformina ser usada há muitas décadas, ela vem sendo bastante estudada. **Constantemente, os estudos sugerem que ela pode reduzir o risco de câncer e a mortalidade em até 40%, particularmente para tumores de pulmão, cólon, pâncreas e mama.**[14] De acordo com Lewis Cantley, biólogo celular que dirige o Meyer Cancer Center, da Weill Cornell Medical College, "a metformina já pode ter salvado mais pessoas da morte por câncer do que qualquer outro medicamento na história".[15]

O estudo bombástico que lançou luz sobre a metformina foi produzido na Cardiff University, na Grã-Bretanha, em 2014.[16] **Eles descobriram que os diabéticos que a tomavam estavam vivendo mais do que os não diabéticos — muito mais! O grupo supostamente mais saudável estava morrendo 15% mais cedo. Era a prova "de que o medicamento pode trazer benefícios para pessoas não diabéticas".**

Quem deveria levar em consideração o seu uso? Se você for um não diabético em busca de ajuda na prevenção de doenças, tudo se resume a uma negociação entre você e o seu médico. Se decidir seguir em frente, a metformina não vai comprometer o seu orçamento. Nos Estados Unidos, o medicamento é coberto pela maioria dos planos de saúde e custa alguns centavos por comprimido.

Melhor ainda, a metformina tem **efeitos colaterais mínimos**. Quando há efeitos colaterais, os mais comuns são diarreia, náusea e desconforto abdominal. Mas eles tendem a diminuir com o tempo. Ela foi correlacionada com deficiências de vitamina B12 e B6, que podem levar à anemia; portanto, certifique-se de monitorar os seus níveis de vitaminas e suplementar conforme necessário. A acidose láctica, que é uma coisa séria, tem sido ligeiramente associada à metformina. Mas isso ocorre, principalmente, em pessoas com insuficiência renal ou hepática aguda.[17]

Um estudo controlado da Universidade de Kentucky descobriu que a metformina limitava o crescimento da massa muscular em pessoas saudáveis com mais de 65 anos após 14 semanas de treinamento de resistência (com pesos),[18] embora os músculos tenham ficado, de fato, maiores. Como a massa muscular é um fator bem conhecido para a vida ativa saudável e a longevidade, perguntamos ao **Dr. Nir Barzilai** — diretor do Institute for Aging Research do Albert Einstein College of Medicine — sobre isso. Ele respondeu que os praticantes de exercícios físicos que tomavam metformina demonstravam uma melhoria na *função* muscular equivalente à dos indivíduos do grupo placebo, e que os **muitos dos benefícios antienvelhecimento — por exemplo, na eliminação de células "senescentes" zumbis, ou na redução de inflamações — suplantavam bastante esse fator da massa muscular.**

Entretanto, o que mais fez a metformina se destacar nos últimos anos foi o impacto anti-inflamatório nas marcas do envelhecimento, desde as mudanças epigenéticas até a exaustão das células-tronco. Um artigo da revista *Science* afirmou que a **metformina "desliga o termostato metabólico da célula".** Ela torna a nossa idade biológica mais lenta.

Em 2015, Barzilai obteve a aprovação da FDA para conduzir um estudo radical e sem precedentes chamado TAME, sigla em inglês para "Atacando o Envelhecimento com a Metformina" —, uma mudança de paradigma em relação à infrutífera medicina convencional. Com financiamento parcial da Federação Americana para Pesquisa do Envelhecimento, uma organização privada sem fins lucrativos, o TAME será o primeiro ensaio clínico randomizado e controlado a se voltar para o enigma do próprio envelhecimento. Os resultados ficarão prontos até 2025, e, então, concluiremos se há alguma vantagem contra o envelhecimento.

Com base no excelente histórico da metformina, Barzilai se mostra confiante de que ela será aprovada com louvor. Todavia, o TAME é apenas o começo, uma validação de conceito. A longo prazo, o que se quer é obrigar a FDA a reconhecer o envelhecimento como uma doença, ou "indício", e abrir a porta para o desenvolvimento de medicamentos de última geração ainda melhores. O avanço das terapias antienvelhecimento "será drasticamente acelerado", previu Barzilai. "A biotecnologia está quase pronta, e as empresas farmacêuticas entrarão em ação. **Mais importante ainda, ela melhorará em muito a vida dos idosos. E terá um enorme dividendo econômico de longevidade." Se a metformina for capaz de retardar o envelhecimento, prolongar a vida ativa saudável e aumentar a expectativa de vida em pelo menos 2,2 anos, isso pouparia cerca de US$ 7 trilhões dos Estados Unidos no próximo meio século.**[19]

TERAPÊUTICA Nº 3: TERAPIA DE OTIMIZAÇÃO HORMONAL — VOLTANDO À SUA MELHOR VERSÃO

A importância dos hormônios não deve ser subestimada. Esses mensageiros químicos naturais regulam o nosso crescimento e o nosso desenvolvimento no início da vida, a nossa pressão sanguínea e o açúcar no sangue, o nosso apetite sexual e a capacidade de procriar, o nosso ciclo de sono e praticamente todas as funções básicas do nosso corpo.[20] **À medida que as pessoas envelhecem, é comum acontecer de os níveis hormonais ficarem desequilibrados. Isso pode levar à fadiga, à insônia e à depressão. Ficamos mais vulneráveis ao estresse e menos interessados em sexo. A nossa pele perde a aparência jovem; perdemos massa muscular e acumulamos gordura corporal.**

Abordamos brevemente a **terapia de otimização hormonal** no Capítulo 3, mas vamos recordar: ao focar no quadro clínico completo e no estilo de vida de um indivíduo por meio da medicina de precisão verdadeiramente personalizada, essa terapia pode ajudá-lo a evitar muitos problemas relacionados à idade, bem antes de eles dispararem os alarmes dos biomarcadores em um exame de sangue. Ao contrário dos tratamentos convencionais, que usam a terapia de reposição hormonal, os médicos e as equipes de saúde auxiliares treinadas na otimização hormonal conseguem desenhar um quadro clínico da melhor versão "biológica" de cada paciente. Eles fazem um diagnóstico da condição atual a partir dos dados físicos, bioquímicos e, ocasionalmente, genômicos, e do estado psicológico do indivíduo, além de considerar o estilo de vida, o estado nutricional, a capacidade de fazer exercícios físicos e o histórico médico. Em seguida, elaboram um programa exclusivo e personalizado para fazer com que o indivíduo recupere a melhor versão dele próprio. Essa terapia não espera que uma peça se solte para recolocá-la; ela é o exemplo perfeito dos cuidados de saúde preventivos e proativos.

O Dr. Hector Lopez a classifica em quatro grupos:

1. Quando otimizada, a <u>testosterona</u> tem amplos e enormes benefícios <u>para homens e mulheres</u>. Aqui estão apenas alguns: **níveis de energia restaurados e aprimorados, humor, apetite sexual, capacidade de fazer exercícios e se recuperar, resiliência ao estresse e saúde óssea. Ela pode até reduzir o risco de doenças cardíacas! A <u>DHEA</u>**, uma precursora da testosterona e do estrogênio, também pode ser suplementada — **a produção corporal atinge o pico na casa dos 20 anos e diminui a partir daí.**[21]

2. <u>**Os hormônios sexuais femininos**</u> são essenciais para a saúde e a qualidade de vida da mulher, mas também são fundamentais para a libido, a proteção cardiovascular e cerebral, a função óssea e articular e a saúde de vários órgãos do homem. Como observa o Dr. Lopez, os achados clínicos confirmaram que a **progesterona** é **capaz de promover um sono geral calmo e reparador, um apetite sexual saudável e um metabolismo equilibrado do açúcar e da gordura no sangue.**

3. <u>**Os hormônios tireoidianos e adrenais**</u> **combinam o suprimento de energia com a demanda. Eles regulam a temperatura corporal e o ciclo do sono, nos protegem contra o estresse e fortalecem a nossa resposta imunológica.** A terapia de otimização da tireoide, administrada por via oral, gira em torno dos dois principais hormônios da tireoide — T4 e T3 — que regulam o metabolismo celular e tecidual geral, do cérebro ao sistema cardiovascular, da pele ao trato gastrointestinal. **A pregnenolona e a DHEA, hormônios da glândula adrenal, embora tenham, em**

si mesmos, benefícios para a saúde, são elementos básicos para muitos outros hormônios, incluindo estrogênio, testosterona, progesterona e cortisol.
4. <u>**O eixo do hormônio de crescimento humano (HGH)/fator de crescimento semelhante à insulina-1 (IGF-1)**</u> atua por meio do hipotálamo e da glândula pituitária para regular **a reparação, a remodelação e a regeneração de órgãos e de tecidos de todo o corpo**. A otimização hormonal cuidadosamente monitorizada nessa área é **capaz de rejuvenescer a relação músculo-gordura de um paciente, a aparência da pele, a saúde do cérebro, a qualidade do sono e a energia diurna**. O IGF-1 é a molécula ativa e o biomarcador que oferece a maioria dos benefícios dos peptídeos estimulantes do HGH e das injeções de HGH — **mais massa muscular magra, queima de gordura mais eficiente, recuperação mais rápida de exercícios intensos e, inclusive, função cerebral melhorada**. De forma geral, os secretagogos ou peptídeos que estimulam o HGH fornecem a maioria dos benefícios confiáveis do próprio HGH e do IGF-1 — com **menos efeitos colaterais** ou riscos.[22, 23]

Médicos bem treinados e equipes de saúde auxiliares que adotaram essa terapia em vez da reposição de hormônios convencional reconhecem que nenhuma intervenção está "isenta de riscos". No entanto, de acordo com o Dr. Lopez, "muitos desses riscos foram exagerados e os temores de que os tratamentos hormonais causem câncer ou doenças cardíacas são infundados, devido a interpretações falhas da pesquisa clínica".

Como ele observou, o estudo da Women's Health Initiative causou um efeito inibidor nas terapias hormonais para mulheres em todo o mundo, mas "uma análise objetiva dos dados da iniciativa e do Million Women Study revelou que, ao utilizar a dose e a forma de administração apropriadas, a otimização hormonal pode realmente ser **cardioprotetora** e **neuroprotetora** e ajudar a conter o fluxo do envelhecimento fisiológico".

<u>**Na verdade, o declínio do estrogênio, da progesterona e de outros hormônios está associado ao aumento do risco de doenças cardiovasculares, osteoporose, diabetes tipo 2 e até demência.**</u> Os

médicos que a empregam utilizam protocolos que combinam as melhores práticas mundiais de diretrizes baseadas em evidências com o quadro clínico exclusivo de cada paciente, a presença de quaisquer "sinais de alerta", análise laboratorial detalhada de muitos biomarcadores bioquímicos e nutricionais, monitoramento cuidadoso, dosagem bem balanceada, vias de administração, idade e outros fatores de risco. De acordo com o Dr. Lopez, "os nossos protocolos de otimização hormonal baseiam-se em uma extensa base de dados, criada a partir do gerenciamento bem-sucedido de milhares de pacientes, atentando para os riscos potenciais, ao mesmo tempo que fornecem enormes vantagens para a saúde e benefícios para o rendimento máximo".

Da mesma forma, nos homens, faz-se necessária uma avaliação cuidadosa dos sintomas clínicos, exame físico, fatores de estilo de vida e dados laboratoriais bioquímicos, não apenas para determinar se o indivíduo é um candidato a essa terapia por conta de uma deficiência de testosterona, mas também para descartar quaisquer alertas importantes que exigiriam uma investigação mais profunda e poderiam levar a opções terapêuticas alternativas. Uma abordagem de otimização corporal que incorpore diretrizes atualizadas da Endocrine Society e de outras organizações respeitadas, juntamente com soluções integrativas, abrangentes e personalizadas com monitoramento cuidadoso, serve para orientar os nossos pacientes a maximizar os resultados de saúde, ao mesmo tempo que quaisquer riscos potenciais são controlados.

Em última análise, o que os praticantes dessa terapia fazem é pesar os benefícios e os riscos potenciais, além dos custos ocasionais de várias intervenções — receitas médicas, estilo de vida e nutracêuticos — para informar os pacientes e capacitá-los como parceiros na otimização da jornada em busca da saúde e do rendimento máximo. Mais importante ainda, em oposição à terapia de reposição convencional, o foco da otimização mudou de um modelo reativo, baseado na doença e fragmentado, para o modelo de cuidado proativo, preventivo e integrativo, numa tentativa de promover a longevidade e de melhorar a vida ativa saudável e o rendimento máximo!

Se ficou parecendo que há muitas sobreposições entre essas quatro categorias de hormônios, isso é bom — significa que você está prestando atenção!

TERAPÊUTICA Nº 4: SUPLEMENTAÇÃO DA NAD+ — RECARREGANDO AS NOSSAS BATERIAS CELULARES

"A substituição da NAD é uma das coisas mais entusiasmantes que estão acontecendo na biologia do envelhecimento."

– DR. NIR BARZILAI, diretor do Institute for Aging Research, do Albert Einstein College of Medicine

Aqui está uma atualização do Capítulo 4: **a NAD+ é uma molécula auxiliar — uma "coenzima" — encontrada em todas as células do nosso corpo**. Em parceria com as **sirtuínas**, os nossos **genes da vitalidade** — as proteínas sinalizadoras que regulam o metabolismo celular e os genes da longevidade —, ela mantém as células em boas condições de funcionamento. Especificamente, **ajuda a converter nutrientes em ATP, a "unidade monetária" da energia celular. A NAD+ é um componente essencial de todos os seres vivos, pois sem ela já teríamos desaparecido.**

No que diz respeito ao tamanho das moléculas, a NAD+ é tão grande e volumosa que não consegue passar pela membrana externa da célula. Para nos manter funcionando, várias "moléculas precursoras" menores são naturalmente convertidas em NAD+ assim que ultrapassam a membrana externa celular (na verdade, são versões da **vitamina B3**, também conhecida como **niacina**). Na maioria das vezes, esse processo funciona muito bem quando somos jovens. **Mas, na meia-idade, por razões que os cientistas ainda estão tentando descobrir, perdemos metade ou mais da metade da nossa reserva de NAD+.** Sono ruim, alimentação pouco saudável, excesso de álcool e inflamações prolongadas de baixo grau nos esgotam ainda mais. Aqui está uma pequena lista das consequências: obesidade, fadiga crônica, função cerebral diminuída... e envelhecimento acelerado.[24]

As nossas células absorvem pequenas quantidades de precursores de NAD+ de certos alimentos. Contudo, seria uma tarefa difícil beber leite suficiente, ou comer salmão ou cogumelos em quantidade suficiente para compensar o nosso déficit provocado pela idade. **Então, qual é a solução? Ela tem duas vertentes.**

A primeira solução, de acordo com o Dr. David Sinclair e outros cientistas importantes nesta seara da reversão da idade, está nos suplementos de NAD+. O suplemento escolhido por Sinclair é o mononucleotídeo de nicotinamida (NMN).

O que estamos observando nos testes em animais tem sido absolutamente espetacular. **Camundongos mais velhos que usaram suplementos de precursores de NAD+ ficaram mais magros e apresentaram mais sensibilidade à insulina e uma funcionalidade mais jovem nas células-tronco. Eles retornaram a ritmos circadianos e a ciclos de sono mais próximos aos da juventude.**[25] **Outros estudos com roedores evidenciaram um impacto drástico sobre a demência, as doenças renais e hepáticas, a osteoporose, a perda auditiva relacionada ao ruído e o câncer.** Alguns mostraram aumento da expectativa de vida do camundongo.[26] Um estudo australiano publicado na *Cell* descobriu que pequenas doses de NMN dissolvidas em água potável melhoraram significativamente a qualidade dos óvulos entre as fêmeas mais velhas e aumentaram a proporção de nascidos vivos: **"As nossas descobertas sugerem que há uma oportunidade de restaurar [...] a função reprodutiva feminina usando administração oral de agentes que impulsionam a NAD — o que seria muito menos invasivo do que a FIV [fertilização *in vitro*]."**[27]

O interesse científico na NAD+ (e em seus precursores) explodiu, e dezenas de outros estudos humanos preliminares — do sono e da cognição até o envelhecimento prematuro da pele — estão em andamento.

Embora os precursores de NAD+ satisfaçam os critérios da FDA para segurança de suplementos, alguns estudos apontam para possíveis riscos a longo prazo. É extremamente importante saber a origem dos suplementos — a fonte deve ser segura, estável e controlada. Conforme mencionado no Capítulo 4 (e vale a pena repetir), uma rápida consulta no Google ou na Amazon revelará, pelo menos, uma dúzia de marcas diferentes vendendo o que afirmam ser NMN com preços que variam de US$ 24 a US$ 95 por 60 comprimidos. O desafio é que muitos desses suplementos não contêm NMN verdadeiro quando testados em laboratório. E, em muitos casos, não se trata de uma forma estável da molécula, podendo se deteriorar em menos de 60 dias.

Em 2019, o Wistar Institute descobriu que níveis mais altos de NAD+ aumentavam as inflamações de células senescentes em camundongos, o que, por sua vez, provocava o crescimento de tumores pancreáticos e ovarianos. Os suplementos de NAD+ voltados para o antienvelhecimento, concluíram os pesquisadores, "deveriam ser administrados com precisão".[28] **Embora Sinclair concorde que as descobertas do Wistar mereçam uma exploração mais aprofundada, ele não está tão preocupado assim. "Nos últimos três anos, o meu laboratório tem estudado o câncer em camundongos", disse ele, "e não vimos nenhuma evidência de que o aumento da NAD piore os casos — quando muito, ela até retarda o câncer. [...] Quero ser a primeira pessoa a saber se existe algum risco, pois toda a minha família toma essas coisas. Se algum dia eu encontrar alguma toxicidade, vou tuitar para todos os meus seguidores e parar de ingeri-los".**

Há uma segunda solução para restaurar os níveis de NAD+ no nosso corpo envelhecido, e ela envolve, antes de mais nada, prevenir sua perda. O Dr. Hector Lopez acredita que os dados de que dispomos sustentam a ideia de que há um "cano com um vazamento" que explicaria a diminuição dos níveis de NAD+ como resultado de inflamações crônicas e ativações imunes anormais. Ele e seus sócios da JUVN3, uma empresa que potencializa a tecnologia baseada em dados moleculares para descobrir e desenvolver novos ingredientes que enfocam a longevidade, o envelhecimento saudável, a saúde imunológica e o bem-estar neurocognitivo e metabólico, apresentaram um novo e promissor agente para restaurar níveis mais saudáveis de NAD+, chamado **NAD3**.

O que exatamente é o NAD3, e como ele funciona?

O NAD3 é um nutracêutico com patente pendente que contém um extrato exclusivo de *Wasabi japonica*, teacrina e complexo de cobre (I)-niacina. Estudos preliminares pré-clínicos e em seres humanos sugerem que ele **turbina as enzimas que aumentam a conversão dos precursores de NAD+, como NMN,** *ao mesmo tempo que suprime* **as proteínas de atividade que causam perdas de NAD+.** O Dr. Lopez explica: "A suplementação conjunta de NAD3 com qualquer precursor de NAD+ (como NMN) é como jogar ao mesmo tempo tanto no ataque quanto na defesa."

No momento em que escrevemos este livro, está sendo concluído um importante **ensaio clínico humano,** com mais de 60 indivíduos que têm ingerido uma dose diária de 312mg de **NAD3.** O Dr. Lopez está medindo todos os biomarcadores relacionados à saúde, incluindo fatores de risco cardiovascular; lipídios tais como VLDL, LDL; triglicerídeos; comprimento dos telômeros; e expressão gênica, além de outras marcas moleculares do envelhecimento.

O que já podemos perceber é que **os efeitos do NAD3 parecem ir além do mero aumento nos níveis de NAD+. Outras marcas moleculares de envelhecimento, vitalidade e rendimento humano, não dependentes da NAD, também estão sendo impactadas. Como afirma o Dr. Lopez, "preliminarmente, ficou demonstrado que o NAD3 retarda a sinalização inflamatória e a perda de telômeros e melhora as respostas antioxidantes, o metabolismo lipídico e a instabilidade genômica (lembre-se de que acumulamos danos ao DNA ao longo do nosso tempo de vida)". O NAD3 também volta a jogar "no ataque" e pisa no acelerador para ampliar a assinatura molecular ou o perfil de expressão genética de genes associados ao envelhecimento celular saudável, à longevidade e à resiliência.**

A tecnologia por trás do NAD3 se propôs a mimetizar o perfil ou a assinatura bioquímica associada a atividades relacionadas com a longevidade, como exercícios físicos, jejum/realimentação, dietas mediterrâneas, estresse térmico nas saunas, sono saudável e alinhamento circadiano, controle do estresse e conexão social. Embora ainda estejamos nos "primórdios" do NAD3, e ainda sejam necessários muitos estudos sobre como o NAD+ influencia a saúde humana e a biologia do envelhecimento, Peter e eu ingerimos NAD3 todos os dias, e continuamos entusiasmados e empolgados, considerando-se o potencial positivo e o perfil relativamente seguro. Os desenvolvedores do NAD3 investiram pesadamente na infraestrutura para realizar os estudos científicos pré-clínicos e os ensaios clínicos com participantes humanos, pois estão comprometidos com a reunião de um sólido conjunto de evidências. Essa abordagem fará avançar a vanguarda da investigação, trará progressos no campo da longevidade e causará um impacto inegável, para toda a sociedade, na expectativa de vida ativa saudável.

TERAPÊUTICA Nº 5: NUTRACÊUTICOS — INTENSIFICADORES SEGUROS E NATURAIS DA VIDA ATIVA SAUDÁVEL

Vamos avançar para além da suplementação de NAD+, peptídeos, metformina e hormônios e fazer uma pergunta: Quais outros suplementos seguros e com uma relação risco/recompensa interessante você deveria levar em consideração? Para nos ajudar a responder, o Dr. Lopez compartilhou conosco uma lista de nutracêuticos que não necessitam de receita médica e podem aumentar significativamente a vida ativa saudável e o rendimento. Antes, porém, de repassarmos essa lista, o Dr. Lopez gostaria de fazer duas advertências:

1. **Embora todos esses nutracêuticos estejam amplamente disponíveis e tenham sólidos perfis de segurança, é uma boa ideia conversar com o seu profissional de saúde antes de adicioná-los à sua rotina diária.** Cada indivíduo tem uma história de saúde e um planejamento únicos. E cada nutracêutico tem um risco relativo, uma acessibilidade, uma eficácia potencial e um conjunto de dados científicos específicos.
2. **Independentemente de quais nutracêuticos você decida explorar, o impacto será aprimorado por atividades que promovam a saúde: exercícios aeróbicos regulares e treinamento de força, uma dieta saudável (e, quando apropriado, uma alimentação restrita a determinadas horas), sono ideal, relações sociais e técnicas de gerenciamento de estresse e de atenção plena.** Eis uma coisa a se ter em mente ao ler este livro: <u>um estilo de vida saudável é a base de toda a medicina regenerativa e das intervenções para a longevidade da vida ativa saudável</u>.

Segue abaixo a lista com os oito nutracêuticos essenciais — você já deve ter ouvido falar neles!

1. A <u>vitamina D3</u> tem um sólido perfil de segurança, juntamente com evidências amplas e sólidas, que a vinculam à saúde cerebral, metabólica, cardiovascular, muscular, óssea, pulmonar e imunológica. Pesquisas novas e emergentes sugerem que os suplementos de vitamina D também podem retardar o envelhecimento epigenético/biológico.[29, 30]

2. <u>Óleo de peixe ômega-3</u>: Nos últimos 30 anos, a dieta ocidental típica adicionou mais e mais ácidos graxos poli-insaturados (PUFAs, na sigla em inglês) ômega-6 pró-inflamatórios em detrimento de ácidos graxos poli-insaturados ômega-3 anti-inflamatórios. **Ao longo do mesmo período, observamos um aumento correlato de doenças inflamatórias crônicas, incluindo obesidade, doenças cardiovasculares, artrite reumatoide e doença de Alzheimer.**[31] Rico em ômega-3, o óleo de peixe é outra ferramenta nutracêutica versátil, com múltiplos e amplos benefícios. Ao restaurarmos uma proporção de PUFA mais saudável, estamos ajudando especialmente o cérebro e o coração. O consumo regular de peixes gordurosos, como o salmão, tem sido associado a um menor risco de insuficiência cardíaca congestiva, doença arterial coronariana, morte súbita cardíaca e acidente vascular cerebral.[32] Em um estudo observacional, a suplementação de óleo de peixe com ômega-3 também foi associada a uma idade biológica mais lenta.[33]

3. **A deficiência de <u>magnésio</u> afeta mais de 45% da população dos Estados Unidos.** Os suplementos podem nos ajudar a manter as saúdes cerebral e cardiovascular, a pressão sanguínea normal e o metabolismo saudável do açúcar no sangue. Eles também podem reduzir as inflamações e ajudar a ativar a nossa vitamina D.

4. A <u>vitamina K1/K2</u> ajuda na coagulação do sangue, na saúde do coração/vasos sanguíneos e na saúde dos ossos.[34]

5. Suplementos de <u>colina com biodisponibilidade cerebral</u>, como CDP-Colina, citicolina ou alfa-GPC, podem aumentar o armazena-

mento do neurotransmissor acetilcolina no corpo e, possivelmente, **alimentar as funções hepática e cerebral**, protegendo-as de agressões relacionadas à idade.[35]

6. <u>Creatina</u>: Como é associado a atletas empenhados e aficionados por musculação, pode causar surpresa. Entretanto, de acordo com o Dr. Lopez, "é, para a maioria das pessoas, especialmente os adultos mais velhos, uma ferramenta idônea no armamento que costumo usar em meu frêmito nutracêutico em prol da longevidade". **Como coautor de um artigo lançado em 2017 pela International Society for Sports Nutrition, o Dr. Lopez, juntamente com colaboradores, afirmou que <u>a creatina não apenas melhora a recuperação, a massa muscular e a força em conexão com os exercícios físicos, mas também protege contra a perda muscular relacionada à idade e contra várias formas de lesão cerebral.</u>**[36] Existem até algumas evidências de que pode aprimorar a função imunológica e o metabolismo de gorduras e carboidratos. Geralmente bem tolerada, **tem um forte perfil de segurança em uma dose diária de 3g a 5g.**[37]

7. <u>Otimizador de ômega-3 (SmartPrime-Om)</u>: Com seus parceiros, **o Dr. Lopez tem usado a inteligência artificial para identificar um coquetel de nutrientes da via de metilação e ingredientes bioativos de origem vegetal** encontrados no extrato de óleo de semente de gergelim. Esses nutrientes são capazes de ampliar os benefícios do óleo de peixe e aumentar a atividade de genes e enzimas responsáveis pelo incremento das "reservas" de ômega-3 no organismo, como DHA, DPA e EPA. O SmartPrime-Om também promove a distribuição de ômega-3 no composto fosfolipídico bioquímico ideal, de modo a aumentar os benefícios para a maioria das células, tecidos e órgãos principais.

8. <u>23Vitals</u> **para otimização imunológica nutracêutica** foi formulado para fortalecer o corpo em nível molecular e rejuvenescer o sistema imunológico. **Ele contém 23 ingredientes bioativos, abrangendo mais de 50 ensaios clínicos em seres humanos que mostram o fortalecimento do sistema imunológico, e outros**

ingredientes que auxiliam o trato digestivo, as saúdes respiratória e cardiovascular e a recuperação muscular e articular do estresse provocado pelo exercício físico. Ele foi projetado para promover uma resposta imunológica saudável quando precisamos enfrentar um desafio e, em seguida, **atenuar as inflamações** quando a ameaça tiver sido neutralizada e a "onda" tiver passado. Vem em pó, pronto para diluir. Eu uso esse produto e também sou investidor na empresa.*

A intenção não é oferecer uma lista completa, mas apenas uma amostra de alguns passos poderosos que podem aumentar a capacidade extraordinária do seu corpo. Para saber mais sobre nutracêuticos, hormônios e peptídeos avançados e acessar um tratamento personalizado para melhorar a vitalidade e o rendimento, basta visitar o nosso site, em inglês.

Vivemos tempos fascinantes, em que a tecnologia acelera a análise de todos os medicamentos e formas de nutrientes conhecidos pelo homem. Novas formulações estão sendo criadas em um ritmo vertiginoso. A oportunidade que temos agora de ajudar o nosso corpo a estar no melhor nível, durante décadas, não se compara com nenhum outro momento da história.

Existem alguns peptídeos que podem fazer sentido? Você não deveria fazer um teste de hormônios para ter certeza de que está no seu melhor nível? O poder da NAD+ é importante para você? O Dr. Lopez criou três formulações contendo esses nutracêuticos essenciais para tomar ao longo do dia: **Peak Rise, Peak Healthspan e Peak Rest.**** Eu uso as três, assim como Peter. A nossa missão é que você encontre a maneira mais fácil e mais conveniente de viver a melhor vida possível. Você já tem uma ótima lista a ser avaliada com o seu profissional de saúde. Após a publicação deste livro, também continuaremos a publicar novos avanços no nosso site.

Para terminar, eu gostaria de ser objetivo. Na corrida para encontrar uma solução mágica, segura e eficaz contra o envelhecimento, seria difícil prever um vencedor. Será a metformina? Os estimuladores da NAD+

---

* Ainda não disponíveis no Brasil. *[N. da E.]*
** Ainda não disponíveis no Brasil. *[N. da E.]*

ajudando as proteínas sirtuínas? A via de sinalização Wnt? A reprogramação genética? Ou, talvez, alguma sinergia entre duas ou mais dessas ferramentas? Afinal, como lembra Francis Collins, diretor dos Institutos Nacionais de Saúde, o envelhecimento é "um processo complexo, controlado por mais de uma proteína codificada por um gene".[38] Obviamente, resolver as questões relativas à longevidade será algo igualmente complexo.

Ainda assim, o Dr. David Sinclair está confiante de que "alguém vai conseguir". Existe uma grande quantidade de ensaios clínicos em andamento e não é possível, segundo ele, que *todos* errem. Mais cedo ou mais tarde, o envelhecimento passará a ser apenas mais uma doença tratável.

Sei que isso é como beber um gole de água de uma mangueira de incêndio, por isso agradeço-lhe por continuar comigo! Vamos avançar na nossa jornada! No próximo capítulo, vou mergulhar em um tópico com o qual quase todo mundo tem de lidar na vida — a dor física. Por causa do meu surto de crescimento de 25 centímetros e dos muitos outros desafios que enfrentei na vida, encontrei algumas soluções eficazes que me livraram da dor. Vamos descobrir como viver uma vida verdadeiramente saudável e sem dor...

OS PODEROSOS MEDICAMENTOS SENOLÍTICOS: AINDA À ESPERA DE VEREDITO

Leia isto apenas se você for um militante antienvelhecimento ou um *biohacker* apaixonado! Gostaríamos de fazer apenas algumas observações sobre duas terapias que podem trazer enormes benefícios para a saúde e a longevidade... **Contudo, com base no atual estágio das pesquisas, talvez elas possam trazer um risco muito alto diante de uma recompensa proporcionalmente ainda incerta.** Estamos apenas lhe trazendo isso porque, se começar a estudar a área do antienvelhecimento, com certeza ouvirá falar sobre isso. No entanto, muitos especialistas acreditam, assim como nós, que é preciso realizar mais pesquisas para estabelecer uma relação benefício-risco favorável. De qualquer forma, definitivamente ficaremos vigilantes quanto a estas duas terapias e, à medida que novas ciências forem surgindo, atualizaremos no nosso site.

Em primeiro lugar, os medicamentos senolíticos. As células senescentes são as **células "zumbis"**, que se recusam a morrer e inflamam as demais células, tecidos e órgãos circundantes. Elas estão na lista dos Mais Procurados, por contribuir para o diabetes tipo 2, a doença de Alzheimer e certos tipos de câncer.[39] **Os senolíticos são terapias que eliminam tais células, ajudam a evitar doenças degenerativas e, possivelmente, interrompem o mecanismo do envelhecimento na origem, antes que ele se alastre.**

Na seara do antienvelhecimento, **o Dr. James Kirkland, da Clínica Mayo,** vem liderando pesquisas sobre o **dasatinibe**, um medicamento para tratar leucemia, em combinação com o suplemento de origem vegetal **quercetina**. Em um pequeno estudo-piloto com humanos, esse coquetel melhorou a mobilidade e a resistência em pacientes com fibrose pulmonar idiopática, uma cicatrização progressiva e letal do tecido pulmonar.[40] **Contudo, nenhum estudo revisado por pares mostrou que os senolíticos realmente reduzem o número de células senescentes nas pessoas. E, enquanto muitos cientistas acreditam que a estratégia orientadora seja sólida, o dasatinibe pode ter sérios efeitos colaterais: vômitos, sangramento nas gengivas, anemia e arritmias cardíacas.**

Uma alternativa promissora: a **fisetina**, uma substância vegetal muito mais poderosa do que a quercetina. Em um estudo pré-clínico da equipe do Dr. Kirkland na Clínica Mayo, a fisetina estendeu a expectativa de vida de camundongos idosos em cerca de 10%.[41]

O segundo tratamento é a rapamicina, que vem sendo usada desde 1999 para evitar que pacientes de transplantes rejeitem os novos órgãos. Em 2007, foi obtida uma aprovação adicional da FDA para tratar, nos Estados Unidos, carcinoma metastático de células renais, o câncer renal mais comum. Em utilizações não contempladas na bula, ela é empregada no combate à doença do enxerto contra o hospedeiro e para revestir endopróteses coronárias.

Entretanto, o que tem agitado o mundo da vida ativa saudável e da longevidade é o inigualável histórico antienvelhecimento da rapamicina em ensaios clínicos em animais. O Intervention Testing Program

[Programa de Testes de Intervenção] do National Institute on Aging testou camundongos de meia-idade com dezenas de medicamentos, suplementos, alimentos, extratos de plantas, hormônios e peptídeos. **Apenas seis substâncias mostraram benefícios significativos sobre a expectativa de vida.** O resveratrol, o óleo de peixe e o chá verde falharam no teste. A aspirina mostrou um desempenho ligeiramente melhor. **A rapamicina, porém, venceu todos os concorrentes, estendendo a sobrevida média em até 18% nas fêmeas e 10% nos machos.**[42] **Quando combinada com a metformina (que demonstrou pouco impacto por si só), a rapamicina acumulou um dividendo médio de sobrevivência de 23% para ambos os sexos, além de um aumento considerável na expectativa de vida** *máxima*.

Em um estudo do Dr. Matt Kaeberlein, da Universidade de Washington, **um tratamento de três meses com rapamicina em camundongos de meia-idade aumentou a** *expectativa* **de vida remanescente em** *até 60%*.[43] Na seara da vida ativa saudável, o Dr. Kaeberlein e a coautora Veronica Galvan concluíram que **a rapamicina "retarda, ou até reverte, quase todas as doenças relacionadas à idade ou aos declínios nas funções para as quais foi testada, [...]** incluindo câncer, disfunção cardíaca, doença renal, obesidade, declínio cognitivo, doença periodontal, degeneração macular, perda muscular, função das células-tronco e senescência imunológica".[44]

<u>**Então, onde está o problema?**</u> Em doses clínicas típicas, a rapamicina faz parte de um poderoso regime imunossupressor para pacientes que passaram por transplante, que os torna significativamente mais vulneráveis a infecções bacterianas. Pode prejudicar a cicatrização de feridas. E, até agora, <u>**não há dados de ensaios clínicos que comprovem que os notáveis resultados de aumento da expectativa de vida em animais podem ser replicados em seres humanos.**</u> Um teste em humanos divulgado pela startup biofarmacêutica resTORbio, focado em doenças respiratórias e resposta imune a um desafio vacinal foi promissor, mas inconclusivo. **Mesmo assim, cientistas como a cofundadora da resTORbio, Joan Mannick, acreditam que ela —**

> ou fac-símiles sintéticos, conhecidos como rapalogs — acabará se destacando como uma terapia antienvelhecimento segura e eficaz. O segredo, diz a Dra. Mannick, é usar uma dosagem menor e mais intermitente do que o padrão para pacientes que passaram por transplante.[45]

CAPÍTULO 11

A VIDA SEM DOR

É possível controlar a dor sem cirurgia nem medicamentos ao investigar a origem em vez de tratar apenas os sintomas

"A dor passa, mas a beleza permanece."
— AUGUSTE RENOIR

A dor é um fato da vida. Todos nós sentimos dor em algum momento. Para mim, ela começou na infância, quando enfrentei um surto de crescimento descontrolado, cada centímetro do meu corpo se expandindo dolorosamente enquanto eu crescia quase 30cm ao ano por causa de um tumor na hipófise. Para outros, a dor surge como consequência de um acidente — é aguda, rápida e traumática —, ou se insinua lentamente, com o decorrer dos anos, passando de um incômodo menor para um desconforto crônico que clama por uma resolução definitiva.

Ela também é um grande negócio, o que faz muito sentido quando se sabe, segundo as estimativas, que a dor crônica irá afetar 20% das pessoas em algum momento. Existe toda uma especialidade médica chamada medicina da dor. E há todo um arsenal de medicamentos para combatê-la, tanto medicamentos de venda livre quanto os controlados, prescritos por médicos que estão tentando ajudar seus pacientes a lidar com aquilo que os impede de viver como deveriam. Você deve saber sobre a crise dos opioides que resultou na morte de mais de 450 mil norte-americanos nas últimas duas décadas. **Em 2021, de acordo com o CDC, foram prescritas mais de 150 milhões de receitas de opioides nos**

Estados Unidos. São 46 prescrições para cada cem pessoas. Mas esse uso não é novo. Você acreditaria que remonta a milhares de anos atrás, até os tempos antigos? Os sumérios cultivavam ópio na Mesopotâmia já em 3400 a.C. Os ingleses do período colonial eram tão apaixonados pelo ópio que entraram em guerra com a China para manter o acesso à substância.

O que são opioides? É possível que você esteja se fazendo essa pergunta. **Eles, incluindo o fentanil e a oxicodona, são analgésicos poderosos, eficazes no alívio da dor após uma cirurgia ou um trauma.** A desvantagem é que eles também são viciantes — tão viciantes que a Purdue Pharma, fabricante do medicamento OxyContin, é citada em inúmeros processos que afirmam que o laboratório investiu pesado na comercialização desses analgésicos como se fossem seguros e eficazes, apesar de terem conhecimento de que tais substâncias poderiam causar dependência. Até mesmo analgésicos de venda livre podem levantar suspeitas. Consideremos o Tylenol, por exemplo. Uma enorme campanha de marketing fez do Tylenol uma das marcas mais confiáveis para o alívio da dor. Entretanto, de acordo com a **Dra. Erika Schwartz**, autora do livro *Don't Let Your Doctor Kill You* [Não deixe seu médico matar você], **a cada ano, a superdosagem de paracetamol é responsável por 56 mil atendimentos de emergência, 2.600 hospitalizações e 458 mortes devido a insuficiência hepática. Na verdade, tomar apenas um ou dois comprimidos acima da dosagem recomendada durante duas semanas pode ser mais mortal do que uma única superdosagem.** Surpreendentemente, a principal causa de ligações para os centros de controle de envenenamento não são as crianças que ingerem acidentalmente produtos de limpeza, e sim uma superdosagem acidental de paracetamol! Quase 50% dos casos de insuficiência hepática aguda nos Estados Unidos, assim como 20% dos casos de transplante de fígado, podem ser atribuídos a envenenamento por paracetamol.[1]

Ao mesmo tempo, alguns pesquisadores se perguntam se o paracetamol está afetando algo tão básico e fundamental como as nossas emoções. Um pesquisador do estado de Ohio que examinou essa questão descobriu que os participantes do estudo que receberam paracetamol no lugar de um medicamento placebo tiveram mais dificuldade de sentir "empatia positiva" por estranhos, o que é um dado importante, pois a capacidade de sentir empatia está associada a relacionamentos românticos mais estáveis e a carreiras mais bem-sucedidas. **"Assim como deveríamos estar cientes de que não devemos assumir o volante se estivermos sob a influência de álcool, não é recomendável tomar [paracetamol] e se colocar em uma situação que exija um estado emocionalmente sensível** — como, por exemplo, uma conversa séria com um parceiro ou um colega de trabalho", declarou à BBC Dominik Mischkowski, professor assistente da Universidade de Ohio que estuda a relação entre dor e comportamento social.

Os norte-americanos foram programados para acreditar que sempre haverá uma pílula mágica com o propósito de curar qualquer coisa que os aflija. Basta dar uma olhada em qualquer corredor de drogaria com uma variedade estonteante de medicamentos e suplementos vendidos sem receita competindo pelo nosso dinheiro, e teremos a prova disso. Contudo, atenção, consumidores: alguns anos atrás, após uma intoxicação alimentar, um médico me disse para tomar Zantac, um medicamento comum para azia. E adivinhe o que aconteceu em abril de 2020? A FDA ordenou que os fabricantes retirassem o Zantac do mercado, devido a preocupações de que ele pudesse conter níveis perigosos de uma substância química capaz de causar câncer em seres humanos. Outro exemplo é a prática comum da administração de aspirina para reduzir o risco cardiovascular. Em outubro de 2021, uma nova pesquisa divulgada pela Força-Tarefa dos Serviços de Prevenção dos Estados Unidos derrubou essa recomendação, pois evidências recentes sugerem que os riscos para pessoas com mais de 60 anos superam os benefícios e poderiam, na verdade, causar danos, como sangramento no estômago, nos intestinos e no cérebro — o que pode ser fatal.

Um estudo publicado no *Journal of the American Medical Association (JAMA)*, analisando como a publicidade mudou quando quatro medicamentos controlados passaram a ser vendidos sem a necessidade de retenção de receita, constatou que os benefícios começaram a ser mais enfatizados, enquanto a menção aos efeitos colaterais despencou — de 70% para 11%!

Na faculdade de medicina, os médicos em seu período de residência não aprendem muita coisa, se é que aprendem algo, sobre medicamentos de venda livre. Afinal, se ninguém precisa de receita médica para comprá-los, por que as escolas de medicina deveriam gastar tempo educando os futuros médicos sobre seus efeitos? **Contudo, essa lacuna no conhecimento levou à falsa crença de que esses medicamentos são panaceias inofensivas. Muitas vezes, os pacientes nem se lembram de mencionar aos médicos que estão fazendo uso deles!** Mas alguns podem ser bastante perigosos.

A essa altura, já deveria ter ficado bem claro que, com tantas pessoas sentindo dor e com os tratamentos atuais sendo tão lamentavelmente inadequados, precisamos de abordagens novas. Felizmente, surgiram certas inovações para controlar a dor e vou compartilhá-las aqui. Não será surpresa descobrir que elas partiram de pessoas que não atuam nesse setor, mas que souberam pensar de forma não convencional. **Há uma razão para tantos avanços virem de fora: essas pessoas têm a habilidade de olhar para uma situação com novos olhos e novas perspectivas, em busca de novas soluções.**

Lembre-se: como dissemos anteriormente, o filósofo alemão Arthur Schopenhauer afirmou: "Toda verdade passa por três estágios. No primeiro, ela é ridicularizada. No segundo, é *rejeitada com violência*. No terceiro, ela é aceita como se fosse óbvia."

Tudo isso para dizer que, se você estiver com dor, não se desespere! Existem soluções e vamos compartilhar como acessá-las e como se defender. Ao longo dos anos, aprendi que ninguém vai se importar tanto com a sua saúde quanto você mesmo. Ninguém realmente será capaz de se colocar no seu lugar e entender a profundidade da dor sentida. Cabe a você tomar as rédeas do problema e defender o que for preciso para se sentir melhor. **Embora tenha passado décadas com fortes dores nas costas e na coluna, nunca parei de procurar maneiras de viver uma vida sem dor e ajudar outras pessoas a fazer o mesmo.** Hoje, a minha vida foi transformada nessa área e desejo que a sua também se transforme. Estou nessa cruzada há mais de 40 anos. Gostaria de lhe contar como tudo começou.

AS DORES DO CRESCIMENTO: A MINHA HISTÓRIA PESSOAL DE SOFRIMENTO

"É mais fácil encontrar homens dispostos a morrer do que encontrar os que estão dispostos a suportar a dor com paciência."
—JÚLIO CÉSAR

Todo mundo já ouviu falar nas dores do crescimento, certo? Estou aqui para lhe dizer que elas não são uma teoria abstrata. São reais e insuportáveis. **Depois que cresci quase 30cm em um ano por causa de um tumor na hipófise, convivi com o impacto desse surto de crescimento por décadas.** O meu processo natural de crescimento estava desregulado. Os meus ossos cresceram muito depressa, impedindo que o restante do corpo conseguisse se ajustar, deixando os meus músculos estirados, as minhas articulações tensionadas e todo o meu corpo desequilibrado. Até mesmo caminhar poderia ser uma coisa insuportável. Assim como muitas pessoas, aprendi a me conformar e a lidar com a dor. Eu colocava gelo por todos os lados, fazendo o possível para controlar o desconforto com a ajuda de algumas pedrinhas de água congelada! Como não estava disposto a anestesiar a dor — houve épocas em que eu nem sequer tomava aspirina —, fui obrigado a continuar buscando soluções. Fui de médico em médico, esperando que, enfim, algum deles encontrasse uma solução para o meu problema.

Eu estava na casa dos 20 anos quando as coisas se tornaram menos administráveis. Eu me machuquei jogando futebol. Depois, no intervalo de quatro meses, bateram duas vezes na traseira do meu carro. Na primeira vez, eu estava a caminho da escola de pilotagem, a apenas 10 minutos da pista, quando um carro bateu no meu a 60km/h. Sofri uma pequena contusão no pescoço. Eu ainda estava me recuperando quando aconteceu o segundo acidente. Foi alguns meses depois. Eu estava parado em um semáforo quando olhei pelo espelho retrovisor e vi faróis vindo a toda a velocidade na minha direção. Lembro-me de ter pensado: "É melhor esse cara frear." No entanto, ele tinha adormecido ao volante, e o meu carro foi abalroado de novo, só que, dessa vez, a 110km/h. Tudo aconteceu em câmera lenta. O toca-fitas explodiu, passando pelo meu rosto e saindo pela janela de trás. A primeira coisa de que me lembro foi de ser puxado para fora do carro pelos bombeiros, que queriam me levar para o hospital. Achei que não havia necessidade. "Não, não! Vou consultar o meu quiroprata amanhã", disse. "Olhem, até consigo andar."

Porém, na manhã seguinte, eu não conseguia mais. Na verdade, não conseguia nem ficar em pé. O meu quadril não parava de estalar e o nível de dor estava acima do normal. Comecei a fazer uma terapia após outra e tive melhoras discretas. Mas nunca cheguei a entender o que faria o meu quadro regredir. **Aos 23 anos, eu estava organizando os seminários de estratégia de marca que me tornaram conhecido, nos quais costumava correr e pular de 10 a 12 horas por dia. Naquela fase, porém, assim que eu subia os degraus para chegar ao palco, uma dor lancinante percorria o meu corpo.** Sou um cara que, normalmente, anda pelo estádio todo, absorvendo e irradiando energia, mas naquele momento eu me sentia como um velho de 80 anos, confinado a uma cadeira, porque ficar em pé era muito doloroso. Eu começava a melhorar e logo depois piorava. Foi um ciclo interminável de muita dor.

Encontrei pequenas soluções ao longo do caminho, mas, com o passar dos anos e as exigências cada vez maiores do meu corpo, precisei encontrar soluções mais potentes. Felizmente as encontrei, e vou compartilhá-las neste capítulo. Contudo, para ajudá-lo a imaginar como foi o processo e as demandas do meu corpo, gostaria de dar um exemplo simples. **Por acaso, fui assistir a um show da Adele** em um local em que eu me apresentaria algumas semanas depois. Por um lado, fiquei muito emocionado com a extraordinária artista que ela é e em vê-la encantar 15 mil fãs, mas logo **percebi que o show inteiro tinha durado apenas duas horas. Eu, por outro lado, dentro de alguns meses estaria no mesmo palco, diante de uma plateia com lotação idêntica, mas teria de ficar em pé por 50 horas distribuídas em quatro dias consecutivos — o equivalente a 25 shows seguidos em um único fim de semana.** E eu faria tudo de novo duas semanas depois. Então, obviamente, não poderia me dar ao luxo de não encontrar uma solução para a minha dor.

Logo no início da minha carreira, percebi que me mataria de trabalhar, e esse foi o alerta inicial. Isso me forçou a assumir a responsabilidade pela minha dor e a controlar a minha saúde. Fui em busca de tratamentos e soluções inovadoras. Neste capítulo, vou compartilhar o melhor do que aprendi, começando com **a verdade inevitável de que, para se livrar da dor, é preciso chegar à origem dela.** Nesta jornada, você conhecerá os visionários que estão libertando as pessoas da dor — especialistas em dor, médicos e terapeutas que passaram décadas desenvolvendo e refinando tratamentos de ponta —, incluindo terapias que contam com a confiança dos maiores atletas do mundo. **Você ganhará uma nova perspectiva sobre como controlar a dor, ou, melhor ainda, como se livrar da dor pelo resto da vida, para que ela não prejudique ainda mais a sua vitalidade nem o impeça de viver uma vida plena.**

Neste capítulo, você conhecerá seis ferramentas que, conforme descobri, são formas extraordinárias de atacar a dor e recuperar a funcionalidade. Por exemplo:

1. A dor desaparece quando a energia eletromagnética é utilizada como uma terapia regenerativa — é terapia de campo eletromagnético pulsado (PEMF, na sigla em inglês). Seu incrível impacto foi demonstrado em milhares de estudos.

2. A incrível história e a dedicação de um veterano do Vietnã que voltou para casa com uma condecoração Coração Púrpura e sequelas de combate que lhe renderam uma nevralgia crônica insuportável, para a qual os médicos não conseguiam encontrar alívio. Foi-lhe dito que os ferimentos eram irreversíveis, e ele teria de conviver com a dor pelo resto da vida. Como ele não estava disposto a se acomodar, encontrou uma solução baseada na origem da dor que sentia, e não apenas se curou, como também se tornou, nos últimos 40 anos, um dos especialistas mundiais mais procurados na área. Ele trabalhou com todo mundo, desde equipes esportivas, como o San Francisco 49ers, até o melhor jogador de golfe de todos os tempos, Jack Nicklaus.

3. **Um simples, mas poderoso, reposicionamento do corpo, chamado "terapia postural", pode, de fato, ter um impacto imediato sobre a dor crônica.**

4. **Um sistema de drenagem microscópico que flui pelo corpo e pode ser usado para ajudar a liberar toxinas e inflamações, mesmo que, até recentemente, os cientistas nem sequer soubessem da existência dele.**

5. **Um médico que combinou ultrassom, uma pequena injeção e um coquetel de moléculas bioativas para lançar um novo e potente tratamento para a dor.**

6. **A forma pela qual a realidade virtual pode ser efetivamente empregada para impedir que os sinais de dor cheguem ao cérebro e retreinar esse órgão para não reagir mais a esse padrão de dor.**

Todas essas tecnologias se fundamentam na mesma crença essencial: é um equívoco tratar a dor sem chegar, antes, à raiz do problema. **Para obter os melhores resultados, é preciso esmiuçar e encontrar a origem da dor, em vez de tratar apenas os sintomas.** Às vezes, a origem pode ser rastreada até décadas atrás. Talvez você tenha esquecido que torceu o joelho na faculdade, ou que distendeu o músculo das costas em um jogo de basquete na década passada, mas o seu corpo não esquece. E ele não apenas não esquece, como também talvez ainda esteja tentando se adaptar a tais lesões, sempre compensando as disfunções causadas.

Como se vê, o corpo é programado para proteger e fazer concessões às partes que tenham sido lesionadas, solicitadas em excesso ou que sejam mais fracas. É por isso que, sem que se perceba, o quadril direito pode vir a socorrer um joelho esquerdo debilitado, ou que, anos depois, um acidente de carro aparentemente de menor gravidade esteja prejudicando a respiração. **A princípio, isso parece uma coisa boa, pois partes do corpo mais fortes são capazes de assumir o peso das partes debilitadas. Entretanto, com o tempo, as compensações se transformam em desequilíbrios e disfunções que causam rigidez, tensão e dor.** As descobertas mostradas neste capítulo pretendem fazer o tempo regredir e devolver ao corpo uma vida sem dor.

O CAMPO ELETROMAGNÉTICO

"A grande arte da vida é a sensação, a sensação de que nós existimos, mesmo na dor."

— LORDE BYRON

Você já ouviu falar em terapia de campo eletromagnético pulsado? Ela se baseia na ideia de que a Terra é, basicamente, um grande ímã — uma ideia sustentada pela gravidade, pelas marés oceânicas e pela perpétua rotação do planeta. Esse ímã maciço que é o nosso planeta está carregado de energia eletromagnética e é eletrificado pelos cerca de 8 milhões de relâmpagos que caem todos os dias (é verdade: mais de cem raios atingem a Terra a cada segundo!).

Não quero soar metafísico, mas a energia é o que sustenta a vida humana. O nosso corpo depende de uma carga de energia para abastecer cada célula; da mesma forma, é necessário um nível ideal de energia magnética para garantir uma saúde ideal. Essa energia se mantém quando consumimos os nutrientes e os minerais de que precisamos, temos um sono de qualidade e permanecemos ativos e cheios de energia ao movimentar nosso corpo. É claro que, por mais saudável que seja o nosso estilo de vida, perdemos parte dessa carga à medida que envelhecemos. **É aí que entra a PEMF: ela devolve ao nosso corpo um nível máximo de energia.**

Inicialmente, a terapia PEMF foi introduzida como uma forma de estimular a cicatrização de ossos quebrados — na verdade, os veterinários foram os primeiros a adotá-la, usando-a para tentar unir pernas quebradas de cavalos de corrida. Atualmente, a PEMF é usada para um amplo espectro de aplicações em seres humanos — desde a cirurgia de fusão cervical até a depressão e a dor musculoesquelética. **Sou a prova viva de que as máquinas PEMF, que emitem uma pulsação controlada de energia eletromagnética, funcionam. Não há um só dia em que eu não use a minha.** Este é provavelmente um ótimo indício.

Gostaria de contar como conheci essa terapia. Lembra-se de quando descrevi o angustiante acidente de snowboard que causou o rompimento do meu manguito rotador e uma dor que parecia pontuar 9,99 em uma escala de 0 a 10? Era tão torturante que eu mal conseguia respirar. Peguei um avião para me consultar com um médico com experiência em terapia com plasma rico em plaquetas (PRP),* uma injeção especial feita com as minhas próprias plaquetas para acelerar a cura. Por sorte, ele era grande fã do meu trabalho. Disse que a vida dele tinha mudado graças a mim. Mas, em seguida, soltou uma bomba. Depois de examinar a minha coluna, ele diagnosticou estenose espinhal grave. Isso, somado ao meu manguito rotador rompido, o obrigou a dizer: **"Sabe, basta que você sofra uma colisão em algum outro acidente de snowboard, pule, jogue squash de forma mais agressiva ou dê um encontrão em uma parede, para ficar tetraplégico."**

Fiquei pasmado, em estado de choque, mas aceitei a oferta feita pelo médico de injetar PRP para ver se aliviaria a dor temporariamente. De fato, anestesiou completamente o sofrimento, mas também inutilizou o meu braço direito. Horas depois, com o braço pendurado, tive de explicar para a minha plateia de 8 mil pessoas que eu tinha passado por um procedimento. Apelei para a bondade e a compreensão do público, mas menos de três horas depois da minha apresentação, a dor voltou pior do que antes. Ainda assim, tive de cumprir a minha promessa de tirar fotos com cem VIPs na plateia. **Tenho 2m de altura, então as pessoas me veem e acham que sou indestrutível, mas, internamente, eu estava gritando de dor quando me davam um abraço ou um tapinha amigável nas costas.** Mas uma mulher não fez isso. Ela ficou me olhando e me analisando cada vez que alguém me abraçava. Sabia o que estava acontecendo. Conseguiu decifrar tudo.

"Você está com dor", disse ela. "O que aconteceu?" Contei-lhe brevemente a história. **Quis a sorte que aquela mulher fosse cirurgiã de coluna. Ela me disse: "A cirurgia não é a solução, não nessas situações."** E qual era a solução? "A curto prazo, você precisa levar

---

* Tratamento ainda em fase experimental no Brasil. *[N. da E.]*

a dor para um nível suportável", aconselhou. "A longo prazo, você precisa adquirir uma máquina PEMF." A cirurgiã explicou como a energia entraria no meu corpo e, literalmente, acalmaria os meus nervos em frangalhos, fazendo o fluido linfático circular, estimulando o meu corpo a se curar.

Peguei outro voo naquela noite, mas mal consegui dormir. Eu estava com a visão turva de dor. No dia seguinte, porém, encontrei um profissional da saúde que usa a PEMF, e ele foi até o hotel em que eu estava hospedado com a máquina. Parecia algo saído de um projeto de feira de ciências, com almofadas elétricas que me abraçaram. **Subi na maca e, 20 minutos depois, a minha dor tinha passado de 9 para 4,5.** Nos dois meses seguintes, continuei usando a máquina diariamente e fazendo grandes progressos, antes de finalmente voar para o Panamá, onde, como já compartilhei, me submeti à terapia com células-tronco que curou o meu ombro.

Hoje em dia, continuo acreditando firmemente no poder de cura da PEMF e de seu campo magnético terapêutico. Desde então, comprei pelo menos uma dúzia de máquinas PEMF, incluindo uma mais sofisticada, de uma empresa chamada Pulse Centers, na Geórgia. **Essas máquinas são uma dádiva em termos de alívio da dor e de cura, mas também as uso por razões diferentes: aumentam os meus níveis de energia e concentração e melhoram o meu sono.** O uso da PEMF provocou um grande impacto na minha função diária geral. E não sou só eu: **estudos mostraram que a PEMF diminui a dor, o inchaço e as inflamações, além de melhorar o metabolismo celular e a energia.**[2]

Recentemente, a minha tia Carol, de 83 anos, caiu e foi levada às pressas para o hospital. Como ela não conseguia se mexer e estava com muita dor e muito medo de voltar para casa naquela condição, consegui uma máquina PEMF que a livrou da dor e a ajudou a se curar em um ritmo incrivelmente rápido, surpreendendo até o médico. Também a utilizei com atletas profissionais para quem ofereço treinamento. Logicamente, a PEMF não é o único método que eu uso — tenho toda uma caixa de ferramentas! Tenho a minha máquina de **oxigênio hiperbárico** e também sou um grande fã da **crioterapia**, que pode ser fenomenal para reduzir inflamações (falaremos mais sobre ela no Capítulo 15). Contudo, a PEMF é a minha preferida.

Não quero que você fique pensando que ela é apenas para atletas profissionais, diretores executivos e pessoas com dores insuportáveis. Ela é cada vez mais oferecida por praticantes de holística, fisioterapeutas, quiropratas e médicos. E também há máquinas de PEMF nos centros eGym, sobre os quais falaremos no Capítulo 14, a respeito da força. Recomendo que você faça uma experiência, e ficará convencido do poder e do impacto da máquina. A maior parte das pessoas conseguirá sentir mudanças positivas significativas após três sessões de 20 a 60 minutos. Mas eu senti os efeitos, e muitos sentem, logo na primeira sessão. Aposto que você também notará uma mudança positiva. **Ela pode ser o caminho certo para você diminuir a dor aguda e crônica, aumentar a circulação e impulsionar a sua energia geral enquanto recarrega a sua saúde.**

A CONEXÃO MENTE-CORPO

A dor não aparece do nada. Talvez você tenha se machucado. Talvez o seu corpo esteja tenso. Talvez você esteja lidando com algum trauma. **A dor ocorre quando o corpo não está alinhado. Pense nisso: a principal tarefa do nosso corpo é nos manter eretos, equilibrados e sincronizados.** Quando algo atrapalha essa lógica, nos machucamos.

Pode ser útil pensar no corpo como uma teia de aranha, um mapa vasto e delicado no qual todas as estradas, grandes e pequenas, se cruzam. Temos músculos, articulações, nervos, vasos sanguíneos e capilares que formam o arcabouço, o sangue que nutre e a linfa que desintoxica. Todos eles trabalham em conjunto, até que esse bom funcionamento seja abalado: podemos sobrecarregar os bíceps na academia e, de repente, a região lombar começa a doer.

Já aconteceu, diversas vezes, de eu exigir demais do meu corpo. Além das minhas maratonas de palestras de 14 horas por dia, em eventos que duram de 4 a 10 dias, sou um entusiasta de aventuras, um caçador de emoções. Adoro me superar além dos meus limites. Mas depois de sofrer, em um período de quatro meses, aqueles dois acidentes de carro dos quais falei, eu mal conseguia funcionar. Tive a sorte de continuar vivo, especialmente depois do segundo acidente.

Na época, eu não tinha nem 25 anos, mas a sensação era de ter o triplo de minha idade. Por isso, continuei procurando respostas. E foi assim que encontrei **Pete Egoscue**. Hoje um autor consagrado, especialista em dor e apresentador de rádio, Egoscue tinha lidado com desafios semelhantes em seu tempo como fuzileiro naval no Vietnã. **Ele tinha descoberto como decifrar o código da dor.** Vou lhe contar como ele fez isso: **quando Egoscue voltou da missão no Vietnã, ele retornou com uma condecoração chamada Coração Púrpura — e, devido às sequelas de combate, uma nevralgia crônica insuportável,** que nenhum dos médicos conseguia aliviar. **Eles não conseguiam descobrir como ajudá-lo e lhe disseram que ele precisaria conviver com a dor. Como você sabe, fuzileiros navais não são do tipo que desistem. Então, o que ele fez?** Decidiu curar a si mesmo.

Enquanto pesquisava, começou a descobrir diferentes exercícios para restaurar o equilíbrio do corpo. **Ele teve uma percepção bastante objetiva, mas extremamente profunda: para se curar, primeiro ele precisaria encontrar a origem da dor — a postura e o equilíbrio. Como se pode ver, Egoscue acredita que o corpo humano foi projetado de forma perfeita: a dor surge devido ao uso excessivo, a uma lesão ou subutilização que desequilibram a estrutura e nos deixam vulneráveis a lesões.**

A abordagem de Egoscue para a mecânica corporal, que tive a sorte de conhecer depois de ser imobilizado pela dor provocada por aqueles dois acidentes, tem a ver com estar em equilíbrio. Ele acredita que o nosso bem-estar biomecânico começa com o alinhamento e que a maioria de nós, de uma forma ou de outra, está desalinhada. **A partir daí, ele desenvolveu o Método Egoscue, uma espécie de "terapia postural" destinada a acabar com a dor crônica** causada pelos mais diversos motivos, desde lesões esportivas e acidentes de carro, como os que sofri, até os deslocamentos diários, o ato de digitar e o envelhecimento em geral. Brian Bradley, que trabalhou com Egoscue por décadas, contextualiza tudo isso, explicando que até mesmo as lesões menos graves podem causar estragos ao longo do tempo. "Se você torceu o tornozelo direito jogando basquete no colégio, terá de lidar com um sistema nervoso que se lembra daquela lesão e compensa colocando uma carga mais pesada no lado esquerdo. Então, quem sofrerá as consequências é o joelho esquerdo, em alguns casos por anos. É preciso começar a procurar a causa e não o sintoma."

Recomendo muitíssimo a leitura do livro de Pete Egoscue, *Pain Free: A Revolutionary Method for Stopping Chronic Pain* [Sem dor: um método revolucionário para não sentir mais dor]. Nele, estão os exercícios — chamados de "E-cises" — capazes de realinhar a postura e fazer com que o corpo retorne a um estado mais equilibrado e funcional. Ele acredita que ninguém sabe mais sobre o corpo do que as próprias pessoas que o habitam. Eis o que ele diz aos seus clientes: **"Nunca saberemos tanto sobre a sua saúde quanto você mesmo. Portanto, o meu trabalho é fornecer as ferramentas para que você maximize o seu bem-estar e sair do caminho."**

Quando procurei Pete, estava interessado em aprender a conviver com a dor provocada por aqueles acidentes. Já fazia fisioterapia havia um ano e nada funcionava. Entretanto, depois da terceira sessão com Pete, literalmente não sentia mais nenhuma dor no corpo. Eu não conseguia acreditar! Mas fazia muito sentido, porque estávamos lidando com a origem do problema, em vez de apenas reagir à dor. Eu estava indo muito bem, até que fui jogar polo e acabei arremessado do cavalo. A lesão foi devastadora. **Contudo, em três dias, Pete me trouxe de volta ao que eu era antes.**

Agora, mais de três décadas e meia depois, ainda estou praticando os exercícios recomendados por ele para manter o corpo alinhado e na melhor forma possível. Eles fazem parte da minha rotina diária e me ajudam a administrar as inacreditáveis demandas que imponho ao meu corpo, de modo que possa continuar no mais alto nível. **Esses exercícios não são demorados.** Levam apenas alguns minutos, mas os resultados são incríveis e me permitem fazer as coisas que quero e me sentir bem ao fazê-las.

Egoscue trabalhou com alguns dos maiores atletas do mundo, entre eles o jogador de golfe **Jack Nicklaus,** o grande *linebacker* da **NFL Junior Seau,** já falecido, e o time do **San Francisco 49ers,** treinando-os para eliminar a dor e atingir o **rendimento máximo**, atacando a dor crônica e a disfunção na origem, em vez de tentar tratá-la com cirurgia ou analgésicos. As minhas habilidades atléticas não estão nesse nível, mas o Método Egoscue é útil para qualquer pessoa. **Depois de trabalhar com Egoscue por tantos anos, aprendi que as lesões são agravadas por uma série de estressores do dia a dia.** Esticar o pescoço para observar os telefones celulares e curvar os ombros para digitar leva a um acúmulo de pequenas lesões, que se convertem em dor crônica acumulada. Portanto, mesmo que não batam duas vezes na traseira do seu carro, como aconteceu comigo, a vida moderna não trata o nosso corpo com gentileza. Se você quiser mostrar ao seu corpo alguma compaixão e sair da rotina da dor crônica, tente o Método Egoscue.

Depois de três décadas seguindo a rotina Egoscue, sei que a dor não é um desfecho inevitável. Eu sei como eliminá-la. Claro, não é minha única ferramenta...

ALIVIANDO A DOR COM A CONTRATENSÃO

"A dor é a fraqueza abandonando o corpo."
— CHESTY PULLER

Já fiz todo tipo de trabalho corporal que você possa imaginar, e todos têm algum valor. No momento certo, um quiroprático ou massagista habilidosos são inestimáveis. **A maioria dos tipos de trabalho corporal é baseada na teoria de que pressionar o tecido — massageando-o ou amassando-o — é fundamental para fazê-lo relaxar. E se eu lhe dissesse que o segredo para aliviar a dor está em algo tão simples quanto um sutil reposicionamento?** Você pode pensar: "Tony, isso é ridículo." Mas estou aqui para lhe dizer que é verdade — e para lhe contar tudo sobre essa modalidade mágica conhecida como **contratensão**. Fui apresentado a ela, pela primeira vez, por um tenista de 75 anos ainda em atividade. Na época, ele competia em nível nacional no tênis amador e, como pode imaginar, na idade em que estava havia momentos em que se machucava com as exigências do esporte. Compartilhei com ele algumas das coisas que haviam me auxiliado, e ele me falou sobre a contratensão. **Ele disse: "Tony, é indolor, é rápido e muda a sua vida." Eu experimentei e achei extraordinário.** Gostaria de compartilhar a história de como ela foi criada e um pouco sobre como funciona, para que possa decidir por si mesmo se isso também é algo que você gostaria de tentar.

Vamos voltar mais de meio século atrás, até 1955, quando o **Dr. Larry Jones, um osteopata do Oregon e grande referência em dor** na área em que atua, obteve sucesso com um paciente que sentia tanto desconforto que era incapaz de ficar em pé, apesar de ter sido tratado por alguns médicos locais. Esse pobre indivíduo não conseguia encontrar conforto suficiente nem mesmo para dormir, de modo que o Dr. Jones passou meia hora experimentando várias posições que poderiam fazê-lo se sentir mais confortável. **Quando ele moveu as pernas do paciente para cima, em direção à cabeça e aos ombros, e para o lado, o paciente ficou surpreso: não sentia nenhuma dor!** O Dr. Jones pediu licença para atender outro paciente e, ao voltar, descobriu que aquele primeiro paciente havia adormecido, ali mesmo na sala de exames. Ao acordar, o jovem já conseguia ficar ereto como um soldado. Ele estava radiante de tanto alívio.

A próxima pessoa a passar noites sem dormir foi o próprio Dr. Jones, enquanto tentava explicar a si mesmo aquela incrível e inesperada reviravolta. O que, exatamente, havia acontecido? Depois de algumas semanas ponderando sobre isso, ele chegou à conclusão de que **o reposicionamento havia provocado o relaxamento de um reflexo protetor que se tornara excessivo. Experimentar posicionamentos diferentes interrompera os espasmos, ajudando o corpo a descarregar a tensão para que pudesse relaxar. Na verdade, é como se o sistema nervoso tivesse sido reinicializado!** Com base nessa percepção, o Dr. Jones continuou a experimentar a criação de novas técnicas que se baseavam na simples premissa de encontrar uma posição confortável e livre da dor. E assim nasceu a modalidade da contratensão.

É importante ressaltar que o Dr. Jones descobriu que existiam mais de 180 "pontos sensíveis" que se cruzavam com cada uma das posições únicas de tratamento — com o posicionamento adequado, aqueles pontos sensíveis de dor desapareceriam! Essa descoberta era muito importante para ser mantida em segredo. Enquanto espalhava a notícia por meio de palestras, um livro e treinamentos, o Dr. Jones começou a aplicar sua abordagem em pacientes em mais de cinco países, entre eles Estados Unidos, Canadá, Alemanha, Japão e Austrália. Como pai da contratensão, inspirou **um jovem fisioterapeuta de Maryland, Brian Tuckey**, que percebeu que a contratensão provocava uma melhoria significativa na amplitude dos movimentos. Tuckey trabalhou com o Dr. Jones por mais de uma década, aprendendo a administrar a contratensão com precisão. Aos poucos, conforme o Dr. Jones foi envelhecendo, passou o bastão da contratensão para as mãos de Tuckey.

Quarenta anos depois do momento de revelação do Dr. Jones com o paciente que adormeceu no consultório, Tuckey fez outra descoberta surpreendente que ampliaria os fundamentos da contratensão: ela pode ser aplicada a todos os tecidos doloridos inflamados, e não apenas aos músculos. **Isso inclui órgãos, vasos e tecidos nervosos, o que permitiu que Tuckey expandisse a contratensão de 180 para mais de 900 tratamentos. A contratensão funciona liberando as inflamações aprisionadas nas vias intersticiais, os canais profundos repletos de líquido que circundam as nossas células.** Essas vias fazem parte do interstício, que responde por 20% de todos os fluidos do corpo.

(Até duas décadas atrás, a ciência nem sequer sabia da existência do interstício! Hoje em dia, alguns especialistas o consideram o maior órgão do corpo, maior do que a pele).

Notavelmente, até os ossos podem ser tratados com a contratensão, já que ela pode ser utilizada para aliviar o vasoespasmo (fluxo sanguíneo reduzido) nos vasos sanguíneos "nutrientes" que transportam o sangue para nossos ossos e a partir deles. Em um caso de osteomielite crônica (inchaço ósseo) em uma paciente que sofreu por três anos com dor e inchaço durante atividades diárias após sofrer uma fratura e remover a unha de um dedão do pé. O inchaço (edema da medula óssea) foi confirmado por meio de vários estudos de ressonância magnética realizados entre 2016 e 2019, e persistiu apesar de diversas intervenções médicas. Um médico chegou a sugerir que a paciente amputasse a ponta do dedão do pé para aliviar a dor. Um tratamento específico de contratensão realizado em outubro de

2019 resultou em melhoria acentuada, permitindo que a paciente voltasse a participar de corridas em trilhas no prazo de 72 horas. Uma ressonância magnética pós-tratamento (novembro de 2019) foi utilizada para comprovar os resultados, que puderam ser notados pela redução do inchaço (ver as imagens 4 e 5 do encarte).

As inflamações persistentes podem causar nódulos musculares crônicos, chamados de pontos "gatilho" ou "sensíveis". Na verdade, Tuckey diz que **as inflamações não resolvidas podem estar por trás de tudo, desde tendinite, ciática e bursite até síndrome do intestino irritável, dor de cabeça crônica e vertigem.** Trata-se de um novo conceito médico, recentemente descrito em detalhes na revista médica *Frontiers in Musculoskeletal Pain*. O artigo, publicado em agosto de 2021, é leitura obrigatória para qualquer profissional de medicina que deseje entender a fundamentação teórica mais recente por trás da dor crônica gerada perifericamente e muitos outros problemas médicos mal compreendidos.[3]

Com isso em mente, eis como funciona um tratamento de contratensão: os profissionais apalpam o corpo em busca de "pontos sensíveis" e descomprimem os tecidos envolvidos usando apenas as mãos, liberando as inflamações aprisionadas e devolvendo-as à corrente sanguínea, interrompendo o ciclo da dor crônica. **O segredo da contratensão é atacar a origem do problema, em vez da resposta muscular superficial.** Infelizmente, a maioria dos trabalhos corporais faz o oposto, focando no espasmo muscular superficial e não na origem inflamatória subjacente, o que produz apenas resultados temporários. **Surpreendentemente, as liberações da contratensão levam apenas cerca de 40 segundos, e geralmente produzem um alívio duradouro.** "É como reiniciar o computador", afirma Tuckey. "Desligue o reflexo da dor, espere alguns segundos para que o inchaço desapareça e *voilà*."

É fácil entender por que o trabalho de profissionais como Tuckey pode ser fundamental no tratamento, e até mesmo na eliminação de certas doenças relacionadas às inflamações crônicas. O melhor de tudo é que **a contratensão é indolor** — chega de ficar apertando pontos sensíveis ou de suportar a dor do agulhamento a seco e do rolo de espuma. A contratensão **está causando uma revolução que muda a forma como as pessoas lidam com a dor, os problemas digestivos e as inflamações** crônicas, ao mesmo tempo que vem reformulando o poder e o alcance das terapias práticas.

Assim como o Método Egoscue, a contratensão atraiu a atenção de atletas de alto nível, entre eles o meio-campista Diego Valeri, astro do Portland Timbers, da principal liga de futebol dos Estados Unidos. As lesões afetaram tanto o corpo dele que, em 2015, Diego ficou em último lugar no teste de movimento funcional da pré-temporada de seu time. Sofrendo a tensão de anos de competições atléticas de alto nível, ele não conseguia mais pular, pois os tornozelos já estavam detonados devido a repetidas entorses. **Contudo, 18 meses depois, após a terapia de contratensão, Diego melhorou de modo considerável e foi nomeado o jogador de maior destaque da liga em 2017, quebrando o recorde de pontuação de todos os tempos do Timbers, com 21 gols e 10 assistências.** Dez desses gols foram marcados com saltos de cabeça, uma tarefa impossível antes do tratamento de contratensão.

Mas a contratensão não é apenas para os atletas de elite. Ela é um instrumento fundamental para o alívio da dor, tanto para você quanto para mim. Recomendo muito a contratensão. Como afirma Tuckey, aliviar a dor e restaurar a funcionalidade é restaurar a esperança. "Quando recuperamos a esperança depois de tanto tempo", diz ele, "podemos ajudar as pessoas a fazer qualquer coisa".

RESTAURANDO O TECIDO CONJUNTIVO, DA CABEÇA AOS PÉS

"O mundo quebra todos e alguns se tornam fortes nos lugares quebrados."
— ERNEST HEMINGWAY

Quando **Miguel Cabrera**, uma **lenda na liga principal de beisebol,** não suportava mais a dor no tornozelo direito, ele não procurou um profissional de medicina esportiva nem um especialista. Ele já havia tentado ambos, com resultados limitados. Em vez disso, consultou o **Dr. Abhinav Gautam, um anestesista formado** no Jackson Memorial Hospital, da Universidade de Miami. Ex-jogador de tênis, o Dr. Gautam desenvolveu o

RELIEF, um tratamento natural para dor, mobilidade limitada e rigidez, projetado para restaurar o tecido conjuntivo danificado no quadril, nos tornozelos, nos joelhos, nas costas, nos ombros — com efeito, em qualquer lugar —, para que possamos vencer rapidamente a dor. O RELIEF **usa ultrassom e inteligência artificial para focar em tecidos cicatrizados e danificados e identificar nervos aprisionados no interstício — eis aquele novo órgão, mais uma vez! — e ao longo do tecido conjuntivo do corpo, liberando esses nervos e reparando o tecido, sem nunca recorrer a um bisturi.**

Cabrera, eleito duas vezes jogador de maior destaque da Liga Americana e vencedor da Tríplice Coroa da liga de beisebol em 2012, acredita piamente no método. **A dor diminuiu assim que ele começou o tratamento, e a mobilidade do tornozelo subiu de 20% para 90%.** Se escolhesse a cirurgia, disseram-lhe, o máximo que poderia esperar era 50% de reabilitação. Simplesmente, ele teria de lidar com a dor. Contudo, assim como Pete Egoscue, ele se recusou a aceitar isso. E o Dr. Gautam — seus pacientes o chamam de Dr. Abhi — garantiu que ele não precisava aceitar. "A minha vida se resumia a ir dormir com dor. Acordar com dor. Entrar em campo com dor. Ir para a academia com dor", disse Cabrera em um vídeo no qual endossava o trabalho do Dr. Abhi. **Após o tratamento, a dor desapareceu. "Quando acordo, não sinto dor. Eu me sinto livre."** O tornozelo de Cabrera não era o único problema; em 2019, **quatro especialistas o diagnosticaram com uma lesão crônica no joelho direito. Informado de que sentiria dor e teria a mobilidade limitada pelo resto da carreira, Cabrera procurou novamente o Dr. Abhi. Ao fim de algumas semanas, ele havia recuperado a capacidade de pular sobre o joelho direito, correr sem dor e rebater com a mesma força do início da carreira.**

Há anos, o mundo da medicina esportiva reconhece a importância da fáscia, aquela teia flexível de tecido conjuntivo que envolve os músculos e tendões do corpo como uma touca elástica. Quando o treinador lhe dá um rolo de espuma antes do treino, ele está tentando descontrair a fáscia. Com o tempo, a fáscia pode fazer uma contratura e ficar desidratada. Os nervos podem se retesar, causando dor. E o tecido cicatricial acumulado pode inibir a mobilidade. **Tudo isso pode entupir o interstício, como se fosse um engarrafamento.**

Na verdade, o próprio Dr. Abhi já tinha sentido esse bloqueio. Após anos de tênis competitivo, ele havia acumulado tecido cicatricial no ombro esquerdo. Anos se passaram, e a rigidez ainda não havia sido resolvida. Um dia, ele usou a máquina de ultrassom para obter imagens ampliadas do próprio ombro e ficou chocado ao observar o que ele chama de "tecido desorganizado e rígido". Então, o Dr. Abhi começou a trabalhar... em *si mesmo*. "Eu falava: 'Vamos ver se consigo enfiar uma agulha e, sabe como é, rearranjar as coisas.'"

E ele rearranjou, a ponto de conseguir romper o tecido cicatricial e restaurar os planos fasciais o suficiente para que o ombro dele se soltasse e voltasse a ter uma amplitude e facilidade de movimento que não eram sentidas há anos. E, apesar de a agulha lhe causar fortes dores — só um anestesista profissional se esqueceria de se anestesiar antes de espetar agulhas em si mesmo! —, imediatamente pareceu um avanço (hoje ele aplica um anestésico local em todos os pacientes que atende, de modo que a experiência seja o mais próxima possível de indolor). **"Foi um verdadeiro momento de descoberta", diz ele, "essa sensação de espaço sendo criado dentro do seu corpo".**

O objetivo do Dr. Abhi é criar "volume" no corpo, restaurando os planos do tecido e estabelecendo uma separação necessária entre os nervos aprisionados. Ele usa agulhas — não se consegue senti-las graças à lidocaína — para romper o tecido cicatricial e criar mais espaço. **Em seguida, para promover ainda mais o crescimento e a regeneração e abrir espaço onde o tecido conjuntivo endureceu, ele injeta um coquetel especialmente preparado de proteínas, colágenos e fatores de crescimento derivados de tecido de placenta humana saudável, que foi doado.** "Estamos tentando enganar o corpo, levando-o a agir como se ainda estivesse dentro do útero, quando estava ocupado com a criação de novos tecidos saudáveis", explica o Dr. Abhi.

Depois que o Dr. Abhi aplicou as técnicas do RELIEF em Bob, um paciente de 60 e poucos anos com uma longa história de dores no quadril e na região lombar e de imobilidade devido a um terrível acidente de carro, ele se levantou e caminhou com fluidez pelo consultório do Dr. Abhi, e então voltou a andar normalmente, pois o tecido cicatricial nas costas e no quadril havia sido liberado. Ele estava incrédulo e muito feliz. "Eu não consigo acreditar", disse Bob.

No início, o Dr. Thomas Michael Best, ex-presidente do American College of Sports Medicine, também não acreditava. Best é médico do esporte e engenheiro biomédico que obteve o ph.D. na Universidade Duke. Ele atua como médico de outra equipe da liga de beisebol, Miami Marlins, mas se envolveu com o RELIEF depois de sofrer com dores no quadril por uma década. A princípio, o Dr. Best estava hesitante, mas após meia hora de tratamento observou uma melhora imediata. Três meses depois, a amplitude de movimentos do quadril permanecia intacta e ele já conseguia correr sem dor. "A minha melhora funcional foi correlacionada com mudanças estruturais em torno da articulação do quadril, facilmente visíveis no ultrassom", afirmou ele, maravilhado.

Na primeira vez em que fui me encontrar com o Dr. Abhi, eu tinha o mesmo ceticismo inicial do Dr. Best. Enquanto o Dr. Abhi passava o bastão de ultrassom pelo meu tornozelo esquerdo, que eu havia machucado duas décadas antes de tanto pular, ele me mostrou como os nervos estavam aprisionados por aquele tecido conjuntivo que reveste o interior do nosso corpo. **Enquanto eu observava a tela do ultrassom, vi o exato momento em que o Dr. Abhi inseriu suavemente uma agulha e forçou um nervo a se desprender. Ali passei a acreditar.** Até aquele dia, eu sempre alertava a minha massagista para passar longe daquele tornozelo. Tocá-lo fazia com que choques elétricos percorressem o meu corpo. No entanto, depois da manipulação e da poção de proteínas do Dr. Abhi, nunca mais voltei a ter qualquer problema com o tornozelo. **O RELIEF, literalmente, desprendeu um tecido que estava preso fazia vinte anos.**

O Dr. Abhi já treinou outras pessoas nesse tratamento inovador, e há muitos especialistas em todo o mundo que também estão usando uma técnica semelhante para eliminar a dor. Um desses pioneiros é o internacionalmente conhecido Dr. Dallas Kinsbury, especialista em ultrassom musculoesquelético, que desenvolveu, de forma independente, uma modalidade semelhante enquanto ensinava os residentes no Centro Médico Langone da Universidade de Nova York. O Dr. Dallas é médico, especializado em medicina física e reabilitação, e também possui certificação em medicina esportiva. Ele vem fazendo um trabalho pioneiro, aprofundando as pesquisas sobre o material biológico da placenta desenvolvidas pelo Dr. Bob Hariri e sua equipe na Celularity. Caso você se recorde do nosso Capítulo 3, foi esse o tratamento aplicado no quadril do meu sogro.

Graças ao Dr. Abhi, aprendi que não precisamos aceitar que as dores e os sofrimentos sejam uma parte pura e simples do envelhecimento. "Você começa a pensar: 'Bem, o meu pescoço deve estar um pouco tenso mesmo, ou acho que essa rigidez é normal' porque achamos que o envelhecimento é isso", diz o Dr. Abhi. "Nós aceitamos. Mas agora posso afirmar que isso não é verdade."

O ESPÍRITO VENCE A MATÉRIA

"A dor é temporária. Ela pode durar um minuto, ou uma hora, ou um dia, ou um ano, mas finalmente ela acabará e alguma outra coisa tomará o seu lugar."
— LANCE ARMSTRONG

A triste verdade é que, mesmo utilizando tudo o que há de melhor, há um resquício de dor crônica que não vai desaparecer. Quando isso acontece, nem tudo está perdido. Nesses casos, o segredo é aprender a usar a mente de forma eficaz. Isso é exatamente o que está sendo feito no **Cedars-Sinai Medical Center, em Los Angeles**, onde uma pesquisa realizada em 2019 mostrou que a realidade virtual pode reduzir a dor sentida pelos pacientes hospitalizados. **Quando os pacientes que sofriam de vários problemas, de doenças com origem ortopédica ao câncer, usavam óculos de realidade virtual com uma gama de cenários relaxantes, eles atribuíam um grau significativamente mais baixo à dor do que os pacientes que assistiam ao canal de saúde e bem-estar nas TVs de seus quartos de hospital. Imagine isso: um mundo artificial é capaz de oferecer uma maneira para controlar a dor, sem o uso de medicamentos!**

Já falamos sobre esses resultados incríveis neste livro. Apesar disso, vale a pena repetir, porque **é impressionante o fato de que a realidade virtual distraia a mente, impedindo-a de pensar sobre a dor, além de bloquear a comunicação entre os sinais da dor e o cérebro.** Outros especialistas estão explorando como os jogos de realidade virtual podem, de fato, reconfigurar o cérebro, para que ele reaja de maneira diferente à dor. "Acredito que, em breve, a realidade virtual fará parte do conjunto de possibilidades de todos os médicos para o controle da dor", afirma o **Dr. Brennan Spiegel, diretor do Cedars-Sinai's Health Service Research**, que a introduziu no hospital.[4] Talvez você tenha notado que estou incluindo sites para todas essas soluções da dor, e há uma razão para isso. **Se estiver sentindo dor agora, quero que você obtenha imediatamente as respostas de que precisa.** Portanto, se quiser saber mais sobre como a realidade virtual está ajudando a aliviar a dor, visite o site em inglês https://www.cedars-sinai.org/newsroom/virtualreality-as-medicine-an-entrevista-with-brennan-spiegel-md/ ou a seção de links de interesse no nosso site.

UMA FERRAMENTA ADICIONAL PARA ACELERAR O PROCESSO DE CURA E SE LIVRAR DA DOR

Quer conhecer outra opção inovadora para o controle da dor? Tenho certeza de que você já ouviu falar do poderoso impacto curativo dos **lasers terapêuticos**. Inicialmente, eles eram usados em cavalos e outros animais, e agora estão sendo usados por atletas de alto rendimento e em equipes esportivas.[5] Devido ao meu trabalho, tive a oportunidade de experimentar alguns dos melhores equipamentos. O meu favorito é o **laser Genesis One**, sobre o qual falaremos mais no Capítulo 15. Recorro a ele sempre que preciso aliviar a dor. Minha esposa e eu temos vários desse laser, desenvolvidos pelo meu amigo **Dr. Antonio Casalini**, um dos maiores especialistas na área. Ele criou e licenciou um laser para cicatrização de tecidos, redução de inflamações, alívio da dor e cicatrização de feridas. No entanto, o Dr. Casalini não parou por aí: ele está produzindo lasers de espectro mais amplo e mais potentes em sua linha Genesis One. Eu carrego os meus lasers para onde quer que eu vá, como um item obrigatório, pois eles me ajudam a neutralizar a tensão e a dor causadas por correr, pular e me manter em pé de 12 a 13 horas por dia, durante quatro dias consecutivos. Esses aparelhos me ajudaram tanto que me tornei um investidor na empresa.

Estudos comprovaram a eficácia dos lasers quando se trata de diminuir a dor, as inflamações e o inchaço. Eles funcionam fornecendo energia ao corpo por meio de fótons de luz, o que estimula a autorreparação. Na verdade, a terapia a laser tem a capacidade única de ativar e regenerar o corpo, assim como as plantas absorvem os raios ultravioleta do Sol e convertem a energia dos fótons em energia química (ver as imagens 6, 7, 8 e 9 do encarte).

A energia do laser penetra profundamente no corpo. É tão eficaz que a Fountain Life oferece tratamentos a laser para dor e cicatrização rápida de tecidos, recuperação esportiva e lesões, concussões e TEPT. Na verdade, o diretor de operações da empresa, Dr. Matthew Burnett, está se unindo ao Dr. Casalini para trabalhar em novos projetos nessa área e desenvolver ferramentas ainda mais poderosas. Mal posso esperar para ver os tratamentos revolucionários e de última geração que surgirão dessa parceria.

Todas as inovações apresentadas neste capítulo podem mudar a sua vida. **O poder de cura das frequências eletromagnéticas encontradas nas máquinas PEMF, a terapia postural do Método Egoscue, o reposicionamento suave e preciso da contratensão, o desprendimento do tecido cicatricial para restaurar a mobilidade e o paraíso tecnológico da realidade virtual são algumas das melhores formas que conheço de se livrar da dor.**

Sim, as células-tronco são um dos melhores planos de ataque, uma das maiores soluções para a verdadeira cura de tantos males. E você se lembra do Capítulo 9, sobre a via de sinalização Wnt? Talvez, se a fase 3 dos ensaios clínicos finais for bem-sucedida, logo teremos a oportunidade de acabar com a artrose com uma única injeção. Se tudo correr bem, espera-se a aprovação da FDA para o outono de 2022 ou o início de 2023.*

---

* Não há previsão de aprovação pela Anvisa. *[N. da E.]*

Aqui estão três ferramentas rápidas para as quais você deve ficar atento:

> **FERRAMENTA Nº 1: EM CASO DE EMERGÊNCIA, EVITAR OPIOIDES QUE CAUSAM DEPENDÊNCIA**
>
> pela Dra. Roberta Shapiro, professora assistente de aulas práticas, Centro Médico da Universidade Columbia, Departamento de Reabilitação e Medicina Regenerativa

Antes de pensar em ir para o hospital, saiba mais sobre as alternativas a opioides que causam dependência e sobre as novas tecnologias que estão ajudando a acabar com essa dependência.

Como já discutimos, o manejo da dor aguda tem sido um desafio frustrante. Um desafio que levou a uma flagrante má gestão e, em última análise, ao vício. A maioria de nós está "dolorosamente" ciente da epidemia de opioides que os Estados Unidos enfrentam, mas poucos percebem que, na maioria dos casos, existe uma alternativa para o tratamento da dor aguda.

Alguns anos atrás, vivi essa experiência pessoalmente, quando fraturei três costelas e senti dores lancinantes. No pronto-socorro, administraram morfina, que, na verdade, não trouxe alívio para a minha dor. **Pedi que fizessem um cetorolaco intravenoso, um anti-inflamatório não esteroide, que, por sinal, eles administraram com prazer. Por mais de três horas, a dor desapareceu!**

Então, qual o motivo para, ao dar entrada em um pronto-socorro sentindo dor, receber hidrocodona, oxicodona, morfina ou petidina, apenas para citar alguns? Depois, a pessoa recebe alta e sai de lá com uma receita para comprar opioides. O mesmo acontece com as dores pós-operatórias: muitas vezes, os pacientes acordam ligados a uma bomba de morfina, passam para uma medicação analgésica oral e, em seguida, são mandados para casa com a mesma prescrição.

O cetorolaco é uma alternativa anti-inflamatória segura, não viciante, com excelentes efeitos analgésicos, que pode ser administrado por via oral (por até cinco dias), intravenosa ou intra-

muscular. Com as duas últimas opções, podemos evitar o potencial de efeitos colaterais gastrointestinais. **Como é um anti-inflamatório, devemos sempre estar cientes dos possíveis efeitos de afinamento do sangue e monitorar a função renal, mas, em geral, os riscos são exponencialmente menores.**

Os opioides têm inúmeros efeitos colaterais potencialmente negativos, desde constipação até alteração de consciência, mudanças de humor e, obviamente, dependência, e a lista não para por aí. O cetorolaco não tem nenhum desses efeitos.

Estou dando indícios de que EXISTE uma alternativa, desde que ela não seja contraindicada. Eu instruo cada um dos meus pacientes em relação a isso, e tenho agido assim por mais de vinte anos. Os pacientes obtêm o alívio desejado, eu não crio um potencial de dependência e os médicos do hospital ficam plenamente satisfeitos com essa solicitação.

Que fique claro: não estou descartando de forma alguma que exista um papel para os opioides, mas, antes de usá-los, por que não escolher, primeiro, uma alternativa segura?

FERRAMENTA Nº 2: UMA SOLUÇÃO PROMISSORA AUTORIZADA PARA TRATAMENTO DE DEPENDÊNCIAS

<u>Digamos, porém, que você esteja lutando contra a dependência.</u> **Para começar, saiba que não está sozinho!** Uma empresa inovadora chamada **Pear Therapeutics criou o aplicativo ombi, a primeira prescrição terapêutica digital a receber autorização da FDA para transtorno por uso de substâncias*** e um complemento para fornecer terapia cognitivo-comportamental (TCC) de forma inovadora.

O aplicativo contém um painel de informações, tanto para o médico quanto para o paciente, e engloba ensinamentos, relatos das substâncias usadas, vontade de consumir, gatilhos, uso de medicamentos, recompensas e resultados de laboratório. Mesmo que a sensação de ter os olhos de

---

* Não há previsão de aprovação pela Anvisa. *[N. da E.]*

tantas pessoas voltados para os seus cuidados pareça um tanto opressora, trata-se de uma **abordagem comunitária para a cura**.

E como funciona essa abordagem, exatamente? De modo geral, as pessoas que lutam contra o vício têm um **circuito hiperativo de dopamina** no cérebro. A Pear Therapeutics usa essa dopamina para **retreinar um sistema de recompensas e implementar mudanças comportamentais duradouras**. O aplicativo causa uma liberação de dopamina por meio de um sistema de recompensas simples, **acionado pela mera interação com o aplicativo**. O usuário recebe um rosto sorridente, um vale-presente de US$ 2 a US$ 50 ou mais, em resposta a diferentes ações. Isso mantém as pessoas engajadas e incentivadas. Dentro de algumas semanas, estabelece as bases para a reconstrução do circuito dopaminérgico.

Apenas quatro horas por semana de psicoterapia e de uso do aplicativo mais do que dobraram a taxa de abstinência em todos os pacientes. <u>Após 12 semanas, de 30% a 40% das pessoas atingem a abstinência!</u> E, melhor ainda, elas começaram a **se sentir mais saudáveis depois de apenas um mês**. Sei que ainda pode parecer muito tempo, e ninguém disse que a recuperação seria um caminho fácil, mas isso gera esperança de que existam soluções promissoras por aí. Sou tão apaixonado por encontrar soluções reais para a dependência que também investi na empresa.

FERRAMENTA Nº 3: O PODER DA ANTIGA ARTE DA ACUPUNTURA

pelo Dr. Jie Chen, praticante experiente, palestrante e pesquisador de medicina chinesa, fundador da Gaya Clinic, com sede em Modi'in, Israel

Por que ao menos uma menção à antiga arte de cura da **acupuntura** está aparecendo aqui, ao lado das descobertas médicas de ponta, na vanguarda das fronteiras do futuro? Porque a acupuntura tradicional não é apenas uma relíquia da Antiguidade; ela ainda é uma das terapias mais magistrais que existem. O meu paciente Tony Robbins encontrou grande valor nos poderes de cura que ela tem.

A acupuntura é parte essencial da terapêutica da medicina chinesa, cuja história remonta a quase 3 mil anos atrás. Tradicionalmente, é realizada como uma terapia que faz a mediação com o **Qi**, que é a **força vital na língua chinesa**. Essa força circula por estradas energéticas conhecidas na acupuntura como meridianos. Os meridianos são a rede inteligente do corpo, cuja prioridade é integrar os órgãos internos e as partes externas do corpo em uma forma unificada. A comunicação entre os órgãos por meio dessa rede permite que os sistemas do corpo cooperem em sincronia, como uma obra-prima holística. Usando agulhas, a acupuntura acessa os locais da força vital e estimula sua concentração e seu fluxo. Empregando várias técnicas, as agulhas a direcionam para regiões-alvo e promovem interações mais ativas entre os sistemas, ajudando o corpo a manter um estado de equilíbrio.

Durante séculos, a acupuntura foi praticada em todo o mundo, especialmente no tratamento de doenças crônicas. No entanto, também se mostra eficiente e eficaz no atendimento de emergência, para aliviar a dor, amenizar convulsões, auxiliar nas cólicas menstruais e na concepção, estabilizar os sinais vitais, revigorar o sistema cardíaco e reanimar o paciente após um episódio de desmaio, choque ou coma. Esta é outra observação interessante que ilustra a rapidez com que a acupuntura é capaz de preservar e redirecionar a circulação da força vital para os órgãos essenciais, além de reconectar o corpo e a mente de uma pessoa com o ambiente.

Além da prática tradicional, o efeito analgésico da acupuntura foi transformado em um novo recurso de terapia — a anestesia por acupuntura, que é um avanço notável da prática moderna. Ao inserir agulhas antes e durante a cirurgia, a dor pode ser suprimida com segurança e eficácia no local da operação. Essas técnicas têm sido usadas sozinhas ou conjugadas com anestesia tradicional para operações na cabeça, no pescoço, no tórax, no abdome, nos membros e em vários exames invasivos. Os pacientes permanecem conscientes durante a operação e, como resultado, cooperam mais com o processo cirúrgico e desfrutam os benefícios de menos efeitos colaterais da anestesia, proteção adequada para os órgãos essenciais e imunorregulação, além de recuperação pós-operatória mais rápida.

Outra descoberta empolgante das pesquisas modernas é a influência positiva da acupuntura nas células-tronco. Muitos estudos realizados no cérebro, na coluna e na medula óssea de animais trouxeram resultados encorajadores, mostrando que a acupuntura pode aumentar a expressão de genes de células-tronco, promover a proliferação e a diferenciação das células-tronco injetadas e melhorar a migração de células-tronco para o sistema hospedeiro. Esses resultados indicam que a intervenção combinada de injeção de células-tronco com acupuntura propiciou um resultado melhor do que apenas o transplante de células-tronco. A acupuntura tem sido usada por milênios, e ainda é bastante confiável hoje em dia. A integração dessa antiga arte de cura com as descobertas deste livro pode levá-lo a assumir um papel preponderante na medicina regenerativa.[6, 7, 8, 9, 10, 11, 12, 13, 14, 15, 16]

O que eu espero que você esteja percebendo é que não faltam métodos para controlar e eliminar a dor. Portanto, não tenha dúvida de que estamos vivendo na época certa para lidar com a sua dor. **O que quer que você faça, não fique apenas sentado e sofrendo.** Claro, talvez cirurgias sejam necessárias. **Entretanto, antes de entrar na sala de cirurgia, você pode tentar algo menos extremo que descobriu neste capítulo — algo que poderá libertá-lo da dor — e que não exija uma intervenção tão radical.**

Espero que você esteja tão otimista quanto eu no que se diz respeito à perspectiva de viver sem dor. No entanto, é preciso mais do que otimismo; é preciso um compromisso de testar novas abordagens, pois todos os dias surgem avanços diferentes. Uma das coisas mais importantes que aprendi é que **devemos estar dispostos a olhar além da abordagem tradicional para encontrar soluções que funcionem e profissionais dispostos a buscar a raiz do problema, em vez de tratar apenas os sintomas.**

Felizmente, estamos vivendo em uma era de revolução médica, em que **uma geração de inconformistas independentes está encontrando maneiras melhores de combater a dor, sem cirurgia nem medicamentos.** Assim como tantas outras ideias e tratamentos apresentados neste livro, trata-se de encontrar maneiras de aumentar o seu bem-estar, para que você possa continuar a fazer todas as coisas que ama fazer — e se sentir forte, saudável e sem dor por muitos anos.

No próximo capítulo, vamos compartilhar mudanças simples no estilo de vida que poderão ser colocadas em prática sem nenhum custo e causarão um profundo impacto sobre a sua energia, o seu foco e a sua qualidade de vida.

CAPÍTULO 12

ESTILO DE VIDA E A DIETA DA LONGEVIDADE

Algumas mudanças simples no estilo de vida podem melhorar a nossa longevidade e aumentar a nossa energia

"Embora a ciência seja complexa, a maneira de aplicá-la é simples e prática: comer bem, ficar menos estressado, movimentar-se e amar mais."

— DR. DEAN ORNISH

Este capítulo não vai fazer você gastar mais nem exigir muito do seu tempo. E você não precisará de receita médica para implementar alguma das soluções a serem apresentadas aqui. **No entanto, as mudanças simples no estilo de vida que estamos prestes a compartilhar podem ter um impacto imediato e duradouro sobre a sua vitalidade, energia, força e qualidade de vida.**

A boa notícia é que essas ideias estão disponíveis e já podem ser colocadas em prática. **O necessário é ter uma noção do que funciona e um compromisso de tirar partido dessa compreensão, de modo a aumentar drasticamente as chances para se ter uma vida longa, vigorosa e saudável.**

O problema é que, com tanta desinformação e recomendações contraditórias, é fácil ficar confuso e perder o rumo. O nosso objetivo é acabar com todos esses ruídos sem fundamento, para que você possa seguir em frente com um novo senso de clareza e consciência. Afinal, a consciência — combinada com uma ação eficaz — é a base, o *alicerce* de um estilo de vida saudável e vibrante.

Para nos guiar nessa jornada, reunimos uma equipe de especialistas com incomparável profundidade de percepção, ancorada em décadas de rigorosas pesquisas científicas. Quem melhor para liderar esta equipe do que o meu grande amigo, **Dr. Dean Ornish? Ele costuma ser aclamado nos Estados Unidos como o pai da medicina do estilo de vida**, uma área que usa as mudanças no estilo de vida para prevenir, tratar e reverter doenças.

Segundo ele, é "muito estimulante" perceber como é possível **melhorar a saúde de forma rápida e decisiva só de modificar o próprio comportamento.** A verdade é que a maioria das pessoas subestima o poder das escolhas básicas que fazem todos os dias. Entretanto, os dados científicos mais recentes são tão convincentes que é impossível ignorá-los. Vamos explicar, por exemplo:

- **Como algumas escolhas de estilo de vida de "baixo risco" podem acrescentar 12 anos ou mais à sua vida.**
- **Como os exercícios físicos moderados podem, literalmente, *reduzir pela metade* o risco de morrer de doenças cardíacas.**
- **Como decisões alimentares inteligentes podem *reduzir o risco de morte por qualquer causa em 36%*,** enquanto escolhas alimentares inadequadas podem *aumentar o risco de morte em 67%.*
- **Como tirar proveito dos benefícios regenerativos do jejum, sem sofrer!**
- **Também mostraremos como a compreensão do seu microbioma pode ajudá-lo a personalizar a sua dieta para aumentar a saúde e a vitalidade.**
- Por fim, compartilharei **dois dos meus truques favoritos, capazes de transformar a qualidade de vida** de maneiras que nem acreditamos ser possível. **O poder do calor e do frio. Dois estressores naturais capazes de diminuir a pressão arterial, reduzir pela metade o risco de doenças cardíacas, melhorar o humor e até proporcionar um efeito de exercício físico moderado sem precisar se mexer muito!**

Esse assunto é tão importante para a sua saúde e o seu bem-estar que continuaremos a explorá-lo também nos dois capítulos seguintes, nos quais você aprenderá a otimizar a sua força vital melhorando tudo, desde o sono até a construção da massa muscular.

A verdade fundamental que está por trás dos capítulos desta seção é tão simples que é fácil subestimar-lhe a extrema importância. **Em suma, as escolhas básicas do dia a dia têm um impacto profundo sobre a qualidade de vida, a vida útil saudável e a expectativa de vida — e essas escolhas estão inteiramente nas suas mãos.**

MÉDICO, CURE-SE A SI MESMO

"Você é a causa da sua alegria ou da sua infelicidade.
Você detém esse poder. Você é o seu amigo e o seu inimigo."
— SWAMI SATCHIDANANDA

Quando o Dr. Ornish tinha 19 anos e fazia um curso preparatório para entrar na faculdade de medicina, a vida dele começou a desmoronar. "Eu estava deprimido, a ponto de pensar em suicídio", lembra-se ele. O estresse de se esforçar para sobressair o sobrecarregava. Cercado por outros estudantes que pareciam muito mais inteligentes, ele se sentia um impostor, cuja inadequação seria exposta para que todos pudessem ver. Ele temia não conseguir entrar na faculdade, desapontar os pais e não ser "amado e respeitado" por ninguém.

E, o pior de tudo, ele estava experimentando uma sensação de total inutilidade. Mesmo que alcançasse algum sucesso, estava convencido de que *nada* lhe traria um contentamento duradouro. Incapaz de dormir, de ficar parado ou de se concentrar nos estudos, tentou se acalmar tomando tranquilizantes e ingerindo álcool. O futuro parecia tão sombrio que ele até cogitou bater o carro na lateral de uma ponte, para que a morte parecesse um acidente. No fim, ele foi salvo por uma doença. Atingido pela mononucleose, mal tinha energia para se levantar da cama. "Os meus pais perceberam que eu estava arrasado, e me levaram de volta para casa, em Dallas", conta. "O meu plano era ficar forte o suficiente para me matar."

A irmã de Ornish teve notáveis benefícios ao praticar ioga com um instrutor espiritual indiano chamado Swami Satchidananda. Os pais dele decidiram, então, receber o instrutor para uma celebração na sala de casa. Usando roupas cor de açafrão e cultivando uma barba branca ondulada, Satchidananda fez um discurso transformador. **Ele explicou que nada do mundo exterior é capaz de trazer uma felicidade duradoura, e que o caminho mais sábio é focar em acalmar a mente e o corpo para experimentar uma profunda sensação de alegria e paz interior.** "Isso foi em 1972", diz o Dr. Ornish. "*Hoje* já seria estranho em Dallas. Mas era *muito* estranho naquela época." Ainda assim, ele conseguiu ver que Satchidananda "estava radiante e eu estava infeliz. Fiquei me perguntando o que eu estava deixando passar".

Desesperado para aliviar o próprio sofrimento, Ornish estava disposto a tentar qualquer coisa. Então, aprendeu a meditar, estudou ioga e começou a usar técnicas de respiração e visualização que ajudaram a aquietar-lhe a mente. Inspirado por Satchidananda, ele também mudou a maneira de se alimentar. Renunciando aos suculentos bifes e cheeseburgers da juventude, desistiu da sua dieta norte-americana rica em gordura e tornou-se vegetariano.

Sentindo-se mais saudável, mais feliz e mais concentrado, Ornish voltou para o curso preparatório e tornou-se o primeiro aluno da turma. Depois disso, foi aprovado na faculdade e conseguiu uma bolsa de estudos em Harvard. **Ele acabou se tornando professor de medicina na Universidade da Califórnia, em São Francisco,** autor do livro *Salvando o seu coração* e um pesquisador pioneiro, cujos estudos foram publicados nas mais prestigiadas revistas médicas. **Ele também desenvolveu um "programa de medicina de estilo de vida" de nove semanas de duração, que causa um forte impacto na reversão de doenças cardíacas e outras doenças crônicas por meio da otimização de <u>quatro fatores: como se alimentar, o grau de atividade que se tem, como responder ao estresse e quanto apoio emocional se recebe.</u>** Afinal, não é tão "estranho" assim.

Assim como muitos dos cientistas retratados neste livro, o Dr. Ornish partiu da própria dor e a usou como inspiração para uma carreira que auxiliou muitas outras pessoas a se livrarem das *próprias* dores.

Quando ele relembra aquilo que, ao longo de mais de quatro décadas, aprendeu sobre as causas — e a prevenção — de doenças, fica impressionado com o que chama de "uma obviedade que chega a ofuscar". Ele explica: "Como todos os médicos, fui treinado para enxergar as doenças cardíacas, o diabetes, o câncer de próstata, o câncer de mama e até a doença de Alzheimer como doenças fundamentalmente diferentes, com diagnósticos diferentes, com tratamentos diferentes."

Na realidade, diz ele, "elas, no fundo, são a mesma doença, apenas se manifestando e se disfarçando de formas diferentes. <u>Todas compartilham os mesmos mecanismos biológicos subjacentes: coisas como inflamações crônicas, estresse oxidativo, telômeros, angiogênese e assim por diante. E cada um desses mecanismos é diretamente influenciado pelo que comemos, como respondemos ao estresse, quanto exercício físico fazemos e o apoio psicossocial que recebemos</u>".

Essa percepção traz implicações profundas. "Ela simplifica radicalmente o que aconselhamos as pessoas a fazer", diz o Dr. Ornish. **"Para a grande maioria das doenças crônicas, valem as mesmas recomendações de estilo de vida, porque, repito, no fundo elas são a mesma doença."**

Um de seus exemplos favoritos envolve os telômeros, que são as tampas protetoras nas extremidades dos cromossomos, muito parecidas com as pontas de plástico dos cadarços. Conforme envelhecemos, eles tendem a encurtar, fazendo com que as células se tornem disfuncionais e morram. Telômeros mais curtos estão associados a um risco elevado de morte prematura por muitas doenças, como doenças cardíacas, doença de Alzheimer, diabetes tipo 2 e uma série de cânceres nocivos. Dito de forma bem objetiva: à medida que os telômeros ficam mais curtos, a vida também fica mais curta.

Mas será que devemos ficar impotentes diante desse declínio? **De jeito nenhum!**

Acontece que o estilo de vida — incluindo o que comemos, os exercícios que fazemos e como lidamos com o estresse — tem um enorme impacto sobre os telômeros. **O Preventive Medicine Research Institute,** dirigido pelo Dr. Ornish, juntou-se à Dra. Elizabeth Blackburn, cientista ganhadora do prêmio Nobel e famosa pela pesquisa sobre telômeros, para conduzir o primeiro estudo controlado mostrando que mudanças no estilo de vida podem *alongar* os telômeros. Um grupo de pacientes que seguiu o programa do Dr. Ornish por apenas três meses apresentou um aumento de 30% na telomerase — a enzima que repara os telômeros.[1] Após cinco anos, o comprimento dos telômeros aumentou 10%, em vez de *diminuir* com a idade. <u>Os editores da revista *Lancet Oncology* descreveram esse fenômeno como "a reversão do envelhecimento em nível celular".</u>[2]

Outra equipe de pesquisa mostrou que adultos que se exercitam de modo consistente têm telômeros significativamente mais longos do que aqueles que levam estilos de vida sedentários. <u>Eles descobriram que adultos "bastante ativos" que corriam de 30 a 40 minutos por dia, cinco dias por semana, apresentavam uma "vantagem de envelhecimento biológico" de nove anos em relação aos adultos sedentários.</u>[3] Sim, você leu certo! **Metabolicamente, era como se eles fossem *nove* anos mais jovens, apenas pelo fato de terem assumido o compromisso de fazer exercícios físicos com regularidade!**

Estamos observando esse padrão repetidas vezes em estudos científicos. **Para resumir: é impressionante o efeito causado pelas escolhas de estilo de vida mais óbvias e mais sensatas.** Em 2018, uma equipe de pesquisa da Escola de Saúde Pública de Harvard publicou um estudo histórico,[4] no qual **mostraram o efeito, em mais de 120 mil pessoas, de cinco fatores de estilo de vida "modificáveis":** *nunca fumar; ingestão moderada de álcool; atividade física regular* (pelo menos 30 minutos por dia de "exercício moderado a vigoroso"); *"um peso estável"; e "uma alimentação saudável"*.

O estudo também descobriu que as pessoas que adotaram um estilo de vida saudável tiveram um risco 82% menor de morrer de doenças cardiovasculares durante um período de acompanhamento e um risco 65% menor de morrer de câncer.

E o que eles descobriram? **Na meia-idade, digamos aos 50 anos, os homens que seguiram todas essas cinco diretrizes de "baixo risco" poderiam esperar viver** *12,2 anos a mais* **do que os homens que não seguiram nenhuma delas, enquanto as mulheres poderiam esperar viver mais 14 anos.** O estudo também descobriu que as pessoas que adotaram essas mudanças **tiveram um risco 82% menor de morrer de doenças cardiovasculares durante um período de acompanhamento e um risco 65% menor de morrer de câncer.** Os autores enfatizaram que doenças cardiovasculares, câncer e outras doenças crônicas "são os mais comuns e os mais custosos de todos os problemas de saúde, apesar de serem evitáveis".

Pense nisso por um segundo. **As maiores ameaças à sua saúde são evitáveis. Depois de internalizar esse conceito essencial, concentre-se em algumas questões mais específicas. Por exemplo, o que seria uma dieta saudável?**

COMA BEM, SINTA-SE BEM, VIVA MUITO

"Se for uma planta, coma. Se foi feito em uma fábrica, não coma."
— MICHAEL POLLAN

Há uma grande discordância sobre os aspectos positivos e negativos de inúmeras dietas — da cetogênica à paleolítica, da nórdica à mediterrânea, da GOLO à última feita Jennifer Lopez. É quase tão ruim quanto ouvir políticos discutindo sobre quase tudo o que há na face da Terra! O Dr. Ornish tem sido um bravo guerreiro nesses debates nutricionais, duelando em público com figuras controversas, como o falecido Dr. Robert Atkins, que criou uma dieta rica em gordura e pobre em carboidratos, a qual muitos especialistas (inclusive Ornish) consideram prejudicial.

Entretanto, o Dr. Ornish já está farto. "Parei de entrar nessas guerras de dietas", afirma ele. "Elas estavam apenas confundindo as pessoas e fornecendo uma plataforma aos que não têm nenhum conhecimento científico para sustentar o que estão dizendo." Ele vem optando, desde então, por expor o que aprendeu sobre nutrição ao longo de quatro décadas, com base em pesquisas publicadas (por ele mesmo e por outros) e nos resultados bem-sucedidos obtidos com milhares de pacientes. **"Os estudos estão aí para quem quiser analisá-los", diz ele, e há "um consenso emergente" sobre como se alimentar de forma saudável.** "Se quiser fazer isso, eis como se faz. Se não quiser fazer, tudo bem também. Mas funciona de forma muito rápida, e você experimentará os benefícios se tentar essa abordagem."

Em primeiro lugar, as evidências mostram, enfaticamente, que a dieta ocidental típica *não está* funcionando. A maioria de nós consume muito açúcar, muita carne, muita gordura, muito sal, muitas calorias, *muito de tudo* — e essas escolhas estão nos fazendo adoecer.

"A maioria dos norte-americanos come muitos carboidratos refinados", acrescenta Ornish. Isso inclui pão branco, arroz branco, pizza, macarrão, doces, sucos e refrigerantes cheios de xarope de milho rico em frutose. "É como injetar açúcar na veia. Ele vai direto para a corrente sanguínea. Então, o nível de açúcar no sangue aumenta e o pâncreas produz insulina para reduzi-lo, o que é bom. A insulina, porém, acelera a conversão dessas calorias em gordura. **Ela causa inflamações crônicas e muitos dos mecanismos subjacentes a algumas dessas doenças crônicas."**

A questão é: o que deveríamos comer em vez disso, se estivermos dispostos a cortar os carboidratos "ruins"? "Adoraria poder dizer a seus leitores que torresmo, bacon e linguiça são bons, mas não são", brinca Ornish. Para a maioria dos norte-americanos, isso pode parecer um sacrilégio — e se você for um carnívoro assumido, não estamos sugerindo que desista da carne! Como explicaremos em breve, **uma das vantagens dos testes de DNA mais recentes é que eles nos ajudam a entender por que pessoas diferentes prosperam com diferentes tipos de dieta.** No entanto, é preciso ter cuidado, pois o DNA não é absoluto. O epigenoma é o que mais nos afeta, mas ele também pode ser afetado pela dieta.

Por exemplo, saber se o seu corpo tende a queimar principalmente carboidratos, gorduras ou proteínas pode ajudá-lo a entender por que certas dietas funcionam melhor para algumas pessoas. Contudo, ainda há princípios fundamentais. Todos nós precisamos dos mesmos ingredientes básicos e de alguns universais, como legumes e verduras. **É importante** notar, porém, que muitos estudos descobriram que dietas ricas em proteína animal — especialmente carnes vermelhas e processadas, quando não acompanhadas de frutas e vegetais — estão associadas a riscos aumentados de doenças como câncer de mama, câncer de próstata, diabetes e doenças cardíacas.

A solução do Dr. Ornish é substituir os carboidratos "ruins" por carboidratos "bons" — principalmente frutas, vegetais, grãos integrais, legumes (como feijão, grão-de-bico e lentilhas) e produtos de soja (como tofu e leite de soja). A maioria dos carboidratos bons tem baixo teor de gordura e alto teor de fibras, o que confere mais saciedade do que os carboidratos ruins.

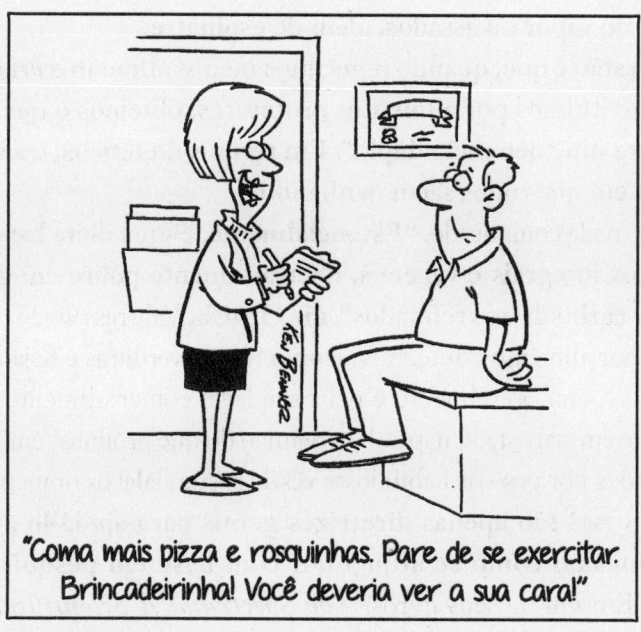

"Coma mais pizza e rosquinhas. Pare de se exercitar. Brincadeirinha! Você deveria ver a sua cara!"

Além de tudo, diz Ornish, os carboidratos bons "não provocam esses picos repetidos de insulina", que podem "levar à síndrome metabólica e, por fim, ao diabetes tipo 2". **Carboidratos bons também contêm "milhares de substâncias protetoras que têm propriedades de combate ao câncer, às doenças cardíacas e ao envelhecimento"**, incluindo bioflavonoides, polifenóis, retinóis, licopeno, carotenoides, isoflavonas e outras guloseimas com nomes igualmente difíceis!

As qualidades protetoras dos vegetais são surpreendentes. Estudos demonstraram, por exemplo, que vegetais crucíferos como brócolis, couve-flor, couve e couve-de-bruxelas trazem uma impressionante gama de benefícios para a saúde.[5] Eles têm sido associados a taxas mais baixas de tudo o que se possa imaginar, desde doenças cardiovasculares até câncer de mama e próstata. <u>Qual é o segredo? Um dos fatores é que eles contêm sulforafano, um composto que reduz as inflamações e pode, até, retardar o crescimento de tumores.</u> Considerando-se o que estamos aprendendo sobre os enormes poderes do sulforafano, Popeye deveria se abastecer de brotos de brócolis cozidos no vapor ou assados, além de espinafre.

A questão é que, quando ingerimos menos alimentos *prejudiciais* e os substituímos por alimentos protetores, obtemos o que Ornish considera um "benefício duplo". Em termos dietéticos, é a situação perfeita em que todos saem ganhando.

Não é nada complicado. "Essencialmente, é uma dieta baseada em alimentos integrais e vegetais, e naturalmente pobre em gordura, açúcar e carboidratos refinados", diz Ornish. Vale ressaltar a preferência dele por alimentos "integrais" (como frutas, verduras e feijão). Como seria de esperar, geralmente é mais saudável comer alimentos de alta qualidade em seu estado natural e orgânico do que produtos embalados e processados por pessoas habilidosas vestidas com jalecos brancos.

Mas essas são apenas diretrizes gerais para ajudá-lo a decidir por si mesmo como se alimentar, com base em pesquisas confiáveis. Em um de seus livros, *The Spectrum: A Scientifically Proven Program to Feel Better, Live Longer, Lose Weight, and Gain Health* [O espectro: um guia comprovado pela ciência para se sentir melhor, viver mais, perder peso e ganhar saúde], Ornish classifica os alimentos em cinco grupos, listando os mais saudáveis no Grupo 1 e os menos saudáveis no Grupo 5, onde encontraremos "os suspeitos de sempre: as carnes processadas, os doces e assim por diante". Contudo, ele não está dizendo "Coma isso" ou "Não coma aquilo". Ele está, simplesmente, desmistificando a ciência para que você possa fazer escolhas criteriosas, considerando a sua saúde, os seus gostos e a sua vontade de mudar.

"Se você estiver apenas tentando se manter saudável, perder alguns quilos, diminuir um pouco o colesterol, a pressão arterial ou o açúcar no sangue, não é uma questão de tudo ou nada", afirma o Dr. Ornish. "O mais importante é a sua maneira *geral* de se alimentar. Então, se você se permitir fazer uma extravagância determinado dia, isso não significa que você é 'bom' ou 'mau'. Significa, apenas, comer de forma mais saudável no dia *seguinte*."

Em contrapartida, salienta o Dr. Ornish, "se estiver tentando reverter alguma doença com risco de morte, será muito mais difícil", e você precisará "fazer mudanças ainda mais consistentes".

Digamos que você esteja correndo risco por conta de uma doença cardíaca — uma enfermidade evitável, mas que é a principal causa de morte no mundo. Talvez esteja acima do peso, ou seja sedentário, ou tenha outros fatores de risco comuns, como pressão alta, açúcar elevado no sangue e níveis elevados de colesterol LDL e triglicerídeos. Se reduzir a ingestão de carboidratos refinados e gorduras saturadas (digamos, diminuindo o consumo de carne vermelha, leite integral, queijo e produtos de panificação), provavelmente verá melhorias significativas em todas essas frentes.

Se aumentar a ingestão de grãos integrais, vegetais e frutas, estará reduzindo ainda mais o risco de doenças cardíacas, simples assim. Adicione algum exercício físico moderado e o panorama ficará ainda melhor. Um estudo descobriu que **uma simples caminhada de 30 minutos por dia, cinco dias por semana, pode reduzir o risco de morte prematura em *20%*, em comparação com pessoas que permanecem sedentárias.**[6] **Outro estudo descobriu que mulheres que caminhavam a passos rápidos de 60 a 90 minutos por semana *reduziam pela metade* o risco de morrer de infarto e de AVC.**[7]

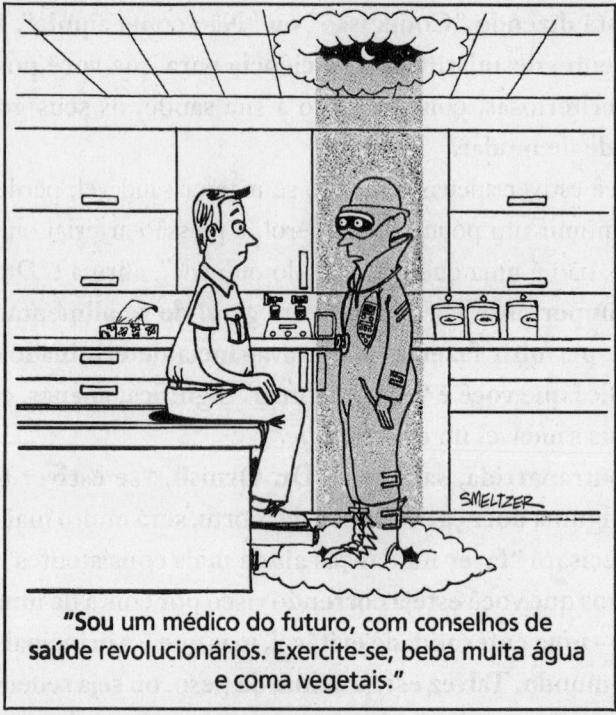

"Sou um médico do futuro, com conselhos de saúde revolucionários. Exercite-se, beba muita água e coma vegetais."

Pode-se esperar um padrão semelhante se a sua meta for prevenir ou reverter a progressão de algumas doenças crônicas. **Em um estudo, 926 homens com câncer de próstata foram acompanhados por cerca de 14 anos após o diagnóstico, a fim de avaliar o impacto da dieta sobre a mortalidade.**[8] Descobriu-se que as pessoas que seguiram uma dieta ocidental repleta de carnes vermelhas e processadas, laticínios com alto teor de gordura, grãos refinados e sobremesas açucaradas apresentaram um risco *250%* maior de morrer de câncer de próstata e um risco 67% maior de morrer por qualquer outra causa. Eu gostaria que você fizesse uma breve pausa e deixasse esses números aterradores se alojarem no seu belo cérebro. Como você já devia saber, o açúcar é um assassino silencioso.

Em contrapartida, os homens que seguiram uma **dieta "prudente" repleta de vegetais, frutas, legumes, grãos integrais, produtos derivados da soja, peixe e molhos à base de óleo e vinagre apresentaram** um risco *36% menor de morte por qualquer outra causa*. Em uma demonstração clássica de eufemismo científico, **o estudo concluiu que "modificações na dieta" podem "influenciar a sobrevivência".** Não sei você, mas eu apostaria a minha vida nisso.

DIGA ADEUS À "DIETA DO INFARTO"

"As intervenções em nível alimentar podem não apenas adiar as doenças, como também eliminar uma grande parte das doenças crônicas em camundongos, macacos e até humanos, prolongando a longevidade."

— DR. VALTER LONGO, diretor do Longevity Institute,
na Universidade do Sul da Califórnia

O Dr. Valter Longo, ph.D., nasceu e cresceu na Itália. Longo não tinha nenhuma intenção de se tornar um guru da longevidade. Ele começou querendo ser um astro do rock. Aos 16 anos, mudou-se para a casa de uma tia, em Chicago, levando o violão debaixo do braço, pois planejava estudar música. Ele logo descobriu que muitos habitantes de sua nova cidade natal haviam adotado alguns hábitos nada saudáveis! **Era perfeitamente normal começar o dia com um café da manhã composto por bacon, salsichas e ovos — e não era incomum comer carne em** *todas* **as refeições. Longo também foi apresentado à pizza no estilo de Chicago, abarrotada com uma quantidade de queijo que poderia afundar um navio de guerra. Ele observava as pessoas engolindo tudo aquilo com grandes quantidades de refrigerantes açucarados e, em seguida, arrematando com sobremesas gigantescas.** Alguns parentes dele de Chicago tinham doenças cardiovasculares, e, tempo depois, ele descreveria essa maneira de se alimentar como a **"dieta do infarto"**.

Longo mudou-se para o Texas com a finalidade de cursar uma faculdade e lá acabou abandonando as aulas de violão para se tornar aluno de bioquímica. Naqueles anos de estudo, ele adquiriu o hábito de se abastecer com um suprimento constante de hambúrgueres, batatas fritas e as delícias de queijo do Tex-Mex. **Aos 20 e tantos anos, o colesterol e a pressão arterial de Longo estavam tão ruins que os médicos recomendaram** que ele tomasse estatinas e medicamentos para hipertensão. Em vez de fazer isso, ele ajustou a saúde alterando a maneira como se alimentava.

De que forma? Basicamente, ele voltou ao estilo de alimentação com o qual crescera na Ligúria e na Calábria, duas regiões da Itália onde a culinária é notoriamente saudável. **Era uma dieta centrada em carboidratos complexos como vegetais, feijão, nozes e frutas, juntamente com porções** *moderadas* **de massa, bastante azeite e alguns peixes. Quando criança, diz Longo, a carne era um "capricho de uma vez por semana". Não é coincidência que essas áreas da Itália tenham abrigado um número incomum de centenários.**

Longo se deixou fascinar com a conexão entre nutrição e "longevidade saudável" — um assunto que ele já vem investigando há mais de três décadas. Hoje, ele é diretor do **Longevity Institute da Universidade do Sul da Califórnia,** em Los Angeles, e um dos principais especialistas nos mecanismos biológicos do envelhecimento. **Ele descreve a nutrição como "o fator mais importante que podemos controlar para influenciar quanto tempo vivemos, se vamos ser diagnosticados com determinadas doenças importantes e se seremos ativos e fortes ou sedentários e frágeis na velhice".**

Longo conheceu uma infinidade de centenários, entrevistando pessoas como Emma Morano, uma italiana que viveu até os 117 anos. Ele realizou estudos em "núcleos de longevidade" em todos os lugares, da Sardenha ao Equador, com o intuito de descobrir o que aquelas pessoas teriam em comum. No laboratório, ele também investigou a relação entre nutrição e os principais genes e vias que aceleram o envelhecimento. **A missão dele? Revelar como as intervenções alimentares são capazes de minimizar doenças, reparar o nosso corpo e nos manter jovens por décadas. "O meu interesse é fazer as pessoas viverem até os 110 anos e ajudá-las a chegar lá com boa saúde", afirma ele.**

Em um de seus estudos, Longo e seus colaboradores examinaram os efeitos do consumo de proteína sobre a mortalidade de 6.381 pessoas com mais de 50 anos.[9] Durante um período de acompanhamento de 18 anos, ele descobriu que **pessoas de 50 a 65 anos que ingeriam altos níveis de proteína eram mais de *quatro vezes* mais propensas a morrer de câncer do que as pessoas que ingeriam baixos níveis de proteína. O grupo que ingeria altos níveis de proteína também apresentou um *aumento de 74%* no risco de morrer por qualquer outra causa.**

Mas o que realmente importava era se a proteína ingerida seria de origem *vegetal* (por exemplo, feijão, ervilha, nozes, sementes e grãos integrais) ou *animal* (por exemplo, carne, ovos, leite e queijo). **O estudo descobriu que, para pessoas de 50 a 65 anos, as proteínas vegetais eram saudáveis, enquanto "altos níveis de proteínas animais promoviam a mortalidade".**

A pesquisa do Dr. Longo o levou a desenvolver o que ele descreve como **"o estilo de vida e a dieta da longevidade"**. Ela consiste *quase inteiramente em alimentos de origem vegetal*, tornando-a semelhante ao estilo de alimentação de Ornish. **Contudo, Longo também recomenda comer peixe no máximo duas ou três vezes por semana, tomando cuidado para evitar tipos que contenham níveis notoriamente altos de mercúrio, como atum e peixe-espada.**

O Dr. Longo dá preferência aos peixes ricos em ácidos graxos ômega-3, como salmão e cavala do Atlântico. **E quanto às carnes, como carne bovina, cordeiro e frango? Ele as evita.** Devemos seguir o exemplo dele? Não é necessário. Lembre-se: essas são as escolhas *dele*. Entretanto, não acredite no mito de que você *precisa* comer carne porque seria difícil obter proteína suficiente ao seguir uma dieta baseada em vegetais. A realidade é que muitas das pessoas mais saudáveis e enérgicas do mundo seguem, em grande parte (ou mesmo exclusivamente), uma dieta dominada por alimentos de origem vegetal.

Considere o caso do meu amigo Tom Brady, o melhor *quarterback* que já existiu na história da NFL. A alimentação dele é baseada, principalmente, em frutas e vegetais. Na hora do lanche, ele come nozes e sementes. E ingere porções *moderadas* de proteína magra de peixe ou frango. Tom resume seu princípio alimentar em duas palavras: "Principalmente vegetais."

O Dr. Longo acrescenta que existem semelhanças impressionantes nas dietas dos vários centenários que conheceu: eles não comem grandes quantidades de gorduras saturadas da carne ou do queijo. Eles também não ingerem montes de açúcar. Ao contrário, tendem a consumir muitos carboidratos complexos, juntamente com muitas gorduras saudáveis de fontes nutritivas. Outra característica que eles têm em comum é o fato de não serem muito autoindulgentes. **"Talvez comessem um pouco de carne uma ou duas vezes por semana"**, diz o Dr. Longo. "De modo geral, não podiam comer demais porque não tinham dinheiro para comer demais."

Espero que, a essa altura, você já esteja notando padrões que lhe fornecerão algumas das diretrizes mais fundamentais. Lembre-se: não precisa ser complicado. O célebre crítico gastronômico Michael Pollan conseguiu resumir em poucas palavras o conselho dado para que os seres humanos alcançassem uma alimentação "saudável": **"Alimente-se de comida. Não muita. Principalmente vegetais."**

O PODER REJUVENESCEDOR DO JEJUM

"O jejum é o maior dos remédios — é o médico interior."
— PARACELSO, médico do século XVI

Na opinião do Dr. Longo, seguir uma dieta nutritiva e rica em vegetais é apenas metade da história. **A outra metade pode parecer mais radical, mas é extraordinariamente eficaz. Envolve a potencialização dos poderes de cura e de proteção por deixar o corpo descansar do consumo, da decomposição e da digestão constantes dos alimentos. Em outras palavras, praticar o que é conhecido como "jejum intermitente".**

Quando Longo recomenda que as pessoas adotem o hábito de jejuar, elas geralmente reagem com o mesmo entusiasmo que responderiam se ele tivesse sugerido dormir em uma cama de pregos. "Para elas, é uma ideia insana", afirma ele. "Muitas pessoas ainda estão concentradas em comer o tempo todo, e se não fizerem uma ou duas refeições acham que vão morrer!"

> **Alimentação com restrição de tempo: jante cedo (o ideal é terminar a sua refeição três horas antes de ir dormir) e depois não coma mais nada, pelo menos, nas 12 horas seguintes.**

Atualmente, em quase todas as partes do mundo, é norma comer ao longo do dia, em geral fazendo pelo menos três grandes refeições, além dos lanches. **Nos Estados Unidos, afirma Longo, "as pessoas tendem a comer por um período de cerca de 15 horas, sem nunca fazer uma pausa prolongada. Contudo, quando pensamos na evolução humana, percebemos que jamais fomos feitos para viver assim — tendo acesso instantâneo a carne dessa forma superabundante e contínua".**

Por ter começado a carreira estudando organismos como fungos e bactérias, Longo observa: "A maioria dos organismos sobre a face da Terra passa fome o tempo todo. Então, quando têm sorte, uma vez ou outra conseguem um pouco de comida — e, logo depois, voltam a passar fome. Então, obviamente, somos a primeira espécie que se livrou disso."

Na década de 1980, ele observou em experimentos de laboratório que, quando os fungos e as bactérias passam fome, "eles vivem mais". Essa revelação o motivou a pesquisar se o jejum também poderia aumentar a expectativa de vida dos seres humanos. **Desde então, ele e muitos outros cientistas conduziram uma série de estudos em animais e em seres humanos, sugerindo que o jejum pode ser uma arma poderosa contra doenças como obesidade, diabetes, hipertensão, câncer, asma, artrite, esclerose múltipla, doenças cardiovasculares, doença de Parkinson e doença de Alzheimer.**

Segundo o Dr. Longo, parte do desafio é encontrar formas práticas de jejuar que não apenas promovam a saúde e a longevidade, mas que também sejam administráveis, "para que as pessoas possam de fato *jejuar*". Uma abordagem popular que ele recomenda é uma estratégia chamada "alimentação com restrição de tempo".

É simples e funciona assim: **ele sugere que se jante cedo (o ideal é terminar a sua refeição três horas antes de ir dormir) e depois *não se*** *coma absolutamente mais nada*, pelo menos nas 12 horas seguintes. É fácil, pois dessas 12 horas de jejum, a maioria das pessoas dorme entre seis e oito horas!

Existem muitos outros tipos de jejum intermitente. Os fãs do padrão 5:2, por exemplo, cortam cerca de 75% das calorias em dois dias não consecutivos por semana e comem normalmente nos outros cinco dias. Outra abordagem comum, que muitas pessoas acham fácil e sustentável após uma ou duas semanas de ajuste, é pular o café da manhã e jejuar por 16 horas todos os dias. Peter Diamandis pratica uma versão mais intensa da alimentação com restrição de tempo: ele jejua 19 horas por dia, comendo normalmente em uma janela de cinco horas, entre as 13 e as 18 horas. "O jejum me dá controle e tenho uma enorme clareza mental e energia física durante as manhãs, pois o meu sangue não precisa correr em direção ao meu trato gastrointestinal para digerir um farto café da manhã ou um almoço."

O Dr. Ornish concorda que jejuar por 12 horas ou mais por dia é "uma ótima ideia". O Dr. David Sinclair, especialista em longevidade da Universidade Harvard que destacamos no Capítulo 4, pula, rotineiramente, o café da manhã e o almoço e espera até o jantar para fazer a única refeição do dia.

Como você pode imaginar, muitas pessoas são atraídas pelo jejum intermitente como forma de perder peso. Entretanto, os especialistas em longevidade também são fascinados pelas maneiras como o jejum pode ser usado para retardar o envelhecimento e tratar ou prevenir doenças. A pesquisa do Dr. Longo, por exemplo, sugere que uma combinação de jejum prolongado e quimioterapia pode ser eficaz no combate a vários tipos de câncer, uma vez que as células cancerígenas (que dependem da glicose como fonte de energia) tornam-se mais vulneráveis quando enfraquecidas pela fome.

Não é fácil convencer pessoas que estão lutando contra o câncer a participar de estudos que exijam delas não consumir nada além de água por dias a fio. Por isso, com financiamento do National Cancer Institute, o **Dr. Longo desenvolveu uma "dieta que imita o jejum"**, com duração de cinco dias, e que é menos cansativa do que um jejum apenas de água.

No primeiro dia, estabelece-se o consumo de 1.100 calorias. Nos quatro dias seguintes, esse índice cai para 800 calorias por dia, principalmente na forma de sopa de legumes. Como dirão os puristas, não se trata *realmente* de um jejum, mas foi projetado para ter os mesmos benefícios sem tantas dificuldades. **Até agora, diz Longo, mais de 200 mil pessoas já experimentaram essa dieta, comercializada por uma empresa chamada L-Nutra como uma maneira rápida de perder gordura e "aumentar a renovação celular".**

Por que se submeter a todo esse sofrimento? **Tendo jejuado com regularidade durante toda a minha vida, posso dizer que, na verdade, não é tão difícil — especialmente depois do primeiro ou do segundo dia. Rapidamente começamos a perceber que grande parte do nosso desejo de comer está ligado a hábitos e é impulsionado por padrões mentais e emocionais.** Livrar-se desses padrões pode ser incrivelmente libertador. E, quando o nosso corpo não está constantemente envolvido no processamento dos alimentos, ele tem a chance de se revitalizar, para que possamos redescobrir a energia natural que já está presente dentro de nós.

O Dr. Longo explica que jejuns prolongados podem ter um efeito restaurador para a saúde. Por quê? Para simplificar a explicação: as reservas de energia se esgotam após dois ou três dias de jejum, e o corpo passa por uma mudança metabólica, de um modo de queima de açúcar para um estado cetogênico, quando os ácidos graxos e as cetonas são usados como combustível. Diante do estresse do jejum, "as células encolhem", acrescenta Longo, e entram em um estado "protegido". Quando voltamos a comer normalmente, "elas têm a oportunidade de se reconstruir". **O Dr. Longo explica que esse ciclo de "inanição e realimentação" desencadeia um "processo regenerativo e de autocura" que pode reduzir a "idade biológica" de células e órgãos. Isso não é incrível?**

Em um ensaio clínico que envolveu 100 pessoas, a equipe de Longo testou os efeitos de sua dieta que imita o jejum cinco dias por mês, durante três meses.[10] **Os participantes com fatores de risco para diabetes, câncer e doenças cardiovasculares exibiram uma série de resultados impressionantes: os índices de massa corporal melhoraram, os níveis de glicose baixaram, a média da pressão arterial**

diminuiu, os níveis de colesterol e triglicerídeos caíram e os níveis de fator de crescimento semelhante à insulina-1 (que está associado a envelhecimento, câncer e diabetes) despencaram. "Na maioria dos casos", diz o Dr. Longo, os participantes que começaram o ensaio como pré-diabéticos "voltaram ao normal". Vale a pena notar que o Dr. Longo segue a dieta que imita o jejum duas vezes por ano, acreditando que jejuns prolongados são benéficos até mesmo para pessoas que gozam de boa saúde.

> **Esses três movimentos simples — a alimentação saudável, a prática regular de exercícios físicos e o jejum intermitente — fazem maravilhas!**

Se você tirar o máximo proveito dos conceitos discutidos até agora, o impacto pode ser transformador. **Esses três movimentos simples —** *a alimentação saudável, a prática regular de exercícios físicos e o jejum intermitente —* **fazem maravilhas!** O melhor de tudo é que eles funcionam muito bem juntos. **Apesar disso, não existe uma maneira "certa" de fazer. Portanto, deve-se encontrar um equilíbrio que pareça prático e sustentável para você, com base no seu estilo de vida e nas suas preferências. Lembre-se: essas são diretrizes testadas pelo tempo, não são regras.**

O PODER DA ÁGUA E DO OXIGÊNIO

"Todos sabem que a água é 'boa' para o corpo. Mas parecem não saber quanto é essencial para o bem-estar. Não sabem o que acontece com o corpo se ele não receber a quantidade de água de que necessita diariamente."

— DR. F. BATMANGHELIDJ, autor de *Your Body's Many Cries for Water*

Existem outros dois ingredientes-chave que desejo mencionar brevemente, pois são fundamentais para a saúde. O primeiro é o nutriente mais essencial de todos: a *água*. **Não se pode pensar em uma dieta apenas em** termos de alimentos, porque nenhum de nós pode viver sem água. Ela desempenha papel crucial em muitas funções do corpo, seja transportando proteínas e carboidratos pela corrente sanguínea, lubrificando as articulações, eliminando resíduos pela urina, regulando a temperatura do corpo quando suamos, seja servindo como um amortecedor para o cérebro.

Nas mulheres adultas, cerca de 50% do corpo são compostos por água. Nos homens adultos, cerca de 60%. Portanto, não será surpresa se o seu corpo começar a funcionar mal e os seus níveis de energia decaírem quando você estiver desidratado. Os cientistas mostraram que até mesmo uma desidratação leve pode causar um comprometimento significativo da concentração, da memória, do estado de alerta e da resistência física.[11] Na verdade, quando a sua mente está meio confusa ou você se sente exausto, muitas vezes é porque está desidratado. É por isso que, nos meus eventos, sempre lembro às pessoas que devem beber água.

Ironicamente, muitas suprimem a necessidade de água bebendo refrigerantes e café — que, na realidade, as desidratam! A água é o único nutriente líquido de que precisamos. Quanto deveríamos beber? Uma orientação simples consiste em multiplicar o seu peso (em quilos) por 30ml/kg a 40ml/kg e beber essa quantidade de água (em litros) todos os dias. Se você pesa 80 quilos, teria de beber 2,8 litros de água por dia, no mínimo. Um artigo sobre a importância da "hidratação para a saúde" recomenda que **"adultos saudáveis em um clima temperado, realizando, quando muito, atividade física de leve a moderada" deveriam beber de 2,5 a 3,5 litros de água por dia.**[12]

Eis o que eu faço. Eu peso 128kg, o que significa que eu deveria beber 3,8 litros de água por dia. Então, todas as manhãs, encho oito garrafas de vidro com 480ml cada, para chegar à minha cota total diária de água, e as numero para ter certeza de que não me perdi. Costumo adicionar um pouco de limão fresco, como uma maneira fácil e saborosa de melhorar a digestão e controlar o apetite, além de proteger o corpo dos danos celulares causados pela oxidação. Adiciono, também, a uma dessas garrafas uma pitada de sal marinho celta, que ajuda o corpo a absorver e a reter a água, otimizando a

hidratação. Simples, não é? No entanto, a decisão irrisória de beber bastante água pode ter um enorme impacto no que diz respeito à nossa saúde.

Há outra escolha básica de estilo de vida que pretendo compartilhar aqui, porque ela produziu mudanças profundamente positivas na minha vida: o poder da respiração. Também não podemos viver sem oxigênio. Além do mais, a nossa respiração afeta a *qualidade* da nossa vida. Então, não se pode pensar em saúde sem pensar em respiração.

Como os iogues vêm ensinando há milhares de anos, a maneira como respiramos produz diferentes estados emocionais e físicos. Tenho certeza de que você já experimentou momentos em que a sua respiração ficou limitada. Por exemplo, já notou que a sua respiração fica muito superficial ou quase retida quando está se sentindo estressado? Em casos mais extremos, quando as pessoas estão tendo um ataque de pânico, elas não conseguem recuperar o fôlego e entram em um padrão respiratório específico que as faz hiperventilar. **É possível, até, que se tornem dependentes da própria ansiedade, pois o corpo libera dopamina para lidar com esses desafios.**[13] A maneira como respiramos também pode desencadear problemas dolorosos no trato gastrointestinal.

Felizmente, podemos melhorar a nossa respiração nos tornando mais conscientes dela. Muitos anos atrás, comecei a experimentar diferentes padrões respiratórios, entre eles alguns que aprendi em um livro que recomendo muitíssimo: *Breathwalk* [Caminhada respiratória], dos doutores Gurucharan Singh Khalsa e Yogi Bhajan, ambos ph.D. **Eles explicam como sincronizar ritmicamente a respiração e os passos durante o caminhar, para que você possa mudar o seu estado de humor e a sua energia.** Por exemplo, um dos padrões respiratórios envolve inspirar por quatro segundos, prender a respiração por quatro segundos, expirar por quatro segundos e aguardar quatro segundos antes de inalar novamente — **um padrão 4/4 "segmentado" que você pode repetir por vários minutos enquanto caminha, para aumentar a energia e a clareza mental.** Na verdade, um padrão de respiração muito semelhante também é ensinado à **força de operações especiais da Marinha**, para acalmar a mente e as emoções e aumentar o foco.[14] Normalmente, eles são instruídos a fazer quatro inspirações pelo nariz e quatro expirações pela boca para acalmar o sistema nervoso em situações estressantes. Outro padrão envolve inspirar por oito segundos e expirar por oito segundos durante a caminhada, repetindo isso por vários minutos — um padrão 8/8 tem potencial de reduzir o estresse e promover a serenidade.

Décadas atrás, um angiologista me ensinou outro padrão respiratório básico, que usa uma proporção de 1:4:2. Eu utilizo essa estratégia para treinar o corpo a se oxigenar por completo, prendendo a respiração por mais tempo e expirando no dobro do tempo usado para inalar, a fim de eliminar toxinas e estimular o sistema linfático. É inestimável para aumentar a minha energia, o meu estado de espírito e a minha sensação de bem-estar. **No meu caso, inspiro por oito segundos, prendo a respiração por 32 segundos e expiro por 16 segundos. Você poderia fazer 7:28:14, ou tentar o que lhe parecer mais natural.** Uso essa técnica de respiração pelo menos uma vez por dia — frequentemente, três vezes. Começo fazendo uma vez pela manhã, logo ao acordar; repito mais uma vez à tarde, caso esteja me sentindo estressado; e costumo fazê-la uma última vez antes de dormir, para relaxar. Na minha experiência, é uma maneira maravilhosa de oxigenar o corpo, eliminar o dióxido de carbono e as toxinas do organismo, reduzir o estresse e quebrar o padrão mental quando se faz necessária uma restauração. Eu também uso uma respiração mais explosiva quando estou cansado e preciso de energia antes de subir ao palco. Bebo a minha água, faço a minha respiração e estou pronto para entrar em cena!

Como você descobrirá por si mesmo, esses padrões de respiração oferecem uma maneira poderosa e instantaneamente acessível de melhorar o humor, a vitalidade e a saúde. Essas antigas técnicas são um lembrete de uma verdade simples e que qualquer um de nós pode escolher aprimorar neste momento: oxigênio é vida.

O PODER DO MICROBIOMA E DA DIETA

"A ideia de que há uma pessoa média não existe, somos todos genética e biologicamente únicos."
— DR. JEFFREY BLAND, pai da "medicina funcional"
e autor de *Biochemical Individuality*

Até agora, apresentamos uma série de mudanças básicas no estilo de vida que, de modo geral, são escolhas e trarão benefícios para qualquer pessoa. Racionalmente, a maioria de nós já sabe que essas regras fazem sentido. Se você fica sentado no sofá todos os dias e quase nunca se movimenta, sabe que o seu corpo irá parar de funcionar como uma máquina bem lubrificada. Se costuma optar por frango frito e sorvetes com calda quente em vez de vegetais e frutas, sabe que está aumentando os riscos de um fim infeliz. Se você bebe refrigerantes açucarados e sucos adoçados em vez de água com muita frequência, sabe que está mais vulnerável a ameaças como obesidade e diabetes. Diretrizes gerais como essas são bastante óbvias, mesmo que nem sempre as cumpramos.

Além da análise bioquímica do sangue e da obtenção de imagens corporais que apresentamos no Capítulo 3, é importante fazer outra avaliação essencial da sua biologia: a medição do microbioma e dos genes (DNA). Como diz o velho ditado, "só o que é medido pode ser gerenciado". É importante observar, porém, que essa tecnologia ainda está evoluindo e ainda não é precisa.

Uma empresa na vanguarda dessa revolução é a **Viome**, que estuda os efeitos de diferentes alimentos no aparelho gastrointestinal. Você sabia que existem cerca de 40 trilhões de organismos vivendo no seu trato digestivo?

Esse ecossistema oculto de bactérias, vírus e outros micróbios desempenha um papel vital na manutenção da saúde. Os cientistas demonstraram que, dentro do sistema gastrointestinal, eles exercem uma complexa influência no metabolismo, na eficiência digestiva, na função cerebral, no sistema imunológico, na suscetibilidade a doenças e até no humor. Quando o microbioma (o termo técnico para essa comunidade de micróbios) está desequilibrado, o corpo não consegue absorver os nutrientes da forma mais adequada, o que pode causar inflamações — uma causa subjacente de muitas doenças crônicas.

Depois de coletar uma amostra de fezes dos clientes, a Viome (na qual Peter e eu investimos por meio da empresa dele de capital de risco, a BOLD Capital Partners) usa sua tecnologia de sequenciamento genético para identificar trilhões de micróbios no trato gastrointestinal e analisar suas atividades, incluídas as interações bioquímicas com os alimentos ingeridos (outra empresa excelente que faz análise de biomas é a GI Map). "Dez anos atrás, nem sequer existia um supercomputador capaz de analisar esse enorme conjunto de dados", diz o diretor executivo da empresa, **Naveen Jain. Usando inteligência artificial avançada, esses dados são processados para oferecer orientações individualizadas sobre quais alimentos e suplementos podem afetar positiva ou negativamente o microbioma dos clientes.**

O site da Viome lista "alimentos comuns" que seria melhor que todos evitássemos, entre eles açúcar, carne processada, queijo processado, farinha branca, batata frita e xarope de milho. Mas as recomendações personalizadas que a empresa fornece são muito mais sutis. Recentemente, um amigo meu, por exemplo, foi instruído a evitar tomates e pepinos por causa de dois vírus específicos que foram detectados no microbioma dele.

O que mais me entusiasma são os casos em que pessoas com doenças debilitantes ou mortais constatam melhorias significativas simplesmente ao modificar o que comem. Essa é uma das maneiras de tratar os desequilíbrios no microbioma gastrointestinal, como obesidade, diabetes, síndrome do intestino irritável e doença de Crohn.

Um bom exemplo de como a mudança na dieta pode transformar radicalmente a saúde envolve o próprio fundador e diretor científico da Viome, Momchilo "Momo" Vuyisich. Ele desenvolveu a tecnologia básica da empresa enquanto liderava a equipe de genômica aplicada no Laboratório Nacional de Los Alamos, famoso por ter desenvolvido armas atômicas durante a Segunda Guerra Mundial. Vuyisich estava empenhado em uma missão pessoal — "compreender a origem das doenças crônicas", porque ele próprio sofria de artrite reumatoide. Por volta dos 30 anos de idade, a doença estava num ponto que os médicos lhe recomendaram um medicamento que custaria US$ 30 mil por ano, mas avisaram que, *ainda assim*, ele terminaria os dias em uma cadeira de rodas. A resposta dele foi: "Achei aquilo inaceitável."

Por sorte, ele por um acaso encontrou uma "intervenção nutricional simples" que lhe transformaria a vida. **Depois de estudar a pesquisa de**

Ajit Varki, um renomado professor da Universidade da Califórnia, em San Diego, Vuyisich percebeu que o sistema imunológico dele estava desencadeando uma reação inflamatória desastrosa a um açúcar específico que ele consumia regularmente em carnes e laticínios. Então, em 2015, ele parou de comer "qualquer produto oriundo de mamíferos". O resultado? "Os meus sintomas desapareceram. As minhas articulações se curaram. E eu, literalmente, não tenho mais nenhuma doença residual." Vuyisich é o exemplo perfeito de como podemos nos beneficiar com a compreensão do funcionamento preciso da nossa fisiologia única.

O PODER DE COMBINAR A DIETA COM O DNA

Outra ferramenta útil para determinar como o corpo utiliza carboidratos e gorduras é um teste genético como o da DNAFit. Minha esposa e eu já fizemos. Em um estudo de dois anos comparando os efeitos de uma dieta geneticamente personalizada com os de uma dieta cetogênica, descobriu-se que, após as 12 primeiras semanas, a perda de peso era praticamente idêntica. **Contudo, depois de dois anos, os participantes do grupo cetogênico começaram a recuperar o peso anterior, mesmo lutando para se manterem fiéis à dieta.** <u>Aqueles que se alimentaram de acordo com o respectivo genótipo não apenas perderam significativamente mais peso, como também reduziram o colesterol total, aumentaram o colesterol HDL benéfico e melhoraram os níveis de glicose no sangue em jejum.</u>[15] Parece que os seres humanos com origens ancestrais diferentes utilizam carboidratos e gorduras de maneira diferente.

Por que isso acontece? As viagens internacionais são uma novidade recente. Foi apenas no último século que os seres humanos começaram a viajar em massa. **Antes disso, os casamentos aconteciam dentro da própria cultura, entre as mesmas populações, de modo que a base genética era semelhante.** Consideremos os inuítes, que residem no rigoroso clima ártico. Durante séculos, eles consumiram uma dieta composta, principalmente, de gordura e proteína de peixes gordurosos de água fria, focas e caribus, com muito pouco em termos de vegetais, sem quaisquer produtos agrícolas ou lácteos e com baixíssimo teor de carboidratos. Comparemos isso com a dieta tradicional das ilhas caribenhas, que é o oposto polar dos inuítes — rica em carboidratos vegetais, derivados de frutas e raízes e alimentos de origem marinha com baixo teor de gordura. **E o que acontecerá quando esses dois grupos tiverem filhos? E quando os filhos deles tiverem filhos?** Só há uma maneira de saber ao certo — fazer um teste genético, para averiguar quais foram as características herdadas. Esse tipo de teste oferece dados importantes que podem ajudar a eliminar as especulações sobre qual é a fonte de energia geneticamente preferida do organismo — carboidratos, gorduras ou uma combinação de ambos.

A minha esposa, por exemplo, queima carboidratos de forma incrivelmente rápida. O resultado é que ela consegue comer sem ganhar muito peso. Entretanto, se deixar de comer ao longo do dia, ela também pode entrar em estado de hipoglicemia. Os carboidratos queimam com muita rapidez, como se fossem um fluido de isqueiro. Eu, por minha vez, uso a gordura como fonte primária de energia, que queima mais lentamente, como as brasas ardentes em um churrasco. Por isso, às vezes, consigo passar de 11 a 14 horas sem ter uma queda brusca na minha energia.

Embora o microbioma e os testes genéticos ainda estejam nos primórdios, eles podem proporcionar algumas informações úteis para fazermos as melhores escolhas e nos dar pistas para a abordagem personalizada mais adequada a cada um de nós.

Empresas como a Viome, a WHOOP e a Oura estão nos conduzindo para um futuro orientado por dados, que torna possíveis essas intervenções *individualizadas*. Cada vez mais, você e eu seremos capazes de otimizar a maneira como nos alimentamos, jejuamos, nos exercitamos, descansamos e dormimos, porque saberemos, com mais clareza do que nunca, qual impacto esperar quando ajustarmos devidamente os nossos comportamentos. Ainda precisamos compreender as regras *gerais* do jogo. Mas essa é a alvorada de uma nova era de precisão e personalização.

O PODER CURATIVO DO CALOR E DO FRIO

Por último, **gostaria de compartilhar os meus dois principais truques de saúde que tiveram um impacto profundo no meu bem-estar, e que a ciência está demonstrando que podem estimular o sistema imunológico, diminuir a pressão arterial, aliviar inflamações, aumentar a força cardiovascular e reduzir a chance de um AVC ou de um infarto — tudo isso em 20 minutos!**

As saunas não são nenhuma novidade. Banhar-se no calor para fins de purificação, limpeza e cura é uma prática antiga, que remonta a milhares de anos atrás, e é observada em diversas culturas. Agora, porém, pela primeira vez na história, **os cientistas estão conseguindo realmente** *provar* o que muitas culturas ao redor do mundo já suspeitam há muito tempo: o uso regular da sauna pode ter um impacto profundo e poderoso sobre a saúde, o bem-estar e a longevidade.

A **Dra. Rhonda Patrick, ph.D.**, que faz parte do conselho consultivo deste livro, é cientista e educadora em saúde com obras publicadas, fundadora do site Found My Fitness, e tem estudado há anos os benefícios da exposição do corpo a estressores horméticos, como o uso da sauna ou o estresse por calor, bem como a várias formas de exposição ao frio. Ela informa que grande parte dessas pesquisas inovadoras vem sendo realizada, apropriadamente, na Finlândia, onde uma população de 5,5 milhões de habitantes faz uso de cerca de 3 milhões de saunas!

E qual seria a extensão desses benefícios? **Bem, um estudo do qual participaram 2.315 homens finlandeses de meia-idade descobriu que <u>os que frequentavam uma sauna de quatro a sete vezes por semana estavam 50% menos propensos a morrer de doenças cardiovasculares do que os que frequentavam apenas uma vez por semana.</u>**[16] Isso mesmo! **<u>Ao se sentarem por cerca de 20 minutos em uma sauna, esses homens</u>** *<u>reduziam pela metade</u>* <u>**o risco de doenças cardiovasculares — um flagelo que, em todo o mundo, é responsável por quase uma em cada três mortes.**</u>

Caso isso não seja suficiente para chamar a sua atenção, considere o seguinte: **<u>esses usuários frequentes de saunas também tinham</u>**

40% menos probabilidade de morrer de *todas* as outras causas de morte prematura. E há mais — muito mais! Os pesquisadores também descobriram que o uso frequente da sauna reduz radicalmente o risco de distúrbios cognitivos, como demência e doença de Alzheimer. Os banhos de sauna regulares, como costumam ser chamados, também demonstraram aliviar tudo, da artrite às doenças de pele e à depressão. Em outro estudo finlandês, homens e mulheres que frequentaram a sauna de quatro a sete vezes por semana também reduziram o risco de AVC em surpreendentes 61%, em comparação com homens e mulheres que visitaram a sauna apenas uma vez por semana.[17]

Qual é a teoria que está por trás dessa mágica? A Dra. Patrick explica que as saunas geram respostas de estresse térmico dentro do corpo, incluída a ativação de **proteínas de choque térmico**. Essa família de proteínas é produzida pelas nossas células em resposta a condições estressantes, como calor excessivo, e são importantes para muitos processos celulares, incluídos a regulação do ciclo celular, a sinalização celular e o funcionamento do sistema imunológico. Diversos estudos mostraram que as proteínas de choque térmico aumentam em resposta à exposição ao calor, tanto em seres humanos como em animais. **Estudos indicam que, para obter os resultados parecidos com os que descrevi, bastam 20 minutos a 73°C, de quatro a sete dias por semana. Um estudo de 2012 comprovou que as pessoas que permaneceram 30 minutos em uma câmara de calor a 73°C também observaram um aumento de 49% nos níveis de proteínas de choque térmico.**[18]

A Dra. Patrick explica que a exposição curta ao calor extremo pode proporcionar uma ampla gama de benefícios para os mecanismos naturais de cura do corpo. Em um estudo recente publicado na *Experimental Gerontology*,[19] ela apontou que **as saunas demonstraram estimular o sistema imunológico, abaixar a pressão sanguínea, reduzir as inflamações e melhorar a função cardiovascular.** Sentar-se em uma sauna também pode aumentar a frequência cardíaca, mais ou menos da mesma forma que a prática de exercícios físicos de

média intensidade — mas com muito menos esforço! Além disso, há o bônus emocional de tirar um tempo para relaxar, rejuvenescer em paz por conta própria ou na companhia de amigos e familiares.

A boa notícia é que você não precisa ser radical para sentir o poder do calor intenso a fim de melhorar a qualidade de vida. De fato, pesquisadores finlandeses descobriram que **homens que frequentavam saunas apenas de duas a três vezes por semana reduziram o risco de morrer de doenças cardiovasculares em 27%.**

Estatísticas como essas são tão convincentes que há cada vez mais pessoas ao redor do mundo visitando as academias de ginástica apenas para frequentar a sauna quatro vezes por semana — ou instalando uma em suas casas. Algumas delas optam por saunas tradicionais a vapor, enquanto outras preferem saunas infravermelhas, que usam luz para criar calor que aquece o corpo por dentro. As melhores saunas infravermelhas aquecem não apenas a pele, mas também os órgãos. Eu já possuía uma sauna tradicional a vapor, da qual gostava, mas raramente usava. Contudo, depois de ficar conhecendo esses benefícios, **decidi que a frequentaria pelo menos quatro dias na semana, por 20 minutos, a 73 °C.** Para tornar as coisas ainda mais fáceis, decidi comprar uma sauna infravermelha. Não fiz nenhum investimento na empresa, mas a minha preferida é a **Health Mate Sauna** (www.healthmatesauna.com, em inglês). Dito isso, uma vantagem das saunas finlandesas tradicionais em relação às saunas infravermelhas é que elas tendem a ser mais quentes, o que pode explicar o poder de cura que possuem. Uma marca que vale a pena conferir é a **Almost Heaven Saunas** (www.almostheaven.com, em inglês), especializada em fazer saunas a vapor na tradição finlandesa.

Antes de tudo, consulte um médico, pois as saunas não são recomendadas para todos. Uma vez autorizada pelo médico, uma excelente opção é sentar em uma sauna cerca de quatro vezes por semana, procurando fazer pelo menos 20 minutos por sessão, a 73°C. O seu coração e o seu cérebro logo começarão a apreciar essa infusão regular de calor curativo.

Vou ser sincero: no começo, parece difícil. Você pode começar com 10 a 12 minutos e ir aumentando até chegar a 20, mas depois disso é extraordinário. Tenho o hábito de fazer até sete vezes por semana antes de dormir, tarde da noite. O calor purifica e relaxa todo o meu corpo, e acho que o meu sono fica muito mais profundo. Além disso, obtenho todos os benefícios sobre os quais você já leu acima — e, mais ainda, quando adiciono o meu segundo truque: um mergulho gelado diário ou uma sessão de crioterapia.

O PODER DO FRIO: MERGULHO GELADO DIÁRIO E CRIOTERAPIA

Se você já praticou esportes competitivos, deve ter usado, em algum momento, gelo para aliviar a dor nas articulações inflamadas e doloridas. Nos meus dias de juventude como jogador de beisebol, colocava constantemente compressas de gelo no meu braço arremessador. E, após uma partida de futebol um pouco mais intensa, era frequente mergulhar o corpo todo em uma banheira de gelo, por 20 minutos ou mais. Um sofrimento no estilo ártico! Tremendo como um louco, era impossível não pensar: "Será que não existe uma maneira melhor do que essa?"

Bem, hoje em dia já existe! Chama-se crioterapia de corpo inteiro. Na minha experiência, tem sido uma dádiva total. Depois de passar 13 horas me acabando sobre o palco, subindo e descendo degraus de um estádio para manter dezenas de milhares de pessoas atentas, isso causa um grande impacto no corpo. As inflamações podem ser extremas. Para mim, nada proporciona um alívio mais rápido, mais eficiente e mais drástico do que entrar em uma câmara de crioterapia. Depois de apenas dois minutos e meio lá dentro, percebo que quase todas as minhas dores e inflamações desaparecem!

A Dra. Patrick também é fã do frio e revela que os benefícios incluem melhoria da saúde metabólica, melhoria do humor e da cognição, aumento da biogênese mitocondrial no tecido esquelético, alteração da atividade do sistema gastrointestinal e do microbioma, ativação de enzimas antioxidantes e diminuição de inflamações.

E como funciona? Basicamente, basta entrar em uma câmara de crioterapia cheia de gás incrivelmente frio, expondo-se a temperaturas tão baixas quanto 151°C negativos, vestindo pouco mais do que uma roupa íntima e algumas coberturas protetoras para pés, mãos e orelhas. Pode parecer brutal, mas esse choque curto e agudo no sistema pode estimular uma recuperação incrivelmente rápida.

No começo, eu frequentava centros de crioterapia em quase todas as grandes cidades ao redor do mundo, nos quais permanecia por 5 ou 10 minutos, e terminava me sentindo rejuvenescido. Por usar com tanta frequência, acabei comprando um equipamento para me recuperar após os eventos e para ter na minha casa. Como se pode imaginar, muitos dos fãs mais fervorosos dessa tecnologia são atletas profissionais, que utilizam a crioterapia de forma rotineira para tratar distensões, entorses e fraturas, acelerando a recuperação de lesões e de um uso excessivo. Mas o interesse pela crioterapia se expandiu para muito além da comunidade atlética. Atualmente, existem spas, academias e centros de bem-estar sofisticados que oferecem a crioterapia de corpo inteiro. Há um interesse crescente. E quem não tiver acesso à crioterapia de corpo inteiro também pode mergulhar em uma banheira de gelo para ativar o poder do estresse pelo frio. Além da minha unidade de crioterapia, construí em casa tanques frios, que mantenho a uma temperatura próxima dos 10°C. Se a pessoa fizer isso por dois minutos, também sentirá uma transformação. Existem muitas empresas que fabricam unidades independentes capazes de preservar o frio. A Dra. Rhonda, por exemplo, usa pessoalmente a The Plunge (www.thecoldplunge.com, em inglês).

Já está convencido? **Experimente testar o poder do calor ou do frio por um mês e veja por si mesmo. A ciência mostra que você ficará feliz ao fazer isso!**

Agora eu gostaria de lhe fazer uma pergunta: Que escolhas de estilo de vida você fará neste momento para maximizar a sua saúde, a sua energia e a sua vitalidade? Com base no que você aprendeu neste capítulo, por que não assumir o compromisso de fazer duas

ou três pequenas mudanças que impulsionarão a sua vida para o nível seguinte?

- Vai reduzir um pouco o consumo de carne — talvez para uma, duas ou três vezes por semana? Eliminá-la da sua dieta? Ou, pelo menos, certificar-se de que ela venha de uma fonte confiável?
- Vai se comprometer a se exercitar 150 minutos por semana — apenas 20 a 30 minutos por dia, cinco ou seis dias por semana —, sentindo mais energia e disposição no convívio com a família, os amigos, no trabalho, para a missão e o próprio prazer de viver?
- Vai explorar o poder restaurador do jejum intermitente, restringindo a sua janela de alimentação a 8 horas por dia e jejuando nas outras 16 horas? Vai comer 3 horas antes de ir se deitar, dormindo de 6 a 8 horas, para que o seu sistema digestivo descanse? Ou tentará, talvez, a "dieta que imita o jejum", criada pelo Dr. Longo, com imersão total de cinco dias?
- A propósito, se desejar experimentar um programa de transformação de cinco dias, sempre poderá participar, pessoalmente ou em formato digital, do nosso evento "Life Mastery". Ele engloba a transformação da sua mente, das suas emoções e do seu corpo, e você pode fazer essas mudanças físicas em conjunto com outras pessoas. No site www.tonyrobbins.com, em inglês, você vai encontrar mais informações.
- Vai se comprometer a beber todos os dias o equivalente a um trigésimo do seu peso corporal em litros, para permanecer hidratado e sentir a energia e a clareza mental que esse estado propicia?
- Vai adotar um padrão respiratório específico três vezes ao dia? Uma proporção de 1:4:2 ou 4:4:4 para revitalizar mente, corpo e alma? Nesse caso, criar um alarme em seu celular seria ótimo para seguir a rotina e transformá-la em um hábito.
- Vai considerar usar o poder do calor e do frio, frequentando uma sauna quatro vezes ou mais por semana, para reduzir pela metade os riscos de desenvolver uma doença cardíaca? Ou adotando a crioterapia ou o mergulho gelado, para reduzir as inflamações?

SUA LISTA DE CONFERÊNCIA SEMANAL PARA A VIDA ATIVA SAUDÁVEL, O CONDICIONAMENTO FÍSICO E A LONGEVIDADE

1. **Hidrate-se.** Beba todos os dias um trigésimo do seu peso corporal em litros de água. Adicione um pouco de suco de limão e uma pitada de sal marinho celta para otimizar a sua hidratação e o seu equilíbrio eletrolítico.
2. **Coma alimentos o mais naturais possível.** Evite carboidratos processados e carnes processadas de baixa qualidade.
3. **Diminua o risco de doenças.** Consuma pelo menos uma porção de vegetais crucíferos por dia, incluindo brotos de brócolis, couve-flor, brócolis, couve-de-bruxelas ou couve.
4. **Comprometa-se com uma janela de alimentação bem definida.** Faça as refeições em um intervalo de 8 a 12 horas e jejue de 12 a 16 horas por dia.
5. **Mantenha a consistência do sono.** Vá dormir e acorde todos os dias mais ou menos nos mesmos horários.
6. **Fortaleça-se.** Faça três sessões de treino de resistência por semana.
7. **Reforce o coração, os pulmões e ganhe resistência** com três sessões de exercícios cardiovasculares de 20 a 30 minutos cada.
8. **Considere recorrer ao poder do calor e do frio,** por meio de estressores positivos para abaixar a pressão arterial, reduzir as inflamações, diminuir o risco de doença de Alzheimer e reduzir o risco de doença cardiovascular em até 50%.
9. **Exercite o seu cérebro com sessões diárias de respiração e meditação** de 5 a 20 minutos por dia.

Tome nota agora do que você escolher, seja lá o que for. Assuma o compromisso de manter por um longo prazo essas mudanças de estilo de vida simples, mas poderosas, e sinta a energia proporcionada por tais mudanças. Como mostra a ciência, é extraordinário o efeito que elas têm sobre a nossa energia, saúde e longevidade.

Agora, vamos nos voltar para outro componente essencial de um estilo de vida saudável — algo que a maioria de nós negligencia de maneiras prejudiciais. Para ser sincero, é um assunto no qual eu nunca tinha prestado atenção até recentemente: o sono. Como você está prestes a descobrir com o especialista mais prestigiado do mundo, **o sono afeta a sua saúde, a sua vitalidade, o seu sistema imunológico e até a sua sexualidade. O que você vai ler irá chocá-lo. Mas também lhe mostrará uma das maneiras mais simples de transformar a sua vida. Vamos despertar para o poder do sono.**

CAPÍTULO 13

O PODER DO SONO: O TERCEIRO PILAR DA SAÚDE

Fundamental para a sua energia, felicidade, sexualidade e resistência a doenças potencialmente fatais, como diabetes e doenças cardíacas

"Dormir me ajudou a chegar aonde estou hoje como atleta, e dependo disso todos os dias."

— TOM BRADY, o único *quarterback* da NFL a vencer um Super Bowl em três décadas diferentes

Não sei você, mas a minha esposa adora dormir. Para ela, 8 horas por noite seria o mínimo ideal, se não estivéssemos tão ocupados na maior parte do tempo. Quase todos os dias, ela acorda com uma aparência revigorada e revitalizada, os olhos brilhantes e resplandecendo de saúde. E quanto a mim? Antigamente, eu costumava dormir de 5 a 5 horas e meia todas as noites. E, admito, há momentos em que a minha agenda fica tão intensa que posso passar de dois a cinco dias dormindo não mais que 4 horas e meia por noite.

Eu não recomendo isso, e sei que não faz bem. Ao me preparar para escrever este livro, mudei os meus hábitos. Mas, por muito tempo, me orgulhei daquela mentalidade rígida "vou dormir quando estiver morto". Por que desperdiçar um terço da nossa preciosa vida quando o tempo é curto e há tanto o que fazer? Se você for um empreendedor como eu, talvez se sinta assim também. No entanto, gostaria de dizer uma coisa: eu estava errado!

Um dos muitos milagres da ciência moderna é medir, com mais precisão do que nunca, os muitos benefícios do sono nos nossos mecanismos biológicos — e os efeitos devastadores da privação. As implicações para a saúde são tão notáveis que dormir melhor se tornou uma prioridade para mim, Peter Diamandis, Bob Hariri e muitas das pessoas que atuam em alto rendimento que conhecemos.

Para nós e para milhões ao redor do mundo, essa mudança de atitude se deve, em grande parte, ao Dr. **Matthew Walker, ph.D.**, o herói deste capítulo. Ele**, que é amigo de Peter, é o mais persuasivo entusiasta do sono na face da Terra. Mais do que ninguém, desempenhou papel relevante ao chamar a atenção do mundo para a importância dessa intervenção natural em cuidados de saúde, que não custa nada e — ao contrário de muitos medicamentos — não tem efeitos colaterais desagradáveis.**

Quando se trata do sono, não há autoridade maior do que ele. Walker é mais conhecido por ser o autor de um livro de grande sucesso, *Por que nós dormimos: A nova ciência do sono e do sonho,* **que foi traduzido para mais de 40 idiomas.** Ele também é professor de neurociência e psicologia na Universidade da Califórnia, em Berkeley, e diretor-fundador do **Centro de Ciência do Sono Humano.** Ele é pesquisador do sono há mais de duas décadas, publicou mais de cem estudos científicos e atuou como consultor de sono para atletas da NBA, da NFL e da principal liga de futebol da Inglaterra. **Um dos cargos mais incomuns que ele ocupa é o de "cientista do sono no Google", o que mostra que, hoje, algumas das empresas mais dinâmicas do mundo estão reconhecendo que dormir bem é vital não apenas para a saúde, mas também para a produtividade e a criatividade.** E também é um dos consultores deste livro.

De certo modo, os seres humanos sempre souberam que dormir é essencial para a saúde, a felicidade e o bem-estar. Quase quatro séculos atrás, William Shakespeare escreveu em *Macbeth* que o sono é "o principal nutridor no banquete da vida". Hoje, os cientistas acreditam que ele estava certo. **Na verdade, se desejarmos viver uma vida longa e saudável, é bem possível que o sono seja o ingrediente mais importante de todos.**

Pense comigo: se a evolução pudesse ter acabado com o sono, ela já o teria feito. Enquanto dormimos, ficamos mais vulneráveis a ataques, somos incapazes de procriar e não estamos caçando para comer. No entanto, o sono sobreviveu, apesar de todas as pressões evolucionárias para encontrar um uso mais seguro e produtivo para o nosso tempo! Como o Dr. Walker explica em seu livro, "dormir parece ser o mais estúpido dos fenômenos biológicos", o que significa que talvez o sono tenha persistido apenas por proporcionar "imensas vantagens que superam, em muito, todos os inconvenientes e prejuízos óbvios".

Ele afirma que costumava considerar o sono "um terceiro pilar da boa saúde", juntamente com uma boa alimentação e a prática regular de exercícios físicos. "Mas acho que mudei de ideia: hoje, eu sugeriria que o sono é, provavelmente, a base sobre a qual se assentam os *pilares* da dieta e dos exercícios. Ele é a alavanca de Arquimedes. É o elemento superior que, sendo alvo de uma intervenção, provocará mudanças em todos os outros sistemas de saúde. [...] **O sono é a maré que parece levantar todas as embarcações da saúde.**"

Mais adiante neste capítulo, o Dr. Walker compartilhará uma série de dicas práticas sobre como melhorar a quantidade — e a qualidade — do sono. Entretanto, primeiro, é importante entender por que dormir bem *deve* ser uma prioridade para todos nós. Em termos simples: por que dormir é tão importante?

Bem, vamos considerar alguns dados surpreendentes sobre o sono que, imagino, vão chocá-lo tanto quanto a mim.

Duas vezes por ano, muitos de nós participamos do que o Dr. Walker chama de "um experimento global com 1,6 bilhão de participantes em cerca de 70 países". É assim que ele descreve o horário de verão, quando os relógios avançam uma hora. Na noite em que essa mudança ocorre, muitos de nós reclamamos que perdemos **uma hora** de sono. Mas todos sabemos que isso não tem nenhuma importância, certo? Como diz o Dr. Walker: "Que mal poderia fazer perder apenas uma hora de sono?"

Na verdade, faz muito mal! Ao estudar os registros hospitalares diários, **os pesquisadores descobriram "um aumento de 24% nos infartos" no dia seguinte** ao início da vigência do horário de verão nos

Estados Unidos, diz Walker, **e um aumento semelhante nos acidentes de trânsito.** "Quando *ganhamos* **uma hora de sono, há uma redução de 21% nos infartos no dia seguinte.** Para mim, esses dados são muito impressionantes, porque estamos falando de apenas uma hora de oportunidade de sono perdida."

Inacreditável que apenas *uma hora de sono perdida em uma noite* possa causar tanto mal assim, não é? Isso não leva você a se perguntar o que poderia acontecer se um país inteiro se visse cronicamente privado do sono?

Bem... **Em 1942, o adulto norte-americano comum dormia 7,9 horas por noite, e desde então esse número caiu para 6,9 horas.** Isso significa uma redução de quase 13% na quantidade de sono. Para colocar isso em contexto, a OMS e a National Sleep Foundation sugerem que os adultos precisam de uma média de 8 horas de sono por noite. Não é preciso ser um gênio da matemática para reconhecer que estamos diante de um déficit drástico! E se o norte-americano *comum* perde cerca de 60 minutos de sono por noite, então podemos ter certeza de que milhões estão perdendo muito mais, transformando-se em zumbis, como num filme de terror para os cuidados de saúde.

Assim como eu, tenho certeza de que você já vivenciou isso — o enorme contraste entre as noites em que dormimos pessimamente e acordamos com gestos lentos e os olhos embaçados e as noites em que dormimos profundamente e acordamos sem despertador, nos sentindo repousados e animados. A diferença no nível de energia e na disposição para enfrentar o dia não poderia ser mais óbvia.

Walker, que é inglês, enfatiza que a "epidemia de privação do sono", típica dos tempos modernos, não é apenas um fenômeno norte-americano, mas uma questão global que se mostra pior nos países ricos. No Reino Unido, diz ele, 70% da população dorme menos de 8 horas por noite; nos Estados Unidos, 79% das pessoas dormem menos de 8 horas por noite; e no Japão, 90%.

Uma razão para isso é que muitas sociedades economicamente avançadas tendem a considerar o sono algo vergonhoso — então, privar-se dele se torna uma forma "perniciosa" de expressar a ideia de que somos "ocupados e importantes". O Dr. Walker explica: **"O sono tem um pro-**

blema de imagem. Associamos uma ideia de desleixo ou preguiça às pessoas que dormem o suficiente. De certa forma, me surpreende, porque ninguém olha para um bebê dormindo durante o dia e diz: 'Que bebê preguiçoso!' E isso porque sabemos que, nessa fase da vida, o sono é fundamental e inegociavelmente essencial." Na idade adulta, parece que nos esquecemos dessa verdade. Para piorar a situação, muitos de nós enfrentamos extrema pressão para conciliar as longas horas no emprego, as demoradas idas e vindas do trabalho e as responsabilidades domésticas. Não é de admirar que o sono seja sacrificado.

Como você deve saber, nem todos precisamos da mesma quantidade de sono. Você pode acordar feliz após 7 horas de sono e se sentir pronto para enfrentar o mundo, enquanto o seu parceiro ou amigo (sem falar no seu filho adolescente!) pode precisar de 9 horas de sono antes de poder formular alguma frase com coerência. "Existe, definitivamente, um espectro", diz o Dr. Walker. **"Mas quando os adultos começam a dormir menos de 8 horas, o risco de problemas médicos graves aumenta de modo significativo. [...] Quando dormimos menos de 7 horas, o cérebro não consegue mais funcionar de uma maneira cognitiva ideal".** Sinto lhe dizer, mas isso vai piorar ainda mais...

Como Walker explica, quando as pessoas dormem regularmente **menos de 6 horas por noite, elas se tornam mais vulneráveis a uma imensidade de sérios problemas de saúde. Por exemplo:**

- **Sua "capacidade de regular o açúcar no sangue é prejudicada", intensificando o risco de diabetes tipo 2.**
- **As "medidas da função cardiovascular" também são afetadas negativamente, com aumentos preocupantes na hipertensão e na pressão sanguínea.**
- **Em seu livro, Walker acrescenta esta dura advertência: "Dormir rotineiramente menos de seis ou sete horas por noite destrói o sistema imunológico." E, como vimos durante a pandemia de covid-19, não há melhor defesa contra vírus, gripe e muitas outras ameaças à nossa saúde do que preservar um forte sistema imunológico.**

Ainda não está convencido?

A falta de sono também está associada a um maior risco de desenvolver Alzheimer e demência. Contribui, ainda, para problemas psiquiátricos como depressão e ansiedade e reduz significativamente "a capacidade de experimentar o prazer e as emoções positivas".

Por falar nisso, a insônia também afeta a nossa energia sexual. Descobriu-se que os homens que haviam passado uma semana dormindo entre 4 e 5 horas por noite apresentavam níveis de testosterona equivalentes a alguém *dez anos mais velho*. Está bem, senhores: se isso tudo ainda não foi o suficiente para convencê-los... **Quando os machos-alfa se gabam de como dormem pouco, o Dr. Walker gosta de informá-los que "quanto menos sono um indivíduo tem, menor é o tamanho de seus testículos".**

Como seria de esperar, o sono também é de vital importância em termos de saúde e sexualidade feminina, porque as mulheres precisam restaurar o corpo de maneiras diferentes, de acordo com o ciclo menstrual. No entanto, eis um fato interessante, que *não* é muito conhecido: **de acordo com o Dr. Walker, os cientistas descobriram que "para cada hora de sono que uma mulher perde, o desejo sexual é reduzido em cerca de 14%".** Qual a lição disso? Dormir o suficiente pode aumentar muito mais a intimidade sexual do casal.

Resumindo, Walker declara a importância do sono da forma mais direta e simples possível: **"Quanto menos você dormir, menor será a sua expectativa de vida."** Na verdade, são tantas as maneiras pelas quais a nossa saúde é afetada pelo sono que ele o descreve como "a maior apólice de seguro de saúde disponível gratuitamente para a sociedade".

A PRESCRIÇÃO DO DR. WALKER PARA UMA ÓTIMA NOITE DE SONO

"Não parece haver sistema no corpo humano ou processo dentro do cérebro que não sejam beneficiados pelo sono (e prejudicados quando não dormimos o suficiente)."

— DR. MATTHEW WALKER, autor de *Por que nós dormimos*

Agora que capturamos a sua atenção, que medidas práticas você pode tomar para melhorar o seu sono?

1. EM PRIMEIRO LUGAR, VOCÊ PRECISA AVALIAR SE ESTÁ DORMINDO O SUFICIENTE OU NÃO. Como é possível ter uma noção geral de quanto você pode estar se privando do sono? "**Uma maneira simples**", diz o Dr. Walker, "é perguntar a si mesmo: *Se o despertador não tocasse pela manhã, eu continuaria dormindo?* Se a resposta for positiva, então o seu cérebro ainda não acabou de dormir, e você precisa dormir mais".

Outra pergunta simples que vale a pena se fazer é: *Estou tentando dormir até mais tarde no fim de semana do que durante a semana?* Se a resposta for positiva, pode significar que, durante a semana, você não está atendendo às suas necessidades de sono. Também é revelador **perguntar a si mesmo:** *Eu consigo funcionar sem cafeína antes do meio-dia?*

2. SE A SUA PRIVAÇÃO DO SONO LHE PARECER EXCESSIVA, CONSULTE UM MÉDICO. Em certas situações, é importante pedir que o seu médico o encaminhe para uma clínica de sono. **Uma clínica de sono pode ajudá-lo se você estiver preocupado, por exemplo, com a possibilidade de ter um grave distúrbio do sono, como insônia severa ou apneia do sono — uma condição na qual a sua respiração é interrompida repetidamente.** A forma mais comum deste último distúrbio é a apneia obstrutiva do sono, que ocorre quando os músculos da parte posterior da garganta relaxam. Isso estreita ou bloqueia as vias aéreas, dificultando a inalação suficiente de ar. Um dos maiores fatores de risco para a apneia do sono é a obesidade, embora também seja mais comum entre homens, fumantes e pessoas com problemas como pressão alta, insuficiência cardíaca congestiva e doença de Parkinson.

Durante anos a fio, eu costumava acordar tantas vezes por noite que fui a uma clínica de sono. Com efeito, um médico da clínica me informou que eu tinha apneia do sono grave e alertou que esse problema poderia encurtar o meu tempo de vida. Qual era a solução? Ele recomendou que eu usasse, todas as noites, um aparelho compressor de ar silencioso (ou CPAP, na sigla em inglês). Para muitas pessoas, esses dispositivos salvam vidas, mas não fiquei entusiasmado. Era um aparelho barulhento que ficava ao lado da cama e bombeava o ar por um tubo conectado a uma máscara, que eu tinha de usar todas as noites. Parecia que eu estava acoplando um aspirador de pó no rosto quando me deitava. Estava longe de ser um afrodisíaco!

Então, consultei diversos médicos para saber se havia alguma alternativa. No meu caso, indicaram a cirurgia para corrigir o meu desvio de septo nasal. Felizmente, a cirurgia funcionou e consegui voltar a respirar com facilidade, sem precisar usar aquele charmoso aspirador de pó! Quando voltei às apresentações, os meus níveis de energia haviam melhorado tanto que me senti como um Hércules. Foi ótimo para mim, mas um pouco assustador para a minha plateia!

Existe outra opção que também funciona bem com muitas pessoas: um dispositivo de avanço mandibular (ou MAD, na sigla em inglês). Basicamente, trata-se de um protetor bucal que empurra a mandíbula para a frente, mudando a posição da língua durante o sono. Os MADs são pequenos, fáceis de transportar em viagens e podem ser personalizados para proporcionar um encaixe perfeito nos dentes. Eles impedem os roncos e também ajudam a controlar o ranger dos dentes. Peter, que usava um aparelho CPAP difícil de ser transportado em viagens, confia em seu dispositivo de avanço mandibular.

De qualquer forma, se você desconfia que possa ter apneia do sono, não é algo a ser ignorado. Trata-se de uma doença que pode aumentar o risco de doenças cardíacas, síndrome metabólica, diabetes tipo 2, esteatose hepática e depressão, além de diminuir o apetite sexual. Quais são os sintomas da apneia do sono? Eles incluem ronco pesado, episódios em que a respiração para e, ocasionalmente, falta de ar durante o sono.

3. ESTABELEÇA UM HORÁRIO REGULAR PARA DORMIR E ACORDAR. "Fomos projetados para a regularidade", explica o Dr. Walker. "Se alimentarmos o cérebro com isso, que é o que ele deseja e espera, a quantidade e a qualidade do sono vão melhorar. Por isso, devemos tentar ao máximo entrar em sintonia com as expectativas da biologia, porque, quando lutamos contra ela, perdemos — e a maneira como *sabemos* que perdemos é por meio de doenças e enfermidades."

Como podemos definir um horário de sono correto, já que cada um de nós tem seu "ritmo circadiano geneticamente definido"? Walker sugere que você se imagine sozinho em uma ilha deserta e se pergunte: *A que horas eu iria para a cama e a que horas acordaria?*

Um estudo recente sobre o sono que envolveu 2.115 médicos no primeiro ano de residência descobriu que pessoas que tinham horários de sono irregulares também relatavam mais sentimentos de depressão do que pessoas com padrões de sono regulares — outra indicação de que o nosso corpo e a nossa mente prosperam na regularidade.[1] O estudo concluiu que "a variabilidade nos parâmetros do sono impactou substancialmente o humor e a depressão" e que "a consistência do sono" poderia "melhorar a saúde mental".

4. CONCENTRE-SE EM OFERECER A SI MESMO UMA "OPORTUNIDADE DE SONO" SUFICIENTEMENTE LONGA TODAS AS NOITES. A maioria de nós demora algum tempo para adormecer e, muitas vezes, fica acordada em determinados momentos durante a noite. Você deveria levar em consideração esse tempo de sono perdido quando estiver definindo a sua melhor hora de dormir. **O Dr. Walker, que recomenda programar um alarme para "ir para a cama" todas as noites, insiste em oferecer a si mesmo a oportunidade de dormir 8h15, para que possa dormir, no mínimo, 7 horas.** Qual é o horário de sono típico dele? "Eu sou do tipo que dorme das 22 horas às 6h30. **Se você soubesse de todos os perigos para a saúde que eu sei, também não negaria a si mesmo essa chance de dormir. Não quero que doenças cheguem mais cedo na minha vida...** Não quero ter uma vida curta."

5. MELHORE A *QUALIDADE* DO SEU SONO, NÃO APENAS A *QUANTIDADE*. Como? "Você precisa de um ambiente fresco para dormir bem", diz o Dr. Walker. "Estabelecer uma temperatura de 18°C ou 19°C no quarto seria ideal para um adulto." Uma tecnologia útil que

Peter usa religiosamente é um colchão de resfriamento chamado Chili-PAD. Ele o ajusta para 18°C — a mesma temperatura que seleciona para o ar-condicionado do quarto.

O Dr. Walker acrescenta também que não se deve ir para a cama "com muita fome" ou "muito empanturrado" e estar ciente de que o álcool causa um sono "fragmentado". E quanto ao café? Beba o máximo possível. Estou brincando! É inteligente limitar a ingestão, ainda mais à tarde e à noite. O Dr. Walker, que bebe uma xícara de café descafeinado pela manhã, diz: "A cafeína tem um ciclo de vida de 12 horas, o que significa que se você tomar uma xícara de café ao meio-dia, um quarto daquela cafeína ainda estará circulando no seu cérebro à meia-noite. [...] Mesmo que você adormeça e continue dormindo, a cafeína pode diminuir a quantidade de sono profundo entre 15% e 20%. Para retirar essa quantidade de sono profundo de você, seria preciso envelhecê-lo cerca de 12 a 15 anos."

6. **LARGUE O CELULAR.** Uma causa comum de insônia é "a invasão da tecnologia nos nossos quartos", diz o Dr. Walker. Isso leva à "procrastinação do sono. Você está com sono e tem a oportunidade de dormir, mas faz coisas que atrapalham, como assistir a mais alguns vídeos no YouTube ou o próximo episódio na Netflix". Tudo bem, eu confesso! Não sou imune à procrastinação do sono!

Outro problema é que o computador, o tablet e o celular emitem uma luz de LED azul, que "faz o seu cérebro pensar que ainda é dia" e atrasa a liberação de melatonina, um hormônio sinalizador do sono. "Não são apenas os dispositivos eletrônicos", afirma ele. "A iluminação interna também é um problema. Precisamos de escuridão."

Qual é a solução? Walker sugere evitar os eletrônicos à noite e desligar as luzes da casa quando o alarme o avisar de que está na hora de dormir. Isso avisa ao seu cérebro que é noite e ajuda a desencadear a liberação de melatonina. Ele também recomenda a instalação de cortinas com blecaute no quarto. Outra maneira simples de bloquear as luzes da rua ou o nascer do sol é usar uma máscara de sono.

Essas recomendações básicas podem levá-lo a acreditar que a tecnologia é o inimigo. No entanto, o Dr. Walker acha que ela pode ser "nossa salvação". **No futuro, ele espera ver inovações como camas inteligentes com sensores capazes de escutar a respiração, diagnosticar a apneia do sono e manter o corpo na temperatura ideal.** "Hoje em dia, carros estão cheios de sensores inteligentes, mas o colchão é tão estúpido quanto era há 50 anos", diz ele. "Há muitas coisas que já poderíamos estar fazendo em relação a isso."

Enquanto isso, se você estiver procurando uma tecnologia que possa ajudá-lo agora, "os rastreadores do sono são um bom ponto de partida", diz Walker, porque "só o que é medido pode ser gerenciado".

Entre os meus amigos conhecedores de tecnologia, como Peter, um dos dispositivos portáteis mais populares é o **Oura Ring**, um rastreador do sono de última geração. Maravilha tecnológica projetada na Finlândia, trata-se de um anel de titânio leve com cerca de dez sensores embutidos, incluindo dois LEDs infravermelhos, um detector infravermelho, um giroscópio, três sensores de temperatura e um acelerômetro para medir os movimentos do usuário.

Todas as manhãs, o Oura Ring apresenta um registro geral do sono, além de proporcionar uma análise detalhada da noite anterior. Ele informa não apenas o tempo de sono, mas também a quantidade de sono profundo e sono REM, o grau de inquietação e o estado de prontidão para o dia seguinte (com base em medições como a variabilidade da frequência cardíaca). É um sonho tornado realidade para *biohackers*, atletas e fanáticos por dados preocupados com a própria saúde.

Como explica Peter, o sono é tão importante que o Oura Ring é um dos primeiros dispositivos que os membros da Fountain Life usam regularmente quando estão reunidos. Esse também foi o motivo pelo qual investimos na empresa, por meio da BOLD Capital. Por quê? Quando se trata desse pilar da vitalidade, é inestimável saber onde nos encontramos. A partir daí, é possível medir os efeitos de diferentes hábitos e escolhas sobre o sono e verificar o que nos ajuda ou nos prejudica.

Os dados não são perfeitos, mas são exatos o suficiente para fornecer percepções preciosas sobre as muitas maneiras pelas quais o comportamento afeta o sono. **Harpreet Rai**, diretor executivo da Oura Health, afirma que a empresa vendeu mais de meio milhão da segunda geração desse dispositivo e reuniu dados relativos a mais de 1 milhão de noites de sono de seus usuários. **"O mais importante", diz Rai, é que esse tipo de dispositivo nos ajuda a "entender as escolhas que fizemos, e como isso resultou em um sono bom ou ruim — e, em última análise, isso significa tomar melhores decisões diariamente".**

Muitas pessoas que usam o Oura Ring relataram dormir melhor depois de fazer algumas das mudanças básicas recomendadas pelo Dr. Walker, seja manter a mesma hora de dormir todas as noites, não comer nem beber tarde da noite, seja banir os aparelhos eletrônicos do quarto. **Da mesma forma, diz Rai, "vimos muitas pessoas que decidiram cortar até mesmo aquela xícara de café das 15 horas ou das 16 horas, e sentiram melhorias bastante significativas na qualidade do sono".**

Rai sabe, por experiência própria, quanto a perda do sono pode agravar os problemas de saúde. **No início da carreira, quando era gestor de investimentos, ele costumava virar a noite uma ou duas vezes por semana. "Comecei a ficar grisalho aos 22 ou 23 anos", diz ele. "Ganhei cerca de 22 quilos no primeiro ano [...] e meus exames de sangue revelaram níveis elevados de cortisol e de colesterol."**

Anos depois, quando trabalhava em um fundo de investimentos, Rai comprou uma das primeiras versões do Oura Ring. Quando começou a monitorar o sono, o efeito que isso teve sobre a saúde e o bem-estar dele se tornou óbvio demais para ser ignorado. **Ele logo percebeu que, quando dormia de 7 a 8 horas, "o meu rendimento melhorava, eu ficava mais produtivo e mais bem-humorado".** Quis o acaso que ele conhecesse um dos cofundadores da Oura, cuja sede fica em Helsinque, enquanto fazia compras em uma loja da Whole Foods na cidade de Nova York — um encontro casual que acabou levando-o a administrar a empresa.

Depois de ter experimentado diversas estratégias, Rai descobriu que algumas mudanças melhoravam consistentemente o sono dele. São elas:

- "Não tomo café depois das 11 horas", disse ele, que reduziu a quantidade para "uma ou duas xícaras, em vez de três ou quatro".
- **Dorme melhor quando pratica exercícios físicos no início do dia, não à noite.**
- **Ajuda quando ele acaba de jantar em torno das 18 horas.**
- **Raramente ingere bebidas alcoólicas.**
- **Ajusta a temperatura do quarto, mantendo-o fresco.**
- **E, quando não consegue resistir e usa o iPad antes de dormir, coloca uns óculos projetado para bloquear a luz de LED azul emitida pelos dispositivos eletrônicos. Os óculos não funcionam para todos, mas Rai descobriu que estava "se revirando muito menos na cama" depois que começou a usá-los.**

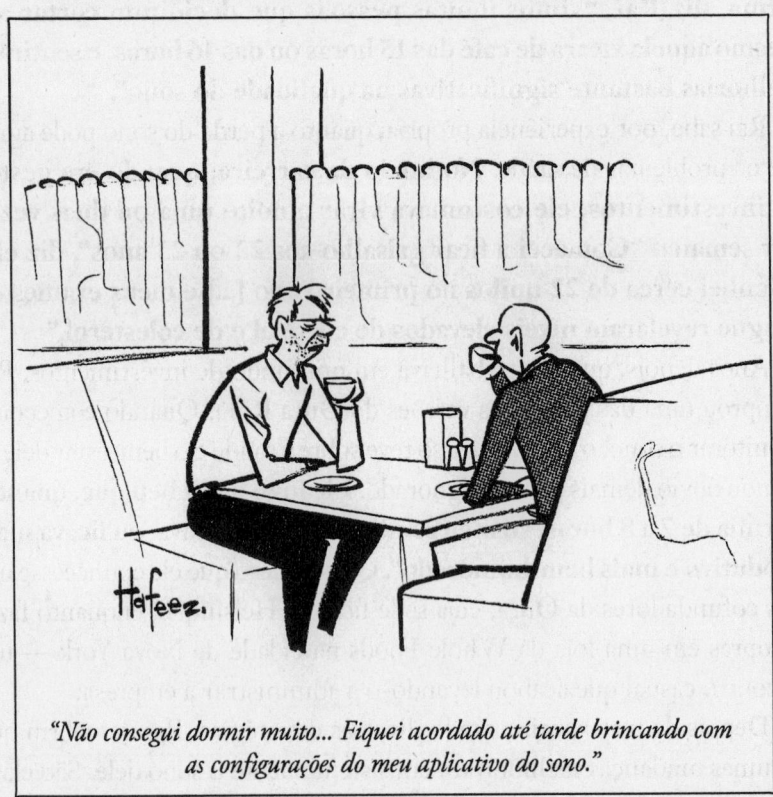

"Não consegui dormir muito... Fiquei acordado até tarde brincando com as configurações do meu aplicativo do sono."

A questão, contudo, é a seguinte: você e eu não deveríamos ter de reagir da mesma maneira à luz de LED, à cafeína, ao álcool, ao horário das refeições e aos exercícios físicos, ou a inúmeros outros fatores capazes de influenciar a nossa capacidade de dormir. **Portanto, o que importa, diz Rai, é que você aprenda a respeitar "os sinais do seu corpo".**

> ### UM DOS MEUS TRUQUES DE SAÚDE FAVORITOS PARA DORMIR: NUCALM
>
> Todos nós sabemos como é ter uma boa noite de sono. No entanto, à medida que envelhecemos, isso se torna mais difícil, o que acelera o processo. Como já mencionei, nem sempre estive tão preocupado em dormir o suficiente. **Um dos truques de saúde que uso é um dispositivo simples, chamado NuCalm.***
>
> Desenvolvido pela Solace Lifesciences, esse dispositivo está mudando o mundo por meio de soluções de neurociência patenteadas e clinicamente comprovadas, que permitem alterar o estado mental sob demanda, sem medicamentos e sem efeitos colaterais. **Nos últimos 12 anos, o NuCalm ajudou militares dos Estados Unidos, o FBI, mais de 50 equipes esportivas profissionais e milhares de médicos e seus pacientes, pilotos, executivos de negócios, mães, pais, filhos e filhas a reduzir o estresse e a melhorar a qualidade do sono sem recorrer a medicamentos.**
>
> Ele usa a bioquímica e a física para desacelerar, de forma segura e previsível, a função das ondas cerebrais para alfa e teta, frequências em que o corpo e a mente conseguem se recompor, se recuperar, voltar ao equilíbrio e construir resiliência. **Com efeito, pesquisas da Faculdade de Medicina de Harvard** mostram que 45 minutos utilizando o NuCalm é capaz de proporcionar benefícios equivalentes a um intervalo de 2 a 5 horas de sono profundo e reparador, equilibrando o sistema nervoso autônomo e restaurando a saúde ideal.[2]
>
> Também há programas como Ignite Warrior Brain, que estimulam as ondas cerebrais em regiões gama de altas frequências, resultando em

---

* Disponível no Brasil. *[N. da E.]*

foco de alta intensidade e alta precisão. E, claro, o Deep Sleep reduz previsivelmente as ondas cerebrais para as frequências mais baixas, para um sono ainda mais profundo e sem sonhos.

O NuCalm, o Ignite Warrior Brain e o Deep Sleep são fáceis de usar e têm benefícios cumulativos para você recuperar o controle da sua vida e aproveitá-la ao máximo! Para saber mais sobre as novas soluções de softwares de acompanhamento da NuCalm, basta entrar em contato com eles pelo site, em inglês, www.NuCalm.com.

O acesso indiscriminado a sensores minúsculos e econômicos em dispositivos como o Oura Ring e a **WHOOP Strap** (um excelente rastreador do sono e do condicionamento físico, que é o meu dispositivo de monitoramento de saúde favorito) possibilita novas maneiras de acompanhamento, para que se possa modificar o comportamento, rastrear os efeitos e verificar, por si mesmo, o que traz mais benefícios. O entusiasmo com o poder desses dispositivos portáteis cresceu tanto que, recentemente, a Oura foi avaliada em US$ 800 milhões e **a WHOOP em US$ 3,6 bilhões.**[3]

Saiba que o telefone celular também pode ajudá-lo a dormir melhor — se você utilizá-lo da maneira correta. Se não acredita em mim, confira um produto inovador chamado **Somryst**, ao qual se tem acesso por meio de um aplicativo em seu smartphone ou tablet.* **O Somryst obteve a autorização da FDA como uma "terapia digital" sujeita a prescrição médica, destinada a adultos com mais de 22 anos que lutam contra a insônia crônica.**

E como ele funciona? **Ao longo de seis a nove semanas, o Somryst orienta o usuário em um programa de seis etapas, baseado nos princípios da terapia cognitivo-comportamental — uma forma de terapia cuja eficácia foi clinicamente comprovada no tratamento da insônia.** Entre outras coisas, ele treina o usuário a identificar e mudar os padrões de pensamento que levam à interrupção do sono; ensina a criar uma "janela" mais eficiente que aumenta a quantidade de tempo efetivamente gasto com

---

* Ainda indisponível no Brasil. [*N. da E.*]

o sono enquanto se está na cama; e orienta a corrigir fatores ambientais (como ruído e luz excessivos) que potencializam os problemas do sono. Assim como o Oura Ring e a WHOOP Strap, também acompanha o progresso gradual do usuário, para que você possa verificar, por si mesmo, o que está funcionando.

Em um ensaio clínico com mais de 1.400 adultos com insônia crônica, os pacientes que usaram o Somryst experimentaram uma redução de 45% no tempo que levavam para adormecer, uma redução de 52% no tempo que passavam acordados à noite e uma redução de 45% na severidade dos sintomas de insônia.[4] Bastante impressionante, não é? Pode apostar! Para saber mais, visite o site, em inglês, www.somryst.com. Depois de preencher um questionário sobre o sono, será possível agendar uma consulta on-line com um profissional de saúde certificado para saber se você seria um candidato apto a receber uma receita.

Agora que já falamos sobre a importância do sono, o que você vai fazer para melhorá-lo todas as noites? Podemos criar um desafio do sono — um compromisso firme que proporcionará benefícios transformadores. O que você estaria disposto a tentar por, no mínimo, 10 dias — ou, melhor ainda, por 21 dias, tempo geralmente considerado suficiente para estabelecer um novo hábito? **Escolha duas ou três coisas simples com as quais você estaria disposto a se comprometer e depois avalie a diferença que essas pequenas mudanças provocam.**

Não tenho dúvida de que aprimorar o meu sono é um dos maiores presentes que posso dar a mim mesmo. Na verdade, a qualidade e a quantidade do meu sono já melhoraram significativamente graças à WHOOP Strap, sobre a qual falaremos mais no próximo capítulo. Lembre-se: o foco cria mudanças. O que pode ser medido tende a ser melhorado.

No próximo capítulo, vamos apresentá-lo a algumas das melhores ferramentas disponíveis para aumentar a resistência, melhorar a mobilidade e maximizar a força, o condicionamento físico e o rendimento.

CAPÍTULO 14

FORÇA, CONDICIONAMENTO FÍSICO E RENDIMENTO: UM GUIA RÁPIDO PARA RESULTADOS MÁXIMOS

Como otimizar a energia e o rendimento construindo massa muscular, reforçando a densidade óssea, melhorando a mobilidade e aumentando a resistência

"A minha atitude é tal que, se você me empurrar para algo que considera uma fraqueza, vou transformar isso em força."
— MICHAEL JORDAN

E se eu dissesse que há algo que você poderia fazer apenas alguns minutos por dia, e que é capaz de:

- Reduzir o risco de câncer em 40%.
- Reduzir o risco de acidente vascular cerebral em 45%.
- Reduzir o risco de diabetes em 50%.
- Reduzir pela metade o risco de morte prematura por doença cardíaca.
- E, no caso das mulheres, proteger-se da osteoporose. Conhecida como a "assassina silenciosa", já que muitas vezes ela não dá sinais de existência até que um osso se quebre, essa doença afeta 1 em cada 3 mulheres com mais de 50 anos.

O que vem a ser esse néctar dos deuses? Resposta: o exercício físico. Sim, o exercício físico. Quando digo que, literalmente, não se pode viver sem isso, é verdade: **de acordo com um estudo publicado na revista *Lancet*,[1] exercitar-se apenas 15 minutos por dia pode reduzir o risco de morte em 14% e aumentar a expectativa de vida em três anos, em média.**

A maioria das pessoas vê a prática de exercícios físicos como uma obrigação, algo que deveriam fazer sem entender como essa atividade é transformadora. Todos nós sabemos que deveríamos nos exercitar, mas muitos não querem. Dizem ter pouco tempo, que estão cansados, que se sentem frustrados ou confusos quanto à obtenção de resultados. Então, desistem, pois não percebem que fazer exercício é essencial, pois, fortalece o coração e desenvolve os músculos que fazem todo o resto funcionar.

Com isso em mente, vou lhe mostrar como ficar mais forte, com melhor condicionamento físico e mais em forma do que nunca — em menos de 10 minutos por semana, usando novas descobertas da ciência e novas ferramentas criadas por empreendedores do mundo inteiro. **O objetivo essencial deste capítulo é ajudá-lo a promover e a potencializar a vitalidade do corpo. Por isso, vou apresentá-lo a quatro das tecnologias inovadoras e das estratégias de treinamento mais simples, eficazes e transformadoras.**

- Você descobrirá como **obter os melhores resultados no menor tempo possível, utilizando um aparelho igual ao usado pelos melhores atletas para fortalecer os músculos e os ossos, por apenas 10 minutos por semana e praticamente sem transpiração.** Esse aparelho mede os resultados e maximiza a quantidade ideal de estimulação muscular, para que os músculos cresçam enquanto você descansa ao longo da semana seguinte **(não ganhamos músculos quando estamos nos exercitando; ganhamos músculos quando estamos nos recuperando!).** Esta não é uma publicidade comercial idiota! Está embasada na ciência e lhe trará a força muscular que você deseja, permitindo que ganhe músculos praticamente sem esforço e continue obtendo ganhos.

- Muitas pessoas se exercitam demais e, como resultado, se machucam ou ficam exaustas. **Aprenda a determinar a dosagem perfeita de exercícios, intensidade e recuperação, de modo a maximizar a energia** e incrementar os resultados.
- Você ficará maravilhado com a maneira pela qual a **inteligência artificial ajusta com precisão um treinamento físico para produzir o máximo de eficiência e maximizar o progresso** em um período mínimo de tempo. O segredo é a dose correta de exercícios para chegar ao resultado correto.
- Você verá como as ferramentas mais simples garantem que as suas costas permaneçam fortalecidas — valendo-se de uma baixa tecnologia incrível, um conjunto de **arcos de espuma é capaz de realinhar a coluna, eliminando as dores nas costas e aumentando a mobilidade, a ponto de promover mudanças no padrão respiratório atual.**
- Você ficará empolgado com a forma **pela qual a realidade virtual torna o treinamento físico uma coisa divertida, mesmo para pessoas que não são adeptas dos jogos. Use-a para se conectar e treinar com outros usuários em qualquer lugar, a qualquer hora. Eu estava um tanto cético, mas o Black Box VR*** é tão divertido que nem percebemos que estamos nos exercitando. Quando nos divertimos tanto assim, não desistimos. Os exercícios físicos passam a ser algo viciante.
- Para pessoas incapazes de se exercitar devido a uma lesão ou deficiência, compartilharemos um novo e promissor medicamento oral que ainda está em fase de teste. Ingerido uma vez por dia, **ele imita os efeitos biológicos de um treinamento físico extenuante, propiciando o impulso químico necessário para que você comece a se exercitar e obtenha todas as recompensas.**

Dor em excesso *não* significa ganho. O segredo para o sucesso é alcançar o equilíbrio certo entre os exercícios físicos e o esforço. Além

---

* Na época do lançamento deste livro, ainda se encontrava indisponível no Brasil. *[N da E.]*

disso, essas ferramentas e tecnologias não são complicadas nem difíceis de implementar. Também não exigem um grande comprometimento de tempo nem um esforço sobre-humano. **Você sabia que uma simples caminhada de 20 a 30 minutos, por dia, pode reduzir pela metade o risco de morrer prematuramente de doenças cardíacas?**[2] *(Sério, Tony, que você está pedindo que eu dê uma volta?* Sim, estou — e também vou encorajá-lo a passar para o próximo nível.) **Faça apenas um pequeno ajuste, transformando essa caminhada em uma corrida, e terá ainda mais benefícios: um estudo descobriu que adultos que corriam cinco dias por semana, de 30 a 40 minutos por dia, apresentavam uma "vantagem no envelhecimento biológico" de nove anos em relação aos adultos sedentários.**

Se pararmos para pensar por um momento, são estatísticas surpreendentes. **Imagine se um cientista vencedor do prêmio Nobel conseguisse desenvolver uma pílula que pudesse deixar o seu corpo nove anos mais jovem e reduzisse pela metade o risco de morte por doenças cardíacas.** Você não tomaria essa pílula milagrosa? Claro que sim. Ora, e se não se tratasse de uma pílula, mas de uma escolha de estilo de vida? Considere que os pesquisadores demonstraram que a prática regular de atividades físicas reduz significativamente o risco de uma ampla gama de doenças potencialmente devastadoras, incluídos doença arterial coronariana e acidente vascular cerebral, hipertensão, diabetes, câncer de mama e de cólon, doença renal e demência.

A questão é que, **às vezes, as mais simples intervenções só funcionam porque o nosso corpo precisa ser desafiado para ficar mais forte, mais saudável ou mais revigorado. Quem não usa o próprio corpo o perde.** Não estou dizendo que você tem de ficar parecendo um Adônis estufado, flexionando os bíceps bem desenvolvidos e besuntados de óleo na areia da praia. **No entanto, a força muscular é importante por muitas razões, para além da aparência.** Ela eleva o rendimento físico a outro nível; **melhora o metabolismo, ajudando-o a queimar gordura e a ter um aspecto atlético, poderoso e atraente; e, se estiver em um estádio avançado da vida, também lhe dará o equilíbrio e a estabilidade para se proteger contra quedas, que são um risco iminente à medida que** envelhecemos. Portanto, não importa em qual estágio da vida você esteja, há benefícios que precisam ser aproveitados.

Em 2018, uma prestigiosa revista médica noticiou que a massa muscular é tão importante para a saúde quanto a pressão arterial e o peso!

E se você pudesse ter esse tipo de vitalidade ao longo da vida, e não apenas aos 20 ou 30 anos de idade? Gostaria de apresentá-lo a um amigo meu, **Bob Weir**, o lendário guitarrista e segundo vocalista do Grateful Dead. Aos 74 anos, ele mantém um regime de condicionamento físico que incorpora treinamento intervalado, treinamento com TRX e manipulação de uma bola medicinal de 9kg. O sujeito é um feixe de músculos ondulantes que sabe a importância da força, seja na casa dos 20, seja na dos 70 anos. Manter-se ativo e tonificado à medida que envelhece é vital para o seu bem-estar físico e emocional (ver a imagem 10 do encarte).

De fato, <u>em 2018, uma prestigiosa revista médica noticiou que a massa muscular é tão importante para a saúde quanto a pressão arterial e o peso!</u> O estudo, publicado na *Annals of Medicine*, <u>descobriu que pessoas com pouca massa muscular apresentavam resultados associados a mais complicações cirúrgicas, internações hospitalares mais longas e pior qualidade de vida.</u> A diferença entre os resultados de pessoas com pouca massa muscular e pessoas com mais massa muscular foi tão grande que a autora do estudo, a **Dra. Carla Prado, ph.D.**, professora da Universidade de Alberta, observou: "<u>A massa muscular deveria ser encarada como um novo sinal vital.</u>"

A massa muscular deveria ser considerada um novo sinal vital porque nos traz juventude, energia e força. **Melhora o nosso aspecto. Melhora o nosso estado de espírito. O aumento da massa muscular está ao seu alcance, independentemente do seu sexo biológico ou da sua idade.** Imagine como é se sentir forte, cheio de vida, energizado e poderoso em qualquer idade, sem experimentar o declínio relacionado à idade aos 40, 50, 60, ou até 70 anos. Hoje, com o tipo certo de estimulação e treinamento, isso é possível. "É algo que os caras da minha idade podem fazer", declarou Weir à revista *Men's Health*, "e, se a graça e a felicidade fizerem parte dos seus objetivos, fará uma enorme diferença no que eles chamam de 'anos dourados'".³

A graça e a felicidade fazem parte dos meus objetivos. A minha missão é simples. **Vou lhe mostrar como conseguir mais fazendo menos.** De que modo você vai obter melhores resultados, mais força, mais energia e mais vitalidade com menos tempo de treinamento? Vamos falar sobre o OsteoStrong.*

AS COISAS SIMPLES

"Não sabemos quanta força temos até sermos obrigados a trazê-la à tona."
— ISABEL ALLENDE

Há uma grande probabilidade de você não estar se mexendo o bastante. A OMS define atividade física suficiente como 150 minutos — ou seja, 2 horas e meia — de atividade moderada em uma semana inteira! Ou 75 minutos de atividade vigorosa por semana, o que, novamente, é apenas 1 hora e 15 minutos em uma semana inteira (ou qualquer combinação equivalente para perfazer aquelas 2 horas e meia). Quantos de nós cumprimos essa meta relativamente modesta? **Um estudo de 2018 revelou que, em países ocidentais de alta renda, mais de um terço das pessoas não praticavam atividade física suficiente, uma porcentagem alta, visto que a inatividade física é o quarto principal fator de risco para a mortalidade global.**⁴

Um agravante é o fato de que muitos de nós levamos vidas cada vez mais sedentárias, indo para o trabalho de carro ou de metrô, ou, por conta da covid-19, tenhamos ficado sem nos movimentar devido ao homeoffice, sentados o dia todo atrás de uma mesa e olhando para computadores — inclusive nas horas de lazer. No Capítulo 12, apresentei o meu amigo, o Dr. Dean Ornish, pioneiro da "medicina do estilo de vida". Então, ele e a esposa, Anne, escreveram um livro incrível, *Reverta! Como simples mudanças no estilo de vida podem reverter a maioria das doenças crônicas*, no qual eles

---

* Atividade indisponível no Brasil. *[N. da E.]*

alertam que "a combinação de ficar sentado mais de 6 horas por dia e ser menos ativo fisicamente foi associada a um aumento de 94% em todas as causas de morte prematura em mulheres e 48% a mais nos homens, em comparação com os que relataram ficar sentados menos de 3 horas por dia e ser mais ativos". Em outras palavras, <u>ficar sentado é o novo fumar</u>.

Uma solução óbvia é usar uma mesa acoplada a uma esteira, para que você possa se movimentar enquanto trabalha. Fui um dos primeiros a adotar essa prática e a achei tão transformadora que recomendei a todos, inclusive ao diretor executivo da Salesforce, Marc Benioff, que popularizou essa forma de trabalhar entre todos os amigos dele, que eram empreendedores. Também estimulei o meu querido amigo Paul Tudor Jones, magnata dos *hedge funds* — de fato, a produção dos operadores aumentou depois que ele lhes providenciou essas mesas sem cadeiras. **Houve muitas ocasiões em que passei até 4 horas por dia caminhando e trabalhando ao mesmo tempo, percorrendo 24km por dia durante as reuniões.** Eis o melhor exemplo do que é ser multitarefas!

"A combinação de ficar sentado mais de 6 horas por dia e ser menos ativo fisicamente foi associada a um aumento de 94% em todas as causas de morte prematura em mulheres e 48% a mais nos homens, em comparação com os que relataram ficar sentados menos de 3 horas por dia e ser mais ativos."

Contudo, mesmo que não tenha acesso a uma dessas mesas, **você pode aumentar a sua força sem investir muito tempo, usando uma descoberta científica chamada OsteoStrong, que produz os melhores resultados no seu corpo em um período mínimo de tempo.**

Quando eu era criança, me lembro de fazer um monte de flexões sem obter muitos resultados. Acabei me tornando um rato de academia. Ia cinco dias por semana, me esforçando como um louco para levantar mais e mais pesos. Então, invariavelmente, atingia um patamar de estabilidade e parava de evoluir. Eu não conseguia entender por que aquele enorme investimento de tempo e esforço não me trazia nenhuma recompensa. Era irritante. Eu me sentia como Sísifo empurrando uma imensa pedra morro acima, apenas para vê-la rolar para baixo repetidas vezes!

Eu queria mesmo era energia e força no menor tempo possível. Depois de anos de treinamento em excesso, encontrei esperança em uma **estratégia de desenvolvimento muscular chamada contração isométrica**, uma maneira de promover o crescimento muscular de forma mais rápida do que qualquer outra coisa que a ciência já tivesse identificado antes.

Tomei conhecimento de um estudo que envolvia milhares de fisiculturistas que também eram ratos de academia. Eles levantavam pesos cinco, seis, sete dias por semana, e acabavam chegando a um ponto de estabilidade em que não conseguiam mais progredir. Então, depois de sofrer uma lesão ou algum mal-estar e tirar alguns dias de folga, eles retornavam e, quase inevitavelmente, estabeleciam novos recordes pessoais. **Isso levou os pesquisadores a concluir que eles estavam treinando em excesso, esgotando os sistemas de energia do corpo de uma forma que os enfraquecia. Isso porque os músculos não crescem devido a uma mera estimulação; eles crescem porque os estimulamos com a intensidade necessária. Então — aqui está a descoberta mais importante —, é preciso deixar o corpo descansar o suficiente para que ele se recupere e se reconstrua satisfatoriamente, a fim de reagir ao estímulo seguinte.**

Aprendi tudo sobre essa abordagem contraintuitiva — isto é, quando se trata de ficar mais forte, **menos é mais** — com a própria fonte: Peter Sisco, o pioneiro do fisiculturismo que está por trás da contração isométrica. Vou explicar o que fiz e depois compartilharei as estratégias inovadoras que Peter me ensinou. Você verá como a tecnologia criou uma solução para que tudo isso seja feito de forma mais rápida e fácil.

A maneira mais eficiente de aumentar a força é sustentar o peso máximo que se consegue suportar em uma posição estática — em outras palavras, sem amplitude de movimento. Não se consegue segurar o peso por mais do que alguns segundos, pois o estímulo é muito intenso. Como resultado, o treino inteiro termina em questão de minutos!

A princípio, não acreditei. Como era possível adquirir poder e força em tão pouco tempo? Mas fui apresentado às evidências na Gold's Gym, onde estive com a minha equipe de filmagem. Observei uma mulher de cabelos grisalhos, de quase 60 anos, começar a última série no aparelho de leg press depois que um esbelto rapaz de 20 e poucos anos, pingando de suor, aceitou revezar. Eu reparei que o jovem arregalou os olhos com incredulidade quando **a mulher adicionou 22kg à já pesada carga dele e fez uma série rápida, sustentando o peso apenas alguns segundos de cada vez.** "Não estou interessada em ganhar muita musculatura, mas gosto de me sentir forte", disse a poderosa avó. "É como se todos os meus parafusos estivessem apertados. Isso mudou a minha vida: consigo carregar sacolas, abrir e fechar o porta-malas com apenas alguns dedos!", comentou ela, sorrindo.

Em pouquíssimo tempo, fiquei convencido do valor daquela técnica e comecei a colocá-la em prática. Eu mal podia acreditar em como fiquei mais forte. **Aquelas breves explosões de intensidade máxima, realizadas uma vez por semana ou de 10 em 10 dias, provaram ser tão potentes que, em questão de meses, ganhei 7kg de músculos.** Na época, eu tinha 32 anos. Lembro-me de me divertir ao chegar à academia com a equipe de filmagem, ir para o leg press e empurrar pouco mais de meia tonelada com as pernas, somados ao peso de dois homens sentados sobre a máquina. O gerente da academia disse: "Isso é inacreditável! Você fez isso com a sua mente, cara!" Eu ri e respondi que, com esforço e determinação graduais, qualquer um conseguiria fazê-lo.

No entanto, à medida que a carga ia ficando cada vez mais pesada, me deparei com um desafio. Quando eu fazia o supino, por exemplo, um dos braços se revelava um pouco mais forte do que o outro. As coisas saíram de controle e acabei me machucando. Isso afetou a minha capacidade de realizar os eventos ao vivo, de modo que, relutante, recuei, pois não poderia correr o risco de sofrer uma lesão. Afinal, estar em cima de um palco é o meu ganha-pão. Percebi que estava ultrapassando os limites e que o desafio era equilibrar os pesos.

Então, embora eu seja adepto da contração isométrica e da estratégia supereficiente de chegar ao limite em alguns minutos e obter resultados extraordinários, treinando uma ou duas vezes por semana e tirando vários dias de folga para me recuperar, o que eu realmente desejava era uma maneira mais segura e mais equilibrada de ficar mais forte. Em última análise, eu esperava que alguém encontrasse uma maneira de atingir esses objetivos sem que fosse necessário se machucar. No fim, acabei encontrando uma empresa que adotou esses princípios e os implementou com o amparo na tecnologia. A empresa se chama **OsteoStrong**, e ela projetou alguns dos equipamentos de desenvolvimento de força mais inovadores do planeta.

A OsteoStrong segue o modelo da contração isométrica, disponibilizando máquinas de última geração que fortalecem, com segurança, todo o sistema musculoesquelético em um treino que dura *menos de 10 minutos, apenas uma vez por semana*! Você não precisa trocar de roupa nem usar tênis, se não quiser. Na maioria das vezes, **você nem vai suar.** O que *isso* significa em termos da máxima eficiência e do mínimo aborrecimento? E o usuário não corre o risco de perder o controle, pois as máquinas medem o esforço e não há nenhum contato com os pesos, uma vez que se trata de um sistema pressurizado por computador.

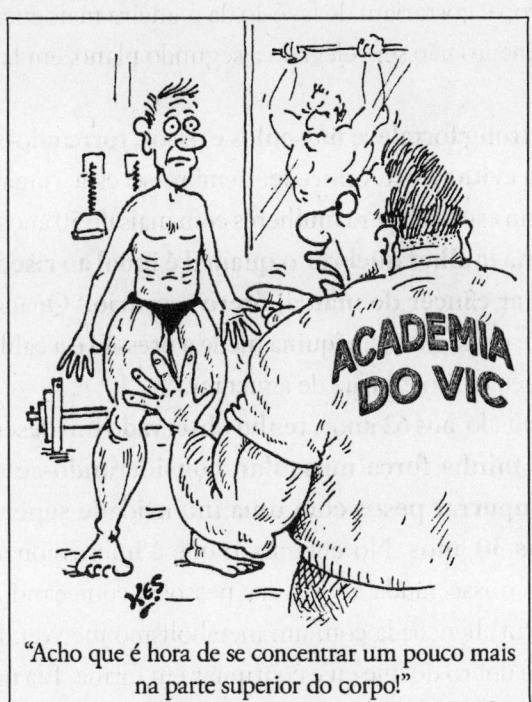

"Acho que é hora de se concentrar um pouco mais na parte superior do corpo!"

Uma das principais razões pelas quais a OsteoStrong atrai tantos atletas de elite reside na busca constante de maximização da força de ossos e músculos. **A maioria das pessoas não percebe que é a força dos ossos que determina a capacidade de crescimento dos músculos.** De modo geral, eles são o fator limitante. De modo efetivo, **os atletas que complementam seus regimes habituais de treinamento com sessões semanais de OsteoStrong relatam, de modo regular, grandes ganhos de rendimento, como movimentar-se mais depressa e saltar mais alto.** Um caso concreto: duas defensoras fervorosas do método são a triatleta campeã mundial Siri Lindley e sua parceira, Rebekah Keat. Essas competidoras de elite do Ironman também são reconhecidas como duas das melhores treinadoras de triatlo do mundo.

A OsteoStrong atrai pessoas de quase todas as gerações, e não apenas atletas: jovens adultos que desejam ficar mais fortes, homens e mulheres de negócios que precisam de mais força e energia para enfrentar os desafios das vidas pessoal e profissional e pessoas de meia-idade que pretendem cuidar do corpo e gostariam de fazê-lo da maneira mais eficiente possível para o treinamento não ser relegado a segundo plano, em favor de outras demandas.

A OsteoStrong fortalece músculos e ossos, tornando-se o antídoto perfeito para evitar a osteoporose. Lembre-se: esta é uma preocupação importante, em especial, para mulheres com mais de 50 anos. Com efeito, **o risco de uma mulher quebrar o quadril é igual ao risco combinado de desenvolver câncer de mama, útero e ovário.**[5] Quando você faz o movimento de empurrar, a máquina mede a pressão e a calibra de acordo com o que o seu corpo é capaz de aguentar.

Como resultado, **aos 62 anos, tenho observado um desenvolvimento contínuo da minha força muscular, considerando-se que consigo levantar e empurrar pesos com uma intensidade superior à que eu alcançava aos 30 anos.** No entanto, o que é impressionante mesmo é constatar como isso muda a vida das pessoas, começando pela minha esposa! Sage foi abençoada com um metabolismo incrível. Ela consegue comer quase o dobro do que eu e continuar em forma. Ela nem precisa se exercitar para isso. Mas, como estava preocupada com a densidade óssea, testou e adorou a OsteoStrong. Ela começou levantando 57kg no supino vertical, por exemplo, e em um ano chegou a 114kg. E ela não ficou com uma aparência inchada, já que o corpo feminino responde de maneira diferente ao estímulo. Os músculos dela ficaram flexíveis, ágeis e firmes, e, como resultado, ela se sente forte e resistente. Ela testemunhou a própria melhora e se tornou uma entusiasta do método.

O mais viciante na OsteoStrong é que você só se exercita uma vez por semana, ou de 10 em 10 dias, e consegue ver as melhorias de forma contínua: se não vê-las, é porque, na realidade, está precisando descansar *mais*. Lembre-se: o corpo precisa de tempo para se regenerar. A minha esposa ficou viciada porque já se exercitava antes e nunca percebeu progressos tão rápidos e constantes.

Quanto a mim, me exercito cada 7 ou 10 dias. Tem sido transformador e posso continuar na academia, porque as duas coisas se complementam. **Entretanto, para os 95% da população que não gostam de passar horas na academia, a OsteoStrong é capaz de transformar o corpo dessas pessoas em questão de minutos.**

Tudo isso se tornou possível graças um engenheiro biomédico e filho dedicado chamado John Jaquish.

Jaquish desenvolveu a tecnologia OsteoStrong depois que a mãe, Marie-Jeanne, foi diagnosticada com osteoporose, uma doença muito comum entre as mulheres na pós-menopausa e que afeta milhões de pessoas, mulheres *e* homens. **A International Osteoporosis Foundation calcula que 1 em cada 3 mulheres e 1 em cada 5 homens com mais de 50 anos sofrerão fraturas relacionadas à osteoporose.** As fraturas de quadril já são por si só debilitantes, e, um ano depois, cerca de 40% de quem as sofre não conseguem mais andar de forma independente.

Antes de receber o diagnóstico, Marie-Jeanne era uma mulher ativa, na casa dos 70 anos, que adorava caminhar, andar de bicicleta e jogar tênis. John percebeu como a mãe ficou arrasada com a perspectiva de um futuro limitado por ossos quebrados, internações hospitalares e perda de força. Embora não tivesse formação médica, ele começou a pesquisar sobre a densidade óssea, na esperança de encontrar uma solução que ajudasse a mãe e milhões de outras pessoas.

Na maioria das pessoas, a densidade óssea atinge o pico aos 30 anos de idade. **Quando chegamos aos 40, começamos a perder até 5% da nossa densidade óssea a cada década. O que se constatou é que um dos segredos do desenvolvimento da força muscular é que também precisamos mantê-la — ou até aumentá-la.** Mas como?

John Jaquish começou a abordar a questão fazendo outra pergunta: *Quem tem ossos fortes e densos?* Resposta: ginastas. **Pense em Simone Biles tocando o chão após um número na trave de equilíbrio: a intensidade do impacto ajuda a fortalecer os ossos dela.** Será que Jaquish pediu à mãe dele que se atirasse das barras paralelas ou desse um salto-mortal ao sair da trave? Claro que não.

A ideia dele era criar uma máquina capaz de causar um impacto semelhante, só que de uma maneira mais controlada. Ele projetou um protótipo que se assemelhava a quatro aparelhos de levantamento de peso padrão, com um leg press e um de desenvolvimento de ombros. Mas ele transformou os pesos em contração isométrica, para que o usuário aplicasse a força máxima sem, efetivamente, mover as cargas do lugar. **Imagine empurrar, usando as mãos ou os pés e com a maior força possível, durante 15 segundos, uma parede de tijolos (mas que se mexesse ligeiramente), e você terá uma ideia aproximada da sensação.** São dispositivos que reagem às suas habilidades em tempo real, com o auxílio de um computador.

John testou o dispositivo com os pais, instruindo-os a fazer o máximo de esforço possível, realizando cada exercício de 10 a 15 segundos, enquanto media a força empregada por ambos. O circuito inteiro durou menos de 10 minutos. Eles se recuperaram por uma semana e depois repetiram a rotina. Depois de um ou dois meses dessas sessões semanais, a força de Marie-Jeanne aumentou. Ela retomou a caminhada e o tênis. **Nas palavras do filho, "deixou de ter os ossos de uma pessoa de 80 anos e passou a ter os de uma pessoa de 30 anos".**

A osteopata da mãe de John, Dra. Eleanor Hynote, ficou atônita com os resultados das densitometrias ósseas da paciente. **Parecia impensável,**

mas ela havia revertido a osteoporose! A Dra. Hynote ficou tão impressionada que encaminhou mais de 200 pacientes para Jaquish e acabou escrevendo um livro com ele, *Osteogenic Loading* [Carga osteogênica] — a expressão que Jaquish usa para descrever o processo de fortalecimento dos ossos, exigindo deles a sustentação de uma pesada carga de força.

Isso tudo significa que, se você corre o risco de ter osteoporose ou já desenvolveu essa doença debilitante, as máquinas patenteadas da OsteoStrong podem ser uma graça divina. Em 2015, Jaquish foi coautor de um estudo com 55 mulheres na pós-menopausa, todas com osteoporose. **Ao longo de seis meses, elas fizeram 5 segundos de contração isométrica em cada uma das quatro máquinas, apenas uma vez por semana. No fim dessa fase de testes de 24 semanas, elas tiveram aumentos de densidade óssea de 14,9% no quadril e 16,6% na coluna.**[6] Além disso, a capacidade funcional musculoesquelética também melhorou de forma significativa, permitindo-lhes a execução de tarefas rotineiras como caminhar, subir escada, levantar sacolas de compras e rebater bolas de golfe — com amplitude de movimento e mobilidade bastante aprimoradas.

Considerei essa tecnologia tão transformadora que a utilizo todas as semanas, além de ter me tornado investidor na empresa, ajudando a financiar sua expansão. Tornei-me fã a ponto de incentivá-los a abrir centros em todo o mundo, o que aconteceu com notável sucesso. A OsteoStrong já está disponível em mais de 120 locais nos Estados Unidos e no exterior, ganhando adeptos até no UFC.

É fácil convencer as pessoas a experimentar porque leva apenas 10 minutos. Esteja você na casa dos 20 ou dos 80 anos, ela é ótima por medir a situação atual com precisão do corpo e se ajusta ao nível de exigência deste. É segura e muito eficaz. **Quer você seja um atleta competitivo, um entusiasta do condicionamento físico, quer seja uma pessoa que só deseja otimizar a própria densidade óssea, essa tecnologia é capaz de potencializar com segurança a magia da contração isométrica para aumentar força, equilíbrio, mobilidade e metabolismo em apenas 10 minutos por semana.** Isso é poderoso!

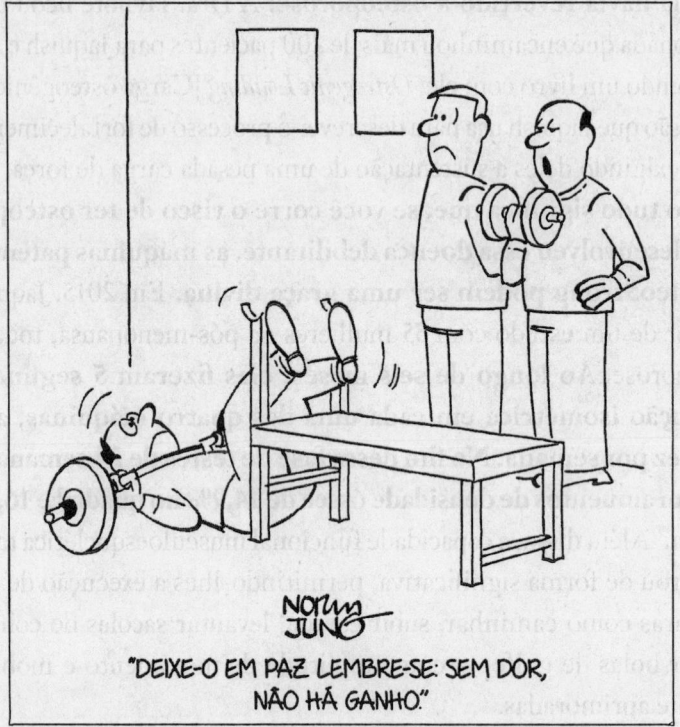

ROTINA DE EXERCÍCIOS RÁPIDOS E EFICAZES QUE VOCÊ PODE FAZER EM QUALQUER LUGAR

Digamos que você não tenha acesso à OsteoStrong. Ainda assim, pode ficar mais forte: o segredo é treinar de forma eficaz. Considerando-se que a maioria de nós começa a perder força muscular por volta dos 35 anos, é fundamental assumir as rédeas da situação.

Basta perguntar ao treinador pessoal Billy Beck III, uma lenda do condicionamento físico que ganhou duas vezes o prêmio de melhor treinador pessoal do mundo e treinou centenas de atletas de alto rendimento, ajudando, por exemplo, o ator Dwayne Johnson.

Se estiver procurando um programa simples, barato e eficaz, eis o que Billy recomenda. **Ele sugere focar em um mínimo de quatro exercícios — agachamentos, afundos, flexões e pranchas — que aumentarão a sua força muscular se executá-los da forma correta. Tente também**

progredir a cada vez. "Comece com apenas um agachamento, se for o caso", diz ele. "Mantenha a prancha por 10 segundos, se isso for o máximo que conseguir fazer. Amanhã, sustente um pouco mais. O poder e a força aumentam com o tempo. Seja paciente."

Billy, que tinha apenas 4 anos quando ganhou de presente do pai o primeiro conjunto de pesos e um saco de boxe, tem acesso às mais sofisticadas tecnologias de desenvolvimento de força do planeta. Mas tudo o que ele faz é baseado no simples princípio da *progressão gradual*. "**Você não consegue levantar, de repente, 130kg**", diz ele. "**Você começa a adicionar 0,5kg, e depois 1,5kg. É a persistência que nos torna fortes. O desafio provoca a mudança. Você deve fazer o que for possível para estimular o corpo, mas sem massacrá-lo. São as pequenas coisas, feitas de forma consistente e persistente ao longo do tempo, que levam a resultados expressivos.**"

Não faça como eu fazia: não exagere. Billy aconselha "a estimular os músculos, não massacrá-los". Muitas vezes, menos é mais. Se você passar menos tempo se exercitando, mas fizer isso dentro de uma programação regular que permita bastante tempo para os músculos se recuperarem, alcançará resultados ainda melhores. O segredo do sucesso está em criar um hábito e mantê-lo.

A estratégia mais básica de Billy é desenvolver o hábito de se exercitar apenas 10 minutos por dia — um **microtreino**. Algumas pessoas se exercitam durante uma hora, depois não conseguem andar por três dias e interrompem a rotina. Se você fizer um mínimo de 10 minutos por dia *de forma consistente*, ficará viciado na sensação prazerosa gerada pelo próprio esforço. Ninguém tem desculpa para não dedicar 10 minutos a isso!

MEU PRESENTE PARA VOCÊ

Entendo que nem todos os que estão lendo estas linhas sejam iniciantes e que o treinamento de força é, em si, um estudo à parte. Sendo assim, a título de um favor pessoal para mim, Billy Beck III criou programas de treinamento gratuitos para iniciantes, intermediários e avançados,

> para que você possa começar onde quer que esteja e aprimorar de forma segura e eficaz força, músculos e constituição física. **Basta visitar o site, em inglês, www.billybeck.com/tony.**

*"É difícil mudar da noite para o dia, mas, se for persistente
e der um passo de cada vez, terá os resultados!"*
—JACK LALANNE

Ainda não está convencido da importância de ter músculos fortes? Tente realizar o teste de se sentar e se levantar para avaliar força muscular, flexibilidade articular, equilíbrio e estabilidade: **usando o mínimo de apoio necessário. Comece com uma pontuação máxima de 10 pontos e subtraia 1 ponto para cada apoio que você precisou usar para se sentar e se levantar — para cada mão, antebraço, joelho ou lateral da perna aos quais você teve de recorrer ao longo do caminho. Você perde mais meio ponto se executar o teste de forma instável, perdendo parte do equilíbrio.** Preparado? Comece!

Para ser franco, **você não conseguirá passar nesse teste se não tiver músculos.** Nenhuma quantidade de condicionamento cardiorrespiratório lhe garantirá uma pontuação alta se você não tiver força muscular e mobilidade para levar o corpo até o chão e subir novamente de maneira eficiente. Pode parecer ridículo e fácil — como uma brincadeira de criança. Para muitos de nós, porém, esse simples ato expõe todos os tipos de fraqueza impensados. Billy afirma que o teste é uma excelente medida de três elementos essenciais da função humana. **"Mede equilíbrio, mobilidade e força muscular — e, ao juntar tudo isso, testa a probabilidade de queda, que é a causa número um de morte relacionada a lesões em pessoas com mais de 65 anos."**

Esse teste básico é ainda mais revelador do que parece. **Pesquisadores testaram o desempenho de mais de 2 mil pessoas com idades entre 51 e 80 anos, que foram acompanhadas por alguns anos, e descobriram que as pontuações no teste de se sentar e se levantar ajudavam a prever a própria "morte por qualquer causa".** Os que apresentavam as pontuações mais baixas tinham uma expectativa de vida três anos menor do que os que apresentavam as pontuações mais altas. Isso mesmo. **Se você teve um bom desempenho nesse teste, talvez viva significativamente mais do que os que tiveram desempenho ruim.** Por quê? **Porque a aptidão musculoesquelética importa!** E sabe o que mais faz diferença? Medir os seus resultados. Você precisa conhecer os seus pontos de referência para saber quanto está melhorando.

TECNOLOGIAS QUE MEDEM E ACELERAM O SEU PROGRESSO

"Se não puder voar, corra. Se não puder correr, ande. Se não puder andar, rasteje. Mas continue em frente, de qualquer jeito."
— MARTIN LUTHER KING JR.

O poder da OsteoStrong deriva da aplicação da quantidade certa de estímulo. **O objetivo não é a superestimulação, porque é isso que o derruba. Mas, se subestimular, nunca alcançará resultados. O segredo é conseguir medir a capacidade de recuperação adequada para cada um** e entender a quantidade de tensão criada, para que você possa se manter no caminho certo. Vou ser honesto — no meu caso, não ir além do limite e não me esforçar demais pode ser um desafio e tanto. Se a sua personalidade for parecida, tenho certeza de que entende o que estou falando. **No entanto, você acabará se esgotando com o esforço constante, sem dar ao corpo o tempo suficiente de recuperação.**

Uma das melhores maneiras de acelerar o progresso é aproveitar o poder dos dispositivos portáteis, independentemente de você ser um atleta dedicado, um recém-convertido à prática dos exercícios físicos, ou ter perdido o rumo e querer começar do zero. **Existem muitas ferramentas excelentes para isso, mas uma das minhas favoritas é a WHOOP Strap.***

Na última década, observamos uma explosão de dispositivos portáteis contendo pequenos sensores que monitoram cada movimento que você

---

* Aparelho ainda não comercializado no Brasil. *[N. da E.]*

faz, cada caloria que queima, cada batida do coração e a qualidade do sono, entre inúmeras outras medições de saúde e de rendimento. Talvez você já seja um aficionado analista de dados, obcecado com o seu Apple Watch ou o seu Fitbit! Se for, ótimo! Todos os dispositivos portáteis mais populares têm suas virtudes (e limitações) e são aprimorados o tempo todo. No entanto, preciso confessar que adoro a minha WHOOP Strap, uma faixa confortável que pode ser usada no pulso ou no bíceps, e até mesmo dentro da meia ou do sapato. **Ela se conecta a um aplicativo no telefone celular que coleta e analisa uma impressionante variedade de dados fisiológicos, entre eles, temperatura corporal, variabilidade da frequência cardíaca, frequência cardíaca em repouso, frequência respiratória, sono profundo e sono REM.**

Eis, porém, o que há de especial nela: **fornecer todos os detalhes desejados e, acima de tudo, condensar essas métricas para mostrar duas pontuações principais: uma para o *esforço* e outra para a *recuperação*.** Como já sabemos a partir da OsteoStrong, precisamos ir além da nossa zona de conforto, ou não veremos crescimento ou melhoria, mas também precisamos descansar e nos recuperar para que o corpo possa fazer progressos. É por isso que a WHOOP enfatiza o esforço — um termo para se referir à intensidade do treinamento físico ou à força usada na rotina diária. E também mede a recuperação dessas intensas cargas de estresse. Ela alterou os meus padrões, me ajudando a compreender os dados coletados. Porque não basta apenas ter os dados: eles têm de significar alguma coisa. **Os dados da WHOOP me ajudam a determinar a dosagem certa de exercícios, bem como o nível de exigência ou tensão — ou esforço, como ela chama —, juntamente com a quantidade necessária de tempo de recuperação, de sono e de descanso. São informações inestimáveis, que mudarão a qualidade de vida, porque o que se pode medir pode ser tratado. E o que pode ser tratado pode ser melhorado.**

A WHOOP coleta dados de forma contínua, 24 horas por dia, 7 dias por semana, medindo com precisão quanto o corpo está trabalhando e como estamos nos recuperando durante o sono e o descanso. Quando eu durmo mal ou acumulo uma longa série de treinos mais exigentes, ela me aconselha a ir com calma. E sabe de uma coisa? Aprendi a escutar, porque percebi a diferença de rendimento entre os dias em que estava exausto e os dias em que havia me recuperado de modo adequado. **Quando acordo e ela informa que estou na Zona Verde, significa que estou preparado para o rendimento máximo, podendo tirar mais proveito dos treinos. Se a luz estiver amarela, sei que preciso ter um pouco mais de cuidado. E se estiver vermelha, é sinal de que preciso fazer uma pausa**, o que é difícil para mim. No entanto, sei que, no fim das contas, fazer uma pausa será recompensador em termos de melhora do rendimento.

A beleza de dispositivos portáteis como a WHOOP é que eles medem o progresso ao longo de semanas, meses e anos, para que se possa *acompanhar com precisão o impacto das escolhas de estilo de vida que foram feitas*. Digamos que você se exercite duas vezes por semana e decida aumentar para cinco vezes por semana, incluindo algumas sessões de desenvolvimento de força. Agora, imagine os resultados refletidos em métricas daqui a 6 ou 12 meses. **Não há nada mais inspirador do que observar os biomarcadores melhorarem e *saber* que foi o seu comportamento que fez tudo melhorar, desde a frequência cardíaca em repouso até a qualidade do sono.**

Você também pode compartilhar esses dados com o seu médico ou treinador pessoal, para que o ajudem a interpretar as informações e fornecer orientações personalizadas. É um pouco como pilotar um avião no céu noturno com a ajuda de instrumentos giroscópicos, um copiloto experiente e o controle de tráfego aéreo. Se pudesse escolher, por que você optaria por voar às cegas, confiando nos próprios instintos?

Ao longo do percurso, **também há momentos em que o corpo envia mensagens urgentes que poderiam ter passado despercebidas se o dispositivo de rastreamento não as tivesse captado.** Em 2020, um jogador de golfe profissional chamado Nick Watney fez o teste de covid-19 antes de participar de um torneio com centenas dos melhores jogadores do mundo. O teste deu negativo. Então, três dias depois, os dados da WHOOP Strap dele mostraram um aumento repentino na frequência respiratória, que havia permanecido estável e em um nível mais baixo por quase um ano. Esse pico era um sinal de alerta de que Watney, cinco vezes vencedor do PGA Tour, estava lutando contra alguma coisa — embora não apresentasse sintoma algum. **Isso o motivou a fazer outro teste de covid, tornando-se o primeiro jogador a testar positivo no campeonato.**

Watney se retirou do torneio, evitando infectar outros colegas jogadores. **Como a organização do PGA reagiu?** Adquirindo mil unidades de WHOOP Strap, para todos os jogadores, carregadores e outros funcionários essenciais ao torneio.

Will Ahmed, que foi capitão do time de squash da Universidade Harvard e fundou a WHOOP em 2012 no dormitório dele na faculdade, diz que "existem segredos que o nosso corpo fica tentando nos contar. A realidade é que existem biomarcadores que podem indicar algo muito diferente de como estamos nos sentindo".

Obviamente, Watney é um exemplo extremo. A história dele nos lembra que **a tecnologia é capaz de desvendar os segredos da fisiologia de maneiras até então inimagináveis. Quando a uso, tomo melhores decisões. Seja qual for o exercício que eu faça, ela me ajuda a determinar a quantidade certa de esforço e a quantidade certa de tempo para equilibrar, todos os dias, as doses ideais de esforço e de recuperação.** Além disso, também ajuda a melhorar o que falamos no Capítulo 13 — nossa qualidade do sono. Quando o sono é aprimorado, a mente, o corpo, as emoções e a energia atingem o auge, permitindo que maximizemos a qualidade de vida, quer sejamos uma dona de casa, uma pessoa de negócios, um estudante, um empresário, quer um aposentado querendo arrasar e aproveitar a vida ao máximo. É melhor viver com a ajuda dos dados. Devo dizer que o meu sono não apenas se tornou mais profundo, como também se estendeu em quase uma hora desde que comecei a usar esse dispositivo. Repito: o que pode ser medido tende a ser melhorado.

POTENCIALIZANDO A INTELIGÊNCIA ARTIFICIAL PARA TER FORÇA E PERCEBER PROGRESSOS

"Eu não temo os computadores. Eu temo a ausência deles."
— ISAAC ASIMOV

Agora, gostaria de lhe apresentar outra inovação que também se baseia em dados para ajudá-lo a ficar mais forte e a aproveitar melhor os treinos. **O Technogym Biocircuit* é uma rotina de treinamento orientada por inteligência artificial que determina a dosagem certa de exercícios, distribuída da maneira mais eficiente possível, para se obter o máximo de resultados em um mínimo de tempo. É mais uma ferramenta para ajudá-lo a atingir as suas metas de força e rendimento.**

A tecnologia melhorou quase todos os aspectos da nossa vida, além da nossa capacidade de atenção. No entanto, a experiência de ir à academia quase não mudou em décadas. O celular, hoje, é um supercomputador. Então, por que a academia ainda é apenas a *academia*? Bem, esse não é o caso nos mais de vinte mercados ao redor do mundo em que o Biocircuit está disponível.

Imagine entrar em uma academia equipada com 11 aparelhos **Biocircuit** Smart Strength. Você as acessa passando a pulseira diante de uma elegante tela interativa. **O sistema Smart Strength, alimentado por inteligência artificial, recupera o perfil que você configurou quando se registrou pela primeira vez para usar os aparelhos e, assim como a OsteoStrong, baixa o seu perfil da nuvem, junto com o plano de treinamento personalizado. Esse sistema computadorizado também armazena todos os detalhes dos treinos anteriores — o nível de resistência escolhido, o esforço feito — e consegue prever o que é possível de alcançar.**

Você começa nas "estações" de primeiro nível e segue o circuito em uma sequência predeterminada, em vez de tentar decidir se deve malhar peito antes dos braços ou dos ombros. **O circuito inteiro proporciona um treinamento corporal completo e equilibrado em apenas 30 minutos.** Você não precisa se perguntar se está negligenciando os glúteos em favor dos quadríceps, ou fazendo mais exercícios dos quais você gosta em detrimento dos que detesta, já que esses aparelhos de inteligência artificial não lhe dão escolha. **Ao chegar a cada um deles, eles se ajustam automaticamente às suas configurações ideais, para você não precisar se preocupar com a altura do assento nem com a posição dos apoios para as mãos.**

---

* Ainda não disponível no Brasil. *[N. da E.]*

Os aparelhos são projetados para garantir a postura adequada. E, à medida que a força aumenta, eles adicionam resistência também de modo automático, calibrando o desafio para que ele seja factível e, ao mesmo tempo, incentivando-o a continuar melhorando.

Incrível, não é? Todas as conjecturas e todo o tempo perdido foram eliminados, deixando você livre para se concentrar exclusivamente no treinamento da maneira mais eficiente que se possa imaginar. **Mais uma vez, a quantidade certa de exigência ou de esforço é emparelhada com a dosagem certa do seu atual nível de capacidade de recuperação.** Não há necessidade de sair à procura de um par de halteres que você ainda não usou nem de um supino sobressalente. Você não precisa ficar tentando se lembrar de quantas repetições deveria fazer, ou se é a sua segunda ou terceira série de bíceps!

Tudo é otimizado e simplificado — e divertido, porque toda a experiência é ludificada. Esses aparelhos de inteligência artificial possuem uma tela de videogame integrada, permitindo que você conduza uma bola por uma pista de obstáculos ondulada controlando a resistência do aparelho Imagine-se no leg press, onde a sua tarefa é empurrar a plataforma com o estender das pernas, ao mesmo tempo que levanta a bola. Em seguida, você abaixa a bola gradualmente, dobrando lentamente os joelhos. Quanto melhor você controlar o peso, maior será a pontuação e mais progresso você fará.

O aspecto lúdico não é apenas um truque. **Numerosos estudos estabeleceram uma correlação confiável entre ludificação e exercício físico. É simples: os seres humanos vão à academia mais regularidade se souberem que estão progredindo — e, ainda mais, se souberem que outras pessoas estão *vendo* seus progressos.** Um estudo de 2017, publicado no *Journal of the American Medical Association*, rastreou mais de 200 famílias, com algumas usando um aplicativo de condicionamento físico baseado em jogos que as encorajava a competir com outras famílias. Os grupos que usaram o aplicativo excederam as metas diárias de caminhada em quase 1,6km a mais do que os grupos de controle. *Um quilômetro e seiscentos metros extras a cada dia!*

Nos próximos anos, você poderá encontrar cada vez mais circuitos desse tipo, à medida que esse divertido conceito de inteligência artificial for se popularizando. Na verdade, Peter, Bob, Bill e eu estamos tão entusiasmados com isso que já começamos a instalar tais aparelhos nos centros da Fountain Life. Você também pode encontrar outros exercícios orientados por inteligência artificial em academias especiais na maioria das grandes cidades do mundo. E fique de olho, porque a tecnologia vai melhorar tudo isso radicalmente nos próximos 3 anos — no máximo, 5.

ALONGUE A SUA COLUNA

"Observe que a árvore mais rígida se quebra com mais facilidade, enquanto o bambu ou o salgueiro sobrevivem dobrando-se com o vento."

— BRUCE LEE

A quarta inovação que desejo compartilhar é algo bem simples. Chama-se Backbridge* — e por ser um recurso tão simples e de baixa tecnologia é difícil acreditar como pode ser tão eficaz e tão poderoso. **Ele exige menos de 5 minutos por dia, por isso é fácil incorporá-lo à rotina. No entanto, a maioria das pessoas considera os efeitos tão profundos que o utilizam todos os dias. Eu sou uma dessas pessoas.**

Como você já sabe, é ótimo estar *em forma*, mas não é o suficiente. Também não basta apenas ter *força muscular*. Você precisa de ambos. No entanto, há um terceiro componente do condicionamento físico e do rendimento que é importante: *a flexibilidade e a mobilidade*. **Seja qual for a atividade diária, você deve se empenhar ao máximo para aumentar a flexibilidade e a mobilidade, ao mesmo tempo que aumenta a força.**

Depois de crescer muito rápido em apenas um ano, o meu corpo ficou desequilibrado e, como resultado, tive muitas dores nas costas por mais de uma década. Portanto, por experiência própria, sei como é complicado aproveitar a vida quando as costas o torturam e qualquer movimento é um problema. **Nos meus seminários, sempre pergunto aos participantes se eles sentem dores nas costas. Setenta e cinco por cento respondem que sim, incluindo muitas pessoas com menos de 30 anos!**

---

* Aparelho indisponível no Brasil, apesar de alguns estúdios de pilates terem um parecido. [N. da E.]

Uma parte significativa do problema é que a maioria de nós passa os dias sentado, olhando fixamente para os nossos telefones e computadores, de modo que o Backbridge ataca um dos desafios da vida moderna: **ficar sentado**. Lembra-se de quando dissemos, no início deste capítulo, que **sentar é o novo fumar?** Pelo fato de passarmos grande parte do dia sentados e debruçados sobre um telefone, um iPad ou um computador, tendemos a rodar os ombros para a frente, interrompendo o fluxo de oxigênio e exaurindo a nossa energia.

O nosso corpo fica sobrecarregado por permanecer flexionado, quando ficamos curvados com a cabeça, o pescoço e os ombros tombados para a frente, o sistema gastrointestinal comprimido, a oxigenação despencando pelo fato de estarmos bloqueando o nosso diafragma. O nosso corpo foi construído para a flexão *e* a extensão — uma maneira elegante de dizer que precisamos nos dobrar *e* nos esticar. Fomos projetados para estar em equilíbrio, mas, gradualmente, o nosso estilo de vida moderno e tecnológico está nos retorcendo e nos transformando em biscoitos humanos rígidos.

Como podemos resolver esse problema? Uma solução é alongar de forma eficaz e eficiente por alguns minutos, todos os dias, para manter um equilíbrio saudável no nosso corpo, especialmente à medida que envelhecemos e nossos músculos vão se encurtando e se tornando menos elásticos. **Precisamos prestar atenção especial às nossas costas — principalmente à coluna vertebral. Foi nesse sentido que surgiu o Backbridge, uma invenção do Dr. Todd Sinett, quiroprático de Nova York, cinesiologista clínico e autor de** *3 Weeks to a Better Back.*

Sinett o projetou como uma forma de descomprimir e realinhar a coluna, restaurar a postura adequada e eliminar dores nas costas. Tal como os aparelhos da OsteoStrong e o sistema Biocircuit Smart Strength, o Backbridge oferece benefícios extraordinários em um período mínimo de tempo. **Você precisa usá-lo apenas 2 minutos todas as manhãs e 2 minutos todas as noites.** *Um compromisso de 4 minutos!*

Como funciona? Não poderia ser mais simples. O dispositivo consiste em cinco blocos de espuma macia, levemente arqueados. Você escolhe quantos deles quer empilhar uns sobre os outros, ajustando a altura de um nível básico entre 5cm, no mínimo, a um nível máximo de 18cm, dependendo da flexibilidade do seu corpo. **Você coloca o Backbridge no chão e se deita nele, mantendo o ponto mais alto entre as omoplatas, enquanto os braços descansam sobre o peito ou acima da cabeça.** E então? *Relaxe. Respire. Saboreie a sensação desse alongamento suave, que estende a sua coluna para contrabalançar a flexão do corpo, corrige os desequilíbrios no seu tronco e repara os danos que você causou à biomecânica das suas costas.*

Você verá os benefícios ao longo de semanas e meses. É provável que precise aumentar a altura à medida que sua flexibilidade for melhorando. Pela manhã, esses 2 minutos de alongamento da coluna parecem trazer vida nova. À noite, parecem o fechamento ideal de um ciclo.

Depois de usá-lo diariamente, consigo me manter em pé sem esforço. Percebo a mudança no padrão respiratório. Essa ferramenta simples é valiosa, mas não é a única ferramenta disponível. Benefícios semelhantes também podem ser obtidos com o uso de uma bola BOSU ou uma bola de condicionamento físico. Certifique-se sempre de controlar ao máximo a velocidade com que você se inclina para trás enquanto se ajusta. O objetivo não é fazer um esforço excessivo. Este é um momento para relaxar o corpo com suavidade. Lembre-se: sempre consulte um médico antes de fazer qualquer coisa extenuante. O que você pode esperar é um fluxo de energia renovada à medida que peito e ombros se aprumam, a respiração se torna mais completa e natural e todo o corpo fica mais oxigenado.

Não há dúvida de que surgirão mais ferramentas desse tipo, tornando os exercícios físicos mais eficientes, mais mensuráveis, mais fáceis e mais divertidos. Continue prestando atenção, pois, embora eu tenha falado sobre alguns, muitos outros chegarão ao mercado nos próximos anos, incluindo um formato de exercício físico cujo ingrediente secreto é a diversão.

DIVERSÃO E JOGOS

"Faça qualquer coisa, mas que isso lhe proporcione alegria."
— WALT WHITMAN

Quando se trata de desenvolver força ao longo do tempo, um dos aspectos mais motivadores é muito simples: diversão. Se você estiver se divertindo, é muito mais provável que continue se exercitando e se mantenha fiel ao treinamento. Mesmo assim, sou o primeiro a reconhecer que não tenho muita predileção por jogos — então seria fácil, para mim, ignorar qualquer coisa que se baseie na realidade virtual. Não vou mentir: no início, o componente de realidade virtual do **Black Box, uma plataforma de exercícios cujos resultados igualam ou superam os dos formatos tradicionais de condicionamento físico,** me pareceu complexo.* Entretanto, depois de mergulhar no exercício, foi extraordinário. **Eu me senti como se estivesse focado e energizado, com um propósito e, ao mesmo tempo, poderoso. Foi um treinamento intenso também.** Quando acabou, eu estava encharcado de suor e havia ativado até o último dos músculos. Eis o segredo: não parecia musculação! Parecia pura diversão, e o tempo voou. Eu mal podia esperar para fazer aquilo de novo.

O ingrediente secreto não é o elemento central dos treinos Black Box ser diferente das sessões habituais da academia, e sim que até os ratos de academia mais dedicados podem ter problemas para se manter motivados. O Black Box se inspirou no fato de que as academias ficam lotadas todo mês de janeiro, mas vazias em março, **incorporando as qualidades viciantes de um videogame em um módulo de condicionamento físico estilo eSports de realidade virtual, que atrai os entusiastas e os estimula a retornar dia após dia, desenvolvendo músculos de forma consistente, aumentando a resistência e elevando o bem-estar geral.** O Black Box é tão envolvente que faz com que as pessoas se mantenham fiéis à rotina de exercícios, o que significa que elas estão atingindo as respectivas metas de condicionamento físico.

Os usuários gastam apenas 30 minutos para entrar em forma, pois as estatísticas de treinamento físico de cada um são rastreadas automaticamente. **É possível até participar de competições amistosas com outros usuários em qualquer outro lugar, o que é ótimo para pessoas como eu, que gostam de competir.** A tecnologia só está disponível nas

---

* Ainda indisponível no Brasil. *[N. da E.]*

academias oficiais da Black Box VR ou nas academias comerciais participantes; dentro de alguns anos, porém, uma versão caseira já deverá estar formatada. Eu preciso ser sincero: não vejo a hora de colocar as mãos em um desses produtos, por isso investi na empresa e tenho na minha casa a versão comercial, que é um arraso!

Em termos de realidade virtual e exercícios divertidos, vale a pena conferir mais um jogo no qual Peter Diamandis apoia e usa como complemento cardiovascular para cumprir a meta dele de 10 mil passos por dia. Chama-se **Supernatural VR Fitness**,* disponível no Oculus mediante assinatura. O Supernatural é tão divertido e envolvente que você cogitará cancelar a sua inscrição na academia.

No início do seu treino, você será teletransportado para uma das várias localizações mais lindas da Terra, todas representadas por fotos "reais". Imagine abrir os olhos e se ver diante da Grande Muralha da China, em Machu Picchu, nas ilhas Galápagos, na Islândia ou no vulcão Erta Ale, na Etiópia. O instrutor de exercícios (uma pessoa real) fala no seu ouvido, incentivando-o a usar os bastões (que você está segurando, um em cada mão) para atingir os alvos pretos e brancos que surgem voando na sua direção. Uma trilha sonora empolgante, composta por sucessos musicais que você conhece e adora é executada em um ritmo crescente. Logo, você estará respirando com dificuldade e suando enquanto se agacha, gira e ginga no ritmo da música. Há várias opções de exercícios, variando de uma série explosiva rápida de 8 minutos a um treino prolongado de 30 minutos.

P39: UM ATALHO PARA DESENVOLVER MASSA MUSCULAR SEM FAZER EXERCÍCIOS?

Todos nós sabemos como exercícios físicos são importantes. E se houver, contudo, uma razão pela qual você não possa praticá-los — uma artrite renitente, uma lesão, qualquer outra coisa? Isso não pode ser o fim da história. **Você não deveria aceitar o fato de o seu corpo não ser capaz de se beneficiar de uma boa rotina de exercícios.** Se pes-

---

* Ainda não disponível no Brasil. [N. da E.]

quisar no Google buscando exercícios miméticos (coisas que simulam os exercícios físicos), descobrirá que a mais promissora é uma pequena molécula chamada AICAR. *Contudo, temos algo ainda melhor.*

Antes, porém, vamos entender a química do exercício. Descobriu-se que uma molécula chamada monofosfato de adenosina (AMP, na sigla em inglês) é a molécula mais importante produzida quando começamos a nos exercitar. Ela informa o corpo inteiro que estamos nos exercitando e faz com que as células musculares, as células cerebrais e as células do fígado quebrem o glicogênio e a gordura armazenados para usá-los como energia. Isso levou à questão essencial: **"Se conseguíssemos fornecer baixos níveis de AMP aos órgãos-alvo, seríamos capazes de imitar os efeitos do exercício?"**

A resposta é sim. A ZMP, uma substância análoga à AMP, já demonstrou, em estudos em animais e em seres humanos, conseguir **aumentar a resistência, retardar a perda muscular, diminuir as inflamações e reduzir o índice de gordura em relação à massa magra.** Então, por que ela não é usada? Porque, para alcançar esses efeitos, ela deve ser infundida por via intravenosa, juntamente com a pequena molécula AICAR, em grandes quantidades.

A Skylark Bioscience descobriu um produto de primeira geração, apelidado de P39, que é muito mais eficiente na produção de ZMP do que a AICAR. **"É cem vezes mais potente e pode ser tomado por via oral. Em vez de precisar fazer grandes infusões, é possível tomar uma pequena pílula de 25mg todos os dias e *obter a maior parte dos efeitos biológicos do exercício extenuante.*"** Ele dará o impulso químico necessário para nos exercitarmos e obter todas as recompensas dos exercícios físicos. Oliver Saunders, da Skylark, observa: **"A molécula ainda não está disponível** e os ensaios clínicos estão apenas começando, mas esperamos que fique acessível nos próximos anos!"

Mencionamos diversos assuntos neste capítulo. Espero que você tenha compreendido que **os músculos são um "item obrigatório" para a** qualidade de vida, e que não é necessário se tornar um rato de academia para desenvolvê-los e sustentá-los. É possível utilizar rotinas de treinamento curtas e, ainda assim, obter *enormes* resultados, em vez de arranjar desculpas ou se sentir culpado por não praticar exercícios.

Lembre-se de que você precisa da dosagem certa de exercícios para chegar ao melhor resultado. Caso contrário, não obterá resultados e ficará apenas esgotado. O seu desafio é criar uma sensação de exigência no corpo e nos músculos, que pode **se limitar a somente 10 ou 15 minutos por dia, pelo menos algumas vezes por semana.** O que você vai escolher? Vai criar os próprios treinos de 15 minutos por dia, baseados no desenvolvimento de força, ou usar, talvez, a OsteoStrong para ficar mais forte e aumentar o nível de exigência ao longo do tempo? Vai otimizar rendimento e a sua vida diária com a ajuda de uma WHOOP Strap? Vai procurar um circuito alimentado por inteligência artificial para maximizar os resultados, ou um parque de realidade virtual como o Black Box ou o Supernatural VR Fitness? Ou, ainda, reduzir o risco de morte em 14% e acrescentar três anos à sua vida se exercitando apenas 15 minutos por dia?

Independentemente do que você decidir, <u>**há oportunidades reais de mudar hoje mesmo a qualidade de vida de todas as formas possíveis — mental, emocional, física e até sexualmente —, desde a sensação de atração e poder até a sensação de saúde e vitalidade.**</u>

Por que não se comprometer nesse exato momento? Escolha uma, duas ou três coisas que aprendeu neste capítulo e que deseja transformar em hábito. Crie um ritual, um hábito simples que possa ser praticado de 10 a 15 minutos por dia, duas ou três vezes por semana. Os rituais fazem com que as coisas aconteçam. Depois de desenvolver um hábito, você sentirá que ele se tornará cada vez mais fácil e vai querer continuar. Talvez seja algo que fará acompanhado, ou talvez contrate um treinador. Escolha e comprometa-se — envie uma mensagem de texto para alguém que possa cobrá-lo depois. Se fizer isso, sairá mais forte e mais determinado, não apenas em relação à sua saúde e ao seu bem-estar: você descobrirá que essa simples disciplina com o corpo propiciará mais poder e mais disciplina em todas as áreas da vida. **A maneira como nos sentimos determina o**

nosso rendimento, a maneira como interagimos e quanto desfrutamos. Como já disse muitas vezes, não basta tomar uma decisão: no momento em que ela é tomada, é necessário agir para se convencer de que é preciso seguir em frente. Elabore um plano rápido, faça uma programação. Eu sempre digo às pessoas: quando falamos sobre algo, é um sonho; quando imaginamos, é possível; quando programamos, é real.

Este capítulo destacou ferramentas valiosas, mas elas não são as únicas disponíveis. **Descubra o que funciona para você e se surpreenda com a forma pela qual você ganhará mais energia, rejuvenescerá o seu corpo e maximizará a sua força.** Sou uma pessoa que acredita que, com essas ferramentas, seja possível enriquecer a experiência do dia a dia, de modo que afirmo que **desenvolver força resulta no desenvolvimento de uma vida extraordinária.**

Vamos descobrir no próximo capítulo os últimos avanços para o rejuvenescimento da saúde visível e da vitalidade.

CAPÍTULO 15

BELEZA: COMO MELHORAR A SAÚDE VISÍVEL E A VITALIDADE

Quer parecer e se sentir mais jovem? A tecnologia de ponta pode rejuvenescer corpo, pele e cabelos de maneiras que pareciam inimagináveis

"Se eu soubesse que viveria tanto tempo, teria cuidado melhor de mim."

— EUBIE BLAKE

Você consegue se lembrar de alguma vez em que tenha retornado das férias se sentindo descansado e feliz, com um brilho visível? Você conseguiu notar isso, assim como todo mundo, não é mesmo? Ou da última vez que voltou de uma corrida revigorante, de uma aula de ioga revitalizante, ou de um emocionante dia esquiando? As suas bochechas estavam coradas, indicando boa saúde. Os seus olhos estavam radiantes, cristalinos e alertas. Parecia que você seria capaz de enfrentar o mundo — e talvez fosse mesmo!

A questão é que, afinal de contas, a aparência externa não é superficial. É um reflexo da saúde interior e da vitalidade. Por exemplo, **a pele, que representa cerca de 15% do nosso peso, é o maior órgão do corpo — e a qualidade dela revela a qualidade dos sistemas internos.** Vermelhidão, inchaço e outros problemas visíveis servem como alertas avisando que algo está errado com a dieta, os medicamentos ou o sistema imunológico. Em outras palavras, o bem-estar geral é refletido na superfície da pele. Pense nisso como um indicativo de perigo iminente enviado pelo corpo.

Se você estiver desidratado, isso também se refletirá na sua pele. Se tiver dormido mal ou consumido muito álcool ou alimentos pouco saudáveis, isso também transparecerá. E você sabe disso, mesmo quando tenta disfarçar usando óculos escuros ou um boné de beisebol. **Podemos esconder hábitos, mas eles se revelam na nossa aparência. Isso inclui o bem-estar psicológico, especialmente o estresse.**

Vou fazer uma pergunta pessoal: Quando você está diante do espelho, como você se sente? Gosta da sua aparência? Você se ama incondicionalmente, com toda a sua imperfeição? Ou, às vezes, se olha de um jeito preocupado, aborrecido ou até consternado com os sutis (e os nem tão sutis) efeitos colaterais do tempo? Algumas pessoas sentem que o tônus muscular se foi, ou que a medida da cintura aumentou. Outras notam que o cabelo ficou ralo, expondo áreas do couro cabeludo nunca antes vistas pelo restante da humanidade. Ou, talvez, o rosto tenha ficado mais enrugado — um testemunho vivo de décadas de sol e de boas risadas!

Mais cedo ou mais tarde, todos nós experimentamos esses momentos em que o tempo parece nos alcançar. Faz parte natural de estar vivo e ficar mais velho, certo? De qualquer forma, todos nós sabemos que a aparência não é a medida real de valor algum. O coração e a alma são o que nos torna belos.

Ainda assim, admitamos ou não, a maioria de nós também se preocupa muito com a aparência. Não é apenas uma questão de vaidade ou de condicionamento social, embora isso faça parte. É também uma questão de sobrevivência. Do ponto de vista evolutivo, os seres humanos são programados para avaliar o apelo dos potenciais parceiros, analisando a aparência em busca de pistas físicas sobre saúde e condição geral.

A aparência também é importante no local de trabalho. Pesquisadores que estudam os efeitos do chamado "viés de beleza" ou "bônus de beleza" comprovaram uma correlação entre capacidade de atração e sucesso na carreira. **Um artigo de 2019, publicado na *Harvard Business Review*, resume isso da seguinte forma: "Indivíduos fisicamente atraentes têm mais probabilidade de serem entrevistados e contratados, são mais propensos a progredir com mais rapidez nas respectivas carreiras devido a frequentes promoções e recebem salários mais altos do que indivíduos não atraentes."**[1]

Não é algo justo — e não acontece sempre. No entanto, essa pesquisa sugere que vale a pena, literalmente, ter uma aparência melhor. Imagine duas pessoas sendo entrevistadas para o mesmo emprego. Uma delas tem cabelo brilhante, pele resplandecente, dentes brancos e peso corporal proporcional à altura. A outra tem cabelo opaco, bochechas caídas e olheiras. Pela descrição, parece que a segunda candidata está se recuperando de uma bebedeira. Se os demais fatores forem iguais, quem você acha que conseguirá o emprego? Sabemos que qualidades como inteligência, capacidade de comunicação, habilidades de liderança, ética no trabalho e entusiasmo são o que importa. Mas é a diferença — no caso do nosso exemplo, a aparência — que pode fazer pender a balança.

Ela pode afetar a maneira como você se sente em relação a si mesmo. Irradia-se confiança não apenas quando se parece estar no melhor nível, mas também quando se sente nele. Essa sensação de bem-estar físico é a serotonina da autoestima.

Não acho que você deveria viver obcecado, porque há muito mais com que se preocupar. Entretanto, **por que não gostar de ter a melhor aparência possível, de modo que possa desfrutar essa sensação vibrante de bem-estar em todos os níveis, por dentro e por fora?** A boa notícia é que ter uma ótima aparência não exige intervenções drasticamente invasivas que tendemos a associar a estrelas de cinema de certa idade. Neste capítulo, vamos falar de tecnologias inovadoras que fazem o tempo regredir de maneiras surpreendentemente *suaves*, *agradáveis* e *naturais* e se revelam muito eficazes.

Como você descobrirá neste capítulo, tecnologia e inovações na área estão avançando rapidamente. Hoje em dia, é possível:

- Fazer crescer cabelo sem uso de medicamentos (e sem efeitos colaterais) e em qualquer idade, graças a tratamentos à base de plantas e regeneração celular (ver a imagem 11 do encarte).
- Rejuvenescer a pele com produtos personalizados, levando em consideração o DNA, as bactérias presentes na pele, o estilo de vida e fatores ambientais, como condições climáticas e níveis de poluição.

- **Derreter a gordura corporal indesejada em minutos usando radiofrequência** — e, depois, usar ondas de ultrassom para consertar o excesso de pele restante.
- **Controlar o peso com a ajuda de um supressor de apetite não químico, aprovado pela FDA, natural** — razão pela qual não é classificado como medicamento. Isso ocorre em um momento em que, nos Estados Unidos, mais de 70% dos adultos estão acima do peso e 39% são obesos — uma forma de lembrar que aparência e saúde estão inextricavelmente ligadas.

Os ricos e os famosos sempre tiveram acesso aos mais sofisticados tratamentos e tecnologias de beleza. Acredite: não é *apenas* um milagre genético quando as celebridades parecem décadas mais jovens do que, na verdade, são! Já vi amigos meus saírem dos mais exclusivos spas e de cirurgias estéticas parecendo que acabaram de se banhar na fonte da juventude!

Contudo, é interessante ressaltar que as inovações estão cada vez mais acessíveis e mais baratas para o cidadão comum. Não é preciso ser uma estrela de cinema em Beverly Hills para experimentar o rejuvenescimento da pele em nível celular ou as terapias de queima de gordura. Não é preciso ser um milionário para comprar produtos restauradores de cabelo e de cuidados com a pele projetados exclusivamente para você. Eles já estão disponíveis, fazendo parte de um novo movimento conhecido como "personalização em massa".

Mas você precisa de informações confiáveis para se beneficiar dessa explosão de inovações tecnológicas, pois há muitas opções, cujos resultados não correspondem às expectativas. Portanto, vamos fazer um passeio curto e seletivo pelo cenário da beleza, apresentando algumas descobertas notáveis que merecem atenção.

NEM TUDO ESTÁ PERDIDO! COMO RESTAURAR O BRILHO DO SEU CABELO

"Perder a confiança no próprio corpo é perder a confiança em si mesmo."
— SIMONE DE BEAUVOIR

Você sabia que uma pessoa média perde de 50 a 100 fios de cabelo por dia como parte do ciclo normal de crescimento do cabelo? Isso não é um problema, a menos que comece a crescer um cabelo mais fino dentro do folículo. Caso você tenha disposição para uma breve aula de ciências (não!), veja como funciona o ciclo saudável de crescimento do cabelo em quatro etapas básicas.

Cada fio de cabelo está em um estágio diferente desse ciclo. Com o tempo, a duração do estágio anágeno diminui e o cabelo vai ficando mais fraco e mais fino, até desaparecer — pelo menos, a olho nu.

O que causa a queda de cabelo? Os principais responsáveis são o envelhecimento e a genética. Há, porém, outros fatores que contribuem, como estresse, dieta alimentar, várias doenças e distúrbios autoimunes, medicamentos e tratamentos que danificam o couro cabeludo. Aos 50 anos, cerca de 85% dos homens e 50% das mulheres já experimentaram perda de cabelo significativa. Em 2020, Ricki Lake — atriz que ganhou fama como estrela da versão original do filme *Hairspray: Em busca da fama*, em formato não musical — revelou sua luta contra a queda de cabelo, assim como Ayanna Pressley, política representante do 7º distrito congressional de Massachusetts. **Somente nos Estados Unidos, cerca de 30 milhões de mulheres sofrem de perda de cabelo hereditária perceptível, em comparação com 50 milhões de homens.**

Felizmente, nunca houve um momento melhor do que este para encontrar maneiras seguras, eficazes e acessíveis de reverter a queda de cabelo. Trata-se de um enorme alívio para pessoas como Beth Ann Corso. Alguns anos atrás, quando estava com 62 anos, ela, mãe de três filhos adultos e residente em Connecticut, notou que os cabelos dela estavam escasseando. Muito. Ela mudou de penteado, numa tentativa de esconder as falhas, mas não adiantou. O couro cabeludo estava ficando visível nas têmporas e no alto da cabeça.

Beth Ann tinha boas razões para suspeitar que estresse fosse a causa. O então marido dela havia sido condenado por crime de colarinho branco, flagrado roubando US$ 5 milhões dos clientes. Ao longo da ação judicial, também descobriu que ele tinha uma segunda vida — e um segundo relacionamento — em Las Vegas, onde acumulara mais dívidas.[2]

Por meio do Facebook encontrou um pequeno grupo de mulheres cujos cônjuges foram condenados por crimes semelhantes e decidiu conhecer pessoalmente 15 delas. Ela chama a experiência de "transformadora", por ter lhe dado um novo senso de coragem e autoestima. Isso não impediu que os cabelos dela caíssem. Apesar disso, ao voltar para casa, estava com a motivação psicológica necessária para fazer algo a respeito.

Como muitos de nós, Beth Ann não queria entupir o corpo de produtos químicos. **Sendo assim, ela descartou tratamentos com o uso de minoxidil e finasterida. A finasterida é aprovada pela FDA para homens que apresentam queda de cabelo.*** No caso das mulheres, é usada apenas por aquelas que já passaram da idade fértil, pois está associada a defeitos congênitos.** Verdade seja dita, também pode haver efeitos colaterais bastante desagradáveis para homens, como impotência e perda da libido.[3] **Um homem me disse: "Agora temos cabelos, mas já não queremos saber de mais nada!"**

Então, Beth Ann ouviu falar da **Harklinikken**, que conquistou devotos seguidores entre a realeza europeia e celebridades de Hollywood. **O fundador da empresa, o dinamarquês Lars Skjoth, trabalha há décadas com extratos de plantas e produtos feitos com leite de vaca, combinando-os** para criar a própria linha de xampus, condicionadores e séruns noturnos — **todos personalizados para cada cliente.**

Qual foi o resultado? **Como Beth Ann descobriu, os clientes da Harklinikken notaram um aumento sistemático de 30% a 60% no volume dos cabelos, segundo as medições precisas da massa capilar feitas pela empresa e na quantidade e no diâmetro dos fios de cabelo nas áreas tratadas. Ela teve resultados semelhantes.** Hoje, fios loiro-avermelhados pendem macios e com volume sobre os ombros dela — um contraste marcante com as fotos tiradas na viagem que fez pelo país, quando fios quebradiços lhe caíam da cabeça. Lembro-me de ter ficado chocado ao constatar que ela ganhou cerca de 50% a mais de volume nos cabelos. Estava linda, com uma aparência revigorada, tão vibrante e tão alegre que eu teria lhe dado uns 50 anos, em vez dos 62 anos que afirmava ter!

---

* Tratamento aprovado pela Anvisa. *[N. da E.]*

SunHee Grinnell, ex-diretora de beleza da *Vanity Fair*, também teve uma experiência **impressionante**. Após uma cirurgia para tratar de um problema de saúde, ela se assustou ao ver que o cabelo dela, que sempre fora longo e volumoso, estava caindo. Ficou tão eufórica com o fato de a Harklinikken ter restaurado o cabelo dela (e, como ela costuma dizer, ter lhe devolvido o "encanto") que concordou em aparecer em um vídeo mostrando as fotos de "antes" e "depois". **O vídeo também retratava outros pacientes da clínica, entre os quais uma jovem loira, com uns 20 anos e partes da cabeça quase completamente calvas. Foi comovente ver os fios recuperarem as antigas espessura e vitalidade, sem intervenção cirúrgica, causando impacto na vida de tantas pessoas.** Às vezes, esquecemos que a queda de cabelo e até mesmo a calvície podem acontecer quando as pessoas ainda são muito jovens, possivelmente devido ao estresse ou a produtos químicos presentes no ambiente. Quaisquer que sejam os motivos, eu não saberia expressar como é emocionante conhecer essas pessoas e vê-las com a confiança renovada, em vez de inseguras.

O próprio fundador da Harklinikken sabe bem como é isso. Com 20 e poucos anos, Skjoth tinha um problema no couro cabeludo que o obrigava a fazer muitas consultas com o dermatologista. Então, **começou a perder cabelo por causa disso.** Ele conseguiu reverter a situação, mas essa experiência fez nascer o desejo permanente de ajudar outras pessoas que estavam descontentes com a queda de cabelo. **"Perder o cabelo é um ataque significativo à autoimagem",** afirma ele. **"É como perder um órgão ao qual não se dava o devido valor. E então, de repente, estamos sob um ataque brutal e nos encontramos nessa situação sem saída e gritando por ajuda."**

Lars desistiu do sonho de ser piloto para seguir essa nova paixão. Fez mestrado em nutrição e bioquímica e abriu a primeira clínica para combater a queda de cabelo em Copenhague, em 1992 — hoje há filiais na Alemanha, na Islândia e em Dubai, assim como em Nova York, Los Angeles e Tampa, na Flórida. **A Harklinikken também oferece consultas on-line por um preço simbólico, em dólares, no FaceTime e no Skype.**

Localizada em um loft com vista para a Quinta Avenida, a clínica de Nova York parece mais um apartamento ou uma escola de culinária do que um centro de tratamento. Um elevador se abre diretamente para a "cozinha" da clínica, onde uma ilha central de mármore com banquetas está cercada por duas paredes de prateleiras e armários forrados com frascos de produtos. Na bancada ao lado da pia, há uma fileira de recipientes de vidro com líquidos coloridos, que poderiam ser molhos para salada. As consultas acontecem em uma extensa mesa de madeira, com dez cadeiras, sob um lustre moderno de onde saem as lâmpadas, como se fosse uma grande molécula. Uma área de estar adjacente é decorada com sofá e cadeiras, iluminação suave e fotografias em preto e branco. É a personificação do *hygge*, o conceito dinamarquês de vida confortável.

Não é por acaso que a atmosfera é tão calorosa e convidativa. **"Acho que recuperar o cabelo tem mais a ver com qualidade de vida do que com vaidade", analisa Lars.** "Há muitas pessoas para quem o cabelo significa mais do que apenas um acessório e até ficam surpresas pelas reações serem tão emocionais. Diante das muitas mulheres que chegam, dá para afirmar que elas são vaidosas só porque querem ter cabelo? Ou que têm medo de serem olhadas como se estivessem doentes?"

Lars estima que as mulheres representem 80% da clientela dela. Quando se trata da perda de cabelo, elas estão mais dispostas a procurar ajuda do que os homens, que tendem a acreditar que a calvície faz parte da vida. Ainda assim, conheço muitos homens que ficam horrorizados com a chegada precipitada da calvície! Consideremos o exemplo de **Andre Agassi**, um dos melhores tenistas de todos os tempos. **Ele se sentia tão constrangido quando começou a ficar careca, aos 19 anos, que, durante um breve período, optou por usar uma peruca enorme e desgrenhada ao entrar em quadra. Em suas memórias, ele confidenciou que perdera o Aberto da França de 1990 porque estava muito preocupado com a possibilidade de a peruca cair, expondo-o ao mundo inteiro.**

Alguns anos atrás, notei que o meu cabelo também estava ficando ralo. Nada dramático, mais nas têmporas e um pouco no topo da cabeça. Felizmente, as pessoas precisavam ser ainda mais altas do que eu para ver o que estava acontecendo lá em cima! Contudo, não sou o tipo de pessoa que fica esperando as coisas piorarem. Gosto de encontrar boas soluções que possam ser compartilhadas com outras pessoas. Quando descobri a Harklinikken, me surpreendeu como o processo de restauração capilar pode ser fácil (ver as imagens 12 e 13 do encarte).

O regime de tratamento de Lars começa com uma consulta para determinar a seriedade da queda, medindo a densidade do cabelo em diferentes partes do couro cabeludo e tentando identificar o motivo. **Ele acredita que os problemas da perda de cabelo hereditária podem ser transformados com o rejuvenescimento, por meio de mudanças no ambiente e nos hábitos, incluindo redução do estresse, e com a mistura certa de extratos de raízes de plantas e proteínas, ácidos graxos e leite de vaca.** Alguns dos ingredientes favoritos dele são extrato de soro de leite, calêndula e raiz de bardana. **Cada paciente recebe um composto formulado para atender às necessidades deles. Mas o objetivo é sempre o mesmo: revitalizar o folículo, que é, literalmente, a raiz da saúde capilar.**

No meu caso, os resultados foram surpreendentes. Em vez de *perder* cabelo à medida que a idade avança, estou *recuperando*! Na verdade, as medições mostram que estou com **40% a mais de volume, com fios mais grossos do que antes!** E, para isso, basta esfregar alguns ingredientes naturais no couro cabeludo todas as noites antes de dormir e usar o xampu personalizado sempre que tomo banho. O que poderia ser mais fácil?

Para Beth Ann Corso, as poções mágicas da Harklinikken foram uma dádiva, e ela só precisa continuar usando indefinidamente o xampu, o condicionador e o sérum da empresa, como parte do ritual de tratamento capilar. Se ela parar, corre o risco de perder os cabelos novamente. O custo de manutenção é de cerca de US$ 100 por mês. Conheço muitas pessoas que prefeririam ficar com o dinheiro e perder os cabelos! Ainda assim, US$ 100 por mês é muito melhor do que, por exemplo, US$ 15 mil, ou mais, em um implante capilar.

Beth Ann afirma que vale cada centavo. **"Não vivo uma vida luxuosa, não faço massagens nem vou a spas, e eu mesma corto meu cabelo. Mas prefiro pagar por esses produtos a ter comida na mesa"**, ri ela. "Não quero soar superficial, porque a aparência não é quem nós somos.

Mas, com uma aparência melhor, nos sentimos mais confiantes e mais preparados para enfrentar o mundo e a experimentar coisas novas. Tenho uma autoconfiança que não tinha antes."

COMO AS CÉLULAS-TRONCO PODEM REJUVENESCER O SEU CABELO

"Havia um dogma: nascíamos com o número total de folículos pilosos que teríamos para sempre. A perda era considerada permanente. Hoje, sabemos que não é assim."

— DR. GEORGE COTSARELIS, cofundador da Follica

O que eu mais gosto na abordagem à base de plantas para restauração capilar da Harklinikken é ela ser muito simples, discreta e não invasiva. Em certo sentido, é o oposto dos transplantes capilares cirúrgicos, que, além de caros, também podem ser dolorosos e causar infecções e cicatrizes. Em muitos casos, esquecem de avisar que os benefícios da cirurgia podem ser transitórios.

Contudo, é possível encontrar descobertas inacreditáveis feitas por cientistas que vêm abordando essa questão de uma perspectiva diferente. A missão deles? Potencializar o poder das células-tronco para reparar e estimular o couro cabeludo, fazendo com que o cabelo volte a crescer.

Como apresentamos nos capítulos anteriores, as células-tronco derivadas do líquido amniótico e das placentas que seriam descartadas estão revolucionando a maneira como tratamos e curamos o nosso corpo, tornando possível substituir e rejuvenescer todos os tipos de tecido danificado — um truque de mágica biológico! Esse conceito de regeneração celular também pode ser aplicado para restaurar a beleza da juventude.

É aqui que as coisas ficam mais interessantes — e competitivas. Pelo menos dez empresas estão empenhadas em uma corrida global a fim de provar que encontraram a melhor solução científica para o crescimento do cabelo. Laboratórios no Japão, na Suécia, na França, no Reino Unido e nos Estados Unidos estão disputando uma corrida para ver quem conseguirá os resultados, chegando, assim, ao mercado o mais depressa possível. Vários deles já estão quase lá.

Um dos mais adiantados é o **TissUse**, que desenvolveu uma tecnologia exclusiva denominada Smart Hair Transplant.* O processo envolve extrair 30 folículos capilares da parte de trás do couro cabeludo e multiplicá-los para criar 10 mil "neopapilas", que então serão injetadas de volta no couro cabeludo. As neopapilas são células promotoras do crescimento capilar, capazes de desenvolver novos folículos pilosos e rejuvenescer os enfraquecidos. O TissUse foi licenciado para a **J. Hewitt**, uma empresa de medicina regenerativa com sede no Japão. Trata-se de uma vantagem, pois a legislação japonesa concede aprovação rápida para tecnologias de células-tronco.

Outra pioneira nessa corrida é uma empresa de biotecnologia com sede em Boston, a **Follica**. Ela desenvolveu um processo que usa um "dispositivo abrasivo da pele" patenteado para criar microesfoliações no couro cabeludo durante uma série de tratamentos curtos em consultório. Parece violento, não é? Na verdade, o processo de cicatrização cria uma preciosa "janela embrionária" de oportunidade para que novos folículos cresçam a partir das células-tronco epiteliais (de revestimento da superfície). A ideia de usar a abrasão para estimular a pele não é nova. O que é realmente novo é a abordagem da Follica de introduzir um composto tópico para que as células sejam persuadidas a formar cabelo, em vez de formar epiderme. **Os magos da tecnologia da Follica descobriram uma maneira de influenciar uma célula-tronco que está no couro cabeludo a tomar a decisão de se tornar uma célula produtora de novos fios de cabelo!**

Esse efeito regenerativo, chamado de *neogênese capilar*, teve origem no laboratório de pesquisa do cofundador da Follica, o Dr. George Cotsarelis, que também é diretor do departamento de dermatologia da Universidade da Pensilvânia. **Como ele declara no site da empresa, "havia um dogma: nascíamos com o número total de folículos pilosos que teríamos até o fim da vida. A perda era considerada permanente. Agora, sabemos que não é assim".**

---

* Ainda indisponível no Brasil. *[N. da E.]*

Em 2019, a Follica divulgou os resultados de um estudo que mostrava uma impressionante melhoria de 44% na contagem de cabelos visíveis após três meses de tratamento.[4] A empresa ressalta que já existem dois medicamentos aprovados nessa área, oferecendo uma melhoria modesta de 12% na contagem de cabelos visíveis. Em outras palavras, a tecnologia da Follica promete um *grande* avanço, não um avanço discreto e gradual. O próximo passo? Demonstrar, na fase 3 dos ensaios clínicos, que esse tratamento inovador funciona de forma eficaz em larga escala.

Inúmeras outras empresas estão em busca do mesmo prêmio, e não sabemos quem vai ganhar. Por exemplo, a **RepliCel** está desenvolvendo com a **Shiseido**, uma gigante dos produtos de beleza, um tratamento que cultiva as células foliculares da pessoa, criando milhões de outras células que podem ser implantadas ao redor da cabeça. A **Biosplice Therapeutics**, cujo extraordinário estudo em relação ao câncer e a outras doenças já foi mencionado no Capítulo 9, está desenvolvendo uma solução tópica para ativar a **via de sinalização Wnt** e, assim, transmitir sinais através de receptores, identificando a fase de crescimento da célula capilar. A **L'Oréal** também é um agente importante. Ela está colaborando com uma empresa de bioimpressão, a **Poietis**, na impressão 3-D de organoides de folículos pilosos em uma placa de Petri — isso significa que a L'Oréal está fazendo com que nos aproximemos do cálice sagrado da clonagem capilar.

Se você estiver um pouco perdido, eu entendo. Tudo isso parece muito com ficção científica. Contudo, eis o ponto principal: **se o seu cabelo estiver ficando ralo, você está vivendo no melhor momento possível para fazer algo a respeito. E os próximos anos serão infinitamente melhores!**

E QUANTO À PELE?

"A natureza lhe dá o rosto que você tem aos 20 anos; mas aos 50 é você quem decide o rosto que deseja ter."

— COCO CHANEL

Imagem 1

LIBERTE SEU PODER INTERIOR: UM DIA COM TONY

CONSUMO DE CALORIAS

Todos os dias, em média, Tony Robbins queima 11.300kcal no palco. É o equivalente a:

- 2,5 maratonas ou
- 10 treinos da NHL ou
- 2,5 jogos da NBA

LIMITE DO ÁCIDO LÁCTICO

O dobro do ácido láctico de um jogo da NBA, quatro vezes mais do que o limite do lactato! (*Nesse limite, se você estiver correndo com um amigo, não consegue falar. Em um limite de 18, Tony ainda continua falando de 12 a 13 horas!*)

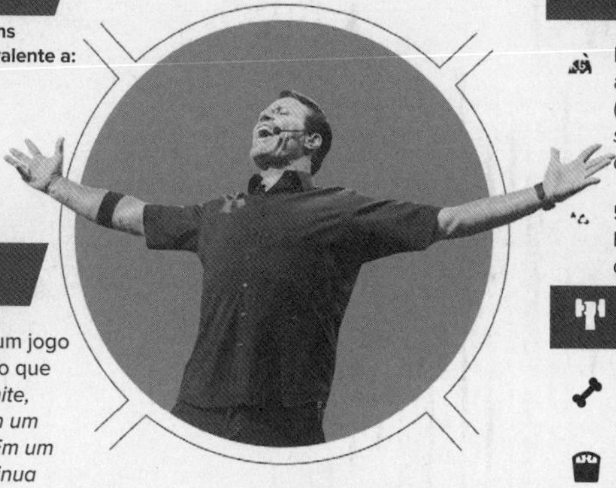

ESTRESSE FÍSICO

Mais de 1.100 saltos, o que equivale a mais de 500 toneladas de pressão (*128kg x 4 de pressão ao tocar o solo x 1.000 saltos = 512 toneladas de pressão*).

5 vezes mais do que o estresse bioquímico quando se salta de paraquedas.

CONSTITUIÇÃO BIOLÓGICA

A massa óssea de Tony Robbins é 99,9% mais densa do que a da média da população.

Ele tem 7kg a mais de massa corporal magra do que um jogador da NFL.

O Instituto de Desempenho e Ciências Aplicadas (ASPI, na sigla em inglês) vem realizando estudos sobre longevidade com os campeões da Stanley Cup e do Super Bowl, e também com a força de operações especiais da Marinha e medalhistas olímpicos. As informações sobre Tony Robbins foram colhidas durante cinco eventos, ao longo de três anos, conforme mencionado na página 38.

Imagem 2

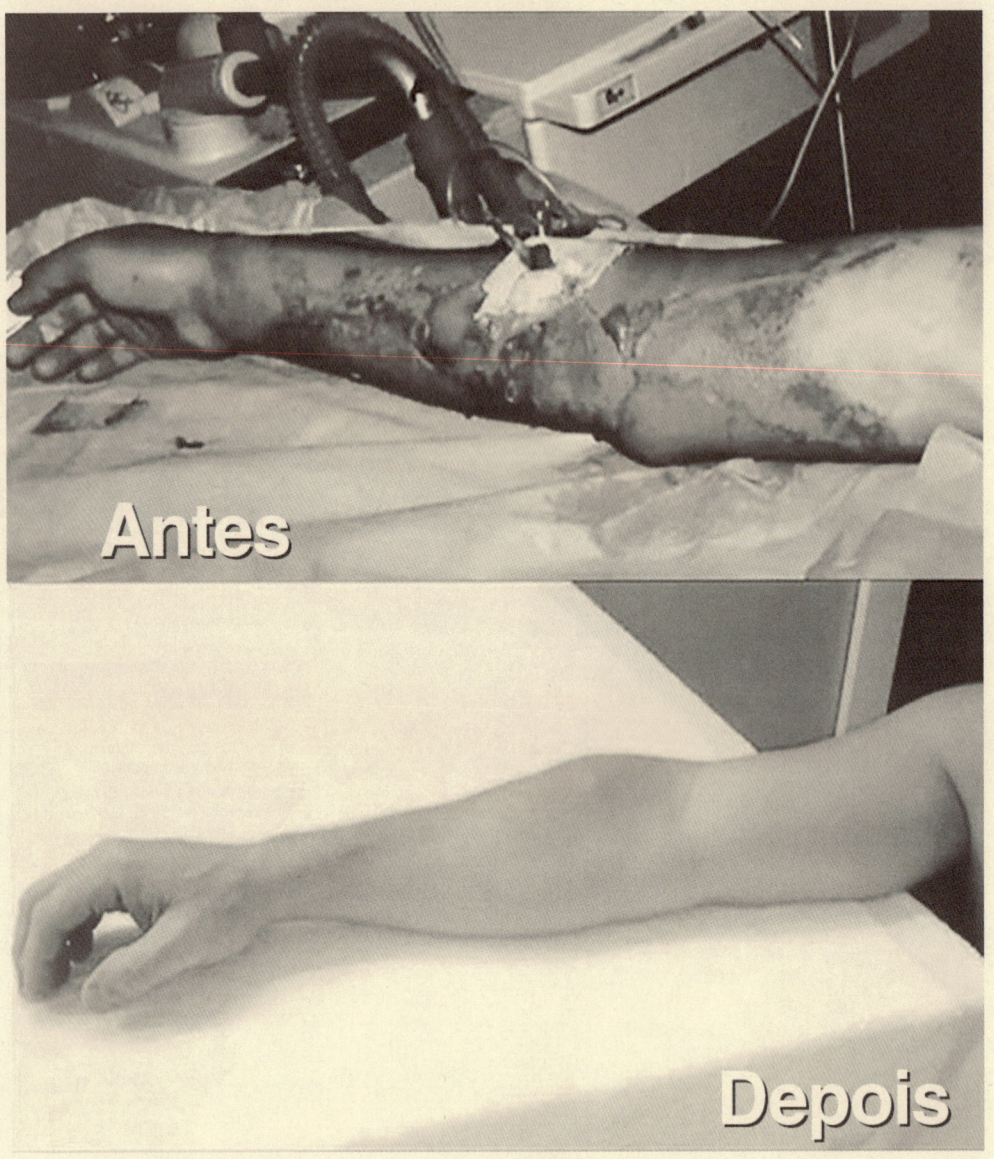

O mesmo braço antes e depois de um tratamento com pistola regenerativa de células-tronco, mencionado na página 90.

Imagem 3

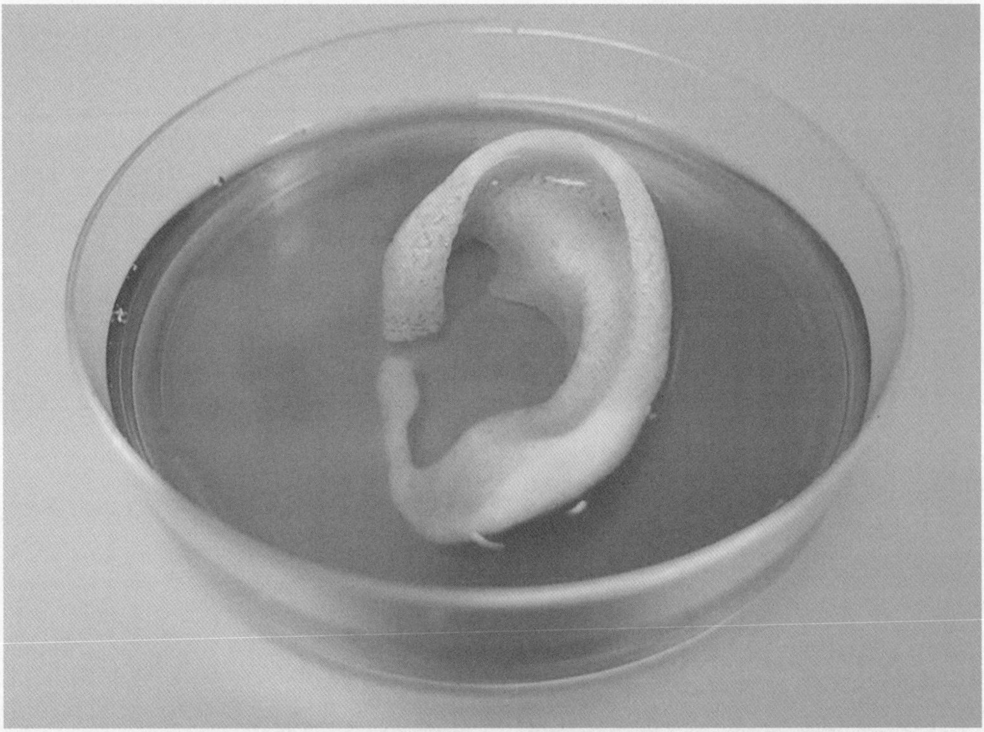

O Dr. Atala usou células-tronco para produzir uma orelha humana impressa em 3-D, para que um soldado ferido pudesse substituir a que foi arrancada em uma explosão (tratamento mencionado na página 179).

Imagem 4   Imagem 5

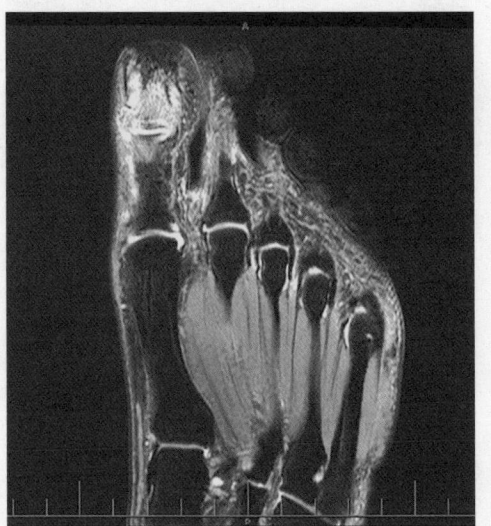 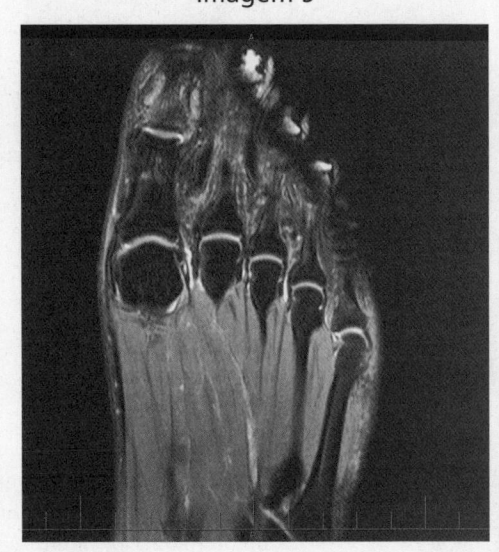

Imagens do antes e depois de um tratamento mencionado na página 313.

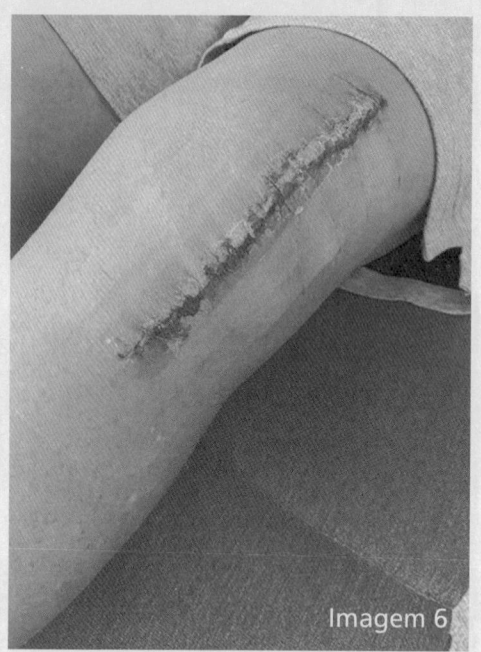
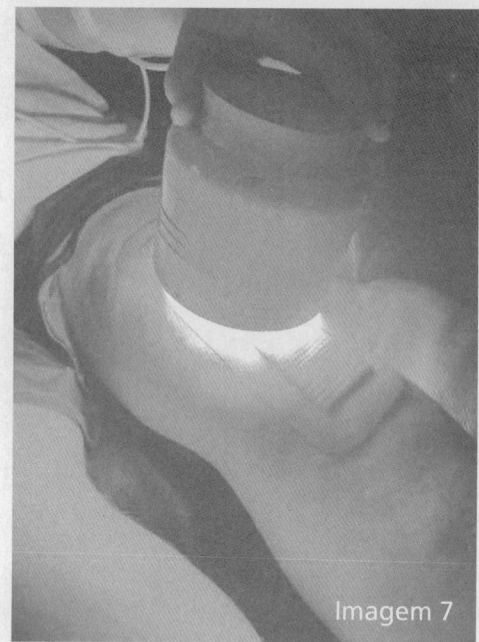
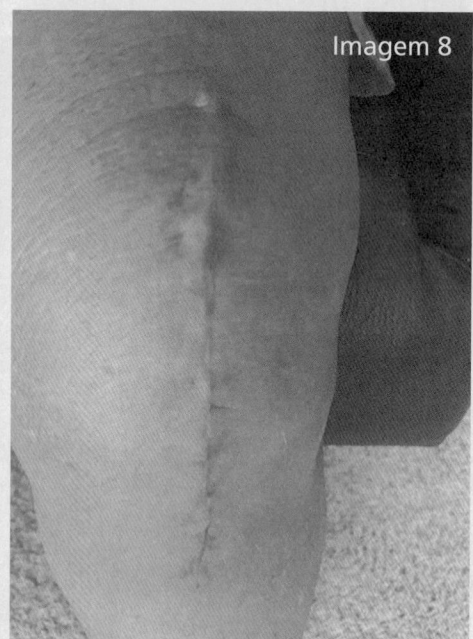
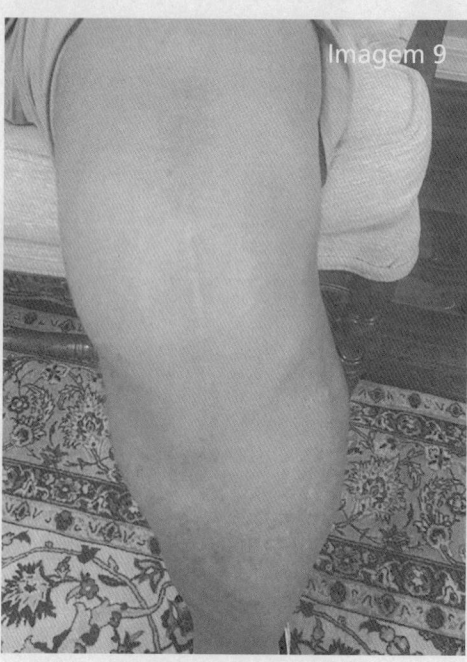

Exemplo do impacto do laser Genesis One na cicatrização pós-cirúrgica, mencionado na página 320, mostrando, no canto superior esquerdo, o primeiro dia de tratamento; no canto superior direito, após 10 dias; no canto inferior esquerdo, após 30 dias; e, no canto inferior direito, após 90 dias. Extraordinário!

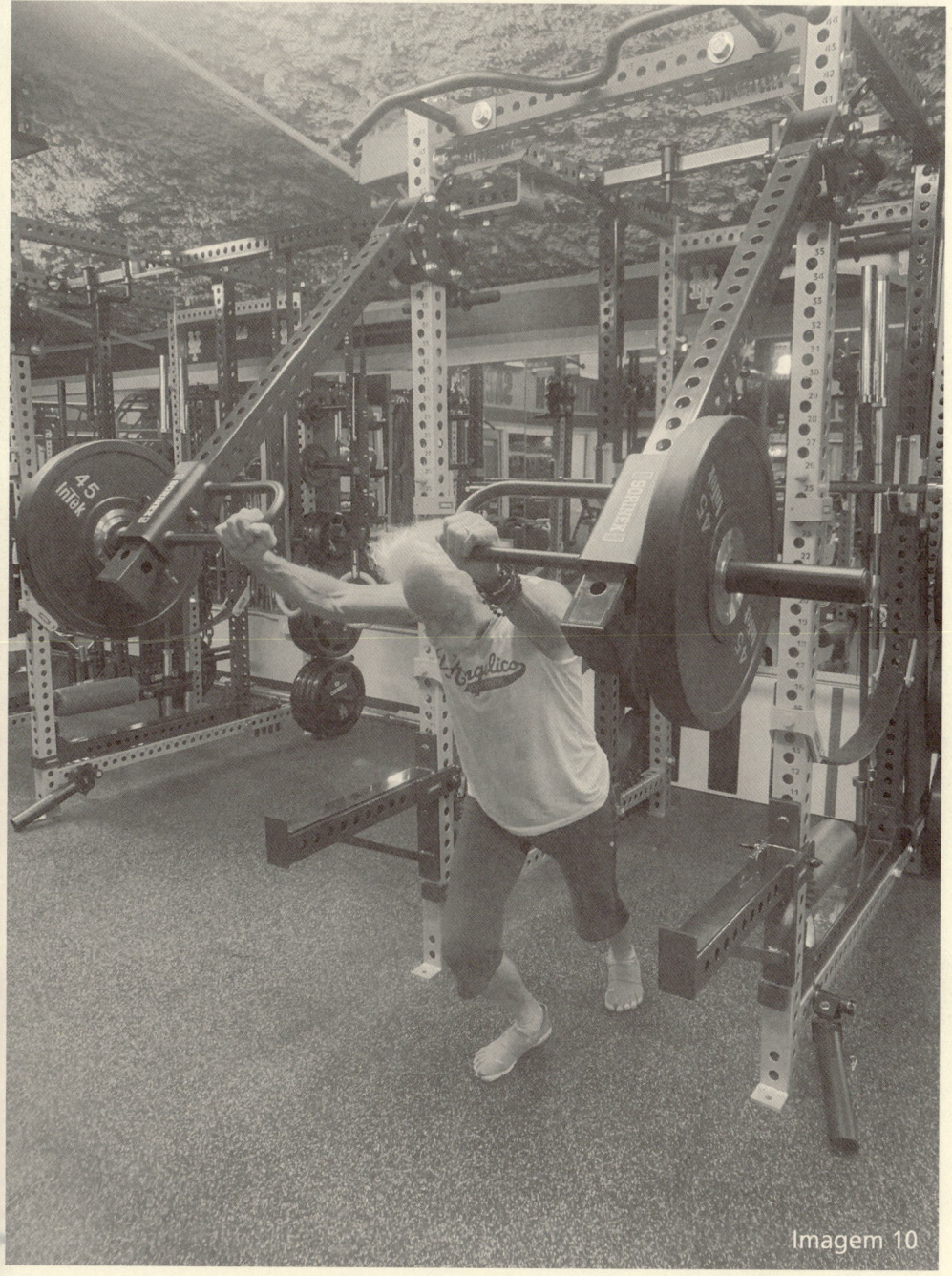

Imagem 10

A rotina de exercícios de Bob, 74 anos, mencionada na página 382, consiste em treinamento intervalado, incluindo uma série de 10 corridas de velocidade de 20 segundos cada uma, seguidas por uma caminhada de 20 segundos em uma esteira com inclinação de 45 graus, rotações aéreas usando uma bola medicinal de 9kg e treinamento de força usando faixas TRX.

Imagem 11

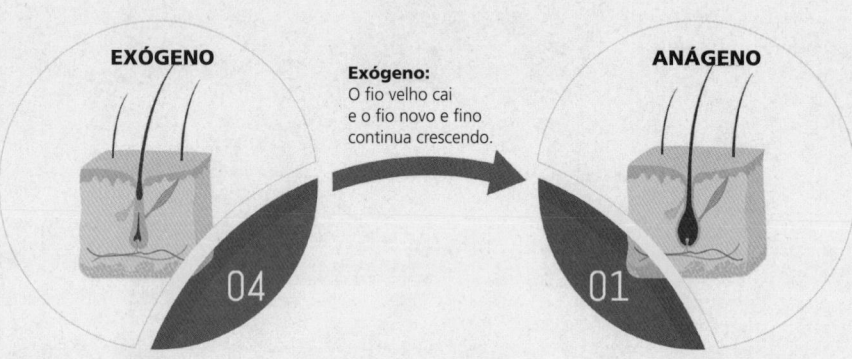

Exógeno:
O fio velho cai e o fio novo e fino continua crescendo.

EXÓGENO

04

ANÁGENO

01

Anágeno:
Um fio fino começa a crescer e a engrossar. Alimentado por vasos sanguíneos na base do folículo, ele fica preso de 2 a 7 anos.

O CICLO DE CRESCIMENTO DO CABELO

(mencionado na página 413)

Telógeno:
Uma fase de repouso de cerca de 3 meses, quando o fio velho permanece no lugar, apesar de já estar solto do folículo.

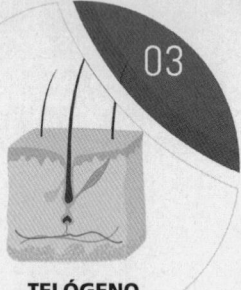

03

TELÓGENO

Catágeno:
Fase de transição em que a base do fio encolhe e se desprende da pele.

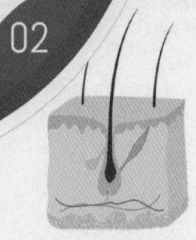

02

CATÁGENO

Imagem 12

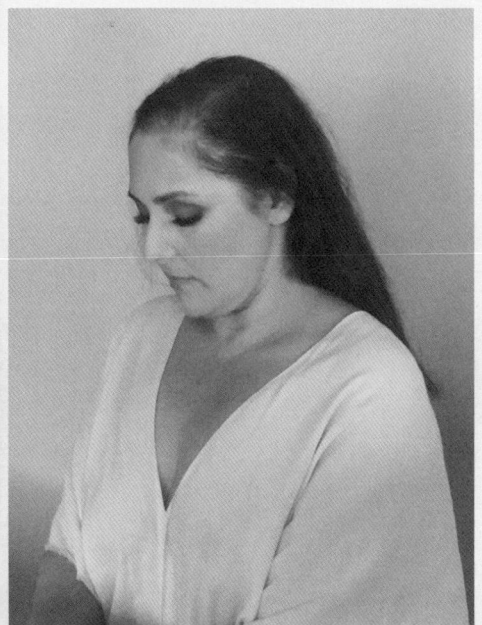

Imagem 13

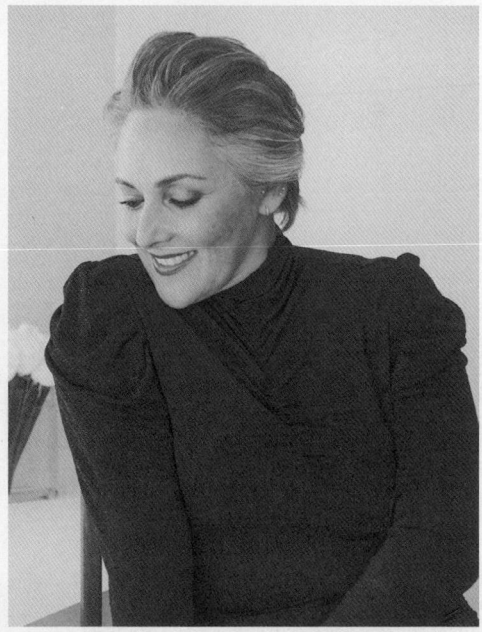

Ricki Lake lutou por trinta anos contra a queda de cabelo e já tinha tentado de tudo, desde o Rogaine, passando por medicamentos controlados, até a terapia PRP. Nada funcionou. Ao longo da jornada de tratamento com a empresa Harklinikken, mencionado na página 417, ela recuperou a autoconfiança.

Imagem 14

DIAGRAMA DO CIRCUITO TPE
(mencionado na página 551)

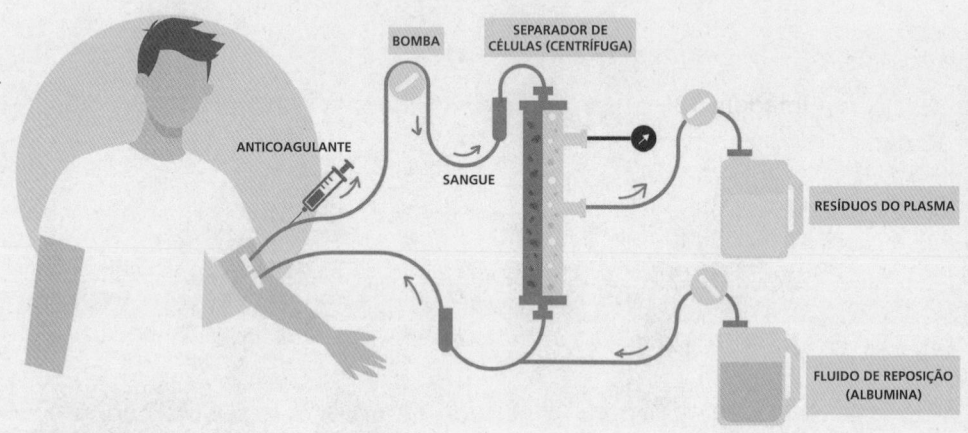

Imagem 15

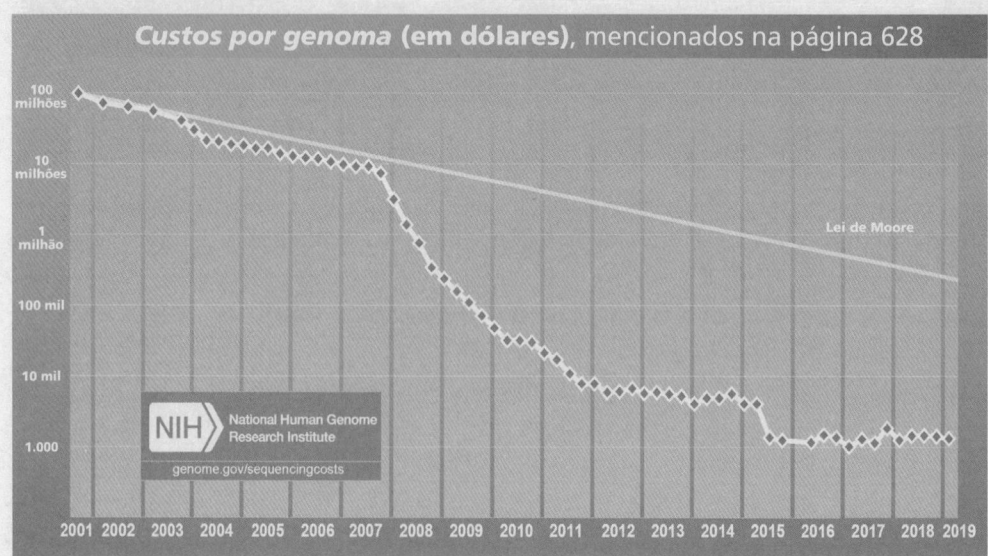

Custos por genoma (em dólares), mencionados na página 628

As aplicações da regeneração celular relacionadas à beleza não param por aí. Afinal, se as células-tronco podem ser usadas para o crescimento de novos fios de cabelo, por que também não podem ser usadas para rejuvenescer a pele? Isso já está acontecendo em spas médicos antienvelhecimento, como o **Beverly Hills Rejuvenation Center**, que possui cerca de 50 unidades nos Estados Unidos. O coproprietário, Dan Holtz, é aclamado pela mídia como "especialista em bem-estar das estrelas".

Atualmente, Holtz está fascinado com o poder regenerativo das células-tronco derivadas do cordão umbilical. O sangue que circula pelo cordão umbilical tem alta concentração de células-tronco mesenquimais (MSCs, na sigla em inglês), usadas para a regeneração em todos os tipos de reparação de tecidos. O tecido conjuntivo dos cordões umbilicais, rico em MSCs, é chamado de *geleia de Wharton*. Pode parecer com algo que é feito para ser espalhado sobre uma fatia de torrada. Hoje em dia, contudo, é valorizado como uma substância potente que pode ser injetada em qualquer parte do corpo para curar lesões.

"Quando obtemos células de um recém-nascido — aqueles fatores de crescimento muito, muito jovens —, tem-se o melhor cenário possível", diz Holtz. **"Elas podem ser usadas na regeneração de articulações e na reparação de tecidos. Mas também há aplicações desses fatores de crescimento no rejuvenescimento facial, na restauração capilar e no rejuvenescimento geral da pele."** Holtz estava tão intrigado que experimentou um tratamento *facial* com a geleia de Wharton em si mesmo. Ele gostou tanto dos resultados que decidiu oferecer essa terapia inovadora ao público.

Como se pode imaginar, há um grande interesse da indústria da beleza em desenvolver terapias de rejuvenescimento antienvelhecimento. É vantajoso o fato de a FDA estar ansiosa para estimular inovações que ampliem os limites que conhecemos, tornando o processo de aprovação relativamente fácil. Em 2016, como parte do 21st Century Cures Act, a FDA acenou com um atalho para medicamentos e dispositivos classificados como **terapia avançada de medicina regenerativa** (chamado de programa **RMAT**).

Produtos à base de células e tecidos humanos são considerados RMATs e, portanto, não requerem autorização antes da colocação no mercado. Resumindo? Pessoas como Holtz, que estão trabalhando no campo da regeneração, ganharam passe-livre para a aprovação.

Landry, que se tornou uma atriz de sucesso depois de ganhar o título de Miss Estados Unidos em 1996, compartilha a mesma receptividade mostrada por Holtz para novos tratamentos. **Ela já havia recebido injeções da geleia de Wharton nas costas e ficado maravilhada ao se ver livre da dor que a atormentava desde que sofrera um acidente, duas décadas antes.** Então, Holtz a convidou para experimentar um **tratamento facial:** aqueles fatores de crescimento sendo aplicados no rosto dela. Landry foi corajosa. **"Essas células mesenquimais são como pequenos mísseis que agem exatamente onde precisamos para combater as inflamações"**, diz ela. "Não me importo de ser cobaia. Eu gosto de experimentar. Vamos em frente, compartilhando informações!"

O procedimento foi filmado para um programa de TV, *The Doctors*, e Landry aparece em seguida para avaliar a experiência, mostrando fotos de "antes" e "depois". **O veredicto: "Quando vi pela primeira vez as fotos lado a lado, fiquei chocada. Eu não sabia que estava tudo caindo — as bochechas e as pálpebras, e os poros dilatados..."** Não sei você, mas suspeito que ela não parecesse tão desleixada assim *antes* daquelas injeções de células-tronco! Landry, porém, não tem dúvida de que o tratamento teve um impacto positivo. **Ela elogia: "Não pude acreditar nos resultados que obtivemos — na quantidade de anos que eliminamos."**

E se você não gostar da ideia de ter células-tronco injetadas no rosto? Bem, existem muitas outras terapias de ponta para revitalizar a pele. Conforme mostramos no capítulo sobre alimentação e estilo de vida, a crioterapia é uma ferramenta poderosa para combater inflamações que, se não forem controladas, podem se transformar em uma fonte indesejável de dores e edemas.

Imagine o mesmo princípio aplicado para rejuvenescer a pele do rosto. Os tratamentos criofaciais funcionam assim: é necessário colocar óculos de proteção e se encostar na poltrona; em seguida, um profissional passa uma espécie de varinha pelo rosto e pescoço do paciente, que lança um fluxo de nitrogênio líquido vaporizado. O jato faz com que os vasos sanguíneos se contraiam, fechando os poros dilatados, reduzindo o inchaço e esfoliando a camada externa de células mortas da pele. No fim do processo, a adrenalina provocada pelo retorno do fluxo sanguíneo propicia uma descarga de nutrientes e libera todos os tipos de coisa indesejada, incluindo toxinas e bactérias ambientais. Os efeitos regenerativos provêm da mensagem de "emergência" que acelera as funções celulares, aumentando a produção de colágeno — uma proteína da pele que se decompõe com o tempo devido ao envelhecimento e aos danos causados pelo sol.

Amigos já experimentaram e me dizem que o tratamento criofacial é uma experiência muito mais agradável do que parece. Aparentemente, não é pior do que sair num dia frio e levar uma lufada de vento no rosto. O paciente sai com a pele mais suave, com pigmentação reduzida, bochechas coradas e um brilho reluzente. As pessoas que gostam desses resultados tendem a repetir esse tratamento com regularidade, da mesma forma que outras procuram manicures ou pedicures. E o custo nos Estados Unidos é quase o mesmo.

Outra opção popular é usar luzes para combater os efeitos do envelhecimento. **Os lasers, que emitem um pequeno foco de luz de alta intensidade, são excelentes para minimizar todos os tipos de dano à pele — de rugas e pigmentação a cicatrizes, vincos e tumores pré-cancerosos.** E a variedade e a especialização que se encontram no mercado estão ficando cada vez melhores.

A Dra. Ellen Marmur possui nada menos do que 40 lasers diferentes e os maneja como uma artista. Ela usa, por exemplo, o **Fraxel** para as linhas finas ao redor dos olhos e o **PiQ04** para manchas escuras nas mãos e no rosto. Antes de inaugurar a **Marmur Medical**, em Nova York, **ela foi a primeira mulher a chefiar o departamento de cirurgia dermatológica no Hospital Monte Sinai, também em Nova York.** Desde então, ela se tornou a queridinha da mídia em programas como *Good Morning America* e *Today*, pois tem o dom de explicar ciências complexas e dar conselhos sensatos sobre proteção solar. **Sendo uma sobrevivente do câncer de pele, conhece o assunto de todos os ângulos.**

Quando se tornou uma das pacientes de Marmur, Lauren Quinn sofria com as consequências de um câncer de pele, diagnosticado quando ela estava com apenas 38 anos. A cirurgia a deixara com um buraco significativo na ponta do nariz, 170 pontos e um enxerto substancial, feito com pele removida da própria testa. "Eu parecia um monstro", afirma. "Estava com uma aparência horrível."

Depois de passar por oito cirurgias, a recuperação de Quinn era notável. Apesar disso, ela ainda precisava ficar atenta a novas manifestações da doença. Quando uma pequena mancha pré-cancerosa apareceu, Marmur a tratou com terapia fotodinâmica, que combina energia luminosa com um medicamento. Ela também ofereceu a Quinn um dispositivo de LED para auxiliá-la no tratamento em casa — uma tecnologia que emite vários comprimentos de onda de luz para penetrar na pele em diferentes níveis. **Foi comprovado que os LEDs (díodos emissores de luz) ajudam na cicatrização de feridas, na redução de dores e inflamações, na melhoria da acne e da rosácea, na suavização de cicatrizes, no aumento do fluxo sanguíneo e da oxigenação e no alívio da dor.**[5]

A terapia de LED de Quinn, que envolvia 20 minutos de luz azul todas as manhãs para as células anormais e 20 minutos de luz vermelha à noite para as inflamações, funcionou com perfeição. Meses depois de terminar o tratamento, ela continua usando o dispositivo de LED, pois ele melhora bastante a qualidade geral da pele. "Percebemos a diferença imediatamente", diz Quinn. "O LED fecha os poros e enrijece a pele. [...] Fui consultar a minha antiga dermatologista na Califórnia, e ela disse: 'Olhe só! O que está fazendo? Você está ótima!'"

Recentemente, as terapias que usam luzes de LED aumentaram em popularidade, em parte porque as máquinas de corpo inteiro encontradas em spas médicos foram reproduzidas em tamanhos menores para uso doméstico. Contudo, o que torna as terapias com luz de LED atraentes é o conceito acessível — diferentes luzes coloridas servem a propósitos diferentes —, combinado com uma sensação reconfortante de que estamos sentados diante de uma janela ensolarada.

"Elas oferecem todo tipo de benefícios para a pele: desenvolvimento de colágeno e melhoria da acne e dos danos causados pelo sol, redução da vermelhidão e da hiperpigmentação. Entretanto, há inúmeras utilizações diferentes", diz Marmur. "Sabemos que os lasers têm grande impacto sobre a insônia e os ritmos circadianos, o transtorno afetivo sazonal e a suavização dos batimentos cardíacos. Eles nos propiciam resplendor e todos os tipos de cura."

Marmur é apenas uma das muitas especialistas que estão desbravando novos caminhos no campo dos lasers médicos. Outro líder nessa área, que já apresentamos no capítulo sobre viver sem dor, é o **Dr. Antonio Casalini, engenheiro elétrico e inventor cujos lasers ajudaram não apenas a mim, como também muitos amigos e clientes que são atletas profissionais. O impacto foi inestimável.** Ele fazia projetos de lasers médicos para corporações, consultórios médicos e consultórios veterinários. Então, o Dr. Casalini passou a construir modelos cada vez mais complexos e eficazes do laser **Thor** para a **904 Laser**, sua clínica coletiva no condado de Orange, na Califórnia, especializada em **tratamentos antienvelhecimento e controle da dor.**

A maioria dos lasers contém de um a quatro ondas; os do Dr. Casalini contêm de 9 a 17 ondas sincronizadas, com níveis variados de potência. Eles possuem ionizadores embutidos, para bombear o sangue com oxigênio puro e fresco. E ainda contam com temporizadores, caso a pessoa fique tão relaxada que acabe adormecendo. Alguns dos clientes, incluindo atletas profissionais, compram os próprios lasers sob medida para usar em casa. "**Os nossos lasers fornecem ondas múltiplas, o que significa que são multifuncionais**", explica o Dr. Casalini. "Assim, pode-se trabalhar no tratamento da dor, no tecido cicatricial, no antienvelhecimento, tudo em uma única unidade, pois cada onda oferece uma potência diferente."

Já tendo comprado vários lasers do Dr. Casalini, eis o que posso dizer. É uma loucura a quantidade de coisas diferentes que eles fazem. **São capazes de acelerar a cicatrização de feridas, aliviar a dor, combater as inflamações e os inchaços e reduzir a tensão. Em contextos cosméticos mais sutis, também são capazes de reparar cicatrizes e a hiperpigmentação, suavizar a superfície da pele e reverter alguns** efeitos dos danos causados pelo sol. Existem diversos tipos de estudo que comprovam isso.[6] Imagine se olhar no espelho, ver uma nova ruga ou manchinha e conseguir fazer algo a respeito imediatamente. Eles também fazem maravilhas depois de um dia cansativo sobre o palco. Gostaria que essa tecnologia tivesse existido quando eu jogava futebol!

CONGELAR GORDURAS?

> *"O sapato que cabe em uma pessoa aperta o pé de outra;*
> *não há receita para viver que sirva para todos os casos."*
> — CARL JUNG

Um dos melhores exemplos dessas intervenções moderadas envolve o congelamento de teimosas bolsas de gordura corporal, que tendem a se acumular em partes do corpo nas quais o exercício físico se torna mais difícil quando atingimos a meia-idade. Estamos falando da coxa, das costas, dos pneuzinhos e até da papada sob o queixo! Algumas pessoas costumavam optar pela cirurgia para se livrar desse excesso de gordura. **Mas os tratamentos atuais não exigem incisões nem anestesia e não provocam nenhum dano colateral, como hematomas ou cicatrizes.**

Conheça a tecnologia não invasiva chamada **CoolSculpting**, que enfraquece as células de armazenamento de gordura ao expô-las ao frio extremo. As células de gordura morrem e o corpo elimina naturalmente os resíduos através da urina. Não é interessante? **E você gostaria de adivinhar como o CoolSculpting foi descoberto? Foram dois médicos de Boston que notaram o seguinte: as crianças perdiam gordura nas bochechas** *chupando picolés*! Incrível, mas é verdade.

Outros dispositivos (com nomes típicos de machões, como **Thermage** e **Vanquish**) adotam a abordagem oposta, usando ondas de radiofrequência para *aquecer e matar a gordura, derretendo-a*! Um dispositivo de última geração, o **Exilis Ultra, faz maravilhas cosméticas combinando ondas de radiofrequência com ondas de ultrassom para derreter a gordura indesejada e enrijecer a pele que fica.** O dispositivo usa um efeito de camadas, liberando energia a profundidades variadas, desde a camada superficial até o tecido profundo. **Novamente, esses tratamentos são muito menos invasivos do que a cirurgia. Se tratados por um profissional qualificado, normalmente os pacientes não apresentam nada além de um inchaço, ou uma vermelhidão, temporário.**

Não é uma loucura? Se você estivesse escrevendo um romance de ficção científica, este seria o tipo de tecnologia com a qual sonharia — e os seus leitores poderiam considerar muito inverossímil! *Sem dor, sem cirurgia, sem tempo de recuperação.* Algo que pode ser feito sem esforço algum, durante a pausa para o almoço.

PRODUTOS PROJETADOS ESPECIFICAMENTE PARA VOCÊ

"Lembre-se sempre de que você é único.
Assim como todos os demais."

— MARGARET MEAD

Há uma tendência que gostaria de mencionar aqui, a qual vai transformar os produtos que usaremos nos próximos anos. Estamos adentrando, a toda a velocidade, uma era de "personalização em massa". O que isso significa? **Significa que, cada vez mais, as empresas criarão produtos personalizados adaptados para atender às idiossincrasias do corpo, do estilo de vida e do ambiente de cada um.** Em vez de adotar uma abordagem única, elas já estão ajustando os produtos para levar em consideração tudo o que for possível, desde as bactérias presentes no nosso rosto (o microbioma) até a umidade da nossa cidade natal.

Considere uma marca de ponta como a **SkinCeuticals**, que oferece um produto personalizado chamado Custom D.O.S.E.,* que a revista *Time* classificou como uma das cem principais inovações de 2019 (caso você esteja se perguntando, D.O.S.E. é a abreviatura, em inglês, para Experiência de Otimização de Diagnóstico com Sérum). A

---

* Ainda indisponível no Brasil. *[N. da E.]*

experiência começa com uma consulta na qual um especialista em pele avalia as necessidades do paciente com o auxílio de uma ferramenta de diagnóstico patenteada. Então, em menos de 10 minutos, uma máquina de composição projetada para misturar e produzir um "sérum corretivo" *exclusivo para aquele paciente* mescla os ingredientes após ponderar mais de 250 combinações possíveis de características da pele. Diz-se que o processo envolve mais de 2 mil algoritmos.

A **L'Oréal**, dona da SkinCeuticals, é uma força motriz nas pesquisas no ramo da beleza e sua incubadora de tecnologia é responsável por alguns dos avanços mais intrigantes do setor. Na feira de tecnologia Consumer Electronics Show de 2019, a gigante dos cosméticos lançou o **Perso**, um dispositivo inteligente que você pode usar para preparar produtos personalizados para a pele *na sua casa*. Para iniciar o processo, você tira uma foto do seu rosto. **Em seguida, o aplicativo usa inteligência artificial para analisar o estado da pele.** O Perso também considera fatores ambientais, como condições climáticas locais, níveis de radiação ultravioleta e poluição. Depois de inserir alguns detalhes adicionais sobre metas em relação aos cuidados com a pele, **o dispositivo cria uma fórmula de dose única, com base nas necessidades daquele dia específico!**

Para a indústria de cosméticos, um dos atrativos da inteligência artificial é poder ser usada para analisar quantidades inimagináveis de dados, de modo a fornecer indicações de produtos personalizados. Considere-se o exemplo de uma empresa como a **PROVEN Skincare**, que ganhou, em 2018, o prêmio de Inteligência Artificial do MIT. A empresa foi fundada por **Ming Zhao** (uma arrojada executiva de fundo de capital privado que estava preocupada com o fato de os efeitos da exaustão estarem começando a se tornar visíveis na pele) e **Amy Yuan** (cientista de dados com doutorado em física computacional).

Com a ajuda do *machine learning* [aprendizado de máquina] e dos algoritmos da inteligência artificial, Zhao e Yuan analisaram mais de 20 mil ingredientes para cuidados com a pele, 100 mil produtos, 4 mil artigos de revistas científicas e milhões de avaliações de consumidores para descobrir como vários ingredientes afetam pessoas diferentes. Essa montanha de informações é armazenada dentro do **Projeto Genoma da Pele**, que nada mais é do que o mais abrangente banco de dados do mundo sobre cuidados com a pele.

Como se explora esse vasto tesouro de dados? Os clientes da empresa respondem a um **questionário**, que permite à PROVEN construir um perfil detalhado de cada uma das peles, incorporando cerca de 45 fatores, desde idade e etnia até ambiente e alimentação. Então, a **inteligência artificial permite que a empresa vasculhe, em alta velocidade, o enorme banco de dados dela e indique produtos personalizados, com o intuito de atender ao perfil específico do cliente.**

Existem muitos outros operadores nessa seara dos cuidados personalizados, e cada um adota um caminho ligeiramente diferente. Alguns rastreiam o código postal para avaliar as características da água que os clientes estão consumindo. Outros usam sensores e dados biométricos para rastrear as necessidades de hidratação e proteção solar. **Uma empresa, a LifeNome, consegue até ajudar os consumidores a escolher os produtos de beleza certos com base em seus DNAs.** Ali Mostashari, um dos fundadores da LifeNome, observa: "Muitas coisas podem ser ditas, a partir do mapa do DNA de uma pessoa, sobre como seu envelhecimento será impactado pelo ambiente e por seus hábitos."

A tecnologia da LifeNome é bastante sofisticada, mas o princípio subjacente é simples: *você e eu somos diferentes. Então, por que devemos esperar que o mesmo produto funcione bem para ambos? Não seria mais inteligente comprar produtos projetados especificamente para você, com base na sua composição genética, no local onde mora e na forma como vive?* No entanto, diz Mostashari, "a maioria das pessoas tenta seguir o que funciona para outras. E isso, na verdade, é desastroso".

Finalmente, há outra empresa inovadora nesse campo, que está conduzindo a ciência do rejuvenescimento da pele a uma direção nova e promissora. Ela se chama **OneSkin Technologies** e foi cofundada em 2016 por uma equipe pioneira formada por quatro doutoras. Entre elas, estão a diretora executiva **Carolina Reis Oliveira** (especialista em biologia de células-tronco) e a diretora científica **Alessandra Zonari** (especialista em regeneração da pele), que deslumbraram o público em um recente evento sobre a ciência da longevidade, organizado por Peter Diamandis.

As inovadoras cientistas da OneSkin são obcecadas pela biologia do envelhecimento. Elas acreditam que são capazes de reduzir a idade molecular das células da pele. **Dito de outra forma, a missão é revitalizar a pele de dentro para fora e prolongar a "expectativa de vida da pele"** — o período em que ela se mantém saudável e jovem.

Como? **"Estamos nos concentrando no que acreditamos ser a principal causa do envelhecimento da pele"**, diz a Dra. Reis Oliveira. Ela explica que suspeitam das células senescentes, isto é, células danificadas que se acumulam no corpo, contribuindo para o envelhecimento e a eclosão de doenças relacionadas à idade. À medida que essas células vão se acumulando na nossa pele, criam rugas e flacidez, produzem inflamações e também nos tornam mais suscetíveis ao câncer de pele. Por isso, a OneSkin decidiu exterminá-las.

A empresa desenvolveu um poderoso mecanismo de triagem que permitiu avaliar cerca de mil pequenos peptídeos para descobrir se algum deles conseguiria eliminar as células senescentes. **E acertou em cheio quando descobriu um pequeno peptídeo, batizado de OS-01. Os experimentos da OneSkin mostraram que esse peptídeo patenteado pode diminuir significativamente a quantidade de células senescentes, reduzindo a idade da pele em vários anos, em nível molecular.**

Essa descoberta levou a empresa a lançar o primeiro produto no fim de 2020. É um suplemento tópico que contém OS-01. Deve ser aplicado no rosto, no pescoço e nas mãos duas vezes ao dia, como um hidratante após a limpeza da pele. **Ao contrário da maioria dos tratamentos, esse produto não é uma solução superficial de curto prazo, apesar de deixar a pele ótima! Pelo contrário: ele foi projetado para reduzir o acúmulo de células envelhecidas, reparar danos e melhorar a função celular geral da pele. Em suma, trata-se de restauração e rejuvenescimento a longo prazo.**

Espero que você já tenha percebido que as opções na área da beleza são infinitas. Se pretende realçar ou revitalizar algo na sua aparência, quase tudo é possível. Mas **não estou sugerindo que você precise fazer alguma coisa. Para muitas pessoas, as marcas de expressão e outros sinais** visíveis de envelhecimento são distintivos de honra, representando uma vida inteira de experiências acumuladas. **Exiba-os com orgulho!** Andre Agassi, por exemplo, na "avançada" idade de 25 anos, decidiu assumir a calvície e rapou a cabeça. Muitos anos depois, analisando o momento, ele declarou: "Nunca me senti tão livre na vida antes."

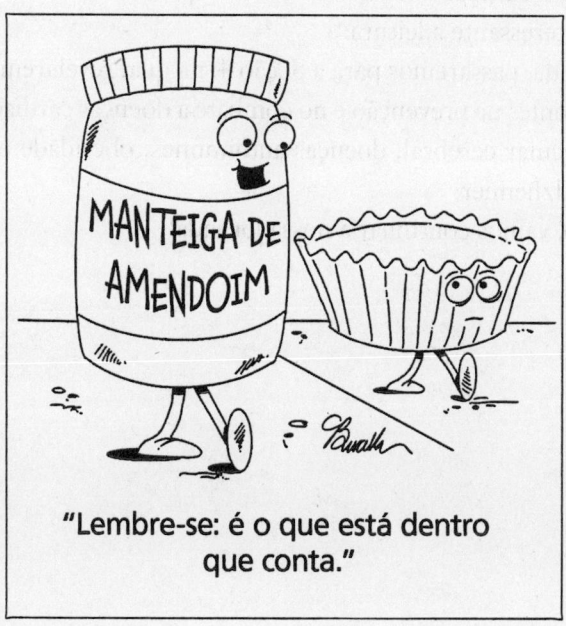

"Lembre-se: é o que está dentro que conta."

Entretanto, se não estiver pronto para aceitar a situação, já sabe que existem tecnologias disponíveis para escolher como vai querer ficar e envelhecer, independentemente da data de nascimento. Não é estimulante saber que tantas soluções eficazes e indolores estão disponíveis? Portanto, examine algumas das empresas mencionadas, pesquise os respectivos tratamentos e terapias e **decida por si mesmo se é hora de reverter o tempo revitalizando suas células.**

Antes de encerrarmos esta terceira seção do livro, vamos ao capítulo escrito especificamente sobre longevidade e saúde reprodutiva das mulheres. Como não sou especialista nessa área, passei a tarefa para a **Dra. Jennifer Garrison, ph.D., fundadora do Global Consortium for Reproductive Longevity and Equality e professora assistente de**

farmacologia molecular na Faculdade de Medicina da Universidade da Califórnia em São Francisco, e a Dra. Carolyn DeLucia, médica obstetra e ginecologista há quase trinta anos e especialista na área.

Embora seja destinado a mulheres, se você for homem e quiser ter uma compreensão e apreciação mais profundas do ciclo de vida feminino e dos desafios e oportunidades únicas na saúde reprodutiva da mulher, talvez considere interessante a leitura.

Em seguida, passaremos para a Seção 4, na qual revelaremos os avanços mais recentes na prevenção e no combate a doenças cardíacas, câncer, acidente vascular cerebral, doenças autoimunes, obesidade e diabetes e doença de Alzheimer.

Dito isso, vamos continuar a nossa jornada!

CAPÍTULO 16

A SAÚDE FEMININA: O CICLO DA VIDA

Este capítulo aborda o bem-estar, a longevidade, a vitalidade, a expectativa de vida, a vida ativa saudável e o envelhecimento reprodutivo das mulheres. São assuntos muito importantes. Embora cerca de 20 páginas não sejam suficientes para englobar todas as maravilhosas complexidades e as miraculosas capacidades exclusivas das mulheres, observe que não há um capítulo específico sobre homens neste livro.

Tenho muito respeito pelas mulheres e reverencio os dons que elas têm, por terem possibilitado a cada um de nós estar aqui agora. Não há um só ser humano que não tenha vindo a este mundo sem a coragem, a resistência e o compromisso da alma de uma mulher, ou sem as maravilhosas capacidades contidas no corpo de uma mulher que os conduziu à vida.

As oscilações e os ciclos bioquímicos são, de fato, complexos indicadores e biomarcadores da saúde corporal total das mulheres — o que explica, em parte, **o envelhecimento reprodutivo delas ser, talvez, a área mais importante da medicina e a menos estudada de todas.** É também a razão pela qual não tentarei apresentar uma interpretação "de segunda mão" dos avanços que foram alcançados nessa área.

Passo o bastão para a **Dra. Jennifer Garrison, ph.D.**, diretora acadêmica do Global Consortium for Reproductive Longevity & Equality e professora assistente em pesquisa do envelhecimento no Instituto Buck. Ela escreve com a consultoria da **Dra. Carolyn DeLucia** e da **Dra. Lizellen La Follette**, profissionais de obstetrícia e de ginecologia há

25 e 30 anos, respectivamente. As três são muito mais capacitadas **do que eu para abordar essa área fundamental da saúde, que afeta mais da metade da população.**

POR QUE A LONGEVIDADE DAS MULHERES É IMPORTANTE PARA TODOS NÓS

A maioria das pessoas não sabe que a idade em que uma mulher entra na menopausa está correlacionada com sua expectativa de vida. Para simplificar, uma mulher que entra na *menopausa mais tarde* tende a *viver mais*. A ciência da longevidade reprodutiva está apenas começando a decolar. Ela tem não apenas o potencial para melhorar radicalmente a saúde, a realização e o bem-estar das mulheres, e permitir que desfrutem uma alta qualidade de vida até a velhice, como também o potencial para fornecer percepções inovadoras sobre o porquê de envelhecermos, de modo geral.

Neste capítulo, compartilharemos:

- **Os mitos e as verdades sobre a saúde das mulheres, e os trabalhos em andamento que podem nos libertar!**
- **Por que a ciência da longevidade reprodutiva da mulher pode ser a mais subexplorada das pistas para desvendar os segredos do envelhecimento.**
- **Por que a menstruação é um sinal vital inestimável da saúde.**
- **Coisas que podem ser feitas agora mesmo, que terão um impacto profundo sobre a vida, a vitalidade, a saúde hormonal, o bem-estar e a fertilidade, independentemente de os filhos fazerem parte dos planos futuros ou não.**

A LIGAÇÃO ENTRE LONGEVIDADE E OVULAÇÃO

"A ovulação foi reconhecida como um evento associado à reprodução. No entanto, evidências recentes reforçam o seu papel como um sinal de saúde."

— DRA. PILAR VIGIL, ph.D.

Pela primeira vez na história dos Estados Unidos, em breve haverá mais pessoas com mais de 65 anos do que crianças com menos de 5 anos. De acordo com o relatório de Estatísticas Mundiais de Saúde de 2021, **mulheres do mundo inteiro podem ter uma expectativa média de vida 5 anos maior do que a dos homens. Com efeito, as fêmeas da maioria das espécies vivem mais tempo do que os machos.** A detentora do recorde mundial comprovado de longevidade humana foi uma francesa que viveu até a idade de 122 anos — ela faleceu em 1997. E a pessoa viva mais velha do mundo no momento que este livro foi impresso, em 2022, é uma japonesa de 118 anos (para fins de comparação, o homem vivo mais velho tem *apenas* 112 anos). **Estudos sugerem que as mulheres têm uma vantagem genética sobre os homens, o que, em parte, explica uma expectativa de vida mais longa**, mas diferenças nos hormônios sexuais e fatores sociais também desempenham papel importante. **No entanto, ainda que as mulheres vivam estatisticamente mais do que os homens, elas passam mais tempo com problemas de saúde (34 anos, em média) quando comparadas com os homens (26 anos).**

Embora ainda haja muito a ser compreendido, parece que os pesquisadores têm certeza de uma coisa: no caso das mulheres, o envelhecimento está intimamente ligado ao envelhecimento reprodutivo. Por quê? Porque estudos mostram evidências de que a menopausa acelera o processo de envelhecimento no corpo da mulher.

A essa altura, já estamos familiarizados com o relógio de Horvath, uma maneira de determinar a idade biológica de alguém. A equipe de Horvath descobriu que, em média, a menopausa acelera o envelhecimento celular em 6%. **A pesquisa e as alegações resultantes "dão sólidos indícios de que a perda de hormônios que acompanha a menopausa acelera ou aumenta a idade biológica", declarou Horvath à** *Time*, **em 2016.**

O fato é que as mulheres nascidas hoje têm uma expectativa de vida de quase 100 anos.[1] **Pense nisso. Significa que, em breve, elas viverão mais tempo** *após* **a menopausa do que viviam antes dela.** Ao mesmo tempo, muitas temem "a mudança da vida", já que o fim da idade reprodutiva pode desencadear uma cascata de efeitos no corpo de uma mulher saudável — como aumento dos riscos de doenças cardíacas, acidente vascular cerebral, declínio cognitivo, insônia, depressão, ganho de peso, osteoporose e artrite, combinados com outros sintomas que afetam pelo menos 75% das mulheres *durante* a menopausa, incluindo ondas de calor, confusão mental, insônia e disfunção sexual. Qualquer um deles pode diminuir a qualidade de vida de uma mulher (muitas mulheres lendo este capítulo podem estar bastante familiarizadas com isso!), mas há um lado positivo.

Embora muitos concordem que a menopausa pode parecer desoladora, a maioria das mulheres acha que a vida pós-menopausa (depois de um ano desde a última menstruação) é um dos segredos mais bem guardados da natureza! Muitas afirmam que, após a menopausa, à medida que os níveis hormonais se estabilizam por vias naturais ou por meio de terapia de reposição hormonal (falaremos sobre isso mais adiante neste capítulo), os sintomas desaparecem e elas se sentem melhor do que nunca. É uma experiência diferente para cada mulher.

A boa notícia é que grandes problemas significam grandes oportunidades. A expectativa de vida das mulheres já é extensa e, apesar de surgir desafios únicos com o passar dos anos, finalmente a pesquisa científica está se intensificando no sentido de fornecer soluções reais para um período prolongado de vida ativa saudável, que farão a vida valer a pena na melhor idade.

Muitas mulheres afirmam que, após a menopausa, à medida que os níveis hormonais se estabilizam por vias naturais ou por meio de terapia de reposição hormonal (falaremos sobre isso mais adiante neste capítulo), os sintomas desaparecem, e elas se sentem melhor do que nunca.

Antes de chegarmos aos mais recentes avanços que vêm propiciando soluções revolucionárias, é importante entender a ovulação como um indicador de saúde, a história que o ciclo de uma mulher nos conta e o que está se passando no corpo de uma mulher bem antes da menopausa.

DESMISTIFICANDO A MENOPAUSA

"Minha mãe sempre dizia: 'Quanto mais velha, melhor.
A menos que você seja uma banana.'"
— BETTY WHITE

Nos Estados Unidos, a maioria das pessoas aprende sobre as mudanças hormonais que ocorrem durante a puberdade naquela estranha aula de educação sexual no ensino fundamental. Contudo, na verdade, não existe nenhum momento na nossa vida como adultos maduros em que recebamos qualquer tipo de orientação formal sobre menstruação saudável, ovulação, fertilidade ou menopausa. A fertilidade feminina tem sido relegada às sombras há tempos, como um tabu dificilmente conversado, nem mesmo entre amigas.

O silêncio e a falta de informações confiáveis levaram a perigosos mitos e mal-entendidos sobre a saúde feminina. A maioria das pessoas não se dá conta de que, enquanto os homens produzem espermatozoides ao longo da vida, **as mulheres nascem com seu suprimento vitalício de óvulos.** Isso mesmo: ainda no ventre da mãe, um feto feminino já desenvolveu o sistema reprodutor, e cerca de 6 milhões de óvulos (oócitos) já se encontram abrigados nos ovários. Então, embora a Dra. Garrison tenha nascido na década de 1970, o óvulo do qual ela veio já estava no feto que se tornaria sua mãe, *dentro do ventre da avó, em 1956*. Parece ficção científica da vida real! O número de óvulos que uma mulher possui declina de modo vertiginoso e, muito antes de ela desejar usá-los, cai para aproximadamente 1 milhão no momento do nascimento e, depois, para cerca de 350 mil na puberdade. **Nesse ponto, os óvulos começam a morrer a uma taxa de aproximadamente mil por mês a cada ciclo menstrual.**[2] **Ao todo, apenas cerca de 400 óvulos maduros passam pela ovulação durante toda a vida** (são liberados pelos ovários, atravessam as trompas de Falópio e chegam ao útero).

A menopausa acontece quando os ovários ficam sem óvulos e param de funcionar. A supressão da ovulação com medicamentos anticoncepcionais hormonais (tais como pílula, adesivo, injeções, DIUs, anéis etc.) não ajuda a retardar essa perda. **Como resultado, 10% das mulheres já são inférteis quando chegam aos 35 anos e, apenas 5 anos depois, aos 40, elas têm apenas 5% de chances de engravidar, qualquer que seja o mês.**[3] De fato, mulheres que engravidam após os 35 anos são classificadas pela comunidade médica como "idade materna avançada". Como isso pode acontecer, quando os prognósticos apontam que elas ainda têm cerca de 60 anos de vida pela frente?! Trata-se apenas de uma classificação desatualizada. Especialmente com a ajuda da poderosa ciência do desenvolvimento de tecnologias de reprodução assistida (ART, na sigla em inglês), a proporção de mulheres que engravidam na faixa dos 40 anos está aumentando. **Quase 20% dos partos são de mulheres acima dos 35 anos.**[4] **As pesquisas sugerem que talvez seja possível retardar a menopausa usando enxertos de tecido criopreservado para substituir os hormônios em concentrações fisiológicas.**[5] Isso já foi realizado com sucesso em camundongos, mas ainda temos um longo caminho a percorrer até que se torne uma realidade para nós, humanos. Para além desse cenário dos sonhos, os pesquisadores estão trabalhando em muitas ideias diferentes para estender o período reprodutivo das mulheres. Imagine se pudéssemos atrasar o momento da falência ovariana? Seria transformador para a saúde geral das mulheres, isso sem falar da fertilidade.

AGORA VAMOS ACABAR COM ALGUNS GRANDES MITOS

O gráfico que descreve o drástico declínio na quantidade e na qualidade dos óvulos com o avanço da idade — caracterizado por um único ponto de inflexão e, depois, por uma queda abrupta — está gravado no cérebro das mulheres como uma verdade inquestionável. Embora possa haver, *no nível geral*, alguma verossimilhança nessa representação, no nível do indivíduo ela não é verdadeira. **Cada mulher tem o próprio período reprodutivo único. A fertilidade não é como uma rampa que só vai em uma direção. Pelo contrário: ela é aleatória e cíclica. Em geral, mulheres jovens e saudáveis passam por períodos de infertilidade, enquanto mulheres na casa dos 50 anos têm picos aleatórios de períodos férteis.**

> Quase 20% dos partos são de mulheres acima dos 35 anos. As pesquisas sugerem que, algum dia, as células-tronco poderiam ser usadas para produzir novos óvulos e, com isso, retardar a menopausa.

Quanto ao ciclo de 28 dias que lhe ensinaram ser "normal", trata-se de outro mito! Apenas 12% dos ciclos menstruais duram 28 dias. Como tudo o mais relacionado à longevidade reprodutiva da mulher, **a duração "normal" do ciclo é variável de acordo com cada mulher e muda com a idade** — o ciclo natural varia como reação ao estresse, à nutrição, aos exercícios físicos, às doenças, à exposição à luz e a muitos outros fatores do estilo de vida.

E quanto ao evento principal — **a ovulação** —, que, conforme se ensina (e se acredita), cai no dia 14 do ciclo? Consideremos que um estudo medindo 1.060 ciclos menstruais em 141 mulheres descobriu que **apenas um quarto das participantes experimentou a janela fértil (ovulação) entre os dias 10 e 17 do ciclo.**[6] **Isso significa que 75% ficaram fora daquela faixa "normal", sinalizando que "normal" quando se trata do ciclo menstrual é a considerável variabilidade!**

Apesar de acreditarmos que toda mulher deveria ter acesso ao controle de natalidade sempre que desejasse, há um mito tão enganoso como popular que queremos destacar aqui: muitas mulheres pensam que os anticoncepcionais as impedem de perder óvulos, mas o simples óvulo ovulado a cada mês não é o único que a mulher perde. A cada ciclo, cerca de mil óvulos morrem, independentemente de qualquer fator, mesmo que a mulher esteja fazendo controle de natalidade ou esteja grávida. Portanto, **tomar pílulas anticoncepcionais não reduz o ritmo de envelhecimento dos ovários.** Além disso, há dados recentes que apontam os efeitos colaterais do uso prolongado de anticoncepcionais hormonais. Por isso, é importante conversar com o seu médico e se informar sobre todas as opções e o que é melhor caso a caso.

A boa notícia é que existem muitas opções contraceptivas não hormonais a serem levadas em consideração, as quais não se apropriam indevidamente da bioquímica da mulher. Explore todas as opções. Não se contente com uma resposta fácil. **Em suma, a função reprodutiva é uma das marcas multivariadas mais milagrosas, individualizadas e complexas do corpo humano, por isso precisamos abordá-la com atenção, gratidão e o merecido respeito.**

A SAÚDE DOS OVÁRIOS É UM INDICATIVO DA SAÚDE DO CORPO INTEIRO

Os ovários se assemelham a duas uvas e, embora sejam pequenos, são um dos órgãos mais importantes e poderosos de todo o corpo, e um dos segredos que distinguem as mulheres dos homens. **São os principais responsáveis pela produção de óvulos e secreção de hormônios sexuais que promovem a fertilidade — o interessante é que também são** *o primeiro órgão a envelhecer no corpo humano.*

Um ovário é composto por muitos tipos e estruturas de células diferentes, e, a cada ciclo menstrual, esses pequenos e complexos órgãos passam por uma remodelação dinâmica que não costuma acontecer em outros tecidos. **Na verdade, eles envelhecem duas vezes mais rapidamente do que o restante dos órgãos.** Isso significa que quando uma mulher está perto dos 30 anos e o corpo dela está funcionando em rendimento máximo, os ovários já apresentam sinais evidentes de envelhecimento — um fato que surpreende muitas jovens quando tentam engravidar. É por isso que, muito antes da menopausa, existe uma forte conexão entre a função reprodutiva e a saúde em geral.

Mesmo em mulheres jovens, se houver disfunção subjacente nos órgãos reprodutivos, isso afeta radicalmente outras partes do corpo. Mulheres com síndrome do ovário policístico, por exemplo, são propensas a doenças metabólicas em uma fase posterior da vida. **Portanto, é evidente que o estudo da saúde ovariana poderia revelar amplas e revolucionárias descobertas sobre o envelhecimento em outros tecidos humanos e sobre possíveis maneiras de reverter ou retardar sua progressão em mulheres e homens.**

Você deve estar se perguntando **como é possível que ainda não saibamos como funcionam aspectos fundamentais da saúde das mulheres.** Consideremos estes dois grandes culpados:

- *Falta de financiamento para pesquisas.* Em geral, as pesquisas sobre a saúde feminina são subfinanciadas, considerando que estamos falando de mais da metade da população. Em 2021, os Institutos Nacionais de Saúde dos Estados Unidos gastaram 11,9% do orçamento total com a saúde das mulheres. E, desse montante, menos de 0,1% foi destinado ao estudo do envelhecimento reprodutivo das mulheres.
- *Falta de dados.* Lamentavelmente, a fisiologia feminina tem sido pouco estudada e propositadamente excluída de pesquisas há décadas, pois os ciclos ovulatórios são considerados variáveis "ruidosas" e confusas. Foi somente em 2016 que os Institutos Nacionais de Saúde passaram a exigir que os beneficiários de bolsas de estudo incluíssem ambos os sexos nos estudos com animais!

A MENOPAUSA NÃO É UM IMPERATIVO BIOLÓGICO

Portanto, eis o que sabemos: **a menopausa é uma estratégia reprodutiva incomum absolutamente contrária à teoria da evolução. Por que as mulheres sobrevivem à fertilidade?** Nós, seres humanos, estamos em extrema minoria no reino animal — as únicas outras criaturas que sobrevivem à menopausa são algumas espécies de baleia.[7] Alguns macacos têm padrões hormonais comparáveis aos humanos, mas os ciclos menstruais das fêmeas se encerram um pouco antes da idade em que elas costumam morrer.[8] A realidade é que, apesar de haver várias teorias (como a "hipótese da avó"), ninguém sabe o motivo de os ovários das mulheres interromperem os processos de menstruação e ovulação — fenômeno também conhecido como menopausa —, e essa é uma peça-chave do quebra-cabeça se quisermos estender o período reprodutivo e o período de vida ativa saudável.[9]

Vamos considerar um cenário em que as mulheres não sejam constrangidas em suas escolhas reprodutivas por um relógio biológico limitado e imutável, um mundo onde não estejam sujeitas aos efeitos prejudiciais à saúde causados pela redução dos níveis de hormônios sexuais...

A pesquisa sobre envelhecimento do **Instituto Buck**, em parceria com a Bia-Echo Foundation, lançou uma enorme força-tarefa para combater o envelhecimento reprodutivo das mulheres.

Estamos financiando pesquisas e construindo o ecossistema para apoiar descobertas e inovações em torno da longevidade reprodutiva. Estamos acelerando o desenvolvimento de produtos e terapias para impactar de modo positivo a vida das mulheres, desde alvos celulares como mitocôndrias dos óvulos até inflamações ovarianas. Alguns dos cientistas que financiamos estão reavaliando diagnósticos, informando às mulheres onde elas se encontram no período reprodutivo individual. Outros estão desenvolvendo novas terapias para estender a longevidade reprodutiva. A longo prazo, a compreensão das razões que provocam o envelhecimento prematuro dos ovários nos dará pistas importantes sobre como o envelhecimento age no restante do corpo. Com toda a franqueza, o que pretendemos, afinal de contas, é mudar o mundo — o futuro da humanidade depende, literalmente, disso.

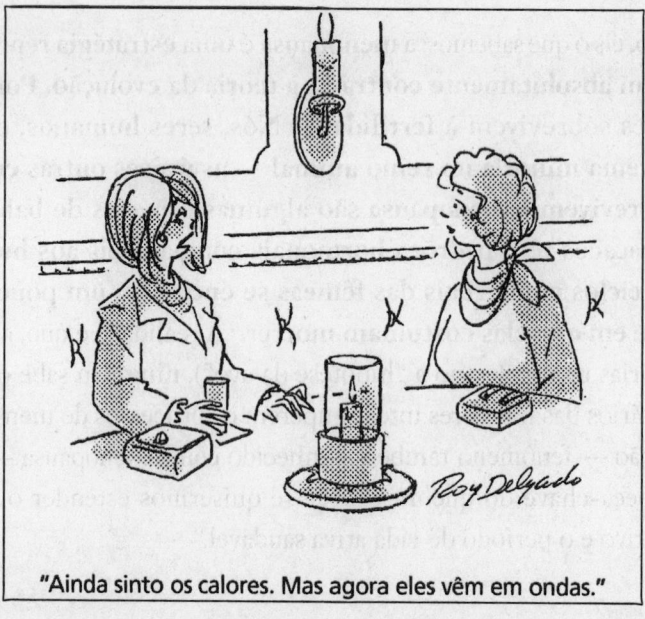

"Ainda sinto os calores. Mas agora eles vêm em ondas."

TERAPIAS ATUALMENTE DISPONÍVEIS

*"Pelo fato de cada mulher ter uma trajetória de fertilidade,
o padrão atual de atendimento não é adequado para todas as mulheres —
precisamos adaptar as terapias para cada uma."*

— DRA. LIZELLEN LA FOLLETTE

Enquanto esperamos por essas importantes descobertas científicas sobre a causa principal do envelhecimento dos ovários, **existem algumas excelentes soluções disponíveis para tratar da saúde e da fertilidade à medida que a mulher envelhece.** Deve-se notar que a antiga máxima "Conhece-te a ti mesmo" é um conselho poderoso e relevante. Sintonize-se com a sabedoria inerente do seu corpo e ouça os sinais enviados todos os meses. **Reúna o máximo possível de dados básicos sobre o SEU CORPO e o SEU CICLO** para saber qual é o seu "normal". Lembre-se de que o Colégio Americano de Obstetras e Ginecologistas defende "o uso do ciclo menstrual como um sinal vital", bem como vários aplicativos (MyFLO, Ovia, Glow) podem ser usados para medir as mudanças fisiológicas ao longo das quatro fases do seu período menstrual.* Novas empresas estão surgindo para ajudar as mulheres a fazer um monitoramento individualizado em tempo real e a longo prazo. Como uma fotografia única não é suficiente para capturar informações significativas sobre os ciclos hormonais dinâmicos e flutuantes de uma mulher, é preciso capturar o máximo de informações possível ao longo de vários meses.

Se você estiver com problemas em gerar filhos, miomas, endometriose, cólicas antes ou durante a menstruação, ou qualquer outra doença que interfira no seu ciclo menstrual ou na sua qualidade de vida, **REÚNA UMA EQUIPE DE DIVERSOS ESPECIALISTAS EM CUIDADOS DE SAÚDE** para ajudá-la a entender o que está acontecendo. **Considere os sintomas informações valiosas, sinais que o corpo está enviando, e não se contente com a primeira opinião.** Você pode consultar o médico da família, uma enfermeira clínica, um obstetra/ginecologista, um

---

* Aplicativos disponíveis no Brasil, em inglês. *[N. da E.]*

endocrinologista, um especialista em fertilidade, um osteopata, um naturopata, uma parteira e/ou um praticante de medicina tradicional chinesa. **Lembre-se: é você quem decide quais opções deseja seguir e o que é certo para você.** Se não ficar satisfeita com as opções que lhe forem apresentadas, não desista: consulte outra pessoa! **Você pode estar diante do médico mais gentil do mundo, mas, se for sobre um assunto que foge da área de especialização dele/dela, recomendamos que procure um profissional cuja experiência seja o melhor amparo possível para você e a sua saúde vital.** Vamos analisar quatro soluções para saúde hormonal, atividade sexual, fertilidade e bem-estar geral:

1. <u>*Escolhas sensatas para um estilo de vida saudável*</u>: **Sabemos que o envelhecimento dos ovários pode ser acelerado por muitos fatores, entre eles, estressores ambientais, alimentos que comemos ou deixamos de comer, exercícios físicos, sono, níveis de toxinas, agentes induzidos por medicamentos como quimioterapia ou radioterapia e uma miríade de outras condições.** Ajustes rápidos e elixires mágicos podem ajudar nas vendas, mas a verdade é que fazer escolhas de estilo de vida sensatas e intuitivas pode afetar de forma drástica todos os aspectos da saúde e do bem-estar — e isso inclui a regulação hormonal e a experiência menstrual. Vejamos como Amanda Laird, nutricionista holística e autora de *Heavy Flow* [Fluxo intenso], explica o circuito:

> Os nossos hormônios são muito sensíveis ao estresse e à alimentação, o que significa que um estilo de vida estressante e uma dieta pobre afetarão a saúde hormonal e, consequentemente, os ciclos menstruais de maneira desfavorável. O estresse reprime a ovulação, e mulheres precisam ovular para obter os benefícios da progesterona. Sem ele, o nível de estrogênio pode disparar, o que traz problemas para o ciclo menstrual. E, em uma reviravolta bizarra, níveis mais elevados de estrogênio levam a níveis mais elevados de cortisol, um hormônio que regula a reação ao estresse — o que, por sua vez, afetará a capacidade de ovular. E, assim, o ciclo continua indefinidamente. A boa notícia, entretanto, é [...] que, ao fazer algumas

mudanças no que ingerimos, em como nos exercitamos e nos alimentamos pode causar um impacto positivo na saúde hormonal e, por sua vez, nos ciclos menstruais.

Seja gentil com o seu corpo. Aprecie os dons que ele tem. Durma. Exercite-se. Evite alimentos ultraprocessados. Coma verduras. Escolha alimentos orgânicos quando puder. Descanse e faça a digestão. Pelo amor de Deus, não fume. Limite ou elimine o álcool. Limite ou elimine o estresse. Saiba que ao ingerir derivados do leite de vaca, está ingerindo hormônios e alérgenos comuns. Beba muita água. Mantenha o nível de açúcar no sangue sob controle. Evite adoçantes artificiais. Livre-se das toxinas presentes em produtos de limpeza, detergentes, produtos para cuidados com o corpo, além de desodorantes de alumínio e aerossóis. Pratique a atenção plena. Respire! Sabemos que você já sabe de tudo isso, todos nós sabemos, mas refrescar a memória nunca é demais, porque muitas vezes nossa atenção dispersa com tantas informações e acabamos não fazendo o básico de forma consistente. **(E o básico é muito importante!)**

Os suplementos podem proporcionar alívio e estabilidade incríveis, além de ajudar a sustentar o corpo durante todo o ciclo menstrual. Sabemos que a suplementação de cálcio pode retardar a perda de densidade óssea[10] associada à menopausa. **O iodo é um oligoelemento essencial, necessário para a produção de todos os hormônios corporais, e desempenha papel vital no suporte à tireoide feminina. As vitaminas do complexo B e o zinco ajudam a repor as reservas de nutrientes (que, comprovadamente, se esgotam pela ação dos anticoncepcionais hormonais).** O magnésio é fundamental para dar suporte ao sistema nervoso e também funciona como um relaxante muscular para acalmar as cólicas uterinas. Também já ficou demonstrado que a **vitamina E** reduz as dores das cólicas menstruais. Essa é outra área a ser explorada e a se transformar em objeto de pesquisas. Converse com os prestadores de cuidados de saúde. Assim, eles poderão personalizar as orientações e as terapias que pretendem prescrever — eles não sabem o que você está sentindo, a menos que você lhes conte.

2. *Terapia de reposição hormonal (TRH):* O cérebro controla todos os aspectos da reprodução feminina, mas não como um ditador, e sim ouvindo constantemente e incorporando os dados em um processo de retroalimentação. Há um diálogo dinâmico e contínuo entre o cérebro e os órgãos reprodutivos, que determina o que vai acontecer no sistema. **A linguagem da comunicação neuronal é mediada por substâncias químicas (também conhecidas como hormônios) que trafegam de um lado para outro transmitindo mensagens entre o cérebro, os ovários e o útero.** Embora conheçamos algumas das palavras-chave dessa conversa, que incluem hormônios esteroides (estrogênio, progesterona e testosterona) e neuropeptídeos (oxitocina, GnRH e kisspeptina), o léxico completo ainda não foi estabelecido. O modo como essas peças se encaixam na complexa rede de comunicação para impulsionar a fertilidade e o envelhecimento é um quebra-cabeça que ainda estamos tentando resolver. **Quando uma mulher fica sem óvulo e os ovários param de funcionar, essa conversa química com o cérebro é interrompida, levando aos efeitos negativos da menopausa. A terapia de reposição hormonal é uma forma de substituir alguns daqueles sinais químicos ausentes que diminuem durante a perimenopausa e desaparecem na menopausa.**

A reposição hormonal pode reduzir os riscos gerais associados à menopausa e também aliviar os sintomas que afetam severamente a qualidade de vida da mulher. Dito isto, **existem nuances** que requerem uma avaliação cuidadosa de riscos e benefícios por parte de um obstetra/ginecologista. Cada mulher em particular deveria conversar com um médico sobre esses riscos, entre eles o histórico familiar de câncer de mama, para decidir se repor hormônios é a opção ideal.

A terapia pode não ser perfeita, mas, algumas vezes, é caso de má reputação. Em 2002, um ensaio clínico randomizado virou notícia quando sugeriu que a reposição hormonal poderia aumentar o risco de câncer de mama. Os médicos, então, passaram a evitá-la. <u>Infelizmente, o estudo teve falhas de projeto que levaram a conclusões incorretas e essas percepções errôneas foram ampliadas e divulgadas pela mídia, levando a uma desinformação generalizada</u>. Muito já foi escrito sobre esse assunto em outros lugares, mas resumindo: a idade da coorte de pacientes e a administração de hormônios foram consideradas equivocadas e as conclusões não alcançaram significância estatística. <u>Desde então, vários estudos

descobriram que a reposição hormonal reduziu o risco de aterosclerose e de infarto em milhares de mulheres entre 35 e 55 anos.

> **A reposição hormonal pode reduzir os riscos gerais associados à menopausa e também aliviar os sintomas que afetam severamente a qualidade de vida da mulher.**

Estudos mais recentes também demonstram que **a idade em que a mulher começa a terapia de reposição hormonal importa.** A eficácia da terapia não aumenta quando iniciada mais perto da menopausa. Além disso, **não houve benefício algum comprovado ao iniciá-la em mulheres que já haviam passado pela menopausa há mais de dez anos,** e até mesmo algumas evidências de que poderia ser prejudicial se introduzida muito tempo depois. É importante considerar o método de administração da terapia, sendo os adesivos transdérmicos ou os cremes tópicos preferíveis à administração oral, devido a um leve aumento no risco de coágulos sanguíneos associados ao metabolismo hepático quando se opta pela via oral. **Esses resultados aparentemente díspares apontam para um aspecto essencial da saúde endócrina e da sinalização hormonal reprodutiva — trata-se de algo complexo.** Uma combinação ideal do *timing*, combinações específicas de moléculas hormonais ou semelhantes a hormônios e a biologia individual são fatores determinantes para que se verifiquem os benefícios dessa terapia. Além disso, deve-se considerar que não é uma terapia recomendável para mulheres com risco de câncer na família — por isso, é importante fazer uma avaliação criteriosa dos riscos e benefícios individuais com o médico! Uma das inovações mais empolgantes nessa área são as empresas de telemedicina personalizada, como a Evernow, que combinam históricos detalhados de pacientes com novas formulações de reposição hormonal para personalizá-la e democratizá-la em nível pessoal.

> **Vários estudos descobriram que a TRH reduziu o risco de aterosclerose e de infarto em milhares de mulheres entre 35 e 55 anos.**

3. *Tratamento a laser e baseado em radiofrequência*: Os lasers emitem energia térmica, que é absorvida pela água nos tecidos-alvo. O calor emitido causa danos microscópicos que desencadeiam a cicatrização da ferida, o que, por sua vez, estimula a remodelação do tecido. Na dermatologia, **isso resulta na restauração da estrutura do tecido cutâneo.** Os mesmos princípios se aplicam ao tecido vaginal. Embora os lasers sejam utilizados há anos e de forma segura por dermatologistas, cirurgiões e spas médicos, os tratamentos a laser para tratar os sintomas especificamente relacionados à saúde e à atividade sexual feminina ainda não foram aprovados pela FDA.[11] **Muitos médicos, inclusive a Dra. Carolyn DeLucia e a Dra. Lizellen La Follette, oferecem esses tratamentos experimentais às pacientes, pois já observaram, em primeira mão, que essas terapias podem ser úteis no combate a sintomas de incontinência urinária, atrofia vaginal (inflamação das paredes vaginais que pode causar dor, geralmente após a menopausa), dores durante a relação sexual e falta de satisfação sexual.** Há estudos que defendem a eficácia dessa tecnologia para esses fins e acredita-se que será uma solução importante em um futuro próximo e em evolução.

4. *Tratamento com plasma rico em plaquetas (PRP):* Quando uma amostra de sangue é coletada, chacoalhada por vários minutos (centrifugada) e então separada para remover os glóbulos vermelhos, o que resta é um concentrado de **plasma rico em plaquetas. Esse plasma, com altas concentrações de citocinas, fatores de crescimento e outros compostos bioativos, é então injetado de volta no tecido do paciente, iniciando a angiogênese (desenvolvimento de novos vasos sanguíneos) e estimulando a regeneração e a reparação celular.** Vários estudos demonstraram que esse tratamento é eficaz quando usado em cirurgias odontológicas, e já foi aprovado pela FDA para tratar artrose e lesões esportivas. **Trabalhos preliminares mostram que ele pode ser eficaz na melhoria da espessura do revestimento uterino e no tratamento do vaginismo (contrações espasmódicas dolorosas), endometrite (inflamação), secura vaginal, danos ao assoalho pélvico e incontinência, mas ainda serão necessários novos estudos.**

> **O PODER DO LASER,**
> **pela Dra. Carolyn DeLucia**
>
> Os problemas vaginais são uma experiência bastante sensível e pessoal. Eles podem ser causados devido a alterações hormonais, ao início da menopausa, após o parto ou em função de doenças que podem alterar a estrutura do tecido vaginal e as secreções das mucosas. Tudo isso pode ter um impacto negativo na qualidade de vida.
>
> **Testemunhei tratamentos curativos com o plasma rico em plaquetas e os lasers de radiofrequência. Apenas como exemplo: uma mulher de 42 anos chegou ao meu consultório com incontinência urinária e anorgasmia primária (incapacidade de atingir o orgasmo).** Embora sofresse há anos, ela não compartilhava as dificuldades com ninguém, nem mesmo com o marido. Decidimos usar o **laser FemiLift** para tratar toda a extensão do canal vaginal e aumentar a vasculatura de colágeno. **O calor também melhora o fluxo nos vasos sanguíneos vaginais, o que proporciona nutrição essencial aos tecidos e estimula a regeneração nervosa e a secreção das mucosas. Es**sa paciente se beneficiaria ainda mais com o uso de plasma rico em plaquetas na parede anterior da vagina. <u>**Tudo isso foi realizado sem dor. Ela voltou a sentir satisfação sexual.**</u>

Mais estudos serão necessários antes que a FDA aprove esses tratamentos para tais indicações. É imperativo **dizer que precisamos de mais pesquisas científicas básicas em áreas específicas da saúde das mulheres. Pense no impacto positivo que essas quatro soluções teriam na vida de tantas mulheres neste exato momento.** Estamos empolgadas com o que o futuro nos reserva e com a promessa de que ele não tardará a chegar. Lembre-se: é importante que você consulte uma equipe médica e especialistas em cuidados de saúde para determinar as melhores soluções possíveis para o seu caso.

PERGUNTAS QUE AS MULHERES PODEM FAZER AOS MÉDICOS

1. A terapia de reposição hormonal é algo que faria sentido no meu caso (se não houver histórico de câncer de mama)?
2. Estou sentindo ondas de calor e tenho suores noturnos. Quais são as opções para lidar com isso?
3. Não estou conseguindo dormir à noite. Além de medicamentos para dormir, que medidas tomar para melhorar a qualidade do meu sono?
4. Quando devo fazer uma densitometria óssea?
5. Há alguma característica do meu ciclo menstrual que possa ser um sinal de problemas futuros de fertilidade?
6. Eu tomo pílulas anticoncepcionais há anos e agora estou pensando em engravidar. Há algo que eu poderia fazer para auxiliar a preconcepção?
7. Perdi todo o interesse por sexo. É algo que devo apenas aceitar?
8. Minha relação sexual é tão dolorosa que está ficando quase impossível tê-la. Quais são minhas opções?
9. Quando tusso, espirro ou dou uma risada, solto um pouco de urina. O que pode ser feito?
10. Seria bom incluir a termografia (aprovada pela FDA) no meu arsenal para a prevenção do câncer de mama?
11. Depois que os meus filhos nasceram, sinto menos prazer ao ter intimidade com o meu parceiro. Existem tratamentos disponíveis para isso?
12. As minhas emoções estão confusas. Tenho alterações de humor, passando da raiva a uma tristeza profunda. O que poderia contribuir para isso, e quais são as soluções possíveis?
13. Está ficando cada vez mais difícil controlar o meu peso. Podemos conversar sobre quais seriam as melhores opções para mim nesta fase?

ANTICONCEPCIONAIS HORMONAIS,
pela Dra. Carolyn DeLucia

Como defensora da saúde e do empoderamento das mulheres, acredito que todas devem ter acesso ao controle de natalidade e, embora a pílula anticoncepcional seja eficaz na prevenção da gravidez e, de modo geral, uma necessidade de curto prazo durante os ciclos de tratamento de fertilidade, sempre proponho instruir e informar sobre todos os benefícios e possíveis efeitos colaterais de quaisquer medicamentos que considerem tomar. Acredito no consentimento informado, ou seja, na divulgação completa dos riscos e benefícios. Os benefícios são bem conhecidos — melhor controle do ciclo menstrual, menos sangramento e cólicas e proteção contra o câncer de ovário.[12]

Pode parecer estranho que eu, obstetra e ginecologista há quase três décadas, não me derrame em elogios quando se trata do uso prolongado de contraceptivos hormonais sintéticos. O que há de verdadeiro sobre a pílula, o adesivo, o anel, o implante, a injeção, o DIU, entre outros métodos, é que eles reprimem a produção natural de estrogênio, progesterona e testosterona livre pelo corpo. Quando observamos o perfil hormonal de uma mulher que faz uso de anticoncepcionais hormonais, ele se assemelha ao de uma mulher na menopausa, pois, nas palavras da especialista em hormônios Alisa Vitti, em seu livro *In The Flo* [No fluxo], "o controle de natalidade pelo método sintético não corrige desequilíbrios hormonais; ele apenas suprime a função hormonal".

Embora muitas mulheres apreciem as vantagens da pílula, também há efeitos colaterais a serem considerados, que podem incluir: dores de cabeça, depressão, inchaço, ganho de peso, fadiga, perda de libido e aumento do risco de câncer de mama, apenas para citar alguns. Algo que muitas mulheres não sabem é que tomar contraceptivos hormonais também aumenta de 4 a 7 vezes o risco de trombose (coágulos sanguíneos), em relação ao risco normal.[13] A pílula também está associada ao risco aumentado de sofrer de doenças da vesícula biliar, pressão alta e acidentes vasculares cerebrais.[14]

> Existem muitos meios de se obter informações, tal como o livro *The Fifth Vital Sign* [O quinto sinal vital], de Lisa Hendrickson-Jack, repletos de dados de pesquisas a serem levados em conta antes de você optar pelos contraceptivos hormonais e tomar decisões que afetarão corpo, satisfação sexual e fertilidade — efeitos que, às vezes, perdurarão por muitos anos, mesmo após a interrupção do uso. Sinto-me na obrigação de incluir aqui essa informação porque ela afeta a vida de inúmeras mulheres. Eu a incentivo — assim como incentivo todas as minhas pacientes — a analisar os possíveis riscos juntamente com os benefícios e a tomar decisões bem embasadas depois de conversar com um médico para refletir sobre todas as opções e alternativas.

Resumindo...

Embora haja uma complexidade única na bioquímica de uma mulher e uma individualidade em cada experiência do ciclo de vida, o corpo feminino, independentemente de idade, tamanho, forma ou cor, é uma magnífica obra-prima. Algumas mulheres têm a incrível capacidade de gerar uma vida por meio do parto, se assim o desejarem. O corpo feminino é um mecanismo extraordinário para esse fenômeno. A intenção deste capítulo é apenas fornecer algumas opções adicionais em diferentes estágios da jornada. Este livro é dedicado, sobretudo, a apresentar ferramentas e percepções capazes de melhorar significativamente a qualidade de vida *de todos*.

Então, estamos chegando à Seção 4, na qual falaremos sobre doenças cardíacas, câncer, acidente vascular cerebral, doenças autoimunes, obesidade, diabetes e doença de Alzheimer. Esses capítulos irão lhe mostrar o que se pode fazer para prevenir essas doenças, como tratá-las e o que ainda está por vir.

Vamos começar!

SEÇÃO 4

ENFRENTANDO AS DOENÇAS MAIS FATAIS

Agora vamos conhecer as mais recentes descobertas científicas que poderão ajudá-lo a prevenir, tratar e até curar estas que são algumas das doenças mais comuns do mundo moderno, além de também serem as mais fatais:

- Doenças cardíacas;
- Acidentes vasculares cerebrais;
- Câncer;
- Inflamações e doenças autoimunes;
- Diabetes e obesidade;
- Doença de Alzheimer.

CAPÍTULO 17

COMO CONSERTAR UM CORAÇÃO PARTIDO

Novas ferramentas para a proteção e a restauração do órgão mais importante do corpo

"Há algo na vida e também no coração humano que quer se renovar."
— DR. JACK KORNFIELD, ph.D., autor
de *Um caminho com o coração*

Consideramos as batidas do coração como algo natural, que nos passa despercebido. Dia após dia, 24 horas por dia, dormindo ou acordados, esse robusto motor de cerca de 300g bombeia de forma contínua o sangue, a fonte da vida, através de quase 100 mil quilômetros de vasos sanguíneos, para nutrir cada célula do corpo. Para lhe dar uma perspectiva, se essas artérias, veias e vasos capilares fossem colocados alinhados, dariam mais de duas vezes a volta na Terra na altura da linha do equador. Nascemos com esse poderoso órgão, que consideramos natural e garantido.

O coração continuará a fazer esse trabalho essencial, nos entregando a força vital de forma confiável e permanente, batendo cerca de 35 milhões de vezes por ano, até que, um dia, ele para. O coração, por fim, deixa de funcionar por causa da idade, do estilo de vida, das artérias obstruídas que impedem o fluxo sanguíneo, das doenças ou da idade avançada. E, nesse momento, quando ele para de bater, nada mais importa. Uma ambulância é chamada e os paramédicos chegam, para tentar convencê-lo a continuar, obrigando-o a manter o fluxo de oxigênio. Porque sem oxigênio está tudo perdido. As células cerebrais começam a morrer minutos depois de serem privadas do oxigênio. Para aqueles que sobrevivem à ressuscitação cardiopulmonar, a vida poderá ser completamente diferente.

O que é possível fazer em 36 segundos? Talvez tenha sido o tempo que você levou para ler os dois parágrafos anteriores. **Bem, um norte-americano morre *a cada 36 segundos* de doença cardiovascular. Essa é a principal causa de falecimento nos Estados Unidos, responsável por 1 em cada 4 mortes. E isso nem sequer é uma boa medida para o seu grau de destruição. Em termos globais, <u>1 em cada 5 pessoas morrerá de alguma doença cardíaca, mais do que qualquer outra doença no planeta.</u> Essas doenças são responsáveis por cerca de 18 milhões de mortes por ano. Em outras palavras, elas matam quase 50 mil pessoas *por dia*.**

Vamos recuar um instante e pensar o que esses números significam. Porque a verdade é que não são apenas números, certo? Estamos falando de vidas humanas inestimáveis — pessoas como você e eu, pais, parceiros, amigos e até filhos. Então sabemos o que está em jogo. Entendemos — *intelectual*, *emocional* e *visceralmente* — a necessidade urgente de nos proteger dessa ameaça devastadora.

Como você verá em breve, estamos nos preparando para isso, **graças a uma leva inspiradora de avanços tecnológicos focados na prevenção e na regeneração.** Contudo, antes, gostaria de compartilhar um aspecto pouco conhecido do coração: ele tem o próprio "cérebro" — ou seja, uma inteligência própria. O coração emite hormônios que influenciam o funcionamento do cérebro. No capítulo final deste livro, falaremos sobre a inteligência do coração e como usar esses dois órgãos juntos para tomar decisões melhores, para chegar a uma melhor qualidade de vida — emocional, física, financeira e espiritualmente e, claro, no que se refere à saúde também.

Por enquanto, gostaria de enfatizar uma verdade simples e que não pode ser esquecida: temos como influenciar a saúde do coração por meio de fatores que podemos controlar! Isso inclui escolher os alimentos certos a serem consumidos e evitados, manter um peso

corporal saudável, limitar a ingestão de álcool, não fumar, dormir o suficiente e praticar exercícios físicos regularmente. São as mesmas ações preventivas mencionadas nos Capítulos 12, 13 e 14.

É encorajador perceber que até mesmo as mudanças mais básicas de comportamento podem salvar, prolongar e revigorar a vida. Como mencionamos no Capítulo 14, <u>um importante estudo realizado no Reino Unido mostrou que uma simples caminhada de 20 a 30 minutos por dia pode reduzir pela metade o risco de morrer de infarto!</u> Portanto, até mesmo um compromisso modesto, como decidir se exercitar consistentemente por, digamos, 150 minutos por semana (de 20 a 30 minutos por dia, 5 ou 6 dias por semana) pode transformar a sua saúde, reduzindo o risco de muitas doenças crônicas, inclusive as cardiovasculares.

Se você ainda não estiver convencido, que tal **o fato de que os exercícios físicos também aumentam o fluxo sanguíneo para o cérebro, melhorando a função cognitiva?**

Ora, a menos que você tenha vivido em uma caverna a vida toda, não ficará assim *tão* surpreso ao saber que a prática regular de exercícios físicos faz maravilhas para a saúde e a vitalidade. Da mesma forma, já sabe que o coração e o cérebro o servirão melhor se você se alimentar de forma saudável — por exemplo, consumindo mais frutas, vegetais e grãos integrais e limitando a ingestão de alimentos gordurosos, carboidratos refinados e bebidas açucaradas. Então, por que estou me preocupando em lembrá-lo dessas regras básicas?

Porque a prevenção é a melhor defesa contra doenças cardíacas e muitos outros males que colocam a vida em risco. Tudo o que mais desejo é que você cuide de si mesmo e permaneça vivo, para se beneficiar de todas as tecnologias incríveis que virão a se concretizar nos próximos anos. Embora este livro forneça muitas ferramentas fundamentais para ajudá-lo a revitalizar todo o corpo, inclusive o coração, o foco deste capítulo é o poder da medicina regenerativa. **A medicina regenerativa é diferente de outros tipos de terapia, pois tem como objetivo curar ou reverter lesões subjacentes, em vez de tratar os sintomas apenas de forma provisória.**

Vamos nos aprofundar nas descobertas científicas que podem nos ajudar a prevenir tais doenças e a nos recuperar. A minha esperança é de que você fique tão animado quanto eu com o futuro, preparando-se para uma vida mais longa e ainda mais agradável do que vem planejando!

Ferramentas, tratamentos e terapias inovadores estão se tornando disponíveis, e o ritmo do progresso é tão rápido que esperamos uma série de soluções já nos próximos 12 a 36 meses. O último divisor de águas no mundo da insuficiência cardíaca foi o dispositivo de assistência ventricular, que bombeia sangue quando o coração não consegue fazê-lo sozinho. Ficou demonstrado que ele prolonga e melhora a qualidade de vida para os indivíduos que aguardam transplantes de coração.[1] No entanto, a revolução está na bioengenharia e na medicina regenerativa. Em muitos casos, testes em animais ou em seres humanos já estão em andamento, alimentando expectativas realistas de um futuro mais brilhante e mais saudável. Em outras palavras, se você for cuidadoso e mantiver o atual nível de saúde, em pouco tempo a medicina regenerativa irá disponibilizar uma série de ferramentas milagrosas para ajudá-lo a viver melhor e por mais tempo.

Estamos prestes a lhe apresentar um grupo de elite de cientistas desbravadores e **cinco ferramentas, tecnologias e tratamentos que vão surpreendê-lo.** Você será apresentado:

- **A uma empresa chamada Caladrius Biosciences, que está usando células-tronco para reestruturar a circulação, ajudando o coração a se regenerar. E conhecerá outras empresas que se valem das células-tronco e de outras tecnologias alternativas para permitir que sobreviventes de infartos consigam fazer de tudo, desde gerar novas células do músculo cardíaco até desenvolver novos vasos sanguíneos.**
- **A cientistas da Elevian que estão injetando moléculas naturais e observando as milagrosas reparação e regeneração do coração, bem como a reversão dos sintomas de AVCs.**
- **A uma brilhante cientista que vem se mostrando pioneira em descobertas, desde a Universidade Duke até o Texas Heart**

Institute, onde ela descobriu como fabricar "corações fantasmas", propiciando um novo paradigma para os transplantes de órgãos.
- A uma empresa de biotecnologia oriunda da incubadora da Universidade Harvard que usa terapia genética para ajudar o melhor amigo do homem a sobreviver à insuficiência cardíaca, abrindo caminho a tratamentos semelhantes para nós.

Você sabe que muitas pessoas enxergam o futuro através das lentes do medo e da preocupação. Eu compreendo. Por um lado, é fácil ficar desanimado quando se é exposto dia após dia a um noticiário pessimista. Começamos a acreditar que o mundo está indo ladeira abaixo e a nos concentrar em tudo o que poderia dar errado. Você começa a esquecer que a mídia vive de histórias de sofrimento e desgraça, porque é isso que vende! Todos nós conhecemos o termo "caça-cliques", mas há muitos motivos para estarmos otimistas em relação ao futuro — e nada me dá mais esperança do que o espetacular progresso que os cientistas estão alcançando na prevenção e no tratamento das doenças cardiovasculares. **Só esses avanços poderiam salvar milhões de vidas. Então continue lendo e anime-se!**

FERRAMENTA Nº 1: O PODER DE REVERTER CICATRIZES

Já falamos sobre células-tronco e seu incrível poder de cura. A Caladrius Biosciences está canalizando a incrível versatilidade das células-tronco e fazendo algo incrível. O Dr. Doug Losordo, chefe global de pesquisa e desenvolvimento e diretor médico da empresa, **aposta nas chamadas células-tronco CD34+ para reparar tecidos danificados.** Losordo testemunhou o poder transformador dessas células-tronco na reconstituição de **células sanguíneas maduras em pacientes com câncer que passaram por quimioterapia e radioterapia e** começou a se perguntar como poderia treiná-las para que exercessem sua mágica de outras maneiras. Ele sabia que **essas células CD34+ também são capazes de estimular o crescimento de novos vasos sanguíneos, incluindo os** minúsculos vasos sanguíneos que constituem a microcirculação do corpo (pense no sistema circulatório como um mapa: as rodovias carregam a carga mais pesada. No entanto, o número de estradas secundárias — os microvasos — é muito superior).

Em vez de se concentrar na correção dos grandes bloqueios arteriais, Losordo focou no uso das células CD34+ para fortalecer a circulação. Seriam elas eficazes? Ninguém pode afirmar com certeza, mas o fato é que <u>uma única dose dessas células reparadoras resultou na normalização da circulação em pacientes com disfunção microvascular coronariana — uma doença na qual a microcirculação do coração fica comprometida.</u> **Quando a circulação é prejudicada, o tecido não recebe a quantidade suficiente de sangue oxigenado, o que pode ocasionar infartos e insuficiência cardíaca. Portanto, o trabalho de Losordo com células CD34+ tem o potencial de salvar muitas vidas.**

Talvez você esteja pensando: "Tony, isso soa como algo que aconteceria daqui a 20 anos." Mas estou aqui para lhe dizer que a linha do tempo anda muito mais depressa do que você imagina.

Losordo começou essa pesquisa na **Tufts University**, antes de ingressar na Northwestern **University como diretor do programa de medicina regenerativa cardiovascular do Hospital Northwestern Memorial.** Posteriormente, ele se juntou à Baxter para supervisionar o portfólio de medicina regenerativa da empresa. Agora, na Caladrius Biosciences, **Losordo se mostra otimista em relação à fase 3 (a etapa final antes da aprovação da FDA) de um ensaio clínico relativo à injeção de células CD34+ em pacientes com isquemia crítica de membro inferior, uma doença crônica na qual o suprimento de sangue para as extremidades inferiores é tão severamente comprometido que o tecido começa a se decompor.** Se Losordo for bem-sucedido, isso poderá ser o segredo para melhorar a circulação em uma ampla variedade de outros problemas, reforçando a força vital do sangue saudável e oxigenado.

O estudo está sendo feito no Japão, que é extremamente otimista na área da medicina regenerativa, desde que o **Dr. Shinya Yamanaka**, da Universidade de Kyoto, ganhou o prêmio Nobel de Fisiologia e Medicina de 2012 por sua descoberta — feita juntamente com **James Thomson**, biólogo sobre o qual falaremos em breve — de que as células-tronco pluripotentes induzidas podem ser reprogramadas para se transformar em qualquer tipo de linha de células dentro do corpo.

Lembre-se de que a fase 1 examina a segurança e a fase 2 analisa a eficácia. Losordo já passou em ambos os testes. A fase 3 é para averiguar a eficácia em larga escala. Após obter a aprovação da FDA, o próximo passo é uma ampla distribuição desse tratamento capaz de salvar vidas.

Losordo prevê que a primeira aprovação de terapia celular para o tratamento de doenças cardiovasculares envolverá as células CD34+. Considerando-se a incrível capacidade que elas têm de suscitar o crescimento de novos vasos sanguíneos, ele acredita que seriam as "candidatas adequadas" para qualquer tipo de problema cardíaco degenerativo. **Poderiam fortalecer o sistema circulatório após um infarto? O nome da empresa de Losordo, "Caladrius", nos dá uma pista. Na mitologia romana, o caladrius era um pássaro mítico com o poder de fazer desaparecer as doenças das pessoas. A Caladrius Biosciences está tentando um truque de mágica semelhante, com a esperança de vencer os danos causados pelos infartos.**

FERRAMENTA Nº 2: REJUVENESCER VELHOS CORAÇÕES

Considere a perspectiva inspiradora de um futuro no qual coração e cérebro mais velhos possam voltar a ser jovens. Parece um exagero? É o que a empresa **Elevian**, que me foi apresentada por Peter (ambos nos tornamos investidores na empresa), propõe. Cofundada pelo Dr. Mark Allen, conta com uma equipe de cientistas que inclui astros como **Amy Wagers e Lee Rubin** (ambos professores de biologia regenerativa com células-tronco na Universidade Harvard) e **Brock Reeve** (diretor executivo do Stem Cell Institute, também de Harvard).

A Elevian, que desenvolve medicamentos destinados a restaurar a capacidade regenerativa do corpo, está usando uma molécula natural chamada

fator de diferenciação de crescimento 11 (GDF-11) para reproduzir os efeitos rejuvenescedores do "sangue jovem". Foi observado que camundongos idosos que receberam uma injeção de GDF-11 apresentaram uma redução na hipertrofia cardíaca relacionada à idade — um coração aumentado ou com paredes mais grossas, que é uma marca registrada do envelhecimento do músculo cardíaco.² **O GDF-11 também aprimorou a função cerebral, melhorou a reparação do músculo esquelético e aumentou a capacidade de realizar exercícios físicos.** Sozinho ou em conjunto com outras moléculas, **pode levar o corpo humano a turbinar sua capacidade de regeneração.** Em última análise, pode-se esperar que tecnologias como essa ajudem a revitalizar o corpo, incluídos o coração e o cérebro.

Principal candidato a medicamento da empresa, o GDF-11 humano recombinante demonstrou eficácia em modelos pré-clínicos de insuficiência cardíaca e AVC, além de doença de Alzheimer e diabetes tipo 2. Isso poderia significar que coração e cérebro envelhecidos são coisas do passado? O tempo dirá — e uma pesquisa meticulosa também. A Elevian está se preparando para iniciar a fase 1 de um ensaio clínico com o objetivo de definir se a abordagem que faz é segura para seres humanos.

FERRAMENTA Nº 3: UM ADESIVO DE CÉLULAS-TRONCO PARA OS VASOS CARDÍACOS

As células-tronco também desempenham papel importante em um adesivo recentemente aprovado pela FDA para reparação e reconstrução de vasos, inclusive os afetados gravemente pelo acúmulo de colesterol. A CorMatrix Cardiovascular inventou um arcabouço que permite às *próprias células-tronco* do paciente regenerar os tecidos. **Já aplicado em mais de 100 mil pacientes em todo o mundo,³ o material forte, flexível e fino é costurado por cirurgiões no próprio coração, alcançando uma reparação permanente. Por usar as próprias células do paciente para fins curativos, ele não é percebido como uma substância estranha, o que o torna muito superior aos atuais adesivos cirúrgicos.**

Por mais incrível que seja, o adesivo ainda exige uma intervenção cirúrgica para ser aplicado. Entretanto, na verdade, existe outra terapia capaz de dispensar tal necessidade. Conforme mencionamos antes, quando o indivíduo sofre um infarto, as consequências são danos estruturais permanentes. **Agora, a Ventrix, uma empresa oriunda da Universidade da Califórnia, em San Diego, está aperfeiçoando o VentriGel, um hidrogel que pode ser injetado por meio de um cateter para curar áreas com grandes formações cicatriciais.*** Em 2019, a Ventrix concluiu um primeiro ensaio clínico em seres humanos, o qual comprovou que o gel é seguro e viável.[4] **No momento, a empresa está verificando se o VentriGel consegue alcançar áreas do coração às quais a abordagem cirúrgica típica — enxerto de revascularização do miocárdio — não tem acesso.** Os pesquisadores esperam que, em breve, esse procedimento possa substituir a necessidade de uma das cirurgias cardíacas mais invasivas.

FERRAMENTA Nº 4: CONSTRUIR CORAÇÕES

"Apostei que conseguiria regenerar o coração de um macaco."
— CHUCK MURRY

Tendo lido o início deste capítulo, você já sabe que as doenças cardiovasculares são a principal causa de morte nos Estados Unidos e no mundo. Talvez você até já soubesse disso. Afinal, trata-se de uma informação bastante difundida. **E você já se perguntou por quê?**

"As doenças cardiovasculares são a maior causa de mortalidade porque o coração é o órgão de menor capacidade regenerativa", afirma o Dr. Chuck Murry, diretor do programa de regeneração cardíaca da Universidade de Washington e diretor do Institute for Stem Cell and Regenerative Medicine dessa instituição. "Talvez o cérebro seja ainda pior, mas, pelo menos, há células-tronco genuínas no cérebro e na medula espinhal capazes de produzir novos nervos. Porém, não há células-tronco no coração." **Em outras palavras, o coração é incapaz de se curar sozinho após uma lesão como um infarto.**

---

* Tratamento indisponível no Brasil. [N. da E.]

Eis o grande problema: se você não cuidar do seu corpo, fazendo exercícios físicos e ingerindo alimentos saudáveis, pode sofrer uma insuficiência cardíaca gradual ou um infarto súbito. Considere que **o coração contém cerca de 7 bilhões de células musculares cardíacas. Se sofrer um infarto grave e tiver a sorte de sobreviver, poderá perder mais de 1 bilhão dessas células. Elas são insubstituíveis.** A tentativa do coração de se curar resulta em cicatrizes que interferem na condução cardíaca, tornando o órgão ainda mais propenso a ataques, como, por exemplo, as arritmias. Depois disso, o que acontece é uma lenta espiral descendente: quando o coração não consegue mais bombear sangue de modo adequado pelo corpo, ocorre a insuficiência cardíaca. O prognóstico é pior do que para muitas formas de câncer, razão pela qual esta é a principal causa de morte no mundo.

Se pudéssemos descobrir como fazer o coração se regenerar, poderíamos curar muitos tipos de doença cardíaca. Essa foi a ideia que se enraizou na mente de Murry na década de 1990 e o deixou obcecado.

Ele pensou nela a primeira vez enquanto trabalhava em um "artigo de ínfima qualidade", que abandonou para se dedicar ao doutorado. Na época, Murry já havia passado para o pós-doutorado e estava se especializando na biologia dos vasos sanguíneos. **Ele começou tentando reprogramar as células cicatriciais** — os fibroblastos —, convertendo-as em células musculares cardíacas. Teria sido empolgante, exceto pelo fato de ter sido um fracasso. **"Gastei rios de dinheiro, e as pessoas ficaram preocupadas, se perguntando se, algum dia, eu conseguiria me tornar um cientista viável"**, lembra ele. "O chefe do meu departamento ficava contando os segundos."

Murry não tinha certeza do caminho que deveria adotar. Mas os passos seguintes dados por ele ficaram claros quando o mundo inteiro testemunhou uma descoberta científica. Em 1998, um lendário biólogo chamado James Thomson conseguiu produzir a primeira linhagem de células-tronco embrionárias humanas (mais tarde, conseguiu o mesmo feito com células-tronco pluripotentes induzidas por humanos, geneticamente programadas para se assemelhar a células-tronco embrionárias, que têm a habilidade de se transformar em qualquer célula especializada do corpo). **As células-tronco embrionárias são capazes de se transformar em qualquer um dos 200 tipos de células do corpo humano. O laboratório de Murry teve a sorte de ser o primeiro na Universidade de Washington a obtê-las e cultivá-las. "Começamos a observar pequenos aglomerados de células cardíacas embrionárias pulsando — a ideia de um coração em uma placa de cultura — espontaneamente", diz Murry. "Foi uma alegria ver aquilo."

Embora eu não endosse o estudo conduzido por Murry descrito a seguir — pois sou contra experiências com primatas —, ainda me sinto na obrigação de compartilhá-lo, pelo fato de isso ter representado um avanço que gerou resultados promissores para os que sofrem com danos cardíacos.

> "Começamos a observar pequenos aglomerados de células cardíacas embrionárias pulsando — a ideia de um coração em uma placa de cultura — espontaneamente."

Dispondo das células de que precisava para a pesquisa, Murry começou a usá-las para construir um novo músculo cardíaco. **Ele induziu infartos em camundongos e em ratos, inseriu células-tronco cardíacas embrionárias e as observou se multiplicarem ao longo do tempo e remuscularizarem parte da parede do coração.** "Foi incrível", afirma ele. Em seguida, fez um estudo com animais um pouco maiores — porquinhos-da-índia — e mostrou que células cardíacas injetadas em uma região danificada se enxertavam, se multiplicavam e melhoravam a função cardíaca. Parece ficção científica, mas é real. **Murry estava, na verdade, criando um músculo cardíaco.**

O progresso foi constante, apesar de lento. "Eu sempre dizia que estávamos a 5 anos da clínica", diz Murry. "Comecei a desconfiar que, ao olhar para o meu atestado de óbito, estaria escrito 'incrementalismo'. Foi aí que resolvi **pegar as melhores células do músculo cardíaco e inseri-**

-las em um macaco, o animal que mais parece com um ser humano. Gastei todas as minhas economias nesse experimento. Apostei que conseguiria regenerar o coração de um macaco."

As células foram introduzidas e o músculo cardíaco humano começou a se infiltrar nas regiões danificadas do coração dos macacos. Para favorecer o contraste, a equipe de Murry também introduziu uma variante de um gene de água-viva que emitia uma luz verde a cada batimento cardíaco. "Podíamos observar as células pulsando, ritmo e frequência", afirma ele. "Elas estavam em perfeita sincronia com o coração no qual foram instaladas. Foi um dos dias mais bonitos da minha vida como cientista."

Em 2018, em um artigo que gerou muito burburinho, Murry mostrou que os macacos que foram induzidos a sofrer infartos e depois receberam injeções de células musculares cardíacas humanas no coração tinham conseguido atingir a fração de ejeção normal — a quantidade de sangue expelida a cada batimento cardíaco — três meses após o tratamento. <u>As células injetadas geraram novas células cardíacas, que ajudaram o coração a retomar o bombeamento vigoroso, restaurando a função cardíaca.</u>

Décadas depois de Murry ter dado início a seu trabalho, chegou a hora de constatar se os resultados promissores alcançados em macacos poderão ser replicados em seres humanos. <u>O objetivo: transplantar células-tronco em sobreviventes de infartos, para prevenir a insuficiência cardíaca.</u> Mais uma vez, isso parece um roteiro de filme de ficção científica, não é? Talvez o sonho de Murry possa se tornar realidade daqui a cinco décadas.

Entretanto, você não terá de esperar tanto tempo. Um ensaio clínico realizado em 2015 pelo Health Science Center, da Universidade do Texas, e pelo National Heart, Lung and Blood Institute injetou uma combinação de células-tronco mesenquimais e cardíacas como terapia regenerativa em pacientes com insuficiência cardíaca grave.[5] Esse foi um dos primeiros ensaios clínicos a introduzir células-tronco cardíacas modificadas em pacientes. É apenas uma questão de tempo até começarmos a ver mais inovações do tipo chegando à etapa dos ensaios clínicos.

> **Murry pretende injetar células-tronco em corações humanos. Será uma das maiores revoluções no campo da reparação cardíaca na história da medicina.**

De volta a Seattle, a equipe de Murry transferiu suas pesquisas para uma empresa local de engenharia celular, a Sana Biotechnology. Murry assumiu a diretoria da terapia celular cardíaca. **Sempre otimista, ele acredita que conseguirá injetar células-tronco em corações humanos em breve.** Vem funcionando em animais e, se funcionar de maneira semelhante em seres humanos, **será uma das maiores revoluções no campo da reparação cardíaca na história da medicina.** "É um trabalho complexo e cansativo", afirma. Sem nenhuma ironia, acrescenta: "Não é para corações fracos."

Como um pequeno lembrete de outra extraordinária tecnologia regenerativa cardíaca que conhecemos no Capítulo 8, o Dr. Deepak Srivastava, cardiologista e presidente dos Gladstone Institutes, aprendeu a controlar o destino das células fibroblásticas do coração (tecido conjuntivo), reprogramando-as para que possam desempenhar uma função *diferente* dentro do coração. Srivastava usou a terapia genética para mudar o destino das células fibroblásticas, transformando-as em células cardíacas pulsantes. **Ele conseguiu criar músculos em um coração debilitado, convencendo as células fibroblásticas já presentes no coração a mudar de emprego!**

FERRAMENTA Nº 5: CRIAR CORAÇÕES FANTASMAS

"Respirei fundo e escutei o velho e orgulhoso som do meu coração. Eu vivo. Eu vivo. Eu vivo."

— SYLVIA PLATH

Enquanto Murry trabalha na *remuscularização* do coração, uma de suas colegas, a **Dra. Doris Taylor, ph.D.**, se concentra na *descelularização* do órgão. **Ele foi batizado de *coração fantasma*.** Do que se trata? **Bem, em 1998, a equipe de Taylor na Universidade Duke foi a primeira a trans-**

plantar células animais para o coração de um animal e a comprovar a melhoria da função cardíaca após um infarto.[6,7] **O surpreendente é que algumas das células sobreviveram e passaram a mimetizar as cardíacas.** Quase dez anos depois, porém, essa pesquisa não havia feito progressos significativos. Ela começou a duvidar se, algum dia, seria capaz de transformar uma fina e endurecida cicatriz de um infarto em células cardíacas novamente saudáveis. Era hora de adotar uma estratégia nova. Ela se virou para o estagiário que a acompanhava, Harald Ott, e perguntou: "Não seria bacana se pudéssemos fazer isso de forma diferente?"

E foi assim que surgiu o coração fantasma.

A equipe dela pegou o coração de um camundongo, removeu todas as células e introduziu células cardíacas imaturas de camundongo para construir um coração pulsante. Desde aqueles primeiros dias o processo foi evoluindo, e Taylor conseguiu reproduzi-lo com o coração de um cadáver humano, usando sal para romper a estrutura e um detergente para eliminar as células. *Ta-rã!* Um coração descelularizado, fantasmagoricamente opaco, já que não tem sangue nem células, consistindo apenas no arcabouço essencial: as vascularizações que fornecem sangue ao corpo. Como afirma Taylor, "é só deixar o coração pendurado em um laboratório e esperar a descelularização".

O passo seguinte parece, no mínimo, ainda mais estranho. <u>Ele envolve a recelularização do coração fantasma: a infusão de milhões de células cardíacas imaturas vindas de células-tronco humanas; a conexão de todo o dispositivo a uma bomba; e a espera de que o coração se regenere e comece a bater.</u> Parece uma cena de um roteiro de cientista maluco, não é? <u>Mas a verdade é que Taylor, que hoje em dia é uma cientista independente, cultivou mais de cem desses corações no instituto da Universidade do Texas</u>, onde era diretora de pesquisa em medicina regenerativa.

Como vimos no Capítulo 5, sobre a regeneração de órgãos, a pesquisa de Taylor é apenas uma das muitas maneiras pelas quais uma nova geração de órgãos de substituição será criada.

Lembre-se de que a medicina regenerativa é fundamental para o coração, pois as células cardíacas não se multiplicam. <u>As células</u>

cardíacas perdidas desapareçam para sempre.** Não pode haver falhas. **"O coração é um órgão que precisa funcionar perfeitamente"**, diz Taylor. "Não temos dois corações, do modo como temos dois rins ou dois pulmões, ou múltiplos lóbulos hepáticos."

Lembre-se: a medicina regenerativa é diferente de outros tipos de terapia, pois o objetivo não é tratar sintomas, e sim curar a lesão subjacente. "A nossa responsabilidade é maior", afirma Taylor. "Não é como um medicamento, cujo tratamento tende a acabar em dias ou semanas. Esperamos que esta terapia tenha vindo para ficar."

Enquanto Murry está tentando consertar um coração partido — que tenha sofrido um infarto, por exemplo —, Taylor está criando novos corações que poderiam ser transplantados para pessoas que sofrem de insuficiência cardíaca ou de outras doenças cardíacas. "**O nosso objetivo final é automatizar a produção de corações humanos**", revela ela. "**Acredito que faremos isso nos próximos anos.**"

Taylor atribui o sucesso, em parte, ao gênero. "Como mulher, vejo relações entre ideias que nem todo mundo vê", diz. "A razão pela qual seremos bem-sucedidos é que estamos regenerando o coração nos níveis emocional, espiritual, mental e físico."

Nas primeiras tentativas, Taylor se preocupava com o fato de talvez não ser possível manter esses corações por muito tempo, de os batimentos não atingirem uma cadência regular. "Você os amou o suficiente?", perguntou um técnico de laboratório. Ele estava brincando. De qualquer forma, diz Taylor, "acho que ele tinha razão".

Eis aqui o mais surpreendente: **Taylor também usou corações fantasmas como matriz para um adesivo cardíaco, retirando um pedaço de um coração descelularizado e enxertando-o em um coração danificado.** Em um experimento que parece saído do clássico *Frankenstein*, ela tentou reduzir um coração fantasma a pó com a finalidade de que pudesse servir de base para um gel a ser injetado em um coração repleto de cicatrizes. *Que tal* esse raciocínio inovador?

Grande parte do trabalho mais recente de Taylor se concentrou em corações humanizados dimensionados para uso pediátrico. "Eles reagem aos medicamentos", sustenta ela. **"Eles têm sinais elétricos.**

Esperamos convencer o mundo de que criamos o primeiro coração intacto a partir de células-tronco pluripotentes induzidas por humanos."

Estudos em animais de maior porte, seguidos de ensaios clínicos em seres humanos, são as etapas seguintes. "Estou confiante", diz Taylor. "Sabe quando você chega a um ponto e tem certeza? 'É isso! Nós chegamos lá!' É assim que eu me sinto em relação a isso. Atribuo à minha equipe o mérito desse trabalho. **A ciência é um esporte de equipe. E chegamos a um momento crucial."**

Na verdade, espero que esta seja uma das principais lições a ser extraída deste capítulo: *chegamos a um momento crucial.* Isso quer dizer que chegamos a um momento no qual as pesquisas são tão sofisticadas que, às vezes, é difícil distinguir entre ciência e ficção científica. **Todo esse progresso em direção à regeneração do coração humano é motivo de reverência e admiração.**

Enquanto isso, o **Dr. Harald Ott** — que foi estagiário de Taylor há muitos anos — também está abrindo caminhos com um trabalho histórico de regeneração de órgãos. **O projeto está concentrado, essencialmente, na construção de um coração bioartificial para pacientes que precisam de um transplante de coração.** "Somos todos sonhadores neste campo", afirma Ott, **cirurgião torácico do Hospital-Geral de Massachusetts (onde também dirige o Center for Organ Engineering) e professor associado de cirurgia na Faculdade de Medicina de Harvard.** "A regeneração de órgãos, criando tecido vivo a partir de tecido vivo, é um dos próximos obstáculos principais", acrescenta ele. **"Temos de encontrar uma maneira de não morrermos devido à falência de um único órgão."**

Do ponto de vista acadêmico, o trabalho de Ott gravita em torno da construção de corações e pulmões. Entretanto, com o apoio financeiro de investidores como Peter e eu, ele também abriu uma empresa, a **Iviva Medical, que usa arcabouços biológicos para criar rins e pâncreas substitutos — que são órgãos menos complexos.** Ele está criando enxertos de órgãos personalizados, extraindo as células de um órgão e, em seguida, substituindo-as por células do futuro paciente de transplante, o que pode eliminar uma das maiores ameaças que pairam sobre os transplantes de órgãos: a possibilidade de o corpo do paciente de transplante rejeitar tecidos estranhos.

É mais assustador trabalhar com coração do que com rins. "Não é possível substituir uma pequena parte da função cardíaca, porque não será suficiente", diz Ott. **Em contrapartida, para se livrar da diálise, basta recuperar apenas de 10% a 15% da função renal. Contudo, a pesquisa do Dr. Ott sobre os rins e o pâncreas pode fornecer informações úteis que também ajudarão no projeto de regenerar o coração.** "Se nos concentrarmos em tecidos mais simples", conclui Ott, "podemos aprender muitas coisas, que poderão ser empregadas em tecidos mais complexos, o que pode nos ajudar a chegar a aplicações clínicas com mais rapidez". Com tantas vidas em jogo, o senso de urgência é evidente.

Espero que, a essa altura, você já tenha cultivado um profundo apreço por algumas das maneiras radicais pelas quais a medicina regenerativa está começando a curar o coração humano. **Pense por um momento sobre alguns dos notáveis avanços que apresentamos. Falamos, por exemplo, sobre a infusão de células CD34+ em pacientes para restaurar a circulação sanguínea, o uso de células-tronco para construir um músculo cardíaco após um infarto e a bioengenharia de corações artificiais para transplantes.**

Quando refletimos sobre a importância dessas inovações, **começamos a perceber que essa revolução científica desafia alguns pressupostos fundamentais que têm se mantido inabaláveis desde que os seres humanos começaram a caminhar. Afinal, o que poderia ser mais fundamental do que o pressuposto de que, à medida que envelhecemos, o corpo deve se deteriorar inevitável e inexoravelmente? A medicina regenerativa traz uma nova esperança de que esse declínio possa ser revertido — de que o rejuvenescimento seja uma opção real.**

Mas não estamos dispostos a parar por aí, não é mesmo? Nós, seres humanos, queremos tudo! Portanto, talvez não devesse causar surpresa saber que alguns dos cientistas mais destacados da atualidade estejam se empenhando em aplicar a mesma tecnologia inovadora para prolongar também a vida dos nossos animais de estimação. Por exemplo, os cofundadores da Rejuvenate Bio, uma empresa com sede em San Diego, são apaixonados por cães e estão investigando uma tecnologia de terapia genética para aumentar o tempo de vida saudável dos animais e curar doenças relacionadas à idade. Se você tiver um animalzinho de estimação querido, preste atenção.

Qual é a inspiração por trás desse trabalho? Bear, um pastor-alemão de 45kg que pertence a **Noah Davidsohn, cofundador e diretor científico da Rejuvenate Bio**. Ele se tornou tutor de Bear seis meses após o início de sua bolsa de pós-doutorado no laboratório da Faculdade de Medicina de Harvard, dirigido pelo renomado professor de genética **George Church**. A Rejuvenate Bio tem raízes nesse laboratório, onde os pesquisadores usaram uma **terapia genética** combinada para tratar obesidade, diabetes tipo 2, insuficiência renal e insuficiência cardíaca em camundongos. **A terapia é administrada com uma injeção intravenosa única. Ela, porém, não altera o DNA dos camundongos, de modo que não há perigo de transmissão de alterações genéticas permanentes para as gerações futuras.**

Mais interessante ainda, os camundongos criados com tais mutações genéticas — essas "criaturas modificadas" são chamadas de camundongos transgênicos — **tiveram a expectativa de vida aumentada em até 30%.** Dan Oliver, diretor executivo e cofundador da Rejuvenate Bio, observa: "Por causa desses experimentos com camundongos transgênicos, **acumulamos mais de três anos de dados de segurança, os quais comprovam que o maior efeito colateral desse tratamento é que os camundongos vivem mais.**" Para os amantes de animais de estimação como eu, isso parece um bom motivo para comemorar.

Essa tecnologia está sendo estudada para tratar a doença da válvula mitral, o principal tipo de insuficiência cardíaca canina. **Entre 5 milhões e 7 milhões de cães nos Estados Unidos sofrem dessa doença. Imagine um animal de estimação sendo curado e vivendo mais!** "O que interessa a todos é melhorar o tempo de vida ativa saudável — aumentar a saúde e o número de anos de saúde", diz Oliver. "Os cães compartilham o ambiente conosco e sofrem de vários dos mesmos males relacionados à idade. Por isso, se depois quisermos passar o estudo para a fase com seres humanos, será mais fácil. A transposição de dados entre um sistema e outro é bem fácil."

Em outras palavras, descobrir como ajudar os cães a ter uma vida mais longa e mais saudável pode levar a avanços semelhantes em seus tutores, o que seria um feito incrível. Essa perspectiva acrescenta uma dimensão nova à frase "o melhor amigo do homem".

Eu gostaria que essa tecnologia já existisse antes para que eu pudesse ter ajudado Buddha, um pitbull de 38kg que era a coisa mais doce que se possa imaginar. Ele subia em mim como se fosse um pequeno terrier, colocava as patas dianteiras à minha volta e tentava me abraçar. Ele parecia muito forte e potente — a personificação da saúde —, mas morreu de infarto com apenas 3 anos de idade. Ficamos arrasados. Com esse tipo de tecnologia de terapia genética, ele ainda poderia estar vivo hoje.

Graças aos cientistas que você conheceu neste capítulo, essa visão do rejuvenescimento — para cães *e* seres humanos — irá se tornar, rapidamente, uma realidade.

"A única coisa maior que o poder da mente é a coragem do coração."

—JOHN NASH

Enfatizo sempre as pequenas coisas que podem ser feitas para evitar, antes de mais nada, a maioria dessas terapias. Por isso, absorva todo o conteúdo deste livro. Cuide de si mesmo hoje e incentive quem você ama — mães, pais, irmãos, irmãs, amigos, família — a fazer o mesmo. Com isso, eles poderão se beneficiar da tecnologia capaz de curar um dos órgãos mais importantes do corpo. Cuide-se, pois a tecnologia está chegando mais depressa do que você imagina. Em breve, seremos capazes de explorar o poder das células-tronco, da terapia genética e da construção, literalmente falando, de novos corações, os corações fantasmas, para garantir um futuro que brilhará mais do que jamais pensamos ser possível. Cuide-se e celebre uma vida longa, saudável, vibrante e forte, repleta de força impulsionada por esse belo e magnífico presente: o coração.

No próximo capítulo, conheceremos técnicas e tecnologias revolucionárias que estão ajudando a prevenir e tratar a quinta principal causa de morte nos Estados Unidos — os AVCs...

INOVAÇÃO EXTRA: UMA INJEÇÃO DUAS VEZES AO ANO PARA COMBATER O COLESTEROL ALTO

A tecnologia de silenciamento de genes permite **impedir a manifestação de certos genes. Os genes continuam presentes, só são desativados.** Esse tipo de avanço inovador existe há duas décadas. Até agora, a maioria dos tratamentos com essa tecnologia era usada para tratar doenças genéticas raras. No entanto, isso está prestes a mudar.

Recentemente, o Serviço Nacional de Saúde do Reino Unido aprovou o inclisiran, medicamento ativo e injetável para abaixar o colesterol, que precisa ser administrado apenas duas vezes por ano. Ele é indicado para pessoas que sofrem de um problema genético que leva ao colesterol alto, que tenham sofrido um infarto ou um AVC, ou que não reagiram bem aos tratamentos básicos. **Esse medicamento será prescrito para 300 mil pessoas nos próximos três anos.***

Existe uma proteína, chamada **PCSK9**, que regula o colesterol no nosso corpo e está presente *em excesso* em pessoas com níveis elevados de LDL — o colesterol ruim. E se, antes de mais nada, conseguíssemos impedir que a PCSK9 fosse produzida?

Como você deve se lembrar, o RNAm é o tipo de RNA responsável pela codificação de proteínas. Descobriu-se que uma versão diferente do RNA, o RNAi (pequenos RNAs de interferência), tem um papel importante na **identificação e na "interferência" com o RNAm, ou em sua destruição. O inclisiran é um RNAi que tem como alvo o RNAm que codifica a PCSK9.** Ele foi bastante modificado para resistir à degradação no sangue e é capaz de atingir especificamente as células do fígado. Portanto, os efeitos colaterais seriam mínimos.

---

* Já foi aprovado pela Anvisa. *[N. da E.]*

O inclisiran é a primeira utilização da tecnologia de silenciamento de genes em uma doença tão comum. Os outros medicamentos não estão adiantando? Está com risco elevado de um problema cardíaco devido ao colesterol alto? De acordo com os especialistas, bastam apenas duas injeções por ano e pronto. Talvez valha a pena verificar com o médico, caso você tenha um colesterol LDL geneticamente elevado.

CAPÍTULO 18

CÉREBRO: TRATANDO ACIDENTES VASCULARES CEREBRAIS

Técnicas revolucionárias serão capazes de prevenir e tratar essa que é a quinta maior causa de morte nos Estados Unidos

"O cérebro humano tem 100 bilhões de neurônios, e cada neurônio se conecta a até 10 mil outros neurônios. Sobre os nossos ombros está o objeto mais complicado do universo conhecido."

— MICHIO KAKU, professor de física teórica no City College de Nova York e no Centro de Graduação da City University de Nova York

Quando pensamos em alguém que sofreu um acidente vascular cerebral, o chamado AVC, a imagem que vem à cabeça é a de uma pessoa na terceira idade, com cabelos brancos. Não imaginamos, por exemplo, uma jovem dinâmica — que vou chamar de Susan — que, por acaso, é uma das minhas assistentes e nos deu permissão para compartilhar a história dela. Susan tinha apenas 32 anos no dia em que, durante uma reunião, não conseguiu dizer certas palavras. Quando tentou tomar um gole de água, o líquido escorreu-lhe da boca e o olho esquerdo insistia em rolar para dentro, na direção do nariz. Na época, Susan trabalhava em outra empresa e seu então chefe ficou confuso. "Ele achou que era brincadeira, porque eu sempre fazia piadas no trabalho", lembra ela, "e disse: 'Pare com isso, ou vou ligar para a emergência'". Felizmente, foi o que ele fez.

Na ambulância, os paramédicos estavam convencidos de que ela havia sofrido um AVC, apesar de tão jovem. Na verdade, os índices de acidente vascular cerebral entre os adultos jovens estão aumentando, em parte devido ao aumento dos fatores de risco, como obesidade e/ou pressão alta. De modo geral, os AVCs são causados quando um coágulo de sangue bloqueia um vaso no cérebro, mas também podem ser causados por uma ruptura. O segredo para aumentar as chances de recuperação quando o causador é um coágulo é uma enzima protease chamada **ativador do plasminogênio tecidual, ou tPA, na sigla em inglês. É o único tratamento aprovado pela FDA para AVCs causados por coágulos — a função dele é dissolvê-lo. Contudo, nem sempre municípios pequenos e hospitais de menor porte contam com uma equipe especializada para avaliar rapidamente um paciente e decidir pela administração do medicamento.** Para piorar a situação, há uma janela de tempo muito restrita durante a qual o tPA pode ser eficaz — entre 3 e 4 horas após o AVC. Pode-se imaginar que isso nem sempre seja possível, ainda mais porque **muitas pessoas não reconhecem os sintomas e não vão ao hospital.**

Susan teve a sorte de o chefe dela ter entrado em ação. Ela recebeu tPA e passou por uma trombectomia, um procedimento em que um cateter fino é inserido em uma artéria da virilha e direcionado até a artéria do cérebro que se encontra bloqueada. Então, um minúsculo tubo de malha metálica expansível se abre para capturar o coágulo, que é puxado para fora do corpo. Susan recebeu um novo sopro de vida, graças ao hospital certo, aos especialistas certos — e à mentalidade certa. **No processo de reabilitação, os fisioterapeutas de Susan prometeram que, se ela se empenhasse e se dedicasse mais do que nunca, seria capaz de voltar à antiga forma.** Dentro de algumas semanas, ela já estava andando de salto alto pelos corredores da clínica de reabilitação. Essa psicologia positiva a ajudou a se recuperar. Quatro anos depois, ela está de volta ao que era antes.

Não é surpresa alguma muitas pessoas bastante inteligentes estarem focadas na prevenção e no tratamento de AVCs. O cérebro é, afinal, o centro de comando do corpo. **Ele tem cerca de 100 bilhões de neurônios compactados em uma estrutura acinzentada esponjosa e enrugada, pesa menos de 1,5kg e controla a capacidade de falar, sentir, ver, ouvir,** piscar, construir lembranças, colocar um pé na frente do outro — e, óbvio, pensar.** Tomamos tudo isso como natural, mas é maravilhoso, não é? Pense da seguinte forma: carregamos o supercomputador mais sofisticado do mundo dentro da cabeça!

Então, quando algo dá errado, o funcionamento desse sofisticado supercomputador corre perigo. O acidente vascular cerebral é a quinta principal causa de mortalidade nos Estados Unidos, vitimando quase 150 mil norte-americanos por ano. <u>A cada 40 segundos, alguém em algum lugar desse país especificamente sofre AVC. Mais de 50% dos sobreviventes com 65 anos ou acima desta idade apresentam sequelas de mobilidade.</u>[1] Sequelas são dolorosas para o sobrevivente e também os familiares, que se sentem impotentes. Este capítulo vai apresentar novidades que poderão ajudar. **Entretanto, a esperança é real e tangível, pois existem soluções médicas regenerativas que já estão sendo empregadas, outras que estão surgindo e podem fazer uma enorme diferença — soluções que não apenas atacam os sintomas, como também revertem as lesões.**

No acidente vascular cerebral e em todos os tipos de doença degenerativa, a prevenção é quem manda. Portanto, certifique-se de se exercitar com regularidade, comer muitas frutas e vegetais, evitar fumar e manter um peso constante e saudável para o seu biotipo a fim de maximizar a circulação sanguínea. No **Capítulo 14**, falei sobre as formas mais eficazes e mais avançadas de exercitar o corpo todo. Neste capítulo, porém, centramos o foco em tecnologias inovadoras que estão ajudando as vítimas de AVCs, como Susan — e outras, algumas décadas mais velhas —, não apenas a sobreviver, mas a prosperar, hoje e no futuro. Vou compartilhar cinco invenções incríveis que já estão sendo aplicadas. Você...

1. **Está prestes a conhecer brilhantes pesquisadores que usam luvas robóticas para ajudar as vítimas a recobrar os movimentos, dando-lhes uma nova esperança de recuperação.**
2. **Descobrirá como óculos de realidade virtual, sensores de alta tecnologia e videogames que potencializam a coordenação mão-olho estão sendo implantados para melhorar a destreza e a mobilidade.**

3. Também conhecerá como os cientistas estão coletando exossomas liberados de células-tronco e injetando-os em porcos, em uma busca promissora de diminuir o impacto dos AVCs no cotidiano das pessoas.
4. Verá como os cientistas da Elevian, apresentados no capítulo anterior, estão usando a molécula GDF-11 e se deparando com a milagrosa reparação e reversão dos sintomas do AVC isquêmico.
5. Conhecerá a brilhante Dra. Mary Lou Jepsen, cuja empresa, a Openwater, usa laser vermelho e holografia para medir o fluxo sanguíneo cerebral de um paciente, ainda na ambulância, durante aquela janela das primeiras 3 ou 4 horas cruciais, para determinar se a terapia tPA é indicada e também diagnosticar todos os AVCs.

DESCOBERTA REVOLUCIONÁRIA Nº 1: UM TRATAMENTO QUE CABE COMO UMA LUVA

"A principal função do corpo é transportar o cérebro."
— THOMAS EDISON

Já ouviu falar das luvas capazes de ensiná-lo a tocar piano em menos tempo do que gasta para lavar um monte de roupa? Não se trata de uma ideia estapafúrdia: funciona de verdade! **Além disso, essas luvas mágicas também são usadas para um propósito mais nobre: restaurar a funcionalidade em vítimas de AVCs.** Eu estava diante de um verdadeiro gênio, **Thad Starner, professor do departamento de computação interativa do Georgia Institute of Technology,** ansioso para ouvi-lo falar sobre suas extraordinárias criações.

O professor Starner não é um neófito na tecnologia portátil. Talvez ele tenha sido a primeira pessoa a realizar tarefas diárias *usando* computadores *no próprio corpo*. Lembremo-nos de que ele ajudou a desbravar o campo da computação *vestível* e atuou como diretor técnico no desenvolvimento do **Google Glass,** os óculos futuristas de realidade aumentada que geraram muito burburinho, mas que estavam muito à frente no tempo para atrair consumidores. Porém, fui encontrá-lo para conversar sobre uma tecnologia vestível diferente, uma descoberta milagrosa que nasceu depois de ele ter sugerido a um de seus alunos de pós-graduação que fizesse uma luva sem os espaços para os dedos, pegando apenas a palma da mão, e a incrementasse com pequenos motores de vibração.

Qual seria o objetivo? Verificar se o padrão vibratório emitido pelas luvas conseguiria ensinar os usuários a tocar piano, mesmo sem prática alguma. Pode soar um tanto ridículo. Entretanto, o fato é que o potencial inexplorado dos seres humanos é ainda mais profundo do que se pode imaginar. As luvas vibram, acionando o dedo associado a cada nota, enquanto simulam o padrão dos dedos em uma música de piano. **O usuário veste as luvas e continua o dia normalmente — dobra um monte de roupa, sai para correr, verifica e-mails —, enquanto o cérebro é treinado passivamente em segundo plano.**[2] **A teoria é a de que o cérebro começa a memorizar a sequência de estímulos da mesma forma que memorizamos os movimentos durante a prática.**

Thad percebeu que eu continuava cético. "Tony", disse ele, "eu gostaria de lhe mostrar um vídeo". Eu mal podia acreditar no que estava vendo: **um meteorologista da TV, sem formação musical alguma, conseguiu tocar "Ode à alegria" ao vivo na CNN enquanto usava as luvas. No estúdio, o repórter ficou tão surpreendido** quanto eu. Até mesmo Thad ficou maravilhado. O que isso tem a ver com a recuperação após um acidente vascular cerebral? Bem, luvas que ensinam passivamente a tocar uma música já seria impressionante. Mas Thad me contou outra coisa ainda mais impressionante.

Ele tem uma amiga chamada **Deborah Backus**, que foi **diretora adjunta de pesquisas sobre lesões na medula espinhal no Shepherd Center, em Atlanta**, um dos principais hospitais de reabilitação dos Estados Unidos. Ela ajuda pessoas com esclerose múltipla e lesões na medula espinhal e se perguntou se aquelas luvas vibratórias poderiam melhorar a destreza de seus pacientes. Thad relembra: "Ela me procurou e disse: **'Quero usar o seu material de piano nos meus pacientes paralisados.'** Achei que fosse brincadeira. Ela insistiu: 'Você não está entendendo.' Ela me contou sobre a intuição que tivera de que o cérebro iria recrutar mais neurônios. Boquiaberto, respondi: 'Vamos tentar.'"

Como se pôde constatar, as luvas hápticas — "háptica" é uma área da tecnologia que envolve o sentido do tato — funcionaram com aqueles pacientes. **Um estudante de doutorado demonstrou que pessoas com lesões parciais na medula espinhal apresentaram uma melhora acentuada nas sensações da mão com deficiência, ajudando-as a realizar tarefas diárias essenciais, como abotoar uma camisa.**[3]

Thad ficou eufórico. A mãe dele era enfermeira geriátrica e, quando menino, ele a acompanhava nas visitas às casas de repouso. "Quando tinha 10 anos, a maioria dos meus amigos tinha mais de 80", afirma. Esse histórico o ajudou a reconhecer que as luvas, além de uma novidade divertida, tinham implicações incalculáveis para melhorar a vida das pessoas.

Tal sensação foi confirmada quando outra estudante de doutorado, **Caitlyn Seim, estudou o funcionamento das luvas com pessoas cegas. As vibrações conseguiram ensiná-las a digitar e a ler braile em _4 horas_, em vez dos _4 meses_ normalmente necessários.**[4] É uma bela lembrança de que somos capazes de muito mais do que muitos imaginam.

Esses sucessos inesperados suscitaram uma questão intrigante: e se a mesma tecnologia pudesse ser aproveitada para ajudar vítimas de AVCs? As apostas não eram muito altas, já que o acidente vascular cerebral é a principal causa de invalidez de longo prazo nos Estados Unidos. Punhos cerrados são uma das sequelas mais debilitantes. O AVC pode transformar a mão em uma garra, impossibilitando a realização de tarefas rotineiras e, ainda assim, essenciais da vida diária, como segurar um garfo, empunhar uma escova de dentes ou girar uma maçaneta.

As vibrações conseguiram ensiná-las a digitar e a ler braile em 4 horas, em vez dos 4 meses normalmente necessários.

As pessoas que nunca sofreram um AVC nem reparam na flexibilidade das mãos, inconscientes de que o cérebro e a medula espinhal, sem qualquer esforço, trocam sinais incessantemente para manter os músculos em equilíbrio. Mas, para quem já sofreu um, os sinais que induzem os músculos a abrir a mão são interrompidos, enquanto os músculos que fazem a mão se fechar se tornam dominantes, o que resulta na mão cerrada em punho.

DESCOBERTA REVOLUCIONÁRIA Nº 2: TECNOLOGIA HÁPTICA

A tecnologia háptica propiciou um avanço determinante. Os mesmos princípios empregados no exercício do piano foram usados para estimular vítimas de acidentes vasculares cerebrais: conforme o cérebro é solicitado a reagir a sinais, ele ativa padrões em neurônios, o que acaba atraindo mais neurônios. Isso aumenta a sensibilidade, levando a uma maior destreza ao longo do tempo. Ou seja, usar as luvas parece fazer com que os músculos da mão despertem.

O impacto que o AVC exerce em suas vítimas depende da parte do cérebro que morreu. **Afinal de contas, o acidente vascular cerebral resulta em privação de oxigênio em um pedaço do tecido cerebral e em morte cerebral. Um dos maiores desafios depois de um AVC é o corpo não obedecer mais aos comandos da pessoa. O que quero dizer com isso? Quero dizer que as articulações podem flexionar involuntariamente; a mão pode até segurar uma xícara, mas não conseguir soltá-la devido ao aumento da rigidez muscular.** Imagine a frustração de não controlar as próprias mãos: segurar, tocar, sentir. E se existisse uma maneira de abrir os punhos? Bem, ela existe!

Até algumas décadas atrás, os cientistas estavam convencidos de que, quando células cerebrais morriam, nunca mais poderiam ser recuperadas. Contudo, graças a décadas de pesquisas, **sabemos que o cérebro tem plasticidade e** capacidade **de adaptação, o que significa que os pacientes de AVCs são capazes de recuperações espetaculares. "O cérebro é capaz de mudar a si mesmo"**, diz a Dra. Seim, hoje pós-doutoranda na Universidade Stanford, **"portanto, há muito potencial de recuperação".**

Como parte da pesquisa, a Dra. Seim pediu às vítimas de AVC que usassem luvas hápticas por 3 horas diárias, ao longo de dois meses. A estimulação tátil por meio do aprendizado háptico passivo — **usando luvas computadorizadas pré-programadas para vibrar sob configurações específicas — levou a melhorias significativas na sensibilidade, na amplitude de movimentos e no tônus muscular, além de uma diminuição da rigidez muscular.** A Dra. Seim afirma que um dos momentos mais gratificantes para ela ocorreu durante uma consulta com um paciente e a esposa dele. Quando ela perguntou à mulher se havia notado alguma melhoria, a esposa acariciou gentilmente as mãos dele, marcadas pelos anos, e respondeu: "Consigo mexer os dedos dele. Antes, parecia uma garra. Era muito difícil até para colocar a luva. Mas está bem mais flexível. E conseguimos andar de mãos dadas."

Em última instância, Seim espera que as luvas possam ser aprovadas como tratamento de longo prazo e duradouro para vítimas de AVCs. Para isso, ela se uniu a Starner e a outro ex-aluno de pós-graduação dele para criar uma empresa chamada **Stimulus Labs**, que está tentando lançar as luvas no mercado. Aconteça o que acontecer, já sabemos que mãos antes imobilizadas podem ser ensinadas a se mexer novamente por meio de uma tecnologia ousada e imaginativa que, até recentemente, não estava no radar de ninguém. Que maneira incrível de remodelar a vida das pessoas.

DESCOBERTA REVOLUCIONÁRIA Nº 3: REALIDADE VIRTUAL TORNADA REAL

Você já deve ter ouvido falar sobre realidade virtual — como é possível entrar em um mundo de fantasia que parece tão real que o coração começa a bater mais depressa. Pouco importa se estamos caindo ou voando: a sensação é tão real que provoca o mesmo tipo de medo ou excitação que seriam experimentados na vida real. Imagine como seria interessante se pudéssemos usá-la para reeducar o sistema nervoso, de modo que ele voltasse a funcionar.

É isso que está acontecendo em um mundo de realidade virtual concebido na cidade real de Alameda, Califórnia. **Nele, pacientes que sofreram AVCs estão ludificando o processo de reabilitação com a** ajuda de óculos de realidade virtual, alguns sensores e um tablet. É uma ferramenta terapêutica aprovada pela **FDA** e conhecida como **REAL System,** desenvolvida por uma empresa chamada **Penumbra,** com sede em Alameda.

Gostaria de falar sobre Deb Shaw, de Los Gatos, Califórnia, que ajudou a desenvolver a ferramenta. Ela testa os exercícios de realidade virtual e oferece uma avaliação à empresa, sob o olhar atento de Lisa Calloway, sua terapeuta ocupacional. **Shaw tinha 55 anos quando sofreu um AVC, em 2016. Aconteceu durante o sono. Quando ela acordou e tentou sair da cama, não conseguia mover o braço. O marido a levou ao pronto--socorro, onde um exame comprovou o acidente vascular cerebral.**

Então, ela começou a reabilitação tradicional, que ela odiava. Os exercícios não vinham sendo realizados com regularidade suficiente para que houvesse progressos. **Então, o marido de Shaw ouviu falar do REAL System** por um dos criadores originais, que convidou o casal a visitar o escritório e experimentar o equipamento. **"Foi como trocar a noite pelo dia",** afirma Shaw. **"Minha terapia foi para outro nível."**

Os engenheiros de software da Penumbra lhe perguntaram: "O que você mais gosta de fazer?" Shaw respondeu: "Observar pássaros!" Ela sugeriu que os engenheiros criassem um jogo em que um passarinho pousaria na mão de Shaw e ela teria de recolocá-lo no ninho. A realidade virtual transformou em entretenimento aquele tedioso exercício reabilitativo de alcance, envolvendo ombros, mãos e dedos. Ela colocava os óculos de realidade virtual, conectava seis sensores e desaparecia em um animado universo alternativo chamado **Happy Valley,** com seus pássaros coloridos, colinas verdejantes e um sol sorridente. **"Somos transportados para outro mundo, onde tudo é possível",** diz ela. **"Muda a forma como os pacientes encaram a terapia."**

O tablet coleta dados sobre cada movimento realizado durante a sessão de tratamento, o que permite a Calloway ver as áreas em que Shaw está melhorando e as áreas nas quais ela precisa de atenção adicional. Shaw se mostra sempre motivada para superar a pontuação anterior, e, assim, o progresso é muito mais rápido do que quando ela estava praticando os exercícios com Calloway.

Shaw conhece bem as terapias para tratamento de AVC. Ela tentou de tudo: fisioterapia da cintura para baixo, terapia ocupacional da cintura para cima, acupuntura craniana, acupressão, câmara hiperbárica de oxigênio e hidroterapia. A conclusão a que ela chegou? **"A realidade virtual amplia tudo isso."**

Quando conversei pela última vez com a equipe da Penumbra, eles estavam se preparando para colocar o produto de realidade virtual no mercado. Estimam que, em breve, ele estará disponível em muitos hospitais, centros de reabilitação para pacientes internados e ambulatórios — qualquer lugar em que um fisioterapeuta possa trabalhar com uma vítima de AVC. Que bela maneira de um paciente recuperar as habilidades — um pequeno jogo, um passo de cada vez.

DESCOBERTA REVOLUCIONÁRIA Nº 4: GDF-11, O PODER DE CURAR ALGUÉM DE UM AVC

Considere um futuro no qual o cérebro e o coração mais velhos possam voltar a ser jovens. Isso está acontecendo na **Elevian**, a empresa **dirigida pelo Dr. Mark Allen,** que conhecemos no capítulo anterior, e cuja equipe de cientistas de ponta inclui astros como **Amy Wagers, Richard Lee e Lee Rubin (todos professores de biologia regenerativa com células-tronco na Universidade Harvard).**

Como sabemos, a Elevian desenvolveu uma proteína natural chamada fator de diferenciação de crescimento 11 (GDF-11), com poderosas propriedades regenerativas. Foi observado que camundongos idosos que receberam uma injeção de GDF-11 apresentaram uma redução na hipertrofia cardíaca relacionada à idade — um coração aumentado ou com paredes musculares mais grossas, uma marca registrada do envelhecimento cardíaco. O GDF-11 também aprimorou a função cerebral, melhorou a reparação do músculo esquelético e aumentou a capacidade de realizar exercícios físicos. Sozinho ou em conjunto com outras moléculas, ele pode turbinar a capacidade de regeneração do corpo humano.[5] Em última análise, espera-se que tecnologias como essa ajudem a revitalizar o corpo, incluindo o cérebro e o coração.

Enquanto o tratamento padrão-ouro para o AVC isquêmico precisa ser administrado em uma restrita janela de 4 horas, o GDF-11 pode agir até uma semana depois. Os dados científicos dos estudos pré-clínicos parecem encorajadores, tanto no que diz respeito à prevenção quanto à recuperação, embora ainda sejam necessárias mais pesquisas. Quando este livro estava sendo escrito, a Elevian já se preparava para iniciar a fase 1 de um ensaio clínico com o objetivo de tratar AVCs isquêmicos agudos.

Um tratamento potencial capaz de funcionar *até uma semana* após o AVC isquêmico mudaria as características da medicina. No entanto, os objetivos da Elevian são ainda mais ambiciosos. O próximo alvo são os AVCs hemorrágicos, isto é, derrames causados por uma hemorragia cerebral. Conforme se descobriu, o GDF-11 também desempenha um papel no metabolismo da glicose, na sensibilidade à insulina e na redução de gordura — por esse motivo, esperam expandir o uso dessa injeção de proteína natural para doenças cardiovasculares e metabólicas, como diabetes e obesidade. Quem imaginaria que uma molécula pudesse ser tão poderosa?

Enquanto as iniciativas estão sendo direcionadas para os tratamentos de AVCs *agudos*, vamos voltar a atenção para outra empresa que mudará não apenas a vida de pacientes que sofreram AVC *crônico*, como também a vida das respectivas famílias.

DESCOBERTA REVOLUCIONÁRIA Nº 5: SERAYA MEDICAL E A ESTIMULAÇÃO CEREBRAL

Não existe nenhum tratamento eficaz e aprovado para o dano cerebral crônico causado por acidentes vasculares cerebrais. Nem mesmo os tratamentos para AVCs agudos são capazes de curar os danos ao tecido cerebral, o que significa que os pacientes ficarão permanentemente inválidos. **Só nos Estados Unidos, há 6 milhões de pessoas que vivem com uma doença sem tratamento ou cura.**

Contudo, surgiu uma esperança em torno de um tratamento inovador. Após uma década de pesquisas e desenvolvimento, a Seraya Medical apresentou uma nova e revolucionária tecnologia não invasiva de estimulação cerebral: a estimulação magnética permanente rotativa transcraniana (TRPMS, na sigla em inglês). Na fase 1/fase 2a de um ensaio clínico, **a TRPMS restaurou a atividade funcional do tecido cerebral danificado — até 16 anos após a ocorrência do AVC.**[6] Composto por uma touca leve, controlável por meio de um aplicativo para smartphone, o dispositivo permite o autotratamento em casa, **sem o risco de efeitos colaterais.** No futuro, novos estudos deverão ser realizados para demonstrar que, ao curar o cérebro, a TRPMS pode ajudar a recuperar **o uso de membros ou outras funcionalidades — o cálice sagrado da medicina dedicada aos acidentes vasculares cerebrais.**

Assim como a maioria das descobertas médicas, a TRPMS exigia que alguém lhe reconhecesse o potencial logo no início. Em 2012, o fundador e investidor Leeam Lowin estava envolvido em pesquisas sobre gagueira, buscando estimular o cérebro de pássaros canoros. Naquela época, o único dispositivo disponível para uso era uma máquina de estimulação magnética transcraniana de 136kg, destinada ao cérebro humano — excessivamente grande para focar no cérebro diminuto dos pássaros. **Para resolver a questão, a equipe dele inventou um novo estimulador magnético em miniatura, o qual consistia em uma touca portátil de apenas 200g, com seis estimuladores direcionados a áreas programadas separadamente.**

Já fazia algum tempo que Lowin acreditava que muitos distúrbios neurológicos localizados no cérebro provinham de uma conectividade defeituosa entre as regiões cerebrais. Ele percebeu que esse novo dispositivo menor e portátil poderia proporcionar uma ferramenta nunca disponibilizada antes para recalibrar essa conturbada conectividade. Combinando a patente da nova invenção com o portfólio dos próprios pacientes de estimulação cerebral, Lowin fundou a Seraya Medical, dando o primeiro passo para a construção de uma plataforma de terapia cerebral inovadora.

Como alvo inicial, a Seraya Medical escolheu o AVC, apesar de ser o candidato mais difícil de tratar com qualquer terapia já existente. **Seria o primeiro tratamento de tecido cerebral lesionado, com o intuito de restaurar funcionalidades que se imaginavam "permanentemente" perdidas.** Os pesquisadores esperam que, ao tratar pacientes com AVC, a TRPMS se torne o padrão-ouro para a estimulação cerebral, podendo também agir sobre outros alvos de distúrbios cerebrais, como transtorno obsessivo-compulsivo (TOC), transtorno de estresse pós-traumático (TEPT), gagueira e depressão refratária. Na verdade, enquanto escrevia estas linhas, **a Seraya colaborava com laboratórios de pesquisa em todos os Estados Unidos para testar a TRPMS em casos de dependência química, gagueira e esclerose múltipla.** As possibilidades dessa tecnologia são infinitas.

Seria o primeiro tratamento de tecido cerebral lesionado, com o intuito de restaurar funcionalidades que se imaginavam "permanentemente" perdidas.

DESCOBERTA REVOLUCIONÁRIA Nº 6: DE OLHOS BEM ABERTOS

"A mais bela experiência que podemos viver é o mistério. Ele é a fonte de qualquer arte verdadeira e de qualquer ciência. Aquele que desconhece essa emoção, aquele que não para mais para pensar e não se fascina, se assemelha a um morto: está de olhos estão fechados."

— ALBERT EINSTEIN

Cerca de 30 anos atrás, quando tinha 7 anos, o Dr. John-Ross Rizzo estava com dificuldades para enxergar à noite. Ele não conseguia transitar entre as fileiras de uma sala de cinema às escuras. Quando brincava de esconde-esconde à noite, permanecia perto da base, porque não conseguia ver nada. "Era como olhar para um buraco negro à meia-noite", lembra-se ele. Demorou mais sete anos até que ele fosse diagnosticado com algo chamado coroideremia, um distúrbio genético raro que resulta em problemas com a visão periférica, a visão noturna e a catarata.

Na faculdade de medicina, ele aprendeu sobre o campo da medicina voltado para pessoas com deficiência. Motivado pela experiência pessoal, decidiu especializar-se em reabilitação. Não havia lugar melhor para isso do que a Universidade de Nova York, onde Howard Rusk havia inaugurado essa área — e por isso é considerado o pai da medicina de reabilitação. Rizzo foi fazer residência médica lá. Hoje, o Dr. Rizzo é diretor do Visuomotor Integration Laboratory, de alta tecnologia, que faz parte do Rusk Rehabilitation na faculdade de medicina da Universidade de Nova York. Estimulado pelos próprios problemas de visão, ele está interessado em como as pessoas usam a visão para ajudar no controle motor — como o olho se concentra em um objeto e como esse movimento ocular se comunica com as mãos para pegar o objeto.

Você sabia que uma pessoa média faz 11 mil movimentos oculares por hora? Descobriu-se, porém, que as vítimas de AVCs fazem muito *mais*: elas têm de se esforçar mais para se igualar a todos os demais. É cansativo e, quanto mais complexa a tarefa, mais desgastante ela se torna. Pense em acariciar a cabeça e esfregar a barriga ao mesmo tempo. "É a mesma ideia, mas ampliada com os olhos e as mãos", explica o Dr. Rizzo. **"Assim que a pessoa sofre um AVC, a coordenação olho-mão se torna mais difícil."**

Em um estudo focado na restauração da coordenação olho-mão, o Dr. Rizzo usou um sistema que se assemelha a um jogo de computador capaz de fazer uma avaliação e corrigir os erros de alcance. Ele usou óculos equipados com câmeras para rastrear os movimentos oculares dos participantes e um sensor no dedo indicador para rastrear os movimentos das mãos. Em seguida, ele e a equipe testaram uma técnica baseada em biorretroalimentação, que visa focar tanto nas mãos quanto nos olhos. Sabe o que perceberam ao avaliar um grupo de vítimas de AVCs e um grupo de controle não afetado pela doença? Eles descobriram que os movimentos das mãos e dos olhos não são coordenados da mesma forma em pacientes com AVC do que em pessoas que não foram afetadas. "Somos o único lugar no país, talvez no mundo, que está tentando entender esse mecanismo", afirma o Dr. Rizzo. "Não há um manual sobre o tema porque ninguém mais está estudando isso."

Nos olhos dos pacientes que sofreram AVC, o foco é importante. O Dr. Rizzo acredita que essa pode ser a chave para entender melhor as dificuldades apresentadas ao tentar pegar objetos. Essa compreensão

pode levar a aplicações terapêuticas capazes de acelerar o ritmo da recuperação. Eis o que está sendo estudado: tecnologia baseada em tablets e jogos, inteligência artificial e sistemas de reabilitação por realidade virtual que estão incorporando o rastreamento ocular em suas programações. "Acreditamos que chegaremos a resultados bastante importantes", conclui o Dr. Rizzo. "É algo muito promissor e estamos tentando divulgar as informações para que outros pesquisadores possam começar a investigar as conexões entre os olhos e as mãos."

DESCOBERTA REVOLUCIONÁRIA Nº 7:
O PODER DOS EXOSSOMAS PARA AJUDAR NA RECUPERAÇÃO DE ACIDENTES VASCULARES CEREBRAIS

"Eu gosto de porcos. Os cães nos olham de baixo.
Os gatos nos olham de cima. Os porcos nos tratam como iguais."

— WINSTON CHURCHILL

Lembra-se da história de Susan, que foi levada às pressas a um hospital e recebeu o único tratamento aprovado pela FDA para AVCs causados por coágulos, que representam mais de 85% dos casos nos Estados Unidos? Esse medicamento, chamado tPA, nem sempre está disponível em hospitais de menor porte ou áreas mais afastadas. Ele não repara o tecido que já foi lesionado e precisa ser administrado rapidamente, pois é eficaz apenas algumas horas após o AVC ocorrer. Ele funciona desmanchando o coágulo e restaurando o fluxo sanguíneo, como se fosse um desentupidor farmacológico atuando dentro do cérebro.

E se houvesse um tratamento que pudesse funcionar até dois dias inteiros após um AVC, um tratamento que estimulasse a recuperação total em questão de semanas? Seria revolucionário. E está acontecendo em Athens, na Geórgia.

Esse sonho está se tornando realidade graças à **Dra. Samantha Spellicy, ph.D.**, que vem conduzindo pesquisas em um laboratório administrado por **Steven Stice, no Regenerative Bioscience Center, da Universidade da Geórgia**. O laboratório de Stice estuda suínos. Como se sabe, os cérebros de porcos e seres humanos apresentam semelhanças. Na verdade, a neuroanatomia suína — as matérias cinzenta e branca — se assemelha mais à dos seres humanos do que à dos camundongos, que são as cobaias mais escolhidas quando se trata de pesquisa em animais. Entretanto, os roedores têm menos de 10% de matéria branca em comparação com os seres humanos — os porcos, mais de 60%. E o cérebro de roedores também é 650 vezes menor do que o cérebro humano, enquanto o cérebro de um porco é apenas 7,5 vezes menor, tornando-o um modelo mais útil para se tentar descobrir a dose certa de um medicamento. **No geral, temos argumentos convincentes para utilizar os suínos nos estudos sobre AVCs.**

O laboratório de Stice desenvolveu uma abordagem alternativa a fim de criar usos terapêuticos para as células-tronco neurais — aqui estamos, novamente, maravilhados com a magia da terapia com células-tronco! <u>**Ela envolve a potencialização dos efeitos benéficos dos exossomas neurais derivados da "banheira" na qual as células-tronco são cultivadas. Os exossomas são vesículas de tamanho nanométrico que carregam os principais fatores de crescimento envolvidos na comunicação entre as células. Já os fatores de crescimento são considerados essenciais para o rejuvenescimento e a reparação celular.**</u>

<u>**Os exossomas são criados e eliminados por todas as células, especialmente as células-tronco.**</u> Até mesmo a cerveja e o pão contêm exossomas, devido às células de levedura que os eliminam.

Quatro semanas após o tratamento com exossomas, o grupo que recebera exossomas estava caminhando normalmente, enquanto o outro grupo não tratado ainda apresentava dificuldades!

Eu usei exossomas junto com células-tronco para combater lesões no ombro, sobre as quais comentei no Capítulo 2. "O interessante dessas vesículas é que elas contêm ácido nucleico ou componente proteico da célula que as secretou", afirma Spellicy. "Talvez usando apenas os exossomas possamos obter as vantagens das células-tronco, sem usá-las de fato, ao mesmo tempo que evitamos as desvantagens." Outra coisa interessante sobre os exossomas: eles permitem ser congelados por meses. **Assim, um hospital pode manter lotes em um congelador e descongelá-los por demanda, sempre que um paciente precisar. Por sua vez, as células-tronco devem ser cultivadas individualmente, o que leva tempo.**

Eis a conclusão de Spellicy e de seus colegas: **em um estudo inicial, a ressonância magnética mostrou que os porcos que receberam um tratamento com exossomas após sofrer um AVC apresentavam menos impacto no volume cerebral, menos inchaço e melhor preservação da substância branca do que os que não haviam recebido exossomas. De modo ainda mais impressionante, <u>4 semanas após o tratamento com exossomas, o grupo que recebera exossomas estava caminhando normalmente, enquanto o outro grupo não tratado ainda apresentava dificuldades!</u> Spellicy comenta: "É impressionante observar como os animais tratados se recuperaram."**

Surpreendentemente, os porcos tratados também apresentaram taxas de sobrevida significativamente mais altas — e a ideia é que esse resultado incrível possa ser traduzido para os seres humanos. **"Se extrapolarmos para o uso clínico, e você for um paciente que sofreu um AVC grave e lhe administrarmos exossomas, não estará fadado a ter um resultado ruim ou uma baixa sobrevida"**, afirma Spellicy. **"A gravidade pode ser mediada pelos exossomas, o que é empolgante. Isso nos diz que há esperança para pessoas que sofrem AVCs realmente graves."**

Stice foi cofundador de uma empresa, a **Aruna Bio**, que está se programando para testar a terapia com exossomas em seres humanos. A ideia é usar **exossomas neurais patenteados para identificar e reparar células doentes, oferecendo uma nova maneira de tratar acidentes vasculares cerebrais e outros distúrbios neurodegenerativos.** Há uma necessidade urgente de tratamentos mais eficazes, considerando **que o medicamento tPA tem um intervalo muito curto para se revelar um eficiente destruidor de coágulos. Em contraste, em experimentos que Spellicy conduziu com porcos, os exossomas parecem funcionar até 48 horas após a ocorrência de um AVC.**

DESCOBERTA REVOLUCIONÁRIA Nº 8: DETECÇÃO DE ACIDENTE VASCULAR CEREBRAL A CAMINHO DO HOSPITAL

O melhor de tudo é que as tecnologias de diagnóstico estão melhorando o tempo todo, tornando-se mais baratas, mais precisas e mais compactas. Uma das heroínas na área do diagnóstico é a **Dra. Mary Lou Jepsen, ph.D.**, fundadora e diretora executiva de uma startup chamada **Openwater**. Eles estão desenvolvendo uma abordagem para obtenção de imagens médicas. **Jepsen, antiga executiva do Facebook e do Google, nomeada uma das "100 pessoas mais influentes do mundo" pela revista** *Time*, diz que tem como objetivo <u>"reduzir em mil vezes o custo de imagens médicas de alta qualidade, tais como as obtidas em ressonâncias magnéticas"</u>.

Vinte e cinco anos atrás, quando Jepsen ainda era doutoranda em física óptica na Universidade Brown, uma ressonância magnética revelou que ela estava com um tumor cerebral. "Todo mundo que eu conhecia ficou arrasado", diz ela. "Eu não me sentia bem havia algum tempo, e não sabia por quê. <u>Quando recebi o diagnóstico, fiquei entusiasmada, porque assim seria possível fazer alguma coisa. Você pode procurar um neurocirurgião e passar por uma cirurgia."</u> Anos depois, ela é a dirigente de uma empresa que executa o projeto de um **dispositivo portátil que oferece imagens com qualidade de ressonância magnética, só que mil vezes mais baratas e com uma máquina mil vezes menor.** Para fazer isso, ela está combinando tecnologias como lasers de estado sólido, sinais de ultrassom, *machine learning* e os mais modernos chips para câmeras. **Surfando no tsunami das mudanças exponenciais, ela está na vanguarda da desmaterialização, desmonetização e democratização da área das imagens.** <u>"Não há razão para o dispositivo custar mais do que um telefone celular"</u>, diz.

E onde a Openwater planeja aplicar essa nova tecnologia? Eles planejam usá-la para examinar o fluxo sanguíneo cerebral dentro da ambulância, para detectar um AVC no trajeto até o hospital. Desde meados de 2020, a Openwater vem conduzindo estudos com seres humanos vítimas de AVCs internados em UTIs neurológicas. O próximo passo é um ensaio multicêntrico.

Como já foi mencionado, há um precioso intervalo de 2 horas para diagnosticar um AVC grave antes que ele se transforme em uma limitação debilitante pelo resto da vida. **Hoje, 55% dos pacientes nesse caso (obstrução de grandes vasos) morrem ou acabam ficando com graves sequelas.** Durante esse intervalo de 2 horas, se a pessoa tiver uma obstrução de grandes vasos, **a remoção do coágulo dá ao paciente 90% de chances de um bom resultado, não deixando sequela alguma.**

De acordo com Jepsen, **o equipamento portátil de ressonância magnética da Openwater pode ser usado em ambulâncias — o diagnóstico levaria à administração segura do tratamento adequado. Não é mais preciso esperar horas para chegar ao hospital e fazer uma ressonância magnética cerebral.** Se a sua preocupação é o dispositivo portátil não ser tão bom quanto o equipamento hospitalar multimilionário, saiba que não há razão para isso! **De acordo com Jepsen, a detecção do fluxo sanguíneo da Openwater já é 200 vezes superior à do ultrassom ou à da ressonância magnética!**

E se não for na ambulância, onde mais essa tecnologia poderá ser aplicada? Esta é a visão que Peter Diamandis tem do futuro, à medida que formos levando os cuidados de saúde para fora do hospital e para dentro de casa: "Imagine a tecnologia da Openwater, combinada com a inteligência artificial, instalada na sua cama ou no seu escritório, examinando-o de modo passivo e com regularidade, na privacidade da sua casa", diz Peter. "Isso permitiria detectar qualquer problema o mais cedo possível, em um estágio mais facilmente administrável." Nesse caso, milhões de pessoas como você e eu poderão detectar problemas com antecedência — quando a probabilidade de corrigi-los é maior. Quantas vidas seriam salvas? Peter e eu somos tão apaixonados por isso que investimos na Openwater para ajudar a disponibilizar o equipamento o mais rápido possível.

É claro que **também há muitas maneiras de prevenir o AVC que dependem de cada um. A prática regular de exercícios físicos para aumentar a circulação, como discutimos no Capítulo 14, pode reduzir** o risco de modo significativo. Em outras palavras, **este livro inteiro contém informações valiosas sobre ferramentas adicionais para aumentar a circulação e ajudar na prevenção de várias questões.** E você também já sabe que existem caminhos poderosos e alternativos para a recuperação. Seja reaprendendo a abrir as mãos com a ajuda de luvas hápticas, explorando um mundo de fantasia de realidade virtual em que a reabilitação é divertida e lúdica, tentando melhorar a coordenação mão-olho ou usando exossomas para persuadir o cérebro a se autorreparar, há esperança surgindo quanto aos tratamentos para AVCs.

Graças a todas essas invenções, este é um ótimo momento para estar vivo. Por favor, cuide-se. Caso conheça uma pessoa que sofreu um acidente vascular cerebral, talvez ela queira considerar a possibilidade de recorrer a essas ferramentas e tecnologias incríveis. Como sempre, você pode encontrar mais detalhes em www.lifeforce. com, em inglês.

O próximo capítulo aborda um assunto assustador e de que ninguém gosta de falar: câncer. **Vamos conhecer mais um pouco sobre as novas ferramentas para tratar essa terrível doença.**

REIMAGINANDO O MODO COMO DIAGNOSTICAMOS E TRATAMOS O CÉREBRO

A REACT Neuro é uma empresa de saúde digital que está reinventando o modo como diagnosticamos e tratamos o cérebro. De forma bem-sucedida, **promove a digitalização de todos os exames neurológicos.**

Tudo começou quando o técnico do New England Patriots, Bill Belichick, notou que o exame médico (uma avaliação neurológica) que precisou fazer após ter se ferido dentro de campo parecia ultrapassado. Basicamente, o médico lhe pedia que acompanhasse com os olhos o movimento do dedo dele para cima e para baixo, para a esquerda e para a direita. **"Parecia que o médico estava fazendo o sinal da cruz sobre uma superfície", disse Belichick.**

A REACT Neuro surgiu a partir dessa observação, lançando a seguinte pergunta: "Como podemos reunir todos esses testes vitais e colocá-los em um dispositivo que alguém possa usar dentro de campo ou em casa?" A resposta acabou se revelando uma solução completa, usando a tecnologia de realidade virtual com sensores integrados para rastrear movimentos oculares, gravar voz e capturar movimentos corporais. **Hoje, a tecnologia da REACT demora menos de um minuto para fazer um diagnóstico completo da saúde do cérebro e determinar o grau de atenção, memória e disposição de uma pessoa.** Ela desenvolveu a mais abrangente das plataformas de saúde cerebral, com **mais de 20 exames digitais,** graças a uma ampla gama de aplicações, desde o rastreamento do envelhecimento saudável e do rendimento até o monitoramento de enfermidades como a doença de Alzheimer.

O impacto chegou até na área terapêutica. Além de avaliar a saúde do cérebro, a REACT **criou experiências digitais que oferecem terapias para pessoas que sofreram uma concussão ou um AVC.** Essas terapêuticas digitais são experiências semelhantes a jogos, personalizadas para a capacidade do indivíduo em tempo real: maximizam o engajamento ao mesmo tempo que aumentam, aos poucos, a dificuldade das tarefas.

Os elegantes fones de ouvido da empresa já estão sendo usados nos Estados Unidos em casas de repouso, nas Forças Armadas e por médicos particulares. Eles ajudam a cumprir a **missão de democratizar o acesso a cuidados médicos cerebrais da mais alta qualidade, no conforto de casa.**

CAPÍTULO 19

OS NOVOS TRATAMENTOS CONTRA O CÂNCER

As novidades que estão transformando o modo como tratamos casos de câncer — e que podem ajudar até a evitá-lo

"O câncer não me deixou prostrado. Ele me pôs de pé."
– MICHAEL DOUGLAS, ator que já foi diagnosticado com câncer

Todo mundo conhece alguém que já foi diagnosticado com câncer. Ele é a segunda principal causa de morte nos Estados Unidos e talvez algum familiar, um amigo um conhecido ou até você mesmo já tenham recebido esse diagnóstico.

Contudo, embora o câncer afete milhões de pessoas todos os anos, trata-se de um clube ao qual ninguém quer se associar. Ao lado das doenças cardíacas e da demência, ele completa a lista das causas que abreviam vidas. **A cada ano, apenas nos Estados Unidos, 1,8 milhão de pessoas recebem o diagnóstico. Mais de um terço morre de câncer anualmente. Isso significa 1.600 pessoas por dia: 1.600 maridos e esposas, mães, pais, filhos, irmãos, irmãs, bilionários, indigentes, cientistas e artistas.** No planeta, a cada ano, há cerca de 9,5 milhões de mortes relacionadas a essa doença.

O que surpreende é a probabilidade de desenvolvê-lo. **Estima-se que quase 40% dos norte-americanos desenvolvam câncer ao longo da vida.** Para as famílias, é impossível medir o custo da perda de um ente querido. E o custo do tratamento é quase tão chocante: em 2018, foram quase US$ 151 bilhões, só nos Estados Unidos.[1] É um número tão expressivo que é difícil de imaginar. Vou fazer uma tentativa: **o custo médio do tratamento de um paciente com câncer é estimado em US$ 250 mil, e, considerando o número de casos, a conta aumenta para *milhões de dólares*.**[2] Em países como os Estados Unidos, o ônus desses custos continuará aumentando à medida que a população envelhecer. Lembre-se: na maioria das vezes, trata-se de uma doença ligada ao envelhecimento.

Como já mencionei, eu temia ter câncer e morrer ainda jovem, de forma lenta e dolorosa. Era um medo irracional, mas não infundado. Vi a melhor amiga da minha mãe sofrer muito até falecer. O mesmo aconteceu com a esposa do diretor executivo de uma das minhas empresas. Foi angustiante. Observei um parceiro de negócios, um amigo próximo e um colega de trabalho falecerem. **Felizmente, surgiram novas tecnologias e, no ano passado, uma amiga, depois de receber um diagnóstico terminal, tentou um novo tratamento que incluía células-tronco — um ano depois, não há vestígios do câncer!**

É quando o sistema imunológico falha que o câncer se instala. Por isso, faz sentido que um sistema imunológico eficiente seja uma das formas mais importantes de nos defendermos de praticamente todas as doenças, inclusive câncer.

<u>**Hoje em dia, é praticamente um consenso a ideia de o sistema imunológico fornecer proteção contra cânceres.**</u>[3] Você sabia que estamos sempre desenvolvendo algum tipo de câncer em nosso corpo? Só que o sistema imunológico os detecta logo no início e os aniquila. **Quando isso falha, o câncer se instala. Por isso, um sistema imunológico eficiente é uma das maiores defesas contra quase todas as doenças — inclusive câncer.**

O tratamento tradicional — quimioterapia e radioterapia — acaba se revelando devastador, para o corpo e a mente. E muitos, depois de passarem por ele, percebem que, apesar de brutal, não houve sucesso. Eu sou uma pessoa empática e me envolvo emocionalmente demais com os outros. Contudo, por causa dessa empatia, parecia que eu também enfrentava essa doença extenuante enquanto acompanhava os meus amigos. A dor deles me deixou uma impressão indelével — e um desejo apaixonado — de ver progressos no tratamento, para que milhões de outras pessoas sejam poupadas desse sofrimento.

Com isso em mente, **fico entusiasmado em afirmar que o futuro da detecção e do tratamento do câncer nunca pareceu tão promissor. Como mostraremos neste capítulo, a maré tecnológica está mudando, e de formas que antes pareciam inconcebíveis.** Essa é uma conquista impressionante e um enorme alívio, já que **esperamos há muito tempo uma revolução na abordagem a essa doença.** Precisamos vencer o medo que ela causa no corpo e na mente.

Nos últimos anos, assistimos a um progresso lento, mas constante, nessa questão. Entre 2001 e 2017, a taxa de mortalidade por câncer nos homens caiu 1,8%; nas mulheres, a queda foi de 1,4%. Isso ocorreu, em parte, porque o hábito de fumar, que aumenta o risco de câncer, perdeu parte do fascínio. À medida que os tratamentos forem se tornando mais sofisticados e a detecção precoce for aumentando, é provável que essa tendência decrescente continue. **Em 2019, só nos Estados Unidos, foram quase 17 milhões de pessoas que se curaram. Até 2030, esse número deve ultrapassar os 22 milhões.** É um ótimo começo, mas não é nada comparado ao que estamos prestes a ver.

Por que eu, meus coautores, Peter e Bob, e muitos dos grandes especialistas na área estamos tão otimistas? Porque **a ciência está avançando a um ritmo exponencial para fornecer uma quantidade sem precedentes de tecnologias inovadoras, destinadas à prevenção e à detecção precoce, que contribuem de forma consistente para uma abordagem menos invasiva e mais eficaz para a cura.** Além disso, apresentaremos uma série de terapias, curas e tratamentos **pioneiros capazes de fortalecer o sistema imunológico de modo que permita a ele combater e deter o câncer,** incluindo, para citar alguns, um comprimido diário que desativa os mecanismos letais da doença e uma infusão que fez desaparecer o agressivo melanoma do ex-presidente Jimmy Carter e salvou a vida dele.

Essa ampla gama de inovações revolucionárias que podem ajudá-lo inclui:

1. No capítulo sobre diagnóstico, apresentamos um exame de sangue simples, capaz de detectar até 50 tipos de câncer em estágio inicial — momento em que é mais tratável. Aqui, aprofundaremos essa questão e veremos que, em breve, a ressonância magnética de corpo inteiro poderá passar do hospital para a sua casa. Lembre-se: a detecção precoce é o segredo para a sobrevivência!

2. Um ingrediente natural que, segundo milhares de estudos, pode diminuir significativamente o risco de câncer e, inclusive, reduzir em até 80% as células do câncer de mama.

3. Um procedimento inovador para o câncer de próstata, o mais comum entre os homens, que dribla os efeitos colaterais comuns, como incontinência urinária e perda da atividade sexual, e pode ser realizado com segurança em consultório, sem radioterapia nem hospitalização.

4. Quatro tratamentos personalizados que podem potencializar e fortalecer o sistema imunológico. Você já sabe das células CAR-T e verá em breve terapias celulares similares, que envolvem células imunológicas e seus subprodutos, como células exterminadoras naturais (NK) — juntamente com vacinas personalizadas contra o câncer e linfócitos infiltrantes de tumores — que permitem derrotar até mesmo os tipos de câncer considerados incuráveis. Existem, inclusive, reforços imunológicos chamados inibidores de checkpoint que, em questão de semanas, reverteram o prognóstico de pessoas com câncer em estágio 3!

5. **Lembra-se dos exossomas, aquelas minúsculas "vesículas" de moléculas ou fatores de sinalização liberadas por todas as células do corpo? Descobriu-se que eles podem ser reprogramados para atacar o câncer.**

Este manancial de novas tecnologias deveria nos encher de esperança. **A cada dia, aprimoramos a capacidade de detectar essa doença de modo precoce — muito antes de ela se tornar uma ameaça à vida — e de tratá-la com técnicas avançadas, que vão fazer com que a radioterapia e a quimioterapia pareçam tão primitivas quanto a sanguessuga medicinal.**

Esse assunto é muito importante e, por isso, este capítulo é maior do que os demais. Na minha opinião, trata-se de uma leitura obrigatória.

A primeira parte do capítulo se concentrará nas formas de prevenção. A segunda parte compartilhará as descobertas que estão sendo divulgadas, para mostrar não apenas o que está disponível hoje, mas também o que está por vir.

Esses avanços são tão criativos, imaginativos, transformadores, que falar na cura do câncer não é mais um sonho. É algo real e que pode mudar o rumo da sua vida. Por isso, vamos em frente.

O MELHOR TRATAMENTO DE TODOS: A PREVENÇÃO

"Um grama de prevenção vale um quilo de cura."
— BENJAMIN FRANKLIN

O que pode ser melhor do que curar o câncer? Evitá-lo! Embora pareça evidente, a melhor maneira de combater o câncer é, *antes de mais nada, não permitir que ele se desenvolva*. Em poucas palavras, não há tratamento tão bom quanto a prevenção, e é aí que reside a esperança mais intensa.

Sou bastante otimista em relação ao poder da prevenção. Uma das razões pelas quais uni forças com o Dr. Bob Hariri, o Dr. Peter Diamandis e o Dr. Bill Kapp para fundar a empresa Fountain Life foi incentivar mais pessoas a se valerem dos *testes de diagnóstico precisos* que nós fazemos com regularidade a fim de detectar doenças nos estágios iniciais, quando são mais tratáveis. O objetivo é ser uma fonte confiável para a saúde e o bem-estar de todos, selecionando as melhores soluções para otimizar a vitalidade, aprimorar a vida ativa saudável e prolongar a expectativa de vida.

Se você deseja se manter saudável e evitar problemas, não há nada melhor do que as mais novas modalidades de ressonância magnética de corpo inteiro. Como diz o Dr. Bill Kapp: "No momento, essa ressonância é o exame mais útil para encontrar qualquer anomalia. Também é possível encontrar anormalidades no sequenciamento do genoma e na bioquímica do sangue. Entretanto, quase todas as doenças súbitas e emergentes que oferecem risco de morte são detectadas nesses exames."

O que envolve uma ressonância magnética de corpo inteiro? O paciente fica deitado dentro de uma máquina barulhenta que custa milhões de dólares, e faz cerca de 15 mil imagens do corpo, por meio de ondas de rádio e ímãs poderosos. Os dados de diagnóstico obtidos com esse exame podem ser inestimáveis. **Entre outras coisas, a ressonância magnética é capaz de detectar tumores sólidos no pescoço, no tórax, no abdômen, na pelve e no cérebro — além de outros problemas que colocam a vida em perigo, como doenças cardíacas, aneurismas e doenças neurodegenerativas, como a doença de Alzheimer e a doença de Parkinson.**

Por que se preocupar em buscar todas essas informações? Não seria melhor viver na santa ignorância, esperando que o melhor aconteça? Entendo por que algumas pessoas se sentem assim. **Entretanto, se você ler o Capítulo 3, saberá que a detecção precoce aumenta muito as chances de inúmeras doenças serem tratadas com sucesso.** Suponho que o leitor conheça pessoas que foram diagnosticadas com câncer em estágio 3 ou 4, o que significa que já estavam avançados e eram difíceis de tratar. **Não teria sido muito melhor saber dele no estágio 0, quando ainda estava no início e antes de ter se espalhado para tecidos próximos, gânglios linfáticos ou outras partes do corpo?**

Em agosto de 2020, durante a viagem de Peter para São Francisco e San Diego para o evento Abundance Platinum, ele providenciou para que todos os participantes passassem por uma bateria dos mais sofisticados testes de diagnóstico. Essa avaliação incluía o sequenciamento completo do genoma (um teste complexo que pode revelar mutações genéticas causadoras de câncer), uma tomografia computadorizada (para determinar a condição das artérias e avaliar o risco de um infarto), exames de sangue avançados e uma ressonância magnética de corpo inteiro.

Como se pode imaginar, alguns dos participantes ficaram muito nervosos com a perspectiva do que poderia ser revelado naquela enxurrada de testes. Na noite anterior, durante o jantar, Peter lhes assegurou que aquelas percepções detalhadas significariam a chance de viver com uma confiança e uma clareza muito maiores. Ele comentou: "A maioria de nós é otimista em relação à saúde. Todos saímos por aí dizendo: 'Ah, está tudo ótimo, estou me sentindo bem!' Até que chega um momento em que não é mais assim. E esse é o desafio. Sabemos mais sobre o que está acontecendo dentro do carro ou da geladeira do que com o corpo! A questão é que, muitas vezes, quando encontramos algo, já é tarde demais. A alternativa mais inteligente é usar imagens de alta resolução para escanear o corpo todos os anos, encontrar algum problema bem no início e cuidar dele imediatamente."

Como Peter explicou, há uma questão de caráter mais geral que estamos tentando responder com todos esses testes de diagnóstico de última geração: *"Há algo acontecendo dentro do nosso corpo que precisamos saber?* E, se encontrarmos algo, a resposta não deverá ser 'Ah, meu Deus!', mas 'Está bem, vou dar um fim nisso!'. Então, quando as pessoas me dizem 'Eu não quero saber', eu respondo: 'Besteira! É claro que quer. **Você quer saber o mais rápido possível, quando ainda pode** *fazer* **algo quanto a isso.'"** Simplificando, é tudo uma questão de empoderamento.

Naquela noite, um dos palestrantes convidados para o jantar era o Dr. Bill Kapp. Como já mencionei, o Dr. Kapp ficou desiludido com a ênfase, entranhada na profissão dele, nos **"cuidados da doença"**, **o que implica esperar até que tudo comece a ruir antes de tentar recompor o paciente e fazer isso a um custo alto. A paixão que o move é promover cuidados de saúde que, antes de mais nada, sejam** *preventivos*.

"Podemos fazer um trabalho incrível para manter o paciente vivo e, inclusive, ajudá-lo a se recuperar do câncer em estágio 3 ou 4", explica o Dr. Kapp. **"Mas não seria maravilhoso se ele soubesse que teria câncer antes de a doença se manifestar?"**

É por isso que Bill Kapp, Peter, Bob e eu estamos tão entusiasmados em tornar cada vez mais acessível esse tipo de diagnóstico de precisão. **Estamos falando de uma mudança radical de mentalidade, mudando o foco dos cuidados da doença para os *cuidados de saúde*, da *medicina reativa* para a medicina proativa, do combate à doença para a *prevenção da doença*.** Afinal, você ainda duvida que a prevenção é a melhor das opções?

O nosso amigo e parceiro Dr. David Karow, ph.D., presidente da Human Longevity, Inc. e um dos maiores especialistas em imagens corporais avançadas e em análises genômicas, já viu inúmeras vidas serem salvas porque esses testes detectaram o câncer em estágio inicial — muito antes de ele aumentar e se tornar catastrófico. O Dr. Karow ressalta que também existe uma considerável economia de custos associada ao diagnóstico precoce. O uso da imunoterapia para tratar o câncer renal em estágio 3 ou 4, por exemplo, pode custar centenas de milhares de dólares. Contudo, se o mesmo câncer for detectado no estágio 1, muitas vezes poderá ser tratado quase sem nenhum esforço, aquecendo ou congelando o tumor para destruir as células cancerígenas — uma solução segura e barata que, de modo geral, é feita em consultório.

Se quiser saber a minha opinião, a escolha não é difícil. Prefiro passar por testes de diagnóstico regulares e detectar um problema quando ele ainda for pequeno à alternativa de esperar até que tenha se transformado em um Godzilla.

O uso da imunoterapia para tratar o câncer renal em estágio 3 ou 4 pode custar centenas de milhares de dólares. Contudo, se o mesmo câncer for detectado no estágio 1, muitas vezes poderá ser tratado quase sem nenhum esforço, aquecendo ou congelando o tumor para destruir as células cancerígenas — uma solução segura e barata que, de modo geral, é feita em consultório.

Além disso, depois de saber o que está acontecendo, você tem a opção de fazer ajustes inteligentes para otimizar saúde e vitalidade. Por exemplo, os testes de diagnóstico que usamos na Fountain Life fornecem uma imagem clara da quantidade de inflamações existentes no corpo. Por que isso é importante? Porque <u>os cientistas consideram as inflamações uma das principais responsáveis pelo envelhecimento e, especificamente, pelo câncer.</u> Após determinar a idade inflamatória do seu organismo, podemos auxiliar com peptídeos, por exemplo, que são versões menores de proteínas que combatem as inflamações e o envelhecimento. Essa é apenas uma maneira de reduzir o risco de câncer.

O Dr. Kapp, que também fez mestrado em imunologia e genética, explica da seguinte forma: **"À medida que envelhecemos, perdemos a capacidade de estimular o sistema imunológico de forma tão robusta como antes. Usamos peptídeos para aumentar a imunidade, reforçando as células T. São elas e suas descendentes, as células NK, que circulam à procura de células tumorais."** Retomaremos esse assunto mais adiante, porque as células T e as células NK são importantes aliadas contra o câncer. **Por ora, a questão básica é que é bom ter mais células T e células NK no corpo, pois elas ajudam na defesa contra o câncer.**[4]

Outro aspecto essencial de todos esses testes de diagnóstico envolve a medição precisa da composição corporal. Para começar, é possível descobrir a quantidade exata de gordura visceral armazenada na cavidade abdominal. **Como você deve saber, o excesso dessa gordura visceral aumenta o risco de uma ampla gama de doenças desagradáveis, entre elas, câncer colorretal e de mama, doenças cardíacas e diabetes tipo 2.** Os testes também medem a proporção entre gordura e músculos, para avaliar o risco de síndrome metabólica.

> **"Quanto mais massa muscular, maior a função imunológica e mais tempo se vive"**, afirma o Dr. Kapp. **"Há quase uma correlação direta com a longevidade. O treinamento de força também é capaz de interromper o declínio cognitivo.**

A questão é que, sabendo o ponto em que as coisas estão, você *pode* fazer algo. Isso inclui melhorar o estilo de vida — as escolhas que fazemos desempenham papel fundamental na redução do risco de vários tipos de câncer —, conforme mostrado nos Capítulos 12, 13 e 14. As coisas mais eficazes para evitar doenças e aumentar a vitalidade são dormir 8 horas por noite, minimizar a ingestão de açúcar e praticar exercícios físicos com regularidade, com ênfase especial no desenvolvimento da força muscular.

Não se trata de ficar musculoso, embora não haja nada de errado nisso. **O fato é que os músculos são o maior órgão endócrino do corpo e pessoas com massa muscular suficiente têm uma incidência significativamente menor de câncer (e de outras doenças). "Quanto mais massa muscular, maior a função imunológica e mais tempo se vive",** afirma o Dr. Kapp. **"Há quase uma correlação direta com a longevidade. O treinamento de força também é capaz de interromper o declínio cognitivo.**[5] **Portanto, aumentar a massa muscular é fundamental."** A verdade é que a maioria das pessoas não tem ideia da extrema importância do treinamento muscular — tanto para uma vida ativa saudável quanto para a expectativa de vida.

Espero que você esteja começando a perceber um novo padrão: uma maneira de pensar mais informada e proativa que nos deixa menos impotentes diante do câncer. **Os testes de diagnóstico avançados nos permitem controlar a situação, identificando problemas antes que seja tarde demais.** Os dados precisos que coletamos sobre o corpo nos capacitam a ajustar o nosso comportamento de forma a reduzir o risco de doenças. É uma atitude diferente, não é? **Não ficamos esperando, de forma passiva, que o desastre aconteça. Estamos maximizando a probabilidade de uma vida longa, saudável e vibrante.**

A INVENÇÃO DO CÁLICE SAGRADO: A DETECÇÃO PRECOCE DO CÂNCER

"O heroísmo nem sempre acontece em uma explosão de glória.
Às vezes, pequenos triunfos e grandes corações mudam o curso da história."
—MARY ROACH, autora de *Grunt: The Curious Science of Humans at War*

Um dos maiores desafios na detecção do câncer é que existem pouquíssimos exames preventivos. Os mais conhecidos são a mamografia, para detectar o câncer de mama, a colonoscopia, para identificar o câncer de cólon, e os exames de Papanicolau, para o câncer do colo do útero. **No entanto, quase todos são descobertos apenas em um estágio avançado, após o surgimento dos sintomas** — e pode ser tarde demais. Foi por isso que, no Capítulo 3, mencionamos o poder de um novo exame de sangue para detectar o câncer, desenvolvido pela **GRAIL**.

Em uma das descobertas diagnósticas mais promissoras em décadas, a GRAIL faz uma biópsia líquida — um simples exame de sangue capaz de detectar a maioria dos principais tipos de câncer em estágio inicial, quando são significativamente mais fáceis de tratar. Jeff Huber, fundador, vice-presidente e diretor executivo da empresa que criou o exame, vê essa inovação como uma forma de "mudar o meio de campo", **descobrindo o câncer "quando as probabilidades estão a seu favor".**

Se o câncer for detectado no estágio 1 ou no 2, afirma Huber, "há cerca de 80% de chance de o paciente ser curado". Se ele for detectado nos estágios 3 ou 4, "há 80% de risco de o paciente *não* gostar do resultado". Na verdade, "quando detectado de forma precoce, a taxa de sobrevida de cinco anos é de quase 90%". Essa taxa cai para *apenas 21%* quando a doença é detectada tardiamente. "Cerca de 80% dos cânceres são diagnosticados nos estágios 3 e 4."[6]

Em 2016, antes de lançar a GRAIL, Huber era um peso pesado no Google. **Durante os 13 anos em que esteve lá, ele construiu alguns dos maiores sistemas da empresa, incluído o Google Maps, no qual dirigia uma equipe de mais de 5 mil pessoas.** Como cofundador do Google X, a "fábrica de missões visionárias" da empresa, começou a explorar maneiras de aplicar a tecnologia do genoma para impulsionar futuras inovações na ciência. Então, recebeu um fatídico telefonema da Illumina, líder em sequenciamento genômico, convidando-o para se juntar ao conselho da empresa.

Em uma de suas primeiras reuniões, Huber foi encarregado de emitir um parecer sobre o progresso de um novo projeto de P&D inspirado por uma descoberta acidental em mulheres grávidas. A Illumina havia adquirido uma empresa que estava fazendo testes pré-natais não invasivos. O teste envolvia a coleta e a análise de uma amostra de sangue da gestante, em busca de vestígios de DNA fetal que pudessem indicar alterações como a síndrome de Down. Ao realizar milhares de testes, os pesquisadores descobriram alguns resultados desconcertantes que não se correlacionavam com nenhum problema fetal. Eles, na verdade, se correlacionavam com algo bem diferente: câncer. Quando os pesquisadores realizaram o acompanhamento, descobriram que aquelas gestantes tinham casos não diagnosticados de câncer nos estágios 3 e 4 — e o exame de sangue, de alguma forma, havia detectado a doença.

"Isso acendeu a lâmpada", diz Huber. "Eis um exame que foi desenvolvido com outro propósito em mente. Mas **há um indício no sangue que poderíamos usar para detectar câncer.**" Essa descoberta não intencional gerou uma nova iniciativa. **E se o exame de sangue pudesse ser ajustado, de modo a se tornar sensível para detectar todo tipo de câncer "no estágio *inicial*, quando as intervenções fariam diferença nos resultados"?**

Nos meses seguintes, a pesquisa transcorreu bem. Na verdade, tudo na vida de Huber parecia estar indo bem. **Então, uma tragédia aconteceu. Tudo começou quando a esposa dele, Laura, que tinha "45 anos, saudável e em forma", começou a se sentir "mais cansada do que o normal" e a se queixar de "algumas dores no quadril e nas articulações — coisas que eram incomuns, porém vagas".** Não vendo nada com o que se preocupar, o médico disse: "Bem-vinda à pré-menopausa. Você vai melhorar." Mas os sintomas não desapareceram e Laura começou a ter problemas gastrointestinais.

Depois de algum tempo, ela fez uma colonoscopia e uma endoscopia, que revelaram um tumor de 2cm no cólon. A princípio, diz Huber, parecia um motivo de comemoração. Eles haviam descoberto o câncer suficientemente cedo para tratá-lo com eficácia. No entanto, uma tomografia computadorizada e uma ressonância magnética mostraram, mais tarde, que **"o que parecia ser um pequeno tumor de cólon tinha, na verdade, se metastizado agressivamente pelo sistema linfático para o fígado e os pulmões".**

Laura foi submetida a um agressivo processo de quimioterapia. Contudo, em novembro de 2015, após 18 meses de tratamento, faleceu. "Tínhamos acesso aos melhores especialistas do mundo, aos melhores exames possíveis", conta Huber. "Mas ficou evidente que, apesar de tudo o que foi feito, estamos muito longe de entender o câncer e como tratá-lo."

Uma semana antes da morte de Laura, a Illumina decidiu abrir uma nova empresa que se concentraria no desenvolvimento de um exame de sangue capaz de detectar o câncer. Mais ou menos um mês depois, ainda de luto, Huber recebeu o convite para liderar essa startup, que se chamaria GRAIL. O momento era inadequado e o conselho da Illumina sugeriu, gentilmente, a nomeação de um diretor executivo interino até que Huber se sentisse pronto. Entretanto, quanto mais ele pensava, mais sabia que *precisava* estar pronto. Laura gostaria de vê-lo pronto. Na verdade, não havia escolha, diz Huber, que considerava a empresa "um imperativo moral e ético, pelo impacto que poderia ter" sobre inúmeras vidas. **Se um exame de sangue "tivesse estado disponível três ou cinco anos antes, poderia ter mudado o desfecho da história de Laura" e "de muitas, muitas outras pessoas".**

Movido por um inabalável senso de urgência, Huber assumiu as rédeas da GRAIL em 2016, contratou 40 pessoas em um único dia, arrecadou rapidamente US$ 1 bilhão para estudos clínicos e cadastrou 15 mil pessoas no primeiro estudo feito pela empresa. Como ele diz, "estávamos motivados".

O primeiro estudo envolveu 10 mil pessoas que haviam sido recém--diagnosticadas com câncer, juntamente com um grupo de controle de 5 mil pessoas saudáveis.[7] E qual era o objetivo? **Construir um enorme banco de dados com tudo o que se sabia sobre o câncer e que podia ser mensurado no sangue. Com base nessa pesquisa, a GRAIL desenvolveu um exame de rastreio, chamado Galleri, capaz de detectar mais de 50 tipos de câncer.** Ele procura pequenos fragmentos de DNA e RNA os quais foram liberados na corrente sanguínea por algum tumor e que refletem as características genômicas desse tumor. **A tecnologia da GRAIL é tão sensível que consegue detectar até o mais débil sinal de um tumor precoce.**

Para contextualizar essa descoberta inovadora, é preciso entender quanto a capacidade de rastrear essa doença tem sido limitada — até agora. Hubert destaca que **"não há mecanismo de rastreio para 80% dos cânceres. E muitos deles são os que têm reputação de serem mortais, como o câncer de pâncreas e o câncer de ovário, por exemplo. No entanto, a razão pela qual são tão mortais é porque, de forma geral, são detectados tardiamente. [...] Nos raros casos em que são detectados com precocidade, o prognóstico, na verdade, é muito bom"**.

Se você já foi examinado para detectar uma doença como câncer de mama, colorretal, pulmonar ou cervical, sabe que os mecanismos de rastreio com os quais contamos hoje em dia são valiosos, mas estão longe de serem perfeitos. Muitas mulheres, por exemplo, fogem do desconforto de ter os seios esmagados por placas de metal. Da mesma forma, uma colonoscopia não é sinônimo de diversão para ninguém. Exames para detectar doenças como o câncer de próstata também enfrentaram sérios problemas com altas taxas de falsos negativos e falsos positivos, o que só faz aumentar a incerteza e o estresse.

Daí surge a GRAIL, **cuja missão principal é oferecer um exame que possa rastrear,** *simultaneamente,* *todos* **os tipos de câncer. Huber, que tem talento para pensar grande, questiona: "Em vez de fazer uma colonoscopia, um exame de Papanicolau ou uma mamografia, como seria se pudéssemos, com um único exame, detectar todos os tipos de câncer?"**

Em 2021, a GRAIL lançou comercialmente seu exame de sangue Galleri nos Estados Unidos.* Por enquanto, ele não pretende substituir os exames já existentes para detectar o câncer, mas complementá-los. Promete aprimorar a detecção de 20% dos cânceres para os quais já temos um mecanismo de rastreio, além de fornecer uma nova maneira de rastrear os outros 80%.

Assim como muitas inovações médicas, é provável que demore um pouco até que se torne disponível. O Galleri custa US$ 949, o que pode parecer caro para um exame anual regular, mas devem ser considerados

---

* Indisponível no Brasil. *[N. da E.]*

os custos colossais do tratamento nos Estados Unidos e o sofrimento humano que poderiam ser evitados caso se tornasse um exame de rotina. **Efetivamente, a ideia de Huber é que possamos fazê-lo sempre que formos a uma consulta médica para um exame físico anual — da mesma forma que fazemos com os níveis de colesterol e glicose. E, como toda tecnologia, o custo deve cair significativamente com o passar do tempo.** No Reino Unido, está em fase de avaliação clínica, liderada pela NHS, o sistema público de saúde britânico.[8]

Depois do falecimento da esposa, Huber calculou o custo do tratamento de 18 meses a que ela se submeteu: "Foram US$ 2,7 milhões gastos inutilmente." Você não leu errado: o custo do tratamento de uma única pessoa foi de US$ 2,7 milhões. E não só foi malsucedido, como também era um martírio. Já um diagnóstico precoce poderia ter levado a uma simples intervenção cirúrgica de US$ 10 mil, que poderia muito bem ter produzido um desfecho positivo.

O fato é que precisamos começar a pensar nos cuidados preventivos de forma mais pragmática. É mais ou menos como ir ao dentista para fazer uma limpeza regular e uma revisão, a fim de evitar um temido (e caro) tratamento de canal.

Enquanto isso, o futuro parece brilhante para a GRAIL. Em 2020, a Illumina, empresa em cuja incubadora a GRAIL nasceu, anunciou um plano para adquirir a antiga startup, em uma negociação avaliada em US$ 8 bilhões. Esse preço elevado já deveria nos dar uma noção da empolgação gerada por tal tecnologia. Contudo, não ficaríamos surpresos ao descobrir que a GRAIL não é a única empresa de diagnósticos genéticos a explorar esse amplo mercado de biópsias líquidas. No outono de 2020, uma empresa chamada **Freenome** anunciou US$ 270 milhões em financiamento de série C para conduzir um ensaio clínico a fim de rastrear o câncer colorretal em um exame de sangue, bem como exames adicionais para uma variedade de outros tipos de câncer.

O cofundador da Freenome, Charles Roberts, salienta que o diagnóstico precoce é crucial na batalha contra o câncer colorretal. Se for detectado quando ainda está circunscrito, a "taxa de sobrevida de cinco anos é de 92%", diz Roberts, **"contra 14% quando há**

alguma disseminação". Se for detectado no estágio 1 ou antes, "na realidade, a taxa é de quase 100% de sobrevida. Considerando-se que o câncer colorretal é o segundo câncer mais mortal em todo o mundo — o de pulmão é o primeiro —, muitas vidas poderão ser salvas".[9]

Prevê-se que o exame deverá ser aplicado a cada três anos, com um custo estimado de US$ 500 cada. Para mim, parece uma pechincha. Se você já fez uma colonoscopia, nunca esquecerá a experiência de engolir um litro de laxante grudento e enjoativo e passar horas sobre o trono de porcelana! Eu nunca tentaria dissuadir alguém de fazer uma colonoscopia, porque ela pode salvar vidas. Entretanto, por que será que 45 milhões de norte-americanos deixaram de fazê-lo como modo de rastreio? Se a Freenome conseguir apresentar um exame fácil, economicamente viável e sem a necessidade do uso de laxantes, estou dentro!

UM GRAMA DE PREVENÇÃO VALE UM QUILO DE CURA

Embora o rastreio seja importante, não seria incrível se nutrir com um ingrediente essencial que, segundo milhares de estudos demonstraram, é capaz de diminuir o risco de câncer e, inclusive, reduzir em até 80% as células do câncer de mama?[10] O humilde brócolis é um superalimento que contém níveis altíssimos de **glucorafanina, um precursor do sulforafano, um fitoquímico anticancerígeno — e uma das mais poderosas moléculas derivadas de alimentos. Na verdade, os brotos de brócolis são até 50 vezes mais potentes do que o próprio brócolis.**[11]

Milhares de estudos sobre o sulforafano mostram que 80% do fitoquímico que ingerimos chegam às células do corpo. As pesquisas também identificaram o sulforafano como protetor contra o câncer, pois aumenta os antioxidantes e as enzimas de desintoxicação que previnem a doença. **Ele pode frear o crescimento do tumor e desempenhar papel importante na regulação de centenas de genes.**

O sulforafano presente nos brotos de brócolis pode frear o crescimento do tumor e desempenhar papel importante na regulação de centenas de genes.

Por isso, talvez seja hora de dar início a um novo hábito: germinar sementes de brócolis ou outras sementes crucíferas, como rabanete, repolho e rúcula. Também é possível comprar esses brotos em muitos supermercados ou lojas de alimentos naturais (mesmo que você não goste de brotos, mantenha no cardápio vegetais como couve-flor e couve-de-bruxelas, que também estão repletos de sulforafano). **Tenha em mente que as substâncias químicas contidas nos brotos e que ajudam a combater o câncer estão nos níveis máximos no dia 3 — o melhor momento de colhê-los.** Existem muitas opções em cápsulas, apesar de preferir os brotos frescos, em cima das saladas ou compondo sucos verdes. A capacidade de prevenção deles é extraordinária.

PREPARAR, APONTAR, FOGO: MANDANDO O SISTEMA IMUNOLÓGICO PARA A BATALHA

"Quanto mais difícil o conflito, maior o triunfo."
— GEORGE WASHINGTON

Munidos com essas tecnologias incríveis e fazendo algo simples, como comer brócolis, temos mais chances de deter o câncer, prevenindo o problema desde o início. Mas você sabe tão bem quanto eu que isso nem sempre é factível. Em milhões de casos a cada ano, perdemos a oportunidade de intervir antes que seja tarde. Isso nos torna excessivamente dependentes de tratamentos que deixam muito a desejar.

Dentre 71 drogas quimioterápicas para tumores sólidos, a margem média de sobrevida é de míseros 2,1 meses.

Você sabia que só algumas drogas quimioterápicas produzem uma remissão duradoura? Na maioria dos casos, qualquer medicamento oferece meros meses de sobrevida ou tempo adicionais antes que o tumor cresça ou se espalhe.[12] <u>Dentre os 36 medicamentos contra o câncer aprovados pela FDA entre 2008 e 2012, apenas cinco demons-</u>

traram melhorar a sobrevida em comparação com os tratamentos existentes ou — surpreendentemente — em comparação com *nenhum* tratamento.[13] E se formos honestos, "melhora" é uma palavra generosa para o que estamos descrevendo aqui. DENTRE 71 DROGAS QUIMIOTERÁPICAS PARA TUMORES SÓLIDOS, A MARGEM MÉDIA DE SOBREVIDA É DE MÍSEROS 2,1 MESES.

E o que dizer sobre a radioterapia, que usa altas doses de radiação para matar células cancerígenas e encolher tumores? O problema é que ela também mata o tecido *normal*, e é por isso que efeitos colaterais, como náusea, vômito, queda de cabelo, fadiga e diarreia são inevitáveis. Para piorar a situação, ela não trata as células cancerígenas que já se espalharam. Por que não? Porque tratar o corpo inteiro com uma radiação intensa o suficiente para curá-lo iria matá-lo antes que colhesse os benefícios. Não podemos esquecer que ela também pode causar novos cânceres.

Já passou da hora de termos opções melhores. E sabe de uma coisa? Nós temos! Agora, pela primeira vez na história, o poderoso arsenal anticâncer da medicina — faca (cirurgia), veneno (quimioterapia) e queimadura (radioterapia) — conta com uma quarta opção: convocar as próprias forças anticâncer naturais do corpo para a batalha.

Existem muitas variedades diferentes de imunoterapia contra o câncer. No entanto, todas elas estão fundamentadas na mesma ideia impactante: o sistema imunológico é capaz de eliminar o câncer. Isso é tão incrível que é até difícil de estimar.

Já apresentamos a promessa espetacular das terapias com células CAR-T, que são um híbrido de imunoterapia e terapia genética. Como você ficou sabendo no Capítulo 6, um cientista pioneiro, Dr. Carl June, desenvolveu uma técnica patenteada para modificar as células T (que são a infantaria do nosso sistema imunológico), as quais defenderiam o organismo contra o câncer. Agora, gostaria de falar um pouco mais sobre essas células, bem como outras sete formas de terapia, entre elas:

1. Inibidores de checkpoint.
2. Vacinas personalizadas.
3. Células NK placentárias.
4. Linfócitos infiltrantes de tumores que multiplicam as células T de um paciente para combater tumores sólidos.
5. Exossomas anticancerígenos, que estão mostrando resultados promissores no combate a um dos cânceres mais letais de todos — o câncer de pâncreas.
6. Uma nova tecnologia para combater o câncer de próstata sem os efeitos colaterais debilitantes.
7. Um único medicamento composto por uma molécula pequena para atacar seis cânceres diferentes.

Tudo soa futurista, não é? E é mesmo. O que estamos testemunhando aqui é uma onda de inovações sem precedentes, despertando uma nova esperança de cura.

Ferramenta nº 1: Inibidores de checkpoint

Como o sistema imunológico passou a desempenhar esse papel central na cruzada para a cura do câncer? Para começar a contar essa história, é necessário voltar alguns anos, até um avanço determinante: o desenvolvimento de medicamentos imunoterápicos chamados **"inibidores de checkpoint"**.

Em 2002, Sharon Belvin tinha 22 anos quando foi diagnosticada com melanoma metastático. O câncer já havia se espalhado para os pulmões e o cérebro. Belvin, uma valente garota de Jersey que estudava para se tornar professora, enfrentou uma enxurrada de tratamentos: radiocirurgia com Gamma Knife; três tipos de quimioterapia; e infusões de interleucina-2, uma proteína produzida pelos glóbulos brancos que supostamente fortalece o sistema imunológico contra o câncer. **Nada funcionou. Normalmente, outros pacientes com melanoma em estágio 4 morriam dentro de poucos meses, e Belvin imaginou que faria parte das estatísticas naquele ano nos Estados Unidos.** Dois ou três anos após o diagnóstico, ela apresentava vários tumores no peito e lutava para respirar. "Eu estava exausta", lembra-se ela. "E não havia mais opção."

Então, em 2005, o oncologista de Belvin no Memorial Sloan Kettering Cancer Center, em Nova York, lançou-lhe uma tábua de salvação. "Existe uma nova droga experimental que funciona ao fazer com que o sistema imunológico avance sobre os tumores", disse ele. "Você gostaria de participar desse estudo?" Sem nada a perder, Belvin concordou. Naquele outono, ela recebeu um total de quatro infusões do novo medicamento, o **ipilimumab**, com três semanas de intervalo. "Após duas ou três sessões, comecei a me sentir melhor." Pela primeira vez em meses, ela teve forças, inclusive, para passear com o cachorro. Mesmo assim, afirma que não tinha grandes esperanças.

Após a última infusão, Belvin foi submetida a uma tomografia computadorizada. **A radiologista do Sloan Kettering perguntou ao médico se não teria havido uma confusão.** *Aquele não poderia ser o exame de uma paciente que, apenas algumas semanas antes, estava crivada de tumores.* Era. Os tumores de Belvin tinham desaparecido — destruídos pelos glóbulos brancos dela, os guerreiros do sistema imunológico estimulados pelo ipilimumab.

Por coincidência, no mesmo dia em que o médico de Belvin informou que ela estava livre do câncer, também mencionou, *en passant*, que **James Allison — o cientista que inventou o ipilimumab — estava no prédio.** "Ele veio até a sala onde eu estava", diz Belvin. "Dei um abraço apertado nele e nós dois choramos." **Era a primeira vez que Jim Allison se encontrava com um paciente cuja vida havia sido salva pela descoberta dele.**

Os tumores de Belvin tinham desaparecido — destruídos pelos próprios glóbulos brancos dela, os guerreiros do sistema imunológico estimulados pelo ipilimumab.

Talvez você nunca tenha ouvido falar dele. Entretanto, acredite em mim, o Dr. Allison — que ganhou o prêmio Nobel de Fisiologia e Medicina em 2018 — é uma lenda entre os biólogos da área. A descoberta dele salvou centenas de milhares de vidas e revolucionou a medicina do câncer. Natural do Texas, a carreira o levou, inicialmente, à Califórnia e a Nova York. No entanto, voltou para o estado natal como proeminente cientista do **MD Anderson Cancer Center, em Houston**. Tal como muitas das histórias que acompanhamos sobre cientistas cuja obra levou a grandes avanços, **a motivação de Allison era pessoal, não apenas profissional: ele perdeu um tio para o câncer de pulmão, outro para o melanoma e um irmão para o câncer de próstata. Ele mesmo foi vítima de melanoma invasivo e câncer de próstata.**[14] **Portanto, parece bem apropriado que tenha sido ele a pessoa que fez essas células imunes curarem o câncer.**

Allison é um "profundo conhecedor das células T". Na década de 1980, ele aprendeu mais sobre elas do que qualquer um. Descobriu uma molécula na superfície dessas células que identifica invasores estrangeiros, chamada **receptor de células T, a molécula (a CD28), que deflagra o ataque delas aos invasores, e a terceira molécula (a CTLA-4), que funciona como um freio das células T e deve ser desligada para que ela entre na batalha.**

Toda essa pesquisa levou Allison a uma hipótese reveladora: talvez os tumores tivessem um mecanismo complexo para manter o freio CTLA-4 ativado naquelas células T mais próximas. Em 1994, ele e um assistente conduziram um experimento inovador. Identificaram uma molécula capaz de impedir as células tumorais de interferirem no mecanismo das CTLA-4. Quando administraram essa molécula em camundongos que haviam sido inoculados com células cancerígenas humanas, as células T dos animais se acercaram e destruíram os tumores. O Dr. Allison instigou o próprio sistema imunológico do animal a combater o câncer. Essa molécula, denominada ipilimumab, foi a que salvou a vida de Sharon Belvin.

Aprovado pela FDA em 2011, o ipilimumab foi o primeiro de uma nova classe de imunoterapias contra o câncer, conhecidas como **"inibidores de checkpoint"**. O nome provém do fato de eles bloquearem (ou inibirem) os freios (ou checkpoints) que os tumores usam para manter as células T afastadas. Desde a descoberta de Allison, outros cientistas identificaram mais checkpoints — sim, as células tumorais têm mais de uma maneira de manter as células T a distância — e inventaram outros medicamentos com o poder de desativá-los.

Um dos mais conhecidos é o **Keytruda**, usado para tratar vários tipos de câncer, como melanoma, câncer de estômago, de bexiga, do trato urinário e de esôfago. **O Keytruda bloqueia um ponto de verificação chamado PD-1. Ele também pode ser conhecido como "o medicamento de Jimmy Carter". Quando o ex-presidente foi diagnosticado com melanoma que sofreu metástase e rumou em direção ao cérebro, tomou esse medicamento e foi curado, dando-lhe mais alguns anos de vida — ele já estava com 91 anos — e concedendo-lhe a distinção de ser o presidente mais longevo dos Estados Unidos.** Outros bloqueadores do checkpoint PD-1 incluem o **Opdivo** (usado para tratar melanoma e outros tipos de câncer) e o **Tencentriq** (usado para tratar câncer de pulmão de pequenas células).*

<u>Ao abrir caminho para as células T atacarem o câncer, imunoterapias como essas possibilitam que pessoas cujos cânceres costumavam ser uma sentença de morte tenham uma sobrevida.</u> **Entretanto, por razões que ainda não estão claras, os inibidores de checkpoint curam apenas cerca de 25% dos pacientes que os recebem.** Um dos motivos possíveis é que alguns pacientes talvez não possuam células T suficientes, ou as que existem não têm energia suficiente para matar as células tumorais, um conceito denominado **exaustão do sistema imunológico**. Portanto, impedir que os tumores pisem nos freios das células T, como fazem os medicamentos de checkpoint, não faz diferença.

Felizmente, há uma nova leva de terapias baseadas em células que podem ser ainda mais potentes. Conhecidos como <u>tratamentos de "transferência de células adotivas"</u>**, essas terapias usam células imunológicas naturais ou geneticamente aprimoradas no tratamento do câncer.**[15] Como já afirmei, o sistema imunológico é capaz de eliminar o câncer. Contudo, "é capaz de eliminar" não significa que isso vai acontecer sempre. Essas novas terapias aumentam as chances de que isso aconteça, prestando um auxílio às células imunológicas. A **Dra. Elizabeth Jaffee**, vice-diretora do Sidney Kimmel Comprehensive Cancer Center

---

* Medicamentos com aprovação da Anvisa e comercializados no Brasil. *[N. da E.]*

da Johns Hopkins University, em Baltimore, declarou a um repórter da STAT News: "A esperança é que possamos transformar os cânceres que não atraem células imunes em cânceres que atraem."

Ao abrir caminho para as células T atacarem o câncer, imunoterapias como essas possibilitam que pessoas cujos cânceres costumavam ser uma sentença de morte tenham uma sobrevida.

No Capítulo 6, falei sobre a terapia com células CAR-T e a incrível capacidade dela de eliminar cânceres do sangue, como a leucemia. **Os cientistas criam células CAR-T inserindo um novo gene em bilhões de células T de um paciente, removidas por meio de uma simples coleta de sangue.** Assim que as células T geneticamente modificadas são reintroduzidas no paciente, elas vão direto para as células tumorais e se transformam, no estilo Transformers, em uma máquina de combate letal. E o melhor de tudo é que as células CAR-T se replicam. **Como resultado, todo um exército de células T dirigido contra o invasor canceroso percorre o corpo — e, até onde os cientistas podem afirmar, faz isso de uma vez por todas!** Sim, um único tratamento — em vez de semanas de quimioterapia ou radioterapia — pode resultar em uma cura *permanente*.

Ferramenta nº 2: Vacinas personalizadas contra o câncer

Embora as células CAR-T tenham sido as primeiras terapias celulares para o câncer, não serão as últimas. Em seu rastro, estão as **vacinas personalizadas**. Eis como elas funcionam: se olharmos com atenção para a superfície de uma célula tumoral, veremos que ela está repleta de antígenos, geralmente uma proteína única que **as células CAR-T da terapia proposta são capazes de detectar e à qual se conectam.**

E se as células T pudessem ser projetadas para localizar e atacar dezenas de antígenos tumorais de uma só vez? Com outros alvos, as células tumorais teriam mais dificuldade de escapar das células

T que os cientistas lançam sobre elas. E as células T que caçam esses tumores não destruiriam as células saudáveis que devem ser deixadas em paz.

Esse é o raciocínio por trás das **vacinas contra o câncer com neoantígenos**. *Neoantígeno* significa que os antígenos são novos, resultando de mutações encontradas apenas em células tumorais. **Uma *vacina*, é claro, refere-se a um mecanismo que convoca o sistema imunológico para a batalha — neste caso, não para prevenir uma doença** (como fazem as vacinas contra a gripe), **mas para atacá-la. Parte do desafio é que, pelo fato de serem coletados de pacientes diferentes, os neoantígenos tumorais nunca serão iguais.** Portanto, uma vacina com neoantígeno deve ser personalizada, fabricada para encontrar os neoantígenos no tumor de cada indivíduo.

Como isso é possível? Os cientistas começam sequenciando pequenos pedaços do tumor, obtidos por meio de biópsia, procurando por mutações que produzam neoantígenos. Depois, eles selecionam os cerca de 30 "melhores" neoantígenos — aqueles encontrados em abundância e com maior probabilidade de atrair as células T. Esses neoantígenos são sintetizados em laboratório e conjugados em uma vacina. **Ao longo de vários meses, os pacientes recebem injeções que contêm milhões deles, que são projetados para estimular o sistema imunológico a produzir células T que atacarão os neoantígenos da vacina e o tumor.** Muito engenhoso, não é mesmo? **Em 2020, havia ensaios clínicos em fase de elaboração ou em andamento para testar uma série desse tipo de vacina desenvolvida para combater doenças como glioblastoma, câncer de mama triplo-negativo, melanoma avançado e câncer de pulmão de células não pequenas.**

Ferramenta nº 3: Células NK placentárias
Enquanto isso, outro tratamento também está surgindo, com o uso das **células NK (abreviação de "natural killer", as exterminadoras naturais do sistema imunológico).** Sim, elas são chamadas assim e há boas razões para crer que essas primas mais fortes e mais resistentes das células T possam corresponder às expectativas criadas por tal reputação.

Uma vantagem das células NK é que elas não incitam a resposta imune, por vezes desastrosa, que as células CAR-T podem despertar. Além disso, não há necessidade de as células NK serem extraídas do próprio paciente que vão tratar: o sangue de um único doador ou o sangue do cordão umbilical podem fornecer células NK para inúmeros pacientes.

O Dr. Bob Hariri, coautor deste livro, foi um dos pioneiros no uso de células NK para tratamento do câncer. A empresa dele, a **Celularity**, mencionada no Capítulo 2, as coleta de placentas humanas. **Muitas vezes considerada um órgão descartável, a placenta está repleta de células-tronco e células NK** — que são mais jovens do que as encontradas na medula óssea de adultos, ou até de crianças. **Xiaokui Zhang**, diretor científico e um dos fundadores da Celularity, as chama de células "dia zero", pelo fato de serem recém-nascidas com "esse atributo intrínseco de persistirem por mais tempo". **Testes em placas de cultura de laboratório e em camundongos sugerem que as placentárias podem durar o dobro das NK comuns.** Isso é algo inestimável, pois as células NK comuns "vivem cerca de duas semanas e depois somem", diz Zhang. "Nós nos perguntávamos como transformá-las em um produto de combate ao câncer que pudesse durar mais tempo."

Zhang afirma que as **células NK placentárias também secretam níveis mais altos de enzimas, combinadas com proteínas chamadas citocinas, capazes de romper as células tumorais. As citocinas também aniquilam as células tumorais.** Além disso, as células NK da placenta têm muito mais receptores — as moléculas da superfície que detectam alvos como "os estranhos antígenos nas células tumorais". Da mesma forma que os detetives têm mais chances de localizar um suspeito em fuga se colocarem mais cães farejadores no encalço, as células NK, com sua profusão de receptores, têm mais chances de rastrear as células tumorais.

Em suma, há evidências crescentes de que as células NK placentárias podem ser usadas para patrulhar a corrente sanguínea, em uma missão de busca e destruição contra o câncer. Mas a Celularity não pretende apenas enviar células NK naturais: o objetivo é ser capaz de selecionar as que contêm níveis mais elevados de receptores, aumentando o poder exterminador dessas células. A empresa as está manipulando geneticamente para que se tornem ainda mais resistentes. As células NK também parecem ser eficazes contra tumores sólidos. **"Os tumores sólidos são o cemitério das atuais células CAR-T"**, diz Zhang. **"Consideramos que as células NK podem superar as limitações das CAR-T."**

A terapia experimental com células NK da Celularity, chamada **taniraleucel**, mostrou-se promissora em camundongos de laboratório que receberam injeções de células de glioblastoma — uma forma fatal de câncer cerebral que tirou a vida de dois proeminentes senadores norte-americanos, Edward Kennedy e John McCain. **Depois que as células NK formuladas pela Celularity foram inoculadas no cérebro dos camundongos, as células cancerígenas desapareceram ou foram reduzidas de forma radical em termos quantitativos. Desde então, a Celularity já lançou um estudo clínico de suas células NK com participantes humanos.**[16]

Ferramenta nº 4: Linfócitos infiltrantes de tumores

Outro batalhão no exército das células T é composto pelos **linfócitos infiltrantes de tumores** (TILs, na sigla em inglês), isto é, glóbulos brancos que já se infiltraram, em algum momento, em um tumor. Os TILs são um amálgama de células, combinadas com diferentes receptores. Eles podem ser usados para identificar uma variedade de diferentes antígenos tumorais e, por isso, têm uma chance maior de atacar as células com tumor. Ainda assim, os TILs se infiltraram no território inimigo — estando, portanto, em grande desvantagem numérica e precisando de reforços urgentes para conseguir concluir a missão. O **Dr. Steven Rosenberg, do National Cancer Institute**, descobriu uma maneira de fazer isso.

Até agora, os resultados têm sido extraordinários. **Pouco mais da metade dos pacientes com melanoma avançado se beneficiou dos TILs, com a doença permanecendo em remissão.**[17] Após mais de três anos de acompanhamento, apenas 1 dos 24 pacientes que tiveram uma "reação completa" (com o melanoma tornando-se indetectável) apresentou recidiva. **Em pequenos estudos, os TILs de Rosenberg também curaram pacientes com câncer avançado do ducto biliar, de mama,** de cólon e do colo do útero. **Uma startup de biotecnologia, chamada Iovance Biotherapeutics**, está testando os TILs em múltiplas variedades de câncer, na esperança de replicar o notável sucesso de Rosenberg em uma escala muito maior.

Ao que parece, os TILs podem ter duas vantagens que a atual geração das células CAR-T não têm. **Eles são capazes de destruir tumores sólidos, como Rosenberg descobriu. E podem combater o câncer por mais tempo do que as CAR-T — e é até possível que aja de forma permanente.**

Pouco mais da metade dos pacientes com melanoma avançado se beneficiou dos TILs, com a doença permanecendo em remissão.

Ferramenta nº 5: Exossomas

Por fim, há uma esperança de cura do mais temido de todos os cânceres: o de pâncreas. No momento, o prognóstico é sombrio. Apenas 20% dos pacientes sobrevivem por apenas um ano após o diagnóstico; somente 7% sobrevivem por cinco anos.[18] Conheça o **Dr. Raghu Kalluri, do MD Anderson Cancer Center**, que está desenvolvendo exossomas para combater o câncer.

Conforme mencionado nos capítulos anteriores, os exossomas são pequenas bolsas (ou "vesículas") excretadas pelas células, contendo fatores de crescimento que estimulam a reparação e o rejuvenescimento. O conteúdo varia de DNA e proteínas a moléculas de gordura, chamadas lipídios. Embora entendamos que exossomas produzidos por células-tronco sejam pró-regenerativos, acredita-se que os produzidos por células cancerígenas desempenhem papel importante na disseminação do câncer, desprendendo-se das células tumorais, fundindo-se com células saudáveis e adoecendo-as. Essa capacidade de entrar em outras células e alterar-lhes o destino pode parecer assustadora, mas também pode ser útil. **"Queremos verificar se é possível explorar a capacidade dos exossomas** de adentrar células específicas, munindo-os com uma carga que contenha efeitos anticancerígenos", diz Kalluri. "Pretendemos usar os exossomas como se fossem um cavalo de Troia" — para produzir uma carga *benéfica*, não *letal*.

Para alcançar esse objetivo, Kalluri está concebendo exossomas que consigam fornecer material genético anticancerígeno aos tumores. Seus "iExossomas" são projetados para conter pequenas partículas de um parente do DNA, chamado siRNA, abreviatura em inglês para "pequenos RNAs de interferência". Esses siRNAs interferem em uma proteína causadora do câncer, chamada KRAS, que é o resultado de uma mutação encontrada em 80% das pessoas com câncer pancreático.[19] "Incorporamos o siRNA em exossomas isolados e purificados — trilhões deles", afirma Kalluri. Desenvolvidos inicialmente em células de câncer pancreático cultivadas em placas de cultura no laboratório e depois injetados em camundongos com tumores pancreáticos, os iExossomas pareceram se agrupar ao redor do pâncreas, causaram o encolhimento dos tumores, impediram que o câncer se espalhasse e prolongaram a sobrevida dos animais.[20]

Os cientistas já curaram o câncer em inúmeros camundongos usando terapias que falharam quando testadas posteriormente em seres humanos. Portanto, não devemos alimentar falsas expectativas quando se trata de tratamentos experimentais. Contudo, quando entramos em contato com Kalluri, ele se mostrava confiante, pois estava se preparando para testar seus iExossomas em seres humanos durante um estudo. O melhor de tudo é ele acreditar que a terapia baseada em exossomas não se limitará a pacientes com câncer pancreático.

Os iExossomas pareceram se agrupar ao redor do pâncreas, causaram o encolhimento dos tumores, impediram que o câncer se espalhasse e prolongaram a sobrevida dos animais.

Ferramenta nº 6: Tecnologia Focalyx para o câncer de próstata

"O tempo passa. Seja lá o que for fazer, faça. Agora. Não espere."

— ROBERT DE NIRO, ator que já foi diagnosticado com câncer de próstata

Antes de prosseguirmos, gostaria de ressaltar outro avanço importante no tratamento do câncer, que *já* está disponível. **É uma solução inovadora para o câncer de próstata — uma doença que mata mais de 34 mil homens norte-americanos por ano, ou seja, 1 em cada 8 homens nos Estados Unidos é diagnosticado, perdendo apenas para o câncer de pele.**[21] Por isso, acreditamos ser importante saber sobre este tratamento.

Um dos problemas com o tratamento tradicional do câncer de próstata é ter um efeito desastroso na qualidade de vida. Em muitos casos, o cirurgião salva o paciente ao remover a próstata inteira, o que o priva de potência sexual e deixa como herança a incontinência urinária. É um preço brutal a pagar. Precisávamos de outra opção e, graças a um urologista da Flórida, o **Dr. Fernando Bianco**, encontramos uma. Eu o conheci porque minha próstata aumentou, forçando-me a levantar várias vezes todas as noites para urinar — um problema comum à medida que os homens envelhecem.

O Dr. Bianco criou uma tecnologia engenhosa, chamada **Focalyx**, que funciona de modo brilhante para muitos homens com hiperplasia benigna da próstata ou câncer de próstata. Ele começa fazendo uma ressonância magnética especializada para detectar quaisquer tumores na próstata. Então, em vez de fazer uma biópsia retal, que é o padrão, **ele descobriu uma maneira rápida e indolor de coletar amostras de tumor através da pele do períneo — uma abordagem menos invasiva que reduz o risco de infecções.** É possível localizar qualquer lesão suspeita com a precisão de um GPS. Nesse caso, então, o Dr. Bianco destrói as células cancerígenas com frio ou calor intenso, **preservando o tecido saudável da próstata e suas funcionalidades.**

O que é ótimo nesse tratamento ultradirecionado é ser muito menos prejudicial do que a abordagem cirúrgica padrão. <u>Com a metodologia patenteada por Bianco, não há necessidade de cirurgia, radioterapia ou hospitalização. Todo o procedimento é feito no</u>

consultório médico. **O melhor de tudo é que a abordagem discreta permite que o paciente preserve a função da próstata, para que não precise viver com medo da incontinência urinária nem da impotência.**

Quando nos encontramos para conversar sobre sua invenção, ele me contou sobre a crise pessoal que o inspirou. Durante anos, Bianco havia realizado cirurgias tradicionais invasivas, acreditando que estava fazendo a diferença na vida dos pacientes. **Então, em 2012, um estudo conduzido por 12 anos revelou que tal abordagem costumava ser pior do que a própria doença!**[22] O Dr. Bianco ficou chocado. Nas palavras dele: "Tive uma depressão profunda, que se transformou em vontade de encontrar um novo caminho que não colocasse os homens em risco de incontinência urinária nem de impotência." O "novo caminho" desbravado por Bianco propõe uma alternativa segura e precisa — "uma intervenção que *não* tem potencial de afetar a qualidade de vida". Faço uso dos serviços da empresa dele, na qual também investi.

É importante observar que, na maior parte dos casos, a doença não causa danos à maioria dos homens acometidos por ela e quase todos tendem a sobreviver.[23] **É importante não fazer tratamentos desnecessários**, mas, quando necessários, é bom ter uma opção que possa ser feita em um consultório médico, sem o risco de o homem ficar impotente ou com incontinência. Para saber mais sobre essa tecnologia, visite o site em inglês www.focalyx.com.

Ferramenta nº 7: O caminho para a restauração

"Basta tomar um comprimido por dia e você estará livre do câncer."

— OSMAN KIBAR

Até agora, falamos sobre duas abordagens transformadoras na campanha contra o câncer: o desenvolvimento de testes de diagnóstico que detectam a doença mais precocemente do que nunca e uma série de terapias inovadoras amparadas no poder do nosso sistema imunológico. **Entretanto, há mais uma descoberta revolucionária a ser mencionada. Imagine se o câncer pudesse ser detido e transformado em uma doença crônica e controlável. Claro que nada é melhor do que prevenir ou curá-lo. Esta, porém, é a segunda melhor opção.**

No Capítulo 9, falei sobre **Osman Kibar**, o fundador da Samumed, atualmente conhecida como **Biosplice**, uma empresa de biotecnologia que está tentando remodelar a maneira como livramos o nosso corpo das doenças. A Biosplice está desenvolvendo tratamentos direcionados para combater uma série de flagelos, e o câncer é um deles. **A empresa está liderando o que Kibar chama de "medicina restauradora", o que inclui medicamentos que impedem tumores sólidos (como o câncer de pulmão ou de mama) e tumores líquidos (como as leucemias) de se multiplicarem.**

Uma maneira de pensar nesses medicamentos é que eles funcionam como uma válvula de escape, permitindo a liberação do ar tóxico de pneus cancerígenos. A chave está na via de sinalização Wnt, que ensina as células a se diferençar em tipos específicos e regula a maneira como elas se dividem. À medida que envelhecemos, essa via começa a se deteriorar, dando origem a problemas que podem levar ao câncer. **E qual seria a solução? Criar medicamentos que rejuvenesçam essa via, de modo que a divisão celular não se desvie de rumo. O câncer pode ser descrito como o resultado de uma divisão celular descontrolada. Portanto, restaurar a via Wnt pode restabelecer o equilíbrio saudável do corpo.**

O segredo, provavelmente, está nas quinases. *Hein? O quê?* Como explica Kibar, **existem mais de 500 tipos de proteínas especializadas no corpo — as quinases. Elas são reguladoras mestras, capatazes moleculares que supervisionam os processos biológicos essenciais.** A Biosplice descobriu um sub-ramo da quinase que desempenha papel crucial na transformação dos genes em diversas proteínas. A empresa capitalizou essa descoberta ao inventar um processo químico capaz de encaminhá-las na direção certa, com segurança e eficácia, garantindo que a composição certa de proteínas seja gerada dentro da célula. **"Depois disso, a célula fica saudável novamente"**, diz Kibar, falando como se essa mágica biológica não fosse grande coisa!

Ajuda se pensarmos na produção de proteínas como se fosse uma fábrica. Se a linha de montagem se descontrolar, o produto sairá com defeito. "Quando há um interruptor com defeito, a linha de montagem dessa produção segue um caminho diferente e resulta em uma proteína diferente, causando o câncer", explica Kibar. **"Os medicamentos de moléculas pequenas podem intervir no ponto certo dessa linha de montagem, para que a produção não fabrique mais proteínas defeituosas e volte a ser canalizada para as proteínas saudáveis."**

Existem muitas mutações capazes de causar o câncer. Todavia, em vez de desenvolver medicamentos diferentes para cada uma delas, o plano revolucionário da Biosplice é corrigir o problema na fonte — ou seja, na via de sinalização. Reflita: não seriam necessários vários medicamentos para tratar tipos de câncer. Em vez disso, a Biosplice está usando um único medicamento de molécula pequena para atacar *seis tipos de câncer diferentes* **e espera uma reação positiva: câncer de próstata, mama triplo-negativo, pulmão de células não pequenas, ovário, endométrio e colorretal.**

A Biosplice também está ajustando esse composto medicamentoso e dividindo-o em quatro compostos adicionais, que são ainda mais específicos. "Estamos buscando uma seletividade requintada", afirma Kibar. "A precisão do laser." Quanto mais preciso, menos efeitos fora do alvo indesejados.

Enquanto isso, a Biosplice está recrutando pacientes considerados terminais para participar de ensaios clínicos. São pessoas que, acredita-se, devem sobreviver alguns meses, cujas perspectivas dificilmente poderiam ser piores. No entanto, veja só: na fase 1 de um ensaio clínico da Biosplice, vários desses pacientes permaneceram estáveis por até um ano.

Uma das moléculas estudadas pela Biosplice se mostrou capaz de atravessar a barreira hematoencefálica, permitindo que uma alta porcentagem da terapia biologicamente ativa se depositasse dentro do cérebro. **Por que isso é tão importante? Porque o câncer que se espalha para o cérebro pode ser uma sentença de morte, com poucas opções de tratamento disponíveis.** "Esperamos que essa molécula trate tanto os tumores primários quanto os metastáticos", afirma Kibar. "Acreditamos que deveríamos melhorar a sobrevida desses pacientes."

E, o que é ainda mais incrível, a molécula anticancerígena da Biosplice pode ser administrada na forma de um comprimido diário. Veja a explicação de Kibar: "Se você tiver uma mutação que causa um câncer e ela corresponder a uma das nossas indicações-alvo, é só tomar o comprimido. Ele não corrige a mutação. Contudo, enquanto o tomar, a mutação não se transformará em câncer." Isso não é impressionante?

Mais uma vez, para os cientistas que, assim como Kibar, estão na vanguarda das inovações, essa busca é pessoal. O pai dele morreu de câncer e isso o levou a considerar questões sobre as quais ainda não havia refletido. *Por que estamos aqui na Terra? Qual é o nosso propósito?* "No momento que ouvimos o diagnóstico de um câncer terminal, perdemos a capacidade de pensar no que fizemos e no que não fizemos", diz ele. "Ficamos apenas preocupados com a possibilidade de morrer e nos desequilibramos em relação a sentimentos e emoções."

Ele espera encontrar a cura para o câncer de uma vez por todas, a fim de evitar sofrimento e restaurar a saúde e a felicidade de milhões de famílias. O sonho dele é "transformar o câncer em uma doença crônica controlável, numa situação em que baste apenas tomar um comprimido por dia". Tomar um comprimido por dia para tratar o câncer? Essa pode ser a melhor receita de todos os tempos!

Como você deve ter percebido, essa profusão de crescentes avanços tecnológicos está ganhando um fôlego quase irrefreável. E, com o envolvimento de pioneiros motivados e bem-sucedidos, como Jeff Huber, Mary Lou Jepsen, Osman Kibar e os doutores Jim Allison, Bob Hariri, Steven Rosenberg e Raghu Kalluri, nunca tivemos tantos motivos para otimismo.

Então, por favor, com base no que você aprendeu aqui, não espere: tome uma atitude. **Faça os exames, de preferência uma ressonância magnética de corpo inteiro.** Se preferir e puder, entre em contato com as filiais da Fountain Life nos Estados Unidos e agende um exame, ou marque horário com o seu médico. **Neste capítulo, você descobriu que várias abordagens que utilizam o próprio sistema imunológico estão ajudando inúmeras pessoas a tratar — e a vencer — tipos de câncer** que costumavam ser terminais. **Você soube sobre o poder dos brotos de brócolis, repletos de fitoquímicos anticancerígenos.** Existem tantas opções que você não precisa mais se contentar apenas com os métodos tradicionais, como quimioterapia e radioterapia, os quais, para alguns, podem ser tão agressivos quanto a própria doença.

Mais importante ainda, lembre-se de que o câncer é uma doença que iguala oportunidades: ninguém imagina que será afetado e, no entanto, 40% da população será diagnosticada com ele em algum momento. As ferramentas neste capítulo podem ajudá-lo na prevenção e na detecção precoce, além de apresentar tratamentos ainda na fase de estudos que poderão ser ótimas alternativas. Desejamos que você se sinta inspirado e auxiliado.

O próximo capítulo é sobre um assunto importante, que afeta **50 milhões de pessoas só nos Estados Unidos: as doenças autoimunes. Vamos descobrir como as inflamações levam a mutações perigosas em todo o corpo e as últimas descobertas revolucionárias sobre possíveis tratamentos.**

CAPÍTULO 20

INFLAMAÇÕES E DOENÇAS AUTOIMUNES

As mais recentes pesquisas sobre o tratamento da doença de Crohn, esclerose múltipla, artrite reumatoide e psoríase

Neste capítulo, você terá mais informações sobre o alívio e a cura real para pessoas com doenças autoimunes, que atingem dezenas de milhões de pessoas. Contudo, elas servem de palco para muitos dos avanços mais empolgantes e inventivos da medicina regenerativa. Eis aqui algumas das ideias que abordaremos:

- Um tratamento inovador que pode eliminar a dor e o sofrimento da doença de Crohn e da artrite reumatoide por meio da estimulação elétrica de precisão.
- Uma nova abordagem que usa o poder das células-tronco para tratar a artrite reumatoide em crianças e ajudar adultos com insuficiência cardíaca em estágio avançado ou dor lombar lancinante.
- Um avanço no tratamento do diabetes tipo 1, substituindo as "células beta" ausentes, o que antes parecia impossível.
- Você saberá mais sobre novas terapias para deter as inflamações, que levam a mutações perigosas, entre elas uma que remove os fatores inflamatórios do plasma sanguíneo.
- Também apresentaremos maneiras simples de modificar o que você come e de seguir uma dieta anti-inflamatória.

Antes de começarmos, precisamos pensar no que quer dizer quando mencionamos doenças autoimunes. **Em essência, trata-se de uma guerra civil celular, com uma devastação brutal.** Peter Diamandis chama esse quadro de "quebra da homeostase": o delicado equilíbrio entre deixar as infecções agirem livres (o que mataria todos em um minuto em Nova York) e montar uma armadilha para as células. O afinado sistema imunológico descarrila e fica desregulado. Em vez de seguir ordens genéticas para exterminar micróbios hostis, os glóbulos brancos passam para o lado adversário. Eles começam a invadir tecidos e órgãos que deveriam proteger. **Os amigos se tornam inimigos. E qual é o resultado? Dor incessante, exaustão que abate a alma, grave perda de funcionalidade e — em casos graves — expectativa de vida reduzida.**[1]

Um questionário rápido: Qual é a classe mais comum de doenças crônicas nos Estados Unidos? Se você for como a maioria das pessoas — e me incluo no grupo, porque acreditava nisso antes de pesquisar para escrever este livro —, talvez tenha apostado em **doenças cardíacas, diabetes ou câncer.** E estaríamos errados. **As ameaças predominantes à energia e ao bem-estar são as doenças autoimunes, mais de uma centena no total. O sistema imunológico...**

- **... ataca as células do intestino grosso ou delgado de quem sofre com a doença de Crohn;**
- **... corrói as membranas que revestem os dedos das mãos e dos pés, além de tornozelos e pulsos de quem sofre com a artrite reumatoide;**
- **... destrói as células produtoras de insulina no pâncreas de quem sofre com o diabetes tipo 1;**
- **... causa um curto-circuito nas conexões do sistema nervoso central em quem sofre de esclerose múltipla;**
- **... causa uma infecção generalizada, atingindo pulmões, rins, pele, coração e cérebro de quem foi diagnosticado com lúpus;**
- **... pode agir, inclusive, em um tipo de ligação com o autismo.**[2]

A principal organização nessa área localizada nos Estados Unidos estima que **50 milhões de norte-americanos estejam ameaçados pela autoimunidade**[3] — **quase o dobro do total diagnosticado com doenças cardíacas,**[4] **mais do que o dobro do número de pessoas com câncer.**[5] **O problema atinge em especial as mulheres — 3 ou 4 vezes mais do que os homens**[6] (posso citar os nomes de Selena Gomez, Toni Braxton e Kim Kardashian).[7] **As doenças autoimunes estão entre as dez principais causas de morte em meninas e mulheres de todas as faixas etárias, até a idade de 64 anos.**[8] E, ainda por cima, ficam mais comuns a cada ano. **Estudos mostram que, ao longo das últimas cinco décadas, a incidência de doenças autoimunes comuns não só dobrou, como também chegou a triplicar.**[9] **Os índices entre as crianças norte-americanas estão disparando. No mundo ocidental, é a coisa mais próxima de uma praga, em pleno século XXI.**

Isso não parece uma crise nacional de saúde? No entanto, até hoje, as doenças autoimunes são subdiagnosticadas, subtratadas, subnotificadas, pouco estudadas e subfinanciadas. De forma geral, os médicos de cuidados primários as esquecem. Muitas vezes, os especialistas da linha de frente — reumatologistas, gastroenterologistas e neurologistas — não conseguem ligar os pontos. O financiamento federal para as pesquisas estagnou em um valor equivalente a 15% do valor destinado ao estudo do câncer (US$ 7,17 bilhões). É difícil entender como um problema que aflige 1 em cada 7 norte-americanos poderia passar despercebido, mas é o que acontece.

ENTÃO, DE ONDE VÊM AS DOENÇAS AUTOIMUNES?

"Para o sistema imunológico, é uma tarefa colossal tolerar a si mesmo e ainda estar pronto para reagir a tudo o que acontece no mundo ao redor."
— BRUCE BEUTLER, imunologista e geneticista ganhador do prêmio Nobel

Com a ajuda do sequenciamento completo do genoma, sabemos que algumas pessoas têm predisposição a doenças autoimunes desde o nascimento. Mas a hereditariedade não explica a história toda. Longe disso. **Estudos** com gêmeos idênticos sugerem que os genes sejam responsáveis, talvez, por um terço dos riscos, ou até menos.[10] **Portanto, só a genética não é capaz de explicar por que a quantidade de tais distúrbios está crescendo como uma bola de neve.** Podemos afirmar, com segurança, que o genoma humano não mudou em meio século.

Então, de onde vêm as doenças autoimunes? Os suspeitos habituais incluem infecções, produtos químicos tóxicos no ambiente, metais pesados e radiação ultravioleta **(em um estudo, os pesquisadores encontraram 287 toxinas industriais no sangue do cordão umbilical, transmitidas aos recém-nascidos pelas mães antes do nascimento).**[11] Embora os cientistas possam discordar em relação aos ativadores específicos da autoimunidade, **aceita-se que a causa principal seja a inflamação.**

O que realmente acontece quando um tornozelo torcido fica vermelho e incha até dobrar de tamanho? Por que sentimos tanta dor? A resposta é a **inflamação, uma reação natural do corpo em busca da cura** — um antigo mecanismo de sobrevivência para combater as infecções e reparar tecidos danificados. **O problema é que esse tipo de inflamação — errada e em excesso — causa um grande impacto no corpo.**

Existem **dois tipos principais de inflamação: a aguda e a crônica. A inflamação aguda é dolorosa e geralmente positiva, pois é responsável por iniciar o processo de cicatrização.** Nos primeiros minutos após uma lesão, o tecido atingido dispara um alarme de emergência por todo o corpo. Ao fazer com que os vasos sanguíneos vazem (daí o inchaço), a inflamação aguda permite que as células imunológicas entrem rapidamente na área afetada e deem início aos primeiros reparos.

E se aquela agressão original ao corpo nunca for consertada, ou continuar se repetindo? O resultado pode ser uma inflamação crônica, que ativa o sistema imunológico e o coloca em um estado de prontidão por meses ou anos. As inflamações crônicas podem levar a danos epigenéticos no DNA e a doenças que vão desde artrite reumatoide até câncer.[12] **A maioria dos pacientes autoimunes fica presa em um ciclo inflamatório, uma vida inteira de dor e analgésicos viciantes. Uma nova abordagem é necessária, uma maneira de restaurar o equilíbrio e voltar ao ponto de ajuste imunológico natural do corpo.**

Então, qual é a solução? Uma vez perdida, a homeostase pode ser recuperada? Uma série de terapias emergentes indicam que sim. Você vai gostar muito deste capítulo. Se conhece alguém que tem lúpus, artrite reumatoide ou doença de Crohn, recomendo que continue a leitura. Estamos prestes a abordar um dos maiores avanços quando o assunto são as doenças autoimunes: o empolgante campo da **bioeletrônica.** Vamos começar com a história de uma jovem que estava desesperada com os tormentos da autoimunidade e achava não ter solução para a situação dela...

A HISTÓRIA DE KELLY OWENS

"Encontramos o inimigo, e ele somos nós."

— WALT KELLY, criador da história em quadrinhos *Pogo*

Aos 13 anos, Kelly Owens era saudável e ativa, como qualquer adolescente. Ela estava sapateando em uma peça da escola, em Nova Jersey, quando torceu o tornozelo — não era nada de mais, certo? Ela imaginou que voltaria ao normal em uma ou duas semanas.

Mas o inchaço não diminuía. A lesão despertou "uma onda tóxica" pelo corpo, segundo a própria Kelly. Nos meses seguintes, a dor irradiou pelas pernas, depois pelos braços... até atingir o sistema gastrointestinal com força total! Ela se viu correndo para o banheiro 20 vezes por dia, como se estivesse com o pior caso de intoxicação alimentar do mundo. Não passava. Os exames mostraram uma extensa inflamação nos intestinos delgado e grosso — a marca registrada da doença de Crohn, uma das doenças autoimunes mais conhecidas.

A doença de Crohn é uma doença dolorosa, pode ser fatal e aflige quase 800 mil pessoas só nos Estados Unidos. Mais 20 mil são diagnosticadas a cada ano (aproximadamente o mesmo número sofre de colite ulcerativa, uma doença inflamatória intestinal correlacionada). **A doença de Crohn atinge as pessoas no auge, geralmente antes de completarem 35 anos. Causa dores e cólicas abdominais inimagi-**

náveis, diarreia tão forte que a pessoa sente que está sendo revirada do avesso, perda de peso e fadiga tão devastadora que sair da cama é o mesmo que escalar o Himalaia. Pessoas com esse diagnóstico correm um risco maior de câncer de cólon, bem como obstruções intestinais perigosas. Entre 70% e 90% dos pacientes passam por cirurgia, cujos benefícios, muitas vezes, não se estendem por mais de dez anos. Uma grande parte do intestino desses pacientes pode acabar tendo de ser removida, deixando-os dependentes de uma bolsa de colostomia para eliminar os resíduos do corpo.

E a má notícia é a seguinte: não há cura para a doença de Crohn ou outras doenças autoimunes. Quando o trato gastrointestinal de Kelly pifou, quase duas décadas atrás, os tratamentos padrões eram, na melhor das hipóteses, praticamente idênticos a um lance de dados. Em uma época da vida em que as amigas se preocupavam com o baile de formatura ou com a próxima prova de álgebra, Kelly entrava e saía de salas de emergência com crises tão dolorosas que achava que iria morrer.

Apesar de tudo, Kelly se destacou na escola e se tornou professora de ensino médio no Havaí. Quando completou 25 anos, o corpo dela inteiro entrou em colapso. Da mesma forma que o envelhecimento tem, na verdade, muitas faces, os distúrbios autoimunes são um subconjunto do envelhecimento com as mesmas armadilhas. Quando se tropeça em alguma delas, é muito provável que se tropece em outras duas ou três.

Os joelhos e os tornozelos de Kelly inflaram como se fossem balões. Caminhar tornou-se uma agonia, a ponto de o marido dela, Sean, ter de carregá-la pelos cômodos. Essa complicação muito comum da doença de Crohn, a artrite inflamatória, atinge adultos jovens, crianças e até bebês.*

Kelly se viu obrigada a largar o emprego de professora. Perdeu 14kg. Havia dias, disse ela, em que se sentia uma mulher de 90 anos. Ela se esforçou para cruzar o país em busca de algum tratamento melhor,

---

* A forma mais comum de artrite, a artrose, resulta do desgaste nas articulações, sem envolvimento do sistema imunológico. Desenvolve-se mais lentamente e é mais comum quando passamos dos 65 anos.

algum remédio novo que pudesse ajudá-la. A aspirina e o ibuprofeno, os anti-inflamatórios indicados na época, podem irritar o trato gastrointestinal. O metotrexato, uma versão em dose baixa de um medicamento quimioterápico contra o câncer, a enjoava e não aliviava os sintomas.

No momento, o tratamento padrão para a doença de Crohn é um conjunto de medicamentos celulares chamados imunobiológicos, formados por proteínas geneticamente modificadas derivadas de células humanas. Eles beneficiaram milhões de pacientes e levaram alguns à remissão. Entretanto, não ajudam a todos — e não ajudaram Kelly. Os médicos dela não tinham mais nada a oferecer, a não ser prednisona em altas doses, um corticoide — ótimo para alívio sintomático rápido, mas inútil para retardar o progresso da doença. **Pior ainda: os esteroides atacam o sistema imunológico no estilo de terra arrasada. A prednisona pode causar glaucoma, diabetes, tuberculose e linfoma, um câncer nos glóbulos brancos.** Por volta dos 20 anos, Kelly foi diagnosticada com osteoporose, um enfraquecimento dos ossos devido ao uso prolongado de esteroides. **"Nada funcionava"**, lembra-se ela, **"mas tive todos os efeitos colaterais".**

FERRAMENTA Nº 1: TRATANDO A DOENÇA DE CROHN COM A BIOELETRÔNICA

"Se você estiver atravessando o inferno, não pare."
— WINSTON CHURCHILL, primeiro-ministro britânico
durante a Segunda Guerra Mundial

Embora o futuro parecesse sombrio, Kelly se mostrava inarredável. Ela se recusava a ceder ou a desistir. Sustentou um espírito combativo que recomendo a todos. **Ela permitiu que a doença de Crohn fosse uma circunstância do momento presente, mas se recusava a aceitá-la como parte do futuro.**

A história mudou quando ela encontrou um neurocirurgião pioneiro em Long Island, que apresentava um novo conceito para o que a afligia.

A terapia revolucionária proposta por ele não consistia em pílula, uma poção ou uma proteína mágica. Não mexia com genes. Era atóxica. Explorava a força fundamental que já comandava o sistema nervoso e também tinha um profundo impacto sobre o sistema imunológico.

Qual era o segredo? Uma das esperanças crescentes para pessoas com doença de Crohn — e muitos outros problemas — **se baseia na eletricidade**. É uma área com imenso potencial: **desde 2015, a Verily Life Sciences, do Google, e a GlaxoSmithKline já investiram nela mais de US$ 715 milhões**.[13] A bioeletrônica é um excelente exemplo de como mentes brilhantes estão trabalhando para restabelecer nossa saúde. As curas potenciais mais promissoras são milagres à espera de serem liberados de dentro de nós — nesse caso, da eletricidade que trafega pelo nervo mais longo do corpo humano.

Como diria Kelly Owens: "Se a ideia é ficar emperrado com uma doença terrível, estamos no melhor século para isso."

KEVIN TRACEY, PIONEIRO DA BIOELETRÔNICA

"Quando tiver esgotado todas as possibilidades, lembre-se: você não as esgotou."

— THOMAS EDISON, icônico inventor norte-americano

Quando Kevin Tracey era residente em neurocirurgia no Hospital Presbiteriano de Nova York, uma criança de 11 meses, chamada Janice, deu entrada com queimaduras em 75% do corpo, devido a um acidente com uma panela de água fervente para o preparo de macarrão. A equipe médica conseguiu estabilizá-la. Três semanas depois, com a família aliviada, um Tracey sorridente comemorou o primeiro aniversário de Janice em uma sala enfeitada com serpentinas e balões. A bebê não poderia estar mais alegre. No dia seguinte, os órgãos dela pararam de funcionar.[14] A pressão sanguínea despencou. Janice sucumbiu à resposta imune letal conhecida como choque séptico. O corpo foi inundado por uma substância inflamatória chamada fator de necrose tumoral, ou TNF, na sigla em inglês. Ela morreu nos braços do jovem cirurgião.

Tracey já havia perdido pacientes antes, mas não poderia ter perdido aquela paciente. O TNF é uma *citocina*, um mensageiro químico que provoca dor, inchaço, calor e vermelhidão, os componentes de uma inflamação. Ao detectar uma infecção no início, o sistema imunológico mobiliza citocinas para sinalizar outras células a se prepararem para uma missão limitada. **Uma vez que a infecção é controlada, o corpo muda sua reação imune, gerando citocinas anti-inflamatórias e voltando ao ponto inicial.**

Mas Janice nunca teve uma infecção. Não fazia sentido. Por que os glóbulos brancos da bebê haviam secretado tanto TNF? O que fez o sistema imunológico dela se descontrolar?

Colocando a promissora carreira de cirurgião em suspenso, Tracey se desviou para o campo da imunologia e dos intermináveis estudos com camundongos. As pesquisas o levaram a desafiar um dos pilares da medicina: a teoria dos germes da doença, que remontava à década de 1860 e ao químico francês Louis Pasteur. Baseado em experimentos com alimentos estragados, Pasteur concluiu que as doenças provinham de micro-organismos externos ao nosso corpo. A conclusão era a de que o sistema imunológico trabalhava para nos manter bem — que desempenhava um papel puramente positivo e protetor.

A NOVIDADE REVOLUCIONÁRIA NAS DOENÇAS AUTOIMUNES: ENTENDENDO O PODER DO NERVO VAGO

Quando o Dr. Kevin Tracey identificou a falha na teoria dos germes, começou a buscar respostas. O que poderia fazer o sistema imunológico atacar o corpo, em vez de protegê-lo? Tracey encontrou uma pista em algumas pesquisas em animais realizadas em meados da década de 1990, que se concentravam no poder do nervo vago.

O que é isso? O nervo vago corre da base do cérebro — aproximadamente paralelo às orelhas —, passando por pescoço, tórax e abdômen, e atinge, literalmente, todos os órgãos principais por meio de feixes de milhares de fibras. **Ele controla a respiração, a deglutição e a fala. Também conecta o cérebro aos intestinos, conhecidos como "segundo

cérebro". Você já teve algum "sentimento instintivo", ou um "friozinho na barriga", certo? Já respirou fundo para se acalmar? Não sei se sabia disso, mas era o nervo vago que estava controlando o seu estado emocional.

Tracey se perguntou: será que o nervo vago poderia ser o elo perdido nas inflamações crônicas? Seria possível tratar as doenças acessando o sistema nervoso? E eis a inovação: os impulsos elétricos poderiam ajudar uma pessoa doente a se recuperar?

Em 1998, ele testou a hipótese com ratos de laboratório anestesiados. Usando uma ferramenta cirúrgica portátil, tocou o nervo vago dos ratos com um fio elétrico. **As citocinas inflamatórias dos animais foram reduzidas a um nível saudável e inofensivo. Essa foi uma grande revelação para Tracey. Nas palavras dele, foi o que levou "ao nascimento da medicina bioeletrônica".**

O QUE É A MEDICINA BIOELETRÔNICA?

Os "eletrocêuticos" estão entre nós desde que os antigos egípcios aliviavam as dores nas articulações pisando em bagres elétricos (por favor, não faça isso em casa — esses peixes podem gerar até 450 volts!). Alguns exemplos mais conhecidos de medicina bioeletrônica incluem o marca-passo cardíaco e os implantes cocleares. Tenho certeza de que você já ouviu falar de estimulação cerebral profunda, na qual eletrodos são implantados para reduzir o tremor em pacientes com doença de Parkinson. Em 1997, a FDA aprovou a estimulação do nervo vago para o tratamento da epilepsia e, alguns anos depois, para o da depressão — entre os avanços mais extraordinários da medicina moderna.

Contudo, antes do Dr. Tracey, ninguém havia demonstrado que o sistema nervoso se comunicava com o sistema imunológico. Na verdade, essa ideia era considerada uma heresia. Além disso, se os nervos estavam fixados dentro dos tecidos, como poderiam se comunicar com glóbulos brancos flutuantes? No entanto, os experimentos em animais provaram que os sinais eram recebidos, de forma clara e inequívoca. **Eles apontavam para uma era em que a eletricidade mobilizará o próprio**

maquinário do corpo para controlar todos os tipos de doença (falemos sobre o *choque do futuro*!).

Nos 11 anos seguintes como chefe do Feinstein Institute e cofundador da SetPoint Medical, Tracey e uma equipe trabalharam para entender melhor a via sistema nervoso-sistema imunológico — ou **o Reflexo Inflamatório**, como o denominaram. Como ficou demonstrado, o corpo humano é uma grande placa de circuito, com neurônios entrando e saindo dos órgãos para regular a resposta imune. **O nervo vago está ajustado para reconhecer o excesso de inflamações e enviar alertas ao cérebro. Em seguida, carrega a reação elétrica do cérebro para o baço, um entreposto para os glóbulos brancos.**

Devemos atribuir a Tracey o mérito pela "teoria das citocinas da doença", que esclareceu o conceito de autoimunidade. A teoria dos germes não estava errada, e sim incompleta. Com o devido respeito que Pasteur merece, **algumas das maiores ameaças à nossa saúde não vêm de fora, mas de dentro.**

Graças a Tracey e a outros cientistas pioneiros, também estamos descobrindo que algumas das melhores soluções vêm do mesmo lugar.

"Somos mais fortes nos lugares em que fomos quebrados."
— ERNEST HEMINGWAY

Na década de 1980, Tracey desempenhou importante papel no desenvolvimento dos imunobiológicos, medicamentos à base de células, como **Humira** e **Rituxan. E deseja torná-los obsoletos.** Na opinião dele, os imunobiológicos são amplos demais. Embora sejam mais seguros e mais bem direcionados do que esteroides ou quimioterapias, **são medicamentos para a vida toda, que enfraquecem cada vez mais o sistema imunológico ao tratar pneumonia, diabetes, pressão alta e linfoma.** E, segundo ele, **os imunobiológicos "nem chegam a funcionar em cerca de metade dos pacientes que os usam".**

A beleza da bioeletrônica é que ela visa a um feixe específico de fibras nervosas. Tendo como alvo somente os tecidos ou órgãos nos quais o sistema imunológico está descontrolado, ela não interfere em nenhuma outra parte do corpo. A terapia acalma as inflamações diminuindo os níveis de citocinas em geral, embora não se proponha a eliminá-las. O sistema imunológico fica intacto para lutar por mais um dia: trata-se de um ganho sem dor.

Quando chegou, uma das mulheres não conseguia nem segurar um lápis, e logo depois estava pedalando 16km.

Em 2011, Tracey lançou um teste de prova de validação para pacientes com **artrite reumatoide, um distúrbio** persistente e implacável que abrevia a vida de mais de 1,3 milhão de norte-americanos.* Os primeiros resultados foram surpreendentes. Duas semanas após receber estimulação no nervo vago, os indivíduos relataram sentir menos dor. O inchaço diminuiu e as ressonâncias magnéticas revelaram que a erosão óssea havia sido revertida. Dos 8 pacientes 6 viram a doença desaparecer. Quando chegou, uma das mulheres não conseguia nem segurar um lápis, e logo depois estava pedalando 16km.

Em 2017, ao consultar o site em inglês www.clinicaltrials.gov, Kelly Owens se deparou com uma convocação para outro estudo bioeletrônico — dessa vez, para a doença de Crohn (como um aparte, gostaria de recomendar esse recurso para qualquer pessoa acometida de uma doença sem tratamento eficaz. As terapias experimentais não oferecem garantias, mas podem lhe dar uma chance).

O estudo foi conduzido pelos sócios de Kevin Tracey em Amsterdã. Será que se mudar para a Europa seria um obstáculo para Kelly? De modo algum. Ela e o marido, Sean, venderam o carro "e tudo em casa que não estivesse pregado no chão", brinca ela. Eles arrecadaram dinheiro com amigos e familiares e por intermédio do site GoFundMe. Com a bengala

---

* De acordo com um estudo de 2018 da Faculdade de Medicina da Universidade de Washington, pessoas com artrite reumatoide correm duas vezes mais riscos de desenvolver doenças cardíacas.

e a cadeira de rodas de Kelly a reboque, o casal se mudou para a Holanda por cinco meses.

Em um procedimento de 45 minutos de duração, um cirurgião implantou no peito de Kelly um dispositivo do tamanho de um pen drive, um "microrregulador" que falava a linguagem do nervo vago: um padrão de impulsos elétricos, distribuídos em minúsculas doses de miliamperes. O dispositivo era ativado por um pequeno ímã que Kelly segurava sobre o peito quatro vezes ao dia, durante um minuto a cada vez. Os resultados foram praticamente instantâneos. Quando foi se deitar na noite seguinte à cirurgia, ela percebeu que não precisava dos analgésicos. Duas semanas depois, atrasada para uma consulta médica, subiu dois lances de escada correndo, sem pensar duas vezes — e então olhou para o marido, que ainda estava embaixo, parado e perplexo diante da cena.

O ensaio clínico recrutou 16 pacientes com doença de Crohn, e nenhum deles havia reagido às terapias convencionais. Embora o número de participantes tenha sido pequeno, os resultados foram impressionantes. Com a bioeletrônica, 8 fizeram progressos significativos: menos inflamações e internações hospitalares, maior mobilidade. Dentre esses 8, metade chegou à remissão, com pouca ou nenhuma doença residual — e sem efeitos colaterais.

Kelly é uma dessas quatro pacientes. A inflamação no cólon sumiu. Ela come saladas sem hesitar. Não há mais inchaço nas articulações. Atualmente, ela se exercita em um aparelho elíptico e caminha por quilômetros — isto é, quando lhe sobra algum tempo do trabalho em tempo integral como diretora de educação e divulgação no Feinstein Institute, em Manhasset, Nova York. **Três anos* após a viagem à Holanda, ela não apresenta sintomas nem dores. Aboliu todos os medicamentos. Redefiniu o sistema imunológico, tornando-o semelhante ao que tinha aos 12 anos.**

Kevin Tracey é o primeiro a reconhecer que a bioeletrônica não é uma panaceia para as doenças autoimunes — pelo menos, ainda não. A

---

* Em meados de 2020.

busca pela "dosagem" ideal ainda é um trabalho em andamento. Alguns indivíduos não demonstraram melhoria significativa. Tracey suspeita que **diferentes pacientes com doença de Crohn podem se beneficiar de pulsos direcionados a diferentes feixes de fibras nervosas, assim como vários tipos de câncer de mama reagem a diversos tipos de imunobiológicos.**

Em um excelente exemplo da Lei de Moore, o implante de segunda geração da SetPoint é do tamanho de uma borracha na ponta de um lápis, afixado diretamente no nervo vago. **Uma bateria integrada tem vida útil de mais de dez anos e é recarregada por meio de um colar sem fio.** Os médicos controlam as dosagens elétricas com um aplicativo no iPad. À medida que a tecnologia avança e a ciência vai desenvolvendo mais testes, **a medicina bioeletrônica se qualifica para ajudar milhões de pacientes.** Tracey acredita que ela poderá substituir os medicamentos químicos e imunobiológicos, com menos riscos e custos mais baixos. **O potencial da tecnologia para eliminar as dores — não apenas nas costas, mas em todo o corpo — é espantoso** (lembre-se de que apresentamos várias soluções para viver sem dor no Capítulo 11).

Para mostrar gratidão "à pessoa que me devolveu a vida", Kelly Owens enviou um presente para Tracey: a bengala dela cor-de-rosa. Orgulhoso, ele a colocou no escritório, entre diplomas, placas emolduradas e pilhas de artigos sobre a descoberta que fez e abalou o mundo.

Kelly tem certeza de que nunca mais precisará da bengala.

Agora vamos analisar uma segunda ferramenta poderosa, que está se mostrando ainda mais promissora a curto prazo para o tratamento das doenças autoimunes mais complicadas.

FERRAMENTA Nº 2: USANDO AS CÉLULAS-TRONCO PARA TRATAR DOENÇAS AUTOIMUNES

"Estas células minúsculas (células-tronco) talvez tenham o potencial para nos ajudar a entender e, possivelmente, curar algumas doenças e problemas mais devastadores."

— BARACK OBAMA, 44º presidente dos Estados Unidos

Apesar de a bioeletrônica ainda estar em um estágio relativamente inicial de testes para o tratamento de várias doenças autoimunes, há outra terapia que já se encontra em fase avançada de ensaios clínicos junto à FDA.[15] Ela foi introduzida pelo Dr. Silviu Itescu, a quem tive o grande prazer de conhecer na conferência Unite to Cure, que aconteceu no Vaticano. Como diretor executivo da Mesoblast e ex-chefe do departamento de imunologia de transplantes do Centro Médico da Universidade Columbia, o Dr. Itescu descobriu que o corpo — a medula óssea — contém um reservatório local de medicamentos anti-inflamatórios não esteroides. Nós os conhecemos como células-tronco. Na luta contra as doenças autoimunes, evidências iniciais apresentam indícios de que todas essas células podem estar precisando de algum reforço.

As células-tronco nativas também são conhecidas como *células precursoras mesenquimais*, alguns dos elementos básicos mais versáteis e potentes do corpo. Elas se diferenciam em ossos, cartilagens, músculos ou gordura — em qualquer coisa de que necessitemos. **Quando ocorre uma lesão, elas se mostram cruciais em dois aspectos: mantêm a inflamação dentro dos limites normais e saudáveis, além de reparar os tecidos danificados. O problema, como você já sabe, é que elas ficam mais escassas com a idade,** especialmente em pessoas com problemas crônicos como artrite reumatoide. À medida que o exército de células-tronco vai se esgotando, explicou Itescu, chega "um ponto de inflexão em que a doença imunológica continua se expandindo, e não existem mais células-tronco suficientes para controlar a resposta imune".

A solução apresentada pela Mesoblast é reabastecer o corpo. Uma dose concentrada de células-tronco é enviada até os pontos certos, seja na corrente sanguínea, sejam nos joelhos, seja no músculo cardíaco. A empresa coleta as células de doadores adultos saudáveis, as cultiva e as multiplica em escala industrial, injetando-as posteriormente em um paciente. Embora haja diferentes subtipos de célula que correspondem à "assinatura" inflamatória de uma doença, a terapia de duas etapas é, essencialmente, a mesma — o que Itescu chama de "um pacote de mercadorias" entregue por "veículos de distribuição vivos".

Quando farejam sinais de tecido lesionado, as células-tronco injetadas entram em modo de ação e liberam a primeira onda de citocinas anti-inflamatórias. Vem, então, a segunda onda, a fase de recuperação, em que as células-tronco secretam coquetéis de fatores de crescimento **para construir vasos sanguíneos e melhorar a circulação e o suprimento de oxigênio.** Como descrevi no Capítulo 2, foi assim que as células-tronco resolveram a ruptura do meu manguito rotador e a estenose da minha coluna — sem cirurgia. Elas removeram as inflamações e estimularam o meu corpo a se curar.

Enquanto as células-tronco são eliminadas pelo corpo após apenas um ou dois meses, os fatores de crescimento secretados podem circular por um ano ou mais. Essas moléculas anti-inflamatórias são o ingrediente secreto da Mesoblast. **Elas recalibram o termostato imunológico do corpo para suas configurações naturais.** E, como não reprimem o sistema imunológico, não há risco adicional de infecção ou malignidade.

Como bônus, os medicamentos patenteados da Mesoblast podem ser administrados prontamente. O nosso sistema imunológico não identifica essas células como "estranhas". Como resultado, doadores e receptores não precisam ser compatíveis.

> "Na fase 3 de um ensaio clínico, após uma única injeção da Mesoblast no disco problemático, 60% dos pacientes relataram dor mínima, ou nenhuma dor, após 12 meses."

Repito: foi exatamente isso o que aconteceu comigo!

Em ensaios clínicos avançados, a Mesoblast está atingindo resultados extraordinários. O primeiro produto aprovado da empresa fez progressos notáveis no combate ao que Itescu chama de **"a mãe de todas as inflamações": a doença do enxerto contra o hospedeiro.** Trata-se de uma complicação perigosa dos transplantes de medula óssea após sessões de quimioterapia para tratamento de câncer de sangue. **A maioria desses pacientes é formada por crianças. Mesmo usando esteroides como**

escudo, metade delas acaba sendo atacada pela medula doadora. A reação imune é tão violenta que a taxa de mortalidade chega a 90%. Em meados de 2020, não havia terapias aprovadas nos Estados Unidos para crianças menores de 12 anos.

A fase 3 de um ensaio clínico já concluído pela Mesoblast envolveu quatro infusões intravenosas semanais de um produto chamado Remestemcel-L. Ele foi testado em crianças que não haviam reagido aos esteroides — que estavam à beira da morte —, e, ainda assim, 69% delas atingiram o ponto de sobrevida de seis meses. As células-tronco as empurraram para a remissão.[16] E foi assim que as circunstâncias para a ocorrência da DECH mudaram.

Outras terapias da Mesoblast também se mostraram promissoras em estudos recentes, e estão próximas de obter a aprovação da FDA. Aqui estão apenas algumas:

1. **Artrite reumatoide:** Em um estudo de fase 2 controlado por placebo com pacientes portadores de artrite reumatoide que não haviam reagido aos imunobiológicos, 36% apresentaram significativa melhora clínica após uma infusão de células-tronco, ante nenhum no grupo placebo.[17]

2. **Insuficiência cardíaca terminal:** Esses pacientes enfrentam uma alta taxa de mortalidade: 50% morrem em um ano. No passado, essas pessoas tinham apenas duas opções: transplantes de coração, em que a demanda excede em muito a oferta, e dispositivos mecânicos de bombeamento, que, muitas vezes, fazem os pacientes retornarem ao hospital com sangramento gastrointestinal. Itescu acredita que a insuficiência cardíaca em fase terminal "tem tudo a ver com inflamação" e citocinas inflamatórias fora de controle. Na fase 2 de outro ensaio clínico, um medicamento celular da Mesoblast chamado Revascor, injetado no músculo cardíaco dos pacientes, resultou em quedas de 76% nos casos de sangramento gastrointestinal e de 65% nas hospitalizações.[18]

3. Dor nas costas: **Mais de 3 milhões de norte-americanos sofrem de dor lombar persistente, um problema crônico responsável por mais da metade de todas as prescrições de opioides. Muitos são atraídos para cirurgias de fusão espinhal invasivas e caras, que fracassam, pelo menos, metade das vezes.**[19] Embora o diagnóstico típico seja "doença degenerativa do disco", **Itescu está convencido de que a origem dessa agonia é a inflamação** — especificamente, uma reação autoimune que envolve nervos e vasos sanguíneos entranhados.

Na fase 3 de um ensaio clínico, após uma única injeção da Mesoblast no disco problemático, 60% dos pacientes relataram dor mínima ou nenhuma dor após 12 meses e 54% após 24 meses.[20] Essa terapia já recebeu aprovação condicional no Japão, onde o lançamento no mercado está sendo acelerado. **Em vez de fundir ou remover o disco problemático, a medicina regenerativa o cura.** De acordo com Hyun Bae, professor de cirurgia no Cedars-Sinai Spine Center, **"estamos nos aproximando rapidamente de [um] ponto de inflexão no tratamento da lombalgia".**[21]

No momento em que escrevo estas linhas, não existe uma cura aprovada para nenhuma das centenas de doenças autoimunes. Entretanto, há muitos motivos para otimismo, como se pode constatar neste capítulo. A essa altura, as intervenções revolucionárias podem estar bem mais próximas do que a maioria das pessoas imagina. **Assim como a bioeletrônica de Kevin Tracey e as células-tronco mesenquimais do Dr. Itescu, essas soluções inovadoras visam ajudar o nosso sistema a se autocorrigir — a redefinir a reação imune, não a suprimi-la.**

Com efeito, no caso de pacientes com diabetes tipo 1, uma doença que, segundo a crença geral, é controlável, mas não curável, **o Dr. Douglas Melton, da Universidade Harvard, está transplantando células beta produtoras de insulina cultivadas em laboratório — e escondendo-as das células imunes hostis, modificando o epigenoma. O objetivo é nada menos do que a cura.**[22]

Eis outro exemplo: um desdobramento da terapia com células CAR-T contra o câncer. Os cientistas estão extraindo as células imunológicas que não cumpriram a contento suas tarefas. Elas são reprogramadas para executar funções e, em seguida, reinjetadas no paciente.[23]

O Cedars-Sinai Medical Center, em Los Angeles, está usando a terapia de "distração" com realidade virtual para aliviar a dor crônica e intensa, um dos aspectos mais desanimadores da doença autoimune. Em um estudo recente, pacientes que usaram óculos de realidade virtual por 30 minutos diários relataram significativamente menos dor do que um grupo de controle. Qual o mecanismo de ação da realidade virtual? A resposta é que os seres humanos são péssimos em multitarefas — isso não constava da nossa agenda evolutiva. **Uma experiência imersiva em 3-D inunda o cérebro com tantos estímulos multissensoriais que a dor não consegue passar.**[24]

FERRAMENTA Nº 3: "OS RAPAZES DO SANGUE" E O PODER DO PLASMA SANGUÍNEO

Falaremos agora sobre o poder do "sangue jovem", uma tecnologia que mencionamos brevemente nos Capítulos 17 e 18, sobre doenças cardíacas e acidentes vasculares cerebrais. Você já ouviu falar de "parabiose"? Vou explicar: se unirmos os sistemas circulatórios de um camundongo jovem com um camundongo velho, o camundongo velho se torna biologicamente mais jovem! O conceito foi satirizado na série da HBO *Silicon Valley*, em que um bilionário da tecnologia paga a um jovem para ser seu "rapaz do sangue" e realizar transfusões de plasma, como um reforço de longevidade.

Deixando de lado as questões morais, pelo menos no que diz respeito aos camundongos, **o impacto do rejuvenescimento foi impressionante. Os tecidos e os órgãos do camundongo velho — e até o pelo — recuperaram as características de um animal muito mais jovem e saudável.** Estudos de acompanhamento confirmaram essa descoberta e mostraram que o inverso também foi verdadeiro. **Basta transfundir o**

sangue dos camundongos mais velhos para os camundongos mais jovens e o relógio biológico avançará, acelerando a decrepitude e o envelhecimento.[25]

Como funciona a parabiose? Não faltam teorias. A Elevian, com a equipe de Harvard, está focando uma proteína chamada GDF-11, um fator de "sangue jovem" que vai se esgotando no soro sanguíneo à medida que envelhecemos. Eles a estão usando para tratar doenças cardíacas e AVCs. Outra hipótese é que o envelhecimento produz tantas moléculas pró-inflamatórias que faz o corpo mudar para um modo de alerta "sempre ligado", sobrecarregando o sistema imunológico. Com o tempo, esse estado alterado deixa o corpo mais propenso a AVCs, infartos e doenças neurodegenerativas — tanto em seres humanos quanto em camundongos.

É aqui que entra o plasma sanguíneo. **O que é o plasma?** É o componente líquido do sangue que não contém células sanguíneas, mas é rico em centenas de proteínas diferentes — em pessoas com problemas autoimunes, rico também em autoanticorpos causadores de doenças. **O conceito — pelo menos em teoria — é simples:** se conseguirmos eliminar as moléculas pró-inflamatórias, seremos capazes de retardar ou até bloquear o processo de envelhecimento, certo? **Essa foi a pergunta que Irina e Michael Conboy, uma equipe dos sonhos de bioengenheiros da Universidade da Califórnia, em Berkeley, tentaram responder.**

Em seu estudo seminal de 2005,[26] eles conectaram os sistemas circulatórios de dois camundongos endogâmicos e geneticamente idênticos — um velho, um jovem. **Para o camundongo mais velho, foi o equivalente ao melhor fim de semana em um spa. Dentro de cinco semanas, as células-tronco envelhecidas e adormecidas começaram a se dividir, reparando as células musculares e hepáticas. As inflamações diminuíram. Em nível celular, o camundongo mais velho ficou mais jovem e o camundongo mais jovem ficou mais velho.**

Hoje, graças a uma reviravolta, podemos obter esses benefícios rejuvenescedores sem o efeito vampiro ou sem precisar de um "rapaz do sangue". Os pesquisadores estão explorando um conceito chamado **troca terapêutica de plasma (TPE,** na sigla em inglês), para replicar os resultados dos Conboys e **retardar os efeitos do envelhecimento em seres**

humanos. A plasmaférese terapêutica separa o plasma envelhecido e reinfunde na pessoa as células sanguíneas velhas, acrescidas de um fluido de reposição de plasma, composto principalmente de albumina fresca (a principal proteína do plasma) e solução salina. Dessa forma, os fatores inflamatórios do sangue são eliminados (ver a imagem 14 do encarte). **Já foi comprovado que a TPE ajuda pacientes com doenças autoimunes, como miastenia grave e síndrome de Guillain-Barré, ou os com recaídas de esclerose múltipla.**[27] Mais recentemente, o notável estudo Ambar mostrou que **a TPE retardou em 66% o declínio cognitivo de pacientes com doença de Alzheimer.**[28]

Embora os avaliadores ainda não saibam exatamente como a TPE age, a combinação proporcionada pela terapia de resultados rápidos, por um sólido perfil de segurança e pelos profundos efeitos regenerativos pode lhe conferir um papel de destaque no futuro da medicina regenerativa.

FERRAMENTA Nº 4: A CURA POTENCIAL DAS DOENÇAS AUTOIMUNES

A próxima tecnologia inovadora pode mudar como vemos doenças autoimunes, inflamações — e até covid-19! Isso mesmo, a covid-19. Você deve estar se perguntando o que todas essas coisas têm em comum. A resposta envolve o glóbulo branco mais prevalente no sistema imunológico: o **neutrófilo**. Quando os neutrófilos ajudam a sanar uma ferida assim que a pele é lesionada, o que eles estão fazendo, na realidade, é liberar o DNA do núcleo, como se fossem o Homem-Aranha tecendo uma teia para capturar o inimigo. Essa massa de DNA, chamada de **armadilhas extracelulares dos neutrófilos, ou NETs** (na sigla em inglês), **se junta e ajuda a fechar e cicatrizar a ferida** — uma espécie de **curativo biológico**. Os problemas começam quando os neutrófilos recebem um sinal para liberar suas NETs na hora errada ou no lugar errado.

Problema nº 1: As NETs parecem ser uma das causas fundamentais das doenças autoimunes em todo o corpo — lúpus, doença de Crohn, psoríase, artrite reumatoide —, pelo fato de os neutrófilos as liberarem de modo indevido.

Problema nº 2: As NETs ativadas pela covid-19 estão provocando coágulos sanguíneos. Nos primeiros dias da pandemia, um tenebroso efeito colateral da infecção era um problema de coagulação do sangue — por razões desconhecidas, se formavam coágulos nos pequenos vasos sanguíneos de quem tinha contraído o vírus. Hoje, sabemos que a causa eram essas NETs, cujas armadilhas prendiam grupos de glóbulos vermelhos em grandes aglomerados, bloqueando o fluxo através dos vasos sanguíneos.[29]

E como o corpo pode se livrar dessas perigosas NETs? Existe alguma solução que poderia afetar essa enfermidade subjacente generalizada chamada inflamação? Como se constatou, uma brilhante empresa de biotecnologia com sede em Boston, chamada **Neutrolis (na qual Peter e eu nos tornamos investidores), criou várias terapias promissoras, entre elas um ensaio clínico em andamento em torno da covid-19.**[30]

Liderada por um par de jovens imunologistas do **Max Planck Institute e da Faculdade de Medicina de Harvard**, a empresa inventou uma tecnologia — uma tesoura molecular que corta o DNA extracelular — para retalhar em pedacinhos as NETs (que são compostas de DNA). Depois de picotadas, os fragmentos das NETs são removidos do corpo. **E qual é o resultado? Inflamações significativamente menores e fim dos perigosos coágulos em pacientes com covid-19.**

FERRAMENTA Nº 5: UMA DIETA ANTI-INFLAMATÓRIA

"Diga-me o que você come e eu lhe direi o que você é."

—JEAN ANTHELME BRILLAT-SAVARIN, advogado,
ensaísta francês do século XIX e pai da dieta com restrição de carboidratos

A segunda melhor maneira de lidar com as doenças autoimunes é se valer dos mais poderosos diagnósticos e terapias disponíveis. **Contudo, a melhor maneira, antes de qualquer outra, é evitar ficar doente. Seja qual for o caso, elas são causadas pelas inflamações crônicas — o que não é uma má notícia. Não podemos fazer muita coisa em relação ao genoma, mas podemos fazer mudanças para bloquear as toxinas inflamatórias que deterioram o nosso corpo.**

É preciso algum planejamento e esforço, mas todos podemos tomar medidas afirmativas para proteger o próprio sistema imunológico. Podemos começar com o gerenciamento do estresse: casos estressantes estão associados a um risco aumentado de recidivas de esclerose múltipla e períodos de alto estresse, ao aparecimento e agravamento da artrite reumatoide.[31] Abordaremos essa questão mais detalhadamente no contexto da atenção plena, no capítulo final.

Uma ferramenta poderosa para conter ou prevenir a autoimunidade é uma dieta anti-inflamatória. As pesquisas nutricionais se baseiam em dados autodeclarados e, de modo geral, são pouco confiáveis, especialmente quando tentam correlacionar dietas e doenças. Estudos sobre certos alimentos são bastante confusos. Mesmo assim, há um grande consenso sobre as duas listas a seguir, citadas pelo **Women's Health Watch da Universidade Harvard:**

Alimentos que causam inflamações:
Carboidratos refinados, pão branco, massas de bolo e de tortas
Refrigerantes e bebidas adocicadas
Carne processada (salsichas e linguiças)
Batatas fritas e frituras em geral
Margarina e gordura

Alimentos que combatem as inflamações:
Azeite de oliva
Vegetais de folha verde-escuras
Vegetais de cores vivas
Peixe com % de gordura (salmão selvagem, cavala)
A maioria das frutas
Nozes e sementes
Chá verde

Consideradas em conjunto, tenho certeza de que você consegue perceber como essas últimas descobertas sobre as doenças autoimunes podem ser inestimáveis. Embora muitos desses avanços estejam em estágios relativamente iniciais, os retornos, até agora, são estimulantes. **Se você, ou alguém de quem você gosta, está lutando contra algum desses problemas, já existem respostas reais que podem ser discutidas com os médicos.** Ao controlar o nosso estresse e a nossa dieta, podemos percorrer um longo caminho para aliviar — e até prevenir — esse flagelo do século XXI.

MEDINDO A IDADE INFLAMATÓRIA

Para controlar e aliviar as inflamações crônicas, primeiro precisamos aprender a medi-las. A Edifice Health criou o primeiro teste de diagnóstico do mundo para revelar a "idade inflamatória", ou "iAge", de uma pessoa. Elaborado com base em dados do Projeto 1000 Immunomes, da Universidade Stanford, usa inteligência artificial e *machine learning* para identificar os biomarcadores sanguíneos mais significativos. E qual foi a conclusão do projeto? Que os melhores medidores do grau de inflamações — e da idade inflamatória — são cerca de 7.500 proteínas. A Edifice condensou esse grande conjunto em um painel principal de cinco biomarcadores de proteínas — e **o poder preditivo é surpreendente. Eles são capazes de prever a fragilidade sete anos antes de ela acontecer. Também são capazes de prever o envelhecimento cardiovascular — rigidez arterial e espessura do coração — em pessoas atualmente saudáveis. O exame de sangue e a métrica iAge da Edifice também conseguem identificar doenças autoimunes ainda não diagnosticadas.**

Essa tecnologia existe e deve estar disponível comercialmente em meados de 2022. O preço é de US$ 250 por teste, mas também é possível fazer um serviço de assinatura por US$ 60 mensais. Mas a Edifice não pretende parar por aí. **Depois de conhecer sua idade, o que se pode fazer para melhorar o prognóstico?** Além da orientação sobre estilo de vida, a Edifice Health também oferecerá suplementos personalizados — atualmente em fase de estudos, por um conselho institucional de análise — para melhorar o perfil inflamatório do cliente.

Agora que sabemos como lidar com as inflamações, o próximo capítulo examina alguns desafios que afetam um grande número de pessoas nos Estados Unidos e no mundo. Nesse caso, a origem dos problemas — e algumas das soluções mais promissoras — está totalmente relacionada ao estilo de vida: obesidade e diabetes tipo 2.

CAPÍTULO 21

DIABETES E OBESIDADE: UMA DUPLA AMEAÇA

Como tratar as epidemias que se escondem à vista de todos

"A epidemia de 'diabesidade' será, provavelmente, a maior epidemia da história da humanidade."
— DR. PAUL ZIMMET, ph.D.

Diabetes e obesidade são doenças perigosas que estão se unindo para produzir uma das piores epidemias que o mundo já viu. A epidemia de "diabesidade" tem um crescimento desenfreado nas partes mais ricas do mundo e começou a infectar muitas nações em desenvolvimento à medida que os habitantes vão adotando aspectos pouco saudáveis do estilo de vida ocidental. Sendo assim, gostaria de fazer algumas perguntas diretas. **Você está acima do peso ou é obeso? Está se sentindo frustrado com a falta de progresso em alcançar o nível de condicionamento físico e de energia que deseja e merece? Você, ou algum familiar seu, está lidando com a praga moderna do diabetes?**

Vou ser claro: não é sobre **aparência**. Desejo apenas que você sinta alegria em viver, melhore a sua saúde e otimize a sua força vital. Com isso em mente, este capítulo o atualizará sobre onde estamos como sociedade e como chegamos até aqui. Por quê? **Porque precisamos entender o que deu errado para corrigir os erros e evitar que se repitam.**

Mais importante do que isso: você terá acesso a ferramentas simples e eficazes, que podem mudar tudo, ajudando-o a perder peso e a prevenir — ou até reverter — o diabetes. Inúmeras pessoas, entre elas muitos médicos, passaram a acreditar que o diabetes é apenas algo a que devemos nos acomodar e nos ajustar — uma sinistra inevitabilidade. Mas os melhores especialistas na área demonstraram como dar a volta por cima. Compartilharemos as comprovadas estratégias de sucesso deles.

As soluções que você encontrará neste capítulo são surpreendentemente diretas — embora, assim como a maioria das coisas na vida, chegar aonde se quer exige conhecimento, motivação e determinação. Qual é o ponto principal? Poderemos atendê-lo, seja qual for a situação. Eis algumas das principais ferramentas e inovações:

- A diversidade de doenças aceleradas pela obesidade e a diferença entre os tipos 1 e 2 de diabetes, e o que significa ser pré-diabético e por que isso é importante.
- Como a redução de apenas 300 calorias (cerca de um pãozinho por dia) na ingestão calórica diária poderá oferecer uma melhoria notável na sua saúde cardiometabólica, quer você esteja dentro do peso médio, quer ligeiramente acima do peso.
- O problema com a obesidade não está nos nossos genes nem na ausência de força de vontade. **Você aprenderá que o verdadeiro culpado é o ambiente alimentar, e o que fazer a respeito.**
- O diabetes tipo 2, na verdade, é reversível e as células das ilhotas pancreáticas produtoras de insulina podem ressuscitar e recuperar a funcionalidade.
- Por fim, mostrarei dois medicamentos de ponta para perda de peso que podem mudar a vida das pessoas: uma pílula natural chamada Plenity, já aprovada pela FDA, e que é uma nova ferramenta para o controle do apetite e do peso, com indivíduos apresentando uma perda média de peso de 10kg. Além

disso, um notável medicamento para a perda de peso chamado **Wegovy**, que chegou ao mercado em junho de 2021.*

Entretanto, precisamos reconhecer a gravidade e a urgência da situação.

ENTENDENDO OS DADOS SOBRE A OBESIDADE

Por mais que *digamos* que queremos estar em forma, hoje em dia há mais pessoas obesas do que nunca. "Uma epidemia global crescente de sobrepeso e obesidade — a **'globesidade'** — está tomando conta de muitas partes do mundo", alerta a OMS. "Se não forem tomadas medidas imediatas, milhões sofrerão com uma série de graves problemas de saúde." A globesidade triplicou desde 1975, de acordo com a OMS. **Quase 40% dos adultos do mundo estão acima do peso e mais de 13% são obesos.** E, como se isso não bastasse, **mais de 340 milhões de crianças e adolescentes de 5 a 19 anos são obesos ou estão com sobrepeso.**

Os Estados Unidos encabeçam a lista de países de alta renda com obesidade e ostentam o duvidoso mérito de possuir algumas das taxas de obesidade que mais crescem no mundo. **Em 2018, a obesidade entre adultos nos Estados Unidos ultrapassou os 42%, saltando dos 30% registrados em 2000**, de acordo com os Centros de Controle e Prevenção de Doenças. **Cerca de 74% dos norte-americanos com 20 anos ou mais estão acima do peso ou são obesos.** Vale a pena fazer uma pausa, se permitir um silêncio de espanto e absorver esses dados.

Para dar uma ideia de como o peso pode ser importante, vamos usar a covid-19 como exemplo. A maior comorbidade para alguém falecer de covid-19 em 2020-2021 era a idade (a idade média era de 80 anos). A segunda era a obesidade. **Estudos mostraram que 78% dos que morreram de covid-19 estavam com sobrepeso ou eram obesos.**[1] A obesidade estressa o sistema imunológico e o coração, levando ao diabetes. Portanto, não é surpresa que a obesidade aumente radicalmente o risco de morrer de covid-19.

---

* Aprovado pela Anvisa, ainda não estava em circulação quando este livro foi publicado. [N. da E.]

COMO CALCULAR A OBESIDADE

O índice de massa corporal (IMC) é calculado dividindo o peso de uma pessoa em quilos pelo quadrado da altura em metros. No entanto, é importante reconhecer que o IMC — que foi inventado por um matemático na década de 1830 — não é, para dizer o mínimo, uma medida ideal. De acordo com pesquisadores da Universidade da Pensilvânia, o IMC não leva em conta a massa muscular, a densidade óssea, a composição corporal geral ou diferenças de raça e gênero. É possível ser um fisiculturista, ter 1% de gordura corporal, mas o peso indicar que o indivíduo deveria ser rotulado como obeso mórbido!

O que estou prestes a compartilhar não é totalmente preciso, mas deve servir para lhe dar uma ideia. A maioria de nós sabe se está acima do peso se for consciente a respeito do nosso corpo. Então, por exemplo, se você for um homem médio de 1,80m, o sobrepeso estaria, aproximadamente, na faixa de 77kg a 86 kg; a obesidade estaria, aproximadamente, entre 91kg e 118kg; e a obesidade grave estaria caracterizada a partir de 122kg.

Se você for uma mulher média de 1,65m, o sobrepeso estaria na faixa de 68kg a 72kg; a obesidade estaria entre 81kg e 104kg; e a obesidade grave, a partir de 109kg. Repito: estes números não são precisos devido ao modo como o IMC é calculado. Prepare-se e veja se consegue ler a próxima frase sem entrar em um profundo transe matemático.

A definição de um IMC saudável é aquele que fica entre 18,5 e 25, enquanto um IMC entre 25 e 30 é considerado sobrepeso. A obesidade é caracterizada quando o IMC está entre 30 e 34. A obesidade grave ou mórbida apresenta um IMC acima de 40,1.

Existem muitas maneiras de medir como o peso contribui para a saúde, como a circunferência da cintura, a relação cintura-quadril, as dobras cutâneas e o escaneamento DEXA para densidade óssea. O IMC é apenas uma maneira útil de acompanhar o progresso, sendo apenas um dado entre muitos, que não nos fornece o panorama completo.

E, com três quartos dos norte-americanos acima do peso ou obesos, o prognóstico para a saúde do país só piora. Uma equipe de médicos-cientistas previu que, até 2030, *quase metade de todos os adultos* nos Estados Unidos serão obesos. Quase 1 em cada 4 terá o que o CDC chama de obesidade "moderada" — um nível mais elevado de obesidade, que está a apenas um passo da obesidade "grave". Esse relatório, publicado no *New England Journal of Medicine*, revelou, com gritante nitidez, um país que está perigosamente acima do peso e agrava todos os dias essa condição.

Como saber se você é obeso? Bem, em termos médicos, a obesidade é definida quando o índice de massa corporal está entre 30 e 34. **De acordo com o CDC, a obesidade moderada é definida quando o IMC fica entre 35 e 39, enquanto a grave, entre 40 ou mais. Dizendo isso em termos menos técnicos, a obesidade grave corresponde a cerca de 45kg de peso corporal em excesso.** Outro desdobramento chocante é que nunca houve tantas crianças obesas quanto hoje. **Desde 1990, as taxas de obesidade mais do que duplicaram entre crianças de 2 a 5 anos, e quase *triplicaram* em crianças com mais de 6 anos, segundo o CDC. Atualmente, mais de 20% dos adolescentes nos Estados Unidos estão obesos.**[2] É uma loucura, não é mesmo? Mais de 1 em cada 5 dos nossos filhos enfrenta os perigos da obesidade! Por que devemos nos preocupar com isso?

Em uma meta-análise de 21 estudos que envolveram mais de 300 mil pessoas, verificou-se que os participantes obesos tinham um risco 81% maior de desenvolver doença arterial coronariana.

Infelizmente, descobriu-se que a obesidade aumenta o risco de ter diabetes tipo 2,[3] que também disparou nas últimas décadas. O diabetes tipo 2 ocorre quando o corpo não reage adequadamente à insulina e é **a sétima principal causa de morte relacionada a doenças no país. A obesidade também está associada a todas as principais causas de morte, incluídos doenças cardíacas, câncer e acidente vascular cerebral.[4] No geral, a obesidade é o segundo principal fator de risco de morte prematura na América do Norte e na Europa, perdendo apenas para o tabagismo, de acordo com a OMS.

Nunca é ruim repetir que a obesidade é prejudicial à saúde. Segundo a T. H. Chan School of Public Health, da Universidade Harvard, "o excesso de peso, especialmente a obesidade, prejudica quase todos os aspectos da saúde, desde as funções reprodutiva e respiratória até a memória e o humor".[5] Em uma meta-análise de 21 estudos que envolveram mais de 300 mil pessoas, verificou-se, por exemplo, que os participantes obesos tinham um risco *81% maior de desenvolver doença arterial coronariana* do que aqueles cujo peso foi categorizado como normal. A T. H. Chan School também menciona estudos mostrando que a obesidade aumenta o risco de várias doenças.

- O risco de AVC isquêmico aumenta em 64%.
- O risco de asma aumenta em 50%.
- O risco de doença de Alzheimer aumenta em 42%.

A obesidade tem associações diretas com muitos tipos de câncer, entre eles o de mama, útero, vesícula biliar, cólon, esôfago, pâncreas, fígado, tireoide e rim.

Por fim, precisamos dizer que a obesidade tem associações diretas com muitos tipos de câncer, entre eles o de mama, útero, vesícula biliar, cólon, esôfago, pâncreas, fígado, tireoide e rim.[6]

Então, o que se deve fazer? Por onde começar? É preciso saber, antes de mais nada, que a obesidade é evitável — se não em 100% dos casos, pelo menos muito perto disso. O mesmo vale para o diabetes tipo 2. E, para aqueles que já sofrem com a doença, os dados científicos sobre o que podemos fazer nunca foram tão evidentes.

O mais empolgante de tudo é que há evidências emergentes, vindas do Reino Unido, de que o diabetes tipo 2 é potencialmente reversível. Isso mesmo: *reversível*. Estudos inovadores estão desmontando a crença difundida de que o diabetes tipo 2 é uma doença vitalícia que tende a piorar com o tempo.

Tais pesquisas mostram que o nosso corpo tem uma imensa capacidade de regeneração — ele, na verdade, *quer* rejuvenescer e se restaurar. É o que estamos programados para fazer. <u>A perda de peso rejuvenesce as células produtoras de insulina no pâncreas, conhecidas como *células beta*. E a regeneração dessas células pode, de fato, colocar o diabetes tipo 2 em remissão.</u>

Portanto, quando falamos em diminuir o fardo da obesidade e do diabetes, trata-se, sob muitos aspectos, de regenerar as células beta ou pancreáticas. E por onde começamos? Pela comida, é claro. **Em grande medida, nós somos o que comemos.**

OS SEDUTORES PERIGOS DO AMBIENTE ALIMENTAR

"O açúcar é o alimento mais onipresente no mundo, tendo sido adicionado a praticamente todos os alimentos processados, limitando a escolha do consumidor e a capacidade de evitá-lo. Aproximadamente 80% dos 6 milhões de produtos alimentares embalados nos Estados Unidos contêm adoçantes calóricos."

— DR. ROBERT LUSTIG

O problema com a obesidade estaria nos genes, na ausência de força de vontade ou, quem sabe, na falta de exercícios físicos? (A realidade é que, nas últimas décadas, houve um aumento na porcentagem dos que praticam exercícios.) *Não,* **dizem os especialistas.** Qual é o verdadeiro culpado? *O ambiente alimentar.* A comida está em todas as partes, o tempo todo. **"O ambiente alimentar é um fator importante para prever a nossa forma de comer", diz o Dr. Scott Kahan,** diretor do National Center for Weight and Wellness. **"E, nos Estados Unidos, os alimentos menos saudáveis são os mais saborosos, os mais baratos, os mais prazerosos. Servidos em porções maiores, estão disponíveis em todos os lugares."**

Hoje em dia, vemos comida em lugares que não seriam comuns: postos de gasolina, lojas de brinquedos, farmácias e até livrarias. A variedade de alimentos e bebidas disponíveis é estonteante, e a grande maioria é processada. **Para piorar a situação, um número cada vez maior de produtos é *ultraprocessado*.** Recentemente, essas categorias de alimentos foram identificadas como fatores de risco para obesidade, bem como para doenças como diabetes tipo 2, doenças cardiovasculares e câncer.

Muitos desses produtos também contêm açúcares adicionais ou outros adoçantes, como xarope de milho com alto teor de frutose — substâncias associadas a obesidade, diabetes tipo 2 e doença hepática gordurosa não alcoólica. **Os pesquisadores descobriram que a frutose também pode interromper o funcionamento saudável do sistema imunológico, causando inflamações.**[7] São ingredientes de alimentos que até consideramos saudáveis, como barras de granola, iogurte e sucos de frutas.

Sim, muitos alimentos e bebidas que se disfarçam de saudáveis são parte do problema, não a solução. **Por quê? Porque, de forma geral, baixo teor de gordura significa alto teor de açúcar.** Como mencionei no Capítulo 1, você precisa ser o gestor da sua saúde, educando-se para tomar decisões embasadas e independentes, mantendo sempre uma boa dose de ceticismo saudável.

Outro desafio é que comemos bastante fora de casa — e as pessoas normalmente consomem de 20% a 40% mais calorias quando comem em restaurantes. Em 2015, pela primeira vez, os norte-americanos gastaram mais dinheiro em restaurantes do que em supermercados — o que significa que passaram a cozinhar menos.[8] Isso, por sua vez, significa maior consumo de calorias. Segundo algumas estimativas, <u>o norte-americano médio ingere mais de 3.600 calorias por dia — um aumento de 24% em relação a 1961</u>, quando a média era de cerca de 2.880 calorias. Quantas calorias deveríamos ingerir? Bem, as diretrizes dietéticas do país para o período 2015-2020 especificam que as mulheres devem consumir cerca de 2 mil calorias diárias e os homens cerca de 2.500, embora as necessidades individuais possam variar dependendo de fatores como idade, altura e a prática de exercícios físicos.

<u>O que parece ainda mais insano são as refeições em restaurantes terem *quadruplicado* de tamanho, quando comparadas às da década de 1950, segundo o CDC.</u> Aqui estão alguns exemplos:

- Em 1995, o pãozinho médio tinha 8cm de largura e continha 140 calorias; em 2015, ele havia mais do que dobrado em tamanho e em calorias, de acordo com os Institutos Nacionais de Saúde do país.
- O número de calorias do cheeseburger médio foi de 333 para 590.
- O refrigerante médio aumentou de 190ml e 82 calorias para 590ml e 250 calorias!

Nós superdimensionamos tudo — inclusive nós mesmos!

Esse último exemplo — o tamanho médio do refrigerante, não apenas nos Estados Unidos, mas também em todo o mundo — aponta para um dos maiores problemas de todos: o sabor sedutor do açúcar líquido.

O fator individual que mais contribui para as calorias e o açúcar adicionado na dieta norte-americana provém das bebidas açucaradas, também conhecidas como bebidas adoçadas com açúcar (SSBs, na sigla em inglês), que incluem tudo, desde refrigerantes e bebidas de frutas até bebidas para esportistas e energéticas. Em média, as SSBs acrescentam 200 calorias por dia às dietas. Ao ingeri-las, absorvemos esse açúcar na corrente sanguínea em questão de minutos.

Com efeito, <u>estudos mostram que pessoas que bebem de uma a duas bebidas açucaradas por dia correm um risco 26% maior de desenvolver diabetes tipo 2 do que as que bebem menos de uma bebida açucarada por mês!</u>[9] Sugiro que você crie um hábito que adotei quando tinha 20 e poucos anos: nada de refrigerantes. Prefira água com limão. É uma das coisas mais simples que você pode fazer para transformar a sua saúde. E, depois de um tempo, nem sentirá falta.

Apesar de eliminar refrigerantes da dieta ser uma das maneiras mais rápidas e simples de proteger a nossa saúde, não devemos substituí-los por *suco*. Os sucos podem conter tanto ou mais açúcares e calorias, e o mesmo vale para bebidas energéticas para esportistas. Além de estarem saturadas de calorias e adoçantes, muitas contêm substâncias que não foram avaliadas pela FDA, sem falar nas altas doses de cafeína. **Elas podem levar a um aumento da pressão arterial de forma perigosamente rápida.**[10]

Certo, agora vamos voltar a atenção para o próximo culpado: ***os alimentos ultraprocessados.*** Eles contêm ingredientes comuns na fabricação industrial de alimentos, como óleos hidrogenados, xarope de milho com alto teor de frutose, agentes aromatizantes e emulsificantes.

Os pesquisadores têm associado os alimentos ultraprocessados — carregados de açúcar, sal, gordura e calorias — a um risco aumentado de diabetes tipo 2, hipertensão e doenças cardiovasculares. Parece algo saboroso?

<u>Um estudo de 2018, publicado no *British Medical Journal*, também descobriu que um aumento de 10% no consumo de alimentos ultraprocessados se correlacionava com um risco de 12% de desenvolver câncer!</u> Como seria de esperar, tais alimentos foram desenvolvidos para serem irresistíveis. "As empresas de alimentos fazem muitas pesquisas para determinar o nível ideal de sal e de açúcar, e qual é a melhor sensação provocada na boca", observou o **Dr. Walter Willett,** um experiente cientista de nutrição, durante um debate na T. H. Chan School pf Public Health, de Harvard, intitulado "Por que comemos demais: o ambiente alimentar tóxico e a obesidade".

Sabe de uma coisa? **Quando se trata de alimentos, o conhecimento pode nos libertar.** Digamos que você esteja correndo para uma reunião matinal ou para deixar o filho na escola, e então decide pegar uma barra de granola para tomar um café da manhã rápido e prático. É saudável, não é? Afinal, é feita com *granola*. Isso é bom, certo? *Errado!* **Mesmo com palavras como "nutrigrãos" e "aveia" estampadas na embalagem, essa barra de granola ultraprocessada está repleta de açúcar, xarope de milho e conservantes. Entretanto, por ser uma pessoa informada, você evita essa armadilha sorrateira.**

Uma solução melhor? Uma tigela de aveia com um pouco de leite e frutas frescas. Pode não ser empolgante. Exige um pouco mais de esforço do que uma barra de granola. Não poderá ser devorada no carro. *Mas esse é o ponto!* Essas pequenas mudanças — como trocar uma barra de granola no café da manhã por uma tigela de aveia integral ou uma maçã — podem parecer triviais demais para fazer alguma diferença. No entanto, elas se somam de maneiras surpreendentes.

Como você descobrirá, mudar o que se come no café da manhã é apenas um dos vários ajustes simples — entre eles, um pequeno "desafio sem açúcar", caminhadas rápidas e um leve aumento no consumo de fibras — que podem ajudá-lo a perder peso, aumentar a energia e escapar da terrível ameaça do diabetes.

Igualmente importante: você também pode fazer uma atualização do seu ambiente alimentar, de modo que ele sustente, efetivamente, os esforços para melhorar a maneira como você come. <u>Para começar, que tal jogar fora todos os alimentos (e bebidas) não saudáveis que estão na sua casa? Faça uma refeição saudável antes de ir ao supermercado, para não sentir fome enquanto estiver andando pelos corredores, e abasteça a despensa com coisas como frutas frescas, vegetais e pão integral, em vez de pão branco.</u> Ter opções de alimentos razoavelmente saudáveis quando sente fome ou está com vontade de fazer um lanche faz uma enorme diferença!

Mas precisamos falar um pouco mais sobre por que essas mudanças sutis são *muito mais* importantes do que imaginamos.

DIABETES + OBESIDADE = DIABESIDADE

"O risco de diabetes tipo 2 aumenta em progressão geométrica com o aumento do índice de massa corporal."

— DR. SCOTT KAHAN, diretor do National Center for Weight and Wellness

O número de norte-americanos diagnosticados com diabetes tipo 2 explodiu nas últimas décadas, praticamente duplicando entre 1980 e 2014. De acordo com o CDC, "mais de 34 milhões de norte-americanos

têm diabetes (cerca de 1 em cada 10) e aproximadamente 90% a 95% deles têm diabetes tipo 2". A estimativa é esse número aumentar para quase 40 milhões até 2030 e para mais de 60 milhões até 2060.

Antes de prosseguirmos, gostaria de me certificar de que as principais distinções entre as diferentes formas de diabetes estejam bastante claras. O diabetes tipo 1 é uma doença autoimune na qual o pâncreas não produz a quantidade suficiente de insulina — um hormônio que regula muitos processos metabólicos e permite que as células do corpo recebam a energia necessária proveniente da glicose. É responsável por 5% a 10% dos casos de diabetes nos Estados Unidos e bem menos comum. De acordo com a Fundação According to the Juvenile Diabetes Research, cerca de 64 mil novos casos são diagnosticados a cada ano.

Já o diabetes tipo 2 é responsável por 90% a 95% de todos os casos de diabetes nos Estados Unidos. A doença é caracterizada por resistência à insulina, alto nível de açúcar no sangue e relativa falta de insulina. Também é definida por um declínio no funcionamento das células beta, cujo principal papel é manter os níveis de glicose no sangue sob controle, produzindo e liberando insulina.

Suponho que você também já tenha ouvido sobre o termo pré-diabetes. Cerca de 88 milhões de adultos nos Estados Unidos — <u>mais de 1 em cada 3 pessoas</u> — têm pré-diabetes, que é caracterizado por níveis de açúcar no sangue mais altos do que o normal devido à resistência à insulina, mas os níveis ainda não são altos o suficiente para que o quadro seja qualificado como diabetes.

Embora o pré-diabetes costume levar ao diabetes tipo 2 — especialmente em pessoas que também são obesas ou apenas com sobrepeso —, cerca de 85% das pessoas com pré-diabetes não sabem que são portadoras dessa condição, e isso acontecer é ainda mais preocupante, porque ele também é um risco para outros problemas graves de saúde, incluídos doenças cardíacas e AVCs. O que você deveria fazer? **Um simples exame de açúcar no sangue pode constatar se você tem pré-diabetes.** Então, é uma sábia precaução perguntar ao seu médico se deveria fazer o exame.

O PRIMEIRO AVANÇO: UMA PEQUENA MUDANÇA NO CONSUMO DE CALORIAS AO LONGO DO TEMPO VAI RESULTAR EM ENERGIA, VITALIDADE E MAIS SAÚDE

"Para fazer tudo o que fizemos com a restrição calórica, seriam necessários cinco medicamentos."

— DR. WILLIAM E. KRAUS, professor,
Departamento de Medicina e Cardiologia da Universidade Duke

Uma pesquisa conduzida por dois anos e publicada na revista *Lancet* revelou que <u>as pessoas que reduziram a ingestão diária de calorias em uma média de 12%, apenas 300 calorias, mostraram uma melhora impressionante na saúde cardiometabólica — isso entre os participantes saudáveis do estudo, com peso médio ou ligeiramente acima da média. É uma quantidade menor do que o número de calorias contidas em um bolinho da Starbucks, uma barra de chocolate ou um café com alguma cobertura adocicada.</u>

<u>Evitar apenas 300 calorias por dia permitiu que os indivíduos perdessem peso e gordura corporal; os níveis de colesterol e triglicerídeos melhoraram; a pressão arterial caiu e eles tiveram mais controle do açúcar no sangue e menos inflamações.</u> Isso é uma notícia fabulosa! Que outra intervenção tão discreta seria capaz de produzir mudanças tão profundas, e para melhor, com tão pouco esforço?

"Não existe medicamento que faça tudo isso", diz o Dr. William E. Kraus, principal autor do estudo e professor de medicina no Departamento de Cardiologia do Instituto de Fisiologia Molecular da Universidade Duke. "Para fazer tudo o que fizemos com a restrição calórica, seriam necessários cinco medicamentos."

Apenas 300 calorias por dia. É incrível, não é? O simples fato de pular aquele biscoito no meio da manhã, aquele frappuccino à tarde ou aquele saco de biscoitos à noite na frente da TV melhora todos os marcadores metabólicos. E, se isso ainda não for suficiente, tem um bônus: você se sentirá melhor. <u>Os participantes do estudo que fizeram essa branda restrição relataram aprimoramentos em vários</u>

parâmetros de qualidade de vida, como aumento de energia, sono mais reparador e melhora do humor. Em outras palavras, essa pequena mudança no estilo de vida proporciona *enormes* ganhos em termos de saúde!

Os participantes do estudo que fizeram essa branda restrição relataram aprimoramentos em vários parâmetros de qualidade de vida, como aumento de energia, sono mais reparador e melhora do humor. Em outras palavras, essa pequena mudança no estilo de vida proporciona enormes ganhos em termos de saúde!

Eu adoro essa descoberta, porque mostra que não é preciso tanto esforço nem tanta força de vontade para cortar 300 calorias por dia. No entanto, esse gesto traz recompensas desproporcionais em muitas áreas da vida! Essa é uma das principais lições que aprendi ao entrevistar investidores bilionários para o livro *Dinheiro: Domine esse jogo*. Uma coisa que os diferencia é que eles estão sempre procurando por apostas assimétricas, nas quais as desvantagens sejam pequenas e as vantagens sejam enormes. Essa ideia de reduzir moderadamente a ingestão diária de calorias é uma aposta vencedora, que pode trazer benefícios impressionantes para a saúde.

E as pessoas com sobrepeso e correndo o risco de desenvolver diabetes tipo 2? Como ficou comprovado, a perda de peso — mesmo em quantidades que podem parecer triviais — é capaz de beneficiar pessoas com sobrepeso que sejam resistentes à insulina ou pré-diabéticas. "Felizmente, até pequenas perdas de peso melhoram o controle glicêmico — e a perda moderada de peso, de modo geral, previne ou melhora quanto ao diabetes tipo 2", afirma o Dr. Kahan. "A mera perda de apenas 3% a 5% do peso corporal já é suficiente para melhorar a ação da insulina e o controle glicêmico."

De fato, o estudo de referência dos Institutos Nacionais de Saúde nos Estados Unidos, conhecido como Programa de Prevenção do

Diabetes, descobriu que <u>adultos com excesso de peso e tolerância diminuída à glicose que perderam apenas de 5% a 7% do peso corporal — cerca de 4kg a 6kg em uma pessoa de 91kg — e fizeram 150 minutos semanais de exercícios físicos de intensidade moderada (como uma caminhada rápida por cerca de 20 minutos diários), reduziram o risco de desenvolver diabetes tipo 2 em 58%</u>.[11] Novamente, esta é uma solução simples com um benefício descomunal. E, mesmo que as mudanças no estilo de vida e o tratamento com metformina (um medicamento popular para diabetes) tenham reduzido, *juntos*, a incidência do diabetes em pessoas de alto risco, a intervenção no estilo de vida foi "significativamente mais eficaz do que a metformina".

O programa se mostrou tão eficaz que serviu de inspiração para outros programas estruturados de intervenção no estilo de vida, que estão sendo oferecidos em muitas localidades para pessoas com alto risco de desenvolver diabetes tipo 2. O carboidrato dietético é o maior determinante da resposta glicêmica pós-prandial, e vários estudos clínicos demonstraram que dietas com baixo teor de carboidratos melhoram o controle glicêmico. Nesse estudo, foi testada a hipótese de que uma dieta com restrição de carboidratos levaria a uma melhora acentuada no controle glicêmico em um período de 24 semanas em pacientes com obesidade e diabetes tipo 2. Para saber mais, visite o site, em inglês, cdc.gov/diabetes/prevention/index.html.

DETALHES DO PROGRAMA DE PREVENÇÃO DO DIABETES

Projeto e métodos de pesquisa

Ao todo, 84 voluntários da comunidade, com obesidade e diabetes tipo 2, foram selecionados aleatoriamente para uma dieta cetogênica com restrição de carboidratos (<20g de carboidratos por dia; LCKD, na sigla em inglês) ou para uma dieta com baixo índice glicêmico e baixo teor calórico (déficit de 500kcal/dia de dieta de manutenção de peso; LGID, na sigla em inglês). Ambos os grupos tiveram reuniões coletivas, suplementação nutricional e recomendação de exercícios físicos. O resultado principal era o controle glicêmico, medido pela hemoglobina A1c.

Resultados
Completaram o estudo 49 participantes (58,3% do total). Ambas as intervenções levaram a melhoras na hemoglobina A1c, na glicose em jejum, na insulina em jejum e na perda de peso. O grupo LCKD apresentou uma melhora mais evidente na hemoglobina A1c (-1,5% contra -0,5%, p = 0,03), no peso corporal (-11,1kg contra -6,9kg, p = 0,008) e no colesterol de lipoproteína de alta densidade (+5,6mg/dL contra 0mg/dL, p < 0,001) em comparação com o grupo LGID. Medicamentos para diabetes foram reduzidos ou eliminados em 95,2% dos participantes do grupo LCKD contra 62% dos participantes do grupo LGID (p < 0,01).

Conclusão
A modificação dietética levou a uma melhora no controle glicêmico e à redução/eliminação de medicamentos em voluntários motivados com diabetes tipo 2. A dieta com restrição de carboidratos levou a uma melhora mais significativa no controle glicêmico e à redução/eliminação mais frequente de medicamentos do que a dieta de baixo índice glicêmico. A modificação do estilo de vida usando intervenções com restrição de carboidratos é eficaz para melhorar e reverter o diabetes tipo 2.

PERDER PESO PODE REGENERAR AS CÉLULAS DAS ILHOTAS PANCREÁTICAS

"O diabetes tipo 2 é uma doença reversível cuja remissão pode ser alcançada e mantida."

— DR. ROY TAYLOR

Uma doença para a vida toda. Uma doença crônica. Uma doença progressiva. Desde que me lembro, essas têm sido as opiniões predominantes sobre o diabetes tipo 2 entre médicos e pacientes. No entanto, pesquisadores do Reino Unido vêm demonstrando que, na realidade, *não* precisa ser assim.

As últimas descobertas do Ensaio Clínico de Remissão do Diabetes (DiRECT, na sigla em inglês), publicadas na revista *Lancet* e apresentadas na sessão científica da American Diabetes Association, em 2019, são notáveis. Em resumo: **perder uma quantidade substancial de peso em um período de tempo relativamente curto pode *reverter* o diabetes tipo 2. "Hoje, as pessoas com diabetes tipo 2 têm uma escolha, em vez de uma condenação perpétua"**, afirma o Dr. Roy Taylor, autor sênior do estudo e professor de medicina e metabolismo da Universidade de Newcastle, na Inglaterra.

E isso não é tudo. Os pesquisadores não apenas demonstraram que a reversão é possível, como também constataram que ela envolve o que tem se tornado **o cálice sagrado no tratamento do diabetes —** *a restauração das células beta*, aquelas células do pâncreas que produzem insulina. De fato, as descobertas do estudo desafiam e derrubam duas das crenças mais básicas e difundidas: que o diabetes tipo 2 é irreversível e as células beta danificadas durante o processo estão perdidas.

Por muito tempo, presumiu-se que, uma vez danificadas em função da obesidade, as células beta estariam *mortas*. Perdidas para sempre. Liquidadas. Adivinhe só? **O Dr. Taylor, junto com a equipe dele, mostrou que as células beta ainda estão lá — elas só não conseguem mais funcionar devido ao excesso de gordura no fígado e no pâncreas.** "Elas não estão mortas", diz Taylor. "Apenas entraram em um modo de sobrevivência sob o estresse metabólico causado pelo excesso de nutrição" — uma expressão educada para se referir a muita comida e muita gordura.

Resumindo: quando retiramos a gordura, as células beta se regeneram. Elas começam a produzir insulina. E o diabetes desaparece. Assim, reduzimos o risco de uma série de complicações devastadoras, como doenças cardiovasculares, insuficiência renal, doença de Alzheimer, amputações, impotência, depressão e cegueira. Não sei qual é o termo científico para uma simples intervenção capaz de curar o corpo de tantas maneiras importantes. Eis, no entanto, como eu a chamo: magnífica!

Quanto peso as pessoas precisaram perder para colocar o diabetes tipo 2 em remissão? O número mágico mínimo foi de cerca de 10kg. Mas a maioria dos que alcançaram a remissão perdeu ainda mais — pelo menos 15kg.

O impacto dessa perda de peso foi incrível. **Segundo o Dr. Taylor, o risco de doença cardiovascular, por exemplo, despencou quando os participantes perderam esses 15kg.** Além do mais, acrescentou, em um acompanhamento de dois anos com os pacientes do estudo DiRECT, "não houve novos casos de câncer" entre os 149 pacientes do "grupo de perda de peso". Trata-se de um resultado excepcional.

Qual é a conclusão? **"Se as pessoas perderem 10kg"**, diz Taylor, **"e caso se mantenham nesse peso por dois anos, há uma probabilidade de 66% de escaparem do diabetes tipo 2".**

Bem, para dizer a verdade, o programa de gerenciamento de peso do DiRECT pode parecer rígido, mas o Dr. Taylor ficou satisfeito ao descobrir que **os participantes do estudo consideraram o regime alimentar "aceitável" e que a fome deles desapareceu "após as primeiras 36 horas".** A prescrição envolvia restrição calórica na forma de uma dieta de shakes, totalizando cerca de 825 calorias por dia durante 12 semanas, seguida por uma reintrodução gradual de alimentos sólidos por mais 6 semanas.

Vejamos o exemplo de Allan Tutty, que tinha 52 anos quando ingressou no estudo. **Ele foi diagnosticado com diabetes tipo 2 cerca de um ano antes, quando fez uma consulta de rotina.** Ele se lembra do choque quando recebeu a notícia. "Tem certeza?", perguntou Tutty. "Não seria um erro?" Afinal, ele estava vivendo uma vida normal, trabalhando e dedicando-se à família. Sim, ele ganhou peso ao longo dos anos, mas nada muito extremo. "Eu estava me sentindo bem", lembra-se ele.

Na clínica de diabetes local, ele ouviu o mesmo diagnóstico. **"Foi como se o médico dissesse: 'Você tem diabetes, lide com isso. Você vai ter essa doença a vida inteira. Não há cura. Não há esperança.'"**

Tutty, que mora em Sunderland, na Inglaterra, ainda estava irritado e chateado quando ficou sabendo do ensaio clínico DiRECT, a ser realizado na vizinha Newcastle. **Então a atitude dele logo mudou de *"Por que eu?"* para *"Por que não eu?"*.** A chateação se transformou em esperança — junto com uma boa dose de determinação. Quando ele contou a um médico da clínica de diabetes local sobre o estudo, a resposta foi: "Bem, eu lhe desejo boa sorte. Provavelmente vai ser um fracasso." Mas Tutty estava decidido a provar que o médico estava errado.

Quando começou o programa de gerenciamento de peso, Tutty estava pesando 98kg. Considerando-se a altura de 1,78m, o IMC era de 31, o que o posicionava logo acima da linha da obesidade. No início, a dieta foi difícil, mas ele se adaptou rapidamente. Passou o Natal e o Ano-Novo sem comer (ou beber) qualquer coisa que fugisse do regime diário. **E, no fim do programa, ele estava pesando 85kg. Foi uma conquista!**

<u>O efeito na saúde dele foi espetacular. O nível de açúcar no sangue em jejum caiu para a faixa normal. Seis meses depois, ele continuava sem diabetes. E isso *ainda* se mantém, mais de sete anos depois.</u> Embora Tutty reconheça que não tenha conseguido evitar *todo* o excesso de peso, evitou o suficiente para permanecer livre do diabetes.

Qual é o segredo do sucesso contínuo? Tutty diz que agora faz as refeições em horários regulares e passou a acordar cedo. "Gosto de começar a trabalhar por volta das 7h30, então acordo às 5 horas, levo o cachorro para passear, volto para casa e como religiosamente uma tigela de mingau de aveia com leite e algumas nozes ou frutas frescas." No almoço, ingere sopa de leguminosas e, por volta das 18 horas, um jantar cedo, de frango ou peixe com legumes.

Para acessar a dieta usada no ensaio clínico DiRECT, bem como várias versões "faça-você-mesmo", acesse o site em inglês www.directclinicaltrial.org.uk. Clique em **"Remission Resources"** para visualizar uma prévia dos diferentes planos alimentares. Antes de qualquer coisa, consulte um médico. Você também pode conferir o mais recente livro do Dr. Taylor, *Life Without Diabetes* [A vida sem diabetes], que oferece mais conselhos detalhados sobre como reverter o diabetes tipo 2 com mudanças na dieta.

O QUE FAZ VOCÊ GANHAR PESO: OS CARBOIDRATOS OU A GORDURA?

"Desde a década de 1950, as pessoas passaram a ingerir mais gordura, açúcar, carne e calorias — uma média de 67% a mais de gordura, 37% a mais de açúcar, 26kg a mais de carne e 800 calorias a mais por pessoa."

— DR. DEAN ORNISH

Não podemos prosseguir sem nos aprofundarmos um pouco mais no importante assunto do *que* **não** *comer*. Qual é a resposta? *Carboidratos refinados* — que, por acaso, também são o ingrediente principal de muitos produtos com baixo teor de gordura, assim chamados "alimentos saudáveis", que se tornaram onipresentes nas últimas décadas e contribuíram para as epidemias de obesidade e diabetes.

Qual é o problema com os carboidratos? Eles causam picos de açúcar no sangue, aumentando os níveis de insulina. E altos níveis desse hormônio — também conhecida como "hormônio de armazenamento de gordura" — forçam o corpo a armazenar calorias como gordura.

Por enquanto, um ponto de vital importância a ser lembrado é que carboidratos processados ou refinados — por exemplo, farinha branca, pão branco e massas — não fazem bem, por mais que você goste deles. A verdade é que eles se comportam como o açúcar dentro do corpo.

"Carboidratos refinados são o açúcar oculto", adverte o **Dr. Dariush Mozaffarian,** diretor da Friedman School of Nutrition Science and Policy da Tufts University. "O ganho de peso associado às balas Skittles equivale ao ganho de peso associado aos cereais açucarados, ao pão branco ou à rosquinha", acrescenta.

UM PLANO PRÁTICO PARA ACABAR COM A DIABESIDADE

"Os carboidratos processados estão entre os componentes de menor qualidade da oferta alimentar, sendo responsáveis pela maioria das doenças relacionadas à alimentação nos Estados Unidos."

— DR. DAVID LUDWIG, ph.D.

Antes de encerrarmos este capítulo, gostaria de lhe apresentar duas soluções simples e poderosas, que podem ajudá-lo a vencer a dupla ameaça da obesidade e do diabetes. Por favor, volte também ao Capítulo 12 para se sentir ainda mais motivado e obter conhecimento sobre os extraordinários benefícios de combinar uma dieta baseada em vegetais com a prática regular de exercícios físicos e o jejum intermitente.

Solução nº 1: Reduza radicalmente a ingestão de açúcar

Para Peter Diamandis, não há meio-termo. Ele afirma que "o açúcar é um veneno". Não está convencido? Então confira as palestras do Dr. Lustig em youtube.com/c/RobertLustigMD. **Se quiser assistir a um vídeo para entender o impacto devastador do açúcar no nosso corpo, recomendo a palestra TEDx do Dr. Lustig.**

Gary Taubes, autor de *Açúcar: Culpado ou inocente?*, conclui que "existem evidências suficientes para considerarmos o açúcar uma substância tóxica e para tomarmos uma decisão embasada sobre a melhor maneira de equilibrar os prováveis riscos com os benefícios. Entretanto, para saber quais são esses benefícios, basta ver como é a vida sem açúcar". Foi isso que Peter decidiu fazer.

Ele e 20 membros do clube Abundance, do qual ele faz parte, e do meu grupo, Platinum Partner, se reuniram em 2020 e criaram um grupo no WhatsApp para enfrentar um "desafio sem açúcar" de 22 dias, o que significava que não poderiam comer nada com adição de açúcar e ingerir uma quantidade bastante limitada de carboidratos durante o período. O desafio foi coordenado pelo Dr. Guillermo Rodriguez Navarrete, ph.D., líder mundial nos estudos sobre os efeitos do vício em açúcar.

E qual foi o impacto desse desafio? Peter, que participou do desafio com a irmã, a sobrinha e vários membros da equipe dele, avalia: "Foi uma das coisas mais impactantes que já fiz. Fiquei com mais energia, a necessidade de medicamentos para pressão arterial diminuiu e perdi quase 2kg."

O que tornou esse desafio fácil e possível? Fazê-lo na companhia de outras pessoas e ir acompanhando o processo a cada refeição. "As 20 e poucas pessoas no grupo do WhatsApp trocavam mensagens com fotos das refeições, informações sobre o peso que haviam perdido, e todas torciam umas pelas outras. O apoio do grupo tornou tudo mais fácil e divertido", diz Peter.

<u>Se o peso for uma questão importante para você, por que não começar eliminando, por 22 dias, esse único elemento da dieta? Por experiência própria, posso dizer que percebemos uma mudança radical na energia e na força. Por que não se comprometer hoje</u>

mesmo? Se quiser mais detalhes sobre como fazer esse desafio de 22 dias, visite o site, em inglês, lifeforce.com. Mas não antes de fazer uma consulta médica, para confirmar se o desafio é adequado para você.

Solução nº 2: Mude a dieta e escolha alimentos de qualidade

Já falamos muito sobre o que *não* comer. E o que comer? **Um princípio básico de especialistas como o Dr. Ludwig é que precisamos priorizar alimentos de qualidade. Isso se aplica a carboidratos e gorduras. Pode parecer contraintuitivo, mas as gorduras saudáveis podem, na verdade, ajudar a estabilizar o açúcar no sangue.** Em seu livro *Always Hungry?* [Sempre com fome?], Ludwig declara: "A maneira mais rápida de abaixar os níveis de insulina é substituir os carboidratos processados pela gordura." **As gorduras que ele fala aqui são: azeite, abacate, nozes, peixes gordurosos (como salmão selvagem, charque ártico, cavala do Atlântico e sardinha) e, talvez, alguns laticínios integrais (como iogurte sem açúcar).** "Alimentos ricos em gordura ajudam a nos sentir saciados e não desencadeiam as altas e as baixas de insulina, tal como a maioria dos carboidratos processados", explica Ludwig. "Sem essas altas e baixas, o açúcar no sangue ficará mais estável e o corpo poderá acessar o combustível que está armazenando nas células adiposas."

Em relação aos carboidratos, considere os vegetais sem amido, toda e qualquer verdura (entre elas hortaliças para saladas), leguminosas, legumes, frutas e grãos integrais. Às vezes chamados de "carboidratos lentos", os grãos integrais podem ser um componente fundamental de uma dieta saudável, em parte porque demoram mais para serem digeridos do que os grãos refinados e causam um aumento relativamente gradual do açúcar no sangue.

Considere substituir "grãos brancos" de baixa qualidade por "grãos integrais" de alta qualidade — por exemplo, arroz integral, quinoa, farro e aveia cortada em aço (ou seja, aveia no café da manhã, em vez de cereais açucarados embalados em caixa). Se quiser dar um passo além, opte por grãos antigos como trigo-sarraceno, cevada, arroz selvagem e espelta, que são ainda mais nutritivos.

Eis outra percepção valiosa que é muito simples e prática! Os grãos integrais oferecem um benefício adicional: a fibra, que alguns nutricionistas chamam de superalimento negligenciado.

Uma meta-análise, publicada no *Journal of Diabetes and Its Complications*, descobriu que a fibra de cereais (isto é, de grãos integrais) protege contra o diabetes tipo 2. <u>Uma revisão de quatro décadas de pesquisas realizadas pela OMS constatou que o consumo diário de, pelo menos, 25g a 29g de fibras está associado a benefícios cruciais para a saúde, tais como redução dos riscos de diabetes tipo 2, acidente vascular cerebral, doença arterial coronariana e câncer colorretal.</u>

DUAS TECNOLOGIAS INOVADORAS PARA COMBATER A OBESIDADE

Agora que você conhece os princípios básicos sobre o que comer e o que *não* comer, está em uma posição privilegiada para evitar ou desfazer os muitos efeitos nocivos do excesso de peso ou da obesidade. **Entretanto, também gostaria de me certificar que você esteja a par de dois avanços tecnológicos engenhosos que, quando combinados com escolhas inteligentes de estilo de vida, podem lhe oferecer novas e poderosas ferramentas para tratar diabetes e obesidade.**

Para começar, a <u>Gelesis</u>, uma empresa de biotecnologia sediada em Boston, criou uma pílula natural chamada **Plenity**, que reduz o apetite provocando uma sensação de saciedade imediatamente antes de comer. E como funciona? O Plenity é um hidrogel superabsorvente feito de celulose (derivada de plantas e vegetais, especificamente do pepino) combinada com ácido cítrico (também derivado de plantas). A criação da pílula se inspirou na natureza, imitando, basicamente, o efeito de comer vegetais crus. **Por isso, são mínimos, ou inexistentes, os perigosos efeitos colaterais e as toxicidades que comumente observamos em outros comprimidos relacionados a dietas.**

De 20 a 30 minutos antes do almoço e do jantar, basta tomar três cápsulas de Plenity e ingerir dois copos de água. **As minúsculas partículas de hidrogel presentes nessas cápsulas se expandem cerca de cem** vezes dentro do estômago, à medida que vão absorvendo água. E qual é o resultado? Você se sente mais saciado e menos propenso a comer demais.

O Plenity, aprovado pela FDA como uma ferramenta para gerir o peso, está disponível sob prescrição médica para adultos com sobrepeso ou obesos, com um IMC de 25 a 40 — um total de cerca de 150 milhões de pessoas nos Estados Unidos.

E qual é a eficácia do Plenity? Em um ensaio clínico que envolveu 436 adultos com sobrepeso ou obesidade, os resultados foram impressionantes.[12] Os pacientes tomaram três cápsulas duas vezes ao dia, em conjunto com uma dieta equilibrada e exercícios físicos moderados por cerca de 30 minutos diários. <u>**Ao longo de seis meses, 59% do grupo que tomou a pílula perdeu uma média de 10% do peso corporal — cerca de 10kg!**</u> Os pacientes do grupo que tomou placebo também perderam peso, graças aos benefícios da dieta e dos exercícios físicos. Mas os resultados foram significativamente melhores no primeiro grupo.

Embora seja natural e seguro, você ainda precisará conversar com um profissional de saúde habilitado a prescrevê-lo nos Estados Unidos e a enviá-lo para você. Temos de ressaltar também a eficácia do Plenity quando combinado a **exercícios físicos e dieta — em outras palavras, como parte de um estilo de vida saudável e não como uma solução rápida.** Para saber mais, visite o site em inglês MyPlenity.com.

O Wegovy é o segundo avanço tecnológico que você deve conhecer. **Aprovado pela FDA em 2023,** esse medicamento tem o potencial para mudar a vida de quem o ingere. Pode parecer um exagero, mas foi o que aconteceu com Jeffrey Huang.

Não há nada mais frustrante para muitas pessoas que estão tentando emagrecer do que entrar em um consultório médico e ouvir que é preciso controlar a dieta para diminuir a HbA1c, uma medida de glicose usada para diagnosticar diabetes. Foi esse o caso de Huang, que havia chegado a ponto de não suportar mais as consultas presenciais, e, por isso, passou a fazê-las por telefone.

Por quê? Bem, ele pesava 172kg e sentia vergonha desse peso. Tinha pavor de entrar na sala de espera de um consultório médico e descobrir que não cabia nas cadeiras. Ele estava cansado de se sentar diante do médico e ouvir a velha ladainha sobre ingerir alimentos mais saudáveis. Ele estava tentando.

Huang se sentia em uma espiral descendente, sem saída. Ele foi demitido, o casamento tinha acabado e as duas filhas moravam com a mãe. Aos 43 anos, Huang se viu sozinho, desempregado e deprimido.

Em janeiro de 2021, um médico o alertou sobre o nível de HbA1c no sangue, que chegou a 11,6%. Um limiar de 6,5% já seria indício de diabetes. Ele já estava tão além daquele limite que o médico considerou inevitável haver complicações perigosas e fatais causadas pelo diabetes.

Huang se mostrou cético quando os médicos lhe disseram que havia uma nova opção de medicamento chamada **semaglutida, em formato de canetas semelhantes às usadas por alérgicos. O médico havia constatado alguns resultados surpreendentes desse medicamento, inclusive uma queda de 50% nos níveis de HbA1c e uma perda de peso de até 22kg. Além do mais, essa melhora expressiva poderia acontecer rapidamente — às vezes, em alguns meses.**

O médico de Huang lhe enviou algumas dessas canetas, que ele usaria para aplicar a droga inovadora em si mesmo, uma vez por semana. Ele começou com uma dose baixa, que foi sendo aumentada aos poucos. No passado, Huang tinha sofrido quase todos os efeitos colaterais possíveis dos medicamentos que usou. E sabe do que mais? Com aquele ali, não houve nenhum efeito colateral.

Seis meses depois, quando Huang tomou conhecimento da nova taxa de HbA1c, ficou perplexo. Ele perguntou se, por acaso, não teria sido um erro, se não teria recebido os resultados laboratoriais de outro paciente. No entanto, aqueles resultados eram os dele! O nível de HbA1c tinha caído para 7,5% e a glicose estava bem controlada. Ele havia perdido 30kg! Quando o peso começou a diminuir, Huang voltou a ficar empolgado. A motivação e a capacidade de se exercitar retornaram. Ele era uma nova pessoa.

Naquele dia, ao sair do consultório médico, Huang jurou que reconquistaria a família e mostraria que a esposa e as filhas ainda tinham um marido e um pai pelos quais valia a pena lutar. Ele estava determinado a provar que poderia cuidar de si mesmo e mudar de vida.

Curiosamente, a **semaglutida** não foi originalmente concebida para ser um medicamento para a perda de peso. Na verdade, continua sendo mais conhecida como um tratamento para o diabetes tipo 2. Mas estudos iniciais demonstraram como ele também poderia ser eficaz para adultos com sobrepeso ou obesidade. **Em um estudo, pessoas que tomaram uma dose semanal de semaglutida por cerca de 18 meses perderam, em média, 15% do peso corporal. Ainda mais impressionante, um terço de todos os participantes perdeu 20% do peso.**[13] **Isso é comparável ao que se poderia esperar de uma cirurgia bariátrica — uma intervenção muito mais arriscada e invasiva.**

Os resultados foram tão impressionantes que, em junho de 2021, a **Novo Nordisk** — a gigante farmacêutica dinamarquesa — obteve a aprovação da FDA para comercializar a semaglutida como um medicamento para a perda de peso. **Ela é comercializada sob o nome de Wegovy, um medicamento prescrito para adultos obesos ou adultos com sobrepeso e com, pelo menos, uma doença associada ao peso (como hipertensão, por exemplo).**

E como o Wegovy funciona? Ele mimetiza um hormônio, o GLP-1, que ajuda a abaixar os níveis de açúcar no sangue após as refeições. Ele diminui a rapidez com que o estômago digere os alimentos. E, ao bloquear um hormônio que faz com que o fígado libere açúcar, reduz a fome.

Não esqueça de consultar um médico antes de tudo. Também vale a pena enfatizar que não se trata de uma solução milagrosa que o libertará da necessidade de se alimentar bem e de se exercitar com regularidade! **Assim como o Plenity, o Wegovy foi concebido com a finalidade de ser usado como um coadjuvante para escolhas inteligentes de estilo de vida, tais como uma dieta saudável e a prática regular de exercícios físicos.**

Espero que você esteja ficando animado e empoderado! É possível fazer muitas coisas para controlar o peso e mudar de vida, quer você esteja com sobrepeso, com obesidade, quer apenas preocupado com o fato de estar um pouco negligente. É **muito importante reconhecer que pequenas mu-**

danças podem trazer grandes recompensas. Lembre-se: se você remover, de forma consistente, 300 calorias por dia — aquele bolinho! —, o efeito ao longo do tempo pode ser transformador. Imagine se fizesse um pouco mais?

Mas a melhor notícia de todas é que hoje sabemos, sem sombra de dúvida, que o diabetes tipo 2 não é uma condenação perpétua. Temos a escolha, o conhecimento, o poder para *evitá-lo* e até *revertê-lo*, para que ele desapareça da nossa vida e nunca mais volte.

Agora, vamos focar um desafio muito diferente, mas igualmente urgente: a busca pela preservação — e, inclusive, o aprimoramento — do nosso poder cognitivo e da nossa energia mental à medida que envelhecemos. **Vamos explorar os mais recentes e inovadores avanços no combate à doença de Alzheimer e à demência.**

CAPÍTULO 22
A DOENÇA DE ALZHEIMER

"Dito de uma forma simples, a expectativa do nosso cérebro deveria corresponder à nossa expectativa de vida."
— DRA. MERYL COMER, autora de *Slow Dancing with a Stranger*, um relato da batalha do marido dela contra a doença de Alzheimer

De todos os gigantescos desafios nesta seção do livro, nenhum é mais assustador do que a doença de Alzheimer, com cerca de 6 milhões de casos apenas nos Estados Unidos e pelo menos 50 milhões em todo o mundo.[1] Outras doenças degenerativas são impiedosas, roubando das pessoas a independência, a dignidade, o gosto pela vida. Mas a doença de Alzheimer eleva esse roubo a um terrível patamar. Ela sequestra a capacidade de formar ou de acompanhar um raciocínio. Destrói a linguagem, a memória e o pensamento lógico. **Priva as pessoas da própria *identidade*, de tudo o que elas são e de tudo o que elas foram. Se perdermos a capacidade de pensar com clareza, quem seremos nós?**

A doença de Alzheimer mata mais norte-americanos do que o câncer de mama e o câncer de próstata juntos, e, hoje em dia, é a sexta principal causa de morte nos Estados Unidos. A pneumonia é uma causa de morte comum em pessoas com esse diagnóstico, pois não conseguir engolir significa que alimentos e bebidas podem adentrar os pulmões e causar infecções. Outras causas comuns de mortalidade entre pessoas com doença de Alzheimer incluem a desidratação e a desnutrição. É uma forma brutal de morrer.

A doença atinge cerca de 10% das pessoas com mais de 65 anos. Na faixa etária de 85 anos ou mais, é mais de um terço.[2] O custo é enorme — para os pacientes, os entes queridos e a sociedade como um todo.

Atualmente, porém, há uma enorme razão para estarmos otimistas! Como você verá neste capítulo, **uma nova geração de médicos pioneiros está tentando impedir que a doença de Alzheimer prossiga em sua devastadora marcha sobre a humanidade.** Eles estão fugindo do lugar-comum e testando novas modalidades clínicas, como a farmacologia molecular, a imunologia, a neurocirurgia e até a terapia genética, que talvez se tornem disponíveis nos próximos cinco anos. **Se ao menos uma ou duas dessas abordagens obtiverem o sucesso esperado, *tudo* mudará. A demência poderá perder, em breve, seu tenebroso poder.**

Para além disso, todos nós podemos dar passos concretos *hoje*, desde simples mudanças no estilo de vida até treinamento cognitivo, para melhorar as probabilidades de nos mantermos lúcidos ao longo dos anos. Com isso, teremos uma chance muito maior de evitar o crepúsculo cinzento da doença de Alzheimer — para a qual existe apenas um único medicamento, recentemente aprovado pela FDA —, bem como o distúrbio menos grave, porém mais comum, chamado *comprometimento cognitivo leve* (CCL). Resumindo, há uma esperança razoável de que a demência não faça parte do futuro. Hoje, os mais destacados cientistas acreditam que, no novo normal que se aproxima, preservaremos — e até *aumentaremos* — a nossa energia mental à medida que envelhecermos.

Atualmente, existem cinco[3] medicamentos aprovados pela FDA que controlam os sintomas da doença, e apenas um — o aducanumabe — cujo alvo é modificá-la. O processo de liberação do aducanumabe foi acelerado em 2021, com eficácia a ser comprovada até 2030, o que tem gerado bastante controvérsia.

Mas há uma luz brilhando fortíssima no fim desse longo, sinuoso e angustiante túnel.

Neste capítulo, apresentaremos pensadores incríveis e originais, que vêm enfrentando o desafio que é tratar a demência. Eles estão descartando velhas hipóteses e buscando fatores menos óbvios — como as <u>neuroinflamações — que possam estar favorecendo o acúmulo de duas proteínas específicas responsáveis pela formação de placas no cérebro: a amiloide e a tau. O melhor de tudo é que eles não se</u>

<u>contentarão em retardar o descenso dos pacientes à escuridão da doença de Alzheimer — eles estão interessados em encontrar uma cura definitiva.</u>

Compartilharemos as novas e empolgantes descobertas científicas e algumas abordagens que você mesmo poderá usar ativamente, incluídas algumas opções não invasivas que nada têm a ver com medicamentos. Porque, pela primeira vez, há soluções revolucionárias e razoáveis no horizonte. Elas incluem:

- Um simples **exame de sangue capaz de prever a doença de Alzheimer** — anos antes de os sintomas aparecerem — com até 96% de precisão,[4] permitindo que as pessoas tomem medidas protetivas para suplementar os níveis de proteínas ausentes e manter baixos os níveis de amiloide — o que, segundo alguns especialistas, poderá impedir a manifestação da doença.
- Novas plataformas de descoberta de medicamentos que identificaram **mais de 50 drogas que impedem o avanço de proteínas perigosas**, e uma empresa chamada Marvel Biome, que está **aproveitando o poder do microbioma para combater a neurodegeneração.**
- **Um novo sistema destinado a eliminar as toxinas do cérebro** que demonstrou melhorar a cognição em **camundongos mais velhos, que receberam infusões de plasma de camundongos mais jovens.**
- Uma **vacina já em fase avançada de ensaios clínicos, que retardou a progressão da doença de Alzheimer com *poucos efeitos colaterais indesejados*.** Apenas uma injeção a cada três meses ou seis meses pode treinar o sistema imunológico a combater a doença, reduzir o número de depósitos amiloides no cérebro e melhorar o funcionamento mental.
- Acredite ou não, existe um composto de **cogumelos psicodélicos que exerce os efeitos curativos dos fungos em doenças neurodegenerativas.** Os cogumelos juba-de-leão induziram melhorias cognitivas em pacientes com demência — e eles têm gosto de lagosta!

- **Medidas simples e eficazes, que você pode tomar para melhorar a saúde do cérebro** — tudo, desde dormir o suficiente (o que elimina, naturalmente, a proteína amiloide) até a interação social (o que reduz pela metade o risco da doença) e a prática de exercícios físicos (quando se trata de diminuir o risco de demência, explicarei por que uma **caminhada rápida é ainda melhor do que um treino pesado na academia**).
- **E um tratamento emergente que, talvez, seja o mais promissor de todos.** A crença comum é que, quando o cérebro de uma pessoa começa a se deteriorar, as memórias e as funções cognitivas se perdem para sempre. **No entanto, uma nova pesquisa em animais, desenvolvida na Universidade da Califórnia, em São Francisco, demonstrou que o cérebro NÃO perde as capacidades cognitivas e as memórias essenciais de modo permanente, conforme se pensava. Em vez disso, esses recursos ficaram aprisionados e bloqueados, e, ao se reconectar a comunicação entre as partes do cérebro, podem ser restaurados!** Vamos examinar 13 abordagens de ponta capazes de nos colocar, potencialmente, no caminho de curar essa doença.

APAGANDO A DOENÇA DE ALZHEIMER

"Eu não digo 'curar' a doença de Alzheimer. Eu falo em erradicá-la."
— DR. RUDY TANZI

Um dos principais cientistas e pioneiros na área é o **Dr. Rudy Tanzi**, diretor da Unidade de Pesquisa em Genética e Envelhecimento do Hospital-Geral de Massachusetts e vice-presidente do Departamento de Neurologia e codiretor do McCance Center for Brain Health. Muito do que sabemos sobre a esquiva doença de Alzheimer está fundamentado nas pesquisas feitas por ele, que também é o presidente do Cure Alzheimer's Fund Research Leadership Group. **No início da carreira, ele descobriu o gene da doença de Alzheimer, denominado beta-amiloide. Então, desempenhou um papel fundamental na descoberta de outros genes que provocam a eclosão da doença de início precoce. E a lista continua. Ele é um homem de múltiplas atividades, **já que coordena, ainda, o Projeto Genoma da Doença de Alzheimer e está procurando identificar os micróbios exatos (bacterianos, virais, fúngicos) que habitam o cérebro dos pacientes e desencadeiam a amiloidose, uma marca registrada da doença.**

Rudy nasceu em Cranston, um subúrbio de Providence, Rhode Island, filho de pais com ascendência italiana. Quando olhou ao redor, percebeu que a maioria dos garotos da idade dele não chegava a cursar a faculdade. Rudy, contudo, sempre sonhou grande. Embora se sentisse tentado a seguir a paixão pela música, decidiu explorar o interesse que tinha pela ciência. Ele se formou em microbiologia na Universidade de Rochester e entrou no Henry Tabor Laboratory, onde a carreira decolou.

Enquanto outros estudantes universitários do curso acompanhavam as aulas de introdução à biologia, Rudy já estava devorando artigos dedicados às mais recentes descobertas sobre os mecanismos do DNA e a genética molecular. **Ele gostava de pensar em si mesmo como um visionário, não se permitindo ficar preso a regras e fórmulas existentes, e não tinha receio de levar a ciência a lugares ainda não visitados.** No laboratório, trabalhou no mapeamento genético de bactérias, onde absorveu conhecimentos como se fosse uma esponja, rodeado de outros pioneiros da biologia molecular.

Antes de ingressar na pós-graduação, Rudy trabalhou como técnico no laboratório do Dr. James Gusella. Na época, era raro atribuir a um técnico um projeto próprio. Entretanto, novamente, as regras não significavam muito para Rudy. Depois de pedir ao Dr. Gusella um pequeno projeto pelo qual pudesse se tornar responsável, ele foi encarregado de construir o primeiro **mapa genético completo do cromossomo 21**, envolvido na síndrome de Down. **Rudy logo percebeu que as pessoas com síndrome de Down têm uma propensão maior para a doença de Alzheimer. Ele disse ao Dr. Gusella que pretendia pesquisar o gene da doença de Alzheimer, o beta-amiloide.** A mentalidade dele, otimista e motivada, o preparou para o sucesso.

Na pós-graduação na Universidade Harvard, Rudy foi à caça do gene amiloide. Era uma meta ambiciosa, praticamente impossível. **As pessoas diziam que ele e o orientador estavam loucos, que gastariam anos procurando um gene que não existia, já que a proteína amiloide era apenas o lixo acumulado no cérebro.** Rudy, porém, não hesitou em nenhum momento. **Foram anos de experimentos, e ele acabou clonando com sucesso o gene, além de ter descoberto o gene precursor dessa proteína (APP, na sigla em inglês).**

A paixão pela genética molecular e a neurociência aumentou quando Rudy permaneceu em Harvard e se tornou **professor na Faculdade de Medicina da universidade e diretor da unidade de genética e envelhecimento do Hospital-Geral de Massachusetts.** Lá, ele consolidou a própria reputação como um líder na vanguarda das pesquisas sobre a doença de Alzheimer e **foi um dos descobridores dos dois primeiros genes da doença de início precoce, o PSEN1 e o PSEN2.**

Portanto, vamos dar uma olhada em algumas soluções possíveis, que podem ser usadas por você mesmo ou recomendadas para alguém que você ama, que talvez venha a enfrentar a doença no futuro ou que já esteja lutando contra ela.

Ferramenta nº 1: Moduladores de gama-secretase

<u>Nas últimas duas décadas, Rudy vem trabalhando em medicamentos chamados moduladores de gama-secretase.</u> Pode-se pensar neles da seguinte maneira: o que a atorvastatina faz para o colesterol alto, a gama-secretase faz para o cérebro. <u>Na doença de Alzheimer, as neuroinflamações levam à perda das funcionalidades cerebrais e da saúde.</u> A micróglia, que vem a ser o conjunto de células que cuidam da "manutenção" do cérebro, está envolvida nas neuroinflamações. Há milhares de anos, essas células foram programadas para eliminar substâncias tóxicas e estranhas. O problema é que elas continuam partindo do pressuposto de que a nossa expectativa de vida é de apenas 35 anos. As células nervosas morrem e vão formando placas e emaranhados. A micróglia recebe um aviso para limpar essa parte do cérebro, a fim de "proteger" o indivíduo.

Mas como isso causa a perda da memória, da lucidez e da personalidade, características da doença? A degradação massiva do cérebro pela limpeza excessiva promovida pela micróglia resulta em neuroinflamações que levam ao declínio cognitivo. **Os únicos medicamentos para a doença de Alzheimer que estão no mercado removem essas placas amiloides. O problema é que isso não significa restaurar a cognição. É como apagar um incêndio que já destruiu toda a floresta.** Contudo, entender o papel dessas placas deu início a uma era de ouro para o desenvolvimento de medicamentos.

Ferramenta nº 2: Uma nova maneira de testar medicamentos de forma cem vezes mais rápida e cem vezes mais barata

O surpreendente é que Rudy também inventou uma maneira de testar esses candidatos a medicamentos. **Ele a batizou de "Alzheimer em uma placa": trata-se de uma placa para cultura de células de 96 poços.** De acordo com o *New York Times*, <u>isso vai "tornar a descoberta de medicamentos dez vezes mais rápida e dez vezes mais barata".</u> **Mas na prática, segundo Rudy, a descoberta de medicamentos ficou cem vezes mais rápida e cem vezes mais barata.** Nessas placas, foram cultivados neurônios e células gliais em uma matriz semelhante a um gel, que se comporta como se fosse o cérebro. Apenas quatro semanas após a inserção dos genes da doença de Alzheimer, forma-se uma placa clássica. Algumas semanas depois, a proteína amiloide provoca a formação dos clássicos emaranhados. Hoje, existe uma plataforma para rastrear todos os medicamentos e testar cada um deles contra a proteína amiloide e a formação de emaranhados.

Como resultado, já foram identificadas 51 substâncias presentes em produtos seguros e naturais, que interrompem a produção da proteína amiloide. Rudy acaba de isolar um modulador de gama-secretase candidato a um ensaio clínico. **Estas são alternativas mais seguras para a redução da proteína amiloide tóxica do cérebro.** Esses moduladores quebram a gama-secretase, que é responsável pela formação do peptídeo beta-amiloide (APP), precursor da doença de Alzheimer. Eles impedem, sobretudo, que as proteínas perigosas se formem. **A equipe de Rudy também identificou vários genes responsáveis pela remoção de proteínas amiloides.** Há planos para que ensaios clínicos sejam feitos com eles.

Ferramenta nº 3: A verificação das proteínas amiloides cerebrais como parte de um rastreio de rotina pode permitir que você comece a agir agora mesmo

Lembra-se de que Rudy afirmou que não pensa em curar a doença de Alzheimer, mas, sim, erradicá-la? Ele prevê um futuro em que todos serão testados quanto aos níveis de proteína amiloide cerebral, como parte de um rastreio de rotina para verificação da saúde. Um simples exame de sangue será capaz de informar os níveis de proteína amiloide e outros biomarcadores que oferecem proteção ou que podem predispô-lo ao desenvolvimento da doença. **Conhecer os níveis permite que se faça a suplementação necessária para aumentar as proteínas protetoras ausentes ou para manter baixos os níveis de proteína amiloide. Nesse contexto, a grande maioria da população não precisará de um medicamento insanamente caro para reverter os danos que o acúmulo de proteínas amiloides já tiver causado no cérebro. Tudo o que será preciso fazer é tomar uma pequena dose diária de um medicamento — como o atorvastatina, para o colesterol — com a finalidade de preservar a saúde do cérebro.**

Ferramenta nº 4: O poder dos microbiomas

Rudy, entretanto, não parou por aí. Ele ajudou a abrir outra empresa, a **Marvel Biome**, que ocupa um espaço em outra interseção revolucionária: o poder dos micróbios no combate a doenças neurodegenerativas. Existem aproximadamente 8 mil cepas de bactérias no sistema gastrointestinal e **centenas** de bilhões de bactérias. A Marvel Biome descobriu que a relação entre o cérebro e o intestino é uma via de mão dupla. <u>**Em pacientes com doença de Alzheimer, o microbioma intestinal fica desregulado. Em um determinado estudo, quando o regime alimentar de camundongos foi alterado, verificou-se uma redução drástica nas proteínas amiloides e nas neuroinflamações.**</u> Foram encontrados, especificamente, seis tipos de bactéria que previnem o estresse oxidativo. A ideia é pegar essas bactérias, descobrir quais os metabólitos úteis que existem no interior delas e disponibilizá-los para as pessoas. **Atualmente, estão sendo conduzidos ensaios clínicos.**

Ferramenta nº 5: Controlando a micróglia com o CD33

Quer saber de uma coisa inacreditável? **Com base em estudos feitos durante necrópsia, verificou-se que cerca de 30% dos adultos com mais idade apresentam o cérebro repleto de proteínas amiloides ou tau — ou ambas —, em quantidade suficiente para indicar um diagnóstico de doença de Alzheimer, apesar de não terem demonstrado nenhum indício da doença antes de falecerem.** Você se lembra da clássica frase do filme Harry e Sally – Feitos um para o outro, na cena em que Meg Ryan e Billy Crystal estão em uma delicatéssen de Nova York e, para provar um argumento, ela começa a fingir um orgasmo em voz alta, levando uma senhora sentada à mesa ao lado a dizer "Eu quero o que ela pediu"? **Há cientistas que acreditam que todos nós poderíamos evitar a doença de Alzheimer — com placas ou sem placas — se eles conseguissem nos administrar a mesma substância que vem protegendo os resilientes cérebros daqueles 30% de adultos. "É possível ter placas e emaranhados abundantes e, mesmo assim, não desenvolver a doença de Alzheimer", afirma Rudy. "O desafio é descobrir como."**

Em 2019, um dos colegas de Tanzi relatou o estranho caso de uma mulher de Medellín, na Colômbia. Ela apresentava uma mutação genética conhecida por gerar níveis astronômicos de proteínas amiloides que — em todos os outros indivíduos similares conhecidos pela ciência — desencadeariam a doença de Alzheimer de início precoce. No entanto, ela permaneceu livre da demência. **O que houve? Poderia ser uma forma ultrarrara do gene APOE3, o qual impede que a proteína tau se espalhe pelo cérebro.**

De modo semelhante, Tanzi descobriu que uma forma mutante do gene CD33 é capaz de impedir que as células imunológicas que fazem a vigilância ativa do cérebro, chamadas *micróglia*, se descontrolem. Normalmente, a micróglia tem ação protetora, limpando as células mortas e outros detritos cerebrais. No entanto, sem qualquer aviso, elas podem deflagrar um incêndio de neuroinflamações que, segundo Tanzi, "mata dez vezes mais neurônios do que as placas e os emaranhados". **A maioria dos anti-inflamatórios não consegue atingir o cérebro, ou então envolve muitos riscos** — de úlceras a AVCs — caso o uso seja prolongado. Mas a AZTherapies, uma startup com sede em Boston, está concluindo a fase 3 de um ensaio clínico para controlar a micróglia. Mais de 600 pacientes com doença de Alzheimer em estágio inicial foram testados com versões reprogramadas de dois medicamentos comuns e bem tolerados: ibuprofeno e cromolina, um medicamento para asma. O coquetel da AZTherapies, cujo um dos fundadores é Tanzi, tem o potencial para retardar a progressão da doença e — se administrado a pessoas saudáveis nos primeiros indícios da patologia — <u>pode impedir que ela se manifeste.</u>

Ferramenta nº 6: Mudanças no estilo de vida
Enquanto isso, <u>Rudy segue realçando como as escolhas relacionadas ao estilo de vida podem ajudar a melhorar a saúde do cérebro e a prevenir a eclosão da doença.</u> Eis seis itens que ele recomenda — e, para identificá-los, ele usa o acrônimo **SHIELD** (formando a palavra em inglês para "escudo"):

1. **SONO:** Para começar, **dormir o suficiente** é de vital importância. Rudy chama o sono de "fio mental", já que elimina, naturalmente, a proteína amiloide.
2. **ADMINISTRAR O ESTRESSE:** Também é fundamental **reduzir o estresse**, que provoca a liberação de cortisol no corpo, causando neuroinflamações e matando os neurônios.
3. **INTERAÇÃO SOCIAL:** Especialmente para os idosos, é considerada essencial, pois **reduz pela metade o risco da doença de Alzheimer.**
4. **EXERCÍCIOS FÍSICOS:** São uma das formas mais importantes e mais estudadas de melhorar a saúde do cérebro. **Estudos recentes demonstraram que eles induzem, de fato, a neurogênese, isto é, o nascimento de novos neurônios.**

5. **APRENDIZAGEM:** Aprender coisas novas — uma língua, um instrumento — estimula o crescimento dos neurônios. A **estimulação intelectual** pode, efetivamente, causar a formação de novas sinapses.
6. **DIETA:** Uma alimentação com baixo teor de açúcar é importante para a saúde. O açúcar causa inflamações.

Ferramenta nº 7: Arethusta — limpando as toxinas do cérebro

Quando se procura entender o que há de errado na doença de Alzheimer, o neurobiólogo Doug Ethell acredita ser interessante pensá-la como se fosse um problema de *encanamento*. Quando um cérebro em vias de envelhecimento é incapaz de drenar o lixo proteico se acumula ao longo do tempo, bilhões de neurônios morrem. O córtex cerebral — a morada da atenção, da memória, da linguagem e da consciência — se desgasta. **Pense nisso da seguinte forma: assim como há muitas coisas desagradáveis passando o tempo todo pelos canos do banheiro, todos os cérebros contêm proteínas amiloides e tau. Mas isso só se torna um problema quando os canos ficam obstruídos.** Segundo Ethell, que fundou a Leucadia Therapeutics em 2017, após abandonar uma promissora carreira acadêmica, a solução é um desentupidor neurocirúrgico, um procedimento de baixo risco para que as coisas voltem a fluir.

Em quase todas as partes do corpo, os resíduos — células mortas, moléculas inflamatórias, aglomerados de proteínas problemáticas — **são varridos pelo sistema linfático. Contudo, protegido pela barreira hematoencefálica, o cérebro depende de um serviço de saneamento diferente: o líquido cefalorraquidiano.** Esse limpador natural atravessa os espaços intersticiais do córtex e abre caminho até o lobo temporal medial e o hipocampo, a sede da memória, onde os sinais reveladores da doença de Alzheimer podem ser encontrados desde o início. Em um cérebro saudável, o fluido conduz as placas amiloides e os emaranhados tau até uma placa porosa e óssea, do tamanho de uma moeda de 10 centavos, localizada entre os olhos. Depois de passar por essa placa, a lâmina cribriforme, os detritos saem inofensivamente pela cavidade nasal.

Os estudos de tomografia computadorizada realizados pela Leucadia mostram que a lâmina cribriforme vai ficando mais espessa com a idade. Em alguns casos, um véu ósseo pode cobri-la por completo. **Sem ter para onde ir, diz Ethell, os restos de proteína se acumulam no cérebro como se fossem folhas mortas e embaraçadas em um riacho seco** (ele acredita que esse processo pode ser acelerado no caso de lesões na cabeça e até de uma fratura no nariz, o que ajuda a explicar por que ex-boxeadores e jogadores de futebol sofrem de problemas cerebrais). Em um experimento com furões, o modelo animal ideal para o Alzheimer humano, a **Leucadia mostrou que o bloqueio dessa placa matava 40% dos neurônios nas regiões cerebrais mais próximas.** Cinco meses depois, os animais bloqueados se mostravam muito mais lentos ao percorrer um labirinto do que os furões de controle intocados. "Isso nos indicou que estávamos no caminho certo", diz Ethell.

A empresa projetou uma tomografia computadorizada especializada para determinar se o atual grau de obstrução da lâmina cribriforme já seria suficiente para colocar o cérebro sob o risco de um comprometimento cognitivo leve, ou — se esse barco já tiver zarpado — de se transformar na doença de Alzheimer. **"Ao observar a capacidade de depuração do líquido cefalorraquidiano e combiná-la com testes de memória, acreditamos que podemos prever quem será diagnosticado com a doença e quando, anos antes do início do comprometimento cognitivo"**, afirmou Ethell. Por si só, porém, esse teste preditivo não seria tão útil. **O objetivo de Ethell é** *"fazer* **algo a respeito: não apenas dizer a uma pessoa que será provável ela desenvolver a doença daqui a 8 ou 10 anos, mas lhe oferecer uma solução".**

E, enfim, chegamos à Arethusta, uma nova tecnologia experimental para restaurar o fluido cerebrospinal e limpar as toxinas do cérebro. Batizada em homenagem a uma ninfa da mitologia grega que fugiu do assédio de um luxurioso deus do rio transformando-se em um riacho subterrâneo, a Arethusta pretende ser uma válvula de drenagem simples e segura que pode ser implantada através do nariz, em um procedimento com anestesia moderada. Ela criará **um "fluxo oculto que permitirá às pessoas não desenvolverem a doença, mesmo que tenham um com-**

prometimento cognitivo leve". Os próximos passos incluem ensaios clínicos e o processo de aprovação da FDA, primeiras etapas do que Ethell prevê como uma forma de **reverter o CCL e interromper o avanço da doença de Alzheimer.**

Ferramenta nº 8: Tratamentos com plasma sanguíneo

Enquanto isso, pequenos estudos-piloto indicaram que **o plasma sanguíneo pode ser uma maneira eficaz de mitigar os sintomas.** Não é tão surpreendente assim, considerando a conexão entre o sistema circulatório e o cérebro, por onde passam mais de mil litros de sangue todos os dias.

A troca terapêutica de plasma substitui o plasma sanguíneo de uma pessoa — o líquido amarelado que transporta proteínas e nutrientes — por produtos sanguíneos de um doador, com o objetivo de remover as toxinas.

Em estudos em animais, quando o plasma de camundongos jovens e saudáveis foi infundido em camundongos criados para desenvolver a doença de Alzheimer, os camundongos doentes experimentaram uma melhora na cognição.[5] E, quando 322 pacientes com a doença receberam múltiplas infusões de plasma enriquecido, o declínio cognitivo arrefeceu. Será que os idosos poderiam se beneficiar com a substituição do plasma? O tempo dirá.

Ferramenta nº 9: ISRIB — é possível restaurar memórias?

Na Universidade da Califórnia, em São Francisco, pesquisadores descobriram que uma droga experimental é capaz de melhorar a memória e a flexibilidade mental de camundongos.[6] Camundongos mais velhos conseguiram recuperar habilidades cognitivas típicas de camundongos mais jovens quando tratados com várias doses do medicamento ISRIB, um composto sintético capaz de estimular a síntese de proteínas. Pesquisadores sugerem uma possibilidade extraordinária — a de que "o cérebro envelhecido não perdeu as capacidades cognitivas essenciais, conforme se supõe; esses recursos cognitivos ainda estão lá, mas foram, de alguma forma, bloqueados, aprisionados por um ciclo vicioso de estresse celular", explica o Dr.

Peter Walter, professor do Departamento de Bioquímica e Biofísica da universidade. O laboratório dele descobriu o ISRIB em 2013.

Em um estudo de 2020, cientistas descobriram que camundongos mais velhos que receberam pequenas doses de ISRIB durante um treinamento de três dias projetado para ensiná-los a escapar de um labirinto aquático tiveram um desempenho tão bom quanto camundongos mais jovens e superaram de forma significativa os camundongos da mesma idade que não haviam recebido a droga. A Calico, uma empresa sediada na baía de São Francisco que trabalha para desvendar a biologia do envelhecimento, patenteou o ISRIB. Há razões para acreditar que ela pode ser eficaz contra a demência e a doença de Alzheimer, além de ajudar a precaver o declínio cognitivo relacionado à idade. Por ora, trata-se, **essencialmente, da versão da fonte da juventude para roedores, mas, com o tempo, talvez ela possa ser aplicada a seres humanos.**

Ferramenta nº 10: Vaxxinity — criando uma vacina

> "Conhecemos o alvo e sabemos que é melhor intervir na doença quanto antes. Portanto, mais do que nunca, faz muito sentido propor uma vacina."[7]
>
> — MEI MEI HU, cofundadora e diretora executiva da Vaxxinity

Em 2019, quando a revista *Time* colocou **Mei Mei Hu na lista das "100 pessoas mais influentes do mundo" a levar em conta no futuro, fez o maior dos elogios,** observando que "não é preciso ter um ph.D. para apresentar uma inovação revolucionária" nas ciências empresariais. Advogada formada em Harvard, Mei Mei se destacou em um escritório de advocacia de elite de Nova York e como consultora de gestão na McKinsey, antes de regressar ao negócio da família: a pesquisa médica de ponta. A mãe de Hu, **Chang Yi Wang,** é uma lendária bioquímica e imunologista que estudou e desenvolveu uma tecnologia revolucionária com três ganhadores do prêmio Nobel — depois, ela se tornou cofundadora da **United Biomedical. É mais conhecida por suas terapias imunológicas para seres humanos e rebanhos agropecuários** — incluída uma vacina para tornar os porcos machos mais saudáveis (e mais saborosos), suprimindo-lhes

a testosterona. Desde então, Mei Mei e o marido, Lou Reese — hoje presidente executivo da empresa —, criaram uma subsidiária, a **Vaxxinity, da qual Peter Diamantis é cofundador e vice-presidente.** Fiquei tão impressionado com o trabalho deles que me tornei um dos primeiros investidores na empresa. Eles alavancaram a tecnologia da plataforma de Chang Yi, revelou Mei Mei, com um propósito muito específico: "Desenvolver vacinas que aproveitem o poder do sistema imunológico para tratar e prevenir doenças graves, como Alzheimer e Parkinson."

Quando eu terminava de escrever este livro, a vacina contra a doença de Alzheimer da Vaxxinity, de codinome UB-311, estava prestes a **entrar em teste de eficácia em larga escala (fases 2/3), depois de demonstrar que era segura e eficaz** na arregimentação do sistema imunológico do corpo para fabricar anticorpos capazes de identificar e remover proteínas amiloides malformadas. **De acordo com Mei Mei, os primeiros dados clínicos sugerem uma desaceleração da progressão da doença em até 50%, em comparação com o placebo, em todas as quatro medidas cognitivas e funcionais testadas.**[8] Além disso, por meio de imagens de última geração obtidas por ressonância magnética funcional e PET-CT (tomografia por emissão de pósitrons), verificou-se que **"a UB-311 aumentou a conectividade cerebral e reduziu os depósitos de proteínas amiloides em todas as oito regiões cerebrais testadas". Além disso, o perfil de segurança parece ser excelente, sem casos de inchaço cerebral induzido por medicamentos, algo que já foi observado em outros tratamentos com anticorpos monoclonais** e pode resultar em efeitos colaterais graves, como confusão mental, alterações no estado mental e até coma.[9]

Assim como as vacinas contra o sarampo ou a covid-19 estimulam o sistema imunológico a produzir anticorpos contra um determinado vírus, a UB-311 mobiliza anticorpos contra aglomerados de proteínas amiloides, capacitando o próprio corpo a gerar anticorpos contra um alvo semelhante ao combatido pelo remédio da Biogen aprovado pela FDA nos Estados Unidos, conhecido quimicamente como aducanumabe. A diferença é que a UB-311 parece ser mais segura, mais eficaz e muito mais adequada do que o aducanumabe.

A Vaxxinity está buscando uma frente de ataque nova. Para começar, a empresa está focada em prevenir a doença de Alzheimer *o mais cedo possível, muito antes* de os sintomas surgirem, e adotando uma abordagem mais seletiva e mais "perfeita" para a hipótese da cascata amiloide. A equipe da Vaxxinity alega, por exemplo, que a abordagem privilegiada pela ciência tomou um rumo equivocado, ao visar aos tipos de proteínas amiloides erradas: ou as placas pegajosas já formadas, observadas pela primeira vez por Alois Alzheimer, ou moléculas únicas que ainda não se agruparam.

O alvo "exato", de acordo com alguns especialistas, está no meio: **pequenos aglomerados oligoméricos de proteínas amiloides, variando de duas a oito moléculas. "Essas são as formas de proteína amiloide que matam os neurônios"**, afirmou Lou Reese. **A vacina treina o sistema imunológico para destruí-las.**

O tratamento da Vaxxinity é administrado por meio de uma simples injeção intramuscular, tal qual uma vacina contra a gripe. Ela contém antígenos especialmente projetados, sósias da proteína amiloide que acionam o sistema imunológico. Como acontece com qualquer boa vacina, diz Mei Mei, **"esta vacina treina o corpo para combater as doenças"**.

Nos testes realizados até agora, imagens obtidas em **exames PET-CT e ressonância magnética mostram que a vacina contra a doença de Alzheimer produzida pela Vaxxinity reduziu a quantidade de depósitos de proteínas amiloides no cérebro. Mais importante ainda: resultou em uma melhora concreta nos resultados cognitivos e de funcionamento mental cotidiano dos pacientes.** Ela passou nos testes de segurança com louvor.[10]

De fato, de acordo com Mei Mei, se tudo correr bem, essa vacina revolucionária poderá chegar à fase 3 dos ensaios clínicos. O plano é administrá-la a cada trimestre a qualquer pessoa com doença de Alzheimer. Uma vez por ano, ou talvez duas, a qualquer pessoa cujo exame cerebral mostre sinais preliminares de acúmulo de proteína amiloide. Em gritante contraste em relação às políticas de precificação típicas das grandes empresas farmacêuticas e biotecnológicas para os medicamentos de suporte à vida, **Mei Mei afirmou que sente uma "obrigação moral" de tornar essa vacina mais acessível do que o aducanumabe, cujo preço anual gira em torno de US$ 56 mil.** "Podemos fabricar milhões de doses por ano, ao custo de alguns dólares por dose", disse ela. <u>O objetivo é fazer com que o preço represente uma porcentagem do preço total dos anticorpos monoclonais e tornar a vacina acessível a todos que precisam dela.</u>

Vale ressaltar, também, que a plataforma de vacinas da Vaxxinity vai muito além do tratamento da doença de Alzheimer. "O objetivo é usar a plataforma da empresa para transformar o tratamento de muitas doenças crônicas", afirma Lou Reese, listando alvos como a doença de Parkinson, enxaquecas, alergias, perda óssea (osteopenia), perda muscular (sarcopenia) e uma vacina contra a covid-19. **"Estamos construindo a Vaxxinity para que ela se pareça mais com uma empresa de tecnologia, como a Apple ou a Tesla, do que com uma empresa farmacêutica",** acrescenta Reese. "A nossa meta é sermos pioneiros na próxima revolução biológica e interferir, de forma expansiva, no campo das doenças crônicas, tratando-as com uma tecnologia muito mais barata e muito mais fácil."

As vacinas da Vaxxinity contra a enxaqueca e a hipercolesterolemia estão entrando na fase 1 dos primeiros ensaios clínicos, enquanto a vacina contra a doença de Parkinson já está na fase 2 de ensaios, com grande apoio da Michael J. Fox Foundation.

Nunca falei publicamente sobre isso, mas o meu pai foi diagnosticado com doença de Alzheimer. No fim da vida, ele não sabia mais quem eu era. Foi uma experiência torturante para mim e toda a família. Naquele momento, prometi a mim mesmo fazer tudo o que pudesse para encontrar uma solução para essa doença — de modo que eu nunca me tornasse um fardo para os outros e pudesse desfrutar a minha família. Essa é a razão pela qual me tornei um dos primeiros investidores na Vaxxinity.* Eu queria financiar o impulsionamento desses avanços e disponibilizá-los para todos que precisam, no mundo inteiro. Para mim, é uma questão pessoal.

---

* Enquanto este livro era escrito, em fevereiro de 2021, Vaxxinity iniciou a fase 2 de uma vacina para a covid-19, baseada em miniproteínas chamadas peptídeos.

Ferramenta nº 11: Fungos fenomenais — o poder dos cogumelos

Quando se trata do mais inesperado dos candidatos à neurogênese, os cogumelos podem assumir uma posição de destaque. Um dos regeneradores mais esquivos e negligenciados da natureza, **os fungos têm o próprio reino, com mais de 1,5 milhão de espécies — seis vezes mais do que as plantas — e uma extraordinária inteligência de rede.** O emaranhado de ramificações dos fungos, chamado de *micélio*, tem mais redes do que os caminhos neurais do nosso cérebro e envia sinais praticamente da mesma maneira, usando eletrólitos. No entanto, ao contrário do cérebro, um micélio pode viver para sempre, desde que tenha alimento para continuar crescendo. Na verdade, o maior e mais antigo organismo do planeta Terra é um fungo de milhares de anos, estendendo-se por milhares de hectares. **Sendo uma potente força regenerativa natural, os fungos deram origem a tudo, desde a penicilina que salva vidas, passando por novos pesticidas e inseticidas, até compostos que reconstroem os nervos no cérebro.** Ainda assim, mal começamos a compreender o genoma do fungo.

E o que isso tem a ver com a saúde do cérebro? **Paul Stamets** entra em cena para responder a isso. Um dos principais especialistas e pioneiros em micologia do mundo, Paul começou a descobrir os segredos medicinais e ecológicos dos cogumelos em 1974. Trabalhando como madeireiro em Darrington, Washington, ele estava familiarizado com a floresta, mas não para estudar a ecologia. Na verdade, ele a derrubava. Um dia, porém, o irmão dele, John, lhe fez uma visita sem aviso e chamou a atenção para as aglomerações de cogumelos na floresta — um fenômeno que Paul nunca havia notado. Depois de **45 publicações, 26 patentes e 29 pedidos de patente**, o fascínio de Paul pelos fungos nunca esmoreceu (na realidade, há um documentário fascinante na Netflix, chamado *The Power of Funghi*, que talvez você considere muito interessante e empolgante).

A mais recente criação dele, a **MycoMedica Life Sciences**, está promovendo o **"Stamets Stack"**, um composto com ingredientes indutores de neurorregeneração, incluídos cogumelo juba-de-leão, psilocibina e niacina (ácido nicotínico, a forma estimulante da vitamina B3). **O Stamets**

Stack pode ter diversas indicações, entre elas, doença de Alzheimer e demência, neuroinflamações, doença de Parkinson, lesão cerebral traumática (LCT), depressão, ansiedade, dor e dependência de substâncias.

Vamos começar com o primeiro cogumelo: **o juba-de-leão, que tem gosto de lagosta ou camarão quando cozido, e, conforme descoberto pelo bioquímico japonês Dr. Hirokazu Kawagishi, tem a propriedade de estimular a regeneração dos nervos.** Em 1993, ele percebeu que o cogumelo induzia a síntese de fatores de crescimento nervoso (NGF, na sigla em inglês), proteínas que promovem a sobrevivência e a proliferação dos nervos. <u>**Ensaios clínicos de pequena escala descobriram que a sopa de juba-de-leão levou a melhoras físicas e cognitivas em pacientes com demência.**</u> Desde então, esse cogumelo continuou a se mostrar promissor na doença de Alzheimer.

Qual o segundo ingrediente essencial no Stamets Stack? A psilocibina. Apesar de os psicodélicos terem ocupado a vanguarda das pesquisas psiquiátricas nas décadas de 1950 e 1960 — ajudando pacientes alcoólatras a se manterem sóbrios e tratando a ansiedade e a depressão em pacientes com câncer terminal, entre outras aplicações terapêuticas —, o financiamento para as pesquisas foi cancelado com a declaração de guerra às drogas feita pelo presidente Nixon. **Hoje, porém, a psilocibina está passando por um poderoso renascimento. Em 2013, ela foi o ingrediente experimental em um estudo de modelo animal, no qual camundongos tratados com ela superaram as reações de medo a estímulos condicionados, desenvolvendo novos caminhos neurológicos.**

Desde então, por meio de informações sobre microdosagem geradas por um aplicativo criado por Paul, chamado Microdose.me — o maior conjunto de dados de medicamentos psicodélicos, coletados junto a mais de 14 mil participantes e ainda não disponível no Brasil —, a psilocibina tem se revelado um ingrediente extraordinário. Além de reduções significativas na ansiedade e na depressão, a microdosagem já comprovou resultados inovadores na restauração da capacidade motora fina em pacientes com doença de Alzheimer, doença de Parkinson e comprometimento cognitivo leve.

Hoje, o Stamets Stack tende a se tornar um medicamento legalizado para o tratamento da depressão e indicações similares, e Paul prevê que isso abrirá caminho para que as mágicas propriedades de cura dos fungos se estendam a outras doenças neurodegenerativas, o que inclui a doença de Alzheimer.

COMO UMA MOLÉCULA PSICODÉLICA TEM O POTENCIAL DE TRANSFORMAR A SAÚDE MENTAL

Uma coisa da qual sempre poderemos ter certeza é que a humanidade se erguerá para superar as adversidades. A pandemia de covid-19 alimentou uma segunda crise. Uma crise de saúde mental. De acordo com *"The Lancet,* **cerca de um terço dos sobreviventes da covid-19 desenvolverão ansiedade ou depressão"**.[11] Também houve um aumento no abuso de substâncias e nas tentativas de suicídio. Todos nós vimos as grandes empresas farmacêuticas se empenhando para desenvolver as vacinas, mas uma startup na qual invisto desde os primeiros dias tem lutado para revolucionar a forma como distúrbios de saúde mental dessa natureza são tratados.

A Cybin, empresa biofarmacêutica com foco na transição de "psicodélicos para terapêuticos", divulgou descobertas pré-clínicas que demonstram as múltiplas vantagens de sua nova fórmula recém-desenvolvida de psilocibina deuterada (uma molécula modificada) sobre a psilocibina oral para o tratamento da saúde mental.

Conforme já mencionamos, pesquisas inovadoras na Johns Hopkins University indicaram que a psilocibina oral é muito eficaz no tratamento de distúrbios de saúde mental. Entretanto, tem limitações significativas, tais como: **início de ação lento, duração prolongada do efeito e uma variabilidade na reação entre os pacientes.**

As evoluções moleculares patenteadas da Cybin oferecem benefícios positivos e enfrentam os desafios e as limitações da psilocibina oral. Em estudos pré-clínicos multiespécies, o programa CYB003 da empresa demonstrou:

- Uma redução de 50% na variabilidade em comparação com a psilocibina oral; indica potencial de dosagem mais precisa em pacientes com transtorno depressivo maior (depressão clínica) e transtorno por uso de álcool (os com maior risco de depressão).
- Uma redução de 50% na dose em comparação com a psilocibina oral, o que indica potencial de manutenção de eficácia equivalente ao mesmo tempo que reduz os efeitos colaterais, como náuseas.
- Um início de ação 50% menor quando comparado à psilocibina oral, o que indica potencial de menor duração do tratamento, menor variabilidade intersujeitos, melhor controle terapêutico e segurança, levando a uma melhor experiência do paciente, com menor custo e mensurabilidade.
- Penetração cerebral praticamente duplicada quando comparada à psilocibina oral, o que indica potencial de um tratamento com reação menos variável, um efeito terapêutico propiciado com doses mais baixas e efeitos colaterais reduzidos para o paciente.[12]

A fórmula análoga à psilocibina deuterada no programa CYB003 tem o potencial de reduzir a sobrecarga de tempo e de recursos sobre pacientes, prestadores de cuidados de saúde e contribuintes, bem como possivelmente melhorar a mensurabilidade e a acessibilidade das seguintes conclusões:

- Início de ação mais rápido equivale a menos tempo de inatividade na clínica antes do início dos efeitos;
- Metade da duração do efeito implica menor tempo gasto com consultas, ou mais pacientes atendidos por dia;
- Efeitos mais previsíveis por dose criam uma reação mais segura e mais eficaz no organismo do paciente;
- Uma exposição periférica menor diminui o risco de náusea;

- Uma melhor penetração no cérebro sugere a necessidade de uma dose geral mais baixa para alcançar a eficácia clínica.

Doug explica: "Todos nos sentimos estimulados pelos benefícios da psilocibina, mas precisamos debater de forma transparente e aberta as limitações se quisermos transformar os psicodélicos em terapêuticos para pacientes necessitados. A maioria dos estudos clínicos atuais se baseia na psilocibina. Demos os passos necessários para desbloquear os poderosos benefícios dos psicodélicos e criar uma molécula superior, conforme demonstrado pelos dados."

Ferramenta nº 12: Preservando a audição

Uma das coisas mais poderosas que você pode fazer para evitar a demência é usar um aparelho auditivo, se for preciso. Isso faz muita diferença! Coordeno eventos há 45 anos, desde que tinha 17 anos. Quarenta e cinco anos em estádios com música no mais alto volume, como se fosse um concerto de rock — não por duas ou três horas, mas 12 horas por dia, cinco ou mais dias por semana, várias vezes por mês. Alguns anos atrás, fui acometido por um problema de tinido, um zumbido nos ouvidos. Eu mal conseguia ouvir as pessoas conversando em restaurantes ou salas lotadas. Foi ficando cada vez mais frustrante, mas não queria usar aparelho auditivo aos 59 anos — isso era uma coisa para gente velha, certo?

Depois, porém, passei a estudar mais profundamente o impacto neurológico da perda auditiva. **Quando os ouvidos não estão processando as informações no nível em que costumavam processar, o cérebro também não as processa da mesma maneira. Isso pode ser uma via de mão única para a cognição prejudicada:** as ressonâncias magnéticas funcionais mostram que o cérebro trabalhará em excesso para compensar a perda auditiva.[13] Mudei de ideia na mesma hora. Fiz um teste com uma fonoaudióloga, Stacy O'Brien, que confirmou o problema. "Não é a perda auditiva, por si só, que leva ao desenvolvimento da demência", explicou ela. "Isso acontece se a perda auditiva NÃO for tratada."

Foi fácil deixar a vaidade de lado quando encontrei alguns aparelhos auditivos que são invisíveis e construídos com tecnologia de inteligência artificial. Quando uma pessoa está falando, eles traduzem o que é dito em tempo real, dentro do ouvido — é uma coisa meio espantosa. **Além de eu conseguir ouvir melhor e usar o celular sem os fones com fio, o tinido diminuiu.** Portanto, faça um favor a si mesmo: se você acha que pode estar com algum problema, submeta-se aos exames e, depois, vá em busca da tecnologia de que precisa. Há alguns aparelhos ótimos por aí — e talvez você se pegue escutando clandestinamente uma conversa sem sequer querer!

Eis as 12 coisas que você pode mudar ou tentar evitar — e que podem prevenir 40% dos casos de demência, de acordo com a Lancet Commission on Dementia Prevention, Intervention and Care.[14] Em ordem de importância, são elas:

1. Perda auditiva: 8,2% dos casos
2. Baixos níveis de escolaridade (na juventude): 7,1%
3. Fumar: 5,2%
4. Depressão: 3,9%
5. Isolamento social: 3,5%
6. Lesão cerebral traumática: 3,4%
7. Poluição do ar (inclui fumo passivo e fogões a lenha): 2,3%
8. Hipertensão (pressão arterial sistólica superior a 130): 1,9%
9. Inatividade física: 1,6%
10. Diabetes: 1,1%
11. Consumo excessivo de álcool (mais de três drinques por dia): 0,8%
12. Obesidade (IMC superior a 30): 0,7%

Ferramenta nº 13: Sanidade mental e videogames para a saúde do cérebro

Se quiser ser ainda mais proativo para manter a sanidade por toda a vida, podemos recomendar mais uma opção: exercícios consistentes e sistemáticos para o cérebro. Entretanto, nem todos os exercícios mentais são igualmente úteis. **Os dados sugerem, por um lado, que as palavras cruzadas e o Sudoku não contribuem muito para afugentar o comprometimento cognitivo leve ou a doença de Alzheimer, mas aprender um novo idioma ou praticar piano, por outro lado, parece trazer benefícios reais.**[15] Você gosta de jogos? Bem, então está com sorte. **Algumas das ferramentas antidemência mais eficazes podem ser os videogames especializados, desenvolvidos por neurocientistas de elite.** Além de inibir o declínio cognitivo, eles mostraram potencial para ajudar quem é saudável a se manter lúcido e a ficar ainda mais lúcido.

A base do "treinamento cerebral" com vídeos é a *neuroplasticidade*, que oferece esperanças para o tratamento à doença de Alzheimer. Em poucas palavras, isso significa que o cérebro adulto é uma obra em andamento. Ele nunca para de evoluir. A "substância cinzenta" no córtex pré-frontal, o local onde as decisões são tomadas e os problemas são resolvidos, é capaz de se expandir com o tempo. **Podemos desenvolver novos neurônios e renovar os circuitos mentais até os 70, 80 anos e mais além.** "A neuroplasticidade é evidente na idade adulta avançada", diz o neurocientista Adam Gazzaley, da Universidade da Califórnia em São Francisco, um dos líderes na área.

Uma das primeiras descobertas de Gazzaley foi **os circuitos que lidam com a atenção espacial (localização de objetos em um ambiente visualmente confuso) se sobreporem aos da memória de trabalho de curto prazo. Basta ativar um deles que o outro será estimulado.** Quando um grupo de adultos de várias idades foi treinado durante dias para pressionar um botão do iPad sempre que um alvo pré-especificado piscasse na tela, **a memória funcional deles melhorou em 20%. Ainda mais impressionante, os jogadores de 70 anos se saíram tão bem quanto os de 25 anos. Os circuitos neurais subjacentes das pessoas mais velhas estavam intactos. Bastava apenas uma atividade de alta intensidade para voltarem à forma.**

Em seguida, em colaboração com a LucasArts, a equipe da Universidade da Califórnia em São Francisco desenvolveu um videogame 3-D para melhorar o "controle cognitivo", isto é, a habilidade de mudar de um foco de atenção para outro em microssegundos. **A capacidade multitarefas** das pessoas declina de modo contínuo após os 20 anos de idade. Contudo, depois de 12 sessões de uma hora do jogo NeuroRacer, criado por Gazzaley, em que os jogadores usam um joystick para dirigir um carro virtual ao mesmo tempo que têm de prestar atenção nos sinais na estrada, <u>os participantes com idades entre 60 e 85 anos desempenharam as multitarefas tão bem quanto os jovens de 20 e poucos anos sem experiência. Foi a primeira evidência de que um jogo pode ser "uma ferramenta poderosa para o aprimoramento cognitivo"</u>, comentou Gazzaley. Está em estudos um NeuroRacer atualizado que poderá servir como um diagnóstico para a doença de Alzheimer e como **uma terapia para a demência vascular, a depressão e o autismo. <u>Em 2020, a FDA aprovou o jogo como tratamento para crianças com transtorno de déficit de atenção e hiperatividade.</u>**[16] <u>Agora, em vez de tomar medicamentos, esses jovens podem "brincar com seu remédio"!</u>

A memória funcional deles melhorou em 20%. Ainda mais impressionante, os jogadores de 70 anos se saíram tão bem quanto os de 25 anos. Os circuitos neurais subjacentes das pessoas mais velhas estavam intactos. Bastava apenas uma atividade de alta intensidade para voltarem à forma.

Os melhores programas de treinamento cerebral, de acordo com uma análise independente, têm como alvo a atenção espacial e a "velocidade de processamento", ou a rapidez com que os circuitos transmitem sinais de um neurônio para outro. **Uma empresa que se destaca das demais, dizem os especialistas, é a Posit Science, criadora do BrainHQ. O aplicativo da empresa é oferecido gratuitamente por alguns planos do serviço se saúde dos Estados Unidos e também mediante assinatura.*** "O treinamento cognitivo funciona", diz o diretor executivo da Posit, Henry Mahncke, "e é hora de colocá-lo em prática".

---

* Disponível, em inglês, nas plataformas de distribuição de aplicativos. A versão gratuita permite que o usuário tenha acesso a apenas um exercício por dia; para mais, é necessário assinar a versão paga (em dólares). [N. da E.]

O **treinamento cerebral seria capaz de <u>reduzir o risco da doença de Alzheimer</u>?** Em um estudo com duração de dez anos, liderado por Jerri Edwards, neurobiólogo da Universidade do Sul da Flórida, idosos saudáveis (idade média de 74 anos) foram divididos em um grupo de controle e três grupos de intervenção. No decorrer de dez sessões, ministradas ao longo de seis semanas, acrescidas de algumas sessões de reforço um e três anos depois, um subgrupo aprendeu estratégias de memória. Outro subgrupo recebeu instruções sobre estratégias de raciocínio. O terceiro subgrupo recebeu treinamento cerebral computadorizado, "projetado para melhorar a velocidade e a precisão da atenção visual, o que incluía exercícios de atenção dividida e seletiva".[17] No fim da pesquisa, entre os participantes que completaram 15 ou mais sessões de uma hora, havia quase tantas pessoas com demência nos grupos de memória e raciocínio quanto no grupo de controle — aqueles que não haviam feito absolutamente nada. **<u>Mas os integrantes do grupo de treinamento cerebral tinham reduzido o risco de demência em impressionantes 45% — com um investimento de menos de 20 horas do tempo que tinham disponível.</u>** Imagine as possibilidades se as pessoas treinassem o próprio cérebro com a mesma frequência com que sobem em uma esteira!

TERAPIA DE OXIGÊNIO HIPERBÁRICO

Chegou a hora de um poderoso tratamento epigenético,
pelo Dr. Paul G. Harch*

A oxigenoterapia hiperbárica, mal interpretada e difamada há 359 anos, é compreendida, hoje, como a terapia epigenética mais difundida de que se tem notícia. Utilizada em mais de 130 diagnósticos médicos, ela confunde os médicos desde seu aparecimento, em 1662.[18] Foram documentados efeitos curativos impressionantes, além de alegações

---

* Professor de aulas práticas de medicina, departamento de medicina, setor de medicina de emergência e medicina hiperbárica, ex-diretor do programa de bolsas em medicina hiperbárica da Universidade do Estado da Louisiana e também do Departamento de Medicina Hiperbárica da University Medical Center, Nova Orleans.

consideradas exageradas. Os médicos, sempre determinados a conhecer o mecanismo de ação de uma terapia antes de encaminhar os pacientes para qualquer tratamento, não haviam conseguido elucidar os mecanismos de ação da oxigenoterapia hiperbárica... até agora.

Conhecida como um tratamento para a doença do mergulhador, inflamações e diversos tipos e estágios de ferimento, ela cura feridas cultivando novos tecidos. Para que um novo tecido cresça, o núcleo de cada célula precisa ser estimulado a se dividir e a se multiplicar. Em 2008, o Dr. Godman selecionou as células mais reativas do corpo humano — ou seja, as que revestem todos os mais ínfimos vasos sanguíneos —, submeteu-as a uma única sessão de oxigenoterapia hiperbárica e mediu a atividade de todos os 19 mil genes codificadores de proteínas nos 46 cromossomos dessas células humanas.[19] Depois de 24 horas, 8.101 (40%) dos 19 mil genes haviam sido ativados ou desativados com uma única sessão. Os maiores grupos de genes ativados foram os genes do hormônio de crescimento e reparação e os genes anti-inflamatórios. Os maiores grupos de genes temporariamente desativados foram os genes pró-inflamatórios e os que codificam a morte celular. Durante 359 anos, toda vez que um paciente entrava em uma câmara hiperbárica, ele estava inibindo as inflamações, estimulando o crescimento dos tecidos e impedindo a morte celular — e o fazia sem alterar o código do DNA, mas afetando somente as proteínas guardiãs dos genes. Essencialmente, a oxigenoterapia hiperbárica era uma terapia epigenética, e o resultado concreto era a cura.

Além dos efeitos epigenéticos, ela cura feridas ao provocar amplos efeitos sobre as células-tronco: foi comprovado que estimula a proliferação e a maturação de células-tronco na medula óssea, que as libera no sistema circulatório; o direcionamento, a implantação e a maturação das células-tronco em locais lesionados; e a proliferação, a migração e a maturação das células-tronco em locais do cérebro que tenham sofrido lesão. Conhecendo-se a combinação dos efeitos das células-tronco e da modulação genética em feridas e inflamações, é possível encarar a oxigenoterapia hiperbárica como um tratamento para feridas em qualquer parte do corpo e com qualquer duração.

É aplicada tradicionalmente em feridas crônicas de pé diabético, de tratamentos de radioterapia e nas extremidades, além das agudas, como lesões por esmagamento e de cirurgia plástica em que enxertos e reconstruções de pele falharam. É óbvio que não existe diferença entre uma ferida no braço, no rosto ou na perna e uma lesão no fígado, nos ossos ou no cérebro. Nas últimas cinco décadas, a oxigenoterapia hiperbárica tem demonstrado ser a terapia mais eficaz para lesões cerebrais traumáticas.

Algumas sessões logo após a ocorrência de uma grave lesão cerebral traumática reduziram a morte por lesões cerebrais traumáticas em 50%, um índice de salvamento que, na história da humanidade, rivaliza apenas com a penicilina. Em casos de lesões cerebrais leves crônicas, a oxigenoterapia hiperbárica tem demonstrado, desde 2012, ser a terapia mais eficaz para pacientes que sofrem de sintomas persistentes de concussão.

Sabendo que as feridas no corpo, especialmente no cérebro, podem ser causadas por uma vasta gama de causas, que vão desde produtos químicos a traumas, falta de fluxo sanguíneo e de oxigênio, aditivos alimentares, pesticidas, herbicidas (agente laranja, por exemplo), bolhas de ar nos vasos sanguíneos, anestesia geral, gases tóxicos, estresse de todos os tipos (físico, emocional, psicológico, sexual, provocado por guerras), complicações no parto, infecções etc., agora não é difícil reconhecer as crescentes evidências científicas, as quais mostram que a oxigenoterapia hiperbárica é capaz de tratar a demência, o declínio cognitivo leve e a demência vascular.[20]

Considerando que os genes são um dos maiores alvos da atividade da oxigenoterapia hiperbárica, uma terapia epigenética; que o envelhecimento está inscrito nos genes; e que essa terapia vem se mostrando eficaz no combate ao envelhecimento do cérebro, são compreensíveis as alegações de possíveis efeitos regenerativos antienvelhecimento, bem como efeitos sobre a longevidade.

Para a oxigenoterapia hiperbárica, este é um mundo novo — e, na minha prática, tem sido assim nos últimos 35 anos. Comecei a identificar os diagnósticos responsivos a ela em 1989 e, desde então, já tratei quase cem problemas diferentes, a maioria deles de origem neurológica. Nos últimos 18 anos, descobri que o sucesso da terapia depende das doses de oxigênio e de pressão empregadas, ou seja, da precisão na dosagem, uma vez que diferentes agrupamentos de genes são ativados por diferentes níveis de oxigênio e pressão.

Embora todos os organismos vivos sejam sensíveis a mudanças na pressão atmosférica e no oxigênio, cada paciente e a doença particular que o acomete são idiossincráticos, com reações à dose de oxigênio hiperbárico e à pressão adequadas para cada caso. Com dosagens personalizadas a cada doença, a oxigenoterapia hiperbárica, depois de tanto tempo, tornou-se um tratamento biológico fundamental do futuro...

E isso me leva à razão pela qual fui convidado por Tony para escrever este pequeno texto sobre oxigenoterapia hiperbárica. Em 2017, ele entrou em contato, relatando um histórico de dois anos de problemas de memória, fadiga e perda da linha de raciocínio. Os assessores e sócios mais próximos estavam preocupados com a saúde e as habilidades cognitivas dele. Tony tinha sido diagnosticado com envenenamento por mercúrio por ingerir peixes que estavam contaminados e passou por uma desintoxicação, mas os problemas continuavam. Na época, ele fez oxigenoterapia hiperbárica limitada em oito centros diferentes, nos Estados Unidos e em outros países, sem perceber melhoras.

Em abril de 2017, eu o avaliei em Nova Orleans e prescrevi uma dosagem personalizada, com base em imagens cerebrais captadas por uma tomografia computadorizada por emissão de fóton único (SPECT, na sigla em inglês), antes e depois de uma única sessão de oxigenoterapia hiperbárica. As imagens mostravam um aumento significativo no fluxo sanguíneo cerebral com a dose personalizada. Como Tony não poderia ficar em Nova Orleans durante as típicas oito semanas de tratamento e de aplicação das dosagens, uma equipe minha o acompanhou, tratando-o entre eventos marcados na agenda dele em Los Angeles, Nova York e Fiji, na Austrália e Holanda, e até no Panamá. Ao fim da 26ª sessão, ele estava se sentindo notavelmente melhor e recebeu um tratamento com células-tronco. Depois de mais nove sessões de oxigenoterapia hiperbárica, que estimularam a implantação das células-tronco, Tony estava de volta à melhor forma.

Desde 2017, eu, com a ajuda da minha equipe, continuo tratando Tony com regularidade. Em conjunto com as outras terapias às quais ele se submete, a oxigenoterapia hiperbárica ajudou a rejuvenescê-lo, facilitando o desempenho sobre-humano que ele tem. Para obter mais informações, visite o site em inglês www.HBOT.com.

O ESPÍRITO É SUPERIOR À MATÉRIA

"Penso, logo existo."
— RENÉ DESCARTES, matemático e filósofo do século XVII

Abordamos muitas coisas neste capítulo. **A ideia era mostrar que há muitas soluções sendo estudadas ou surgindo no horizonte para um dos maiores e mais temidos desafios da medicina. Hoje, existem nada menos do que 13 projetos de ponta que propõem formas de prevenir a doença de Alzheimer e a demência, bem como ferramentas que estarão disponíveis em breve. Espero que você termine a leitura deste capítulo sentindo esse ar de otimismo diante do que os próximos anos podem nos trazer em termos de prevenção, controle e administração da doença de Alzheimer.**

Vamos fazer uma rápida revisão? Ficamos conhecendo um exame de sangue que é capaz de prever a doença de Alzheimer antes que os sintomas apareçam. Vimos como a infusão de plasma sanguíneo de jovens em pessoas mais velhas pode frear o declínio cognitivo delas. Descobrimos que uma droga descoberta em um laboratório universitário é capaz de aumentar a memória em camundongos, e, se tudo correr bem, acabará fazendo o mesmo em seres humanos. E vimos que uma vacina em fase de ensaios clínicos diminuiu drasticamente a progressão da doença de Alzheimer e muito mais.

Não será necessário dizer que uma nova era está surgindo. **Sou muito grato por estar vivo em uma época em que há motivos razoáveis para ter esperanças de que preservaremos a sanidade enquanto estivermos sobre a Terra.**

Agora que estamos atualizados sobre as maneiras de manter a mente ágil, jovem e forte, vamos para a última seção do livro, sobre longevidade e mentalidade. Ao longo deste trabalho, conhecemos inúmeras ferramentas incríveis para nos ajudar a viver o melhor de nossa vida. Nos capítulos finais, veremos a gigantesca onda tecnológica e o que ela significa para o futuro da saúde. E também que assumir o controle da mentalidade é o mais importante de tudo. A mente e as emoções moldam não apenas a saúde, mas também a qualidade de vida.

No próximo capítulo, cederei novamente o espaço ao Dr. Peter Diamandis, que compartilhará todos os avanços que estão por vir, bem como as forças que poderão nos levar à velocidade de escape da longevidade. Voltarei no capítulo final, em que falaremos sobre como é possível criar a mais extraordinária qualidade de vida explorando o poder da mente e tomar decisões para transformar a nossa vida. Portanto, vamos descobrir o poder da longevidade e das tecnologias exponenciais...

SEÇÃO 5

LONGEVIDADE, MENTALIZAÇÃO E REALIZAÇÃO

O poder da longevidade, da mentalidade e da decisão o ajudará a assumir o controle da mente, do corpo e das emoções — melhorando muito a qualidade de vida. Descubra...

- O poder da longevidade e das tecnologias exponenciais.
- O incrível poder dos placebos e como a mente pode curar o corpo, bem como os mais recentes avanços no combate à depressão, à ansiedade e ao transtorno de estresse pós-traumático (TEPT).
- O poder da decisão: aprenda a ferramenta mais importante para criar e sustentar uma vida extraordinária. Uma vida de alegria, felicidade, gratidão e verdadeira vitalidade.

SEÇÃO 5

LONGEVIDADE, MENTALIZAÇÃO E REALIZAÇÃO

CAPÍTULO 23

A LONGEVIDADE E O PODER DAS TECNOLOGIAS EXPONENCIAIS*

Como as tecnologias e a abundância de capital estão impulsionando a busca pela longevidade saudável

"Não quero alcançar a imortalidade sendo nomeado para a Galeria da Fama. Quero alcançar a imortalidade me mantendo vivo."

— WILLIAM DE MORGAN

É difícil perceber como o mundo de hoje é extraordinário em comparação com os séculos passados. Depois da pandemia de covid-19 e vivermos bombardeados com notícias negativas que emanam de TVs, rádios e jornais, também não nos damos conta de até onde chegamos.

Talvez para fazê-lo se sentir um pouco melhor sobre o que todos nós sofremos em 2020, a história oferece algumas comparações valiosas para nos lembrar de como chegamos longe quando o assunto são pandemias. Considere o seguinte:

- **Entre 1347 e 1351, a peste bubônica, a pandemia mais fatal registrada na história da humanidade, provocou a morte de 75 milhões a 200 milhões de pessoas na Eurásia e no norte da África e de 30% a 50% da população da Inglaterra. A cura nunca foi encontrada.**

---

* Capítulo escrito pelo Dr. Peter Diamantis.

- **A pandemia de gripe de 1918 (também conhecida como gripe espanhola) foi a mais grave da história recente. Foi causada por um vírus H1N1 com genes de origem aviária. Estima-se que cerca de 500 milhões de pessoas — um terço da população mundial da época — foram infectadas pelo vírus. O número de mortes foi estimado em, pelo menos, 50 milhões em todo o mundo, com cerca de 675 mil tendo ocorrido só nos Estados Unidos. Esse vírus sofreu várias mutações ao longo dos anos e ainda existe entre nós — é o motivo pelo qual nos vacinamos anualmente contra a gripe.**

Se as manchetes atuais fossem essas, os governos estariam paralisados, os mercados financeiros em ruínas e os problemas que temos hoje pareceriam, em termos comparativos, um dia ensolarado na Califórnia.

Esquecemos como o mundo progrediu apenas no último século e como as forças científica e tecnológica da atualidade permitiram que a humanidade emergisse das primeiras ondas pandêmicas da covid-19 de forma relativamente rápida, com apenas uma fração da mortalidade das pandemias anteriores e de um impacto econômico. Tecnologias como vacinas de mRNA, conectividade global de dados de alta velocidade, supercomputadores e cadeias de suprimentos globais permitiram que a ciência projetasse, testasse e iniciasse a distribuição de vacinas em menos de 12 meses. Ao mesmo tempo, a convergência de tecnologias exponenciais possibilitou a atuação de empresas como Amazon, Zoom, Google e Slack, permitindo aos negócios globais permanecerem relativamente inabalados.

Assim como essas tecnologias exponenciais mudaram a forma como detectamos, prevenimos e tratamos pandemias virais, agora elas estão nos fornecendo as ferramentas para combater a pandemia do envelhecimento.

A MELHOR MANEIRA DE PREVER O FUTURO É CRIÁ-LO VOCÊ MESMO

Durante a maior parte deste livro, abordamos os tópicos de vitalidade, força, energia e cura de doenças, **mas e aqueles que estão buscando uma**

longevidade saudável, a capacidade de ultrapassar os limites aceitos para a velhice, avançando até a casa dos 100 anos e preservando, ao mesmo tempo, cognição, mobilidade e aparência? Isso é desejável? É possível? Este capítulo é sobre isso. Vamos explicar, por exemplo:

- Por que tendemos a acreditar que só podemos nos planejar para 80 anos de vida saudável e por que podemos esperar mais do que isso.
- Como as tecnologias exponenciais, tais como a inteligência artificial, os sensores e a biotecnologia, estão transformando a atual revolução tecnológica na saúde.
- Como uma enorme quantidade de capital de investimento fluindo para o campo da longevidade está acelerando os avanços relacionados à saúde e à longevidade.
- Por que vidas mais longas não levarão à superpopulação da Terra e por que a longevidade é fundamental para o futuro da humanidade.
- Encerraremos este capítulo com as percepções de dois dos mais brilhantes cientistas da longevidade sobre que tipo de vida ativa saudável deveríamos almejar.

Antes de detalhar cada um dos tópicos acima, gostaria de contextualizar a minha jornada, que me levou a ponto de transformar as pesquisas, os investimentos e o empreendedorismo relacionados à longevidade no meu foco. Gostaria de compartilhar o motivo pelo qual estou tão empolgado e por que você também deveria estar.

Sou filho de imigrantes gregos, Harry e Tula, e, desde que nasci, eles queriam que eu me tornasse médico (o meu pai era obstetra e ginecologista). Contudo, embora a medicina fosse interessante, **tendo nascido na década de 1960, eu também era filho do programa Apollo, e portanto me apaixonei pelo espaço. O programa Apollo nos mostrou o que a humanidade era capaz de alcançar, e *Jornada nas estrelas* me mostrou para onde a nossa espécie estava indo.**

Mesmo tendo paixão pelo espaço, prometi aos meus pais que cursaria medicina e o fiz, em Harvard. Tive muita sorte, pois, embora fosse difícil entrar, era ainda mais difícil ser jubilado! Graças a Deus, porque, durante o quarto ano na faculdade, eu estava no comando de duas empresas relacionadas ao espaço (uma organização universitária e uma empresa de lançamento) e mal assistia às aulas.

No fim dos anos 1980, fiquei desapontado com a falta de visão da Nasa. Some-se a isso a velocidade glacial do programa espacial e o acidente do ônibus espacial Challenger, em 1986, e tudo parou. Lembro-me de pensar que, para viver a experiência de futuro espacial que eu desejava, precisaria fazer duas coisas: viver mais e ajudar a acelerar o desenvolvimento dos voos espaciais tripulados.

Um dos meus primeiros empreendimentos relacionados ao espaço foi me tornar cofundador da International Space University (ISU), aberta em uma modesta sede de 150 m², acima de uma loja de pães na praça Kendall, em Boston. Foi ali, com os cofundadores, o já falecido Todd Hawley e Bob Richards, que alimentei grandes sonhos espaciais. **Foi ali também que me deparei, pela primeira vez, com a Lei de Murphy, aquela afirmação pessimista e derrotista: "Se alguma coisa pode dar errado, dará." Todd colocou o pôster com essa frase na parede, porque sabia que me incomodava. Para contrabalançar a afronta, escrevi no meu quadro-branco: "Se alguma coisa pode dar errado, conserte! (*Que Murphy vá para o inferno!*)" E, logo acima, escrevi em letras maiúsculas: "LEI DE PETER".**

Isso deu início à lista das **28 "Leis de Peter"**, algumas criadas por mim e outras emprestadas, que têm regulado a minha vida e impactam, de forma bastante interessante, as minhas opiniões e os meus empreendimentos na área da longevidade. Leis como:

"Antes de uma coisa ser considerada um verdadeiro avanço, ela não passa de uma ideia maluca."

"Se você não puder ganhar, mude as regras."

"Se você acha que é impossível, vá em frente."

"A melhor maneira de prever o futuro é criá-lo você mesmo."

Embora a ISU tenha saído de um escritório de 150m² para ocupar um campus de US$ 100 milhões em Estrasburgo, na França, foi o XPRIZE que acelerou os meus sonhos de desbravar a fronteira espacial. Em 1993, ainda aborrecido com as futuras perspectivas dos voos espaciais, li a autobiografia de Charles Lindbergh, *The Spirit of St. Louis* [O espírito de St. Louis], e fiquei sabendo que seu famoso voo de 1927 entre Nova York e Paris foi impulsionado por um "prêmio de incentivo" de US$ 25 mil, oferecido pelo hoteleiro Raymond Orteig para o primeiro voo direto entre sua terra natal, a França, e sua nova casa, em Nova York.

Ocorreu-me, então, que talvez — apenas talvez — um considerável prêmio em dinheiro, da ordem de US$ 10 milhões, pudesse inspirar engenheiros e empresários a construir uma nave espacial para nos levar ao espaço. Sem saber quem seria esse benfeitor, batizei-o de XPRIZE, com o "X" representando o eventual patrocinador. **Sem nenhum prêmio em dinheiro nem equipes na disputa, anunciei o concurso de US$ 10 milhões em 18 de maio de 1996, sob o Arco de Entrada, na cidade de St. Louis.**

Cinco anos depois, uma empreendedora visionária, Anousheh Ansari, e a família dela se prontificaram a financiar o prêmio. Ao todo, **26 equipes de sete nações acabaram se inscrevendo para concorrer e, em 4 de outubro de 2004, uma delas, chamada Mojave Aerospace Ventures, financiada por Paul Allen, cofundador da Microsoft, e liderada por Burt Rutan, o lendário designer aeroespacial, promoveu dois voos consecutivos com seu veículo SpaceShipOne a uma altitude de 100km, reivindicando o XPRIZE Ansari de US$ 10 milhões.** Conforme o esperado, a chama foi acesa e a indústria de voos espaciais comerciais decolou. Em 2021, 17 anos depois, observamos os frutos do XPRIZE: Sir Richard Branson (que patenteou os direitos da SpaceShipOne para a Virgin Galactic) e Jeff Bezos (com a Blue Origin) replicaram comercialmente os voos XPRIZE para abrir um mercado de turismo.

Desde 2004, a XPRIZE Foundation concebeu e lançou mais de US$ 250 milhões em prêmios, com outros US$ 200 milhões em desenvolvimento, sobre temas que vão desde energia, água e alimentos, até saúde, oceanos e meio ambiente. Para financiar tais prêmios, conseguimos atrair um extraordinário grupo de visionários, realizadores e benfeitores — um grupo que chamamos de conselho de inovação. Gostamos de desafios que não podem ser resolvidos da noite para o dia. Problemas que estavam emperrados, que não estavam recebendo atenção suficiente. O objetivo na XPRIZE é simples: dar aos inovadores uma meta à qual aspirar, a ser atingida e conquistada. Em última análise, colocar as mentes mais brilhantes para trabalhar.

Todos os anos, levo o conselho de inovação a uma "viagem de aventura" para explorar diferentes tópicos e debater novos conceitos de prêmios. Em anos recentes, nos concentramos em inteligência artificial, impressão 3-D, realidade virtual e realidade aumentada. **Em 2018, o foco foram os tópicos gêmeos de longevidade e medicina regenerativa, nos aventurando na Cidade do Vaticano, pegando carona em um evento preexistente chamado United to Cure, organizado pelo Dr. Robin Smith e apresentado pelo papa. Essa é a visita que Tony relata no capítulo inicial deste livro.**

A MORALIDADE DA IMORTALIDADE

A conferência do Vaticano durou três dias e reuniu os principais cientistas e pensadores de todo o mundo, cobrindo alguns dos assuntos apresentados nos capítulos anteriores. Mas, sem dúvida alguma, **o que mais gostei do evento, e da qual participei, era intitulada "A moralidade da imortalidade".**

O moderador do debate foi o correspondente médico da CNN, Dr. Sanjay Gupta. O rabino Dr. Edward Reichman, o presbítero Dale Renlund, o reverendo padre Dr. Nicanor Austriaco, o diretor dos Institutos Nacionais de Saúde, o Dr. Francis Collins e eu fomos os convidados.

No início do nosso painel, o Dr. Gupta pediu ao rabino Reichman que apresentasse um contexto histórico sobre o envelhecimento e a longevidade humana, com base no Antigo Testamento.

"Adão viveu até os 930 anos", começou o rabino Reichman. "Matusalém viveu até os 969 anos. Abraão viveu 175 anos... Moisés morreu aos 120, e foi depois de Moisés que se estabeleceu que a expectativa de vida humana seria de, no máximo, 120 anos."

O rabino Reichman continuou relatando os estudos bíblicos: "Na época do dilúvio de Noé, Deus declarou que [os seres humanos] viveriam 120 anos. Isso não ocorreu imediatamente. [Levou] cerca de 750 anos para que a longevidade do homem diminuísse gradualmente, de cerca de 900 anos para 120 anos."

O rabino Reichman citou o trabalho de Nathan Aviezer, cientista contemporâneo e professor de física em Israel que escreve sobre a Torá a partir de uma perspectiva judaica ortodoxa. A interpretação de Aviezer é que, durante aquele período, uma intervenção divina introduziu genes específicos que limitaram a longevidade e foram necessárias várias gerações para que tais genes proliferassem e reduzissem o tempo de vida dos seres humanos.

"Talvez estejamos tentando identificar os genes que Deus introduziu naquele estágio da história e revertê-los para alcançar aquela longevidade novamente", explicou Reichman.

Quer aceitemos a interpretação bíblica, quer não, os registros científicos da evolução humana contam uma história muito diferente em relação à expectativa de vida — uma história que não inclui a longevidade.

Na época dos primeiros hominídeos, há 1 milhão de anos, nossos ancestrais entravam na puberdade aos 12 ou 13 anos e, sem dispor de nenhum controle de natalidade, as mulheres engravidavam rapidamente. Aos 28 anos, eles já eram avós. Pelo fato de a comida ser sempre escassa, o melhor resultado para a perpetuação da espécie seria os avós morrerem cedo e não consumirem os alimentos dos quais os recém-nascidos iriam necessitar. Sendo assim, a idade média dos primeiros seres humanos era de cerca de 28 anos. "O envelhecimento não é somente um esgotamento do sistema", afirmou o Dr. Collins, no Vaticano. "É um processo programado. É provável que a evolução tenha investido para que a expectativa de vida de uma determinada espécie não durasse para sempre. É preciso tirar os velhos do caminho, para que os jovens tenham alguma chance de obter os recursos."

Avançando para a Idade Média, a expectativa de vida humana média tinha aumentado para 35 anos. Na virada do ano de 1900, a expectativa de vida média passara para 40 e poucos anos. Hoje, está chegando aos 80.

Então, por que envelhecemos e morremos, e deveríamos esperar viver por quanto tempo? Embora tenhamos falado sobre isso em alguns capítulos anteriores, este será o nosso foco agora.

ESTAMOS NOS APROXIMANDO DA "VELOCIDADE DE ESCAPE DA LONGEVIDADE"

Quando eu estava na faculdade de medicina, no fim dos anos 1980, não tinha tempo para assistir à TV. Às vezes, eu dava uma olhada furtiva em algum episódio de *Jornada nas estrelas*, mas era raro eu sentar no sofá para me distrair. Porém, lembro-me de uma tarde de domingo em que fiquei intrigado com um documentário sobre o tema "vida longa no mar". **Descobriu-se que as baleias-francas do Ártico podem viver por mais de 200 anos e os tubarões-da-groenlândia, até 400 ou 500 anos.**

Pensei: *"Se eles podem viver tanto tempo assim, por que nós não podemos?"*

Como engenheiro, percebi que se tratava de um problema de hardware ou de software.

Como já foi mencionado antes neste livro, estamos entrando em uma era em que podemos corrigir esses problemas de hardware e de software, levando-se em conta as ferramentas recém-criadas para ler, escrever e editar o software da vida, cultivar órgãos e modificar o hardware biológico do corpo.

O meu amigo **Ray Kurzweil** fala de um conceito chamado **"velocidade de escape da longevidade"**. É uma noção intrigante: **em um futuro próximo, a ciência será capaz de prolongar a vida em mais de um ano para cada ano de vida. Quando isso acontecer, poderemos começar a pensar sobre a verdadeira longevidade.**

A previsão de Ray é que atingiremos a velocidade de escape da longevidade nos próximos 10 ou 12 anos. O professor **George Church, da Faculdade de Medicina de Harvard**, também acredita nesse prazo. "As tecnologias exponenciais que melhoraram a velocidade e os custos da leitura, escrita e edição do DNA e das terapias genéticas aplicam-se à categoria de reversão do envelhecimento", afirmou Church na mais recente viagem Longevity Platinum que organizei. **"Hoje, a ciência está adicionando 1 ano de vida para cada 4 anos que vivemos. Mas acredito que os progressos da reversão da idade são um indício de que atingiremos a velocidade de escape da longevidade em uma ou duas décadas, após a conclusão de uma ou duas rodadas dos próximos ensaios clínicos."

O que isso quer dizer? Podemos estender a expectativa de vida humana saudável para além do dito limite bíblico de 120 anos? Os seres humanos podem viver indefinidamente? **Pense no que *você* faria com mais 30 anos de vida saudável.**

Como veremos neste capítulo, essas tecnologias exponenciais mencionadas pelo Dr. Church, **como inteligência artificial, CRISPR, terapia genética, leitura e edição do DNA, robótica, fabricação digital, sensores e redes estão ganhando impulso e se voltando para a área da saúde.** Embora muitos cientistas sejam conservadores em suas crenças sobre prolongar a expectativa de vida humana saudável, continuo confiante de que descobriremos várias tecnologias capazes de estender a longevidade (ou de reverter a idade) mais rapidamente do que a maioria acredita. Se isso for verdade, todos nós precisamos nos manter saudáveis e livres de acidentes para podermos aproveitar esses avanços tecnológicos que estão chegando. **Parafraseando *Fantastic Voyage* [Viagem fantástica], o livro de Ray Kurzweil sobre esse assunto, isso significa que precisamos nos esforçar para "viver o suficiente para viver para sempre".** Esse é o motivo para você se valer das ferramentas, plataformas e empresas destacadas neste livro, que poderão ajudá-lo a manter um excelente estado de saúde e detectar quaisquer doenças quanto antes. Agora, vamos conhecer essas tecnologias que estão fazendo o futuro acontecer mais depressa do que imaginamos.

TECNOLOGIAS EXPONENCIAIS LEVANDO À LONGEVIDADE

Em 2005, Ray Kurzweil escreveu um livro fundamental sobre o tema das tecnologias exponenciais ou "em aceleração" chamado *A singularidade está próxima: Quando os humanos transcendem a biologia*. Como observou Bill Gates, **"Ray Kurzweil é a melhor pessoa que conheço para prever o futuro da inteligência artificial.** Seu novo e intrigante livro prevê um futuro no qual as tecnologias da informação avançaram tanto e tão rapidamente que permitem à humanidade transcender suas limitações biológicas — transformando a nossa vida de tantas maneiras que ainda nem conseguimos imaginar".

Quando digo "tecnologias exponenciais", estou me referindo a qualquer tecnologia que, de modo regular, duplique de capacidade enquanto o preço cai. A Lei de Moore é o exemplo clássico. Em 1965, o fundador da Intel, Gordon Moore, percebeu que a quantidade de transistores em um circuito integrado dobrava a cada 18 meses. Isso significava que, a cada ano e meio, os computadores ficavam duas vezes mais potentes, enquanto o custo não se alterava.

Moore achou isso incrível e previu que essa tendência poderia continuar. Bem, ela já completou 55 anos. **A Lei de Moore é a razão pela qual o smartphone que está no seu bolso é mil vezes menor, mil vezes mais barato e 1 milhão de vezes mais potente do que um supercomputador da década de 1970.**

E o ritmo não está diminuindo!

Apesar dos relatos de que estamos nos aproximando da morte da Lei de Moore, em 2020 ela se manteve inabalável e dentro do cronograma. **Até 2023, projeta-se que o laptop médio de mil dólares terá o mesmo poder de computação de um cérebro humano (aproximadamente 10 ciclos por segundo). Vinte e cinco anos depois, esse mesmo laptop de mil dólares terá o poder computacional equivalente a todos os cérebros humanos atualmente sobre a Terra.**

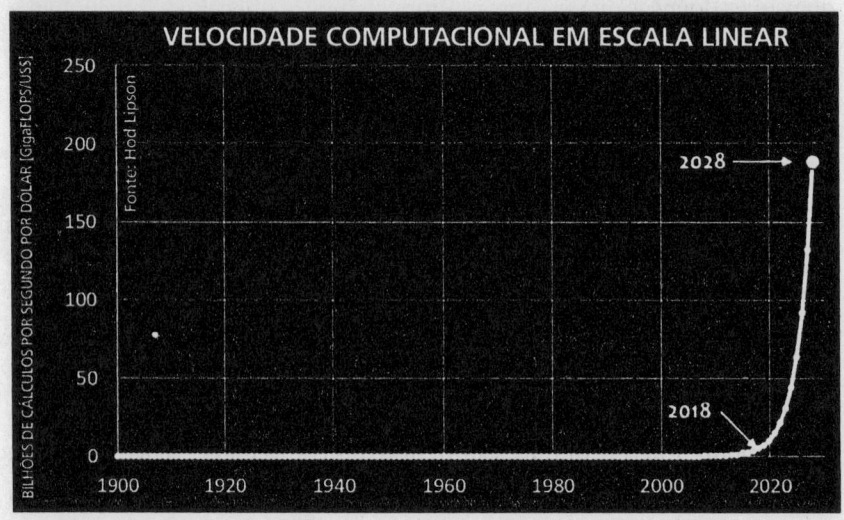

O mais significativo é que não são apenas os circuitos integrados que estão progredindo nesse ritmo. **Na década de 1990, Kurzweil descobriu que, quando uma tecnologia se torna digital, ou quando consegue ser programada no código binário dos computadores, ela pega uma carona na Lei de Moore e começa a acelerar de forma exponencial.** Hoje, as tecnologias que estão sendo aceleradas nesse ritmo incluem algumas das inovações mais potentes com as quais já sonhamos: **computadores quânticos, inteligência artificial, CRISPR, sequenciamento/edição de genes, robótica, nanotecnologia, ciência dos materiais, redes, sensores, impressão 3-D, realidade aumentada, realidade virtual, blockchain e muito mais.**

Embora essa aceleração esteja acontecendo bem diante dos nossos olhos, é difícil entender o que isso significa, ou dimensionar a velocidade dessa mudança. A razão tem a ver com a forma como o cérebro percebe a mudança. Os seres humanos evoluíram há 300 mil anos nas savanas da África, em um mundo que era local e linear. Naquela época, as pessoas viviam dentro das próprias bolhas, e tudo ficava a um dia de caminhada das respectivas aldeias. **Nada mudava de um século para outro, ou de um milênio para outro. E assim permanecia por gerações. Como resultado, o cérebro evoluiu apenas para perceber, intuir e interagir com um mundo linear. Somos todos pensadores lineares.**

Dê 30 passos lineares. Um... dois... três... quatro... cinco etc., e você terminará cerca de 30m à frente. Contudo, se eu pedir que você dê 30 passos exponenciais — em uma situação em que um exponencial é uma simples duplicação... 1, 2, 4, 8, 16, 32... e assim por diante, você terminará a 1 bilhão de metros de distância — em outras palavras, você vai **circum-navegar a Terra 26 vezes!**

O prognóstico do crescimento exponencial não é algo intuitivo.

Por que estou comentando todos esses números em um capítulo sobre longevidade? Porque as tecnologias envolvidas na extensão da vida ativa saudável e da longevidade são exponenciais, e o impacto delas na nossa vida não é algo intuitivo. Gostaria que você entendesse que muita coisa pode acontecer em apenas uma ou duas décadas.

Provavelmente, valeria a pena memorizar o seguinte:

- Dobre algo 10 vezes, e você terá um aumento de **mil** vezes.
- Dobre algo 20 vezes, e você terá um aumento de 1 **milhão** de vezes.
- Dobre algo 30 vezes, e você terá um aumento de 1 **bilhão** de vezes.

Empreendedores que entendem o crescimento exponencial desenvolveram muitas das empresas mais bem-sucedidas do planeta atualmente: Google, Facebook, Amazon, Apple, Tesla, SpaceX, Tencent, Microsoft, Alibaba e Netflix, apenas para citar algumas.

Vamos considerar um experimento divertido... Se você tiver um filho, sobrinha ou sobrinho, considere propor a eles a seguinte escolha:

Opção 1: Ofereça US$ 1 por dia durante os próximos 30 dias.

Opção 2: Ofereça 1 centavo no primeiro dia, 2 centavos no segundo dia, 4 centavos no terceiro dia, e assim por diante.

Provavelmente, eles escolherão a primeira opção.

Trinta dólares sem ter de fazer nada não é ruim.

Entretanto, se aceitassem a segunda proposta, o que começou com 1 centavo **resultaria em US$ 10 milhões no último dia.**

É esse o poder exponencial que vem impulsionando as mudanças na biotecnologia em todo o mundo. Vejamos apenas alguns exemplos.

Crescimento exponencial no sequenciamento do genoma

Considere os custos e a velocidade do sequenciamento do genoma. **O Projeto Genoma Humano, apoiado pelos Institutos Nacionais de Saúde dos Estados Unidos, demorou 13 anos e consumiu US$ 3 bilhões para sequenciar o primeiro genoma — todas as 3,2 bilhões de letras da nossa vida. Hoje, o preço é inferior a mil dólares por genoma e leva menos de 1 dia.** Dentro de dois anos, com as máquinas mais novas da Illumina, poderia vir a **custar apenas US$ 100 e ser concluído em uma hora (ver a imagem 15 do encarte).** Incrivelmente, o custo do sequenciamento do genoma foi desmonetizado a uma taxa cinco vezes mais rápida do que a Lei de Moore.

Crescimento exponencial no armazenamento

Considere o armazenamento de dados, um fator crucial para o mundo da genômica hoje. Os 3,2 bilhões de pares de bases (ou nucleotídeos) do **genoma** correspondem a cerca de 725MB de dados, ou 0,75GB de armazenamento. **Em 1981, se alguém decidisse armazenar o genoma descompactado, um disco rígido de armazenamento de 1GB custava meio milhão de dólares. Hoje, ele é *50 milhões de vezes mais barato*, custando menos de 1 centavo por gigabyte.**

Crescimento exponencial na computação

E quanto à computação? Em 1971, a Intel lançou seu primeiro chip de computador, o Intel 4004. **Ele continha 2.300 transistores, a US$ 1 cada. A Intel não informa mais quantos transistores seus chips contêm, mas o recente Core i9 continha 7 bilhões de transistores, custando menos de um milionésimo de centavo cada.** Isso representa **uma queda de 27 bilhões de vezes no preço, em 45 anos.**

Mas o ritmo não está diminuindo. **Em 2021, o Cerebras Wafer Scale Engine-2 estabeleceu o recorde mundial como o maior chip de circuito integrado, com 21cm de cada lado, abrigando impressionantes 2,6 trilhões de transistores.**

Crescimento exponencial nas comunicações

Se você tem um smartphone, tem acesso a mais poder computacional na palma das mãos do que a maioria dos governos do planeta tinha há três décadas. Também tem melhor acesso à comunicação onipresente, de baixo custo e de alta qualidade do que os principais diretores executivos e chefes de Estado três décadas atrás. Só que consideramos o poder computacional e esse poder nas comunicações algo natural, amaldiçoando o provedor de serviços quando alguma chamada ocasional cai.

A comunicação digital tem sido uma das garotas-propaganda do crescimento exponencial, mostrando um icônico crescimento de cem vezes a cada nova geração. Para exemplificar: em 2009, **o serviço móvel 4G foi lançado e oferecia velocidades de 100Mbps. Uma década** depois, em 2019, o 5G começou a ser implantado, oferecendo velocidades de 10Gbps (cem vezes mais rápido). Em 2019, quando o 5G surgiu, o número de assinantes era de 13 milhões. Até 2025, estima-se que a base de usuários 5G terá crescido para 2,8 bilhões. Mas as coisas não param por aí. Em agosto de 2020, uma equipe da Universidade de Osaka e da Universidade Tecnológica de Nanyang, em Singapura, **anunciou o projeto de um novo chip para celular que poderia ser a base do 6G, prometendo velocidades até cem vezes mais rápidas do que o 5G — rapidez suficiente para baixar 142 horas de Netflix em um segundo.**

Essas redes terrestres prometem conectar todas as pessoas na Terra, todos os 8 bilhões de habitantes, nos próximos cinco anos. Elas representam uma tábua de salvação para as ciências da saúde. Tais conexões de banda larga e de baixo custo oferecem a todos a possibilidade de fazer o carregamento de dados de saúde ou de obter suporte de inteligências artificiais médicas em qualquer lugar do mundo.

E não são apenas as pessoas que estão conectadas — são todos os dispositivos e sensores do planeta, o que é conhecido como "internet das coisas" (ou IoT, na sigla em inglês). Os dispositivos conectados a ela já se multiplicaram a taxas sem precedentes, atingindo 35 bilhões de dispositivos conectados em 2022 e com previsão de ultrapassar 75 bilhões até 2025. **Por segundo, 127 novos dispositivos são conectados à internet.** Em termos de saúde, cada pessoa terá a capacidade de monitorar, em tempo real, a própria saúde e fisiologia a partir de sensores colocados dentro e fora do corpo, medindo tudo, desde a glicose no sangue e a pressão arterial até os micro-RNAs, capazes de indicar um iminente infarto, ou, ainda, a qualidade do sono. Por fim, todos esses dados serão enviados para uma inteligência artificial que poderá monitorar e aconselhar o usuário sobre o estado de saúde dele.

Hoje temos a Alexa da Amazon, a Siri da Apple e o Now do Google. Em algum momento, **todos teremos uma inteligência artificial pessoal, uma versão de J.A.R.V.I.S., do *Homem de Ferro*. Essas inteligências artificiais pessoais poderão coletar e monitorar dados de saúde e permitir que nos tornemos "os gerentes da nossa saúde".**

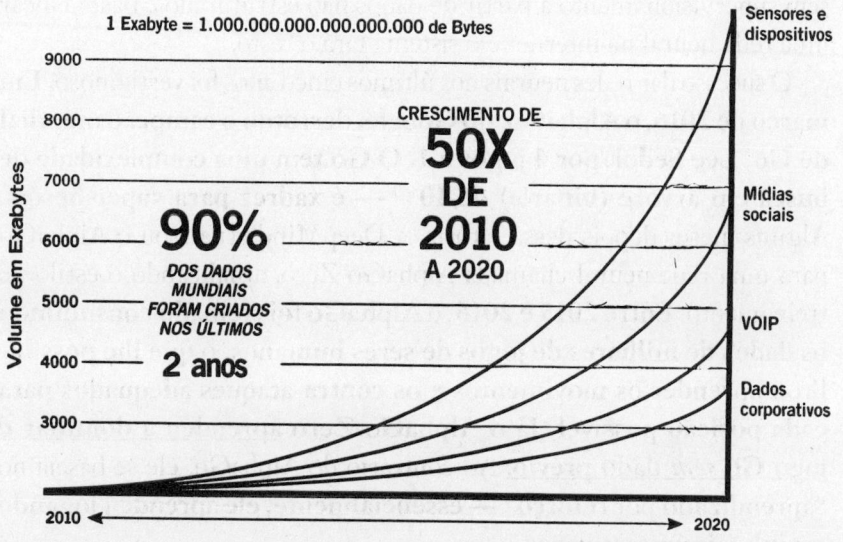

INTELIGÊNCIA ARTIFICIAL, REDES NEURAIS E DOBRAMENTO DE PROTEÍNAS

"Este trabalho computacional representa um esplêndido avanço na questão do dobramento [ou enovelamento] de proteínas, um grande desafio na biologia há mais de meio século. Ocorreu décadas antes do que muitas pessoas na área tinham previsto. Será emocionante ver as muitas maneiras pelas quais ele mudará as pesquisas biológicas."

— PROF. VENKI RAMAKRISHNAN, vencedor do prêmio Nobel e presidente da Royal Society

Talvez a inteligência artificial seja a tecnologia exponencial que mais transforma a nossa vida nesta década. **No mundo dela, o que surgiu primeiro foi o *machine learning*, usando algoritmos para analisar dados e fazer previsões sobre o mundo.** É assim que a Amazon e a Netflix sugerem coisas que deveríamos comprar e filmes que deveríamos assistir. **Em seguida, vieram as redes neurais, inspiradas na biologia do cérebro humano.** Esses circuitos em camadas são capazes de aprender sem supervisionamento a partir de dados não estruturados. Basta lançar uma rede neural na internet e o sistema fará o resto.

O sucesso das redes neurais nos últimos cinco anos foi vertiginoso. **Em março de 2016, o AlphaGo, do Google, derrotou o campeão mundial de Go, Lee Sedol, por 4 jogos a 1. O Go tem uma complexidade de busca em árvore (binária) de 10^{360} — é xadrez para super-heróis.** Alguns meses depois dessa vitória, a DeepMind atualizou o AlphaGo para uma rede neural chamada AlphaGo Zero, atualizando o estilo de treinamento. **Entre 2015 e 2016, o AlphaGo foi treinado consumindo os dados de milhares de jogos de seres humanos, o que lhe possibilitou aprender os movimentos e os contra-ataques adequados para cada posição possível. Já o AlphaGo Zero <u>aprendeu a dominar o jogo Go *sem* dado prévio.</u>** Ao contrário do AlphaGo, ele se baseia no "aprendizado por reforço" — essencialmente, ele aprendeu jogando sozinho, inúmeras vezes.

O AlphaGo Zero foi lançado em meados de 2017, com pouco mais do que algumas regras simples, mas **foram necessários apenas três dias para que ele vencesse seu pai, o AlphaGo, o mesmo sistema que derrotara Lee Sedol. Três semanas depois, trucidou os 60 melhores jogadores do mundo. <u>O AlphaGo Zero levou, ao todo, 40 dias para se tornar, indiscutivelmente, o melhor jogador de Go da Terra.</u>**

No entanto, como isso tudo se relaciona com a saúde e a longevidade? Vamos conhecer o Alphafold.

Desde a década de 1980, quando eu concluía os estudos em engenharia e medicina, venho acompanhando um determinado enigma de supercomputação que, se resolvido, revolucionaria a medicina. **Considerado o grande desafio da biologia, o "problema do dobramento (ou enovelamento) de proteínas" propunha a seguinte pergunta: "Dada uma sequência de aminoácidos, conseguiríamos prever a estrutura tridimensional final da proteína resultante?"**

Por que isso é importante? As proteínas talvez sejam a classe de moléculas mais importantes do corpo humano, essenciais à vida, dando suporte a praticamente todas as funções. Elas são macromoléculas compostas de cadeias de aminoácidos, e **a função de uma proteína depende muito de sua estrutura 3-D única.** Uma vez dobradas, as proteínas desempenham uma vasta gama de funções, desde catalisar reações metabólicas até replicar o DNA, reagir a estímulos, fornecer estrutura para células e organismos e transportar moléculas de um local para outro. **As enzimas e os anticorpos são proteínas, assim como a insulina, o colágeno, a elastina e a queratina.**

Se pudéssemos prever, com precisão, as estruturas tridimensionais delas a partir de uma sequência de aminoácidos, isso abriria as portas para um novo caminho de desenvolvimento de medicamentos precisos e de baixo custo.

Em 1994, para monitorar a questão da supercomputação do dobramento de proteínas, foi criado um campeonato bianual chamado **Análise Fundamental da Previsão da Estrutura de Proteínas (CASP, na sigla em inglês). Até 2018, os avanços foram bastante lentos e graduais. Todavia, após a repercussão do AlphaGo Zero, a equipe da DeepMind investiu as redes neurais no dobramento de proteínas. Eles chamaram a mais nova rede neural de AlphaFold.**

Em sua primeira incursão na competição CASP, o AlphaFold acertou 25 dos 43 potenciais problemas de dobramento de proteínas. A equipe que ficou em segundo lugar acertou apenas três! **E qual a exatidão da previsão feita pelo AlphaFold? Incrivelmente exata, dentro da largura de um átomo (ou 0,1 de um nanômetro)!**

Arthur D. Levinson, presidente da Apple e diretor executivo da Calico, empresa de longevidade da Alphabet, afirmou o seguinte sobre o sucesso da DeepMind: **"O AlphaFold é um avanço raríssimo, prevendo as estruturas de proteínas com incríveis velocidade e precisão. Esse salto demonstra como os métodos computacionais estão preparados para transformar as pesquisas em biologia e como são promissores para acelerar o processo de descoberta de medicamentos."**

A INTELIGÊNCIA ARTIFICIAL E A DESCOBERTA DE MEDICAMENTOS

Além de prever a estrutura de uma proteína, **que tal se a inteligência artificial pudesse gerar novos medicamentos para combater qualquer** doença, já prontos para entrar em ensaios clínicos? E se ela fosse capaz de projetar um medicamento perfeito especificamente para você? Imagine aproveitar ao máximo o aprendizado de máquina para realizar, junto com cinquenta cientistas, o que a indústria farmacêutica mal consegue fazer com um exército de 5 mil pessoas?

Essa é a promessa de usar a inteligência artificial para a descoberta de medicamentos. É uma oportunidade multibilionária, capaz de ajudar bilhões de pessoas em todo o mundo.

Para contextualizar como essa oportunidade é incrível, vamos examinar o mercado farmacêutico global, um dos setores mais lentos e monolíticos para promover adaptações, que ultrapassou US$ 1,25 trilhão em receita em 2019. Em 2021, sozinhas, as dez principais empresas farmacêuticas geraram mais de US$ 355 bilhões. Ao mesmo tempo, **o custo de lançamento de um novo medicamento no mercado é superior a US$ 2,5 bilhões (chegando, às vezes, a US$ 12 bilhões), consumindo mais de dez anos. E nove em cada dez medicamentos que entram na fase 1 dos ensaios clínicos não chegam aos pacientes.**

Mas o mundo da abundância farmacêutica já está surgindo. À medida que a inteligência artificial vai convergindo com enormes conjuntos de dados provenientes de todas as áreas, da expressão genética aos exames de sangue, a descoberta de novos medicamentos **tende a ficar cem vezes mais barata, cem vezes mais rápida e segmentada de maneira mais inteligente.**

Uma das melhores startups na área, na qual sou investidor, chama-se **Insilico Medicine**, fundada e liderada pelo **diretor executivo Dr. Alex Zhavoronkov**. Em 2014, Zhavoronkov começou a se perguntar se conseguiria usar aqueles enormes conjuntos de dados e a inteligência artificial para acelerar o processo de descoberta de medicamentos. Ele tinha ouvido falar de uma nova técnica em inteligência artificial, conhecida como redes adversárias generativas (ou GANs, na sigla em inglês). **Ao colocar duas redes neurais uma contra a outra (adversárias), o sistema pode começar com instruções mínimas e produzir novos resultados (generativas).** Os pesquisadores vinham usando as GANs para projetar novos objetos ou criar rostos humanos falsos e exclusivos, mas Zhavoronkov queria aplicá-las à farmacologia. Ele as imaginou como formas de os pesquisadores descreverem verbalmente os atributos dos medicamentos — "O composto deveria inibir a proteína X na concentração Y com efeitos colaterais mínimos em seres humanos", e assim a inteligência artificial conseguiria construir a molécula a partir do zero.

Para transformar essa ideia em realidade, Zhavoronkov montou a Insilico Medicine na Johns Hopkins University, em Baltimore, Maryland, e arregaçou as mangas. "Foram necessários três anos de trabalho árduo para desenvolver um sistema com o qual os pesquisadores pudessem interagir dessa maneira", explica ele. "Mas conseguimos, e isso nos permitiu reinventar o processo de descoberta de medicamentos. O resultado é uma explosão de potenciais alvos e um processo de testagem muito mais eficiente", diz Zhavoronkov. "A inteligência artificial nos permite fazer com cinquenta pessoas o que uma empresa farmacêutica típica faz com 5 mil."

Os resultados transformaram o que antes era uma guerra com duração de uma década em uma desavença resolvida em um mês. No fim de 2018, por exemplo, a Insilico estava gerando novas moléculas em menos de 46 dias — o que incluía não apenas a descoberta inicial, mas também a síntese do medicamento e a validação experimental em simulações de computador.

No momento, o sistema está sendo usado para tentar encontrar novas drogas contra câncer, envelhecimento, fibrose, doença de Parkinson, doença de Alzheimer, esclerose lateral amiotrófica, diabetes e muitas outras. A inteligência artificial será usada para o prognóstico de resultados dos ensaios clínicos antes do início do experimento. Se for bem-sucedida, essa técnica permitirá que os pesquisadores economizem muito tempo e dinheiro no processo de testagem tradicional.

Entretanto, por mais extraordinário que seja tudo isso, talvez não se compare ao que está por vir nesta década na área da nanotecnologia e dos microrrobôs capazes de percorrer o nosso corpo para efetuar reparos.

OS MICRORROBÔS E A *VIAGEM FANTÁSTICA*

Viagem fantástica, o filme de ficção científica vencedor do Oscar de 1966, narra as aventuras de uma tripulação de submarino reduzida a um tamanho microscópico e inserida no corpo de um cientista ferido para reparar danos no cérebro dele.

Em 2016, exatas seis décadas depois, a Bionaut Labs foi fundada em Israel. A empresa transformou uma versão desse conceito em um fato científico, não apenas construindo, mas também demonstrando que microrrobôs controlados remotamente, *menores do que um grão de arroz*, poderiam circular pelo corpo para realizar um tratamento medicamentoso em pontos específicos.

Qual a importância disso? Muitos dos problemas que enfrentamos hoje na medicina são de natureza local. Tomemos, por exemplo, o câncer de cérebro, de pulmão ou de ovário. **Infelizmente, ainda os tratamos com soluções como quimioterapia, que afetam *todo* o corpo, resultando em significativos efeitos colaterais.**

A Bionaut Labs está interessada em revolucionar o tratamento de distúrbios do sistema nervoso central por meio do uso desses microrrobôs chamados Bionauts, que têm menos de 1mm de diâmetro e são controlados de forma remota por forças magnéticas orientadas para conduzir sua carga útil. **Quando os Bionauts entram no tecido cerebral e se posicionam ao lado de um tumor, por exemplo, eles são acionados magneticamente para liberar o carregamento. A precisão deles é equiparável à de uma cirurgia, com um desvio-padrão na faixa de 1mm.**

Hoje, os microrrobôs conseguem produzir imunobiológicos e terapêuticos de pequenas moléculas com uma precisão nunca vista antes. As gerações futuras desses dispositivos poderiam conduzir estimulação elétrica, ablação térmica ou placa radioativa para tratar outras doenças. E, mais adiante, à medida que esses robôs microscópicos residentes forem diminuindo de tamanho em direção à nanoescala e aumentando em inteligência, eles poderão levar ao futuro descrito por K. Eric Drexler em seu determinante livro ***Engines of Creation: The Coming Era of Nanotechnology*** [Motores de criação: A era da nanotecnologia], quando as montadoras universais, pequenas máquinas capazes de construir objetos, átomo por átomo, serão usadas como robôs medicinais que ajudam a limpar os vasos capilares, a combater o câncer e a reparar todo e qualquer dano.

A curto prazo, os Bionauts estão focados no diagnóstico precoce e no tratamento da doença de Alzheimer, da doença de Huntington e dos gliomas. Eles poderiam proporcionar vigilância contínua para evitar a progressão dessas e de muitas outras doenças, e é por isso que investi nessa empresa, por meio da BOLD Capital.

A VELOCIDADE ACELERADA DAS TECNOLOGIAS EM ACELERAÇÃO

Então, eis o que temos: **o poder da computação, da inteligência artificial, dos sensores, das redes e da robótica para transformar os cuidados da doença em cuidados de saúde. Para a maioria dos leitores, a ideia de chegar à reversão da idade ou à "velocidade de escape da longevidade" pode soar como ficção científica.** Mas considere que **talvez isso não seja tão mais insano do que alguns dos outros avanços extraordinários alcançados nas últimas décadas, como carros voadores, videochamadas globais gratuitas pelo FaceTime, ou a capacidade da inteligência artificial de prever o dobramento de proteínas, executar a navegação do Google Maps, criar *"deep fakes"* e diagnosticar pacientes.** Talvez não seja mais insano do que Elon Musk e Jeff Bezos nos levando a Marte e à Lua na próxima década. **Embora a mente humana linear seja ótima em fazer previsões de curto prazo, subestimamos muitíssimo aquilo que pode ser alcançado a longo prazo.**

É óbvio que as tecnologias exponenciais apresentadas não estão paralisadas. A humanidade ainda não atingiu o auge da tecnologia. A velocidade de inovação, na verdade, vem se acelerando. Como já mencionei, a única constante é a mudança.

Uma década de progresso entre 1950 e 1960 não se equipara a uma década de progresso, digamos, 50 anos depois, entre 2010 e 2020. As razões para isso são múltiplas. Primeiro, o crescimento exponencial do poder computacional descrito, ou seja, a Lei de Moore. A segunda razão é a convergência de tecnologias em aceleração, como a conjugação da inteligência artificial e da robótica, ou da inteligência artificial e da terapia genética. A terceira é um **conjunto específico de três forças: economia de tempo, desmonetização e abundância de capital.** Vamos dar uma olhada rápida em cada uma delas, para ver por que são importantes.

A primeira força é a economia de tempo. A inovação precisa de tempo e de foco, da habilidade de um pesquisador ou de um empreendedor para dedicar tempo disponível à superação de desafios científicos. **A forma como gastamos o tempo mudou muito nas últimas décadas. Talvez a principal delas seja a capacidade de obter instantaneamente quase todas as respostas que queremos no Google.** Compare isso com a época em que você precisava ir de carro até a biblioteca e torcer para encontrar um livro publicado que tivesse os dados de que precisava. Adicione a isso **à economia de tempo resultante de comunicações globais instantâneas e à possibilidade de encontrar o produto exato de que você necessita e encomendá-lo on-line, recebendo-o no dia seguinte.** E, claro, a partir da pandemia de 2020, passou-se **a aceitar contatar alguém pelo Zoom, em vez de passar um dia inteiro voando de Los Angeles a Nova York para uma reunião de uma hora de duração.**

Tudo isso tem um impacto sobre a taxa de inovação. **À medida que essa profusão de horas extras continua a se acumular, inventores, empreendedores e o proverbial cidadão comum em sua garagem terão muito mais tempo para experimentar, fracassar, mudar, fracassar novamente, mudar novamente e, por fim, acertar.** A tecnologia reduziu os cronogramas de desenvolvimento de inovações e expandiu o tempo que os inovadores podem dedicar a esse desenvolvimento. **É uma força que acelera a taxa de aceleração — mas ela não é a única.**

A segunda força é a desmonetização da tecnologia e dos serviços. Ao mesmo tempo que as startups e os pesquisadores obtêm cada vez mais acesso ao dinheiro, **o impacto de cada dólar também está aumentando. O que significa que, agora, é possível fazer muito mais com cada dólar investido em pesquisas do que se fazia há apenas uma década.**

Talvez não haja melhor exemplo do que o custo do sequenciamento de DNA, já mencionado. Recordemos que **o Projeto Genoma Humano**

levou cerca de uma década para sequenciar um único genoma, tarefa concluída em abril de 2003, a um custo aproximado de quase US$ 3 bilhões. Hoje, o sequenciador de última geração da Illumina tem o potencial para sequenciar o genoma em uma hora e por US$ 100 — isto é, com uma rapidez 87.600 vezes maior e 30 milhões de vezes mais barato. Como resultado, se você atua na área da genômica, a bolsa de pesquisa do governo ou a última rodada de financiamento conseguirá avançar mais do que nunca, catalisando descobertas e avanços.

E o que é verdadeiro para o sequenciamento de genes também se aplica a dezenas de outras áreas — tudo, desde o acesso a supercomputadores na nuvem até um armazenamento de dados quase infinito e sem custos e à possibilidade de fazer videoconferências globais gratuitas no Zoom. **Adicione a isso o impacto da impressão 3-D e de ferramentas de pesquisa como sensores, câmeras, acelerômetros — só para citar alguns —, que encolheram mil vezes em tamanho e 1 milhão de vezes em preço.**

A terceira e última força é a abundância de capital. Nada acelera tanto as inovações tecnológicas quanto o dinheiro. *Muito* dinheiro. **Ter mais dinheiro significa ter mais pessoas, mais equipamentos, mais experimentos, mais fracassos — e, por fim, chegar à criação de inovações revolucionárias.**

Hoje, mais do que nunca, há mais "abundância de capital" do que em qualquer outra época. Como a revista *The Economist* destacou, **as empresas angariaram mais capital em 2020 (em meio a uma pandemia)** *do que em qualquer outro momento da história da humanidade.* Talvez o melhor exemplo disso seja a história do financiamento de capital de risco, a tradicional fonte de capital inicial que ajudou a dar origem a empresas de nomes familiares como Apple e Google, Amazon e Uber. **Em 2020, as empresas de capital de risco dos Estados Unidos investiram US$ 156,2 bilhões em startups,** *o equivalente a cerca de US$ 428 milhões a cada dia do ano.* Essa soma recorde foi superior aos US$ 136,5 bilhões investidos em 2019. E, como seria de esperar, a indústria de biotecnologia teve um enorme crescimento ano após ano, passando **de US$ 17,2 bilhões em investimentos em 2019 para um recorde his-**

tórico de **US$ 27,4 bilhões investidos em 998 transações em 2020**, impulsionado, em grande parte, por avanços médicos no desenvolvimento de vacinas e tratamentos contra a covid-19.

Seja como for, essa era inédita de abundância de capital está acelerando maciçamente a inovação e financiando ideias ousadas e missões visionárias.

SIGA O DINHEIRO

Para reforçar este último argumento sobre a abundância de capital, e para lhe dar **mais confiança de que conseguiremos mesmo atingir, em uma ou duas décadas, a velocidade de escape da longevidade**, vale a pena compartilhar as histórias de alguns dos pioneiros fundos de capital de risco e programas governamentais que estão, literalmente, despejando bilhões de dólares nesse campo todos os anos. Fundos de risco como BOLD Capital Partners (que é meu), Prime Mover Labs, Khosla Ventures (nos quais Tony e eu somos investidores), Section32, Kitty Hawk Ventures, Google Ventures, Founders Fund, Arch Ventures, Longevity Vision Fund, RA Capital, OrbiMed, LUX Capital e a Hevolution Foundation, apenas para citar alguns, todos eles têm investido muitos bilhões de dólares por ano nessa área.

"Tenho a missão de impactar positivamente 1 bilhão de vidas, levando ao mundo uma versão econômica e acessível dos cuidados de saúde e da longevidade", diz Sergey Young, sócio-gerente do Longevity Vision Fund e autor do livro *The Science and Technology of Growing Young* [A ciência e a tecnologia de rejuvenescer].

Além disso, há um fundo de US$ 3 bilhões chamado **Prime Mover Labs (PML)**, administrado por **Dakin Sloss**. Tony Robbins é um dos sócios desse fundo. "O PML investe em invenções científicas revolucionárias que transformam bilhões de vidas", afirma Dakin. **"Investimos cerca de US$ 200 milhões por ano na área da longevidade para aumentar a quantidade e a qualidade de vida da humanidade."**

Acrescente-se a isso a **Khosla Ventures**, que tem US$ 14 bilhões sob gestão, e a OrbiMed, cujos US$ 19 bilhões são dedicados exclusivamente aos cuidados de saúde.

E não é apenas o dinheiro privado que impulsiona essa área. O governo Biden merece elogios pela proposta de orçamento de US$ 6,5 bilhões para a Advanced Research Projects Agency for Health, conhecida como ARPA-H, cujo modelo é a divisão da Advanced Research Projects Agency (ARPA), do departamento de Defesa dos Estados Unidos, que, na década de 1960, deu ao país a ARPANET, a precursora da atual internet global. De acordo com a proposta, o objetivo da ARPA-H é oferecer tratamentos inovadores para enfermidades como doença de Alzheimer, câncer e diabetes.

Talvez um dos agentes mais extraordinários (e mais novos) na área do envelhecimento seja a Hevolution Foundation, uma organização sem fins lucrativos com sede em Riade, na Arábia Saudita. A Hevolution foi fundada a partir de uma parceria entre os líderes do reino da Arábia Saudita e dos Emirados Árabes Unidos e **dotada de um orçamento inicial que lhe permite investir, pelo menos, US$ 1 bilhão por ano para cumprir a visão de "estender a expectativa de vida ativa saudável, em benefício de toda a humanidade".**

Para administrar a fundação, os líderes escolheram um brilhante e visionário veterano na área, o Dr. Mehmood Khan, como diretor executivo. Mehmood é uma potência na área da longevidade, tendo atuado como vice-presidente e diretor científico da PepsiCo, presidente de P&D global da Takeda Pharmaceuticals e, mais recentemente, como diretor executivo da Life Biosciences (uma das empresas de David Sinclair).

"Todos os seres humanos têm o direito de prosperar ao longo da vida, independentemente de idade, geografia ou circunstância econômica", afirmou Khan. **"Para nós, o envelhecimento é a maior oportunidade da humanidade, e pretendemos mobilizar a ciência para alcançar avanços significativos no que diz respeito à vida ativa saudável.** Para possibilitar isso, a Hevolution financiará pesquisas científicas que visam a acelerar as abordagens terapêuticas para o envelhecimento e investirá em empresas envolvidas em trabalhos alinhados com tais pesquisas."

Para qualquer lado que se olhe, há uma abundância de capital acelerando o ritmo das tecnologias voltadas para a vida ativa saudável e a reversão da idade. Ninguém questionaria que viver mais tempo e com saúde e não sofrer nos últimos anos é uma coisa boa, mas há quem esteja preocupado com as consequências de mais seres humanos sobre a Terra e com o espectro da superpopulação.

VIDAS MAIS LONGAS LEVARÃO À SUPERPOPULAÇÃO DA TERRA?

"A Terra vai enfrentar um enorme colapso populacional nos próximos 20 a 30 anos... Esta seria a maneira de a civilização morrer se lamuriando."

— ELON MUSK, fundador da SpaceX e da Tesla

Na década de 1980, Paul Ehrlich lançou um livro, *The Population Bomb* **[A bomba populacional], que incitou o medo da superpopulação.** Ele disse que muitas pessoas, amontoadas em espaços muito apertados, consumiriam quase todos os recursos da Terra. A menos que a humanidade diminuísse de tamanho, enfrentaríamos "fome em massa" em "um planeta moribundo". As primeiras estimativas das Nações Unidas apontavam que a população mundial chegaria a **10,9 bilhões** de pessoas em 2100.

Até hoje, **quando falo publicamente sobre reversão da idade e longevidade, muitos expressam preocupação com a superpopulação. Entretanto, os dados das últimas décadas estão pintando um panorama bem diferente, em que o problema da sociedade pode, muito bem, ser a** *subpopulação* **no fim deste século.**

Em 2021, a *Lancet*, uma das revistas médicas de maior prestígio do mundo, **contestou a previsão dos demógrafos da ONU, projetando que a população global atingirá o pico de 9,7 bilhões em 2064 e** *cairá* **para 8,8 bilhões em 2100.**

Trata-se do mesmo número de quatro décadas atrás, e com 2 bilhões de pessoas a menos.

Contudo, como se pôde constatar, a melhoria global dos padrões de vida e o declínio das taxas reprodutivas fizeram o oposto do que havia sido previsto, colocando-nos em perigo potencial devido à **subpopulação.** Em geral, ter menos pessoas significa ter menos trabalhadores.

A maior parte da população será de idosos, se tornando um fardo mais pesado nas costas da população trabalhadora mais jovem.

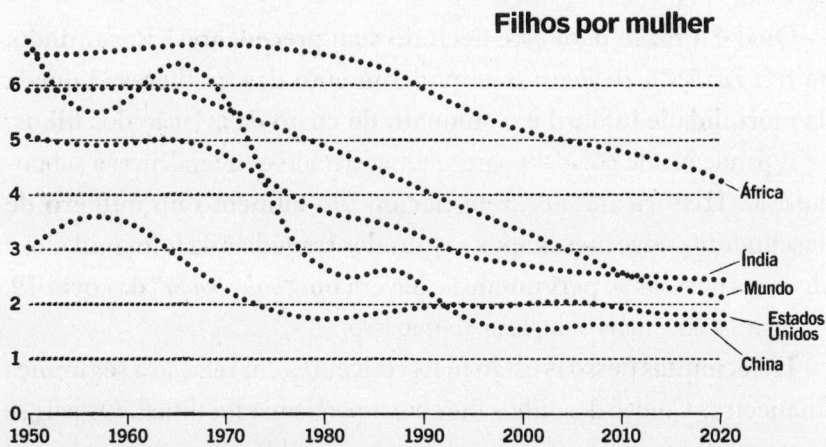

Fonte: Nações Unidas — Divisão de População (revisado em 2019).   OurWorldInData.org;fertility-rate CCBY
Observação: Os filhos por mulher são calculados como a taxa de fertilidade total, que é o número de filhos que nasceriam de uma mulher média se ela vivesse até o fim de seus anos férteis e is tivesse de acordo com as atuais taxas de fertilidade específicas por idade.

A taxa de fertilidade total é uma métrica que os demógrafos usam para medir o número de filhos por mês. **A taxa de substituição da população, que é o número médio de filhos necessários por família para que cada geração se substitua *totalmente*, é de cerca de 2,1.**

O gráfico acima conta uma história fascinante e esperançosa. **Setenta anos atrás, a taxa média global de fertilidade era de 5,05.** Vários países, como Ruanda, Quênia e Filipinas, tinham uma taxa de fertilidade superior a 7 filhos por mulher. A da China ficava um pouco acima de 6 e a da Índia, um pouco abaixo de 6. Apenas um país no mundo tinha taxa de fertilidade abaixo de 2: Luxemburgo, um pequeno país europeu. **Os Estados Unidos, em comparação, tinham uma taxa de fertilidade total de 3,03 em 1950.**

Mas muita coisa mudou desde então. **Hoje, cerca de 80% da população mundial vive em países com taxa de fertilidade abaixo de 3. Em 2020, a taxa média global de fertilidade havia *caído para menos da metade, chegando a 2,44.*** Hoje, a taxa de vários países está significativamente abaixo do nível de reposição demográfica, com os Estados Unidos em 1,77 e mulheres em países como Irã e Tailândia tendo apenas 1,6 filho, em média.

Qual é a razão para este declínio sem precedentes? Resumindo, há *três razões principais*: o empoderamento das mulheres, a queda da mortalidade infantil e o aumento do custo da criação dos filhos.

A pandemia de covid-19 parece ter acelerado essa tendência à subpopulação. **Historicamente, tem havido um aumento no número de nascimentos nove meses após as grandes tragédias da humanidade, e algumas pessoas se perguntam se haverá um** *"baby boom"* **da covid-19.**

A situação é mais complexa do que isso.

Hoje, muitas pessoas estão mais reticentes em relação à segurança financeira. Cuidar dos filhos durante a pandemia foi difícil. Os pais se viram afastados da família estendida, que, em diferentes circunstâncias, teria participado mais ativamente da criação dos recém-nascidos.

E os números refletem essas tendências. **As clínicas estão relatando um aumento nos pedidos de prescrições para controle de natalidade. A pandemia mudou a maneira como o mundo encara os filhos — e isso, talvez, até possa fazer com que o mundo se aproxime da subpopulação** *mais cedo* **do que pensamos.**

Em abril de 2021, quando **entrevistei Elon Musk para o lançamento do XPRIZE de Remoção de Carbono, que envolvia US$ 100 milhões em prêmios**, perguntei sobre a preocupação dele com o tema da população. Ele balançou a cabeça e disse: **"A Terra vai enfrentar um enorme colapso populacional nos próximos 20 a 30 anos... Esta seria a maneira de a civilização morrer se lamuriando."**

Mais do que nunca, precisamos *estender a expectativa de vida produtiva e saudável*. Se não prolongarmos a vida saudável e o tempo produtivo gozando de saúde, enfrentaremos uma escassez significativa de mão de obra. Portanto, vidas mais longas e mais saudáveis não apenas nos permitirão passar mais tempo com os entes queridos e realizar os sonhos, como também representam o potencial de um enorme valor econômico para a sociedade.

Em 2021, pesquisadores da Universidade Harvard, da Universidade Oxford e da London Business School demonstraram quanto vale, em dólares, o aumento da expectativa de vida ativa saudável.

Retardar o envelhecimento *em apenas um ano* vale *US$ 38 trilhões a mais* para a economia global.

Isso, apenas em um ano. **Imagine os benefícios sociais e o valor econômico de aumentar a expectativa de vida ativa saudável *entre 10 e 20 anos*.**

SONHOS DE IMORTALIDADE

Portanto, eis a situação. Um panorama das tecnologias exponenciais e da abundância de capital sendo aplicadas à saúde e à longevidade, um conjunto de ferramentas capazes de permitir que muitos leitores deste livro, se assim o desejarem, **atinjam o objetivo da velocidade de escape da longevidade.**

Quanto tempo alguém poderá viver? Ter 120 anos significa andar em uma cadeira de rodas e babando? O que será possível atingir nesta década ou na próxima?

Para encerrar este capítulo, destacarei o trabalho e as previsões de dois amigos que já foram apresentados antes neste livro, ambos especialistas em reversão da idade: **os doutores da Faculdade de Medicina de Harvard, George Church e David Sinclair.**

Conforme mencionamos no Capítulo 4, em dezembro de 2020, **o Dr. Sinclair foi o principal autor de um artigo histórico — a reportagem de capa da revista *Nature*. O artigo foi intitulado "Turning Back Time: Reprogramming Retinal Cells Can Reverse Age-Related Vision Loss".**

O Dr. Sinclair resumiu a importância do trabalho publicado da seguinte forma: **"O argumento principal do artigo é que descobrimos que existe uma cópia de segurança das informações da juventude acessível no interior das células, e isso nos permite reiniciá-las, inclusive em um animal vivo. No caso do artigo da *Nature*, descobrimos que poderíamos 'reiniciar' as células dos olhos de um camundongo** e **rejuvenescê-las, fazendo-as regredir no tempo.** O sistema de visão do camundongo não apenas parecia, como também ficou, literalmente, mais jovem. E o fato de haver essa cópia de segurança das informações da juventude me dá muita esperança de que também possamos fazer a mesma coisa em outros órgãos e em outros tecidos."

"**Essa área tem avançado bastante nos últimos cinco anos, a ponto de podermos falar abertamente sobre a ideia de reversão do envelhecimento. Hoje em dia, esse é um dos temas mais atraentes a serem estudados e centenas de laboratórios em todo o mundo estão trabalhando nisso. É uma corrida do ouro para ver quais tecidos e quais órgãos seremos capazes de reprogramar epigeneticamente para que fiquem mais jovens."**

Quando questionado sobre como a reversão da idade poderia funcionar em seres humanos, **David descreve um cenário em que alguém, talvez com 60 anos, se submeta a um tratamento que use três dos quatro fatores de Yamanaka** (o Dr. Shinya Yamanaka ganhou o prêmio Nobel de Medicina em 2012 por descrever o uso de quatro fatores capazes de produzir células-tronco pluripotentes induzidas) **para reprogramar epigeneticamente o próprio corpo. Após o tratamento, tudo — desde a pele até o cérebro e o fígado — rejuvenesceria, revertendo a idade em algumas décadas.** Então, algumas décadas depois, quando a pessoa "caducar", basta fazer outro tratamento de rejuvenescimento e continuar redefinindo o sistema. "**Não sabemos quantas vezes podemos redefinir a idade de uma pessoa**", continua Sinclair, "**mas ficaria surpreso de saber que isso não pode ser feito várias vezes**".

Quando questionado sobre um prazo, ele responde: "**Espero que tenhamos uma prova de conceito dentro de dois ou três anos. E, se isso funcionar, avançaremos o mais rápido que a FDA permitir.**"

Em quais tecidos passíveis de reprogramação ele e os colegas estão trabalhando? Rapidamente, ele cita uma lista: "Fígado, baço, músculos, rins, audição, cérebro. **Um dos meus colegas reprogramou o hipocampo em camundongos, e esses camundongos recuperaram a memória.**"

Outro grande pensador na área da reversão da idade já mencionado é o prolífico cientista **Dr. George Church**, que também atua como empreendedor. O trabalho e as previsões dele, ao lado dos feitos do Dr. Sinclair, me deixaram maravilhado e otimista quanto às próximas décadas.

"A estratégia dos tratamentos de reversão do envelhecimento", afirmou Church, "é testá-los contra várias doenças que não têm nada em comum, exceto pelo fato de serem doenças que surjam devido ao envelhecimento que acometem o mesmo animal. **Se um único tratamento se revelar capaz de reverter uma infinidade de doenças relacionadas à idade, então temos um tratamento de reversão do envelhecimento. Foi isso o que um dos alunos de pós-doutorado, o Dr. Noah Davidson, demonstrou em um experimento com camundongos**".

Conforme mencionamos no Capítulo 17, o Dr. Davidson, junto com o Dr. Church, abriu uma empresa chamada **Rejuvenate Bio, que busca tratar seis diferentes doenças do envelhecimento em cães.** "Os primeiros resultados são muito positivos e esperamos ter a aprovação para esses tratamentos de reversão da idade em cães nos próximos anos", afirmou Church. "Então, se tudo correr bem, iniciaremos os ensaios clínicos em seres humanos alguns anos depois."

Quando questionado sobre quantos anos os seres humanos poderiam viver em decorrência do progresso na ciência do rejuvenescimento, Church respondeu: "Creio que não haja um limite máximo. Acho que é uma questão relacionada à rapidez com que chegaremos lá. Tudo indica que o crescimento exponencial da tecnologia é eficaz na biologia, que, atualmente, é uma ciência da informação. É bem possível que algumas das pessoas que estão vivas hoje não tenham nenhum limite máximo. **E é bem possível que alguns de nós que estamos participando dessa conversa cheguemos a 150 ou 200 anos [de idade]. A essa altura, a tecnologia estará tão avançada que continuará progredindo.**"

Quando meus sonhos de voos espaciais pareciam estar caminhando a passos bastante lentos, 25 anos atrás, foram os US$ 10 milhões do XPRIZE Ansari que ajudaram a deslanchar a indústria privada de voos espaciais que temos hoje. Pela mesma razão, sem deixar nada ao acaso, e com a esperança de acelerar o domínio da reversão da idade o mais rápido possível, estou trabalhando com os melhores cientistas (entre eles, David Sinclair, George Church e Sergey Young) para **projetar e financiar um**

XPRIZE de reversão da idade que distribuirá US$ 100 milhões em prêmios (no momento que este livro estava sendo escrito, US$ 55 milhões já haviam sido assegurados). O objetivo é inspirar o maior número possível de equipes a demonstrar a tecnologia necessária para rejuvenescer cada um de nós em pelo menos 25% da expectativa de vida. Para obter mais informações, consulte o site em inglês xprize.org.

Então, chegamos até aqui. **Um futuro em que a CRISPR, a terapia genética, as células-tronco, os órgãos de substituição, a inteligência artificial e uma infinidade de outras tecnologias exponenciais têm o potencial para estender o que a sociedade acredita ser o típico período de vida ativa saudável humana. Seremos capazes de atingir a idade de 120 anos de Moisés? Parece provável.** E quanto aos 930 anos de Adão ou os 969 anos de Matusalém? Se a ciência conseguir alcançar a velocidade de escape da longevidade, muitos de nós seremos capazes de descobrir.

Eu, por exemplo, estou fazendo tudo o que posso para permanecer vital e saudável e estar preparado para as próximas décadas de mudanças exponenciais. No mínimo, isso inclui todas as recomendações feitas nos capítulos anteriores sobre alimentação, exercícios físicos, sono, suplementos e realização de diagnóstico anual. Apesar disso, talvez uma das coisas mais importantes que você possa fazer seja **adotar uma mentalidade de longevidade. Uma mentalidade caracterizada por uma vida mais gratificante, apaixonada e com propósito.** Para nos guiar pelo poder da decisão, da mentalidade, e de como criar uma qualidade de vida extraordinária, ninguém melhor do que Tony Robbins.

CAPÍTULO 24

CRIANDO UMA QUALIDADE DE VIDA EXTRAORDINÁRIA: O PODER DA MENTE

"Por mais vasta que seja a escuridão, devemos fornecer a nossa própria luz."
— STANLEY KUBRICK, lendário cineasta norte-americano

Se você me acompanhou até aqui, parabéns! Você já deve estar ciente dos fatos essenciais. O emocionante alvorecer da medicina regenerativa está nos levando a uma vida radicalmente mais saudável. **As descobertas e os avanços da revolução na vida ativa saudável estão transformando todas as facetas da medicina, desde a impressão de órgãos 3-D até os medicamentos vivos que tratam o câncer com as nossas células modificadas. A tecnologia CRISPR e a terapia genética estão nos permitindo, literalmente, redesenhar o funcionamento do nosso corpo. E estamos cada dia mais perto de solucionar o enigma de por que envelhecemos, e de como, em breve, conseguiremos fazer o tempo regredir.**

Mas ainda restam algumas questões essenciais a serem respondidas: **Como podemos aproveitar ao máximo o período expandido de vida ativa saudável?** Uma existência mais longa e mais vibrante do ponto de vista físico é um fim em si mesmo? E — acima de tudo — **como podemos nos sentir realizados?**

A resposta mais direta é: **o mais importante não é o número de anos.** Voltemos à conferência do Vaticano que abriu este livro. Em um painel sobre longevidade, o Dr. Peter Diamandis perguntou ao público: "Quantos aqui gostariam de viver até 120 anos, se pudessem?" Peter se surpreendeu com a resposta. A julgar pelas mãos levantadas, cerca de dois terços não queriam viver por tanto tempo — e eram pessoas que trabalhavam no ramo do rejuvenescimento!

Qual o motivo para a falta de entusiasmo? Acho que é porque a maioria das pessoas que conheço adora apenas a ideia de longevidade. A questão é que queremos uma *qualidade* de vida extraordinária, não só *quantidade* de vida. Ter boa saúde é essencial, sem dúvida. No entanto, as pessoas podem ser fisicamente saudáveis e, ainda assim, perder a qualidade de vida que almejam. Por quê? **Porque elas ainda não dominaram a própria mente.** Elas não aprenderam a aproveitar ao máximo o tempo sobre a Terra, por mais longo que este seja. Enquanto passeamos pelas últimas páginas desta longa e incrível jornada, vamos analisar uma última ferramenta para a saúde, a cura e a vitalidade. É a ferramenta mais incrivelmente poderosa de todas.

A sua mente!

Se você estivesse prestes a morrer neste exato momento, se o Anjo da Morte estivesse à porta, você negociaria se pudesse, não é mesmo? Digamos que você tenha negociado e conseguiu mais uma semana de vida. **Como você passaria essa semana?** Ficaria se lamentando, se preocupando, reclamando, se arrependendo? Ficaria frustrado e irritado por causa de alguma decepção do passado? Sofreria até o fim?

Ou escolheria sair desse mundo amando e rindo? Passaria essas últimas horas com quem você ama — se doando, se conectando, compartilhando as emoções mais sinceras e íntimas? **Tentaria extrair o máximo de alegria de cada momento que lhe restasse?**

De qualquer forma, isso caberia a você. Não podemos prever quantos dias nos restam, mas podemos ter um absoluto controle sobre o que aproveitamos deles. **Esse é o assunto dos dois capítulos finais do livro — o poder da mente e o que é realmente necessário para se sentir realizado.**

OS PLACEBOS E O PODER DA MENTE

"A mente é poderosa, e temos mais controle do que imaginamos."
— SCOTT D. LEWIS, instrutor de atenção plena

Aqui está um exemplo fascinante da mentalidade em ação: o efeito placebo. O que são placebos? São "remédios" ou procedimentos inofensivos usados para testar a eficácia de um tratamento. E se você achava que eles não causam impacto real, está enganado.

Muitas pessoas já ouviram falar de pacientes que estavam com câncer em estágio 3 ou 4 — e, de repente, entraram em remissão espontânea e o câncer desapareceu. Você se lembra de Ginny, a mãe da minha ex-namorada, a mulher cujo prognóstico era de nove semanas de vida? **Mais de quarenta anos depois, ela está viva e bem.** Algumas pessoas acreditam que esses aparentes milagres são fruto da oração; outros acham que uma mudança nos estilos de vida fez toda a diferença. Contudo, aqui estão duas coisas que sabemos com certeza:

- A ciência médica tradicional não consegue explicar o que aconteceu.
- A mente tem o poder de curar o corpo.

Existem inúmeros exemplos de placebos que duplicam — ou até superam — o impacto dos medicamentos reais. **Ao mobilizar o lobo frontal do cérebro, talvez exerçam um enorme poder sobre a dor, sobre os efeitos colaterais dos medicamentos — e, inclusive, sobre doenças degenerativas.** Vamos fazer uma rápida revisão da história desse incrível fenômeno para mostrar como a mente é de fato poderosa:

- **O efeito placebo foi descoberto durante a Segunda Guerra Mundial por um anestesiologista chamado Dr. Henry Beecher, cujo estoque de morfina havia acabado em meio a um bombardeio alemão.**[1] Desesperada para aliviar a dor de um soldado, a enfermeira de Beecher injetou nele uma seringa de soro fisiológico, mas disse ao ferido que era um poderoso analgésico. Para espanto de

Beecher, a solução salina acalmou a agonia do soldado e o impediu de entrar em choque. Após a guerra, quando Beecher voltou para Harvard, tornou-se pioneiro no uso de estudos clínicos "controlados" para descoberta de novos medicamentos, em que algumas das cobaias recebiam um placebo sem saber. Excluindo as eventuais melhoras no grupo de controle placebo, os pesquisadores conseguiam determinar se um medicamento tinha funcionado ou não.

- **Em um estudo sobre enxaqueca feito em Harvard, descobriu-se que o placebo era quase tão eficaz quanto o medicamento real. O que tornou os resultados ainda mais surpreendentes foi que os cientistas o rotularam claramente de "PLACEBO" — os pacientes sabiam o que estavam recebendo!**[2] Como observou o pesquisador responsável, "o efeito placebo é mais do que pensamento positivo... Trata-se de criar **uma conexão mais forte entre o cérebro e o corpo,** e como eles funcionam juntos".[3]

- **Nem todos os placebos são iguais.** Quanto maior a "intervenção", mais profundo será o resultado. **"Doses" mais altas de placebo — pílulas maiores — aumentavam o efeito.**[4] O efeito pode ser **fortalecido ou enfraquecido pelas qualidades externas do placebo: em geral, tomar um número maior de pílulas de placebo faz mais efeito; as cápsulas funcionam melhor do que as pílulas; e as injeções funcionam melhor do que as cápsulas.**[5] Um exemplo **ainda mais poderoso é o que se conhece como cirurgia placebo "simulada". Isso significa que a pessoa foi anestesiada e cortada, mas nada foi feito. No entanto, o paciente acredita que sim.**[6]

- Em um estudo da Universidade Harvard, cem estudantes de medicina foram recrutados para testar dois medicamentos: uma pílula vermelha, que seria um superestimulante, e uma azul, um supertranquilizante. Sem o conhecimento dos alunos, os medicamentos foram trocados de propósito — o vermelho era, na verdade, um barbitúrico e o azul, uma anfetamina. **Mesmo assim, os indivíduos que receberam a pílula vermelha se sentiram estimulados, enquanto aqueles que tomaram a azul se sentiram cansados.**[7] Eis um ótimo exemplo do poder da mente! **As expectativas dos**

indivíduos se sobrepuseram, efetivamente, ao medicamento em si e provocaram impacto oposto ao que as substâncias químicas normalmente criam.
- **E aposto que este item irá surpreendê-lo:** um estudo do Houston Veterans Affairs Medical Center, no Texas, recrutou 180 indivíduos com dores significativas provocadas por artrose. Dois terços foram submetidos a uma artroscopia no joelho; os demais fizeram um falso procedimento, uma **"cirurgia placebo"**. Ambos os grupos passaram pelo mesmo pré-operatório e receberam durante a noite cuidados de enfermeiras que não sabiam quem havia sido submetido à operação real. Quais foram os resultados? **Os pacientes de placebo relataram o mesmo alívio da dor — e a mesma melhora funcional — do que os pacientes que passaram pela cirurgia real. Um ano depois, o grupo placebo estava se saindo *melhor* em caminhadas e subindo degraus de escada com mais facilidade do que os pacientes cirúrgicos.**[8] **Os resultados foram tão impactantes que o departamento recomendou aos médicos que parassem de realizar tais operações.** [9]

Não é preciso tomar um comprimido de açúcar para obter esse efeito. O simples fato de mudar de perspectiva pode adicionar anos à sua vida! De acordo com um estudo realizado na Universidade de Ohio, **indivíduos de meia-idade com atitudes positivas em relação ao envelhecimento acabaram vivendo, em média, sete anos a mais do que os com atitudes negativas.**[10] E uma pesquisa da Universidade Yale descobriu que **os idosos com uma visão positiva sobre o envelhecimento tinham 44% mais chances de se recuperar de um problema de saúde incapacitante.**[11]

Em um estudo seminal sobre a conexão mente-corpo, a Dra. **Ellen Langer, ph.D.** e professora de psicologia em Harvard, levou um grupo de homens mais velhos para um retiro isolado na Nova Inglaterra — mas com uma mudança inesperada. O hotel tinha sido reformado, e revistas, programas de TV e filmes que estavam disponíveis eram de duas décadas atrás. Os indivíduos foram instruídos a agir como se tivessem viajado no tempo.¹² Quando conversavam sobre os acontecimentos daquela época, eles falavam no tempo presente (se fizéssemos isso hoje, os sujeitos estariam dançando ao som de Eminem). **Ao fim do experimento de cinco dias "no sentido anti-horário", os homens demonstraram uma melhora mensurável na memória, na audição, na visão, na força de preensão manual, na flexibilidade articular e na postura. A artrite deles foi amenizada. Com base em fotos de "antes" e "depois", eles até *pareciam* mais jovens.**¹³

O fato é que os estereótipos culturais sobre o envelhecimento, sejam bons, sejam maus, se transformam em conceitos — e em profecias que se concretizam. **Uma postura positiva protege contra a demência**, mesmo em pessoas que têm o gene ApoE4 de alto risco.¹⁴ **Qual é o fio condutor desses estudos? Uma mentalidade positiva é capaz de reverter o processo de envelhecimento!** Lembra-se da frase "Você é tão jovem quanto se sente"? A ciência nos diz que isso é verdade!

Quer mais uma prova? Em um estudo mais recente, também conduzido por Langer, algumas camareiras de hotel foram divididas em dois grupos. O primeiro foi informado de que o trabalho cotidiano delas atendia às recomendações médicas de um estilo de vida ativo. O grupo de controle não recebeu essa informação. **Quatro semanas depois, constatou-se que a pressão arterial sistólica, o índice de massa corporal e o percentual de gordura corporal das integrantes do primeiro grupo tinham diminuído. No grupo de controle não foi observada nenhuma dessas melhoras.**¹⁵ Conforme escreveu Langer, **"é evidente que a saúde é significativamente afetada pela mentalidade".**¹⁶

Agora que você sabe que a mente tem a capacidade de simular os efeitos de uma cirurgia ou de medicamentos, ou de nos fazer sentir mais jovens, o próximo passo é controlá-la — algo que pouquíssimas pessoas fazem. **Aqui está o problema: uma mente sem orientação tende a ser uma mente com medo. Testemunhamos isso durante a epidemia de covid-19.** <u>De acordo com os Centros de Controle de Doenças dos Estados Unidos, o segundo fator de risco de mortalidade para pessoas acometidas pela covid-19, logo depois da obesidade, eram os "distúrbios relacionados à ansiedade e ao medo".</u>¹⁷ <u>Nesse caso, o medo era mais letal do que o</u>

diabetes grave, a doença renal crônica, a doença pulmonar obstrutiva crônica ou a doença cardíaca.[18] Parece loucura, não é? No entanto, os dados científicos do CDC mostram que é verdade.

O cérebro emite uma mensagem de "luta ou fuga" que nos acompanha a 2 milhões de anos, cuja evolução se deu para nos proteger de tigres-dentes-de-sabre. Os tigres já se foram há muito tempo, mas o cérebro continua hiperdimensionando cada uma das "crises". Ele se preocupa com o que as pessoas estão pensando sobre nós, ou com o fato de podermos ficar sem dinheiro. Transforma os percalços no caminho em questões de vida ou morte. Mas não precisamos entrar nesse jogo. Podemos matar esse monstro do medo antes que ele cresça e destrua a nossa vida, família e comunidade.

"Os nossos corpos são boticários.
Convertemos expectativas em realidades químicas."

— NORMAN COUSINS, autor, jornalista e professor norte-americano

Já vimos que a mente pode nos manter saudáveis, mas também pode nos fazer adoecer. E não só isso: **também pode criar um efeito contagiante de medo.** Um dos primeiros heróis da ciência da neuroimunologia — que estuda como o sistema nervoso e o sistema imunológico interagem — foi o professor da Universidade da Califórnia em Los Angeles e autor best-seller **Norman Cousins.** Ele foi diagnosticado com uma forma rara e autoimune de artrite inflamatória, chamada espondilite anquilosante. Em estágio avançado, a doença pode levar à fusão total das vértebras, causando uma dor debilitante.

Em vez de ficar em casa sofrendo, **Cousins decidiu se curar pelo riso.** Determinado a não deixar que o diagnóstico limitasse a positividade na vida, **ele descobriu que apenas dez minutos de gargalhadas profundas lhe trariam de 2 a 3 horas de alívio das dores. Em vez de tomar comprimidos, ele assistia a filmes engraçados quantas vezes fosse necessário para reduzir a dor e dormir bem. Muitos anos depois, os médicos descobriram que o caso dele tinha estagnado. Perplexos com os resultados, chegaram à conclusão de que Cousins recebeu um diagnóstico incorreto e a doença tinha se resolvido por conta própria.** Cousins, no entanto, sabia que havia algo mais em jogo.

Este é um dos casos mais conhecidos na ciência da psiconeuroimunologia, ou PNI, que estuda como o modo de pensar (psico) altera o cérebro (neuro) e, por sua vez, afeta o sistema imunológico. A vida e a obra de Cousins foram tão significativas que, atualmente, a Universidade da Califórnia em Los Angeles abriga um centro voltado para essa área com o nome dele.

Tive o privilégio de conhecê-lo quando eu tinha 20 e poucos anos. Ele compareceu a um dos meus eventos e até andou sobre o fogo! Em uma entrevista durante um dos meus primeiros PowerTalks, ele compartilhou a ideia de que a mente pode nos deixar saudáveis ou doentes, corroborando a descoberta do CDC. Ele reproduziu uma história sobre o poder da mente, que está em seu livro *Anatomy of an Illness* [Anatomia de uma doença]. Depois de um jogo de futebol em Los Angeles, algumas pessoas apresentaram sintomas de intoxicação alimentar. O médico que as atendeu verificou que todas tinham consumido Coca-Cola comprada em uma das duas máquinas localizadas perto dos estandes. Ele imaginou que o xarope do refrigerante poderia estar contaminado, ou que a tubulação de cobre das máquinas teria se corroído. Contudo, antes mesmo de identificar a causa, não queria que mais ninguém fosse exposto àquele risco. Então, recorreu ao sistema de alto-falantes para descrever os sintomas dos doentes e alertar a todos que não bebessem mais Coca-Cola.

<u>**Em poucos minutos, todo o estádio de futebol se tornou um mar de pessoas vomitando — inclusive muitas que nem sequer tinham chegado perto das máquinas de refrigerante. Havia cinco ambulâncias indo e voltando para levar as pessoas a um hospital próximo. Mais tarde naquele dia, descobriram que não havia nenhum agente contaminante na máquina. Assim que receberam a notícia, as pessoas que estavam no hospital pararam de vomitar. Não havia nada de errado com elas. Cousins descreveu o episódio como uma "hipnose induzida em massa", uma reação física aguda causada pela mente das pessoas.**</u>

Não há dúvida de que o medo pode causar falta de ar, aumento da temperatura e até nos fazer vomitar. Então, quer você esteja lidando com a covid-19 ou com a gripe, quer esteja indo a um hospital para fazer algum procedimento, cuidar da mentalidade é fundamental. **Considerando-se que vivemos em um mundo em que o medo é o padrão cultural e que devemos evitar riscos a todo custo, a maioria das pessoas se deixa levar por ele. Mas a realidade é a seguinte: a vida é arriscada.** Na verdade, é tão arriscada que nenhum de nós vai sair vivo! **Portanto, é essencial aprender a orientar e a controlar a própria mente.** Depois disso, além de se tornar mais saudável, você também será mais feliz. **A qualidade de vida vai se transformar.**

O LAR EMOCIONAL E AS TRÊS DECISÕES

> "Não quero ficar à mercê das emoções. Eu quero usá-las, apreciá-las e dominá-las."
>
> — OSCAR WILDE, poeta e dramaturgo irlandês do século XIX

Você já reparou que, em certas partes do mundo — incluídos os Estados Unidos —, as pessoas vivem em áreas onde há uma grande probabilidade de serem exterminadas por um furacão ou um tornado gigantesco que surge a cada três ou quatro anos? Assistimos a essas cenas na TV e sentimos a angústia delas enquanto juntam o que sobrou de suas vidas e começam a reconstruí-las — e, então, acontece tudo de novo! E de novo! **Em algum momento enquanto observamos isso, apesar dos sentimentos de compaixão, podemos nos perguntar:** *"Por que essas pessoas não se mudam?"* **Por quê? Porque esse lugar é a casa delas.** É o que elas conhecem como lar. Elas não querem abandonar o que lhes é familiar — mesmo que uma tragédia esteja prestes a acontecer.

O que não é tão óbvio é que também temos um **lar** *emocional*. **Em épocas boas ou ruins, retornamos a ele. O ambiente externo pode ser positivo ou negativo, mas vamos utilizá-lo para acessar o lugar emocional que conhecemos melhor. E esta é a coisa mais importante a ser lembrada: a qualidade da sua vida é a qualidade das suas emoções habituais. O lugar em que você vive emocionalmente determina como a sua vida realmente é.**

Se você tiver três filhos lindos e uma esposa incrível que o adora, mas estiver sempre preocupado e ansioso, terá uma vida preocupada e ansiosa. Se for muito bem-sucedido no trabalho, mas se sentir inadequado e insatisfeito, terá uma vida marcada pela insegurança. Ora, se tiver US$ 1 bilhão, mas as suas principais emoções habituais forem a frustração e a raiva, então a sua vida não será rica! Ela está repleta de frustração e raiva. Por ser eu mesmo uma pessoa que cresceu sofrendo abusos, sei como as emoções negativas podem se tornar o padrão de referência para uma pessoa. Se não estivermos cientes desses hábitos, criamos um ambiente que nos leva de volta às emoções que aprendemos a transformar em habituais. Ninguém quer ter uma vida triste, mas, para muitas pessoas, é isso o que ocorre. **O padrão emocional nos segue como uma sombra... até que, consciente e deliberadamente, estabeleçamos um limite e mudemos as coisas.**

Um dia, na ilha Havaí, enquanto eu ministrava um seminário de dez dias que chamava de Life Mastery [Dominando a vida], o poder emocional ficou bastante evidente para mim. Havia ali pessoas de todas as partes do mundo, e o conteúdo dos encontros era traduzido em seis idiomas diferentes. Contratamos alguns dos criadores do Cirque de Soleil para planejar a abertura. Era um número repleto de energia e emoção, com música percussiva, confetes e uma animação incrível. Na primeira noite, com toda essa parafernália, deslizei por um fio de aço sobre a multidão, de uma altura de 12m, vindo dos fundos da plateia. Eu ensaiei a semana toda, mas, quando aterrissei no palco, com as pessoas enlouquecidas, mudei de planos. A alma tomou conta do cérebro, e eu disse: **"Viver. Quando as pessoas realmente começam a viver?"** Fiz uma pausa e respondi: **"Quando elas enfrentam a morte."**

Eu não tinha a intenção de dizer isso nem nada parecido, mas depois de mais uma longa pausa, perguntei: "Se soubessem que esta seria a última semana da vida de vocês e que não poderiam sair desta ilha, como viveriam? O que doariam? O que fariam? Para quem ligariam? O que compartilhariam do fundo do coração e da alma? Como passariam esses dias? A quem agradeceriam? A quem perdoariam? A quem expressariam amor? E quanta energia gastariam para celebrar ao máximo cada momento que lhes restasse?"

Naquela noite, terminamos o seminário por volta da meia-noite. Quando voltei para o quarto do hotel em que estava hospedado, eram 2h30 no horário local do Havaí. Meia hora depois, estava pegando no sono quando o telefone tocou. "Ligue a televisão. Um avião acabou de atingir uma das Torres Gêmeas."

Liguei na CNN para ver a mesma cena da qual todos que estavam vivos em 2001 se lembram. Sabendo que mais de 40 participantes do seminário trabalhavam no World Trade Center e tinham amigos e colegas de trabalho lá, liguei para a minha equipe e disse que obteríamos mais detalhes para ajudar a enfrentar aquela crise. Tentei voltar a dormir, mas logo em seguida recebi outro telefonema. "Deve ser um ataque terrorista — um avião acabou de atingir a outra torre." A partir daquele momento, meus olhos ficaram fixados na tela da televisão. Assisti horrorizado ao desabamento da Torre Sul. Eu sabia que nenhum de nós jamais esqueceria aquelas imagens.

Quando a Torre Norte caiu, eram cerca das 4h30 no Havaí. Pude ouvir pessoas chorando e gritando, e o que parecia ser uma briga no corredor do hotel. Milhares de pessoas estavam presentes no evento, de todas as esferas da vida, provenientes de mais de 35 países, e de todas as religiões imagináveis — bem, posso dizer que todas elas reagiram àquela situação extrema de maneira muito diferente. Ao interagir com as pessoas, presenciei todas as emoções da condição humana. Algumas pessoas tremiam de medo e outras estavam com tanta raiva que mal conseguiam falar. E, acredite se quiser, algumas estavam comemorando. Eu sabia que precisaria reunir todos os participantes naquele dia, para que nos alinhássemos em prol do bem maior, em meio a uma insanidade total. Ironicamente, o tema do encontro daquele dia seria o "domínio emocional". Como eu conseguiria usar a oportunidade para homenagear as vítimas daquela terrível tragédia e, ao mesmo tempo, criar um equilíbrio e uma perspectiva em relação ao que podemos fazer para servir aos outros?

Antes de compartilhar o que decidi, gostaria de falar sobre uma época em que eu tinha 11 anos e morava na Califórnia. **Foi uma experiência dolorosa, mas que também me propiciou encontrar as respostas que,** enfim, me permitiram ajudar aquele público do Havaí, formado por diversas pessoas, naquele fatídico 11 de setembro.

Era Dia de Ação de Graças, minha mãe estava casada pela quarta vez. O padrasto número 4 tinha perdido o emprego e estávamos insolventes. Para o jantar, havia apenas manteiga e biscoitos de água e sal. A minha mãe e o marido dela começaram a brigar, dizendo um ao outro palavras que nunca seriam esquecidas. O meu irmão e a minha irmã mais novos choravam, e eu tentava protegê-los daquele confronto brutal.

Então, ouvimos uma batida na porta. No meio de todo aquele caos, abri e me deparei com um estranho, um homem alto parado diante de mim, segurando duas sacolas gigantes de mantimentos. Havia até um peru congelado e uma panela vazia no chão. O homem perguntou: "O seu pai está em casa?" Eu respondi: "Só um momento." Fiquei eufórico e fui até o meu padrasto. "Tem alguém lá na porta querendo falar com você!", avisei. Ele disse: "Eu não vou." "Mas ele quer falar com você." Prendi a respiração de tanta empolgação, imaginando que ele ficaria feliz. No entanto, ao abrir a porta e ver aqueles mantimentos, o meu padrasto ficou furioso e gritou: "Não aceitamos caridade!" Ele tentou bater a porta na cara do homem, mas o homem tinha se inclinado para a frente, segurando a sacola de compras, e o pé dele fez a porta reabrir. Quando o meu padrasto tentou fechar a porta novamente, ele se inclinou ainda mais e disse: "Senhor, isso não é caridade. Alguém soube que a sua família está passando por um momento difícil e quer que vocês tenham um lindo Dia de Ação de Graças. Eu sou apenas o entregador." Tive a sensação de que o meu padrasto queria dar um soco na cara do homem. Ele pegou os mantimentos e os jogou no chão, e saiu de rompante.

Aquele foi um momento decisivo para mim. Por quê? Porque me fez lidar com a questão de **o meu padrasto não ter ficado feliz. Eu estava muito grato por aquele presente inesperado — mas por que ele não se sentia grato? Fiquei perplexo e triste.** Levei muito tempo para entender o que houve. Anos depois, percebi que a nossa vida é controlada por **três decisões.** Você está decidindo neste exato momento, enquanto lê esta história. E o modo como tomamos essas decisões determina a qualidade da nossa vida. A primeira decisão que todos tomamos é...

DECISÃO Nº 1: Aquilo em que decidimos FOCAR

Vamos sentir, seja o que for em que decidirmos focar, porque ele **é equivalente a sentimentos. Se nos concentrarmos no pior cenário possível, sentiremos medo e náusea. Se focarmos no melhor cenário possível, vamos sentir confiança. Se isso é verdade ou não, não importa. Aquilo em que focamos cria sentimentos.** Sei no que meu padrasto estava focado naquele dia, porque ele ficava resmungando que não aceitávamos caridade, que não era culpa dele se não tínhamos comida. Ele estava com raiva, mas, acima de tudo, estava triste. **O verdadeiro foco dele era como tinha fracassado com a família. Isso era óbvio. E, enquanto ele se concentrava nisso, sentia-se cada vez mais zangado consigo mesmo e com a vida.**

Eu me sentia de outra forma, porque estava focado em algo diferente: Nós temos comida! Que incrível! Lembre-se: se você se concentrar no pior cenário possível, é isso que sentirá. Se estiver focado em como as pessoas poderão tirar vantagem de você, ficará se sentindo amargurado e ressentido, independentemente do que estiver acontecendo. **Para onde o foco vai, a energia flui. Algumas pessoas focam no que está errado. E adivinhe só — o que está errado está sempre à mão, não é mesmo? E o que é certo também está!**

DECISÃO Nº 2: O que isso SIGNIFICA?

Assim que focamos em algo, o cérebro precisa tomar uma decisão, que é a seguinte: O que isso significa? A escolha controla a qualidade de vida, porque, assim que o cérebro se concentra em algo, damos significado a esse algo. E o fato de esse significado ser positivo ou negativo molda a nossa vida. **Por exemplo, quando surge um grande problema, só você pode decidir que sentido dar a isso. Deus está me punindo ou me desafiando? Ou esse problema é um presente de Deus, para me fazer crescer?**

Em uma interação com outra pessoa, você pode se perguntar: **Essa pessoa está me ofendendo, me dando uma lição ou demonstrando amor? O significado que atribuir ao que está acontecendo mudará o modo como você se sente e o que vai decidir fazer a partir daí.**

Pense da seguinte forma: e se você achar que é o fim do relacionamento, em vez do começo? Reagirá de forma diferente? Claro! Se achar que é o fim, também tratará o parceiro de maneira diferente!

Eis o que é mais importante ter em mente: **somos os criadores do significado... se assumirmos o controle. Caso contrário, deixaremos o mundo externo nos dizer o que é bom, ruim, terrível ou péssimo — e, geralmente, não é um significado muito positivo, não é mesmo? No fim, a nossa vida é controlada por aquilo em que focamos e pelo significado que atribuímos a isso.** Na verdade, **o significado equivale a emoção e as emoções equivalem a qualidade de vida.** Deixe-me dizer isso de outra forma: **não temos experiências de vida. Temos experiências daquilo em que focamos e do significado que atribuímos a isso — portanto, escolha bem.**

DECISÃO Nº 3: O que vou FAZER?

Em todos os momentos, nos perguntamos duas coisas: Em que vou focar? O que isso significa? Repito, o significado cria emoções e emoções moldam a terceira e a mais importante das decisões: *O que vou fazer?* **Esta é a pergunta que nos leva à escolha decisiva na vida, que conduz a uma ação radical ou a aceitar a vida como ela é.** Mas lembre-se: as ações não acontecem isoladas de todo o restante. Elas são moldadas pelas duas primeiras decisões, a respeito do foco e do significado. **As emoções despertadas pelo significado afetam a ação que tomamos. Se uma pessoa fica furiosa com um incidente no trabalho e outra se sente inspirada diante da mesma situação, como você acha que elas reagirão — da mesma maneira ou de maneiras diferentes?** Quando acontece uma grande decepção, algumas pessoas ficam deprimidas, enquanto outras se sentem impelidas a mudar. Sabemos que esses dois tipos de pessoa vão conquistar coisas muito diferentes na vida. **Portanto, são decisões que, literalmente, tomamos a cada momento. O problema é que a maioria das pessoas toma essas decisões de forma inconsciente. Assim, a nossa vida se torna um hábito de fracasso ou de êxito, dependendo do tipo de hábito que costumamos ter na área.**

Anos depois, percebi que o meu padrasto e eu tivemos experiências diferentes naquele Dia de Ação de Graças na Califórnia. Recapitulando: **o meu padrasto estava focado em como havia fracassado nos cuidados prestados à família. O significado que ele atribuía a esse foco era o de que ele não prestava para nada.** Como sei que era isso que ele pensava? Porque ele dizia isso várias vezes, em voz baixa. **A ação que ele decidiu tomar logo em seguida foi ir embora. Na época, foi uma das experiências mais dolorosas da minha vida. Eu o amava como se ele fosse o meu pai biológico.**

Eu, no entanto, estava focado no fato de que alguém havia nos trazido comida. O meu padrasto sempre dizia que ninguém se importava com ninguém e, onde morávamos, naquela parte difícil da cidade, parecia que era assim mesmo. Entretanto, a experiência que tive naquele dia mudou essa crença. Tudo porque um estranho, que nem queria receber crédito por isso, tinha cuidado da minha família. **Aquela experiência mudou a minha vida. Por quê? Porque naquele dia criei um significado muito diferente — e, provavelmente, esta é uma das razões pelas quais estou escrevendo este livro agora. Toda a minha trajetória foi alterada. <u>Criei um significado de que estranhos se importam, e se eles tinham se importado, então eu precisava me importar. Tomei uma decisão ali mesmo — que algum dia eu faria a mesma coisa por outra família, e encontraria uma maneira de retribuir.</u>**

Veja bem: não foi a experiência que mudou tudo — foi como eu a processei. Eu poderia ter apenas aceitado a comida, ou ter esperado que alguém nos ajudasse, ou ter agradecido, nada mais além disso. **No entanto, decidi que queria retribuir a generosidade daquela pessoa sendo generoso com outros.** Então, quando completei 17 anos, procurei a igreja local. Na época, eu não era muito bem-sucedido, mas, com uma parte das minhas economias, teria dinheiro o suficiente para poder fornecer um pouco de comida para uma família no Dia de Ação de Graças. Liguei, então, para a igreja local e perguntei se, por acaso, eles conheciam duas famílias que estivessem precisando de comida, mas que, talvez, fossem orgulhosas demais para procurar ajuda. Uma situação bastante parecida com a do meu padrasto.

Peguei emprestada a van de um amigo e vesti uma camiseta e um jeans velho. Fui à mercearia com duas cestas e as enchi de comida para alimentar duas famílias. Foi a viagem de compras mais emocionante que fiz! Depois de colocar os mantimentos no porta-malas, escrevi dois bilhetes que diziam: "Este presente é de um amigo. Todo mundo passa por momentos difíceis. Então, por favor, aproveite este Dia de Ação de Graças com a sua família. E, se um dia puder, retribua, ajudando outra família de alguma forma." E concluí: "Com amor, um amigo." Por ser informado de que o local onde as duas famílias residiam era predominantemente de hispânicos, pedi a um amigo que traduzisse as mensagens para o espanhol e as transcrevi no verso dos bilhetes.

Não quero entediá-lo contando todos os detalhes daquele dia, **mas entregar as cestas me transformou**. Em uma das famílias, o pai tinha abandonado a esposa e os filhos na semana anterior, deixando-os sem dinheiro e sem comida. Eram quatro meninos, todos com menos de 10 anos, e constatar a alegria e a emoção ao verem que alguém se importava com eles me impressionou demais.

Fui fisgado. No ano seguinte, decidi alimentar quatro famílias. Em outro ano, foram oito. Acabei envolvendo a minha pequena empresa e os funcionários. **Depois de um tempo, eu alimentava 1 milhão de pessoas por ano, que logo viraram 4 milhões. Hoje, com a parceria com a Feeding America, assumi o compromisso de fornecer 1 bilhão de refeições nos Estados Unidos, sendo 100 milhões por ano. Já fazemos isso há sete anos consecutivos, e estamos um ano e meio adiantados em relação à meta, já tendo alcançado 850 milhões de refeições. Aliás, este livro está proporcionando o fornecimento de 20 milhões de refeições, e o restante será doado a alguns dos principais pesquisadores. Temos a esperança de que, quando você estiver lendo isto, já estejamos perto de atingir a marca de 1 bilhão de refeições!**

Por que contei essa história? Porque, ao assumir o controle da mente tomando decisões melhores, **às vezes o pior dia da sua vida pode se transformar no melhor**. Pense nisto: se eu nunca tivesse passado fome, teria a mesma paixão por alimentar as pessoas? Provavelmente não. **Mas a tarefa na vida é saber usar o que ela nos dá, não reclamar, se quei-**

xar ou apontar o dedo para aqueles quem nos fez mal. A verdadeira questão que mais importa é: <u>Quando a vida lhe trouxer dor e sofrimento, você vai ficar sofrendo? Ou vai encontrar uma maneira de crescer e usar essa situação para descobrir um meio de servir aos outros? A minha crença fundamental é a de que a vida está sempre nos *oferecendo* oportunidades, mas é tarefa nossa descobrir como tirar melhor proveito delas.</u>

Ao assumir o controle da mente tomando decisões melhores, às vezes o pior dia da sua vida pode se transformar no melhor.

Lembre-se: a mente é capaz de curar e/ou de ferir o corpo. Como provam os estudos com placebo, a mente pode superar, inclusive, o impacto dos medicamentos e fazer com que o corpo reaja de maneira oposta — estimulando-se quando você toma um barbitúrico, por exemplo. Insisto: não é tão difícil entender que a mente é capaz de mudar as emoções e, portanto, a qualidade de vida.

"*Entre o estímulo e a reação existe um espaço. Nesse espaço está o poder de escolher a nossa reação. Nela estão o nosso crescimento e a nossa liberdade.*"

— VIKTOR FRANKL, autor, neurologista, psiquiatra, filósofo e sobrevivente do Holocausto

Vamos voltar ao Havaí, ao microcosmo da humanidade que encontrei no hotel em que estava hospedado no dia 11 de setembro de 2001. Quando ouvi os gritos de choque e incredulidade ecoando pelo corredor, **pude perceber que a reação das pessoas era tão diferente quanto as próprias pessoas. As pessoas tristes tinham ficado *muito* tristes. As pessoas que se preocupavam estavam preocupadas como nunca. As que tendiam a cuidar dos outros tentavam confortar quem estava ao redor. Algumas estavam dizendo que o acontecimento tinha sido um castigo e o começo do fim dos tempos.**

Eu precisava tomar uma decisão. Continuaríamos o seminário naquela manhã, quando todos achavam que deveríamos cancelá-lo? O espaço aéreo dos Estados Unidos estava fechado e as linhas telefônicas, sobrecarregadas. Juntei os 2 mil participantes do evento no salão e disse: **"Escutem, não podemos sair da ilha, então vamos nos concentrar no que podemos fazer."** O primeiro passo foi organizar uma doação de sangue. Eu sabia que eles precisavam processar os próprios sentimentos, pois observava toda aquela emoção.

Pedi a todos os presentes que anotassem as respostas para três decisões principais que, conforme percebo, moldam a minha vida e a de todos nós: <u>No que *focaram* quando souberam que os aviões atingiram as Torres Gêmeas? O que isso *significou*? E o que decidiram fazer?</u> Em seguida, pedi que se reunissem em grupos de cinco ou seis pessoas, que incluíssem homens e mulheres de nacionalidades diferentes. Então, fui de grupo em grupo enquanto eles compartilhavam as emoções — **e recebi uma lição de vida.** Ao me aproximar do primeiro grupo, vi uma mulher com um forte sotaque tendo um acesso de raiva. Aos gritos, ela falava sobre o que havia acontecido e se expressava com tanta veemência que chegava a cuspir ao pronunciar as palavras. Depois de alguns minutos, precisei interrompê-la.

"Senhora, vejo que está com raiva e entendo. Mas posso lhe fazer uma pergunta?"

"Qual?"

"Estou curioso. Com que frequência a senhora fica com raiva?"

"Como assim?"

"Bem, a senhora fica com raiva uma vez por mês, uma vez por semana ou várias vezes ao dia?"

Ela olhou para mim antes de responder.

"Que tipo de pergunta é essa?"

"A maneira como está respondendo me diz que a senhora fica com raiva com mais frequência do que imagina."

"É, eu sinto raiva com frequência. Não consigo evitar."

Perguntei o que a raiva significava para ela. Ela me encarou e começou a falar com veemência, e então um pequeno sorriso surgiu no canto da boca daquela.

"Bem, para mim, é como se fosse um combustível. É uma coisa que me dá energia."

Humm. Que resposta interessante! Mas aquela foi apenas uma interação, e não era suficiente para se observar um padrão. Portanto, fui para o grupo seguinte, em que uma enfermeira de Nova York estava chorando. Ela repetia a mesma frase: "Eu me sinto tão culpada. Eu deveria estar lá para ajudar as pessoas, mas estou presa nesta ilha. Eu me sinto tão culpada!" Depois de vários minutos ouvindo-a falar sobre como ela se sentia culpada, eu a interrompi.

"Senhora, posso lhe fazer uma pergunta? Com que frequência a senhora tem esses sentimentos de culpa?"

"Como assim?"

"Eles ocorrem uma vez por ano, uma vez por mês, uma vez por semana ou várias vezes ao dia?"

A mulher parou por um momento e então respondeu:

"**Acho que me sinto culpada o tempo todo.**"

Ela se sentia culpada por trabalhar demais e não ter tempo suficiente para os filhos. Ela se sentia culpada por não ter tempo suficiente para os pacientes. Ela se sentia culpada por não ser uma esposa suficientemente boa. Assim como a primeira mulher se reconhecia na raiva, esta enfermeira se identificava com a culpa.

Depois de um punhado de interações desse tipo, comecei a formar uma das percepções mais importantes da vida. **Todos ali tinham usado o 11 de Setembro para retornar ao próprio lar emocional, ao lugar para onde sempre voltavam pela força do hábito.** O ataque ao World Trade Center serviu como um gatilho externo radical, que os devolveu ao padrão emocional primário de cada um. **Independentemente do que aconteça no mundo exterior, interpretamos os acontecimentos como uma forma de regressar ao que já conhecemos emocionalmente. É muito importante percebermos que as emoções não se baseiam na alma, no coração ou no espírito. Elas são, simplesmente, produtos de padrões e hábitos emocionais. Elas não são mais significativas do que um hábito físico, como tamborilar em uma mesa de trabalho... Contudo, têm grande impacto na nossa vida.**

<u>Então, o que aprendi naquele dia?</u> Aprendi que, sob estresse, as pessoas com raiva ficaram com mais raiva e as pessoas tristes ficaram mais tristes. As pessoas felizes procuraram as coisas boas. Na mais difícil das situações, as pessoas atenciosas focaram em ajudar os outros. <u>Quando percebermos que o lar emocional molda relacionamentos, carreiras, estilos parentais e até o nível de intimidade que admitimos ou rejeitamos, poderemos começar, realmente, a ter uma vida diferente.</u>

Quando começamos a assumir 100% de responsabilidade pela nossa experiência de vida, em vez de culpar os outros, conseguimos despertar para uma verdade que faz toda a diferença: o que quer que a vida nos ofereça, *nós* podemos decidir no que vamos focar, o que isso significa para nós e o que faremos a respeito disso. E se fizermos isso de forma consciente e consistente, podemos mudar a qualidade de vida para sempre.

Naquela manhã transformadora no Havaí, chamei ao palco outra mulher de Nova York cujo namorado a havia pedido em casamento pouco antes de ela vir para o seminário. Ela respondeu que não porque um antigo namorado tinha sido sequestrado e morto anos antes. Ela ainda não havia superado o trauma. Ele reagiu com raiva. "Se você for a esse seminário, estará tudo acabado entre nós."

A mulher estava diante do público contando a história, as mãos tremendo. Era possível ver marcas de lágrimas ressecadas no rosto dela, lágrimas que devia ter derramado há horas, antes de o seminário começar — desde o momento em que soube o que havia acontecido. Ela olhou para mim e disse: "Quero colocar um áudio para você ouvir. Porque ontem à noite, depois que você falou sobre a morte e sobre quem amamos, e sobre o que compartilharíamos com eles, percebi que o amava. Mas, como já era tarde em Nova York, resolvi deixar um recado que ele receberia quando chegasse ao trabalho. Eu não precisaria acordá-lo. Na mensagem, eu disse que o amava muito e aceitava me casar com ele. E que eu sentia muito por todos os inconvenientes."

Então, ela respirou fundo e começou a chorar mais uma vez. Ela continuou: "Deixei uma mensagem para ele na caixa postal do trabalho, em seu escritório nos últimos andares do World Trade Center. E ele me ligou durante a madrugada, mas eu ainda estava dormindo." Ela estava com um pequeno gravador nas mãos. "Gostaria de colocar para você ouvir."

Todos que estavam lá ouviram um homem dizer: "Querida, nem sei dizer o que a sua mensagem significa para mim. Saber que me ama tanto como eu amo você. Mas tenho más notícias. Está acontecendo um incêndio aqui. É tão grande e acho que não consigo sair. Estou preso." A voz dele falhou: "Eu vou morrer, querida. Mas quero que saiba que a sua mensagem fez de mim o homem mais feliz do mundo." Houve outra pausa, e conseguimos ouvir o choro em meio à voz dele. "Querida, tenho certeza de que você deve estar se perguntando: 'Como Deus pôde fazer isso comigo duas vezes? Como Ele pôde levar embora duas pessoas que eu amei?' Não consigo responder a isso. **Mas tudo o que quero dizer é que eu amo você e espero que, no futuro, você não reprima o seu amor, que o ofereça plenamente. Eu amarei você por toda a eternidade."**

E, ao ouvir o clique no fim da mensagem, o salão inteiro começou a chorar, inclusive eu. Mas nem todos tiveram a mesma reação. Um jovem chamado Assad Rezzvi, do Paquistão, levantou-se e disse: "Sou muçulmano. Eu gostaria de poder segurar a sua mão e dizer que sinto muito. Mas o que houve foi uma represália." Naquela manhã, ele confessou às pessoas que só se arrependia de não estar em um daqueles aviões. Na verdade, ele tinha sido recrutado para uma base da Al Qaeda, mas o pai dele o tirou de lá e o mandou para uma faculdade nos Estados Unidos. Como se pode imaginar, quando ele disse "represália", o salão irrompeu em sobressalto e raiva.

A interação que se seguiu foi registrada em vídeo e está disponível caso você queira assisti-la, mas, por ora, vou fazer apenas um resumo: um judeu cuja família vivia nos territórios ocupados por Israel na Palestina se levantou. Ele havia trabalhado no World Trade Center, e mais de trinta amigos mais próximos morreram naquele dia. Podemos imaginar a intensidade estabelecida entre aqueles dois indivíduos. Depois de um processo que levou uma hora e meia para que conseguissem ir além do mundo externo e percebessem quanta dor foi causada em todos os envolvidos. **Ambos mudaram o foco das coisas que foram feitas contra eles ou contra** seus povos, para o que poderiam fazer para se unir. **Eles mudaram o significado de que todas as coisas diziam respeito a si próprios para refletir como poderiam fazer parte de uma mesma solução. Depois de quase duas horas, eles se abraçaram como irmãos.** Duas pessoas de mundos opostos encontraram uma maneira de se conectar. **Depois, eles reuniram todos os cristãos, judeus e muçulmanos presentes e começaram a trabalhar em um plano para levar mais compreensão ao Oriente Médio. Tempos depois, Assad escreveu um livro chamado *My jihad: A muslim man's journey from hate to love* [Minha luta: A jornada de um muçulmano que foi do ódio ao amor].** Como se vê, se mudarmos o foco, podemos mudar o que as coisas significam para nós — e o modo como agimos. E essa é a única maneira de mudarmos a nossa vida.

"Seja a mudança que deseja ver no mundo."
— GANDHI

Todos nós aprendemos a lição mais importante da nossa vida naquele dia 11 de setembro — e qualquer um que tenha estado lá nunca vai esquecer.
   No entanto, as três decisões principais não se limitam a esses acontecimentos de grande relevância. **Elas também determinam as pequenas coisas.** Gostaria de dar um simples exemplo da vida cotidiana. Você já marcou um jantar com alguém de quem gosta — marido, esposa, namorado ou namorada — às 19 horas, mas chega e a pessoa não está lá? Quando isso acontece, o que você foca? O que sente? Como reage? Quando pergunto isso ao público nos seminários, muitas vezes alguém responde "Fico com raiva", ou "Fico frustrado". Ou preocupado. **Interessante, não acha? É a mesma situação, mas as reações são muito diferentes.**
   Aí eu pergunto: e se, às 19h30, a pessoa ainda não tiver chegado? Ela não ligou nem mandou mensagem — simplesmente não apareceu. Um espectador responderá: "Eu fico com muita raiva." Ou alguém vai dizer que a preocupação aumenta. **Por que duas pessoas na mesma situação têm uma experiência tão diferente?** Ambas estão esperando por um parceiro que está 30 minutos atrasado e ainda não chegou. Bem, a pessoa

que fica irritada não está focada apenas no fato de que o parceiro ainda não chegou, ela também está atribuindo um significado de que a pessoa está sempre atrasada ou "não se importa". Ou talvez imagine que ela esteja se encontrando furtivamente com uma terceira pessoa. Mesmo que não seja verdade, esse pensamento provocará um acesso de raiva. Estou certo? O que essa pessoa vai fazer quando o parceiro chegar? Acho que não será um jantar muito agradável.

E se quem espera começasse a se concentrar e a se perguntar sobre o que poderia ter acontecido? E que o significado atribuído fosse a possibilidade de a outra pessoa ter sofrido um acidente — talvez ela tenha se machucado! O foco gera sentimentos de preocupação e compaixão. E, quando o parceiro chegar, será tratado com compaixão e preocupação.

Observe que é o mesmo acontecimento, as circunstâncias são idênticas, mas as experiências são muito diferentes. **Tudo o que mudou foi o foco psicológico e uma alteração de significado. E se não fosse o seu parceiro? E se padrões preexistentes dentro de você o deixassem com raiva, preocupado, estressado ou deprimido? Lembre-se: também existem padrões que farão você se sentir grato, descontraído, amoroso e corajoso.** Você só precisa estar receptivo para mudar de hábitos. Talvez seja hora de passar de um lar emocional para outro, ou de fazer uma atualização do seu lar emocional para um lugar mais bonito, estimulante e gratificante.

VENCENDO A DEPRESSÃO SEM MEDICAMENTOS

Há muito tempo entendi que a mente tem uma capacidade incrível de mudar a nossa bioquímica e de curar doenças, com base nas expectativas — daí o poder do placebo, desde injeções de soluções salinas até cirurgias simuladas. E, como mostramos, a mente pode mudar o corpo para mudar as emoções. Às vezes, porém, tentamos mudar alguma coisa, mas não conseguimos os resultados esperados. Depois de algum tempo, talvez comecemos a sentir que as coisas são imutáveis. Passamos a acreditar que há algo errado e que não conseguiremos mudar. E uma vez estabelecida, essa crença se torna uma profecia — pouquíssima coisa mudará.

Quantos de vocês conhecem alguém que toma antidepressivos e continua deprimido? Eu sempre faço essa pergunta nos meus eventos e, não importa onde eu esteja no mundo, seja em um espaço com 10 mil pessoas, seja em um estádio com 30 mil, 80% ou mais levantam a mão. **Como isso é possível?** A explicação é que os antidepressivos podem ser muito úteis para entorpecer as emoções das pessoas, mas não lidam com a origem do problema. As verdadeiras causas podem ser encontradas nos padrões pessoais de foco, significado e ação. Gostaria de dar um exemplo que **você poderá testar por si mesmo. O padrão de foco e significado molda o modo como vivemos a nossa vida. Faça este teste simples, que sempre costumo propor ao público:**

1. Todos temos diversos padrões de foco, mas você tende a se concentrar mais no que **TEM** ou no que está **FALTANDO** na sua vida? Claro, a maioria de nós faz as duas coisas. E pode ser saudável focar no que está faltando quando se está tentando resolver um problema nos negócios ou na vida cotidiana. Isso, porém, deixa de ser saudável quando se torna um padrão habitual. **Se estiver sempre focado no que está faltando, como vai conseguir sustentar a felicidade?** Não vai conseguir! É por isso que muitas pessoas com muito dinheiro, por exemplo, continuam sendo infelizes.

2. Você tende a focar no que **CONSEGUE** ou no que **NÃO CONSEGUE** controlar? Nos meus seminários, mais pessoas costumam focar no que conseguem controlar, pois esse foi o motivo que as levou a nos procurar inicialmente. Elas querem assumir o controle da própria mente, do corpo, das emoções, dos negócios, da vida, da carreira. Já as que estão se sentindo deprimidas passam mais tempo focadas, inevitavelmente, no que não conseguem controlar — e, acredite, todos temos muitas coisas fora de controle. Se nos concentramos nessas coisas, podemos nos sentir sobrecarregados. E, durante os tempos de paralisação das atividades devido à covid-19, podemos imaginar quantas pessoas estavam focando no que não conseguiam controlar e sentindo tristeza, raiva, solidão ou depressão por conta disso.

3. Você tende a focar mais no PASSADO, no PRESENTE ou no FUTURO? Todos nós fazemos as três coisas, mas onde você passa a maior parte do tempo? De modo geral, as pessoas deprimidas focam no passado, lamentando decisões ou acontecimentos que nunca poderão ser mudados. Ou talvez se concentrem nos desafios do presente, ou os projetem no futuro. **Independentemente do medicamento que lhe tenha sido prescrito, se você estiver focado no que está faltando, no que não consegue controlar, e nos arrependimentos do passado ou na ansiedade em relação ao futuro, você ficará com raiva, frustrado e/ou deprimido.**

Então, como podemos resolver essas questões? Mais do que nunca, muitas pessoas estão sendo diagnosticadas com depressão, **"a segunda causa mais comum de invalidez em todo o mundo, depois da dor nas costas"**.[19] Muitas vezes, elas são tratadas com **antidepressivos**, medicamentos pesados que, em geral, acarretam **efeitos colaterais desagradáveis que podem desencadear ansiedade, agitação, insônia e agressividade. Em adultos jovens e adolescentes, demonstrou-se que os antidepressivos aumentam o risco de suicídio, a segunda principal causa de morte em adolescentes**.[20] A propósito, as empresas farmacêuticas são obrigadas a colocar um aviso na lateral da caixa de que tais **medicamentos podem suscitar ideações suicidas**. Em alguns casos, o tratamento pode ser pior do que a doença em si! Além disso, em muitos casos os medicamentos não funcionam.

De acordo com a **Dra. Ariel Ganz,** pós-doutoranda em medicina da Universidade Stanford, metaestudos (estudos que combinam e analisam todos os resultados localizáveis) mostram que **menos da metade das pessoas com depressão reagem a qualquer medicamento antidepressivo, mesmo quando combinados com terapia — resultados pouco melhores do que os obtidos com um placebo**. Ainda assim, conforme ela nos relatou, os sintomas foram reduzidos, em média, apenas cerca de 50%: **"Não estamos falando de pessoas que vão de deprimidas a superfelizes. Elas deixam de ser deprimidas para ser menos deprimidas."** Muitas se submetem a esses tratamentos por anos, em alguns casos por décadas. Obviamente, não se trata de um ótimo resultado.

O atual surto de depressão, que se expandiu de modo exponencial com o isolamento social por causa da covid-19, tem levado alguns cientistas a encontrar outras opções terapêuticas. **Em um estudo controlado realizado no Johns Hopkins Medicine Center, 24 pacientes com depressão severa receberam dois tratamentos com psilocibina, o ingrediente psicodélico dos cogumelos "mágicos", com psicoterapia de apoio ao longo de quatro semanas. Um mês depois, essa terapia experimental produziu um resultado que nunca foi observado antes: 54% foram declarados em remissão um mês depois — eles estavam livres da depressão!**[21] De acordo com o Dr. Alan Davis, ph.D. e professor assistente adjunto de psicologia na Johns Hopkins University, **"a magnitude dos efeitos que constatamos foi cerca de quatro vezes maior do que os demonstrados em ensaios clínicos para os antidepressivos tradicionais no mercado".**[22]

Há apenas um problema. A psilocibina, que é quimicamente semelhante ao LSD, é classificada como uma substância controlada. Ela não é aprovada para tratamentos, e muitas pessoas hesitariam em usar um alucinógeno. Ainda assim, o potencial dela é empolgante, e cientistas e legisladores estão avaliando como prosseguir.

Ao longo das décadas, tenho ajudado milhares de pessoas a eliminar os padrões de depressão de várias maneiras. Fizemos um acompanhamento extensivo do impacto dos nossos eventos. **Você deve ter assistido ao premiado documentário da Netflix *Tony Robbins: Eu não sou seu guru*,** no qual uma equipe de filmagem me acompanhou por seis dias e seis noites enquanto eu trabalhava com várias pessoas deprimidas e/ou com tendências suicidas. Ou talvez tenha visto alguns dos filmes de treinamento que foram feitos com a brilhante Cloe Madanes, terapeuta e escritora, que mostram o impacto dessas intervenções terapêuticas. Hoje, os vídeos ***Robbins-Madanes Training Core 100* e *Core 200* são usados no estado da Califórnia como crédito de formação permanente aceito para obter os títulos de LMFT (sigla em inglês para terapeuta familiar e conjugal certificado), LCSW (sigla em inglês para assistente social clínico certificado) e LPCC (sigla em inglês para conselheiro clínico profissional certificado). Mais de cem filmes estão em circulação,** inclusive os usados para ajudar a treinar psicólogos e psiquiatras. Embora eu não seja um terapeuta certificado, as interações e estratégias apresentadas nesses materiais fornecem aos profissionais de saúde valiosos "aprendizados do mundo real".

Com tantos pesquisadores buscando abordagens não medicamentosas para a depressão, fui procurado, alguns anos atrás, por uma equipe de pesquisa do Snyder Lab of Genetics, da Faculdade de Medicina da Universidade Stanford. A equipe era composta pelos doutores Ariel Ganz, ph.D., Michael Snyder, Benjamin Rolnik, ph.D., associados ao Dr. Jacob Wilson, ph.D., do Applied Science and Performance Institute. Eles conduziram um experimento único no evento Date with Destiny [Encontro com o destino], um programa de imersão de seis dias que costumo realizar uma vez por ano. Apesar de termos milhares de resultados bem-sucedidos ao longo dos anos, eles nunca foram estudados em um ambiente clínico e poderiam muito bem ser classificados como empíricos. A Dra. Ganz queria verificar se havia provas científicas para embasá-los. **Espelhando a estrutura do estudo feito com psilocibina, mas sem usar nenhum medicamento, a equipe dela avaliou um grupo de 45 participantes — muitos clinicamente deprimidos — antes do início do seminário e fez um acompanhamento de trinta dias para medir os resultados.** Uma parte dos indivíduos também formou um grupo de controle que não compareceu ao evento, mas usou uma ferramenta de psicologia conhecida como "diário de gratidão", também por trinta dias.

Os resultados foram impressionantes. O grupo do diário de gratidão melhorou os níveis de depressão, ansiedade e estresse — por algum tempo. Um mês após o início do experimento, porém, os benefícios diminuíram e os participantes voltaram ao padrão da depressão. <u>**Todavia, no grupo que havia participado presencialmente do evento, os benefícios perduraram. Um mês após o evento, 100% dos participantes inicialmente deprimidos não estavam mais deprimidos! Além disso, no início do estudo, 17% dos participantes apresentavam ideações suicidas. Um mês após o encontro, nenhum dos participantes tinha relatos sobre essa questão!**</u>

Os resultados do estudo apontaram o dobro da porcentagem de participantes que não estavam mais deprimidos em relação ao estudo anterior, feito com psilocibina.[23] O estudo com psilocibina já havia sido quatro vezes mais impactante do que os com medicamentos então disponíveis no mercado — e a pesquisa mostrou que o impacto do evento tinha sido ainda maior! Como isso é possível? Aqueles participantes tinham, literalmente, mudado o padrão do foco, com as respectivas mudanças nas crenças, nos valores e, mais importante, no que decidiram fazer a partir dali. Os significados que atribuíam aos fatos e às situações de vida também tinham mudado, assim como as emoções e ações. Trinta dias após o evento, sem medicamentos nem efeitos colaterais, eles apresentavam uma taxa de remissão de 100%. Nas palavras da Dra. Ganz, a experiência **"mudou a estrutura subjacente de crenças no modo como eles veem o mundo".**

> *"Faço pesquisas há quase 20 anos, publiquei uns 300 artigos e nunca vi nada igual! Os resultados são incríveis."*
>
> — DR. JACOB WILSON, ph.D.

Os pesquisadores ficaram espantados com os resultados. Como a Dra. Ganz me disse durante uma entrevista em um *podcast* após a conclusão do estudo, o impacto foi além de qualquer coisa que ela poderia ter imaginado — muito maior do que a eficácia dos medicamentos usados nos atuais padrões de tratamento e maior ainda do que a taxa de sucesso da psilocibina. Os números foram tão espetaculares que ela decidiu submeter os dados à avaliação às cegas por pesquisadores externos — e eles se mantiveram.

Com efeito, as conclusões foram tão impressionantes que **a equipe de Stanford colaborou em um segundo estudo no meu seminário de fim de semana Unleash the Power Within [Liberte o poder interior].** Eles queriam entender melhor os efeitos fisiológicos, bioquímicos e psicológicos subjacentes às poderosas mudanças emocionais que ocorriam. Esse estudo, já publicado no *Journal of Physiology and Behavior*,[24] dividiu os participantes em dois grupos diferentes. Um grupo participou do seminário, com duração de quatro dias, e o segundo grupo foi colocado em uma condição de controle, em que aprenderam o mesmo conteúdo em um formato de palestras tradicionais intensivas, ministradas por um indivíduo com mais de 15 anos de premiada experiência em docência universitária.

Antes de o evento começar, testou-se o conhecimento que os participantes tinham de princípios psicológicos e comportamentais avançados que, reconhecidamente, influenciam os estados emocionais. Essa avaliação foi repetida 24 horas depois e no mês seguinte. O estudo constatou uma melhora de **300% na capacidade dos participantes para reeducar cognitivamente crenças e atitudes, restabelecer as prioridades nos estados de necessidade e aumentar a motivação e a realização intrínsecas.** <u>Esses resultados foram mais de três vezes superiores aos do formato de palestras tradicionais e se mantiveram um mês depois.</u> O estudo também revelou que eu conseguia alterar a fisiologia dos participantes, fazendo-os queimar mais de **2 mil calorias e propondo uma atividade fisiológica 206% maior do que a do grupo de controle.** Também foi observado que **os hormônios reconhecidos por melhorar o aprendizado aumentaram 159%** nos participantes do evento. Ainda mais intrigante foi que os participantes **aumentaram as proporções de testosterona para cortisol em 139%** após a sessão de pré-ativação ao fim do evento (explicarei com mais detalhes). **Segundo os especialistas, isso é um indicativo do índice de prontidão** para o rendimento e reflete a presença de um marcador bioquímico de realização.[25]

Além de estudar um evento ao vivo, o **Applied Science and Performance Institute, laboratório que estudou os maiores profissionais do mundo, entre eles campeões do Superbowl e da Stanley Cup, atletas olímpicos e milhares de indivíduos de todos os setores ao longo da vida, também testou a minha capacidade de causar o mesmo impacto em um evento virtual que conduzi em julho de 2020, em meio à pandemia de covid-19. Esse estudo avaliou o efeito de um evento virtual por até um ano após a realização.**

Para contextualizar, quando a covid-19 chegou e as pessoas ficaram em isolamento social no mundo inteiro, montei um estúdio de última geração em Palm Beach, na Flórida, para alcançar o maior número de pessoas possível enquanto tudo estivesse paralisado. O estúdio tem telas de 6m de altura, com o mais alto nível de resolução possível, 15m de largura e uma amplitude de 180 graus. Elaborei a tecnologia junto com o Zoom e outras empresas, para que eu pudesse ver e interagir com todas as pessoas como se estivesse em um evento ao vivo.

Nesse estudo, mediram os meus marcadores bioquímicos, o que incluiu os níveis de cortisol (o hormônio do estresse) e testosterona, bem como a frequência cardíaca variável. Ao mesmo tempo, mediram uma amostra de pessoas de todas as partes do mundo, uma parcela de cerca de 25 mil pessoas, em 90 países diferentes, que participaram do programa pelo Zoom. Elas estavam, literalmente, seguindo o programa em suas casas, e no entanto, quando coletaram amostras de saliva durante o fim de semana para avaliar o impacto do evento na memória e no aprendizado, **os efeitos bioquímicos observados nos participantes virtuais foram os mesmos de quando assistiram a um treinamento ao vivo.**

Já mencionei sobre como as pessoas se sentiram solitárias e desconectadas durante a pandemia. <u>**De acordo com esse estudo, a ansiedade em um grupo de controle aumentou 28%. Mas as pessoas que participaram dos eventos on-line sentiram 38% *menos* ansiedade — não apenas um mês depois, mas *11 meses* depois!**</u>

Como o Dr. Jacob Wilson, ph.D., do instituto que conduziu o estudo, me disse: "Faço pesquisas há quase 20 anos, publiquei uns 300 artigos e nunca vi nada igual! Os resultados são incríveis. Ainda mais para um evento único, realizado virtualmente."

Por que estou contando isso? Quero trazê-lo de volta à verdade básica que orienta o capítulo final do livro: você tem o poder de decidir o que focar, de decidir o que as coisas significam e de decidir o que fazer. Quando você toma decisões de forma consciente, quando procura fortalecer o foco, os significados e as ações, posso prometer que a vida mudará. **Isso não é uma garantia de que ela será perfeita — não é assim que funciona.** Entretanto, posso garantir que você terá oportunidade de apreciar a vida, com todos os desafios, e fazer progressos a partir de tudo o que o mundo lhe proporcionar. **Não podemos controlar tudo, apenas o mais importante: o que as coisas significam para nós,**

as nossas emoções e ações. Sim, podemos controlar aquilo que focamos, aquilo que sentimos e aquilo que fazemos. E, ao fazer isso, podemos melhorar a qualidade de vida.

Portanto, a situação é esta: independentemente do que aconteça conosco, a mente pode nos deixar doentes ou saudáveis, infelizes ou felizes, temerosos ou confiantes e gratos. Nos eventos, não douro a pílula quanto a ameaças ou obstáculos existentes no mundo. Não posso fazer do mundo um lugar "seguro", mas posso mostrar como alterar seu sistema de crenças e sentimentos. Como mudar o lar emocional e começar a conviver com as emoções que fortalecem as pessoas — **a perceber o que elas conseguem controlar e o que não conseguem**. Existem dois jogos que precisamos dominar para ter uma vida esplêndida — o mundo exterior e o mundo interior. **Não podemos controlar o mundo exterior — talvez possamos influenciá-lo —, mas conseguimos moldar e controlar pensamentos, sentimentos, emoções e ações.** Quando se recupera o controle da própria mente e das emoções, os ganhos são imensos.

<u>De acordo com Benjamin Rolnik, colega da Dra. Ganz em Stanford, a experiência das pessoas no evento Date with Destiny não apenas reduziu os níveis de depressão, mas também as ajudou a "maximizar a gratidão, a felicidade, o bem-estar e a satisfação sexual".</u> Que depoimento! (Se quiser saber mais sobre esses estudos científicos ou assistir à entrevista feita com os pesquisadores, confira no site, em inglês, www.**scienceoftonyrobbins.com**.)

Não vou dizer que me surpreendi com os resultados, porque faço esses eventos há 44 anos e presenciei o impacto deles incontáveis vezes. Mesmo assim, fiquei empolgado ao ter o poder da mentalidade confirmado por uma abordagem tão rigorosa, baseada em dados. Se quiser experimentá-la pessoalmente, participe de um evento. Você pode obter informações no site em inglês www.tonyrobbins.com. Talvez queira começar assistindo a *Eu não sou seu guru,* na **Netflix,** para ter uma ideia das possibilidades. **Agora, vamos para o último capítulo deste livro, ao encontro da ferramenta mais importante para mudar a sua vida, e a lição final desta jornada. Ela se chama: o poder da decisão.**

CAPÍTULO 25

O PODER DA DECISÃO: A DÁDIVA DE VIVER EM UM ESTADO DE BELEZA

COMO CRIAR E EXPERIMENTAR UMA QUALIDADE DE VIDA EXTRAORDINÁRIA

Olhando para o que a nossa vida se tornou — tanto para aquilo que apreciamos quanto para o que nos desagrada —, há muitas maneiras de ver, avaliar ou justificar a experiência que temos. Muitas vezes, gostamos de receber o crédito por todas as coisas boas que aconteceram, mas somos rápidos em culpar os outros por injustiças, coisas "ruins" e coisas que não correspondem às nossas expectativas. Ao fazer isso, ignoramos as evidências de que a vida das pessoas não se baseia no que lhes foi feito, e também o fato de que **a biografia *não* é uma questão de destino.**

Basta gastar um pouco de tempo lendo as autobiografias de alguns dos seres humanos mais extraordinários da história, líderes mundiais, gênios da ciência, sociólogos e empresários. **O que você descobrirá é que, muitas vezes, as pessoas que tiveram tudo — todo o amor, apoio, educação, dinheiro — se encontram em uma situação de entrar e sair de clínicas de reabilitação; e aquelas a quem a vida parece ter sido mais dura, que passaram por mais injustiças em termos físicos, mentais e emocionais, em geral desenvolvem uma firme vontade de romper os limites do próprio passado.**

Eles não se contentam em viver uma vida reagindo ao que lhes foi feito ou ao que não conseguiram realizar. Pelo contrário. Eles encontram uma maneira de usar tudo o que a vida lhes deu para seguir em frente — e não apenas para crescer pessoalmente. À medida que crescem e se desenvolvem, usam a força interior, a habilidade e as percepções para ajudar os outros ao longo do caminho. Pessoas extraordinárias como Oprah, Nelson Mandela e Viktor Frankl, que, contrariando todas as probabilidades, criaram as respectivas vidas a partir das próprias condições. **Qual é a diferença? Eu diria que *não são as condições*, mas as *decisões* que determinam a qualidade de vida.**

Se quisermos saber por que estamos onde estamos, temos de olhar para trás, para as decisões que tomamos. Analisando retrospectivamente, você conseguiria pensar em alguma decisão que tomou nos últimos cinco a dez anos da qual se arrependeu? Considere que, ao tomar uma decisão diferente, a sua vida também teria sido diferente. Claro que consegue! É possível que as decisões tenham sido difíceis, em contextos em que você precisava superar o medo ou correr riscos. Outras vezes, podem ter sido pequenas decisões que acabaram levando a algo importante. Como decidir cursar uma faculdade e ali conhecer o amor da sua vida. Ou pode ter escolhido uma profissão que o levou a uma direção nova, ou a viver em uma parte diferente do país ou do mundo.

A DÁDIVA DO ESTRESSE EXTREMO

"Se você estiver atravessando o inferno, não pare."

— WINSTON CHURCHILL

A ilusão que muitos de nós temos é de que algumas pessoas têm mais sorte do que as outras — que elas, na verdade, não enfrentam os grandes desafios que enfrentamos. Contudo, por ter tido o privilégio de trabalhar com milhões de pessoas de 195 países nos meus eventos e fornecer treinamento particular para os líderes mais bem-sucedidos em negócios, política, esportes e finanças, desde mães e pais até as pessoas que mais enfrentam dificuldades na nossa sociedade, **posso dizer que existe um denominador comum em todas as vidas.** Apesar das crenças comuns, por mais inteligente, atraente e bem-sucedida nos negócios ou nas finanças que uma pessoa seja, e por melhor que ela seja, **sempre passará por um estresse extremo em algum momento da vida. Provavelmente, mais de uma vez. Ninguém escapa disso.**

Este título de capítulo tão positivo não é agradável? Contudo, é verdade. A ilusão de que algumas pessoas não passam por desafios extremos, ou que somos os únicos a sofrer injustiças — isso é apenas uma mentira egocêntrica. Na verdade, por mais que não desejemos que isso aconteça, vamos perder algum familiar ou algum relacionamento que valorizamos vai terminar. **Vamos perder um emprego, ou o governo vai fazer alguma coisa que provocará o fechamento do seu negócio. Você será roubado, ou a sua casa pode pegar fogo ou ser atingida por um desastre natural. Alguém da sua família pode ser diagnosticado com uma "doença terminal"** — e se for, talvez haja respostas neste livro que possam mudar isso, como aconteceu com outras pessoas.

Estou falando essas coisas por experiência própria. Já fui diagnosticado com um tumor no cérebro. No início da minha carreira, estive à beira da falência e, de alguma forma, consegui levar as coisas adiante. Terminei relacionamentos longos e sofri a dor de enterrar três padrastos e minha mãe. Perdi casas em incêndios e coisas que considerava insubstituíveis. É claro que nada é insubstituível, exceto a alma e a capacidade de usar o que a vida der para continuar criando uma vida bela.

Portanto, o verdadeiro segredo para ter uma qualidade de vida extraordinária — a vida nas próprias condições — não é esperar ter sorte e que nada aconteça, mas, sim, desenvolver o tipo de força psicológica e emocional que lhe dê resiliência suficiente para usar o que a vida der e criar algo ainda maior.

É certo que você passará por uma situação de estresse extremo na vida. Portanto, o verdadeiro segredo para ter uma qualidade de vida extraordinária — a vida nas próprias condições — não é esperar ter sorte e que nada aconteça, mas, sim, desenvolver o tipo de força psicológica e emocional que lhe dê resiliência suficiente para usar o que a vida der e criar algo ainda maior. Assim, se você é capaz de aceitar que o estresse extremo vai acontecer, então o verdadeiro segredo é: **o que você vai decidir fazer quando ele chegar?**

Winston Churchill proferiu a famosa frase: "Se estiver atravessando o inferno, não pare." Caso você esteja nessa situação, posso dizer por experiência própria, já tendo passado por estresses extremos diversas vezes, que **há três lições inestimáveis que somente a dor extrema é capaz de ensinar — mas somente se você não desistir. Se conseguir ultrapassar esses momentos de estresse extremo, descobrirá:**

1. **Que você é mais forte do que pensa.**
2. **Quem são os seus verdadeiros amigos e familiares. Porque os falsos desaparecem quando as coisas ficam difíceis. Esta é uma lição inestimável.**
3. **Que superar a dor vai fazer surgir em você uma imunidade psicológica e emocional. Ao passar pelos momentos mais estressantes, todos os desafios normais da vida, em comparação, parecerão insignificantes. Você terá se tornado mais forte, de modo que poderá viver a vida de forma mais plena, independentemente do que esteja acontecendo no mundo exterior. <u>Em outras palavras, você usará o estresse — e não permitirá que o estresse use você.</u>**

Então... qual é o problema?

Eu diria que o maior problema é pensarmos que não deveríamos ter problema. O que é um problema, afinal de contas? Tudo é relativo...

Digamos que você saiu do trabalho e está preso em um congestionamento imenso, atrasado para chegar em casa. Como a maioria das pessoas reage? Elas ficam muito estressadas. Não conseguem controlar o trânsito, mas focam o que são incapazes de controlar. Elas focam o que está faltando — o lugar ao qual elas já deveriam ter chegado. Acham que isso é um problema, e as emoções podem ficar à flor da pele.

Mas o que acontecerá se, de repente, o carro superaquecer e você não conseguir religá-lo e ficar preso no meio da autoestrada? Você precisará encontrar uma maneira de empurrar o carro para o acostamento, ou as pessoas começarão a buzinar. Agora, *este* passou a ser o problema.

**O sofrimento não está nos fatos,
mas na percepção dos fatos.**

Você precisa fazer uma ligação do celular para pedir ajuda, mas não há sinal naquela área! Então, precisará caminhar quase 2km até o próximo acesso para chegar a um posto de gasolina e encontrar um telefone. Enquanto está caminhando, tropeça e quebra o tornozelo. E *agora*? O trânsito seria um problema? O carro superaquecido continuaria sendo um problema? Não.

Você liga para um serviço de guincho e eles o conduzem até o hospital, onde passa por raios x. Colocam um gesso no seu pé. Você começa a ouvir as mensagens chegando ao seu celular. Há uma mensagem do amor da sua vida, dizendo assim: "Não quero mais saber de você." E *agora*? O trânsito continuaria sendo um problema? O carro superaquecido, talvez? Ou o pé engessado? Não.

Finalmente, chega em casa e encontra uma mensagem do médico, dizendo que ele precisa conversar sobre a ressonância magnética que você fez. Liga e descobre que está com câncer. E *agora*? O trânsito seria um problema? O carro superaquecido, o tornozelo quebrado ou o relacionamento seriam um problema? *Não!*

Eis aqui, então, o desafio da vida. **Os "problemas" são alguma coisa diferente do que esperamos. É tudo uma questão de perspectiva, certo? Alguns são maiores do que outros, mas são sinais saudáveis de vida.** São desafios para que cresçamos em termos mentais, emocionais e espirituais. Não podemos nos livrar deles, mas podemos nos tornar mais fortes, inteligentes e hábeis ao lidar com eles. **Devemos aprender a *disciplinar* a decepção.** Algumas pessoas permitem que a decepção as destrua, enquanto outras permitem que ela as conduza — isso é

uma escolha. Sempre que as pessoas dizem que estão sofrendo, ou quando começo a me sentir estressado ou acho que alguma coisa parece uma questão de vida ou morte, **tento me lembrar de que o sofrimento não está nos fatos, mas na** *percepção* **dos fatos.** Por exemplo, se você estiver triste ou deprimido porque a sua mãe morreu, é óbvio que essa seria uma reação natural. **Se, anos depois continuar deprimido com isso, você não estará triste ou deprimido pela morte da sua mãe — e sim porque acredita que ela não deveria ter morrido.** Lembre-se: não é o fato de ela ter morrido, é a sua percepção do fato que está gerando o sofrimento.

E, conforme já foi mencionado, quem cria o significado somos nós. Podemos decidir o que focar e o que as coisas significam, e o que faremos com isso. Mas, se não fizermos isso de forma consciente, o cérebro de sobrevivência assumirá o controle e ficaremos presos em um padrão de frustração, raiva ou medo, em vez de encontrar uma maneira de crescer. E todos nós precisamos crescer, não apenas para nós mesmos, mas para que possamos ser uma fonte de amor e força para aqueles de quem mais gostamos.

AS DUAS PRINCIPAIS HABILIDADES PARA UMA QUALIDADE DE VIDA EXTRAORDINÁRIA

Como criamos uma qualidade de vida extraordinária? Existem dois mundos que precisamos dominar para que isso aconteça: o mundo exterior e o mundo interior. Eu os chamo de *ciência* da conquista e *arte* da realização.

A ciência da conquista é sobre transformar sonhos em realidade. Embora esse não seja o assunto deste livro, foi isso que fiz a maior parte da minha vida, por meio de livros, eventos e treinamentos particulares. Apesar disso, é ainda mais importante dominar a arte da realização. Observe que eu não a nomeei *ciência* da realização, porque trata-se realmente de uma arte — o que deixa uma pessoa realizada é totalmente diferente do que deixa outras pessoas realizadas. Alguns podem olhar para uma obra de arte que parece um quadrado colorido pendurado na parede e comprá-la por US$ 50 milhões; outros podem considerar isso loucura e encontrar a mesma alegria em um pôr do sol ou no sorriso de um filho. Obviamente, quanto mais fácil for se sentir realizado, mais realizado você poderá se sentir. Há, porém, um segredo que vai além de estilo pessoal. Aprendi isso na Índia com um brilhante homem.

SOFRER OU NÃO SOFRER — ESSA É A QUESTÃO

Gostaria de contar o que mudou na minha vida. Sempre procuro crescer como pessoa — por esse motivo, sempre estou explorando ideias diferentes sobre como chegar a um novo nível. Alguns anos atrás, eu estava na Índia, visitando um querido amigo, Krishnaji, que também é fascinado em como alcançar uma qualidade de vida extraordinária. Como ele bem sabe, **venho ensinando há muitos anos que, se desejamos uma vida assim, precisamos viver em um estado mental e emocional que acompanhe tal desejo. Costumo dizer que estar em um estado máximo cria um rendimento máximo. Se nos mantivermos em um estado "rico em energia", resolveremos os problemas com muito mais facilidade e descobriremos as soluções mais rapidamente. As pessoas ao redor também sentirão mais prazer em ter nossa companhia e encontraremos mais paixão na vida e nos relacionamentos.** Em contraste, a maioria de nós se deixa seduzir pelo hábito de um estado "pobre em energia", que é um péssimo estado de espírito. Quando isso acontece, a mente fica preguiçosa e até pequenos problemas podem desencadear frustração, raiva, preocupação ou medo.

Krishnaji me confidenciou quanto tinha sido útil aprender a mudar o estado de espírito — o que proponho em todos os meus seminários, quando não apenas conversamos sobre o assunto, como também praticamos os exercícios. O meu amigo levantou uma questão: "Sabe quando você fala sobre estados máximos ou estados ricos em energia? E se nós os chamássemos de *estados de beleza*?" Estados de beleza incluem qualquer estado rico em energia como amor, alegria, felicidade, satisfação, gratidão, humor, diversão, motivação. Respondi que achava aquela proposta interessante. Então, ele continuou: "E se pegássemos todos esses estados de baixa energia e os chamássemos de *sofrimento*?" Parei por um momento e sorri.

Entendi aonde ele queria chegar. Os estados de baixa energia incluiriam frustração, raiva, tristeza, solidão, depressão. Medo e preocupação.

Por um momento, me detive. Não me agradava a ideia do sofrimento. Eu me orgulho — e talvez seja também o seu caso — de ser um realizador, e não nos contentamos em ficar sentado "sofrendo". Quando as coisas não funcionam, consertamos, damos a volta por cima, não é mesmo? Os realizadores nunca ficam com medo, certo? Não! Nós ficamos "estressados"! "Estresse" é a palavra que os realizadores usam no lugar de "medo". Por fim, compreendi o raciocínio de Krishnaji. Sim, às vezes fico frustrado e estressado. Portanto, de acordo com aquela definição, eu estava sofrendo, apesar de não gostar disso. O que, na verdade, era muito bom, pois me propiciava um padrão diferente de reflexão. É fácil dizer: bem, todo mundo fica frustrado, zangado, triste, preocupado. Isso seria verdadeiro. **Entretanto, você e eu não somos todo mundo.** Queremos mais qualidade de vida. E se disciplinássemos a mente para viver em um estado de beleza?

"Aonde você quer chegar com tudo isso?", perguntei.

"É muito simples. **Decidi que a visão espiritual para a maneira como quero viver é me comprometer a viver em um estado de beleza, não importa o que aconteça!** Mesmo que alguém estrague o dia, mesmo que haja injustiça, mesmo que eu tenha me decepcionado. Tony, você sempre fala em **disciplinar a decepção**, e é disso que estou falando."

"Sabe de uma coisa? Isso é lindo. Viver assim todos os dias não significa não ter tais sentimentos. Só não me conformaria com eles e daria um jeito de sair dessa." **Ao escolher se comprometer de forma consciente a viver em um estado de beleza, o meu amigo acreditava que poderia aproveitar melhor a vida e se doar muito mais para a família dele e o mundo em geral.**

"Essa é uma brilhante visão espiritual. Vou roubá-la agora mesmo", avisei.

"Tudo bem, também já roubei muitas coisas suas", disse ele, com um grande sorriso. Pense nisto: como seria seguir esse pensamento, independentemente do que acontecesse — o que inclui as inevitáveis injustiças, desafios, decepções e frustrações? **Se em vez de se deixar aprisionar** nesses estados, você se elevasse a um padrão em que a maior dádiva da vida é permanecer em um estado de beleza?

Eu me convencia de que, ao ficar irritado, frustrado ou chateado, pensava mais rápido e resolvia os problemas mais depressa. Isso pode até ser verdade, mas percebi que, quando estou em um estado de beleza mental, também consigo resolver os problemas com rapidez. A diferença é que aproveito mais a vida, e a minha companhia se torna muito mais agradável para as pessoas ao redor. Isso é muito verdadeiro e poderoso. **Perdemos grande parte da vida reagindo ao que acontece. A vida é muito curta para sofrer! Você não concorda?**

O desafio, porém, é que **muitas pessoas acreditam que algum dia, de alguma forma, alguém ou alguma coisa as fará felizes. Entretanto, o caminho para "algum dia" leva a uma cidade chamada "lugar nenhum". Mesmo que aconteça alguma coisa pontual que o deixe feliz, isso vai durar? Não, se você ficar infeliz no minuto em que as coisas deixarem de acontecer do seu jeito!**

Gostaria de dar um exemplo. Você já alcançou alguma meta pela qual trabalhou por anos a fio para atingir e, quando conseguiu, pensou: "Mas era só isso?" Para mim, isso é quase pior do que fracassar! Se fracassarmos como realizadores, vamos nos levantar e continuar tentando até chegar lá. **Chamo de "tecnicamente ferrado" quando você é bem-sucedido e,** *ainda assim***, continua infeliz!**

Talvez tenha havido um momento em que você foi bem-sucedido e ficou genuinamente feliz com isso. Consegue se lembrar de um desses momentos? Quanto tempo durou a sensação de realização? Cinco anos? Um ano? Seis meses? Seis semanas? Seis dias? Seis horas? Quando faço essa pergunta nos seminários, 90% das pessoas se encaixam na categoria de seis horas a seis semanas. Por quê? Porque **não fomos destinados a nos sentar à mesa do sucesso por muito tempo. Engordaremos e ficaremos entediados. Há duas verdades fundamentais: tudo no Universo cresce ou morre; e tudo no Universo contribui para a evolução ou é eliminado por ela.** Não são regras feitas por mim, são verdades universais. Você não concorda?

A DECISÃO MAIS IMPORTANTE: VIVER EM UM ESTADO DE BELEZA

<u>A decisão mais importante a tomar é decidir que a vida é curta demais para sofrer e que você se sentirá grato e aproveitará melhor essa dádiva, não importando o que aconteça.</u> Desperdiçamos beleza demais, pois ficamos presos à mente, em vez de focar no coração, na alma e no espírito.

Muitas pessoas ficam obcecadas com o que estão conseguindo ou não estão conseguindo e, quando não conseguem o que desejam, ficam chateadas. Comecei a perceber que a felicidade que eu sentia era superficial. Tenho mais de cem empresas, milhares de funcionários em vários continentes... Quais são os riscos de alguém nesse momento, em algum lugar do mundo, estar estragando tudo? Bem, se a minha definição de "estragar tudo" é fazer algo diferente do que acredito que deveriam fazer, há 100% de risco! (A propósito, o que considero um comportamento incorreto pode, na verdade, ser um caminho inovador para o sucesso, mas todos nós temos expectativas, não é mesmo?)

<u>Então, se a única vez em que você se sente feliz é quando todos — filhos, cônjuge, colegas de trabalho ou até você mesmo — fazem o que é do seu agrado, vai ser difícil permanecer em um estado de beleza, feliz e realizado.</u> Se não tomar cuidado, você pode se transformar, com facilidade, em uma daquelas pessoas que passam o tempo inteiro nas redes sociais atacando os outros. **A vida não se adapta a nós — é tarefa nossa nos adaptarmos à vida.** Parte da beleza da humanidade é a diversidade. Se quiser saber qual é o desejo do Universo, de Deus, ou qualquer que seja a sua crença, vá até a floresta e você verá. Cada árvore, cada folha, cada animal, cada floco de neve, todos são diferentes entre si. Temos algumas coisas em comum, mas são as diferenças, a diversidade, que enriquecem a vida.

Portanto, o conselho do meu amigo foi brilhante. **Decida viver em um estado de beleza, independentemente do que aconteça. Isso significa encontrar beleza, algo pelo que agradecer, algo pelo que ser grato e, então, resolver os seus problemas.** Pense nisto: o que é mais raro do que um bilionário? Alguém que vive em um estado de beleza todos os dias, mesmo quando as coisas não acontecem do seu jeito, mesmo com as injustiças.

Quando entrevistei os mais bem-sucedidos gigantes das finanças e bilionários do mundo para o livro *Dinheiro: Domine esse jogo*, apenas alguns pareciam ser verdadeira e invariavelmente felizes. E não estou querendo dizer uma felicidade postiça, e sim viver em estado de gratidão, de satisfação, encontrando significado em problemas e desafios.

A partir daí, tomei uma decisão que mudou a minha vida. Decidi que não bastava atingir as metas ou me sentir realizado quando as coisas davam certo. Decidi que eu iria viver em um estado de beleza todos os dias, não importando o que acontecesse. Isso é uma disciplina mental, uma prática diária que está longe de ser perfeita, mas que constitui um incrível padrão ao qual se elevar, e cujas recompensas são muito maiores do que consigo descrever em palavras. Significa que, independentemente do que aconteça, a vida terá sentido porque você encontrará beleza e fará dela tudo aquilo que deseja.

"A maioria das pessoas é tão feliz quanto decide ser."
— ABRAHAM LINCOLN

Se acreditarmos que **a vida está *sempre nos trazendo oportunidades em meio a desafios*, pouco importam os problemas que nos atingem. É nossa responsabilidade encontrar o bem — e, em geral, é possível. Consegue pensar em algo terrível que aconteceu, que gostaria de nunca mais enfrentar, e, ao olhar para trás, enxerga um propósito maior? Passar por isso o tornou mais forte, mais compassivo, fez você se importar mais — ou o fez encontrar soluções para ser bem-sucedido em outro nível? Você se identifica com isso?**

Então, por que esperar? Por que não decidir que tudo tem um propósito maior? Como seria viver em um estado de beleza? **Tudo começa com uma decisão que você pode tomar hoje — *agora mesmo*, antes de terminar de ler este livro. Não importa o que aconteça, você encontrará uma maneira de permanecer em um estado de beleza mental, não pelo fato de as coisas serem como você gostaria, ou de todos estarem se comportando da maneira que acredita que deveriam, mas por ser possível se desvencilhar desses estados negativos e encontrar o lado bom de qualquer coisa. Você é capaz de resolver qualquer problema que precise ser resolvido, continuar crescendo e se doando.

TROQUE AS EXPECTATIVAS PELA GRATIDÃO

Portanto, considere o seguinte: há poucas decisões na vida que nos moldam de forma tão potente. Eu diria que o modo como decidimos que vamos viver e ser todos os dias é o mais importante. É o que afetará todos que amamos.

A maioria das pessoas sofre o tempo todo, pois elas têm expectativas que não são atendidas. A tecnologia nos deixou cada vez mais impacientes, e os celulares são ferramentas para obter respostas instantâneas e gratificação imediata. Perguntamos ao Google, pesquisamos on-line e conseguimos o que queremos. Você já viu alguém cutucando a tela do celular com certa agressividade porque um texto ou um site não estão carregando com a rapidez desejada? Dá vontade de gritar com a pessoa: "Espere um minuto! As informações estão sendo enviadas para um satélite, pelo amor de Deus!"

Nas últimas três décadas, até o início da pandemia, eu viajava dos Estados Unidos para a Austrália várias vezes ao ano. Hoje, tenho o privilégio de ter um avião próprio, o que é mais ou menos como ter um escritório de alta velocidade voando pelos céus. Para o bem ou para o mal, não há necessidade de me desconectar do trabalho! Mas lembro-me do pavor que sentia quando fazia um voo comercial para a Austrália e me perguntava como eu sobreviveria sem acesso a e-mails e mensagens de texto pelas 14 horas seguintes! Além disso, teria um dia inteiro de trabalho à minha frente depois de o avião aterrissar — seriam mais horas sem acesso ao meu celular!

Então, em um dia mágico, eu estava acomodado em um voo da Qantas Airways para Sydney, quando o comandante anunciou, orgulhosamente, que a aeronave contava com acesso internacional à internet. As pessoas começaram a comemorar, bater palmas e cumprimentar umas às outras!

Era como se Deus tivesse entrado no avião! Confesso que também adorei a notícia, apesar de não bater palmas. No avião inteiro, as pessoas pegaram seus iPhones, iPads e laptops e começaram a responder a e-mails, mensagens de texto, Slacks e mídias sociais!

Contudo, imagine só o que se passou apenas nove minutos depois? Todo aquele prazer vertiginoso desapareceu. Perdemos o acesso à internet. Por quanto tempo? Durante todo o restante do voo — e talvez ainda não tenha voltado a funcionar depois de todos esses anos!

E como acha que os passageiros reagiram? Ficaram arrasados! No primeiro minuto, era só euforia. No minuto seguinte, estávamos amaldiçoando a companhia aérea e a péssima tecnologia que ela disponibilizava.

Eis o que mais me surpreendeu: a rapidez com que a perspectiva mudou. Nove minutos antes, tratava-se de um milagre; no momento seguinte, já tinha se tornado uma expectativa! Só conseguíamos pensar que a companhia aérea tinha violado o direito inalienável de acesso à internet — um direito que, até aquele dia, não existia.

Na nossa indignação, perdemos instantaneamente de vista a maravilha de estarmos voando como um pássaro, cruzando o planeta em questão de horas e assistindo a filmes ou dormindo enquanto voávamos! Por quê? Porque aquilo tinha se transformado em uma expectativa.

<u>**São as expectativas que destroem a felicidade.**</u> **Elas são o motivo pelo qual tantas pessoas estão tão infelizes, mesmo em um mundo com tanta abundância.** Também são o motivo do excesso de intolerância, porque esperamos que todos sejam, pensem, ajam e se comportem da maneira que queremos. Como superar isso? <u>**Troque *expectativas* por *gratidão* e, ao fazer isso, toda a sua vida mudará.**</u>

Pense da seguinte forma: se você perguntar a alguém "Como foi o seu dia hoje?", *existem três padrões principais de resposta*:

- "Ah, foi muito bom." Por quê? Porque o dia transcorreu do jeito que a pessoa queria.
- "Foi *incrível*, um dos melhores dias da minha vida." As coisas correram melhor do que a pessoa esperava.
- "Foi um dia *terrível*." É, as coisas não saíram do jeito esperado.

Todas essas respostas são baseadas em expectativas. Novamente, se o dia atendeu às expectativas, foi um bom dia. Se foi melhor do que o esperado, você ficou radiante. Se foi pior do que o esperado, foi um dia terrível. **Se seguir esses padrões, a vida será uma montanha-russa emocional, controlada pelo mundo exterior. Se a felicidade é tão frágil a ponto de exigir que o mundo atenda a expectativas, a maioria das pessoas não ficará feliz por muito tempo e não terá uma qualidade de vida extraordinária.**

Qual é a alternativa? <u>Encontrar uma maneira de ser grato por tudo o que a vida lhe traz.</u> **Isso não significa que você tenha de se conformar. Se não gostar do atual estado de coisas, seja grato pelo que** *tem* **e, a partir daí, encontre uma maneira de criar algo maior. Isso o obriga a acreditar em algo simples — tudo o que acontece deve servir a um propósito. É nossa responsabilidade descobrir qual é esse propósito maior e usá-lo a nosso favor.**

Desejo que tome essa decisão nesse exato momento, para o seu bem. Reserve alguns minutos e escreva uma carta para si mesmo descrevendo por que quer viver em um estado de beleza, não importando o que aconteça, e por que a vida é muito curta para sofrer. Por que ficar esperando para se sentir bem apenas um dia no futuro, quando é a própria jornada que faz a vida ser bela? Talvez você possa enviar essa carta para alguém que você respeita, a quem possa prestar contas depois. E quando estiver passando por algum sofrimento, use a minha regra dos 90 segundos.

Quando sinto que o estresse está tomando conta de mim, **invoco essa regra**. Eu inspiro, lenta e profundamente, e depois expiro completamente, deixando as emoções fluírem. Eu me dou o direito de, durante 90 segundos, sentir qualquer emoção negativa que venha à tona e a deixo ir embora. Então, uso mais 90 segundos para focar no que há de *bom* naquela situação, e em como aquele desafio vai me fazer crescer. Eu me concentro no que já existe de belo, de modo a equilibrar as coisas. Isso me faz olhar para uma situação de outra maneira — me leva a encontrar novas respostas. Quando reconheço o que ainda não me parece perfeito, pergunto a mim mesmo: **"O que preciso fazer para melhorar?" Em um estado de beleza, as respostas fluem. Em um estado ruim, as respostas demoram ou nunca chegam.**

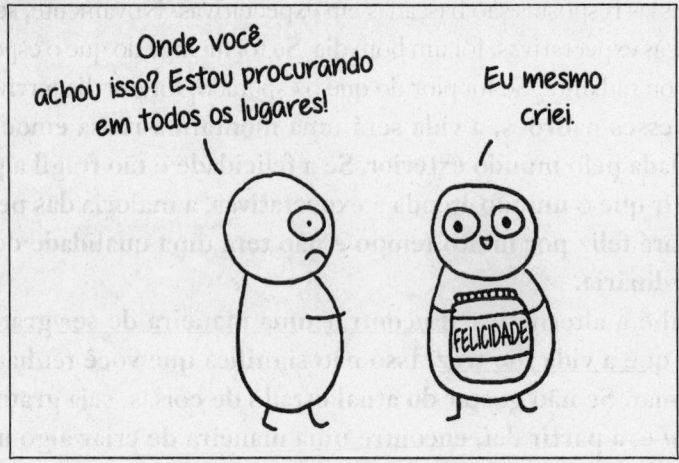

Por fim, eu foco aquilo que sou capaz de valorizar, ou as coisas pelas quais posso ser grato naquele momento. Porque, independentemente do que esteja acontecendo, ainda há pessoas que nos amam. Ainda temos a dádiva da vida e ar para preencher os pulmões. Assim, deixo a névoa da emoção negativa se dissipar e a substituo pelas emoções da diligência e da resiliência. Eu deixo o passado para trás e escolho aquilo com que desejo seguir em frente. A névoa desaparece. Estabeleci essa estratégia como se fosse um jogo, e estou longe de ser proficiente nele. No começo, eu era bom nas pequenas coisas, só que algumas situações mais complexas mereceriam o título de jogo dos 90 minutos ou das 90 horas! Contudo, melhorei à medida que fui praticando. O fato é que quanto mais jogamos melhor ficamos e melhor fica a vida. **Afinal, a felicidade é como um músculo: quanto mais o usamos, mais forte ele se torna. A manifestação da gratidão passa a ser natural quando se transforma em um padrão, e é esse padrão que irá transformar a sua vida. Pense nisso. A maioria das pessoas constrói uma rodovia para o estresse e uma estrada de terra para a felicidade. Se desenvolver esse hábito, reverterá isso — poderá construir uma rodovia para a felicidade e uma estrada de terra para o sofrimento.**

Quer participar desse jogo? Estaria disposto a fazer isso por 10 dias e experimentar? Ou, quem sabe, por 21 dias seguidos, para desenvolver de verdade um hábito? Vai tomar essa decisão hoje

mesmo, antes de concluir estas páginas — para se tornar mais saudável e encontrar uma maneira de acolher o que quer que a vida lhe ofereça, descobrindo algo de belo nisso? Você pode ter uma vida de medo, frustração, raiva e tristeza, ou pode direcionar essas emoções para encontrar respostas melhores e ser grato por tudo o que acontece ao longo do caminho. **Não é uma abordagem fácil, e é por isso que a maioria das pessoas não a adota. Mas é eficaz e potente para quem a escolhe.**

TRÊS FERRAMENTAS PODEROSAS PARA VIVER EM UM ESTADO DE BELEZA

Se quisermos esse estado de beleza, precisamos ser realistas: haverá coisas que nos causarão desconforto. Nós nos veremos sendo provocados por experiências, dores ou desafios passados, e entraremos no modo cerebral de sobrevivência, em que começamos a reagir com frustração, medo, raiva, tristeza ou alguma combinação de emoções que nos enfraquecem. Existem diversas ferramentas excelentes que ensino nos eventos, mas gostaria de mencionar três delas aqui. Talvez você as considere úteis e impactantes.

Ferramenta nº 1 — Medicina energética: um antídoto científico para o estresse

A primeira é uma ferramenta que funciona até com pessoas que passaram por traumas profundos. **Talvez você tenha ouvido falar da medicina energética, um conjunto de técnicas de liberdade emocional (EFT, na sigla em inglês) também conhecido como toque. Ela combina a antiga acupressão chinesa com a psicologia moderna.** Envolve bater levemente nas extremidades dos meridianos do corpo, como o queixo, a sobrancelha ou a clavícula. Ao mesmo tempo, são recitadas meditações específicas que reconhecem as emoções e as desbloqueiam. Muitas vezes, apesar de acreditar que já superou algo, a emoção ou a energia ainda estão aprisionadas no corpo.

Embora essa técnica exista há décadas, só recentemente obtivemos **dados científicos sólidos para confirmar o funcionamento para reduzir os níveis de estresse, acalmar a mente para dormir, melhorar o foco** e a produtividade e fortalecer o sistema imunológico. Em um estudo publicado pela American Psychological Association, indivíduos que a praticaram por uma hora exibiram uma redução de 43% no cortisol salivar, o hormônio do estresse.[1] Na verdade, mais de 125 estudos descobriram que ela pode, efetivamente, tratar problemas que variam de ansiedade e depressão a estresse traumático e dores musculares crônicas.[2] Pode, inclusive, aplacar os desejos das pessoas por carboidratos e refeições rápidas![3]

Tenho um amigo chamado Nick Ortner, a quem ensinei essa técnica há mais de duas décadas, e desde então ele se tornou um dos maiores especialistas nela. No passado, fizemos uma parceria para ajudar sobreviventes de situações traumáticas extremas — entre eles, estavam os familiares das vítimas do massacre na escola primária de Sandy Hook e do tiroteio durante a exibição do filme *Batman: O Cavaleiro das Trevas*, no Colorado.

Chegamos a criar um aplicativo juntos. Para experimentar essa técnica transformadora, você pode baixar a versão gratuita do aplicativo nas principais plataformas de download de aplicativo e no site em inglês www.thetappingsolution.com/tony. A minha parte dos lucros na empresa é integralmente doada para a Feeding America. Então, ao mesmo tempo que você começa a se sentir melhor, estará ajudando outra pessoa.

Ferramenta nº 2 — Pré-ativação: conectando-se para um estado máximo

Isto é algo que faço todos os dias para iniciar a manhã. Não vou tentar explicar aqui, mas é um **processo de 10 minutos para turbinar a mente e as emoções antes de começar o dia.** Eu a faço em 10 minutos, então não há razão para você não tentar. Se não tiver 10 minutos, você não tem vida! Concorda? Se quiser saber como ela funciona, acessc o site em inglês www.tonyrobbins.com/priming. Também há uma versão no nosso aplicativo de toque que mencionei na ferramenta anterior.

Ferramenta nº 3 — Soluções incríveis para quem sofre de ansiedade ou TEPT

Após ser dispensado da Força Aérea dos Estados Unidos, Evan Moon passou anos oscilando entre os modos de luta e fuga, várias vezes por dia.

A frequência cardíaca dele sempre estava elevada. Ele vivia em estado de agitação e assustadiço, como se algo terrível pudesse acontecer a qualquer momento. À medida que a autoconfiança dele foi decaindo, Evan passou a evitar os amigos. Não conseguia parar de pensar nas experiências que viveu no Afeganistão. Até os sonhos eram assombrados pelo trauma de ter perdido companheiros nas batalhas.

Para aliviar o sofrimento, Evan se tornou dependente do álcool. Nas palavras dele mesmo: "Perdi o interesse pelas coisas. Tudo parecia sem graça. A melhor maneira de descrever como me sentia é dizer que, todos os dias, eu tinha a sensação de acordar dentro de um frasco de melaço. Embora possa ter havido momentos em que consegui escapar, nunca me libertei daquela sensação pegajosa."

Você sabia que 22 veteranos militares dos Estados Unidos cometem suicídio por dia?[4] Muitos são veteranos de guerra que serviram no Iraque, Afeganistão ou Vietnã, e voltaram para casa com transtorno de estresse pós-traumático, um problema crônico e debilitante — um dos mais difíceis de superar. As abordagens mais comuns incluem antidepressivos, terapia cognitivo-comportamental (para mudar os processos de pensamento do paciente) e terapia de "exposição", em que as pessoas revivem o evento traumático que desencadeou o problema. **Nenhuma delas é ideal. Os resultados não são confiáveis, ou exigem anos de tratamento, ou provocam efeitos colaterais graves — ou todas as alternativas acima.**

Já trabalhei com pessoas nessas condições antes. Um homem que havia perdido 32 colegas em várias missões no Iraque e no Afeganistão compareceu a um dos meus eventos usando óculos escuros. O transtorno dele era tão severo que até a luz era um gatilho. O homem não conseguia dormir e sofria há anos com suores noturnos. Levei duas horas e meia para ajudá-lo. Tempos depois, ele foi entrevistado na CNN, onde mostraram o antes e o depois ao longo de seis meses. Foi extraordinário. Embora eu soubesse que poderia ajudá-lo, com 22 veteranos cometendo suicídio por dia, precisava encontrar uma solução escalável.

A boa notícia é que já existe uma nova terapia para o TEPT: injeções simples, seguras e de ação rápida que têm sido usadas com eficácia há anos para aliviar nevralgias ou problemas circulatórios.[5] **Em**

um recente estudo controlado em três hospitais militares dos Estados Unidos, 100 militares da ativa receberam um par de injeções, com um intervalo de duas semanas entre as aplicações, no *gânglio estrelado*, o tecido nervoso de cada lado da laringe, que se conecta à amígdala,[6] a área do cérebro responsável pelo mecanismo de luta ou fuga. É um procedimento ambulatorial praticamente sem efeitos colaterais, exceto por uma rouquidão temporária.

<u>Oito semanas depois, as tropas que tinham recebido as injeções (anestesias de bloqueio) verdadeiras mostravam um impacto duas vezes maior do que as que receberam o tratamento com placebo. Elas apresentaram alívio da depressão, da angústia, da ansiedade e do sofrimento e mostraram progressos marcantes nos funcionamentos físico e mental.</u>[7] O método teve uma taxa de sucesso de 85%,[8] superior a muitos medicamentos convencionais. Eu me comprometi a patrocinar o tratamento de 150 veteranos por meio desse programa, e um deles era... Evan Moon. Eis o que ele me escreveu sobre o que chama de tratamento "milagroso":

"Estou lhe escrevendo, Sr. Robbins, para dizer que depois das injeções tudo mudou. As cores ficaram mais vibrantes, os pesadelos se foram e a vida parece trazer muita esperança. Sinto como se estivesse me banhando em um oceano quente durante um dia de paz e alegria. A socialização parece mais fácil, e adoro estar perto de novas pessoas e aprender mais sobre elas. E, o mais importante, me pego rindo como uma criança e sorrindo ao longo do dia. Eu me sinto presente e vivendo cada momento. Logo após a injeção, consegui passar um tempo com os meus filhos e a minha esposa. Parece um mundo diferente. Este é apenas o começo, e estou empolgado para ver o que acontecerá a seguir."

Ele voltou a me escrever um ano depois e, naquela ocasião, estava ajudando outros veteranos a obter acesso ao tratamento.

Os cientistas concordam que são necessários mais estudos de longo prazo sobre essa terapia. Apesar disso, é seguro dizer que, até agora, o bloqueio do gânglio estrelado propicia a qualquer pessoa que sofra de trauma a esperança de um futuro promissor — e para uma vida plena e bela. Se conhecer alguém que esteja precisando, vale a pena pesquisar. **Para saber mais, visite o site em inglês www.thestellateinstitute.com.**

O CAMINHO DEFINITIVO PARA A LIBERDADE

"Enquanto caminhava em direção ao portão que levaria à liberdade, eu sabia que se não deixasse a amargura e a raiva para trás, ainda estaria na prisão."

— NELSON MANDELA, combatente sul-africano pela liberdade

Sei que permanecer em um estado de beleza pode parecer impossível, principalmente quando estamos enfrentando desafios. Para terminar, gostaria de dar três exemplos de pessoas que experimentaram níveis de injustiça e de sofrimento que poderiam justificar apego a raiva, tristeza e ódio. Entretanto, em vez de fazer isso, esses três indivíduos escolheram viver em um estado de beleza, encontrar o bem em todas as coisas e descobrir uma maneira de usar o que a vida lhes ofereceu para crescer e servir. A vitimização não lhes interessava. Como resultado, eles se transformaram e tocaram pessoas no mundo inteiro.

Tive o privilégio de conhecer **Nelson Mandela** no início dos anos 1990, pouco tempo depois de ele ter sido libertado, após 27 anos nas prisões sul-africanas e de ter se tornado presidente do país. Passei alguns momentos com ele e quis entender como Mandela conseguiu atravessar momentos tão desafiadores. Perguntei como ele havia sobrevivido em condições tão miseráveis — em uma cela úmida e minúscula, tendo apenas um tapete de palha como cama. **Mas era a pergunta errada. O presidente Mandela se ergueu da cadeira, olhou para mim quando nos levantamos e disse: "Eu não sobrevivi. Eu *me preparei*."**

Isso levou a uma conversa da qual nunca vou me esquecer. Ele me contou que, quando estava na prisão, entendeu que a vida poderia se voltar para duas direções diferentes — e que qualquer um dos caminhos estaria repleto de propósitos, se ele assim escolhesse. Ele poderia morrer ali, o que desencadearia uma revolução que, na opinião dele, poderia mudar o país para melhor. Ou ele poderia viver, o que significava que precisaria deixar o sofrimento de lado e se preparar para liderar a África do Sul — não apenas os negros, mas o país inteiro. Então, Mandela aprendeu sozinho o africâner, a língua falada por seus carcereiros brancos. Ele queria poder conversar com o povo da África do Sul na própria língua, para demonstrar a verdade na voz. Em meio a todo o sofrimento que havia suportado, **ele encontrou um estado de beleza no perdão radical.** "Descobri que poderia gostar da companhia dos carcereiros", disse. "E que era melhor eu aproveitar o dia." **Que incrível capacidade de gratidão! Que estado de beleza no qual ele escolheu viver! Mandela superou as próprias dificuldades e se concentrou em como poderia servir aos outros e a um propósito maior do que ele mesmo.** E, sob a liderança dele, o país passou por mudanças transformadoras.

Você não precisa ser um ícone mundialmente famoso para decidir usufruir a vida, independentemente do que aconteça.

Sam Berns tinha apenas 17 anos quando se pronunciou diante de uma plateia do TED: **"Levo uma vida muito feliz [...]. Não desperdiço energia me sentindo mal. Eu me cerco de pessoas com quem quero estar e continuo seguindo em frente."**

O que tornava aquela atitude admirável era o fato de ele ter nascido com *progéria*, **uma doença genética rara que acelera em oito vezes o envelhecimento.** Ela prejudica o crescimento das crianças e as torna biologicamente velhas antes do tempo — por isso, costuma ser chamada de doença de Benjamin Button. Ela se manifesta nos primeiros anos de vida e leva rapidamente a uma série de doenças associadas à velhice: rigidez nas articulações, perda de visão e de audição, insuficiência renal, aterosclerose. Em média, essas crianças morrem de infarto ou AVC antes de completarem 13 anos.

Seguindo na contramão dessas probabilidades assustadoras, **Sam enfrentava o que estava por vir sem medo nem pavor. Ele não desperdiçava energia se preocupando e a poupava para** *viver*. Era o melhor aluno da escola, em Massachusetts, aspirante a biólogo celular e percussionista de destaque na banda estudantil. Depois de conhecer e fazer amizade com Francis Collins, diretor dos Institutos Nacionais de Saúde dos Estados Unidos, o espírito insaciável de Sam inspirou pesquisas que levaram a uma descoberta inovadora: a progéria era desencadeada por um único e devastador erro de ortografia no código de DNA. Essa mutação inunda o corpo com a *progerina*, uma proteína tóxica que enfraquece os núcleos celulares. Em 2012, um ensaio clínico identificou um medicamento usado no tratamento contra o câncer que retardava a progressão da progéria, prolongando a vida de Sam. A continuidade das pesquisas — resultando em um segundo medicamento, uma forma de rapamicina — forneceu ao mundo novas perspectivas sobre as doenças cardiovasculares e o processo de envelhecimento.

Sam deu um conselho final em sua palestra TED: **"Se puder, nunca perca uma festa."** Estava empolgado por compartilhar a filosofia dele em uma plataforma internacional. Mas o que ele *realmente* estava aguardando era o baile da escola, que aconteceria na noite seguinte ao TED. **Sempre que a diversão estava em pauta, Sam era o primeiro da fila.**

Ele morreu um mês depois — cedo demais, mas não sem antes nos mostrar o caminho para uma vida magnífica, extraordinária e significativa. Pesando apenas 23kg, deixou um legado do tamanho de uma montanha: o de viver em um estado de beleza. A palestra TED de Sam tem mais de 33 milhões de visualizações no YouTube. Ele se recusou a permitir que qualquer coisa estragasse a gloriosa dádiva dos dias que passou sobre a Terra. Ele estava comprometido em viver ao máximo cada momento. **Continuou seguindo em frente, independentemente de tudo.**

Não faz muito tempo, também tive a sorte de conhecer uma mulher chamada **Alice Herz-Sommer. Entrevistei Alice quando ela estava com 107 anos — quase 70 anos depois de os nazistas assassinarem a mãe dela e a levarem, com o filho, para um campo de concentração.** Alice era uma famosa concertista de piano na Europa e foi forçada a tocar na orquestra dos presidiários. Disseram-lhe que, se ela não parecesse contente, matariam o filho dela. Chegaram, inclusive, a gravar filmes nos quais ela aparecia tocando para tentar convencer o mundo de que tratavam bem os judeus. Na vida real, porém, as condições eram mais do que violentas. Alice dormia sobre um congelante chão de terra e canalizava a energia para tentar manter o filho feliz, mesmo com pouquíssima coisa para comer.

Ainda assim, ela se recusava a permitir que a história da vida que ela se limitasse ao sofrimento. Ela participou de mais de cem concertos, e, enquanto era forçada a entreter nazistas, algo de belo aconteceu. A música ecoava pelo pátio e adentrava os alojamentos, sendo ouvida por presos doentes e famintos. **Quando ela tocava, muitos diziam que era como se Deus estivesse presente.** A música era uma extensão da beleza da vida, em meio à mais dolorosa das situações. Alice me contou que os prisioneiros ansiavam por ouvi-la, pois sentiam que, assim, os respectivos espíritos pairariam acima do sofrimento. Era como se alguém os tivesse transportado do inferno do campo para o paraíso dos momentos mais bonitos da vida. Ao servir aos outros, Alice fez mais do que sobreviver: ela encontrou uma maneira de *ser grata* e de *aproveitar* a própria existência.

Anos depois, Alice escreveu um livro e o título diz tudo — *A Garden of Eden in Hell: The Life of Alice Herz-Sommer* [Um Jardim do Éden no inferno: A vida de Alice Herz-Sommer]. É um livro que recomendo muito. Mas, durante a entrevista, fiquei impressionado ao ver como *tudo* tinha certa beleza para Alice. Aos 107 anos, ela morava sozinha e ainda nadava e tocava piano. Os vizinhos do prédio gostavam de ouvi-la tocar, assim como havia acontecido nos campos de concentração, sete décadas antes.

Alice era grata por tudo. Ela falava sobre como a vida era bela e como era grata pelo filho ter superado aqueles momentos. Foi lindo ela ter sobrevivido a um câncer aos 80 anos e ter chegado aos 107! Ela comentou até como o microfone era bonito — igual à minha esposa! **A vida é bela quando procuramos a beleza, seja qual for o ambiente exterior.**

UMA LIÇÃO FINAL

Espero que isso sirva para lembrá-lo de **se libertar da ilusão que muitos de nós alimentamos — a de que se a vida fosse de determinada maneira, seríamos felizes.** Gostaria de dar um último e poderoso exemplo.

Quando viajo pelo mundo e pergunto qual seria a melhor coisa que poderia acontecer na vida das pessoas, a resposta mais comum é ganhar na loteria! E se perguntarmos qual é a *pior* coisa que poderia acontecer, muitas respondem que seria ficar paraplégico. Entretanto, em um famoso estudo com dezenas de ganhadores da loteria e pessoas que ficaram paraplégicas devido a acidentes, **qual grupo se dizia mais feliz: o de ganhadores da loteria ou o dos paraplégicos? Aposto que você está pensando que deve ter sido o grupo dos paraplégicos, mas **não foi**. Então, vai me dizer que os sortudos ganhadores da loteria eram os sujeitos felizes — e você continuará errado.

Na verdade, a felicidade dos ganhadores da loteria não era maior do que a de um grupo de controle que não tinha ganhado nem um centavo sequer. Sim, eles tinham mais dinheiro, e também constantes exigências e expectativas. **E os paraplégicos? Em uma escala de 0 a 5, eles avaliaram a *própria* felicidade como acima da média.**[9] **Depois de sofrer um terrível acidente, a mentalidade muda. Se a pessoa reaprender a mover os dedos, isso será algo parecido com um milagre.** É um motivo de alegria! Nada mais poderá ser dado como certo. Quando encontramos um significado maior na vida, nos curamos mental, emocional e espiritualmente. **E essa é a dádiva definitiva.**

A DÁDIVA DEFINITIVA

"Viva a vida plenamente enquanto estiver aqui. Experimente tudo. Cuide de você mesmo e dos seus amigos. Divirta-se, seja louco, seja estranho. Faça besteira! Você vai fazer isso de algum modo, então aproveite o processo."

— TONY ROBBINS

Bem, tratamos de uma vasta gama de assuntos — e muitas novidades — neste livro. Espero que ele possa servir como um manual de operações, um recurso definitivo para deixar a sua vida ativa cada vez mais saudável. Um livro ao qual você poderá recorrer sempre que enfrentar desafios reais. **Espero que você reserve um momento para se comprometer a viver em um estado de beleza, independentemente do que aconteça.**

Um estado de beleza não é perfeito. Ele é *melhor* do que perfeito. Ele é confuso, descontraído, divertido. Consiste em ser generoso consigo mesmo e com os outros, e não se levar muito a sério. Em trabalhar para continuar melhorando, a fim de promover uma vida cheia de alegria, felicidade e significado. Em encontrar algo ou alguém a quem você deseja servir mais do que a si mesmo. Porque esse é o verdadeiro significado da *graça*. Uma vida bem vivida é uma vida de serviços e repleta de amor.

Por fim, lembre-se do poder criativo da mente e das emoções. **Basta apenas uma decisão para mudar alguma coisa na sua vida?** Se não gosta do seu corpo, mude. Se não gosta do seu ramo de negócios ou da sua profissão, mude. Se não gosta do seu relacionamento, mude a si mesmo e, se for necessário, mude o relacionamento. Todas as ações se originam de uma decisão. Este capítulo está prestes a terminar, mas na página 738, você terá a oportunidade de tomar algumas decisões relacionadas ao que aprendeu. Eu dividi um plano de ação potencial em sete etapas, que inclui decidir o que deseja para o seu corpo, as suas emoções e a sua vida, e esclarecer em que ponto você está.

Depois, busque informações e continue aprendendo sobre as ferramentas de ponta capazes de lhe dar mais energia, força e vitalidade. Com sorte, você vai prolongar tanto a duração como a qualidade da sua vida. Este livro contém várias ferramentas, mas quais delas você usará?

Você precisa analisar o seu estilo de vida. Depois de passar rapidamente pelas sete etapas, terá um plano de ação. No fim, não são as informações que mudam a nossa vida, são as ações que botamos em prática. Você não precisa fazer tudo o que está neste livro, apenas escolha algumas coisas e comprometa-se a fazê-las imediatamente.

Sempre ensinei que o segredo é a dinâmica, e nunca sair do ambiente de decisão sem fazer algo concreto que, naquele instante, o comprometa a seguir em frente. Ligue para alguém, envie uma mensagem de texto ou um e-mail, agende uma reunião, mas dê o pontapé inicial.

Lembre-se dessas três decisões que você precisa tomar todos os dias e escolha bem:

1. Decida o que vai **focar**. Isso determinará as experiências que terá na vida.
2. Decida o que as coisas **significam**. Isso determinará o que você sente.
3. E decida o que vai **fazer**. Isso determinará os resultados.

Lembre-se: Nos momentos de decisão, o destino é traçado. Então, por favor, escolha bem. Escolha agora.

Quando comecei a escrever este livro, imaginei cada leitor chegando a estas palavras finais, pois sabia que isso significaria que você havia lido tudo o que veio antes, com respostas que pode ter ajudado a você mesmo ou outras pessoas. **Quero agradecer por fazer esta jornada comigo, pela perseverança e dedicação de tempo e atenção. Essas são duas das coisas mais valiosas que podemos compartilhar com todos, e levo isso muito a sério.**

Espero, sinceramente, que este livro tenha tocado não apenas a sua cabeça, mas também o coração. E que, como resultado, você cuide ainda mais de si mesmo e de quem você ama. Talvez faça os testes com antecedência ou prepare uma lista das coisas mencionadas neste livro que valem a pena ser adotadas como novos hábitos. Tudo isso para que, quando um momento desafiador chegar, já esteja preparado.

Se este livro o ajudou a ter menos medo e mais alegria para se curar e seguir em frente, então o tempo que passamos juntos foi bem empregado. Portanto, a verdadeira jornada começa agora! Também espero ter o privilégio de conhecer você e saber as percepções que extraiu deste livro. Então, até que nos encontremos novamente, ou até que os nossos caminhos se cruzem, desejo-lhe uma vida longa, saudável e cheia de paixão, com muitas bênçãos para você e a sua família.

Com amor e respeito,
TONY ROBBINS

NOTAS

Capítulo 1 — Força vital: a nossa maior dádiva

1. John J. McCusker. "How Much is That in Real Money? A Historical Price Index for Use as a Deflator of Money Values in the Economy of the United States: Addenda et Corrigenda", *Proceedings of the American Antiquarian Society* 106, 2ª ed. (1º jan. 1996), p. 327-34. Disponível em: https://www.americanantiquarian.org/proceedings/44525121.pdf.
2. Jon Gertner. "Unlocking the Covid Code", *The New York Times Magazine*, 25 mar. 2021. Disponível em: https://www.nytimes.com/interactive/2021/03/25/magazine/genome-sequencing-covid-variants.html.
3. Suzana Herculano-Houzel. "The Human Brain in Numbers: A Linearly Scaled-Up Primate Brain", *Frontiers in Human Neuroscience* 3, nº 31 (nov. 2009). Disponível em: https://doi.org/10.3389/neuro.09.031.2009.
4. Glenn Rein, Mike Atkinson e Rollin McCraty. "The Physiological and Psychological Effects of Compassion and Anger", *Journal of Advancement in Medicine* 8, nº 2 (jun./jul. 1995), p. 87-105. Disponível em: https://www.issuelab.org/resources/3130/3130.pdf.
5. Monica Van Such, Robert Lohr, Thomas Beckman e James M. Naessens. "Extent of Diagnostic Agreement Among Medical Referrals", *Journal of Evaluation in Clinical Practice* 23, nº 4, p. 870-4. Disponível em: https://doi.org/10.1111/jep.12747.
6. Elizabeth Zimmermann. "Mayo Clinic Researchers Demonstrate Value of Second Opinions", Mayo Clinic News Network, 4 abr. 2017. Disponível em: https://newsnetwork.mayoclinic.org/discussion/mayo-clinic-researchers-demonstrate-value-of-second-opinions/.
7. Patrick Radden Keefe. "The Sackler Family's Plan to Keep Its Billions", *The New Yorker*, 4 out. 2020. Disponível em: https://www.newyorker.com/news/news-desk/the-sackler-familys-plan-to-keep-its-billions.
8. Josh Katz e Margot Sanger-Katz. "'It's Huge, It's Historic, It's Unheard-Of': Drug Overdose Deaths Spike", *The New York Times*, 14 jul. 2021. Disponível em: https://www.nytimes.com/interactive/2021/07/14/upshot/drug-overdose-deaths.html.

9. Jan Hoffman. "Purdue Pharma Is Dissolved and Sacklers Pay $4.5 Billion to Settle Opioid Claims", *The New York Times*, 17 set. 2021. Disponível em: https://www.nytimes.com/2021/09/01/health/purdue-sacklers-opioids-settlement.html.
10. Rachel Sandler. "The Sacklers Made More Than $12 Billion in Profit from OxyContin Maker Purdue Pharma, New Report Says", *Forbes*, 4 out. 2019. Disponível em: https://www.forbes.com/sites/rachelsandler/2019/10/04/the-sacklers-made-12-to-13-billion-in-profit-from-oxycontin-maker-purdue-pharma-new-report=-says/?sh-1c30c612477d.
11. Jan Hoffman. "Drug Distributors and J&J Reach $26 Billion Deal to End Opioid Lawsuits", *The New York Times*, 21 jul. 2021. Disponível em: https://www.nytimes.com/2021/07/21/health/opioids-distributors-settlement.html.
12. Rita Rubin. "Pfizer Fined $2.3 Billion for Illegal Marketing", *USA Today*, 3 set. 2009. Disponível em: https://www.pressreader.com/usa/usa-today-us-edition/20090903/283038345573224.
13. Beth Snyder Bulik. "The Top 10 Ad Spenders in Big Pharma for 2019", *Fierce Pharma*, 19 fev. 2020. Disponível em: https://www.fiercepharma.com/special-report/top-10-advertisers-big-pharma-for-2019.
14. Ruggero Cadossi, Leo Massari, Jennifer Racine-Avila e Roy K. Aaron. "Pulsed Electromagnetic Field Stimulation of Bone Healing and Joint Preservation: Cellular Mechanisms of Skeletal Response", *Journal of the AAOS Global Research and Reviews* 4, nº 5 (mai. 2020). Disponível em: https://pubmed.ncbi.nlm.nih.gov/33970582/; FDA. "FDA Executive Summary: Prepared for the September 8–9, 2020, Meeting of the Orthopaedic and Rehabilitation Devices Panel: Reclassification of Non-Invasive Bone Growth Stimulators", 2020. Disponível em: https://www.fda.gov/media/141847/download.
15. Daniel Yetman. "What You Need to Know about the Stem Cell Regenerating Gun for Burns", *Healthline*, 17 abr. 2020. Disponível em: https://www.healthline.com/health/skin-cell-gun.
16. FDA. "What Are the Different Types of Clinical Research?", 4 jan. 2018. Disponível em: https://www.fda.gov/patients/clinical-trials-what-patients-need-know/what-are-different-types-clinical-research.

Capítulo 2 — O poder das células-tronco

1. Devon O'Neil. "No More Knife: The Stem-Cell Shortcut to Injury Recovery", *Outside*, 10 mar. 2014. Disponível em: https://www.outsideonline.com/health/training-performance/no-more-knife-stem-cell-shortcut-injury-recovery/.
2. Jef Akst. "Donor-Derived iPS Cells Show Promise for Treating Eye Disease", *The Scientist*, 30 abr. 2019. Disponível em: https://www.the-scientist.com/news-opinion/donor-derived-ips-cells-show-promise-for-treating-eye-disease-65817.
3. Kevin McCormack. "Stem Cell Treatment For Spinal Cord Injury Offers Improved Chance of Independent Life for Patients", *Stem Cellar: The Official Blog of CIRM*, 18 jul. 2018. Disponível em: https://blog.cirm.ca.gov/2018/07/18/stem-cell-treatment-for-spinal-cord-injury-offers-improved-chance-of-independent-life-for-patients/.

4. Charlotte Lozier Institute. "Fact Sheet: Adult Stem Cell Research and Transplants", 21 nov. 2017. Disponível em: https://lozierinstitute.org/fact-sheet-adult-sem-cell-research-transplants/.
5. Technische Universität Dresden. "Blood Stem Cells Boost Immunity by Keeping a Record of Previous Infections", *ScienceDaily*, 13 mar. 2020. Disponível em: https://sciencedaily.com/releases/2020/03/200313112148.htm.
6. Solveig Ericson (diretora do estudo) para a Celularity Incorporated. "A Multi-Center Study to Evaluate the Safety and Efficacy of Intravenous Infusion of Human Placenta-Derived Cells (PDA001) for the Treatment of Adults with Moderate-to-Severe Crohn's Disease", Biblioteca Nacional de Medicina dos Estados Unidos: ClinicalTrials.gov, 22 jul. 2020. Disponível em: https://clinicaltrials.gov/ct2/show/NCT01155362.
7. Daniel Yetman. "What You Need to Know About the Stem Cell Regenerating Gun for Burns", *Healthline*, 17 abr. 2020. Disponível em: https://www.healthline.com/health/skin-cell-gun.
8. FDA. "FDA Warns About Stem Cell Therapies", FDA Consumer Updates, 3 set. 2019. Disponível em: https://www.fda.gov/consumers/consumer-updates/fda-warns-about-stem-cell-therapies.
9. Trang H. Nguyen, David C. Randolph, James Talmage, Paul Succop e Russell Travis. "Long-Term Outcomes of Lumbar Fusion Among Workers' Compensation Subjects: A Historical Cohort Study", *Spine* 36, nº 4 (15 fev. 2011), p. 320-31. Disponível em: https://doi.org/10.1097/brs.0b013e3181ccc220.
10. Jiang He, Paul K. Whelton, Brian Vu et al. "Aspirin and Risk of Hemorrhagic Stroke: A Meta-Analysis of Randomized Controlled Trials", *Journal of the American Medical Association* 280(22), 1998, p. 1.930-5. Disponível em: https://pubmed.ncbi.nlm.nih.gov/9851479/.

Capítulo 3 — O poder do diagnóstico: descobertas que podem salvar sua vida

1. Hyuk-Jae Chang et al. "Selective Referral Using CCTA Versus Direct Referral for Individuals Referred to Invasive Coronary Angiography for Suspected CAD", *JACC: Cardiovascular Imaging* 12, nº 7 (jul. 2019), p. 1.303-12. Disponível em: https://pubmed.ncbi.nlm.nih.gov/30553687/.
2. Farhad Islami, Elizabeth M. Ward, Hyuna Sing et al. "Annual Report to the Nation on the Status of Cancer", *JNCI: Journal of the National Cancer Institute* (8 jul. 2021). Disponível em: https://doi.org/10.1093/jnci/djab131.
3. N. Howlader, A. M. Noone, M. Krapcho et al. "SEER Cancer Statistics Review, 1975-2018", National Cancer Institute, com base nos dados submetidos ao SEER em nov. 2020 e postados em abr. 2021. Disponível em: https://seer.cancer.gov/archive/csr/1975_2018/.

4. Ron Brookmeyer, Nada Abdalla, Claudia H. Kawas e María M. Corrada. "Forecasting the Prevalence of Preclinical and Clinical Alzheimer's Disease in the United States", *Alzheimer's and Dementia* 14, nº 2 (fev. 2018), p. 121-9. Disponível em: https://doi.org/10.1016/j.jalz.2017.10.009.

Capítulo 4 — Fazendo o tempo regredir: o envelhecimento será curável em breve?

1. William F. Marshall III. "Can Vitamin D Protect Against the Coronavirus Disease 2019 (COVID-19)?", *Mayo Clinic Expert Answers*. Disponível em: https://www.mayoclinic.org/diseases-conditions/coronavirus/expert-answers/coronavirus-and-vitamin-d/faq-20493088.
2. Jared M. Campbell, Matthew D. Stephenson, Barbora de Courten, Ian Chapman, Susan M. Bellman e Edoardo Aromataris. "Metformin Use Associated with Reduced Risk of Dementia in Patients with Diabetes: A Systematic Review and Meta-Analysis", *Journal of Alzheimer's Disease* 65, nº 4, p. 1.225-36. Disponível em: https://pubmed.ncbi.nlm.nih.gov/30149446/.
3. George Citroner. "Diabetes Drug Metformin May Help Reverse Serious Heart Condition", *Healthline*, 21 abr. 2019. Disponível em: https://www.healthline.com/health-news/how-diabetes-drug-metformin-can-reduce-heart-disease-risk; Pouya Saraei, Ilia Asadi, Muhammad Azam Kakar e Nasroallah Moradi-Kor. "The Beneficial Effects of Metformin on Cancer Prevention and Therapy: A Comprehensive Review of Recent Advances", *Cancer Management and Research* 11 (17 abr. 2019), p. 3.295-313. Disponível em: https://dx.doi.org/10.2147%2FCMAR.S200059.
4. Richard D. Semba, Anne R. Cappola, Kai Sun et al. "Plasma Klotho and Mortality Risk in Older Community-Dwelling Adults", *Journals of Gerontology, Series A, Biological Sciences and Medical Sciences* 66, nº 7 (jul. 2011), p. 794-800. Disponível em: https://doi.org/10.1093/gerona/glr058.
5. Laura Kurtzman, "Brain Region Vulnerable to Aging Is Larger in Those with Longevity Gene Variant", *UCSF News*, 27 jan. 2015. Disponível em: https://www.ucsf.edu/news/2015/01/122761/brain-region-vulnerable-aging-larger-those-longevity-gene-variant#:~:text=Brain%20Region%20Vulnerable%20to%20Aging%20is%20Larger%20in%20Those%20with%20Longevity%20Gene%20Variant,-1%20in%205&text=People%20who%20carry%20a%20variant,researchers%20at%20UC%20San%20Francisco.
6. Nuo Sun, Richard J. Youle e Toren Finkel. "The Mitochondrial Basis of Aging", *Molecular Cell* 61, nº 5 (3 mar. 2016), p. 654-66. Disponível em: https://www.ncbi.nlm.nih.gov/pmc/articles/PMC4779179/.
7. Matthew Conlen, Danielle Ivory, Karen Yourish et al. "Nearly One-Third of U.S. Coronavirus Deaths Are Linked to Nursing Homes", *The New York Times*, 1º jun. 2021. Disponível em: https://www.nytimes.com/interactive/2020/us/coronavirus-nursing-homes.html.

8. Andrea Peterson. "Final FY21 Appropriations: National Institutes of Health", FYI: Science Policy News from AIP, 9 fev. 2021. Disponível em: https://www.aip.org/fyi/2021/final-fy21-appropriations-national-institutes-health.
9. Ananya Mandal. "Heart Rate Reserve", *News Medical Life Sciences*, 4 jun. 2019. Disponível em: https://www.news-medical.nct/health/Heart-Rate-Reserve.aspx.
10. Ekaterina Pesheva. "Rewinding the Clock", *Harvard Medical School News and Research*, 22 mar. 2018. Disponível em: https://hms.harvard.edu/news/rewinding-clock.
11. Alejandro Ocampo, Pradeep Reddy, Paloma Martinez-Redondo et al. "In Vivo Amelioration of Age-Associated Hallmarks by Partial Reprogramming", *Cell* 167, nº 7 (15 dez. 2016), p. 1.719-33. Disponível em: https://doi.org/10.1016/j.cell.2016.11.052.
12. A. R. Mendelsohn e J. W. Larrick. "Epigenetic Age Reversal by Cell-Extrinsic and Cell-Intrinsic Means", *Rejuvenation Research* 2019, nº 22 (2019), p. 439-46. Disponível em: https://dx.doi.org/10.1089/rej.2019.2271.
13. Adam Bluestein. "What if Aging Could be Slowed and Health Spans Extended? A Q+A with Nir Barzilai, M.D", *Medium Life Biosciences*, 19 fev. 2019. Disponível em: https://medium.com/@lifebiosciences/what-if-aging-could-be-slowed-and-health-spans-extended-bc313443a98.
14. Diana C. Lade. "Reaching 100: Survivors of the Century", *South Florida Sun-Sentinel*, 30 jul. 2001.
15. *The Science of Success Podcast*. "How to Stop and Reverse Aging with Dr. David Sinclair", 30 jul. 2020. Disponível em: https://www.successpodcast.com/show-notes/2020/7/30/how-to-stop-amp-reverse-aging-with-dr-david-sinclair.

Capítulo 5 — O milagre da regeneração de órgãos

1. "Wake Forest Physician Reports First Human Recipients of Laboratory-Grown Organs", Atrium Health Wake Forest Baptist, release de imprensa, 3 abr. 2006. Disponível em: https://newsroom.wakehealth.edu/News-Releases/2006/04/Wake-Forest-Physician-Reports-First-Human-Recipients-of-LaboratoryGrown-Organs.
2. Kevin Daum. "Celebrate These LGBTQ Business Leaders Who Are Changing the World", *Inc.*, 14 jun. 2019. Disponível em: https://www.inc.com/kevin-daum/celebrate-these-lgbtq-business-leaders-who-are-changing-world.html.
3. Neely Tucker. "Martine Rothblatt: She Founded SiriusXM, a Religion, and a Biotech. For Starts", *The Washington Post*, 12 dez. 2014. Disponível em: https://www.washingtonpost.com/lifestyle/magazine/martine-rothblatt-she-founded-siriusxm-a-religion-and-a-biotech-for-starters/2014/12/11/5a8a4866-71ab-11e4-ad12-3734c461eab6_story.html.
4. Lisa Miller. "The Trans-Everything CEO", *New York*, 7 set. 2014. Disponível em: https://nymag.com/news/features/martine-rothblatt-transgender-ceo/index5.html.
5. Martine Rothblatt. "My Daughter, My Wife, Our Robot, and the Quest for Immortality", *TED Talks*, mar. 2015. Disponível em: https://www.ted.com/talks/martine_rothblatt_my_daughter_my_wife_our_robot_and_the_quest_for_immortality.

6. RF Wireless World. "Satellite Orbit Types: Molnya, Tundra, Low Earth Satellite Orbit", *RF Wireless World Tutorials*. Disponível em: https://www.rfwireless-world.com/Tutorials/satellite-orbits.html.
7. SiriusXM. "SiriusXM Reports First Quarter 2020 Results", release de imprensa da SiriusXM, 28 abr. 2020. Disponível em: https://investor.siriusxm.com/news-events/press-releases/detail/946/siriusxm-reports-first-quarter-2020-results.
8. United Network for Organ Sharing. "More Deceased-Donor Organ Transplants Than Ever", 14 out. 2021.
9. Sarah Zhang. "Genetically Engineering Pigs to Grow Organs for People", *The Atlantic*, 10 ago. 2017. Disponível em: https://www.theatlantic.com/science/archive/2017/08/pig-organs-for-humans/536307/.
10. Alice Park. "Why Pig Organs Could Be the Future of Transplants", *Time*, 15 fev. 2018. Disponível em: https://time.com/5159889/why-pig-organs-could-be-the-future-of-transplants/.
11. Nikola Davis. "Baboon Survives for Six Months After Receiving Pig Heart Transplant", *The Guardian*, 5 dez. 2018. Disponível em: https://www.theguardian.com/science/2018/dec/05/baboon-survives-pig-heart-organ-transplant-human-trials.
12. Karen Weintraub. "Using Animal Organs in Humans: 'It's Just a Question of When'", *The Guardian*, 3 abr. 2019. Disponível em: https://www.theguardian.com/science/2019/apr/03/animal-global-organ-shortage-gene-editing-technology-transplant.
13. Karen Weintraub. "A CRISPR Startup is Testing Pig Organs in Monkeys to See If They're Safe for Us", *MIT Technology Review*, 12 jun. 2019. Disponível em: https://www.technologyreview.com/2019/06/12/239014/crispr-pig-organs-are-being-implanted-in-monkeys-to-see-if-theyre-safe-for-humans/.
14. Peter Diamandis. "Fireside with Dr. Martine Rothblatt", *Abundance 360 Summit*, 19 mai. 2020.
15. Roni Caryn Rabin. "In a First, Surgeons Attached a Pig Kidney to a Human, and It Worked", *The New York Times*, 19 out. 2021. Disponível em: https://www.nytimes.com/2021/10/19/health/kidney-transplant-pig-human.html.
16. Karen Weintraub. "A CRISPR Startup is Testing Pig Organs in Monkeys".
17. Brian Lord. "Bladder Grown from 3D Bioprinted Tissue Continues to Function After 14 Years", *3D Printing Industry*, 12 set. 2018. Disponível em: https://3dprintingindustry.com/news/bladder-grown-from-3d-bioprinted-tissue-continues-to-function-after-14-years-139631/.
18. Vanesa Listek. "Dr. Anthony Atala Explains the Frontiers of Bioprinting for Regenerative Medicine at Wake Forest", blog do World Stem Cell Summit, 30 abr. 2019. Disponível em: https://www.worldstemcellsummit.com/2019/04/30/dr-anthony-atala-explains-the-frontiers-of-bioprinting-for-regenerative-medicine-at-wake-forest/.
19. Antonio Regalado. "Inside the Effort to Print Lungs and Breathe Life into Them with Stem Cells", *MIT Technology Review*, 28 jun. 2018. Disponível em: https://www.technologyreview.com/2018/06/28/240446/inside-the-effort-to-print-lungs-and-breathe-life-into-them-with-stem-cells.

20. Michael S. Gerber. "One Breath at a Time", *Bethesda Magazine*, 22 mar. 2020. Disponível em: https://bethesdamagazine.com/bethesda-magazine/march-april-2020/one-breath-at-a-time/.
21. Longevity Technology. "Exclusive Profile: LyGenesis and Growing Ectopic Organs", 25 set. 2019. Disponível em: https://www.longevity.technology/exclusive-profile-lygenesis-and-growing-ectopic-organs/.

Capítulo 6 — A poderosa célula CAR-T: uma cura inovadora para a leucemia

1. American Cancer Society. "Chemotherapy Side Effects", Cancer.Org Treatment and Support, 1º mai. 2020. Disponível em: https://www.cancer.org/treatment/treatments-and-side-effects/treatment-types/chemotherapy/chemotherapy-side-effects.html.
2. Healio Immuno-Oncology Resource Center. "'We Have to Cure' Cancer, says CAR T Pioneer Carl H. June, MD", *HemOnc Today*, 18 abr. 2019. Disponível em: https://www.healio.com/news/hematology-oncology/20190418/we-have-to-cure-cancer-says-car-t-pioneer-carl-h-june-md.
3. Ibid.
4. Rick Weiss e Deborah Nelson. "Teen Dies Underdoing Experimental Gene Therapy", *The Washington Post*, 29 set. 1999. Disponível em: https://www.washingtonpost.com/wp-srv/WPcap/1999-09/29/060r-092999-idx.html.
5. Rand Alattar, Tawheeda B. H. Ibrahim, Shahd H. Shaar et al. "Tocilizumab for the Treatment of Severe Coronavirus Disease 2019", *Journal of Medical Virology* 92, nº 10 (out. 2020), p. 2.042-9. Disponível em: https://doi.org/10.1002/jmv.25964.
6. Healio Immuno-Oncology Resource Center. "'We Have to Cure' Cancer, says CAR T Pioneer Carl H. June, M.D.", *HemOnc Today*, 18 abr. 2019. Disponível em: https://www.healio.com/news/hematology-oncology/20190418/we-have-to-cure-cancer-says-car-t-pioneer-carl-h-june-md.
7. Ibid.
8. Amanda Barrell. "Everything to Know About CAR T-Cell Therapy", *Medical News Today*, 23 mar. 2021. Disponível em: https://www.medicalnewstoday.com/articles/car-t-cell-therapy.

Capítulo 7 — Cirurgia cerebral sem incisão: o impacto do ultrassom focalizado

1. Fundação Focused Ultrasound. "Two Years and Countless Miles Later: Parkinson's Patient Update", 14 nov. 2017. Disponível em: https://www.fusfoundation.org/news/two-years-and-countless-miles-later-parkinson-s-patient-update.
2. Cleveland Clinic Health Library. "High-Intensity Focused Ultrasound for Prostate Cancer", 10 jul. 2020. Disponível em: https://my.clevelandclinic.org/health/treatments/16541-high-intensity-focused-ultrasound-hifu-for-prostate-cancer.

3. Maria Syl D. De La Cruz e Edward M. Buchanan. "Uterine Fibroids: Diagnosis and Treatment", *American Family Physician* 95, nº 2 (15 jan. 2017), p. 100-7. Disponível em: https://pubmed.ncbi.nlm.nih.gov/28084714/.

4. "WVU Addresses Addiction Crisis with Novel Ultrasound Treatment", *WVU Today*, 17 mar. 2021. Disponível em: https://wvutoday.wvu.edu/stories/2021/03/17/wvu-addresses-addiction-crisis-with-novel-ultrasound-treatment.

5. Lenny Bernstein e Joel Achenbach. "Drug Overdose Deaths Soared to a Record 93,000 Last Year", *The Washington Post*, 14 jul. 2021. Disponível em: https://www.washingtonpost.com/health/2021/07/14/drug-overdoses-pandemic-2020/.

6. Fundação Focused Ultrasound. "A Focused Ultrasound Patient Story: Kimberly (Parkinson's Disease)", YouTube, 26 abr. 2016. Disponível em: https://www.youtube.com/watch?v=272TzaUXg_U.

7. Fundação Michael J. Fox. "First U.S. Patients Treated in Dyskinesia Study Using Ultrasound Technology", 24 set. 2015. Disponível em: https://www.michaeljfox.org/news/first-us-patients-treated-dyskinesia-study-using-ultrasound-technology.

8. Pam Harrison. "First Trial of Focused Ultrasound in Depression Under Way", *Medscape Medical News*, 30 set. 2015. Disponível em: https://www.medscape.com/viewarticle/851906.

9. Fundação Focused Ultrasound. "Two Years and Countless Miles Later".

10. Karl E. Wiedamann. "Back on the Blocks: 'Focused Ultrasound Gave Me Back My Life'", INSIGHTEC, 9 jan. 2018. Disponível em: https://essential-tremor.com/german/back-blocks-focused-ultrasound-gave-back-life/.

11. INSIGHTECH. "Karl Wiedemann is Living Life to the Fullest", página da INSIGHTECH no Facebook, 28 mai. 2019. Disponível em: https://www.facebook.com/watch/?v=670271436719081.

12. INSIGHTECH. "Toronto Patient Story", página da INSIGHTECH no Vimeo. Disponível em: https://vimeo.com/recsf/review/386871134/c82b4a2cac.

13. Meredith Cohn. "University of Maryland Study Uses Tiny Bubbles in Hopes of Getting Cancer-Fighting Drugs Inside the Brain", *The Baltimore Sun*, 2 out. 2019. Disponível em: https://www.baltimoresun.com/health/bs-hs-brain-disease-treatment-20191002-asp2ctwabbdqpil2qrm7l6wwei-story.html.

14. Ali Rezai (pesquisador principal do Rockefeller Neuroscience Institute e da INSIGHTEC). "Exablate for LIFU Neuromodulation in Patients With Opioid Use Disorder", Biblioteca Nacional de Medicina dos Estados Unidos: ClinicalTrials.gov, 24 ago. 2021. Disponível em: https://clinicaltrials.gov/ct2/show/NCT04197921?term=NCT04197921&draw=2&rank=1.

Capítulo 8 — Terapia genética e tecnologia CRISPR: a cura das doenças

1. National Organization for Rare Disorders. "Rare Disease Facts". Disponível em: https://rarediseases.org/wp-content/uploads/2019/02/nord-rareinsights-rd-facts-2019.pdf.

2. Roland W. Herzog, Edmund Y. Yang, Linda B. Couto et al. "Long-Term Correction of Canine Hemophilia B by Gene Transfer of Blood Coagulation Factor IX Mediated by Adeno-Associated Viral Vector", *Nature Medicine* 5, nº 1 (jan. 1999), p. 56-63. Disponível em: https://doi.org/10.1038/4743.
3. Tracy Hampton. "DNA Prime Editing: A New CRISPR-Based Method to Correct Most Disease-Causing Mutations", *Journal of the American Medical Association*, nº 5 (fev. 2020), p. 405-6. Disponível em: https://doi.org/10.1001/jama.2019.21827.
4. Instituto Buck. "Exploiting a Gene that Protects Against Alzheimer's", blog do Instituto Buck, 8 jan. 2019. Disponível em: https://www.buckinstitute.org/news/exploiting-a-gene-that-protects-against-alzheimers/.

Capítulo 9 — A maravilhosa via de sinalização Wnt: a fonte definitiva da juventude?

1. Release de imprensa da Samumed. "Biosplice Therapeutics Closes $120 Million in Equity Financing to Advance Its Alternative Splicing Platform", *Yahoo! Finance*, 15 abr. 2021. Disponível em: https://finance.yahoo.com/news/biosplice-therapeutics-closes-120-million-145500773.html.
2. Release de imprensa da Samumed. "Samumed Closes on $438 Million in Equity Financing", *GlobeNewswire*, 6 ago. 2018. Disponível em: https://www.globenewswire.com/news-release/2018/08/06/1547385/0/en/Samumed-Closes-on-438-Million-in-Equity-Financing.html.
3. Brittany Meiling. "What's Bigger Than a Unicorn? Samumed Stuns Yet Again as AntiAging Pipeline Draws $438M at $12B Valuation", *Endpoints News*, 6 ago. 2018. Disponível em: https://endpts.com/whats-bigger-than-a-unicorn-samumed-stuns-yet-again-as-anti-aging-pipeline-draws-438m-at-12b-valuation/.
4. Matthew Herper. "Cure Baldness? Health Arthritis? Erase Wrinkles? An known Billionaire's Quest to Reverse Aging", *Forbes*, 9 mai. 2016. Disponível em: https://www.forbes.com/sites/matthewherper/2016/04/13/the-god-pill/.
5. Breakthrough: The Caltech Campaign. "Winding Back the Clock". Disponível em: https://www.eas.caltech.edu/news/winding-back-the-clock.
6. Y. Yazici, T.E. McAlindon, R. Fleischmann et al. "A Novel Wnt Pathway Inhibitor, SM04690, for the Treatment of Moderate to Severe Osteoarthritis of the Knee", *Osteoarthritis and Cartilage* 25, nº 10, p. 1.598-606 (1º out. 2017). Disponível em: https://doi.org/10.1016/j.joca.2017.07.006; Timothy E. McAlindon e Raveendhara R. Bannuru. "Latest Advances in the Management of Knee OA", *Nature Reviews Rheumatology* 14 (11 jan. 2018), p. 73-4. Disponível em: https://www.nature.com/articles/nrrheum.2017.219.
7. Yusuf Yazici (diretor do estudo) para a Biosplice Therapeutics. "A Study of the Safety, Tolerability, and Pharmacokinetics of SM04690 Injectable Suspension Following Single Intradiscal Injection in Subjects with Degenerative Disc Disease", Biblioteca Nacional de Medicina dos Estados Unidos: ClinicalTrials.gov, 23 abr. 2019. Disponível em: https://clinicaltrials.gov/ct2/show/NCT03246399.

8. Darrin Beaupre (diretor do estudo) para a Biosplice Therapeutics. "A Study Evaluating the Safety and Pharmacokinetics of Orally Administered SM08502 in Subjects with Advanced Solid Tumors", Biblioteca Nacional de Medicina dos Estados Unidos: ClinicalTrials.gov, 15 out. 2021. Disponível em: https://clinicaltrials.gov/ct2/show/NCT03355066.
9. Canadian Cancer Society. "Chemotherapy for Brain and Spinal Cord Tumors", Página de informações sobre o câncer. Disponível em: https://cancer.ca/en/cancer-information/cancer-types/brain-and-spinal-cord/treatment/chemotherapy.
10. Alice Melão. "Samumed's SM07883 Can Prevent Tau-Mediated Neuroinflammation, Neurodegeneration in Mice, Study Shows", *Alzheimer's News Today*, 24 jul. 2019. Disponível em: https://alzheimersnewstoday.com/2019/07/24/sm07883-can-prevent-tau-mediated-brain-damage-mice-suggesting-new-alzheimers-strategy/.
11. Biosplice Therapeutics. "Biosplice Licenses Rights to Lorecivivint, a Novel Phase 3 Osteoarthritis Drug Candidate, to Samil for the Republic of Korea", *GlobeNewswire*, 22 abr. 2021. Disponível em: https://www.globenewswire.com/en/news-release/2021/04/22/2215363/0/en/Biosplice-Licenses-Rights-to-Lorecivivint-a-Novel-Phase-3-Osteoarthritis-Drug-Candidate-to-Samil-for-the-Republic-of-Korea.html.

Capítulo 10 — A farmácia de vitalidade definitiva

1. Nelson Bulmash. "The Unknown Russian Revolution — Has the Fountain of Youth Already Been Discovered?", *Conscious Life Journal*, 1º jul. 2018. Disponível em: https://myconsciouslifejournal.com/articles/fountain-of-youth-discovered/.
2. Peptides Store. "An Interview with Professor Khavinson". 2011. Disponível em: https://www.peptidesstore.com/blogs/articles/15207153-an-interview-with-prof-khavinson.
3. Markus Muttenthaler, Glenn F. King, David J. Adams e Paul F. Alewood. "Trends in Peptide Drug Discovery", *Nature Reviews Drug Discovery* 20 (fev. 2021), p. 309-25. Disponível em: https://www.nature.com/articles/s41573-020-00135-8.
4. Andy Chi-Lung Lee, Janelle Louise Harris, Kum Kum Khanna e Ji-Hong Jong. "A Comprehensive Review on Current Advances in Peptide Drug Development and Design", *International Journal of Molecular Sciences* 20, nº 10, p. 2.383. Disponível em: https://dx.doi.org/10.3390%2Fijms20102383.
5. Universidade Técnica de Munique. "Breakthrough for Peptide Medication", *ScienceDaily*, 21 fev. 2018. Disponível em: https://www.sciencedaily.com/releases/2018/02/180221122406.htm.
6. Michael Powell. "At the Heart of a Vast Doping Network, an Alias", *The New York Times*, 26 mar. 2018. Disponível em: https://www.nytimes.com/2018/03/26/sports/doping-thomas-mann-peptides.html.
7. FDA. "Impact Story: Developing the Tools to Evaluate Complex Drug Products: Peptides", US FDA Regulatory Science Impact Story, 5 fev. 2019. Disponível em: ht-

tps://www.fda.gov/drugs/regulatory-science-action/impact-story-developing-tools-evaluate-complex-drug-products-peptides.

8. Yong Qin, Fu-Ding Chen, Liang Zhou et al. "Proliferative and Anti-Proliferative Effects of Thymosin Alpha1 on Cells Are Associated with Manipulation of Cellular ROS Levels", *Chemico-Biological Interactions*, 14 ago. 2009. Disponível em: https://doi.org/10.1016/j.cbi.2009.05.006.

9. S. John Weroha e Paul Haluska. "IGF System in Cancer", *Endocrinology and Metabolism Clinics of North America* 41, nº 2 (2012), p. 335-50. Disponível em: https://www.ncbi.nlm.nih.gov/pmc/articles/PMC3614012/.

10. Entrevista com Ryan Smith, 2 fev. 2020.

11. Ben Greenfield. "Peptides Unveiled: The Best Peptide Stacks for Anti-Aging, Growth Hormone, Deep Sleep, Hair Loss, Enhanced Cognition, and Much More!", transcrito do *Ben Greenfield Fitness Podcast*. Disponível em: https://bengreenfieldfitness.com/transcripts/transcript-what-are-peptides/.

12. Sam Apple. "Forget the Blood of Teens. This Pill Promises to Extend Life for a Nickel a Pop", *Wired*, 1º jul. 2017. Disponível em: https://www.wired.com/story/this-pill-promises-to-extend-life-for-a-nickel-a-pop/.

13. David A. Sinclair. "This Cheap Pill Might Help You Live a Longer, Healthier Life", *Lifespan*, 15 ago. 2019. Disponível em: <https://lifespanbook.com/metformin-pill/>.

14. Ibid.

15. Apple. "Forget the Blood of Teens".

16. C. A. Bannister, S. E. Holden, S. Jenkins-Jones et al. "Can People with Type 2 Diabetes Live Longer Than Those Without?", *Diabetes, Obesity and Metabolism* 16, nº 11 (nov. 2014), p. 1.165-173. Disponível em: https://doi.org/10.1111/dom.12354.

17. Gregory J. Salber, Yu-Bo Wang, John T. Lynch et al. "Metformin Use in Practice: Compliance with Guidelines for Patients with Diabetes and Preserved Renal Function", *Clinical Diabetes* 35, nº 3 (jul. 2017), p. 154-61. Disponível em: https://doi.org/10.2337/cd15-0045.

18. R. Grace Walton, Cory M. Dungan, Douglas E. Long et al. "Metformin Blunts Muscle Hypertrophy in Response to Progressive Resistance Exercise Training in Older Adults", *Aging Cell* 18, nº 6 (dez. 2019). Disponível em: https://doi.org/10.1111/acel.13039.

19. Dana P. Goldman, David Cutler, John W. Rowe et al. "Substantial Health and Economic Returns from Delayed Aging May Warrant a New Focus for Medical Research", *Health Affairs* 32, nº 10 (out. 2013), p. 1.698-1.705. Disponível em: https://doi.org/10.1377/hlthaff.2013.0052.

20. Johns Hopkins Medicine Health. "Hormones and the Endocrine System". Disponível em: https://www.hopkinsmedicine.org/health/conditions-and-diseases/hormones-and-the-endocrine-system.

21. Melinda Ratini. "DHEA Supplements", WebMD Medical Reference, 5 fev. 2021. Disponível em: https://www.webmd.com/diet/dhea-supplements#1.

22. Max Langridge. "Peptides: How They Impact Your Health", *DMARGE Health*, 30 jun. 2021. Disponível em: https://www.dmarge.com/using-peptides.
23. Andy McLarnon. "Tesamoreline Can Improve Cognitive Function", *Nature Reviews Endocrinology* 8, 568 (2012). Disponível em: https://doi.org/10.1038/nrendo.2012.151.
24. Shin-Ichiro Imai e Leonard Guarente. "NAD+ and Sirtuins in Aging and Disease", *Trends in Cell Biology* 24, nº 8 (29 ago. 2014), p. 464-71. Disponível em: https://dx.doi.org/10.1016%2Fj.tcb.2014.04.002.
25. Steve Hill. "NAD+ and the Circadian Rhythm", *Lifespan.io*, 25 mai. 2020. Disponível em: https://www.lifespan.io/news/nad-and-the-circadian-rhythm/.
26. Hongbo Zhang, Dongryeol Ryu, Yibo Wu et al. "NAD+ Repletion Improves Mitochondrial and Stem Cell Function and Enhances Life Span in Mice", *Science* 352, nº 6.292 (17 jun. 2016), p. 1.436-43. Disponível em: https://doi.org/10.1126/science.aaf2693.
27. Universidade de Queensland. "Scientists Reverse Reproductive Clock in Mice", *ScienceDaily*, 12 fev. 2020. Disponível em: https://www.sciencedaily.com/releases/2020/02/200212103035.htm.
28. Timothy Nacarelli, Lena Lau, Takeshi Fukumoto et al. "NAD+ Metabolism Governs the Proinflammatory Senescence-Associated Secretome", *Nature Cell Biology* 21 (2019), p. 397-407. Disponível em: https://www.nature.com/articles/s41556-019-0287-4.
29. Li Chen, Yanbin Dong, Jigar Bhagatwala et al. "Effects of Vitamin D3 Supplementation on Epigenetic Aging in Overweight and Obese African Americans with Suboptimal Vitamin D Status", *Journals of Gerontology, Series A, Biological Sciences and Medical Sciences* 74, nº 1 (jan. 2019), p. 91-8. Disponível em: https://doi.org/10.1093/gerona/gly223.
30. H. Zhu, D. Guo, K. Li et al. "Increased Telomerase Activity and Vitamin D Supplementation in Overweight African Americans", *International Journal of Obesity* 36, nº 6 (jun. 2012). Disponível em: https://doi.org/10.1038/ijo.2011.197.
31. E. Patterson, R. Wall, G.F. Fitzgerald et al. "Health Implications of High Dietary Omega-6 Polyunsaturated Fatty Acids", *Journal of Nutrition and Metabolism*, 2012 (2012). Disponível em: https://doi.org/10.1155/2012/539426.
32. Eric B. Rimm, Lawrence J. Appel, Stephanie E. Chiuve et al. "Seafood Long-Chain n-3 Polyunsaturated Fatty Acids and Cardiovascular Disease", *Circulation* 138, nº 1 (3 jul. 2018), e35-e47. Disponível em: https://doi.org/10.1161/cir.0000000000000574.
33. Ake T. Lu, Austin Quach, James G. Wilson et al. "DNA Methylation GrimAge Strongly Predicts Lifespan and Healthspan", *Aging* 11, nº 2 (21 jan. 2019), p. 303-27. Disponível em: https://doi.org/10.18632/aging.101684.
34. Keith Pearson. "Vitamin K vs K2: What's the Difference?", *Healthline*, set. 2017. Disponível em: https://www.healthline.com/nutrition/vitamin-k1-vs-k2.
35. Ryan Raman. "Acetylcholine Supplements", *Healthline*, 21 mar. 2020. Disponível em: https://www.healthline.com/nutrition/acetylcholine-supplement.

36. Richard B. Kreider, Douglas S. Kalman, Jose Antonio et al. "International Society of Sports Nutrition Position Stand: Safety and Efficacy of Creatine Supplementation in Exercise, Sport, and Medicine", *Journal of the International Society of Sports Nutrition* 14 (13 jun. 2017), p. 18. Disponível em: https://www.ncbi.nlm.nih.gov/pmc/articles/PMC2048496/.
37. Jose Antonio, Darren G. Candow, Scott C. Forbes et al. "Common Questions and Misconceptions about Creatine Supplementation: What Does the Scientific Evidence Really Show?", *Journal of the International Society of Sports Nutrition* 18, nº 1 (8 fev. 2021), p. 13. Disponível em: https://pubmed.ncbi.nlm.nih.gov/33557850/.
38. Francis Collins. "Less TOR Protein Extends Mouse Lifespan", *NIH Director's Blog*, 10 set. 2013. Disponível em: https://directorsblog.nih.gov/2013/09/10/less-tor-protein-extends-mouse-lifespan/.
39. Bennett G. Childs, Matej Durik, Darren J. Baker e Jan M. van Deursen. "Cellular Senescence in Aging and Age-Related Disease: From Mechanisms to Therapy", *Nature Medicine* 21, nº 12 (dez. 2015), p. 1.424-35. Disponível em: https://dx.doi.org/10.1038%2Fnm.4000.
40. Centro de Ciências da Saúde da Universidade do Texas em San Antonio. "First-in-Human Trial of Senolytic Drugs Encouraging", *ScienceDaily*, 7 jan. 2019. Disponível em: https://www.sciencedaily.com/releases/2019/01/190107112944.htm.
41. Matthew J. Yousefzadeh, Yi Zhu, Sara J. McGowan et al. "Fisetin Is a Senotherapeutic That Extends Health and Lifespan", *EBioMedicine* 36 (1º out. 2018), p. 18-28. Disponível em: https://doi.org/10.1016/j.ebiom.2018.09.015.
42. Richard A. Miller, David E. Harrison, C.M. Astle et al. "Rapamycin, But Not Resveratrol or Simvastatin, Extends Life Span of Genetically Heterogeneous Mice", *Journals of Gerontology, Series A, Biological Sciences and Medical Sciences* 66A, nº 2 (fev. 2011), p. 191-201. Disponível em: https://dx.doi.org/10.1093%2Fgerona%2Fglq178.
43. Alessandro Bitto, Takashi K. Ito, Victor V. Pineda et al. "Transient Rapamycin Treatment Can Increase Lifespan and Healthspan in Middle-Aged Mice", *eLife* 2016, nº 5 (23 ago. 2016). Disponível em: https://doi.org/10.7554/eLife.16351.001.
44. Matt Kaeberlein e Veronica Galvin. "Rapamycin and Alzheimer's Disease: Time for a Clinical Trial?", *Science Translational Medicine* 11, nº 476 (23 jan. 2019). Disponível em: https://dx.doi.org/10.1126%2Fscitranslmed.aar4289.
45. Alex Zhavoronkov. "Women in Longevity — Dr. Joan Mannick on Clinical Development for Aging", *Forbes*, 14 jun. 2021. Disponível em: https://www.forbes.com/sites/alexzhavoronkov/2021/06/14/women-in-longevity--dr-joan-mannick-on--clinical-development-for-aging/?sh=54bed0696b8e.

Capítulo 11 — A vida sem dor

1. Eric Yoon, Arooj Babar, Moaz Choudhary et al. "Acetaminophen-Induced Hepatotoxicity: A Comprehensive Update", *Journal of Clinical and Translational Hepatology* 4, nº 2 (28 jun. 2016), p. 131-42. Disponível em: https://dx.doi.org/10.14218%2F

JCTH.2015.00052; Anne M. Larson, Julie Polson, Robert J. Fontana et al. "Acetaminophen-Induced Acute Liver Failure: Results of a United States Multicenter Prospective Study", *Hepatology* 42, nº 6 (dez. 2005), p. 1.364-72. Disponível em: https://doi.org/10.1002/hep.20948.

2. Nicole J. Kubat, John Moffett e Linley M. Fray. "Effect of Pulsed Electromagnetic Field Treatment on Programmed Resolution of Inflammation Pathway Markets in Human Cells in Culture", *Journal of Inflammation Research* 8 (2015), p. 59. Disponível em: https://dx.doi.org/10.2147%2FJIR.S78631; Carlos F. Martino, Dmitry Belchenko, Virginia Ferguson et al. "The Effects of Pulsed Electromagnetic Fields on the Cellular Activity of SaOS-2 Cells", *Bioelectromagnetics* 29, nº 2 (fev. 2008), p. 125-32. Disponível em: https://doi.org/10.1002/bem.20372.

3. Julieta Dascal, Mark Reid, Waguih William IsHak et al. "Virtual Reality and Medical Inpatients: A Systematic Review of Randomized Controlled Trials", *Innovative Clinical Neuroscience* 14, nºs 1-2 (fev. 2017), p. 14-21. Disponível em: https://pubmed.ncbi.nlm.nih.gov/28386517/; Brandon Birckhead, Carine Khalil, Xiaoyu Liu et al. "Recommendations for Methodology of Virtual Reality Clinical Trials in Health Care by an International Working Group", *JMIR Mental Health* 6, nº 1 (2019). Disponível em: https://doi.org/10.2196/11973; Allison Aubrey. "Got Pain? A Virtual Swim With Dolphins May Help Melt It Away", *Shots: Health News From NPR*, 19 ago. 2019. Disponível em: https://www.npr.org/sections/health-shots/2019/08/19/751495463/got-pain-a-virtual-swim-with-dolphins-may-help-melt-it-away.

4. "Deep Tissue Laser Therapy", Genesis Performance Chiro. Disponível em: https://www.genesisperformancechiro.com/laser.

5. Jeanne Adiwinata Pawitan. "Various Stem Cells in Acupuncture Meridians and Points and Their Putative Roles", *Journal of Traditional and Complementary Medicine* 8(4), out. 2018, p. 437-42. Disponível em: https://doi.org/10.1016/j.jtcme.2017.08.004.

6. Tsung-Jung Ho, Tzu-Min Chan, Li-Ing Ho, Ching-Yuan Lai, Chia-Hsien Lin, Iona Macdonald et al. "The Possible Role of Stem Cells in Acupuncture Treatment for Neurodegenerative Diseases: A Literature Review of Basic Studies", *Cell Transplant* 23(4-5), 2014, p. 559-66. Disponível em: https://doi.org/10.3727/096368914X678463.

7. Ying Ding, Qing Yan, Jing-Wen Ruan, Yan-Qing Zhang et al. "Electroacupuncture Promotes the Differentiation of Transplanted Bone Marrow Mesenchymal Stem Cells Overexpressing TrkC into Neuron-Like Cells in Transected Spinal Cord of Rats", *Cell Transplant* 22(1), 2013. Disponível em: https://doi.org/10.3727/096368912X655037.

8. Ying Ding, Qing Yan, Jing-Wen Ruan, Yan-Qing Zhang et al. "Electro-Acupuncture Promotes Survival, Differentiation of the Bone Marrow Mesenchymal Stem Cells As Well As Functional Recovery in the Spinal Cord-Transected Rats", *BMC Neuroscience* 10(35), 20 abr. 2009. Disponível em: https://bmcneurosci.biomedcentral.com/articles/10.1186/1471-2202-10-35.

9. Haibo Yu, Pengidan Chen, Zhouxin Yang, Wenshu Luo, Min Pi, Yonggang Wu e Ling Wang. "Electro-Acupuncture at Conception and Governor Vessels and

Transplantation of Umbilical Cord Blood-Derived Mesenchymal Stem Cells for Treating Cerebral Ischemia/Reperfusion Injury", *Natural Regeneration Research* 9(1), 1º jan. 2014, p. 84-91. Disponível em: https://pubmed.ncbi.nlm.nih.gov/25206747/.
10. Yu Ri Kim, Sung Min Ahn, Malk Eun Pak et al. "Potential Benefits of Mesenchymal Stem Cells and Electroacupuncture on the Trophic Factors Associated with Neurogenesis in Mice with Ischemic Stroke", *Scientific Reports* 8(1), 1º fev. 2010, p. 2.044. Disponível em: https://pubmed.ncbi.nlm.nih.gov/29391466/.
11. Genia Dubrovsky, Don Ha, Anne-Laure Thomas et al. "Electroacupuncture to Increase Neuronal Stem Cell Growth", *Medical Acupuncture* 32(1), 1º fev. 2020, p. 16-23. Disponível em: https://pubmed.ncbi.nlm.nih.gov/32104523/.
12. Ya-Yun Chen, Wei Zhang, Yu-Lin Chen, Shui-Jun Chen, Hongxin Dong e Yuan-Shan Zeng. "Electro-Acupuncture Improves Survival and Migration of Transplanted Neural Stem Cells in Injured Spinal Cord in Rats", *Acupuncture & Electro-Therapeutics Research* 33(1-2), 2008, p. 19-31. Disponível em: https://pubmed.ncbi.nlm.nih.gov/18672742/.
13. Qing Yan, Jing-Wen Ruan, Ying Ding, Wen-Jie Li, Yan Li e Yuan-Shan Zeng. "Electro-acupuncture Promotes Differentiation of Mesenchymal Stem Cells, Regeneration of Nerve Fibers and Partial Functional Recovery After Spinal Cord Injury", *Experimental and Toxicologic Pathology* 63 (1-2), jan. 2011, p. 151-6. Disponível em: https://www.sciencedirect.com/science/article/abs/pii/S0940299309002759?via%3Dihub.
14. Yi Zhu, Yaochi Wu e Rong Zhang. "Electro-Acupuncture Promotes the Proliferation of Neural Stem Cells and the Survival of Neurons by Downregulating Mir-449a in Rat with Spinal Cord Injury", *EXCLI Journal* 16 (23 mar. 2017), p. 363-74. Disponível em: https://pubmed.ncbi.nlm.nih.gov/28507480/.
15. Bin Chen, Jing Tao, Yukun Lin, Ruhui Lin, Weilin Liu e Lidian Chen. "ElectroAcupuncture Exerts Beneficial Effects Against Cerebral Ischemia and Promotes the Proliferation of Neural Progenitor Cells in the Cortical Peri-Infarct Area Through the Wnt/?-Catenin Signaling Pathway", *International Journal of Molecular Medicine* 36(5), nov. 2015, p. 1.215-22. Disponível em: https://pubmed.ncbi.nlm.nih.gov/26329606/.
16. Vyacheslav Ogay e Kwang-Sup Soh. "Identification and Characterization of Small Stem-Like Cells in the Primo Vascular System of Adult Animals", in K.S. Soh, K.A. Kang, D.K. Harrison (orgs.). *The Primo Vascular System: Its Role in Cancer and Regeneration* (Nova York: Springer, 2012), p. 149-55.

Capítulo 12 — Estilo de vida e a dieta da longevidade

1. Dean Ornish, J. Lin, J. Daubenmier et al. "Increased Telomerase Activity and Comprehensive Lifestyle Changes", *The Lancet Oncology* 9 (2008). Disponível em: https://pubmed.ncbi.nlm.nih.gov/18799354/.
2. Dean Ornish, J. Lin, J.M. Chan et al. "Effect of Comprehensive Lifestyle Changes on Telomerase Activity and Telomere Length in Men with Biopsy-Proven Low-Risk

Prostate Cancer", *The Lancet Oncology* 14, nº 11 (out. 2013). Disponível em: https://pubmed.ncbi.nlm.nih.gov/24051140/.
3. Larry A. Tucker. "Physical Activity and Telomere Length in U.S. Men and Women: An NHANES Investigation", *Preventive Medicine* 100 (jul. 2017), p. 145-51. Disponível em: https://www.sciencedirect.com/science/article/abs/pii/S0091743517301470?via%3Dihub.
4. Yanping Li, An Pan, Dong D. Wang, Xiaoran Liu et al. "Impact of Healthy Lifestyle Factors on Life Expectancies in the US Population", *Circulation* (30 abr. 2018). Disponível em: https://www.ahajournals.org/doi/10.1161/CIRCULATIONAHA.117.032047.
5. X. Zhang, X.O. Shu, Y.B. Xiang et al. "Cruciferous Vegetable Consumption Is Associated with a Reduced Risk of Total and Cardiovascular Disease Mortality", *American Journal of Clinical Nutrition* 94, nº 1 (jul. 2011). Disponível em: https://pubmed.ncbi.nlm.nih.gov/21593509/.
6. H. Arem, S.C. Moore, A. Patel et al. "Leisure Time Physical Activity and Mortality: A Detailed Pooled Analysis of the Dose-Response Relationship", *JAMA Internal Medicine* 175, nº 6 (2015), p. 959-67. Disponível em: https://jamanetwork.com/journals/jamainternalmedicine/fullarticle/2212267.
7. I.M. Lee, K.M. Rexrode, N.R. Cook et al. "Physical Activity and Coronary Heart Disease in Women: Is 'No Pain, No Gain' Passé?", *Journal of the American Medical Association* 285, nº 11 (21 mar. 2001), p. 1.447-54. Disponível em: https://jamanetwork.com/journals/jama/fullarticle/193661.
8. M. Yang, S.A. Kenfield, E.L. Van Blarigan et al. "Dietary Patterns After Prostate Cancer Diagnosis in Relation to Disease-Specific and Total Mortality", *Cancer Prevention Research*, jun. 2015. Disponível em: https://pubmed.ncbi.nlm.nih.gov/26031631/.
9. M.E. Levine, J.A. Suarez, S. Brandhorst et al. "Low Protein Intake Is Associated with a Major Reduction in IGF-1, Cancer, and Overall Mortality in the 65 and Younger but Not Older Population", *Cell Metabolism* 19, nº 3 (4 mar. 2014), p. 407-17. Disponível em: https://doi.org/10.1016/j.cmet.2014.02.006.
10. M. Wei, S. Brandhorst, M. Shelehchi et al. "Fasting-mimicking Diet and Markers/Risk Factors for Aging, Diabetes, Cancer, and Cardiovascular Disease", *Science Translational Medicine* 9, nº 377 (15 fev. 2017). Disponível em: https://doi.org/10.1126/scitranslmed.aai8700.
11. E. Jéquier e F. Constant. "Water as an Essential Nutrient: The Physiological Basis of Hydration", *European Journal of Clinical Nutrition* 64 (2010), p. 115-23. Disponível em: https://doi.org/10.1038/ejcn.2009.111.
12. E.T. Perrier, L.E. Armstrong, J.H. Bottin et al. "Hydration for Health Hypothesis: A Narrative Review of Supporting Evidence", *European Journal of Nutrition* 60 (2021), p. 1.167-80. Disponível em: https://pubmed.ncbi.nlm.nih.gov/32632658/.
13. Adam Hadhazy. "Fear Factor: Dopamine May Fuel Dread, Too", *Scientific American*, 14 jul. 2008. Disponível em: https://www.scientificamerican.com/article/fear-factor-dopamine/.

14. Noma Nazish. "How to De-Stress in 5 Minutes or Less, According to a Navy SEAL", *Forbes*, 30 mai. 2019. Disponível em: https://www.forbes.com/sites/nomanazish/2019/05/30/how-to-de-stress-in-5-minutes-or-less-according-to-a-navy-seal/.
15. Maria Vranceanu, Craig Pickering, Lorena Filip et al. "A Comparison of a Ketogenic Diet with a Low GI/Nutrigenic Diet Over 6 Months for Weight Loss and 18 Month Follow-Up", *BMC Nutrition* 6 (2020), p. 53. Disponível em: https://pubmed.ncbi.nlm.nih.gov/32983551/.
16. Tanjaniina Laukkanen, Hassan Khan, Francesco Zaccardi e Jari A. Laukkanen. "Association Between Sauna Bathing and Fatal Cardiovascular and All-Cause Mortality Events", *JAMA Internal Medicine*, 175, nº 4 (abr. 2015), p. 542. Disponível em: doi:10.1001/jamainternmed.2014.8187.
17. Setor K. Kunutsor, Hassan Khan, Francesco Zaccardi, Tanjaniina Laukkanen, Peter Willeit e Jari A. Laukkanen. "Sauna Bathing Reduces The Risk Of Stroke In Finnish Men And Women", *Neurology* 10 (2018). Disponível em: https://pubmed.ncbi.nlm.nih.gov/29720543/.
18. Masaki Iguchi, Andrew E. Littmann, Shuo-Hsiu Chang et al. "Heat Stress and Cardiovascular, Hormonal, and Heat Shock Proteins in Humans", *Journal of Athletic Training* 47, nº 2 (2012), p. 184-90.
19. Rhonda P. Patrick. "Sauna Use as a Lifestyle Practice to Extend Healthspan", *Experimental Gerontology* 154 (out. 2021). Disponível em: https://doi.org/10.1016/j.exger.2021.111509.

Capítulo 13 — O poder do sono: o terceiro pilar da saúde

1. Yu Fang, Daniel B. Forger, Elena Frank et al. "Day-to-Day Variability in Sleep Parameters and Depression Risk", *npj Digital Medicine* 4 (2021). Disponível em: https://www.nature.com/articles/s41746-021-00400-z -z.
2. "Harvard Research Update", Dental Excellence Integrative Center. Disponível em: https://dentalexcellenceva.com/custom/pdfs/nucalmresearch.pdf.
3. Mike Kruppa. "Wearables Company Whoop Valued at $3.6bn after SoftBank Investment", *Financial Times*, 30 ago. 2021. Disponível em: https://www.ft.com/content/f3dde553-0aa1-4137-bc50-093b1003fa71.
4. Lee M. Ritterband, Frances P. Thorndike, Karen S. Ingersoll et al. "Effect of a WebBased Cognitive Behavior Therapy for Insomnia Intervention with 1-Year Follow-Up: A Randomized Clinical Trial", *JAMA Psychiatry* 74, nº 1 (1º jan. 2017), p. 68-75. Disponível em: https://doi.org/10.1001/jamapsychiatry.2016.3249.

Capítulo 14 — Força, condicionamento físico e rendimento: um guia rápido para resultados máximos

1. Chi Pang Wen, Jackson Pui Man Wai, Min Kuang Tsai et al. "Minimum Amount of Physical Activity for Reduced Mortality and Extended Life Expectancy", *The Lancet*

378, nº 9798 (out. 2011). Disponível em: https://www.thelancet.com/journals/lancet/article/PIIS0140-6736(11)60749-6/fulltext.
2. Press Association. "Brisk Daily Walks Can Increase Lifespan, Research Says", *The Guardian*, 30 ago. 2015. Disponível em: https://www.theguardian.com/society/2015/aug/30/brisk-daily-walks-reduce-ageing-increase-life-span-research.
3. Ross McCammon. "The Grateful Dead's Bob Weir is 72 and Still Working Out Like a Beast", *Men's Health*, 24 out. 2019. Disponível em: https://www.menshealth.com/fitness/a29491632/the-grateful-dead-bob-weir-workout/.
4. Susan A. Carlson, E. Kathleen Adams, Zhou Yang e Janet E. Fulton. "Percentage of Deaths Associated with Inadequate Physical Activity in the United States", *CDC Preventing Chronic Disease* 15 (2018). Disponível em: http://dx.doi.org/10.5888/pcd18.170354.
5. "What Women Need to Know", Bone Health and Osteoporosis Foundation: General Facts. Disponível em: https://www.nof.org/preventing-fractures/general-facts/what-women-need-to-know/.
6. Bazil Hunte, John Jaquish e Corey Huck. "Axial Bone Osteogenic Loading-Type Resistance Therapy Showing BMD and Functional Bone Performance Musculoskeletal Adaptation Over 24 Weeks with Postmenopausal Female Subjects", *Journal of Osteoporosis and Physical Activity* 3, nº 146 (2015). Disponível em: https://www.researchgate.net/publication/282848947_Axial_Bone_Osteogenic_Loading-Type_Resistance_Therapy_Showing_BMD_and_Functional_Bone_Performance_Musculoskeletal_Adaptation_Over_24_Weeks_with_Postmenopausal_Female_Subjects.

Capítulo 15 — Beleza: como melhorar a saúde visível e a vitalidade

1. Tomas Chamorro-Premuzic. "Attractive People Get Unfair Advantages at Work. AI Can Help", *Harvard Business Review*, 31 out. 2019. Disponível em: https://hbr.org/2019/10/attractive-people-get-unfair-advantages-at-work-ai-can-help.
2. Jean Eaglesham. "Mob-Busting Informant Resurfaces in SEC Probe", *The Wall Street Journal*, 17 ago. 2015. Disponível em: https://www.wsj.com/articles/mob-busting-informant-resurfaces-in-sec-probe-1439766192.
3. Venkataram Mysore. "Finasteride and Sexual Side Effects", *Indian Dermatology Online Journal* 3, nº 1 (jan.-abr. 2012), p. 62-5. Disponível em: https://www.ncbi.nlm.nih.gov/pmc/articles/PMC3481923/.
4. Laura J. Burns, Dina Hagigeorges, Kelly E. Flanagan et al. "A Pilot Evaluation of Scalp Skin Wounding to Promote Hair Growth in Female Pattern Hair Loss", *International Journal of Women's Dermatology* 7, nº 3 (jun. 2021), p. 344-5. Disponível em: https://doi.org/10.1016/j.ijwd.2020.11.006.
5. Glynis Ablon. "Phototherapy with Light Emitting Diodes: Treating a Broad Range of Medical and Aesthetic Conditions in Dermatology", *Journal of Clinical and Aesthetic Dermatology* 11, nº 2 (fev. 2018), p. 21-7. Disponível em: https://pubmed.ncbi.nlm.nih.gov/29552272/.

6. K.E. Karmisholt, C.A. Banzhaf, M. Glud et al. "Laser Treatments in Early Wound Healing Improve Scar Appearance", *British Journal of Dermatology* 179, nº 6 (dez. 2018), p. 1.307-14. Disponível em: https://doi.org/10.1111/bjd.17076.

Capítulo 16 — A saúde feminina: o ciclo da vida

1. Anne Tergesen, "Is 100 the New Life Expectancy for People Born in the 21st Century?", *The Wall Street Journal*, 16 abr. 2020. Disponível em: https://www.wsj.com/articles/is-100-the-new-life-expectancy-for-people-born-in-the-21st-century-11587041951.
2. W. Hamish B. Wallace e Thomas W. Kelsey. "Human Ovarian Reserve from Conception to the Menopause", *PLOS One* 5, nº 1 (2010). Disponível em: https://journals.plos.org/plosone/article?id=10.1371/journal.pone.0008772.
3. F.J. Broekmans, M.R. Soules e B.C. Fauser. "Ovarian Aging: Mechanisms and Clinical Consequences", *Endocrine Reviews* 30, nº 5 (ago. 2009), p. 465-93. Disponível em: https://pubmed.ncbi.nlm.nih.gov/19589949/.
4. T.J. Mathews e Brady E. Hamilton. "First Births to Older Women Continue to Rise", *National Center for Health Statistics Data Brief* 152 (mai. 2014). Disponível em: https://www.cdc.gov/nchs/products/databriefs/db152.htm.
5. Vicki Contie. "Egg-Producing Stem Cells Found in Women", *NIH Research Matters*, 5 mar. 2012. Disponível em: https://www.nih.gov/news-events/nih-research-matters/egg-producing-stem-cells-found-women.
6. Richard J. Fehring, Mary Schneider e Kathleen Raviele. "Variability in the Phases of the Menstrual Cycle", *Clinical Research* 35, nº 3, p. 376-84. Disponível em: https://pubmed.ncbi.nlm.nih.gov/16700687/.
7. Samuel Ellis, Daniel W. Franks, Stuart Nattrass et al. "Analyses of Ovarian Activity Reveal Repeated Evolution of Post-Reproductive Lifespans in Toothed Whales", *Scientific Reports* 8, nº 1 (27 ago. 2018), p. 12.833, https://doi.org/10.1038/s41598-018-31047-8.
8. Margaret L. Walker e James G. Herndon. "Menopause in Nonhuman Primates", *Biology of Reproduction* 79, nº 3 (set. 2008), p. 398-406. Disponível em: https://academic.oup.com/biolreprod/article/79/3/398/2557495/.
9. Tabitha M. Powledge. "The Origin of Menopause: Why do Women Outlive Fertility?", *Scientific American*, 3 abr. 2008. Disponível em: https://www.scientificamerican.com/article/the-origin-of-menopause/.
10. Regan L. Bailey, Peishan Zou, Taylor C. Wallace et al. "Calcium Supplement Use Is Associated with Less Bone Mineral Density Loss, But Does Not Lessen the Risk of Bone Fracture Across the Menopause Transition", *JBMR Plus* 4, nº 1 (jan. 2020). Disponível em: https://doi.org/10.1002/jbm4.10246.
11. Cheryl Karcher e Neil Sadick. "Vaginal Rejuvenation Using Energy-Based Devices", *International Journal of Women's Dermatology* 2, nº 3 (set. 2016), p. 85-8. Disponível em: https://dx.doi.org/10.1016%2Fj.ijwd.2016.05.003.

12. D. Huber, S. Seitz, K. Kast, G. Emons, O. Ortmann. "Use of Oral Contraceptives in BRCA Mutation Carriers and Risk for Ovarian and Breast Cancer: A Systematic Review", *Archives of Genecology and Obstetrics* 301 (2020), p. 875-84. Disponível em: https://www.ncbi.nlm.nih.gov/pmc/articles/PMC8494665/#:~:text=Conclusion,risk%20and%20alternative%20contraceptive%20methods/; Carlo La Vecchia. "Ovarian Cancer: Epidemiology and Risk Factors", *European Journal of Cancer Prevention* 26(1), jan. 2017, p. 55-62. Disponível em: https://pubmed.ncbi.nlm.nih.gov/26731563/.
13. F.M., Helmerhorst, J.P. Vandenbroucke, C.J.M. Doggen e F.R. Rosendaal. "The Venous Thrombotic Risk of Oral Contraceptives, Effects of Oestrogen Dose and Progestogen Type: Results of the MEGA Case-Control Study", *BMJ* 339 (ago. 2009). Disponível em: https://pubmed.ncbi.nlm.nih.gov/19679614/.
14. Mahyar Etminan, Joseph A.C. Delaney, Brian Bressler e James M. Brophy. "Oral Contraceptives and the Risk of Gallbladder Disease: A Comparative Safety Study", *Canadian Medical Association Journal* 183(8), 17 mai. 2011, p. 899-904. Disponível em: https://www.cmaj.ca/content/183/8/899.short.

Capítulo 17 — Como consertar um coração partido

1. "Left Ventricular Assist Device", Stanford Health Care. Disponível em: https://stanfordhealthcare.org/medical-treatments/l/lvad.html.
2. F.S. Loffredo, A.J. Wagers, R.T. Lee. *Cell*, 2013.
3. "FDA Clears CorMatrix ECM for Vascular Repair", *Diagnostic and Interventional Cardiology*, 25 jul. 2014. Disponível em: https://www.dicardiology.com/product/fda-clears-cormatrix-ecm-vascular-repair.
4. Jay H. Traverse, Timothy D. Henry, Nabil Dib et al. "First-in-Man Study of a Cardiac Extracellular Matrix Hydrogel in Early and Late Myocardial Infarction Patients", *JACC: Basic to Translational Science* 4, nº 6 (out. 2019), p. 659-69. Disponível em: https://doi.org/10.1016/j.jacbts.2019.07.012.
5. Barry R. Davis. "Combination of Mesenchymal and C-kit+ Cardiac Stem Cells as Regenerative Therapy for Heart Failure", Biblioteca Nacional de Medicina dos Estados Unidos: ClinicalTrials.gov, 26 abr. 2021. Disponível em: https://stanfordhealthcare.org/trials/c/NCT02501811.html.
6. Doris A. Taylor, B. Zane Akins, Pinata Hungspreugs et al. "Regenerating Functional Myocardium: Improved Performance After Skeletal Myoblast Transplantation", *Nature Medicine* 4 (1º ago 1998), p. 929-33. Disponível em: https://www.nature.com/articles/nm0898-929.
7. Harald C. Ott, Thomas S. Matthiesen, Saik-Kia Goh et al. "Perfusion-Decellularized Matrix: Using Nature's Platform to Engineer a Bioartificial Heart", *Nature Medicine* 14 (13 jan. 2008), p. 213-21. Disponível em: https://www.nature.com/articles/nm1684.

Capítulo 18 — Cérebro: tratando acidentes vasculares cerebrais

1. Centros de Controle e Prevenção de Doenças. "Stroke Facts". Disponível em: https://www.cdc.gov/stroke/facts.htm.
2. "Good Vibrations: Passive Haptic Learning Could be a Key to Rehabilitation", Escola de Computação Interativa da Georgia Technology School, 20 set. 2018. Disponível em: https://gvu.gatech.edu/news/good-vibrations-passive-haptic-learning-could-be-key-rehabilitation.
3. "Passive Haptic Learning: Learn to Type or Play Piano Without Attention Using Wearables", Georgia Technology Research Projects. Disponível em: https://gvu.gatech.edu/research/projects/passive-haptic-learning-learn-type-or-play-piano-without-attention-using-wearables.
4. Georgia Institute of Technology. "Wearable Computing Gloves Can Teach Braille, Even if You're Not Paying Attention", *ScienceDaily*, 23 jun. 2014. Disponível em: https://www.sciencedaily.com/releases/2014/06/140623131329.htm.
5. F.S. Loffredo, A.J. Wagers, R.T. Lee. *Cell*, 2013.
6. David Chiu, C. David McCane, Jason Lee et al. "Multifocal Transcranial Stimulation in Chronic Ischemic Stroke: A Phase 1/2a Randomized Trial", *Journal of Stroke and Cerebrovascular Diseases* 29, nº 6 (jun. 2020). Disponível em: https://doi.org/10.1016/j.jstrokecerebrovasdis.2020.104816.

Capítulo 19 — Os novos tratamentos contra o câncer

1. National Cancer Institute. "Cancer Statistics". Disponível em: https://www.cancer.gov/about-cancer/understanding/statistics.
2. Peter Moore. "The High Cost of Cancer Treatment", *AARP The Magazine*, 1º jun. 2018. Disponível em: https://www.aarp.org/money/credit-loans-debt/info-2018/the-high-cost-of-cancer-treatment.html.
3. Pankita H. Pandya, Mary E. Murray, Karen E. Pollok e Jamie L. Renbarger. "The Immune System in Cancer Pathogenesis: Potential Therapeutic Approaches", *Journal of Immunology Research* (26 dez. 2016). Disponível em: https://pubmed.ncbi.nlm.nih.gov/28116316/.
4. Philipp Eissmann. "Natural Killer Cells", *British Society for Immunology: Bitesized Immunology*. Disponível em: https://www.immunology.org/public-information/bitesized-immunology/cells/natural-killer-cells.
5. Sara M. Gregory, Beth Parker e Paul D. Thompson. "Physical Activity, Cognitive Function, and Brain Health: What is the Role of Exercise Training in the Prevention of Dementia?", *Brain Sciences* 2, nº 4 (dez. 2012), p. 684-708. Disponível em: https://dx.doi.org/10.3390%2Fbrainsci2040684.
6. Howlader et al. "SEER Cancer Statistics Review, 1975-2018".
7. M.C. Liu, G.R. Oxnard, E.A. Klein et al. "Sensitive and Specific Multi-Cancer Detection and Localization using Methylation Signatures in Cell-Free DNA", *Annals of Oncology* 31, nº 6 (1º jun. 2020), p. 745-59. Disponível em: https://doi.org/10.1016/j.annonc.2020.02.011.

8. Guy Faulconbridge. "Britain Begins World's Largest Trial of Blood Test for 50 Types of Cancer", Reuters, 12 set. 2021. Disponível em: https://www.reuters.com/business/healthcare-pharmaceuticals/britain-begins-worlds-largest-trial-blood-test-50-types-cancer-2021-09-12/.
9. OMS. "Cancer", 12 set. 2018. Disponível em: https://www.who.int/news-room/fact-sheets/detail/cancer.
10. Mokhtari et al. "The Role of Sulforaphane in Cancer Chemoprevention and Health Benefits: A Mini-Review".
11. Fahey et al. "Broccoli Sprouts: An Exceptionally Rich Source of Inducers of Enzymes that Protect Against Chemical Carcinogens".
12. S. Kummel, C. Jackisch, V. Muller et al. "Can Contemporary Trials of Chemotherapy for HER2-negative Metastatic Breast Cancer Detect Overall Survival Benefit?", *Cancer Management Research* 10 (2018), p. 5.423-31. Disponível em: https://doi.org/10.2147/CMAR.S177240. Ver Tabela 2.
13. V. Prasad. "Do Cancer Drugs Improve Survival or Quality of Life?", *BMJ* 359 (2017), p. 4.528, 4 out. 2017. Disponível em: https://doi.org/10.1136/bmj.j4528.
14. Eric Benson. "The Iconoclast", *Texas Monthly*, nov. 2016. Disponível em: https://www.texasmonthly.com/articles/jim-allison-and-the-search-for-the-cure-for-cancer/; *Superação: O milagre da fé* (filme, 2019), dirigido por Bill Haney.
15. T.N. Yamamoto, R.J. Kishton e N.P. Restifo. "Developing Neoantigen-targeted T Cell-Based Treatments for Solid Tumors", *Nature Medicine* 25 (2019), p. 1.488-99. Disponível em: https://pubmed.ncbi.nlm.nih.gov/31591590/.
16. Mark Awadalla (diretor do estudo) para a Celularity. "Natural Killer Cell (CYNK-001) IV Infusion or IT Administration in Adults with Recurrent GBM (CYNK001 GBM01)", Biblioteca Nacional de Medicina dos Estados Unidos: ClinicalTrials.gov, 14 jul. 2021. Disponível em: https://clinicaltrials.gov/ct2/show/NCT04489420.
17. S.L. Goff, M.E. Dudley, D.E. Citrin et al. "Randomized, Prospective Evaluation Comparing Intensity of Lymphodepletion Before Adoptive Transfer of Tumor-Infiltrating Lymphocytes for Patients with Metastatic Melanoma", *Journal of Clinical Oncology* 34, nº 20 (10 jul. 2016), p. 2.389-97. Disponível em: https://pubmed.ncbi.nlm.nih.gov/27217459/.
18. "Prognosis", Hirshberg Foundation for Prancreatic Cancer Research. Disponível em: http://pancreatic.org/pancreatic-cancer/about-the-pancreas/prognosis/.
19. "Exosomes in Cancer Therapy", *Grantome*, Institutos Nacionais de Saúde. Disponível em: https://grantome.com/grant/NIH/R01-CA213233-05.
20. C. Bradley. "iExosomes Target the 'Undruggable'", *Nature Reviews Cancer* 17, nº 453 (2017). Disponível em: https://doi.org/10.1038/nrc.2017.54.
21. American Cancer Society. "About Prostate Cancer". Disponível em: https://www.cancer.org/content/dam/CRC/PDF/Public/8793.00.pdf.
22. Michael Blanding. "The Prostate Cancer Predicament", *Harvard Public Health Magazine* (dez./jan. 2013). Disponível em: https://www.hsph.harvard.edu/news/magazine/the-prostate-cancer-predicament/.

23. Anna Bill-Axelson, Lars Holmberg, Hans Garmo et al. "Radical Prostatectomy or Watchful Waiting in Prostate Cancer — 29-Year Follow-Up", *New England Journal of Medicine* 379 (13 dez. 2018), p. 2.319-29. Disponível em: https://doi.org/10.1056/NEJMoa1807801.

Capítulo 20 — Inflamações e doenças autoimunes

1. Lisa Esposito e Michael O. Schroeder. "How Autoimmune Diseases Affect Life Expectancy", *U.S. News and World Report*, 30 ago. 2021. Disponível em: https://wtop.com/news/2021/08/autoimmune-diseases-that-can-be-fatal/.
2. Moises Velasquez-Manoff. "An Immune Disorder at the Root of Autism", *The New York Times*, 25 ago. 2012. Disponível em: https://www.nytimes.com/2012/08/26/opinion/sunday/immune-disorders-and-autism.html.
3. American Autoimmune Related Diseases Association. Folheto com considerações sobre a autoimunidade, dez. 2019. Disponível em: https://autoimmune.org/wp-content/uploads/2019/12/1-in-5-Brochure.pdf.
4. Centros de Controle e Prevenção de Doenças, "Heart Disease Facts", CDC Heart Disease Home. Disponível em: https://www.cdc.gov/heartdisease/facts.htm.
5. American Cancer Society. "Cancer Prevalence: How Many People Have Cancer?", *Cancer Basics*. Disponível em: https://www.cancer.org/cancer/cancer-basics/cancer-prevalence.html.
6. Fariha Angum, Tahir Khan, Jasdeep Kaler et al. "The Prevalence of Autoimmune Disorders in Women: A Narrative Review", *Cureus* 12, nº 5 (mai. 2020). Disponível em: https://dx.doi.org/10.7759%2Fcureus.8094.
7. Anarchy and Autoimmunity. "Flourishing in the Face of Autoimmunity", 29 mar. 2019.
8. American Autoimmune Related Diseases Association. Folheto com considerações sobre a autoimunidade, dez. 2019. Disponível em: https://autoimmune.org/wp-content/uploads/2019/12/1-in-5-Brochure.pdf.
9. Donna Jackson Nakazawa. *The Autoimmune Epidemic* (Nova York: Touchstone, 2009).
10. Hospital Infantil de Boston. "Autoimmune Diseases". Disponível em: https://www.childrenshospital.org/conditions-and-treatments/conditions/a/autoimmune-diseases.
11. Nakazawa. *The Autoimmune Epidemic*.
12. National Cancer Institute. "Chronic Inflammation", Cancer Causes and Prevention, 29 abr. 2015. Disponível em: https://www.cancer.gov/about-cancer/causes-prevention/risk/chronic-inflammation.
13. Ben Hirschler. "GSK and Google Parent Forge $715 Million Bioelectronic Medicines Firm", Reuters, 1º ago. 2016. Disponível em: https://www.reuters.com/article/us-gsk-alphabet/gsk-and-google-parent-forge-715-million-bioelectronic-medicines-firm-idUSKCN10C1K8.

14. Michael Behar. "Can the Nervous System Be Hacked?", *The New York Times Magazine*, 23 mai. 2014. Disponível em: https://www.nytimes.com/2014/05/25/magazine/can-the-nervous-system-be-hacked.html.
15. "Biologic Refractory Rheumatoid Arthritis", website da Mesoblast.
16. Mesoblast Limited. "Children Treated with Remestemcel-L Continue to Have Strong Survival Outcomes at Six Months in Mesoblast's Phase 3 Trial for Acute Graft vs Host Disease", *GlobeNewswire*, 20 set. 2018. Disponível em: https://www.globenewswire.com/news-release/2018/09/20/1573555/0/en/Children-Treated-With-Remestemcel-L-Continue-to-Have-Strong-Survival-Outcomes-at-Six-Months-in-Mesoblast-s-Phase-3-Trial-for-Acute-Graft-Versus-Host-Disease.html.
17. "Mesoblast Cell Treatment Shows Promise in Rheumatoid Arthritis: Study", Reuters, 8 ago. 2016. Disponível em: https://www.reuters.com/article/us-mesoblast-arthritis/mesoblast-cell-treatment-shows-promise-in-rheumatoid-arthritis-study-idUSKCN10J2I5.
18. Mesoblast Limited. "FDA Provides Guidance on Clinical Pathway to Marketing Application for Revascor in End-Stage Heart Failure Patients with an LVAD", *GlobeNewswire*, 27 ago. 2019. Disponível em: https://www.globenewswire.com/news-release/2019/08/27/1906931/0/en/FDA-Provides-Guidance-on-Clinical-Pathway-to-Marketing-Application-for-Revascor-in-End-Stage-Heart-Failure-Patients-With-an-LVAD.html.
19. Jay Greene. "Health Insurers Look for Ways to Cut Costs for Back Surgery", *Modern Healthcare*, 27 ago. 2018. Disponível em: https://www.modernhealthcare.com/article/20180827/NEWS/180829918/health-insurers-look-for-ways-to-cut-costs-for-back-surgery.
20. Pat Anson. "Promising Results for Stem Cell Treatment of Degenerative Disc Disease", *Pain News Network*, 12 fev. 2021. Disponível em: https://www.painnewsnetwork.org/stories/2021/2/12/promising-results-for-stem-cell-treatment-of-degenerative-disc-disease.
21. Mesoblast Limited. "Durable Three-Year Outcomes in Degenerative Disc Disease After a Single Injection of Mesoblast's Cell Therapy", *GlobeNewswire*, 15 mar. 2017. Disponível em: https://www.globenewswire.com/news-release/2017/03/15/937833/0/en/Durable-Three-Year-Outcomes-In-Degenerative-Disc-Disease-After-a-Single-Injection-of-Mesoblast-s-Cell-Therapy.html.
22. Jessica Lau. "Epidemic of Autoimmune Diseases Calls for Action", *The Harvard Gazette*, 31 jan. 2019. Disponível em: https://news.harvard.edu/gazette/story/2019/01/epidemic-of-autoimmune-diseases-pushes-researchers-in-new-direction/.
23. Michael Tenspolde, Katharina Zimmermann, Leonie C. Weber et al. "Regulatory T Cells Engineered with a Novel Insulin-Specific Chimeric Antigen Receptor as a Candidate Immunotherapy for Type 1 Diabetes", *Journal of Autoimmunity* 103 (set. 2019). Disponível em: https://doi.org/10.1016/j.jaut.2019.05.017.
24. Jane E. Brody. "Virtual Reality as Therapy for Pain", *The New York Times*, 29 abr. 2019. Disponível em: https://www.nytimes.com/2019/04/29/well/live/virtual-reality-as-therapy-for-pain.html.

25. Harrison Wein. "Senescent Cells Tied to Health and Longevity in Mice", NIH Research Matters, 23 fev. 2016. Disponível em: https://www.nih.gov/news-events/nih-research-matters/senescent-cells-tied-health-longevity-mice.
26. Irina M. Conboy, Michael J. Conboy, Amy J. Wagers et al. "Rejuvenation of Aged Progenitor Cells by Exposure to a Young Systemic Environment", *Nature* 433, nº 7027 (17 fev. 2005), p. 760-4. Disponível em: https://doi.org/10.1038/nature03260.
27. "Plasmapheresis", National Multiple Sclerosis Society: Treating MS. Disponível em: https://www.nationalmssociety.org/Treating-MS/Managing-Relapses/Plasmapheresis.
28. David A. Loeffler. "AMBAR, An Encouraging Alzheimer's Trial that Raises Questions", *Frontiers in Neurology* 11 (mai. 2020), p. 459. Disponível em: https://dx.doi.org/10.3389/fneur.2020.00459.
29. Yu Zuo, Srilakshmi Yalavarthi, Hui Shi et al. "Neutrophil Extracellular Traps in COVID-19", *JCI Insight* 11, nº 5 (24 abr. 2020). Disponível em: https://pubmed.ncbi.nlm.nih.gov/32329756/
30. "Neotrolis Announces Development of Enzyme for Severe COVID-19", Medical Laboratory Observer Online (LABline), 7 ago. 2020. Disponível em: https://www.mlo-online.com/disease/infectious-disease/article/21149323/neutrolis-announces--development-of-enzyme-for-severe-covid19.
31. Nakazawa. *The Autoimmune Epidemic*.

Capítulo 21 — Diabetes e obesidade: uma dupla ameaça

1. Lyudmyla Kompaniyets, Alyson B. Goodman, Brook Belay et al. "Body Mass Index and Risk for COVID-19-related Hospitalization, Intensive Care Unit Admission, Invasive Mechanical Ventilation, and Death", *CDC Weekly* 70, nº 10 (12 mar. 2021), p. 355-61. Disponível em: http://dx.doi.org/10.15585/mmwr.mm7010e4.
2. National Institute of Diabetes and Digestive and Kidney Diseases. "Overweight and Obesity Statistics", NIH Health Information, ago. 2017. Disponível em: https://www.niddk.nih.gov/health-information/health-statistics/overweight-obesity.
3. Nicola Davis. "Type 2 Diabetes and Obesity: The Link", Diabetes Self-Management, 9 abr. 2018. Disponível em: https://www.diabetesselfmanagement.com/about-diabetes/types-of-diabetes/type-2-diabetes-and-obesity-the-link/.
4. Centros de Controle e Prevenção de Doenças. "Causes of Obesity", 22 mar. 2021. Disponível em: https://www.cdc.gov/obesity/basics/causes.html.
5. Harvard T.H. Chan School of Public Health. "Health Risks", Obesity Prevention Source. Disponível em: https://www.hsph.harvard.edu/obesity-prevention-source/obesity-consequences/health-effects/.
6. Greta M. Massetti, William H. Dietz e Lisa C. Richardson. "Excessive Weight Gain, Obesity, and Cancer: Opportunities for Clinical Intervention", *Journal of the American Medical Association* 318, nº 20 (2017). Disponível em: https://pubmed.ncbi.nlm.nih.gov/28973170/.

7. Nicholas Jones, Julianna Blagih, Fabio Zani et al. "Fructose Reprogrammes Glutamine-Dependent Oxidative Metabolism to Support LPS-Induced Inflammation", *Nature Communications* 12 (fev. 2021). Disponível em: https://www.nature.com/articles/s41467-021-21461-4.

8. National Restaurant Association. "Restaurant Sales Surpassed Grocery Store Sales for the First Time", *Cision PR Newswire*, 13 mai. 2015. Disponível em: https://www.prnewswire.com/news-releases/restaurant-sales-surpassed-grocery-store-sales-for-the-first-time-300082821.html.

9. "Sugary Drinks", Harvard T.H. Chan School of Public Health: The Nutrition Source. Disponível em: https://www.hsph.harvard.edu/nutritionsource/healthy-drinks/sugary-drinks/.

10. Bishoy Wassef, Michelle Kohansieh e Amgad N. Makaryus. "Effects of Energy Drinks on the Cardiovascular System", *World Journal of Cardiology* 11, nº 9 (26 nov. 2017). Disponível em: https://dx.doi.org/10.4330%2Fwjc.v9.i11.796.

11. The Diabetes Prevention Program Research Group. "The Diabetes Prevention Program: Description of Lifestyle Intervention", *Diabetes Care* 12, nº 25 (dez. 2002). Disponível em: https://diabetesjournals.org/care/article/25/12/2165/22085/The-Diabetes-Prevention-Program-DPP-Description-of.

12. Frank L. Greenway, Louis J. Aronne, Anne Raben et al. "A Randomized, Double-Blind, Placebo-Controlled Study of Gelesis100: A Novel Nonsystemic Oral Hydrogel for Weight Loss", *Obesity* 2, nº 27 (fev. 2019), p. 205-16. Disponível em: https://doi.org/10.1002/oby.22347.

13. John P.H. Wilding, Rachel L. Batterham, Salvatore Calanna et al. "Once-Weekly Semaglutide in Adults with Overweight or Obesity", *New England Journal of Medicine* 384 (18 mar. 2021). Disponível em: https://doi.org/10.1056/NEJMoa2032183.

Capítulo 22 — A doença de Alzheimer

1. "Dementia", OMS, 15 mar. 2023. Disponível em: https://www.who.int/news-room/fact-sheets/detail/dementia.

2. "As Humanity Ages, the Numbers of People with Dementia Will Surge", *The Economist*, 29 ago. 2020. Disponível em: https://www.economist.com/special-report/2020/08/27/as-humanity-ages-the-numbers-of-people-with-dementia-will-surge.

3. "How Is Alzheimer's Disease Treated?", National Institute on Aging. Disponível em: https://www.nia.nih.gov/health/how-alzheimers-disease-treated.

4. "The Search for a Cure for Dementia is Not Going Well", *The Economist*, 29 ago. 2020. Disponível em: https://www.economist.com/special-report/2020/08/27/the-search-for-a-cure-for-dementia-is-not-going-well.

5. Bruno P. Imbimbo, Stefania Ippati, Ferdinando Ceravolo e Mark Watling. "Perspective: Is Therapeutic Plasma Exchange a Viable Option for Treating Alzheimer's Disease?", *Alzheimer's and Dementia: Translational Research and Clinical Interventions* 6, nº1 (2020). Disponível em: https://dx.doi.org/10.1002%2Ftrc2.12004.

6. Nicholas Weiler. "Drug Reverses Age-Related Mental Decline Within Days", Pesquisa da Universidade da Califórnia, em São Francisco, 1º dez. 2020. Disponível em: https://www.ucsf.edu/news/2020/12/419201/drug-reverses-age-related-mental-decline-within-days.

7. "*TIME* 100 Next 2019", *Time*. Disponível em: https://time.com/collection/time-100-next-2019/.

8. *Vaxxinity, Inc. Form S-1 Registration Statement Under the Securities Act of 1933*, EDGAR, Comissão de Valores Mobiliários dos Estados Unidos, 8 out. 2021. Disponível em: https://www.sec.gov/Archives/edgar/data/1851657/000119312521295612/d142511ds1.htm.

9. Maxime Taquet, John R. Geddes, Masud Husain, Sierra Luciano e Paul J. Harrison. "6-Month Neurological and Psychiatric Outcomes in 236,379 Survivors of COVID-19: A Retrospective Cohort Study Using Electronic Health Records", *The Lancet*, 6 abr. 2021. Disponível em: https://www.thelancet.com/journals/lanpsy/article/PIIS2215-0366(21)00084-5/fulltext.

10. Alan K. Davis, Frederick S. Barrett, Darrick G. May et al. "Effects of Psilocybin Assisted Therapy on Major Depressive Disorder A Randomized Clinical Trial", *JAMA Psychiatry* 78, nº 5 (2021), p. 481-9. Disponível em: https://jamanetwork.com/journals/jamapsychiatry/fullarticle/2772630.

11. Julia Campbell e Anu Sharma. "Compensatory Changes in Cortical Resource Allocation in Adults with Hearing Loss", *Frontiers in System Neuroscience* 7 (25 out. 2013). Disponível em: https://doi.org/10.3389/fnsys.2013.00071.

12. Sue Hughes. "Twelve Risk Factors Linked to 40% of World's Dementia Cases", Medscape, 3 ago. 2020. Disponível em: https://www.medscape.com/viewarticle/935013.

13. Betsy Mills. "Does Music Benefit the Brain?", *Cognitive Vitality*, 5 mar. 2019. Disponível em: https://www.alzdiscovery.org/cognitive-vitality/blog/does-music-benefit-the-brain.

14. Laura Kurtzman. "FDA Approves Video Game Based on UCSF Brain Research as ADHD Therapy for Kids", Atendimento ao Paciente da Universidade da Califórnia, em São Francisco, 15 jun. 2020. Disponível em: https://www.ucsf.edu/news/2020/06/417841/fda-approves-video-game-based-ucsf-brain-research-adhd-therapy-kids.

15. Tina Meketa. "Intervention Becomes First to Successfully Reduce Risk of Dementia", *University of South Florida Health*, 13 nov. 2017. Disponível em: https://hscweb3.hsc.usf.edu/blog/2017/11/13/intervention-becomes-first-to-successfully-reduce-risk-of-dementia/.

16. Vance H. Trimble. *The Uncertain Miracle: Hyperbaric Oxygenation* (Garden City, Nova York: Doubleday and Company, 1974).

17. Genevieve Gabb e Eugene D. Robin. "Hyperbaric Oxygen: A Therapy in Search of Diseases", *Chest Journal* 92, nº 6 (1987). Disponível em: https://pubmed.ncbi.nlm.nih.gov/3315479/; Cassandra A. Godman, Kousanee P. Chheda, Lawrence E. Hightower

et al. "Hyperbaric Oxygen Induces a Cytoprotective and Angiogenic Response in Human Microvascular Endothelial Cells", *Cell Stress and Chaperones* 15, nº 4 (2010), p. 2.010.431-42. Disponível em: https://pubmed.ncbi.nlm.nih.gov/19949909/.
18. "Hyperbaric Oxygen Therapy Indications", in L.K. Weaver (org.). *The Hyperbaric Oxygen Therapy Committee Report*, 13ª ed. (Durham, NC: Undersea and Hyperbaric Medical Society, 2014).
19. Holbach K.H., Wassmann H. e Kolberg T. "Verbesserte Reversibilität des Traumatischen Mittelhirnsyndromes bei Anwendung der Hyperbaren Oxygenierung", *Acta Neurochirurgica* 30 (1974), p. 247-56. Disponível em: https://doi.org/10.1007/BF01405583.
20. Perng Cheng-Hwang, Chang Yue-Cune e Tzang Ruu-Fen. "The Treatment of Cognitive Dysfunction In Dementia: A Multiple Treatments Meta-Analysis", *Psychopharmacology* 235, nº 5 (2018); Eleanor A. Jacobs, Peter M. Winter, Harry J. Alvis e Mouchly Small. "Hyperoxygenation effect on cognitive functioning in the aged", *New England Journal of Medicine* 281, nº 14 (1969), p. 753-7; Amir Hadanny, Malka Daniel-Kotovsky, Gil Suzin et al. "Cognitive Enhancement of Healthy Older Adults Using Hyperbaric Oxygen: A Randomized Controlled Trial", *Aging* 12, nº 13 (2020).

Capítulo 24 — Criando uma qualidade de vida extraordinária: o poder da mente

1. Steve Silberman. "Placebos Are Getting More Effective. Drugmakers Are Desperate to Know Why", *Wired*, 24 ago. 2009. Disponível em: https://www.wired.com/2009/08/ff-placebo-effect/.
2. Slavenka Kam-Hansen, Moshe Jakubowski, John M. Kelley et al. "Altered Placebo and Drug Labeling Changes the Outcome of Episodic Migraine Attacks", *Science Translational Medicine* 6, nº 218 (8 jan. 2014). Disponível em: https://doi.org/10.1126/scitranslmed.3006175.
3. "The Power of the Placebo Effect", *Harvard Health Publishing*, 9 ago. 2019. Disponível em: https://www.health.harvard.edu/mental-health/the-power-of-the--placebo-effect.
4. Karrin Meissner e Klaus Linde. "Are Blue Pills Better Than Green? How Treatment Features Modulate Placebo Effects", *International Review of Neurobiology* 139 (2018), p. 357-78. Disponível em: https://pubmed.ncbi.nlm.nih.gov/30146054/.
5. Rajesh Srivastava e Aarti T. More. "Some Aesthetic Considerations for Over-the Counter Pharmaceutical Products", *International Journal of Biotechnology* 11, nos 3/4 (nov. 2010).
6. Karolina Wartolowska, Andrew Judge, Sally Hopewell et al. "Use of Placebo Controls in the Evaluation of Surgery: Systematic Review", *BMJ* 2014, nº 348 (21 mai. 2014). Disponível em: https://doi.org/10.1136/bmj.g3253.
7. Adam Martin. "The Power of the Placebo Effect", *Pharmacy Times*, 5 fev. 2018. Disponível em: https://www.pharmacytimes.com/view/the-power-of-the-placebo-effect.

8. J. Bruce Moseley, Kimberley O'Malley, Nancy J. Petersen et al. "A Controlled Trial of Arthroscopic Surgery for Osteoarthritis of the Knee", *New England Journal of Medicine* 347, nº 2 (11 jul. 2002), p. 81-8. Disponível em: https://doi.org/10.1056/nejmoa013259.
9. Gina Kolata. "VA Suggests Halt to Knee Operation / Arthroscopy's Effectiveness Questioned", *SF Gate*, 24 ago. 2002. Disponível em: https://www.sfgate.com/health/article/VA-suggests-halt-to-knee-operation-2805822.php.
10. Francesco Pagnini, Cesare Cavalera, Eleonora Volpato et al. "Ageing as a Mindset: A Study Protocol to Rejuvenate Older Adults with a Counterclockwise Psychological Intervention", *BMJ Open* 9, nº 7 (9 jul. 2019). Disponível em: https://bmjopen.bmj.com/content/9/7/e030411/.
11. Becca R. Levy, Martin D. Slade, Terrence E. Murphy et al. "Association between Positive Age Stereotypes and Recovery from Disability in Older Persons", *Journal of the American Medical Association* 308, nº 19 (21 nov. 2012), p. 1.972-3. Disponível em: https://doi.org/10.1001/jama.2012.14541.
12. "Can We Reverse Aging by Changing How We Think?", *Newsweek*, 13 abr. 2009. Disponível em: https://www.newsweek.com/can-we-reverse-aging-changing-how-we-think-77669.
13. Francesco Pagnini, Cesare Cavalera, Eleonora Volpato et al. "Ageing as a Mindset: A Study Protocol to Rejuvenate Older Adults with a Counterclockwise Psychological Intervention", *BMJ Open* 9, nº 7 (9 jul. 2019). Disponível em: https://doi.org/10.1136/bmjopen-2019-030411.
14. Becca R. Levy, Martin D. Slade, Robert H. Pietrzak e Luigi Ferrucci. "Positive Age Beliefs Protect Against Dementia Even Among Elders with High-Risk Gene", *PLOS One* 13, nº 2 (2018). Disponível em: https://doi.org/10.1371/journal.pone.0191004.
15. Alia J. Crum e Ellen J. Langer. "Mind-Set Matters: Exercise and the Placebo Effect", *Psychological Science* 18, nº 2 (fev. 2007), p. 165-71. Disponível em: https://doi.org/10.1111/j.1467-9280.2007.01867.x.
16. Catherine West. "Mind-Set Matters", *Association for Psychological Science Observer*, 1º mar. 2007. Disponível em: https://www.psychologicalscience.org/observer/mind-set-matters.
17. Lyudmyla Kompaniyets, Audrey F. Pennington, Alyson B. Goodman et al. "Underlying Medical Conditions and Severe Illness Among 540,667 Adults Hospitalized with COVID-19", *Preventing Chronic Disease* 18 (1º jul. 2021). Disponível em: http://dx.doi.org/10.5888/pcd18.210123.
18. Ibid.
19. Helen Briggs. "Depression: 'Second Biggest Cause of Disability' in World", BBC News, 6 nov. 2013. Disponível em: https://www.bbc.com/news/health-24818048.
20. "Suicidality in Children and Adolescents Being Treated with Antidepressant Medications", U.S. Food and Drug Administration Postmarket Drug Safety Information for Patients and Providers, 5 fev. 2018. Disponível em: https://www.fda.gov/drugs/

postmarket-drug-safety-information-patients-and-providers/suicidality-children--and-adolescents-being-treated-antidepressant-medications.

21. Alan K. Davis, Frederick S. Barrett, Darrick G. May et al. "Effects of Psilocybin--Assisted Therapy on Major Depressive Disorder", *JAMA Psychiatry* 78, nº 5 (4 nov. 2020), p. 481-9. Disponível em: https://doi.org/10.1001/jamapsychiatry.2020.3285.

22. Vanessa McMains. "Psychedelic Treatment with Psilocybin Shown to Relieve Major Depression", *Dome* (nov./dez. 2020). Disponível em: https://www.hopkinsmedicine.org/news/articles/psychedelic-treatment-with-psilocybin-shown-to-relieve-major-depression.

23. Jacob M. Wilson, Raad H. Gheith, Ryan P. Lowery et al. "Non-Traditional Immersive Seminar Enhances Learning by Promoting Greater Physiological and Psychological Engagement Compared to a Traditional Lecture Format", *Physiology and Behavior* 238 (1º set. 2021). Disponível em: https://doi.org/10.1016/j.physbeh.2021.113461.

24. Ibid.

Capítulo 25 — O poder da decisão: a dádiva de viver em um estado de beleza

1. P. Stapleton, G. Crighton, D. Sabot et al. "Reexamining the Effect of Emotional Freedom Techniques on Stress Biochemistry: A Randomized Controlled Trial", *Psychological Trauma: Theory, Research, Practice, and Policy* 12, nº 8 (2020), p. 869-77. Disponível em: https://psycnet.apa.org/doi/10.1037/tra0000563.

2. Dawson Church, Peta Stapleton e Debbie Sabot. "App-Based Delivery of Clinical Emotional Freedom Techniques: Cross-Sectional Study of App User Self-Ratings", *JMIR mHealth and uHealth* 8, nº 10 (out. 2020). Disponível em: https://doi.org/10.2196/18545.

3. Peta Stapleton, Evangeline Lilley-Hale, Glenn Mackintosh e Emma Sparenburg. "Online Delivery of Emotional Freedom Techniques for Food Cravings and Weight Management: 2-Year Follow-Up", *Journal of Alternative and Complementary Medicine* 26, nº 2 (fev. 2020), p. 98-106. Disponível em: https://doi.org/10.1089/acm.2019.0309.

4. Janet Kemp e Robert Bossarte. "Suicide Data Report, 2012", Department of Veteran Affairs Mental Health Services Suicide Prevention Program, 2012. Disponível em: https://www.va.gov/opa/docs/suicide-data-report-2012-final.pdf.

5. "Stellate Ganglion Block", Biblioteca de Saúde da Clínica Cleveland. Disponível em: https://my.clevelandclinic.org/health/treatments/17507-stellate-ganglion-block.

6. "Stellate Ganglion Block for PTSD", blog da Cornell Pain Clinic, 1º dez. 2019. Disponível em: https://cornellpainclinic.com/stellate-ganglion-block-emerging--treatment-for-ptsd/.

7. Kristine L. Rae Olmsted, Michael Bartoszek, Sean Mulvaney et al. "Effect of Stellate Ganglion Block Treatment on Posttraumatic Stress Disorder Symptoms", *JAMA Psychiatry* 77, nº 2 (6 nov. 2019). Disponível em: https://jamanetwork.com/journals/jamapsychiatry/fullarticle/2753810/.

8. Website de The Stellate Institute. Disponível em: <https://thestellateinstitute.com/>.
9. Philip Brickman, Dan Coates e Ronnie Janoff-Bulman. "Lottery Winners and Accident Victims: Is Happiness Relative?", *Journal of Personality and Social Psychology* 36, nº 8 (set. 1978). Disponível em: https://pubmed.ncbi.nlm.nih.gov/690806/.

PLANO DE AÇÃO EM 7 ETAPAS PARA RESULTADOS DURADOUROS

Agora que você cumpriu essa jornada extraordinária, não vai querer deixar que o seu aprendizado leve apenas ao conhecimento. Como costumava dizer Jim Rohn, o meu primeiro professor: "Se o seu aprendizado levar à ação, você criará uma vida extraordinária."

Para resumir todo este livro, vejamos as **sete etapas** que você pode seguir para criar um plano de ação simples e rápido para as coisas que deseja alcançar e transformar na vida. Lembre-se: sempre consulte o médico para saber quais são as melhores práticas para você.

ETAPA 1: Tome uma decisão e obtenha as informações necessárias

1. **Decida o que realmente quer para a sua vida fisicamente. Qual é o resultado que você busca?** Quer mais energia? Mais vitalidade? Mais força? Mais flexibilidade? Quer rejuvenescer o corpo? Revitalizá-lo? Deixá-lo mais jovial?
2. **Submeta-se a exames.**

- Descubra se há **metais tóxicos** no seu organismo que possam estar atrapalhando o bem-estar.
- Veja se os seus **hormônios** estão equilibrados, o que pode fazer uma grande diferença em como você se sente no dia a dia.

- Faça tudo que trará paz de espírito para você e a sua família. Se possível, faça o exame da GRAIL e uma ressonância magnética de corpo inteiro para afastar as preocupações com o câncer. Nos Estados Unidos, o exame pode até ser feito em casa, com uma simples coleta de sangue.
- Se for apropriado, eu consideraria agendar um **exame CCTA** para saber em que ponto a sua saúde cardiovascular se encontra e o que precisa ser feito para você se manter forte e saudável pelos próximos anos.
- Considere fazer o teste para saber se você tem predisposição genética para a **doença de Alzheimer**. Elabore um plano de estilo de vida para tentar reduzir tal risco. Fazer isso com bastante antecedência pode fazer a diferença.
- Certifique-se de que familiares e amigos mais próximos cuidem do próprio bem-estar e façam exames. Ajude-os a maximizar a própria qualidade de vida.
- Por último, se quiser se divertir um pouco, pode **descobrir qual é a sua idade metabólica**. Eu fiquei entusiasmado ao descobrir que a minha idade cronológica de 62 anos corresponde *biologicamente* a apenas 51 anos. Acho que você vai se surpreender. Se ela não estiver onde você deseja, há muitos itens nestas páginas que você pode fazer para alterar a situação.

ETAPA 2: Revise o que aprendeu

Se você terminou de ler este livro, parabéns! Você tem muitas informações, mas lembre-se: conhecimento é um poder potencial. Decida **quanto ao que você realmente quer. E o que deseja acompanhar no futuro?**

1. As **células-tronco** são algo que lhe interessa?
2. Deseja implementar **os quatro ingredientes de vitalidade do Dr. Sinclair, que ajudam a reverter o envelhecimento biológico? Ou explorar a força energética do NMN?**

3. Será que existem algumas tecnologias que você deseja acompanhar? Talvez **a via de sinalização Wnt para tratar a artrose**?
4. Conhece alguém com quem deseja compartilhar as informações que aprendeu aqui **sobre doenças cardíacas, diabetes/obesidade, acidente vascular cerebral, câncer, doenças autoimunes e doença de Alzheimer**?
5. Vai acompanhar **a terapia genética e a tecnologia CRISPR** e algumas das transformações criadas a partir delas?
6. Conhece alguém que tenha **doença de Parkinson ou dependência grave** que poderia sentir algum alívio com o ultrassom focalizado, sem precisar passar por uma cirurgia cerebral?

Faça uma lista do que você deseja experimentar e acompanhar, para que tenha respostas que possam ser compartilhadas e avaliadas pelos médicos. Basta criar uma pequena **lista de conferência** para si mesmo. O livro está aqui. É o recurso definitivo ao qual você pode recorrer sempre que precisar.

ETAPA 3: Maximize energia e regeneração

Considere quais aspectos da **farmácia de vitalidade (Capítulo 10)** podem ajudá-lo a conquistar a energia, a força e a vitalidade desejadas. Ou a se recuperar de desafios que possa estar enfrentando.

1. Vai **expandir a sua capacidade por meio da terapia de otimização hormonal**?
2. Os **peptídeos** seriam algo que você levaria em consideração? Gostaria de investigar quais deles poderiam fazer a diferença em várias coisas, desde o **sistema imunológico até o desejo e o apetite sexual**?
3. Quais são os **suplementos de grau farmacêutico** que lhe interessam para começar o dia com energia, ou para dormir à noite, sem sentir efeitos colaterais?
4. Gostaria de ter acesso ao **NAD3** ou a outros **produtos semelhantes ao NMN** para maximizar energia e vitalidade?

ETAPA 4: Crie um plano para dormir e viver sem dor

Lembre-se: o **terceiro pilar da saúde**, além da dieta e dos exercícios físicos, é o sono. E ele afeta profundamente o processamento dos alimentos que você ingere e a vontade de se exercitar. Então, qual é o plano? Você consegue programar **sete horas e monitorar o sono com um dispositivo de inteligência artificial?** Fará algumas das mudanças que lhe facilitarão um **sono profundo e reparador**, para poder se sentir revitalizado?

E se estiver com **dores pelo corpo?** Qual das inovações aqui apresentadas você gostaria de usar? **A terapia de campo magnético pulsado? As técnicas de Pete Egoscue? A contratensão? O tratamento RELIEF para liberar tecidos e nervos?** Vai providenciar uma bola ou algum outro objeto para apoiar e alongar a coluna?

ETAPA 5: Planeje o estilo de vida para uma longevidade máxima

Quais são as **três ou cinco práticas** que você se comprometerá a adotar? Não precisa fazer todas. Quais são as práticas, na sua opinião, que poderiam fazer diferença?

- Comer mais **alimentos crus? Reduzir o açúcar?** Talvez fazer uma **desintoxicação de 10 dias** para quebrar o padrão e redefinir o sistema?
- Cortaria **300 calorias** da ingestão diária de alimentos — um pãozinho por dia — para obter uma mudança significativa? Caso esteja enfrentando a obesidade, implementaria uma das **inovações aprovadas pela FDA**, como o **Plenity**, para reduzir o apetite? Ou o Wegovy, para bloquear o hormônio que desperta a fome?
- Se tiver **pré-diabetes ou diabetes**, como pretende fazer as mudanças necessárias, para que não precise mais conviver com isso?
- Poderia decidir cortar a cafeína e aumentar a ingestão de água. Vai praticar os **padrões respiratórios** que o ajudem a relaxar e a movimentar o sistema linfático, como o **padrão respiratório 1-4-2?**
- **Mudará o ambiente alimentar**, providenciando alimentos frescos para não se sentir tentado a consumir tantos alimentos embalados e processados?

- Vai aproveitar o poder do calor e do frio para dar um choque térmico no corpo, uma vez que isso o protegerá de doenças e prolongará o tempo de vida?

Trata-se de planejar qual estilo de vida é o mais satisfatório para você.

ETAPA 6 — Movimento é vida: qual é o seu plano de condicionamento físico?

Considerando-se que os exercícios físicos podem reduzir o risco de câncer em 40%, diminuir o risco de AVC em 45% e cortar o risco de diabetes em 50%...

1. Você vai treinar 10 minutos por semana?
2. Peça a um preparador físico que desenvolva um **programa de treinamento** para você.
3. Quer tornar divertida a prática de exercícios físicos por meio da **realidade virtual**? Com ela, você nem se dá conta de que está se exercitando, porque está jogando.

ETAPA 7: Controle a sua mente

Você criará uma prática diária de apenas 10 minutos por dia, fazendo a pré-ativação? Lembre-se de que pode consultar o site em inglês www.**tonyrobbins.com/priming** para turbinar mente e emoções e, assim, preparar-se para o dia.

Deseja utilizar o poder das técnicas de liberdade emocional **(TLE) e do toque?** Baixe gratuitamente o aplicativo, em inglês, nas plataformas de aplicativos do seu celular.

Conhece alguém que sofre de **ansiedade extrema, ou TEPT,** e que gostaria de saber mais sobre a injeção testada em veteranos de guerra norte-americanos?

E o mais importante: vai se tornar mais consciente e **não deixar o medo dominá-lo**, sabendo que **a mente tem o poder de deixá-lo doente ou saudável, frustrado ou feliz?**

Vai se comprometer e viver em um estado de beleza, independentemente de qualquer coisa? Mesmo quando as coisas não saírem do jeito que você quer? Invocará a **regra dos 90 segundos** para que possa ter a liberdade que merece?

RESUMINDO

Seja o que decidir, essas **sete etapas** são apenas uma maneira simples de tentar agrupar grande parte das informações contidas neste livro. Repito: você não precisa fazer tudo o que está escrito nestas páginas, mas espero que o use como um **guia** ao qual possa retornar para obter respostas pelo resto da vida. Continuaremos atualizando os conteúdos no site em inglês www.lifeforce.com, bem como trazendo novas informações à medida que elas forem surgindo.

Por favor, escolha alguns itens em cada área e decida em quais deles pretende agir, ou a quem vai ajudar. Em seguida, continue acompanhando para se informar cada vez mais à medida que eles forem se desenvolvendo. O conhecimento pode não apenas mudar, como também, em alguns casos, salvar uma vida.

AUTORIZAÇÕES PARA O USO DE IMAGENS

Página 44: © Leo Collum
Página 72: © Will Dawbarn
Página 77: © Larry Lambert
Página 84: Cortesia do autor
Página 120: © Andrew Toos
Página 133: © Leo Collum
Página 335: © Ken Benner
Página 338: © Steve Smeltzer
Página 374: © Kaamran Hafeez
Página 387: © KES
Página 392: © Norman Jung
Página 431: © Marty Bucella
Página 442: © Roy Delgado
Página 626: © Singularity University
Página 631: Fonte: InfoSys
Página 643: © Divisão de População das Nações Unidas 2019
Página 694: Usado mediante autorização

Autorizações das imagens no encarte

1: © Applied Science & Performance Institute
2: © RenovaCare
3: © Wake Forest Institute for Regenerative Medicine
4 e 5: © Counterstrain
6, 7, 8 e 9: © Genesis One Laser

11: Cortesia do autor
12: Cortesia do autor
13: © National Institute of Healthy
14 e 15 : © Sob permissão de Ricki Lake & Harklinikken

AGRADECIMENTOS

TONY ROBBINS

Como posso limitar os meus agradecimentos, quando tudo o que foi exposto aqui se deve a tantos seres humanos incríveis que vieram antes de mim, **todos os extraordinários médicos e pesquisadores** que tivemos o privilégio de lhe apresentar ao longo destas páginas?

Se você já leu o livro, tenho certeza de que terá percebido que a maioria dos personagens dessas histórias são pessoas compromissadas após a ocorrência de alguma tragédia ou crise pessoal — a perda da esposa, de um filho, pacientes, pais. Algo nelas as levou a ir além dos tratamentos convencionais e as obrigou a aceitar todos os desafios que vieram e a perseverar — na maioria dos casos, por décadas — antes de conceber inovações capazes de ajudar muitas outras pessoas. Antes de mais nada, este livro precisa reconhecer esses heróis. Este livro, na verdade, é a história deles.

Aos meus coautores, **Peter e Bob**, não tenho como agradecer o suficiente, não apenas pelo conteúdo, mas também pela visão de futuro e pela obra de ambos. Muito antes de escreverem este livro, eles se comprometeram a ajudar, a curar e a servir. Sou muito grato por dedicarem o tempo e o esforço necessários para compartilhar todas as informações aqui contidas com os leitores. **Um agradecimento especial ao doutores Bill Kapp, Matt e G. Agradeço a todos pelo incrível cuidado e compromisso em ajudar as pessoas a se curarem.**

Em seguida, preciso agradecer **à equipe do livro**, que trabalhou incansavelmente o projeto conosco. Pense no tamanho desta enciclopédia que está nas suas mãos! Não foi à toa que o projeto durou três anos. Para chegar a esse resultado em meio à pandemia de covid-19 e ter permissão para entrevistar os melhores do mundo em cada área, um verdadeiro exército trabalhou o tempo todo, e todos tiveram papel muito importante.

Devo agradecer a **Diane Sette Arruza**, que está à frente do meu departamento de criação há seis anos. Ela liderou a equipe e esse enorme empreendimento durante o período da covid-19, enquanto toda a empresa e a maneira como fazemos negócios passavam por uma reformulação para alcançar digitalmente o nosso público. Ela é capaz de lidar com uma complexidade incrível e é responsável por conduzi-la até a linha de chegada, mantendo unidas todas as peças da engrenagem. Como se não bastasse o extraordinário nível de inteligência, criatividade e habilidade, ela consegue colocar em prática o que ensino no capítulo final deste livro — viver em um estado de beleza — dia após dia, trazendo positividade, energia e orientação para a solução. Ela tornou este projeto tão agradável em meio a tudo que estava acontecendo. Diane, me faltam palavras para lhe agradecer. Este livro não teria sido feito se não fosse por você.

Mary Buckheit, que é o meu braço direito e a minha luz orientadora, que me ajuda a resolver tudo no dia a dia, das capas às camisetas Henleys. Que a força vital esteja com você, Mary B. — algum dia, você escreverá o livro sobre a nossa vida. Obrigado pela perspicácia, profundidade e, assim como Diane, pelo compromisso de encontrar respostas enquanto preserva o estado mais lúdico e solidário que alguém poderia imaginar ou sonhar. Sou verdadeiramente abençoado por ter vocês duas na minha vida.

Billy Beck III, obrigado, meu caro. Você é um presente. Está comigo de manhã cedo e tarde da noite, na vastidão dos fusos horários do mundo inteiro. É quem completa essa família, e não sei o que qualquer um de nós faria sem você ao lado, me consertando e me fazendo rir o tempo todo. Eu amo você, irmão.

Já agradeci **à minha esposa, Sage**, na dedicatória, porque sou dedicado e devotado a ela. Ela está comigo há 22 anos (apesar de eu ser um maluco). Querida, obrigado pelo amor, apoio, pela inteligência fantástica que você tem, além de seu incrível senso de humor. Você é linda e brilhante em tudo, porque reconhece a importância dessa missão e a vive comigo o dia todo, todos os dias. Desde o início, dissemos que este livro não seria apenas para mudar a vida das pessoas, mas, sim, um livro que, literalmente, poderia salvar a vida de cada uma delas e, talvez, de quem elas amam. Eu não poderia ter chegado até aqui sem você. Sou o homem mais feliz do mundo, graças a você.

À equipe de redação do livro, os meus mais profundos agradecimentos por levar isso tudo adiante: Jeff Coplon, Bonnie Rochman, William Green, Dra. Felicia Hsu, Hilary Macht e **Mark Healy.**

A Ray Kurzweil, obrigado por escrever a introdução do livro. Mais importante ainda: obrigado pelos 50 anos de prolífica contribuição, pela visão do futuro e pelas descobertas científicas que fez. Você desafiou as probabilidades, sequenciando o genoma humano quando todo mundo dizia que isso não aconteceria tão cedo! A sua compreensão é inigualável, assim como a sua amizade ao longo dos anos. Obrigado.

Tenho uma profunda gratidão pela minha agente há mais de trinta anos, **Jan Miller**, e por **Shannon Marven**. Jan, você está comigo desde o começo. Obrigado a ambas por tudo, sempre.

À minha assessora de imprensa e querida amiga **Jennifer Connelly**, que talvez nunca compreenda a estima e o valor que dou às intuições, à mente afiada e ao bondoso coração, características dela (e continuarei a lembrando disso). Muito obrigado a você e a **Clinton Riley** pela diligência, constância e disposição para ir a qualquer lugar conosco.

Hoje, tenho o privilégio de ter mais de cem empresas e administro ativamente 14, mas o que me permite fazer isso é que todos os negócios em que estou envolvido contam com líderes extraordinários no comando. Mencionar aqui todas as equipes executivas resultaria em uma lista muito longa, mas sou muito grato pela mentalidade que todos vocês têm para encontrar uma maneira de fazer mais pelas pessoas do que qualquer outro indivíduo nos setores que representam, que vão desde empresas de biotecnologia, empresas de negócios e treinamento, equipes esportivas, até o resort em Fiji. É uma alegria poder trabalhar com todos vocês para encontrar maneiras de inovar e apoiar os clientes em cada uma dessas indústrias, no mundo inteiro. O meu agradecimento especial às equipes executivas da Fountain Life e do site em inglês www.lifeforce.com. Sinto-me honrado por ter o privilégio de trabalhar com cada um de vocês e aprender com todos. Obrigado.

À minha empresa principal, a **Robbins Research International e** toda a equipe, meus queridos amigos, muitos dos quais estão comigo há décadas. Não tenho palavras para agradecer a cada um por tudo o que fazem para a empresa prosperar e especialmente pela inventividade durante os últimos tempos, quando tive de desviar um pouco do foco para concluir este livro. Eu amo vocês, pessoal.

Quero agradecer ao nosso **diretor financeiro, Yogesh Babla**, cuja dedicação e atenção ajudaram a empresa a continuar transformando vidas em todo o mundo. Essa empresa é de propriedade dos colaboradores, e o trabalho de Babla para nos ajudar tem sido extraordinário. Obrigado.

E também ao nosso **diretor executivo, Dean Graziosi**, pelo brilhantismo, pois as ideias — por melhores que sejam — têm de encontrar uma forma de chegar às pessoas. Mesmo quando o trabalho que fazemos foi interrompido em função da pandemia de covid-19, você encontrou uma maneira de disponibilizá-lo quando as pessoas mais precisavam de nós. Sua incrível ética profissional, a genialidade absurda e o amor que compartilhamos por servir às pessoas nos torna irmãos nessa trajetória. Sou muito grato a você. E também pelo fato de você ser uma pessoa cujo pico de energia está no período da manhã!

A toda a equipe de liderança na RRI, em especial ao meu irmão **Scott Humphrey** — amo você e toda a família Lions e Platinum Partner. Vocês são a alma dessa comunidade.

À diretora de comunicação Kate Austin, cujos essência, afeto e intelecto impactam todos nós, e à **diretora de marketing Darami Coulter**, que chegou exatamente quando precisávamos dela — obrigado pelo brilhantismo e pela dedicação incansável em acertar. Aos eternos colaboradores da RRI, **Sam Georges, Heather Diem, Shari Wilson, Bruce Levine** e **Linda Price**, por todos os anos e todas as horas. Agradecimentos especiais a **Joseph McClendon III, Scott Harris, Tad Schinke** e **Vicki St. George**.

À equipe de tecnologia itinerante e de estúdio, em especial a **John Eberts & Matt Murphy**, a todos os que trabalham nos bastidores e ao sensei das mídias sociais **Dani Johnson** — é um presente ter cada um de vocês como parceiros em tudo isso. Sou eternamente grato a vocês.

E, claro, à extraordinária equipe de trabalho remoto, que faz esse mundo girar oito dias por semana. Ao inigualável **Bradley Gordon**, chefe de equipe, que tece a teia da nossa vida com tanta perspicácia, graça, consideração e gargalhadas espontâneas. E à incrível **Rhiannon Siegel**, que coordena minuciosamente cada detalhe da nossa vida insana e em constante mudança. Obrigado. A **Kacie South**, guerreira noturna, malabarista de muitos milkshakes e mapas mentais: este livro tem suas impressões digitais por todas as partes. A **Matt Vaughn**, cujo bom gosto revela os nossos tesouros. E a todos os que estão lá em casa — para **Maria e Tony Rodriguez**, por tudo o que fazem; a **Anna Ahlbom**, por tudo o que gerencia; a **Todd Erickson** e a **Darren Walsh**, por tudo o que criam. Juntos, vocês são responsáveis por tornar uma casa um lar e um belo lugar para se estar. Todos vocês são peças de um quebra-cabeça que forma um todo maior. Eu amo vocês.

Para Ajay Gupta e Joshy, vocês são amigos e parceiros incríveis, com quem sempre posso trocar ideias. Eu amo vocês. Obrigado.

À minha incrível equipe de cura — vocês mantêm o meu corpanzil funcionando. **Jie Chen, James Bowman, Master Stephen Co, Donny Epstein, Brian Tuckey, Tim Hodges, Dr. Daniel Yadegar, Dan Holtz, Dr. Ross Carter, Stephanie Hunter, Mary Ann e Peter Lucarini, John Amaral, Hope e Jen, Bob Cooley, Iris Hernandez** — obrigado pelo carinho e pelos cuidados!

Aos meus contínuos modelos de verdadeira excelência. Os homens que mais respeito na vida não apenas pelas realizações incríveis, mas também pelo compromisso de tornar o mundo um lugar melhor. Homens que, além de se expressarem bem, praticam o que falam: os meus queridos amigos **Peter Guber, Marc Benioff, Paul Tudor Jones, Steve Wynn, Pitbull** e **Ray Dalio**.

Minha gratidão à **Feeding America**, pela parceria contínua. Inicialmente, quando lhe apresentei a ideia de fornecer **1 bilhão de pratos de**

comida a quem mais precisa, alguns membros da equipe ficaram um pouco céticos! Entretanto, aqui estamos nós, oito anos depois, adiantados e **nos aproximando desse número**. O nosso relacionamento vai continuar, e este livro também será mais uma forma de apoiar o grande trabalho que vocês vêm realizando.

E, finalmente, à gentil equipe da **Simon & Schuster**, incluídos **Dana Canedy, Stuart Roberts** e **Jonathan Karp**. Agradeço por terem me amparado enquanto este livro ia se tornando cada vez maior. Vocês entenderam o meu sonho e me deram o apoio necessário.

Agradeço a Deus e a todos aqui citados e aos desconhecidos que continuam me apoiando e apoiando minha busca infinita de me tornar uma bênção na vida de todos aqueles que tenho o privilégio de conhecer, amar e servir.

PETER H. DIAMANDIS

Tenho o prazer de agradecer à minha incrível equipe da PHD Ventures que me apoiou nesta jornada.

Em primeiro lugar, à **Dra. Felicia Hsu**, parte integrante da minha energia vital, cujos conhecimentos médicos e habilidades incríveis de redação apoiaram Tony e a mim em tantas entrevistas e versões. Em seguida, a **Esther Count**, chefe de equipe, que fez malabarismos com a minha agenda insana e manteve todas as coisas funcionando dentro do cronograma. A **Claire Adair**, diretora executiva das viagens Abundance Platinum Longevity, cujas habilidades de redação e organização forneceram um extraordinário conteúdo e entrevistas que aparecem ao longo do livro. Obrigado a **Derek Dolin** e a **AJ Scaramucci**, por ajudarem nos primeiros dias deste livro. Por fim, tenho o prazer de agradecer à minha incrível equipe de marketing e audiovisual, **Tyler Donahue, Cheo Rose-Washington** e **Greg O'Brien**, cujas habilidades ninja me ajudaram a transmitir a mensagem de um "futuro esperançoso, atraente e pleno de saúde" para o mundo todo!

COMO OS EMPRESÁRIOS PODEM REDUZIR OS CUSTOS DE SEGURO DE SAÚDE

Nos Estados Unidos, o custo do seguro de saúde é alto e ficará ainda mais caro! Os empresários têm plena consciência dessa rubrica orçamentária, mas, mesmo assim, oferecer benefícios robustos de seguro é um fator importante para atrair e manter os melhores membros na equipe.

Em vez de desembolsar prêmios astronômicos para seguros de saúde "de varejo", a maioria das empresas norte-americanas (63%, para ser exato) vai se "autossegurar", pagando até certo valor em dólares pelos sinistros. Elas podem recorrer à marca de alguma associação, mas, no fim das contas, ficarão endividadas. É por isso que a maioria tem um interesse particular em fazer com que seus colaboradores fiquem mais saudáveis, e tentará encorajá-los a agir de modo preventivo, por meio de programas como relógios de condicionamento físico gratuitos, bônus para quem parar de fumar etc.

Todas são boas medidas a serem tomadas, mas, se quisermos uma transformação radical e verdadeira, uma redução maciça de custos e uma melhoria na saúde dos funcionários, precisamos de um novo tipo de seguro de saúde. Um seguro em que os colaboradores tenham acesso aos diagnósticos mais avançados, capazes de detectar os problemas com antecedência e permitir que conheçam a verdade a respeito da própria saúde e dos riscos que correm. Fornecemos, nos Estados Unidos, o seguro de saúde da Fountain, uma plataforma revolucionária que pode reduzir de forma significativa os custos, ajudando a detectar precocemente as doenças e a tratá-las.

Esse seguro oferece aos colaboradores acesso a medidas de rastreio por meio do uso das mais recentes tecnologias em biotecnologia. Por exemplo:

- **A ressonância magnética de corpo inteiro com auxílio de inteligência artificial**, que detecta câncer em estágio inicial, aneurismas cerebrais, risco de doença de Alzheimer, gordura visceral, gordura no fígado e muitas outras doenças que raramente serão detectadas pelo exame físico tradicional.

- **A angiografia coronariana por tomografia computadorizada Cleerly com auxílio de inteligência artificial**, que identifica placas cardíacas antes que elas causem um infarto, além de recomendar tratamentos para reverter o risco de ter um.
- **Testes genéticos que podem ajudar a determinar o risco de doenças**, além de qual regime alimentar e rotina de exercícios poderão otimizar o sistema imunológico, de acordo com os seus genes.
- **Testes epigenéticos, que avaliam como a sua idade metabólica se contrapõe à cronológica** e oferecem sugestões sobre como rejuvenescer.
- **O exame de sangue avançado, que mede a funcionalidade dos órgãos, o estado da medula óssea, os níveis hormonais e o estado inflamatório.**
- **O escaneamento DEXA, que calcula a densidade óssea, a composição corporal e a massa muscular.**
- **O exame de sangue da GRAIL, que identifica até 50 tipos diferentes de câncer por meio da análise do DNA contido no plasma sanguíneo.**

Ao investir nos colaboradores por meio de testes de diagnóstico avançados, a Fountain Health acredita que pode ajudar a oferecer cuidados melhores a um custo menor, ao mesmo tempo que estende o período de vida ativa saudável dos fucionários e melhora os resultados!

Se você fizer o que sempre fez, receberá o que sempre recebeu. Se é empresário (ou um diretor executivo) e estiver interessado em saber mais sobre os benefícios do seguro de saúde que fornecemos, acesse os sites em inglês www.lifeforce.com ou www.fountainhealth.com.

Este livro foi composto na tipografia Janson Text LT Std,
em corpo 10,5/15, e impresso em papel off-white
no Sistema Cameron da Divisão Gráfica
da Distribuidora Record.